뷰티테라피 레벨 Ⅲ [개정3판]

Health and Beauty Therapy A Practical Approach for NVQ Level 3 Third edition

[개정3판]

뷰티테라피

레벨 III

Health and Beauty Therapy

A Practical Approach for NVQ Level 3

Dawn Mernagh-Ward
Jennifer Cartwright

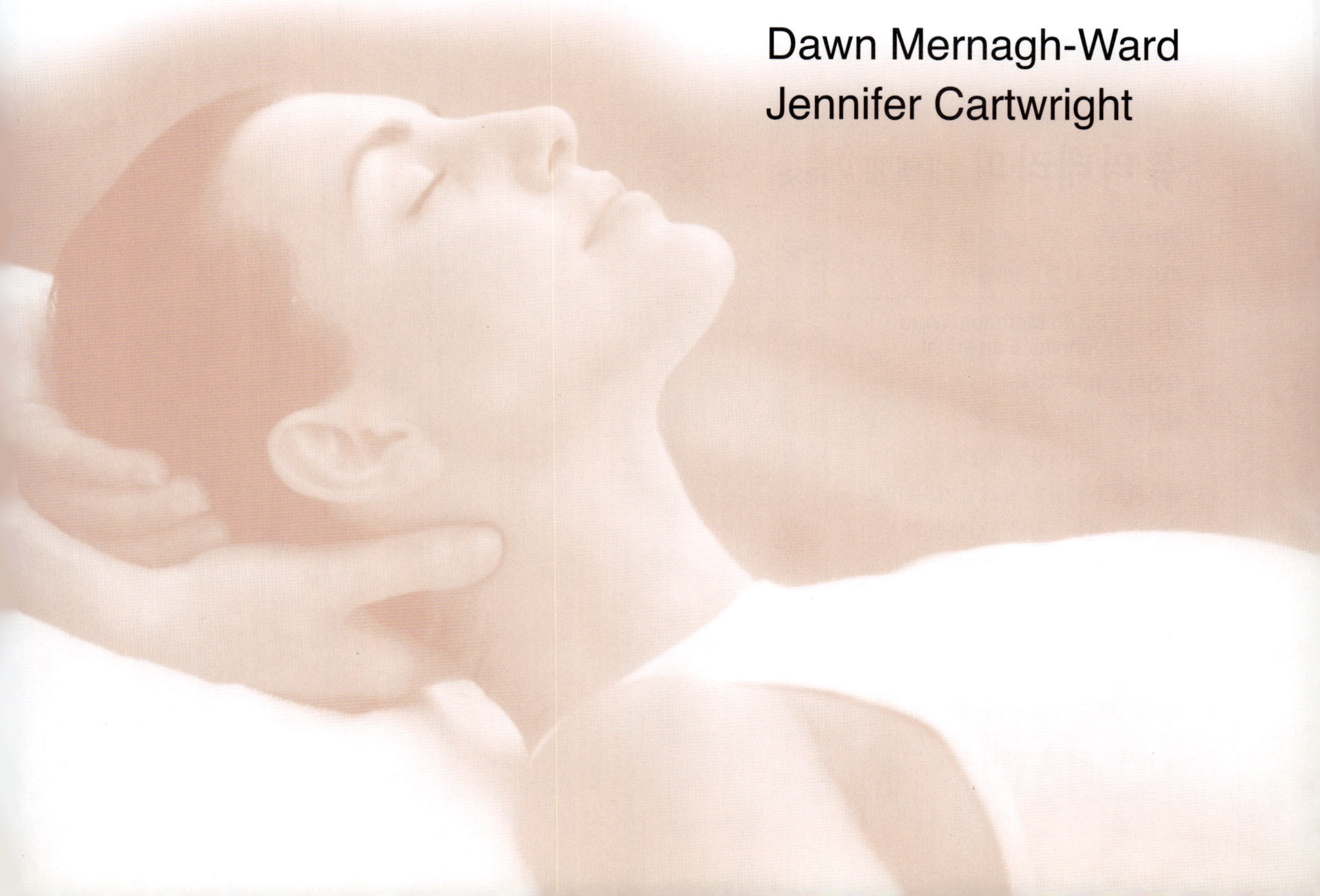

■ **옮긴이** (가나다 순)

김미숙 (사)한국과학마사지협회 경남지부장
김수연 제주한라대학 뷰티아트계열 겸임교수
이명희 송호대학 뷰티케어과 교수
이재남 삼육보건대학 피부미용과 겸임교수
이혜영 삼육보건대학 교수/대한메디컬스킨케어학회장
임진숙 대구보건대학 뷰티코디네이션과 교수
성기석 경희대학교 체육대학원 대체요법과정 주임교수
송 자 한국정체대체의학협회 회장
장예선 제주관광대학 관광뷰티디자인과 교수
조옥현 (사)한국과학마사지협회 부회장
조인미 Pro Nail Art 대표이사
채수형 여주대학 뷰티디자인과 교수
최건식 서울스포츠복지대학원대학교 교수

Health and Beauty Therapy - A Practical Approach for NVQ Level 3, Third Edition
by Dawn Mernagh-Ward, Jennifer Cartwright

뷰티테라피 레벨 Ⅲ (개정3판)

2008년 3월 3일 초판인쇄
2008년 3월 11일 초판발행

지은이 : Dawn Mernagh-Ward
Jennifer Cartwright
옮긴이 : 김 수 연 외
발행인 : 박 병 조
발행처 : 도서출판 영문출판사
등 록 : 1987년 12월 21일 제2-419호
주 소 : 서울시 강남구 삼성동 69-1
전 화 : (02) 514-5590, 776-5590
팩 스 : (02) 756-8943
E-mail : yeongmunsa@empal.com
정 가 : 30,000원
ISBN 978-89-7224-164-5 93510

※ 파본은 교환해 드립니다.

차 례

감사의 말

이 책을 펴내고 연구하는 동안, 우리의 남편과 아이들, 켄, 데이비드와 마이클 워드, 그리고 데이비드, 에드워드와 애너벨 카트라이트, 그리고 우리의 가족들과 친구들의 인내와 지원, 그리고 격려에 감사를 표하고 싶습니다.

이 책에서 사용된 작업을 위해 특별히 감사드립니다. 카프 안사리 (프로파일 에스테틱), 쥬디 나아크 (뷰티 소스), 그리고 킴 데인티 (워윅셔 대학). 또한 기술적 도움에 대해서 로드 페이브스, 안젤라 바바겔라타 페이브스 그리고 크리스토프 바바겔라타 페이브스 (칼트 직업); 로렌스 그린 (엘리슨); 신 해링턴 (슈타이너스); 크리스티나 젠킨스 그리고 베르나데트 파바 (마티스); 사이먼 그로간 (코스메트로닉); 제인 루이스-오어 그리고 모이라 볼루츠 (헬스 & 뷰티 살롱) ; 게이트 젠킨스 (뷰티 익스프레스) ; 게리 무어 (VTCT) ; 바네사 푸틱 (헤어드레싱 & 뷰티 장비 센터) ; 마크 말로니 (프로페셔날 뷰티) ; 토마스 스콜츠 (발니) ; 이브 테일러 (아로마테라피 치료협회) ; 존 버트위슬 (실루엣) ; 데보라 헤일 (포레스트 미어 헬스 팜) ; 리차드 워든 (헬리오노바) ; 샤론 커티스 (국제 진피 협회) ; 힐러리 앨리슨, 안드레아 프리만, 조앤 라탐 그리고 팜 스네이프 (워윅셔 대학) ; 그리고 델비스 보나, 팜 바더슬리, 발 쿠크, 크리스 엘리엇, 셰일라 고드프리, 페드로 로프스, 헤더 룰햄-로빈슨, 리타 로버츠, 게이에 웬슬리 그리고 진 워스에게 감사를 전합니다.

이 책의 1장에서 참고한 작업에 대해서는 마사지와 아로마테라피의 저자인 린 골드버그에게 감사의 말을 전합니다.

미용 분야에서 일하는 모든 우리의 동료들 특히, 친절하게도 사진을 사용할 수 있도록 허락해 주신 회사들에게 감사합니다.

AIM 국제 학교, 방콕, 타이, 244페이지 (아래)
발니, 182페이지
벨리산트 (영국), 주식회사, 125페이지
카플린 나아크 협회, 279, 325페이지
칼튼 직업, 33, 128, 130, 133, 134, 138, 162, 183, 208, 210, 213, 425페이지
쉬바 솜 국제 헬스 리조트, 타이, 191, 197페이지
쳐브 파이어, 340페이지
클리놀, 272페이지
코스메트로닉 (영국) 주식회사, 6, 160, 165페이지
엘레미스 영국 주식회사, 321페이지
엔돌라이트 영국, 211페이지
포레스트 미어 헬스 팜, 187, 193페이지
헬리오노바 주식회사, 244페이지 (위)
마틴 수키아스, 13, 45, 46, 50, 51, 55, 56, 341페이지
마티스, 284페이지
포토디스크, 86 (NT) 271페이지
프로파일 영국, 248, 249, 259페이지
리타 로버츠, 266페이지
실루엣 인터내셔널 164페이지
슈타이너스 트레이닝 주식회사, 317, 337페이지
헤어드레싱과 뷰티 장비 센터, 143, 218, 278페이지
울트라톤 바디쉐이프터, 149페이지

서 문

최근 몇 년에 걸쳐 건강과 미용 분야에 대한 대중적인 인식과 관심이 놀라울 만큼 커짐에 따라 관리사의 경력에 관심이 집중되고 있다. 이 분야는 쉴 틈 없이 가장 빠른 속도로 성장하고 있는 것처럼 보인다. 이제 많은 사람이 훨씬 더 많이 '나만의 시간'을 인식하게 되었고, 이것은 스트레스에 관련된 서비스와 관리법에 대한 많은 요구를 만들어 내고 있다. 전통적인 미용 업소가 이제는 '스파'로의 변화를 꾀하면서 변화하는 시장에 부합하고자 하며, 관리법의 범위와 폭은 피부와 신체의 개선을 위한 전인적인 접근, 손으로 하는 관리법, 그리고 전기 관리법은 물론이고, 물을 기본으로 한 광범위한 전문 관리법을 모두 포함하고 있다. 호텔업계에서는 여가 시간의 경향이 변화하는 것을 인식하고, 스파 시설을 도입하여 사업을 극대화하고 있다. 고객들은 전 세계를 여행하며, 동양의 시술법과 관리법을 집으로 돌아간 후에도 경험하길 원하고 있다. 오늘날 이 분야에서의 교육은 이와 같은 전 세계적인 관리법 및 표준을 반영하고 있다. 우리는 지속적으로 서로에게서 배우며 우리의 고객에게 최선의 서비스와 상담을 가능하게 하도록 노력해야 한다. 그러나, 이 산업의 특성상, 관리사들은 많은 동정, 공감 그리고 이해라는 덕목을 갖춰야 한다. 여기에서 다루는 기술과 지식의 범위와 폭은 광대하며, 관리사들은 새로운 기술을 계속해서 배우며 나아가 자신의 경력을 통하여 현재의 기술을 강화해야 함을 잊지 말아야 한다. 매년 관리사들에 대한 기회는 확장되고 있다. 특히, 기술과 여행의 발전은 세계를 더 작은 곳으로 만들고 있다.

건강과 미용 관리법: NVQ 3급을 위한 실질적 접근, 3판은 NVQ 3급이나 세계적으로 인정되는 미용 관리 자격증을 위해 공부하는 사람들을 위한 지침서로서 쓰여졌다. 건강과 미용 분야에서 업무 하는데 필요한 필수적인 기술 — 의사소통, 많은 기술, 그리고 협동 — 에 대해 이 책과 업소 관리에 대한 유용한 실습에서 다루고 있다. 이 책들은 고객 응대, 재고 관리, 제품 사용, 관리법에 대한 가격 매기기, 협동 그리고 고객 및 방문객과의 관계를 망라하는 미용 관리법 커리큘럼과 연계되어 있다. 강사는 과제를 부과함으로써 3가지의 주요 기술 — 의사 소통, 많은 기술, 그리고 정보 기술(IT) — 을 이 분야들과 연결시킬 수 있다. 강사들은 적절한 수준의 주요 기술이 연결되도록 해야 하며 IT가 개별 학생이 작성한 측정 및 연구의 그래프와 챠트를 표현하기 위해서 사용될 수 있음을 알고 있어야 한다. 예를 들면, 재고 관리, 일일 고객 프로필, 또는 관리법으로 받은 돈과 소매 서비스에 대해 배운 것들은 모두 차트에 표시될 수 있다. 포트폴리오의 독창성이 요구되므로 과제 작업은 이를 반영해야 함을 명심해야 하며, 대체로 구매, 장비 준비 및 새로운 업소 개장 계획에 대한 하나의 연구 과제를 부과함으로써 가능할 것이다. 이러한 과정을 통하여 주요 기술 요건의 대부분에 부합함은 물론이고 독자성에 대한 많은 것을 배울 수 있을 것이다.

또한 이 책은 CIBTAC, CIDESCO, C&G, Edexcel, ITEC, NOCN, NCFE, OCR 그리고 VTCT의 미용 관리사 시험에 대한 참고 서적으로도 이용될 수 있다.

특히 자신의 관리실을 가지고 있는 경험 있는 관리사들 또한 이 책을 통하여 새로운 것을 얻을 수 있을 것이다.

우리는 미용 관리 분야에서 멋지고 흥미로운 가치 있는 경력을 쌓아 왔으며, 이 책이 전 세계에서 최고의 직업을 위해서 연구하고 작업하는 이들을 위한 유용한 매개체가 되기를 바란다.

당신에게 성공과 행복이 있기를…

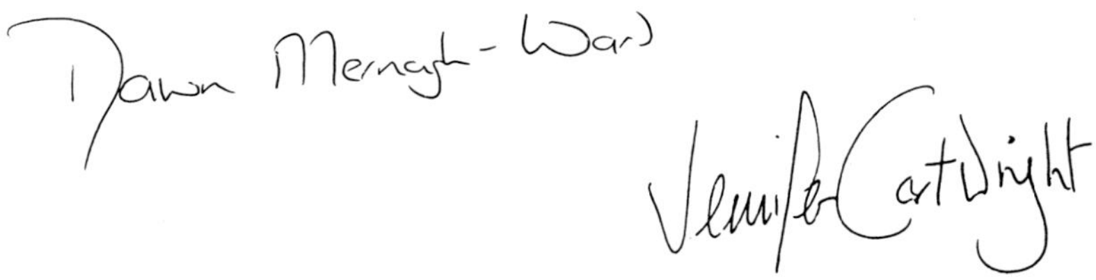

역자 서문

21세기는 웰빙건강의 열풍 속에 감성과 과학이 조화를 이루는 시대로 특히, 뷰티(피부미용) 분야는 산업과 학이 최첨단화로 발전하고 있는 이 시대 인간의 숭고한 감성과 과학이 빚어내는 예술의 결정체라 할 수 있다. 경제 성장으로 국민소득이 증가하는 초고속 산업사회에서의 뷰티는 시대적 요구에 발 맞추어 국가공인자격제도가 마련되고 있으며 공중위생분야로서 국민의 건강과 직결되는 미래국가 산업구조의 서비스화 변화를 예고하고 있다. 미용업 분야는 헤어, 미용제품, 피부미용, 네일아트 등으로 세분화되고, 전문화되어가는 추세는 세계적 흐름으로 우리나라에서도 이를 인정하여 피부미용의 자격제도를 신설했을 것으로 사료된다.

이러한 시대적 변화와 흐름에 맞게 뷰티분야는 발전을 거듭해야 할 것이며 전신의 피부와 얼굴을 아름답게 유지하고 보호, 개선, 관리하기 위해서는 체계적인 교육시스템과 인체전반에 대한 교육이 적절하게 이루어져야 할 것이다.

이에 본 역서 "Health and Beauty Therapy"는 현장에서 활동하고 있는 전문 피부 미용인 및 관리사 또는 미래 전문 뷰티 아티스트가 되기 위한 지침서로 적극 추천하고 싶은 교과서이다. 다년간의 현장 경험을 토대로 본 책을 집필한 Jennifer Cartwright와 Dawn Mernagh-Ward는 피부미용 관련 분야의 모든 사람들에게 새로운 것을 얻는데 도움이 되었으면 하는 염원을 담아 저술한 이 책을 번역 출판할 수 있도록 허락해 준 것을 감사드리며 본 책이 우리나라 피부미용산업 발전에 작으나마 도움이 되었으면 하는 역자들의 소망을 담아 번역에 충실하고저 노력하였으나, 다소 부족한 부분에 대해서는 많은 조언과 지도를 당부드립니다.

끝으로 본 책이 출판되기까지 참여해 주신 여러 교수님들과 원고 교정 및 정리에 도움을 준 정아람 차장과 김경애 주임, 영문출판사 박병조 사장님과 편집부 여러분께 감사의 마음을 전합니다.

2007년
역자 일동

헌 사

이 세 번째 판은 우리 부모님, 존 머네이와 메리 머네이, 그리고 발레리 피크에게 바치며 로이 피크에게 특별히 감사를 전하면서, 그들의 사랑, 지원 그리고 지도에 감사합니다. 그들은 우리에게 확신을 주었으며 우리의 꿈과 열정을 채우고 성공할 수 있다고 믿게 해주셨습니다.

또한 우리에게 영감을 주고 우리의 경력 형성에 영향을 준 ;월래스 샤프스, 헤더 모울 그리고 게리 무어 (VTCT) ; 진 워스, 이브 테일러 그리고 엘리자베스 피트 (BABTAC, 분과 위원장) ; 조 와켓트(CIDESCO/슈타이너즈) ; 리타 살미 (CIDESCO, 전 회장); 윌리엄 아놀드 — 테일러 (ITEC, 설립자) ; 로드 페이브스 (칼튼 직업) ; 리네트 라이트, 팜 린포스, 마가레트 필포트, 레슬리 파크스, 페니 터베이 그리고 헬레나 비엘레카 — 맥켈로이 (교사/강사) ; 마이크 베이츠 (버밍햄 요리 학교, 전 학장); 에디 맥킨타이어(BCFTCS, 회장); 요안 모르간 (위워셔 대학, 총장) ; 독 슬레터리 (삼촌이자 멘토) 에게 감사를 전합니다.

책의 구성

단위 번호	장
G1 자신의 행동이 건강과 안전에 대한 위험을 감소시킨다.	5 얼굴과 신체에 대한 전기 관리법 9 고객응대, 재고 관리 그리고 건강 및 안전 10 사업 환경 및 그와 관련된 관리실 운영 11 관련 사업 법률
G6 고객에 대한 추가적인 제품과 서비스를 촉진한다.	9 고객응대, 재고 관리 그리고 건강 및 안전 10 사업 환경 및 그와 관련된 관리실 운영
G11 사업의 재정적 효율성에 기여한다.	9 고객응대, 재고 관리 그리고 건강 및 안전 10 사업 환경 및 그와 관련된 관리실 운영
BT16 투열요법, 갈바닉 그리고 혼합 기법으로 체모의 모포를 제거한다.	4 전기-제모 9 고객응대, 재고 관리 그리고 건강 및 안전 11 관련 사업 법률 12 해부학과 생리학 13 기초 과학
BT17 머리와 신체에 대한 마사지를 한다.	1 머리와 신체에 대한 마사지 5 얼굴과 신체에 대한 전기관리법 9 고객응대, 재고 관리 그리고 건강 및 안전 11 관련 사업 법률 12 해부학과 생리학 14 기본적인 식단과 운동
BT18 전기 관리법을 활용하여 신체 상태를 개선시킨다.	5 얼굴과 신체에 대한 전기관리법 9 고객응대, 재고 관리 그리고 건강 및 안전 11 관련 사업 법률 12 해부학과 생리학 13 기초 과학 14 기본적인 식단과 운동
BT19 전기 관리법으로 얼굴과 피부 상태를 개선시킨다.	5 얼굴과 신체에 대한 전기관리법 9 고객응대, 재고 관리 그리고 건강 및 안전 11 관련 사업 법률 12 해부학과 생리학

	13 기초 과학 14 기본적인 식단과 운동
BT20 인도 헤드 마사지한다.	2 인도 헤드 마사지 9 고객응대, 재고 관리 그리고 건강 및 안전 11 관련 사업 법률 12 해부학과 생리학
BT21 미리 혼합된 아로마테라피 오일을 사용하여 마사지한다.	3 아로마테라피 9 고객응대, 재고 관리 그리고 건강 및 안전 11 관련 사업 법률 12 해부학과 생리학 14 기본적인 식단과 운동
BT26 위장(camouflage, 카모플라주) 메이크업으로 외양을 향상시킨다.	8 메이크업 9 고객응대, 재고 관리 그리고 건강 및 안전 11 관련 사업 법률 12 해부학과 생리학
BT27 패션 사진 메이크업을 위하여 이미지를 디자인하고 창조한다.	8 메이크업 9 고객응대, 재고 관리 그리고 건강 및 안전 11 관련 사업 법률 12 해부학과 생리학
BT28 물, 온도 그리고 스파 시설을 설치하고, 모니터하고 끈다.	6 스파와 특별 관리 8 메이크업 9 고객응대, 재고 관리 그리고 건강 및 안전 11 관련 사업 법률 13 기초 과학
BT29 전문 스파 관리를 제공한다.	6 스파와 특별 관리 9 고객응대, 재고 관리 그리고 건강 및 안전 11 관련 사업 법률 12 해부학과 생리학 13 기초 과학
BT30 자외선 태닝 관리를 한다.	7 태닝과 빛 관리 9 고객응대, 재고 관리 그리고 건강 및 안전 11 관련 사업 법률 13 기초 과학
BT31 자가 태닝을 제공 한다.	7 태닝과 빛 관리 9 고객응대, 재고 관리 그리고 건강 및 안전 11 관련 사업 법률
BT36 미세 박피술을 이용하여 피부의 외양을 향상시킨다.	5 얼굴과 신체에 대한 전기요법

	9 고객응대, 재고 관리 그리고 건강 및 안전 11 관련 사업 법률 12 해부학과 생리학 13 기초 과학
G12 사업 아이디어가 얼마나 성공적인지 체크한다.	10 사업 환경 및 그와 관련된 관리실 운영 11 관련 사업 법률
G13 어떤 법률 및 기타 규칙이 사업에 영향을 줄지를 체크한다.	10 사업 환경 및 그와 관련된 관리실 운영 11 관련 사업 법률

다음의 전문 선택 단위는 이 책에 포함되어 있지 않다.

BT23 인조 손톱 유지, 보수, 강화하기

BT24 고객에게 네일 아트 서비스 계획, 디자인, 제공하기

BT25 네일 아트 기술을 병합하는 이미지를 디자인, 창조하기

BT32 관리사의 외양을 변화시킬 준비하기

BT33 관리사 외양의 항상성 돕기

BT34 관리사 외양의 변화를 위한 메이크업 제공하기

BT35 특별 효과 적용하기

제 1 장 마사지

본 장을 공부하면, 다음 사항을 할 수 있게 될 것이다:

- 마사지 장비를 설명할 수 있게 될 것이다.
- 마사지 고객을 위한 좋은 환경을 기술할 수 있게 될 것이다.
- 마사지 금기사항을 열거할 수 있게 될 것이다.
- 주요 마사지 기법과 각 기법에 따른 효과를 알 수 있게 될 것이다.
- 마시지의 효과를 기술할 수 있게 될 것이다.
- 다음과 같이 다양한 고객에게 효율적인 마사지를 수행할 수 있게 될 것이다: 남성, 여성, 불안해 하는 고객, 스트레스와 이완을 위해, 근육통과 통증, 체중감소, 좋지 못한 근긴장, 그리고 다양한 관리 시간 적용 (㉮ 1시간 또는 30분).
- 다른 종류의 마사지를 알 수 있게 될 것이다.

서 론

마사지는 단순히 부드러운 신체조직만을 다루는 것이 아니라, 고객의 깊은 심리적 상태도 고려하면서 이루어진다. 많은 기록들에 따르면, 의학이 발달하기 이전인 고대 문명시대에서는 의학을 대신하여 다양한 마사지 기법이 적용되었다는 것이다.

어릴 적 손상을 당해도 부모님이 손으로 부드럽게 매만져주면, 손상 부위가 나아지는 것을 우리는 기억하고 있다. 현대의학의 아버지로 불리는 히포크라테스는 문지르고 주무를 수 있는 것이 의사의 장점이라고 말했다.

이렇듯 마사지는 치유의 방법으로 확실하게 인식되었고, 특히 스트레스를 많이 받은 경우에 더욱 인기를 얻었음을 알 수 있다.

지난 10년 동안, 마사지는 크게 발전해 왔다. 마사지는 전문가에 의해 폭넓게 수행되고 있으며 미용 관리사들도 살롱, 스파, 레저센터에서 마사지를 수행하기도 한다. 관리사가 고객에게 제공할 수 있는 것 중의 하나는 이완 효과로 통증이나 자세 문제, 신체적 또는 정서적 질병으로 초래되는 스트레스를 이완시키는 것이다.

높은 지위의 사람에서부터 가정주부에 이르기까지 모든 고객은 직장이나 사회생활을 통해 겪게 되는 일상의 문제들이나, 특별한 위기에 처해 있든 간에 종종 스트레스에 의한 고통을 당하고 있다. 스트레스가 신체적 정서적 질병을 일으킬 수 있기 때문에, 관리사의 중요한 업무는 고객을 개별적으로 관리하고, 또 그 고객의 모든 상황을 확실하게 이해하기 위해 상담할 때 수집한 정보를 참조하는 일이다.

전문적인 마사지는 관리사가 자신의 손을 끊임없이 움직여야 하고, 또 헌신적으로 수행해야 하기 때문에 신체적으로나 정서적으로 관리사를 힘들게 만든다. 그래서 대다수의 관리사는 한 사람의 고객이 끝난 다음에는 다음 고객에 초점을 맞추기 위해 충분한 휴식을 취한다.

각 고객과 함께하는 상담기간은 매우 중요하다. 상담은 관리사와 고객 모두에게 전문적 유대를 형성하는 기회를 제공해 주고, 또 관리사로 하여금 개별 고객의 요구를 평가하는 기회를 제공해 준다. 첫 상담은 평균적으로 약 10분간 이루어진다. 그리고 마사지를 시작하기 전, 이전에 받았던 마사지에 대한 고객의 반응을 평가하고, 마사지에 대한 고객의 개별 요구를 확인하는 차원에서 최소 5분간의 상담을 실시한다.

마사지 교육생을 위하여 강사는 마사지의 체계적인 순서를 1시간 분량으로 연습하도록 정해 준다. 이러한 훈련은 근육계와 순환계에 영향을 주는 마사지를 통해 교육생이 아래와 같은 능력을 향상시키려는 시작점이 될 것이다:

- 손의 숙련과 자세 취하기
- 마사지의 속도, 리듬, 압력 및 접촉에 대한 이해
- 전통적인 마사지 기법과 그들의 장점에 대한 이해
- 의사소통, 조직화 및 관리 기술
- 고객의 요구를 분석하는 능력

교육받는 관리사는 훈련을 시작해서 연습과 학습을 마칠 때까지, 아래의 사항을 통해 자신의 지식과 기술적 숙련성을 향상시킬 것이다:

- 여러 강사에 의한 다양한 기법을 관찰함
- 생산회사의 기술적 견본을 관찰함
- 산업현장에 있는 동료 관리사를 관찰함
- 미용 박람회에서의 시범을 관찰함
- 다른 관리사의 관리를 직접 받아봄
- 마사지 교재를 읽어봄

일단 교육생들이 마사지 소개 코스를 마치고, 올바른 자세, 서기 자세, 리듬, 속도, 압력 및 고객 관리 등을 완전히 숙지하게 되면, 훈련생들은 고객의 개별 요구를 충족시키기 위해, 강사와 다른 훈련생의 지식을 자기의 것으로 하여 마사지를 적용하도록 권장 받는다. 예를 들면, 남성 고객 마사지는 일반적으로 더 강하게 이루어진다. 등 위쪽의 스트레스로 고생하는 고객은 마사지가 그 부위에 집중적으로 이루어지는 것을 더 선호할 것이다.

마사지 기법의 분류와 신체에 대한 효과

일반적으로 마사지 기법은 크게 5가지 범주로 나뉘어진다: 에플루라지, 페트리사지, 경타법, 마찰법, 진동법.

에플루라지(Effleurage, 경찰법)

에플루라지는 피부 위에 손을 놓고, 정맥 순환의 방향으로 움직이는 문지르기 기법으로 정의될 수 있다. 손의 모양은 관리할 부위의 형태에 맞게 이루어져야 하고, 손가락과 엄지는 따로따로 벌어지지 않고 나란하게 붙어 있어야 한다. 중요한 것은 마사지를 적용하는 동안 손의 압이 일정하고 균등하게 이루어져야 한다는 것이다. 압은 관리할 부위에 따라 변하기 때문에 에플루라지를 아래와 같이 2가지 형태로 분류할 수 있다.

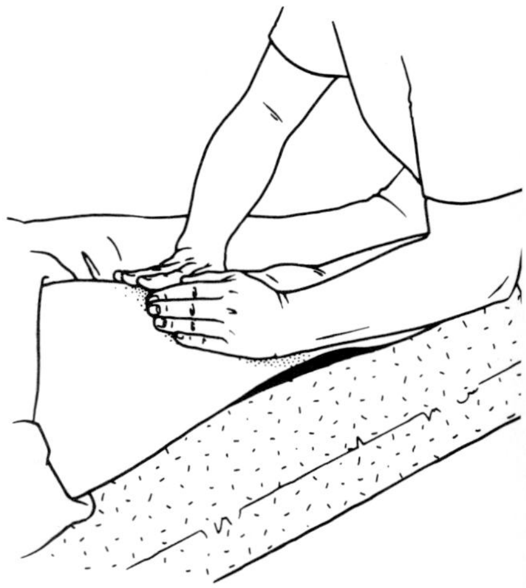
심부 에플루라지

표층 스트로킹(superficial stroking, 표층 쓰다듬기)

스트로킹은 매우 가벼운 압을 이용해 이루어진다. 손바닥의 전체 면이 마사지할 부위에 잘 접촉되도록 손이 유연해야 한다.

심부 스트로킹(deep stroking, 심부 쓰다듬기)

심부 스트로킹은 손의 무게로만 조직을 깊게 압박하는 것이지, 절대로 손의 힘을 사용해서는 안된다. 손바닥 전체면을 이용해 정맥 순환의 방향으로 심부 스트로킹보다 강한 압박을 주어 깊게 적용한다. 그러나 다시 원래의 위치로 되돌아 올 때는 심부 스트로킹으로 이루어져야 하는데, 되돌아 올 때, 심부 스트로킹을 적용하면, 정맥 순환이나 림프 순환에 나쁜 영향을 줄 수 있다.

에플루라지의 장점

- 조직에 대한 역학적 효과를 통해 심장으로 되돌아가는 정맥 순환을 돕는다.
- 조직에 대한 역학적 효과를 통해 림프 순환을 돕는다.
- 노폐물의 흡수를 촉진시킨다.
- 조직에 대한 반사 효과를 통해 이완을 촉진시킨다.
- 고객이 관리사의 손에 익숙해지도록 만든다.

페트리사지(Petrissage, 유연법)

페트리사지는 압박의 적용과 압박의 이완이 반복적으로 이루어지는 기법으로 정의될 수 있다. 이 기법은 다음과 같은 방법으로 한 손 또는 양손으로 이용해 조직을 반복적으로 쥐었다 놓았다 하는 방법이다: 리프팅(lifting), 롤링(rolling), 프레싱(pressing). 페트리사지는 사용되는 손의 부위와 방법에 따라 다음과 같은 이름으로 명명된다: 팔머 니딩(palmar kneading), 팔머 리프팅(palmar lifting), 링잉(wringing), 썸 니딩(thumb kneading), 핑거니딩(finger kneading), 스킨롤링(skin rolling)과 피킹 업(picking up).

비록 압박이 간헐적으로 이루어지지만, 피부가 꼬집히는 것을 조심해야 한다. 조직의 부피가 감소할 때, 압박의 이완을 부드럽게 하여 피부가 꼬집히는 것을 방지할 수 있다.

페트리사지의 장점

- 정맥 순환을 돕는다.
- 림프 흐름을 증가시킨다.
- 조직 내의 물질 흡수를 촉진시킨다.
- 유착된 조직을 느슨하게 만든다.
- 조직들의 가동성을 촉진시킨다.

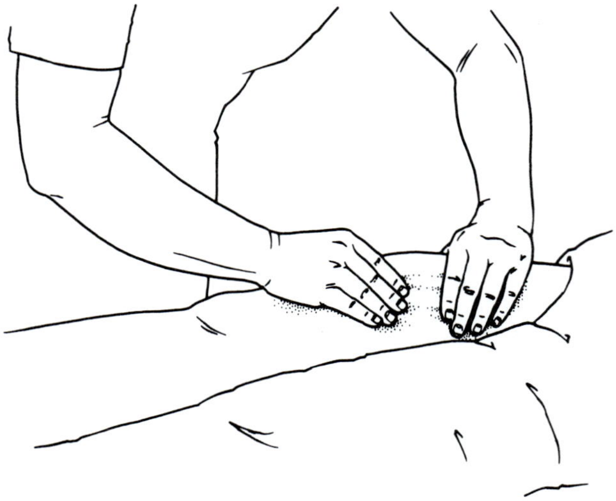

페트리사지

경타법(Tapotement, 터포트먼트)

경타법은 종종 빠르게 이루어지는 가벼운 탭핑(tapping)에서 비팅(beating)에 이르는 타진 형태의 기법으로 정의되기도 한다. 이 기법은 다음과 같은 기법의 종류에 따라 손의 전체를 이용하거나 손의 일부를 이용한다:

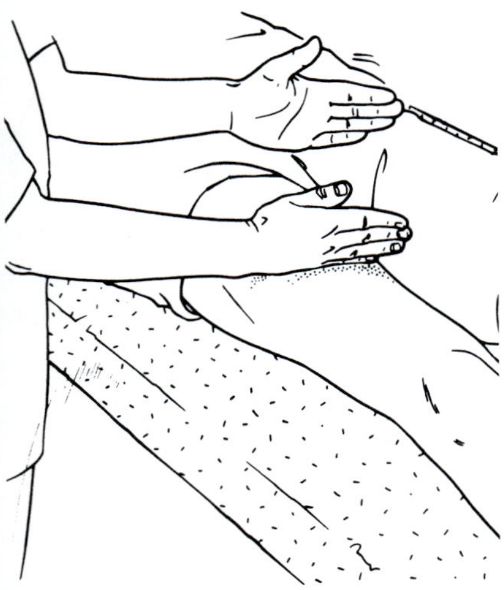

해킹

- 탭핑(tapping) — 손가락만을 이용한다.
- 해킹(hacking) — 손의 척골연(손날)을 이용한다.
- 커핑(cupping) — 손가락과 손바닥을 오목하게 만들어 사용한다.
- 파운딩(pounding) — 가볍게 주먹을 쥔 후, 척골연을 이용한다.
- 비팅(beating) — 가볍게 주먹을 쥔 후, 손바닥면을 이용한다.

경타법의 장점

- 매우 자극적이다 - 피부를 붉게 만든다.
- 국소 열을 발생시킬 수 있다.
- 근섬유를 자극한다.
- 세포 활동을 증가시킨다.

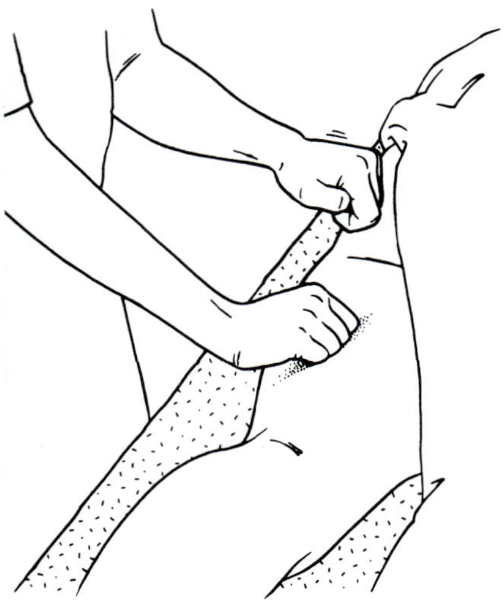

비팅

마찰법(Frictions, 프릭션)

마찰법은 일반적으로 손바닥, 손가락 또는 엄지를 이용해 적용한다. 손을 견고하게 표층 조직 위에 접촉시킨 후, 표층 조직이 심부 구조물 위에서 잘 움직인다. 그리고 다음 부위로 이동하기 전에 작은 원을 그리면서 적용한다. 마찰법은 조직에 장력을 적용하는 방향으로 수행되어야 하고, 이를 통해 조직을 느슨하게 만드는 효과를 갖는다. 압박은 손상이나 통증을 일으키지 않을 만큼 강하게 적용한다.

마찰법의 장점

- 유착된 조직을 느슨하게 만든다.
- 국소 순환을 크게 증진시킨다.
- 세포 활동을 촉진시킨다.

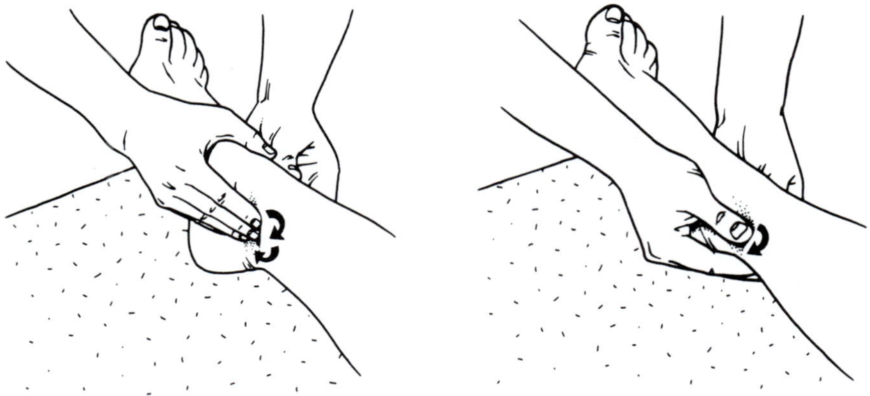

마찰법

진동법(Vibrations)

진동법은 빠른 자극인 흔들기(shaking) 형태의 운동을 만들기 위해 손가락이나 손바닥을 통해 전달되는 관리사의 상완의 빠른 근육 수축으로 정의된다. 진동법은 일반적으로 근육의 운동점이 있는 부위에 적용된다.

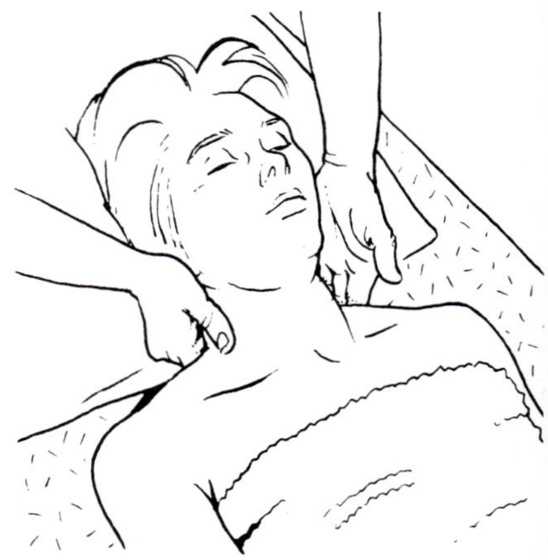

가벼운 진동법

진동법의 장점

- 혈류 순환을 증진시킨다.
- 국소화된 신경종말을 자극한다.

마사지를 위한 준비사항

관리실(treatment area)

관리실은 외관상으로 관리실의 환경에 따라 다양하다. 몇몇 관리실은 고객의 프라이버시를 고려하면서 관리할 수 있는 개별 공간을 가지고 있다. 또 다른 관리실은 우리가 흔히 병원에서 볼 수 있듯이, 커튼이나 스크린을 이용하여 별도의 공간을 만들 수 있도록 되어 있다.

마사지에 필요한 장비

마사지 테이블(beauty couches)

마사지를 하기 위해, 관리사의 신장에 알맞게 마사지 테이블의 높이를 쉽게 조절할 수 있는 튼튼하고 편안한 것이 필요하다. 마사지 테이블은 관리사나 관리실 경영자의 취향에 따라 선택할 수 있도록 여러 종류들이 있다.

표준 신장인 관리사는 등받이를 조절할 수 있는 일반적인 용도의 마사지 테이블을 이용할 수 있다. 고객이 쉽게 숨 쉴 수 있는 "숨 구멍(등이나 목을 마사지 할 때 제거할 수도 있음)"이 달린 마사지용 테이블을 구입할 수도 있다. 만약 숨 구멍이 없는 테이블이거나 고객이 편안한 느낌으로 마사지 받기를 원한다면, 안면 쿠션을 구입하여 사용할 수도 있다.

표준 신장인 관리사는 다목적 마사지 테이블/의자를 이용할 수도 있다. 관리사는 마사지 테이블을 고객의 편안함을 위해 다리를 올리고 내리거나, 등받이를 올려 주어, 마사지 테이블로 또는 안면 관리에 적합한 마사지 테이블로 전환할 수 있다.

높이 조절이 가능한 마사지 테이블은 관리사의 작업 환경을 개선하기 위해 최근 몇 년에 걸쳐 개발되어 왔다. 마사지 테이블은 개인의 키 높이에 맞게 조절되거나, 수행되는 치료 목적에 맞게 조절될 수 있다.

조절 가능한 마사지 테이블/의자를 선택하는 것이 매우 유용하다. 특히, 신장이 다른 관리사들이 같은 공간에서 근무할 때, 마사지 테이블의 다양성은 매우 중요하게 작용한다. 예를 들면, 마사지하거나 왁싱(waxing)할 때, 그리고 전신 마사지와 안면 마사지를 모두 같은 관리실에서 행할 때 특히 그러하다. 키높이 조절이 가능한 마사지 테이블과 의자는 고객의 움직임을 제한하고, 낮은 높이의 침대가 유리한 전신 랩핑치료에 특별히 추천할 만하다.

튼튼한 유압식 키높이 조절 침대나 의자/테이블에는 유압 펌프가 있어, 높이를 조절하기 위해 발로 유압펌프를 작동해야 하며 대개 조절 높이는 18~20 cm 범위 정도이다. 어떤 모델은 기체 보조 버팀목 기전(gas strut-assisted mechanism)이나, 발로 작동하는 유압시스템을 이용해 머리와 다리 부분을 올리거나 내릴 수 있다.

전기로 작동되는 튼튼한 유압식 침대나 의자/테이블이 현재 가장 좋은 시스템인 것으로 생각된다. 이것은 표준 유압식 조절시스템의 장점을 모두 가지고 있을 뿐만 아니라, 조절가능한 높이(50 cm 이상)가 훨씬 높은 편이고, 다리와 머리 부분이 전기에 의해 작동되는 경우도 있다. 의자/테이블용 모델인 경우는 고객에게 안락함을 제공할 수 있는 전자식 경사대(electronic tilt)를 갖고 있다. 유압식 모델의 기초 틀(base frame)에는 대개 바퀴와 브레이크가 달려 있어, 공간에서 위치를 쉽게 바꿀 수 있거나, 바닥을 청소할 때 큰 장점을 갖는다.

유압식 테이블은 적절치 못한 높이의 테이블 사용으로 인한 자세 문제로부터 관리사나 고용인을 보호해 주어 관리를 보다 좋게 만들어 준다. 그리고 신장이 다른 관리사들도 같은 관리실에서

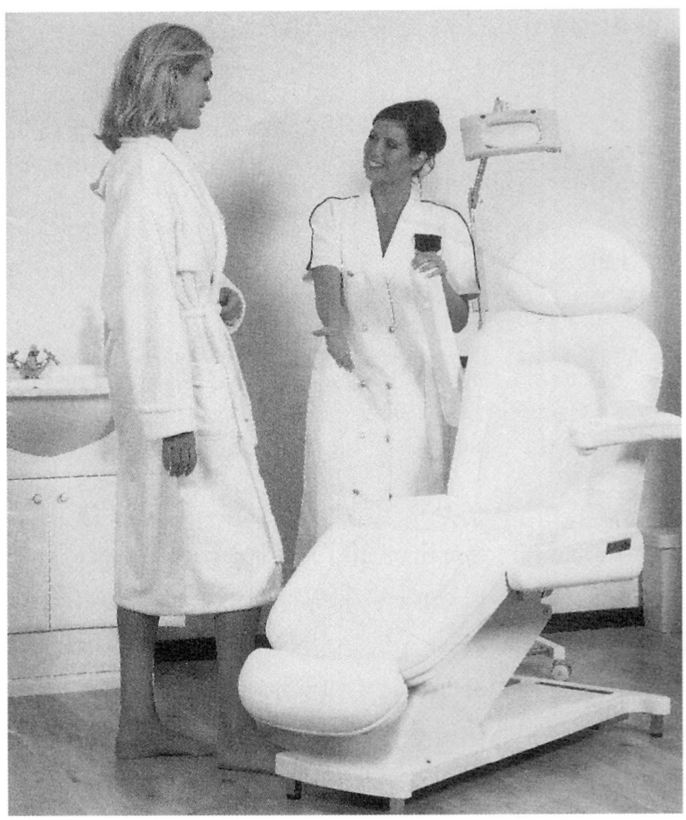

전기로 작동되는 마사지 테이블

여러 종류의 마사지를 수행할 수 있게 만들어 준다.

관리실의 정책이나 고객의 취향에 따라 고객이 도착하기 전에, 관리사나 보조관리사는 깨끗한 린넨이나, 타월, 모포로 테이블을 덮어 놓는다. 그리고 위생 상태를 유지하고, 린넨을 보호하고 세탁비용을 줄이기 위해, 종이타월을 테이블 위에 덮어 놓기도 한다. 관리동안 고객의 안락함을 위해 베개나 감은 타월을 이용할 수 있다.

마사지 테이블 스텝(couch steps)

키가 작은 고객이나 의학적 이유 때문에, 일반적으로 사용하는 비유압식 테이블을 이용할 수 없는 고객을 돕기 위해 마사지 테이블 스텝을 이용할 수 있다. 관리사는 마사지 테이블 스텝의 관리와 사용에 있어 항상 주의를 집중해야 한다.

미용 의자(beauty chair/stools)

마사지의 일환으로 관리사는 적절한 압을 적용하는 것과 동시에 자신의 자세를 보호하기 위해 앉아서 마사지할 때가 있다. 그러므로 관리사가 앉을 수 있는 의자도 치료 공간에 존재해야 한다. 의자에 대한 중요한 두 가지 사항 중, 첫째, 관리사가 부드럽게 다른 자세를 취할 수 있도록, 또 불필요한 잡음을 방지할 수 있도록 의자 밑에 달린 이동용 바퀴에 기름칠을 잘 해야 한다는 것이다. 그리고 둘째, 관리사의 신장에 맞도록 의자를 올바르게 조절해야 한다는 것이다.

사고를 예방하기 위해 튼튼한 의자를 사용하는 것과 같은, 일반적인 안전사항을 준수하는 것이 중요하다.

미용정리대(beauty trolley, 뷰티 트롤리)

대부분의 관리사들은 이동용 바퀴가 달린 튼튼한 미용정리대를 사용하고, 그 위에 마사지를 수행하는데 필요한 물질과 도구를 놓는다. 몇몇 관리사들은 마사지의 임상적인 측면을 줄이기 위해, 전통적인 미용정리대 보다는 테이블과 같은 편리한 표면을 이용한다.

관리사가 어떤 미용정리대를 사용하든 간에 고객이 도착하기 전에 필수항목을 깨끗하게 준비해야 하고, 또 목적에 맞게 잘 정리되어 있어야 한다.

실습 사항

이용할 수 있는 다양한 마사지 장비를 조사해 보자. 각 장비의 가격, 내구성, 특징 등을 기술한 챠트를 작성해 보자.

관리사

전문가적인 기풍을 확립하기 위해, 관리사는 자신의 용모와 개인 위생을 잘 관리해야 한다. 특히, 고객과 신체적 접촉을 통해 이루어지는 마사지에 있어서는 더욱 그러하다.

관리사들은 항상 아래 사항을 숙지해야 한다:

- 높은 수준의 개인 위생을 항상 유지해야 한다.
- 관리실 안에서는 항상 규정 복장으로 근무해야 한다. 복장은 활동적이어야 하고, 깨끗해야 하며, 다림질이 잘 되어 있어야 한다.
- 깨끗한 개인 위생이 하루 종일 유지될 수 있도록 개인 위생에 필요한 항목들(비누, 타월, 여

벌 옷, 치솔 및 치약 등)을 자신의 옷장 안에 배치해야 한다.

- 두발도 깨끗해야 함은 물론, 항상 잘 빗어진 상태여야 한다. 긴 머리카락은 고객 얼굴에 닿거나, 관리사 얼굴 아래로 내려오는 것을 방지하기 위해 잘 다듬어져 있어야 한다.
- 나쁜 자세와 요통 유발을 방지하기 위해 편안하고, 지지력이 좋고, 발에 꼭 맞는 낮은 굽의 신발을 신어야 한다.
- 마사지 흐름을 방해하거나 고객을 불편하게 만들 수 있기 때문에 손톱을 짧게 깎아야 한다. 고객의 알러지와 위생 문제 때문에, 매니큐어를 바르지 않아야 한다.
- 마사지 흐름을 유지하며 고객의 이완을 방해하기 않도록 하기 위해 손목이나 손에 있는 보석 장신구들은 물론, 귀고리, 목고리 등을 제거해야 한다.
- 관리사는 평온하고, 이완되고 활기찬 상태를 유지하는 것이 필수적이다.

마사지에 요구되는 항목

필수 항목:

- 윤활제
- 티슈
- 탈지면
- 고객 머리카락을 보호하는 장비
- 쓰레기통

선택 항목:

- 오 데 코롱(고객의 발을 깨끗하게 하기 위해/ 오일이나 크림을 제거하기 위해)
- 따뜻하고 축축한 타월(과도한 오일/크림을 제거하기 위해)
- 따뜻하고 건조한 타월(치료적 목적을 위해)
- 풋 스프레이(고객의 발을 깨끗하게 하기 위해)

마사지용 재료

전통적으로 다양한 재료를 이용해 왔다.

오일

오일은 여전히 가장 인기있는 마사지 윤활제로 관리사의 손이 잘 미끄러지도록 만든다. 일반적으로 오늘날 관리사가 선택하는 오일은 기본적으로 식물성 오일일 뿐만 아니라, 신체에 특별한 효과를 주도록 다른 활성 원료(예 레몬-자극효과)가 첨가되어 있다. 아로마테라피는 치유 목적을 위해 필수 오일을 이용하는 특수한 마사지 처치이다. 아로마테라피에 대해서는 특별한 훈련과정을 첨가함으로써 보다 깊게 공부할 수 있다(3장 참조).

오늘날의 관리사들은 미네랄오일을 여드름 유발 물질로 간주하기 때문에, 미네랄오일을 많이 섞지 않는 편이다.

크림

국부 마사지에 사용되어 왔으며 전신 마사지용으로 많이 사용하지는 않는다. 오늘날에는, 피부 향상을 위한 손으로 하는 특별한 신체 관리의 일환으로 크림을 더 많이 찾게 된다. 예를 들면, 셀룰라이트나, 스트레치 마크 관리.

탤컴파우더(Talcum powder)

마사지와 함께 전기요법(예 고주파처치)을 적용할 때, 그리고 관리사나 고객이 오일이나 크림을 원하지 않을 때, 탤컴파우더를 윤활제로 사용한다. 탤컴파우더는 관리사의 손을 미끄럽게 만들기 때문에 반사요법사들(reflexologist)에게 많이 인기가 좋다. 탤컴파우더를 마사지 윤활제로 사용하면, 마사지 효과가 더 깊게 적용된다고 종종 믿는다.

최근 몇 년 동안, 제품 생산자들은 관리실에서 사용하는 마사지 용품은 물론, 가정용품으로도 탤컴 파우더를 크게 발전시켜 왔다. 20세기 후반에 나온 구식 제품보다는 전문 제품회사를 이용하는 살롱을 찾는 것이 더 인기 있다. 이에 대한 주요 이유의 하나는 근래에 일어난 커다란 기술적 진보이며, 용모와 건강의 향상에 대한 그들의 갈증과 함께 용품에 대한 일반인의 지식이 증가했기 때문이다. 관리사는 바디 스크럽(body scrubs)이나, 바디 로션과 같은 소매 제품으로부터 얻어질 수 있는 전문적 보상과 재정적 보상도 깨닫게 되었다.

실습 사항

다른 종류의 마사지 재료를 찾아보자. 원료와 가격을 비교해 보자.

좋은 환경 만들기

마사지의 주요 장점 중의 하나가 이완이기 때문에, 마사지의 효과를 좋게 하기 위해서는 좋은 환경을 만드는 것이 매우 중요하다. 아래의 여러 가지 방법을 이용해 좋은 환경을 만들 수 있다.

온감(heating)

마사지를 받는 동안 고객이 옷을 착용하지 않기 때문에, 고객의 편안함을 유지하기 위해서는 따뜻한 환경을 유지하는 것이 중요하다.

고객이 도착하기 전에, 관리실 내의 온도는 정상 작업 온도보다 약간 높은 온도를 유지하는 것이 좋다. 관리받는 동안 필요에 따라 온도를 낮추기도 한다.

고객이 포근하도록 모포로 감쌀 수도 있다.

라디에이터나 회전식 건조기를 이용해 타월을 따뜻하게 만들어, 고객을 위해 테이블 위나 마사지한 부위 위에 덮어 놓는다. 특히, 춥고 습기가 많은 겨울 날씨에 이렇게 한다.

안전하고, 전문적이고, 쉽게 가열을 조절할 수 있는 전기 모포를 사용할 수도 있다. 전기 모포는 고객에게 편안함과 부드러운 진정효과를 크게 해주고, 감싸고 덮는 형식의 새로운 스파 관리에 매우 유익이다.

요점

- 날씨를 고려해야 한다. 예를 들면, 덥고 습기가 많은 나라의 대다수의 고객은 시원한 관리실에서 관리사에게 관리받길 원하고, 또 관리받은 후에는 차가운 타월을 관리 부위에 대주길 원한다.
- 고객의 요구를 고려해야 한다. 어떤 사람들은 다른 사람보다 더 차가움을 느낀다. 예를 들면, 따뜻한 날씨에서는, 어떤 고객이 모포나 따뜻한 타월로 감싸이길 원하지 않지만, 그것을 선호하는 사람도 있다.

환기(ventilation)

잘 환기된 공간은 전염성 질병의 교차 감염을 예방하는데 필수적이며, 고객과 관리사의 호흡에서 나오는 이산화탄소로 가득 찬, 괴어 있는 공기를 제거한다. 열기, 냄새, 이산화탄소로 가득한 신선하지 않는 공기는 고객으로 하여금 관리실을 방문하고 싶지 않게 만들 뿐만 아니라, 관리사를 무기력하게 만든다. 이런 공기의 정체는 나쁜 영향을 줄 수 있다.

아로마(aroma, 향)

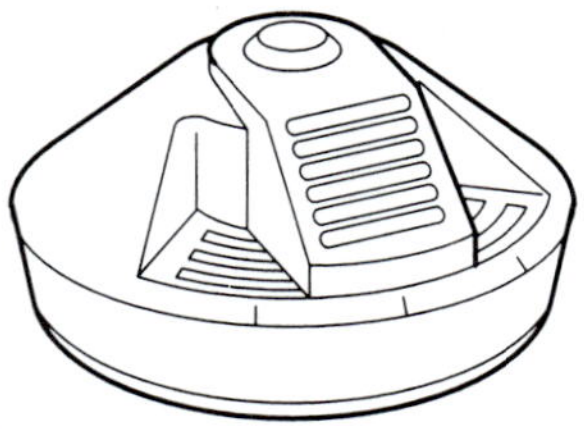
향 확산기

관리실은 고객이 반드시 방문하는 곳이다. 관리사가 고객의 방문을 유도하는 방법 중의 하나가 관리실 안에 향을 적용하는 것이다. 훌륭한 아로마테라피스트(아로마관리사)는 관리를 위해 필수 오일을 사용하는데, 이것은 관리실 안에 기분 좋은 향을 풍기게 한다. 똑같은 고객은 없기 때문에, 관리사는 고객이 어떤 냄새를 좋아하는지 싫어하는 지를 알아야 한다. 고객이 싫어하는 향을 적용하면, 고객의 이완을 자동적으로 방해할 뿐만 아니라, 더 이상 관리실 안으로 들어오고 싶지 않게 만든다.

최근에, 많은 제조자들이 대기 안으로 아로마를 확산시키는 아로마 확산기(diffuser)라는 작은 장비를 개발하였다. 그리고 관리실 환경을 좋게 하기 위해 아로마테라피 버너(burner)도 이용된다.

색깔(colour)

요점

색깔은 다음과 같은 효과를 가지고 있는 것으로 생각된다:

- 빨간색 - 동기부여와 순환을 증진시킨다.
- 오렌지색 - 에너지를 상승시킨다.
- 노란색 - 정신적 활동과 운동을 자극한다.
- 녹색 - 신경의 균형을 돕고 진정과 평온을 유발한다.
- 파란색 - 근심과 긴장을 감소시킨다.
- 보라색 - 깊은 이완을 촉진시킨다.

관리사가 관리실을 설계할 때, 고객을 위한 올바른 환경을 만들 수 있도록 실내장식(벽지, 바닥지, 그리고 타월 등)을 하는데 많은 관심을 두어야 한다. 일반적으로 관리사들은 따뜻한 느낌의 색깔(예 핑크, 오렌지 및 노란색)이나, 이완을 촉진하는 색깔(예 녹색 계통)을 선택한다. 고객의 분류도 색깔을 선택하는데 있어 중요한 역할을 한다. 예 스포츠 마사지 관리사는 임상적인 색깔인 흰색을 선택할 것이고, 고객의 성별이 크게 구분되지 않는 관리실은 일반적으로 성별의 성향이 뚜렷한 색깔(예 여성의 색깔인 핑크)을 피하는 것이 좋다.

실내장식, 타월 및 조명과 같이 표면에 사용되는 색깔도 고객의 이완에 영향을 줄 수 있기 때문에 관리사가 준비할 때 고려하는 사항이다.

최근 몇년 동안, 칼라테라피스트는 관리를 위한 색깔의 치료 효과 뿐만 아니라, 빛에 대한 효과(미용 색채학)도 많이 연구를 해 왔다.

조명(lighting)

마사지를 위한 관리실의 이상적인 조명은 이완을 유도하기 위해 부드러워야 한다. 강한 밝기의 빛을 사용하면, 고객의 마음을 매우 어지럽힐 수 있다.

채도성 광선치료(가시광선 스펙트럼의 원색을 이용하는, p237 참조)는 피부상태의 문제를 돕기 위해, 그리고 좋은 신체 균형을 촉진시키기 위해 이용되어 왔다.

소리(sound)

관리사는 아무 소리도 들리지 않는 조용한 상태로 마사지를 수행하거나, 이완을 돕기 위해 관리용 음악을 이용한다(고객의 동의를 통해). 어떤 관리사들은 관리를 받지 않는 동안에도 긴장이 풀리기를 원하거나, 이완되길 원하는 고객에게 음악 테이프의 구매를 권할 수 있다.

건강, 안전, 입법 및 조례(health, safety, legislation and local by-laws)

건강과 안전은 매우 중요한 사항으로 관리사는 최우선적으로 숙지하고 있어야 한다. 관리사는 마사지를 수행하기 위해 특정한 법률적 요건을 알고 있어야 한다. 이것은 아래와 같다:

- 1974년의 사업장에서의 건강 및 안전 관리에 대한 규칙 강령
- 1963년의 상점, 사무실에 관한 법
- 마사지와 관련된 지방정부의 조례(㊐ 1990년 버밍햄 시의회법)
- 일반 배상 책임보험
- 고용주 배상 책임보험

(입법 청구와 좋은 연습의 원리에 대한 정보를 더 많이 알고 싶으면, 12장 참조).

실습 사항

직장 경험을 통해, 각기 다른 살롱들이 어떤 방식으로 좋은 환경을 만들었는 지를 여러분의 동료와 함께 토론해 보자.

마사지 상담과 평가

상담에 대한 9장의 단락과 함께, 본 장의 앞 부분에서 언급된 마사지의 소개 단락은 상담의 중요성을 강조하고 있다. 즉, 고객의 개별 요구나 그들의 관점 및 생각을 알고, 그들과의 관계를 향상시키기 위해서는 마사지를 하기에 앞서 면밀한 상담을 수행하는 것이 중요하다.

마사지를 훈련받는 동안, 훈련생은 상세한 상담카드를 작성해야 한다. 상담카드는 각 고객의 상황을 명확하게 설명할 수 있는 모든 정보를 가지고 있기 때문에 훈련생이 고객에 대한 기억을 떠올릴 때 매우 유용할 것이다. 일단 마사지 관리사로서의 자격을 갖추면, 관리사들은 자신의 근무환경(㊐ 관리실)에 따라 전문 기록카드를 구입하거나, 자신에 맞는 상담 및 관리 기록카드를 만들어 쓸 수 있다. 그리고 다양한 관리가 적용되는 경우는 다목적 기록카드를 사용할 것이지만, 대체요법(alternative therapies)으로 전문화된 건강센터의 경우는 특수 기록카드를 사용할 것이다.

효율적인 상담을 수행하기 위해, 관리사는 마사지의 금기사항과 함께 마사지의 전반적인 효과를 알아야 한다.

일반적인 마사지의 효과

- 혈액순환 증진 — 산소, 영양분, 이산화탄소 및 노폐물의 교환 촉진
- 노폐물 제거를 통한 근긴장 이완
- 림프 순환 증진 — 독소 제거 촉진
- 충혈 효과 — 마사지 부위에 일시적인 열 증가
- 지방조직의 침착 감소 — 적용된 마사지 기법에 따라 좌우됨
- 약간의 표피박리 유발 — 피부결을 좋게 함
- 피부톤과 탄성의 증가
- 감각신경종말의 자극이나 진정 효과 — 마사지 기법에 따라 좌우됨
- 깊은 이완 — 고객에게 좋은 느낌을 제공함

- 스트레스로 발생할 수 있는 질환의 예방

마사지의 금기증

- 피부 질환
- 감염성 피부 질환
- 혈관 문제 - 혈전증, 심한 정맥류의 병력
- 심장질환 - 고혈압/저혈압(이런 경우는 마사지를 받기 전에 의학적 승인을 얻어야 한다)
- 원인을 모르는 세포종창이나 종양
- 부종
- 체온이 상승된 경우
- 화상/햇볕에 탄 경우
- 임신 후반기(일단 임신이 확인되면, 복부마사지는 피한다)

유용한 정보

- 고객의 의학적 상태가 의심스러우면, 고객에게 두려움을 주지 않으면서 그를 적절한 의사에게 의뢰한다.
- 의학적 상태를 진단하는 시도를 하지 않는다.
- 어떤 경우에는 전체 관리를 할 수 없고, 특정 부위만 관리해야 한다.

상담을 수행하는데 있어 숙지해야 할 사항들

상담을 통해 얻어내야 할 것들은

- 일반적인 사항: ㉮ 고객의 성명, 주소, 전화번호
- 병력
- 일반적인 신체 상태
- 생활스타일
- 자세분석/상황 분석
- 관리실의 관리법
- 가정 관리에 대한 충고

(고객의 수용과 고객 상담에 대한 정보를 더 많이 알고 싶으면, 10장을 참조.)

바람직한 마사지 원칙

- 가장 적절한 마사지 형태를 찾기 위해서는 상세한 상담을 해야 한다. 상담은 고객의 요구에 가장 부합하는 것(예 마사지 형태나 기간, 빈도 등)이 어떤 것인가에 맞추어져야 한다. 상담을 통해 금기사항을 배제하는 것도 중요하다.
- 마사지하는 동안 좋은 자세를 유지해야 한다. 관리받는 신체 부위와 신체의 움직임 때문에 관리사는 고객에게 유익한 관리를 제공하고, 또 관리사의 피로를 방지하기 위해, 마사지하는 동안 올바른 자세를 유지할 필요가 있다. 몸을 종축 방향으로 움직일 때는 양발을 앞뒤로 놓는 보행 서기(walk-standing)를 취하고, 몸을 횡축 방향으로 움직일 때는 양발을 나란하게 벌리는 활보 서기(stride-standing)를 이용한다.

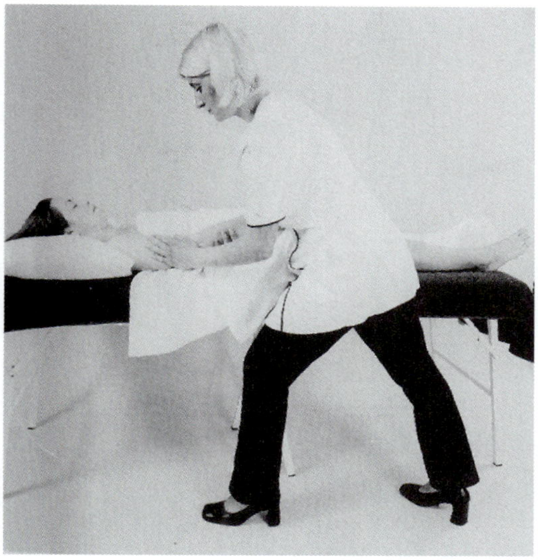

보행 서기 - 등을 곧바르게 유지하면서, 고객의 팔에 에플루라지를 시작한 다음, 발뒤꿈치에서 발가락으로 체중을 앞으로 이동시키면서 팔 위쪽으로 움직인다.

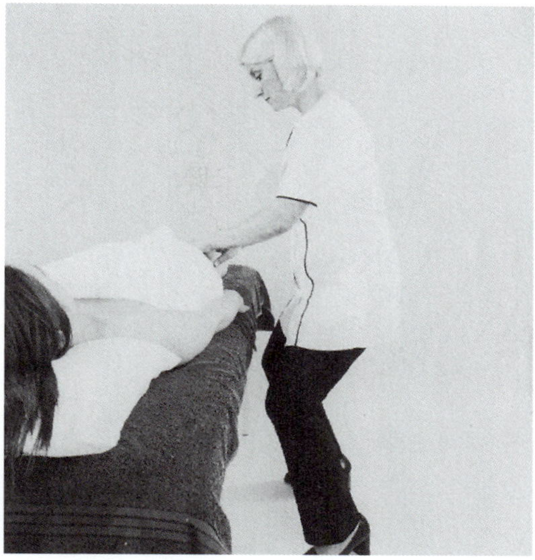

활보 서기 - 무릎을 구부리고, 등은 곧바르게 한다.

- 일정한 속도와 리듬을 유지해야 한다. 에플루라지(경타법)를 제외한, 나머지 마사지 기법들은 부드럽고, 느리고, 리듬감 있게 이루어져야 한다. 적용 속도는 1초당 18 cm(7인치) 정도이고, 가장 좋은 효과를 제공하기 위해서는 마사지 전 과정 동안 일정한 속도를 유지해야 한다.
- 손의 유연성을 확보해야 한다. 손으로 하는 마사지는 손을 이용하여 신체조직을 관리한다. 관리받는 부위에 손을 제대로 닿도록 하기 위해 그리고 최상의 관리를 제공하기 위해 관리사는 자신의 손을 완벽하게 조절할 수 있어야 한다. 훈련을 시작할 때, 여러분은 손과 손목의 가동성과 유연성을 증가시키기 위해, 만약 여러분의 손이 이완되지 않았다면, 마사지를 적용하기에 앞서 간단한 손과 손목 운동을 실시해야 한다.
- 관리부위와 고객의 요구에 따라 적절한 압을 제공해야 한다. 성공적인 마사지의 비결은 고객에게 최대 장점을 제공하기 위해 압을 다양하게 하는 것이다. 그러나 통증이나 찰과상을 일으키거나 불편을 줄 만큼 너무 무거운 압을 적용해서는 안된다. 압은 갑자기 강하게 주거나 감소시켜서는 안되고, 점진적으로 증가시키거나 감소해야 한다. 그리고 마사지하는 동안에는 관리사의 손을 고객 몸에 항상 접촉시켜야 한다. 마사지 기법을 바꿀 때는 마사지 순서의 연속성을 깨뜨리지 않기 위해 한 손을 관리부위에 접촉시키고 있어야 한다.

관리를 위한 준비

- 좋은 환경의 관리실을 확보한다.
- 적절한 마사지 테이블을 확보한다.
- 관리사는 전문성을 갖추어야 하고, 관리를 위한 준비로 손을 이완시켜야 한다.

마사지

1. 접수처에서 고객을 만난 후, 관리 장소로 이동한다.
2. 상담을 통해 금기사항을 체크하고, 고객의 요구를 알아내고, 관리의 장점을 설명해 준다.

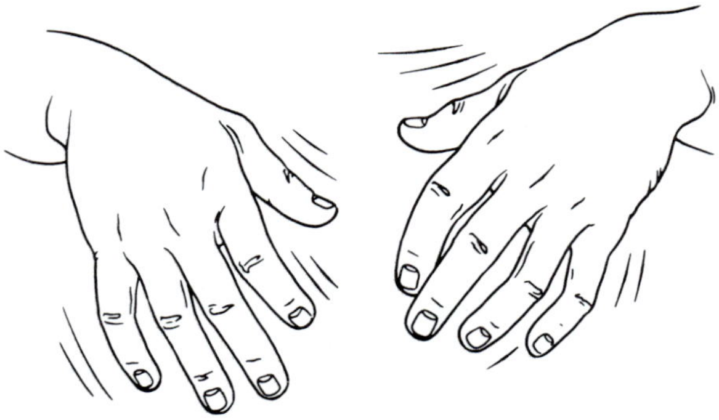

손과 손목 운동 - 손과 손목에 힘을 빼고 흔든다.

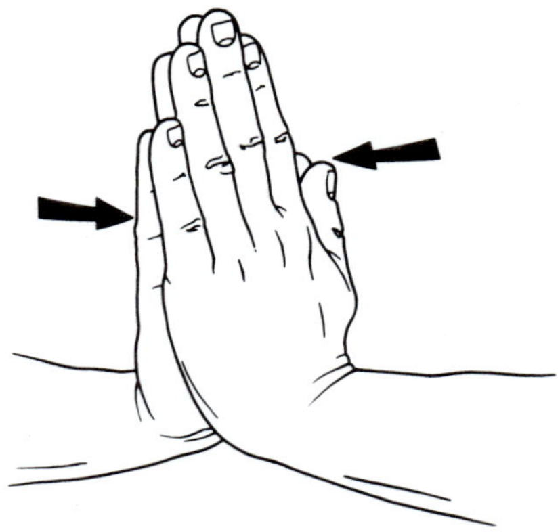

손과 손목 운동 - 기도하는 자세로 손을 모은 후, 좌 · 우 교대로 손을 민다.

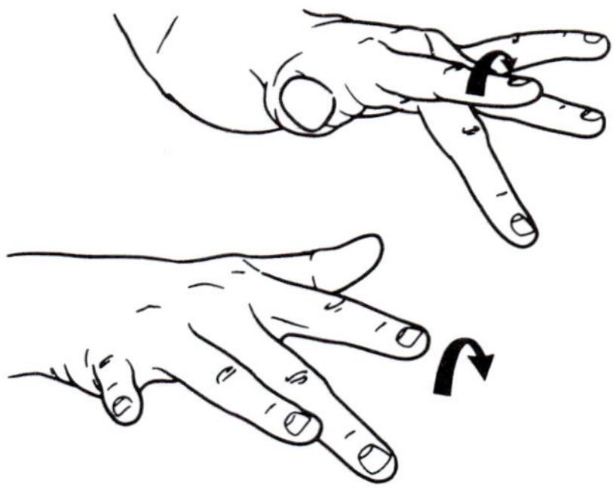

손과 손목 운동 - 각 손가락과 엄지를 개별적으로 시계방향과 반시계방향으로 회전시킨다.

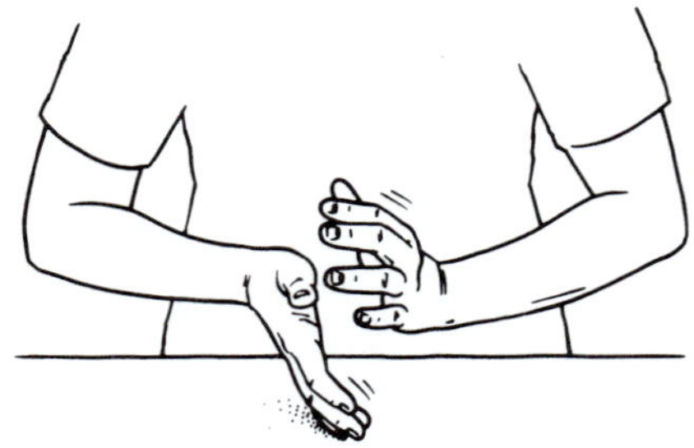

손과 손목 운동 - 손가락과 손목에 힘을 뺀 후 양 손의 척골연을 사용하여, 손을 교대로 딱딱한 바닥에 살살 친다.

3. 고객이나 관리사는 근육의 이완을 위해 열관리를 선택할 수 있는데, 열관리는 마사지를 위해 준비단계로 마사지보다 먼저 시행한다.
4. 마사지 테이블 위에 고객이 이완되도록 앉혀 놓은 후, 관리사는 개별 고객에게 맞는 마사지 재료를 이용하여 마사지한다.
5. 고객이 이완될 시간적 여유를 준 다음, 미네랄 음료수를 제공한다. 만약 고객이 씻기를 원한다면, 관리사가 오일을 제거해 주거나 샤워하도록 한다(아로마테라피 오일의 경우는 일반적으로 씻거나 닦지 않는다).

자가-검진

1. 마사지에 필요한 장비를 기술한다.
2. 좋은 환경을 만들 때 고려해야 할 6가지 요소를 기술한다.
3. 6가지 마사지 금기사항을 제시하고, 그것이 왜 금기사항인지를 설명한다.
4. 5가지의 전통적인 마사지 기법을 기술하고, 각각의 장점을 2가지씩 설명한다.
5. 마사지의 5가지 특별한 효과를 기술한다.

체계적인 마사지 단계(여성 고객일 때)

먼저 고객에게 탈의하도록 한 후, 긴 타월로 자신의 몸을 감싸도록 주문한다. 가능하다면, 고객을 이완시키고 신체조직을 따뜻하게 하기 위해, 마사지를 적용하기 앞서 열관리를 제공하는 것이 바람직하다. 열관리에는 스팀욕, 사우나, 자쿠지(jacuzzi)는 물론, 따뜻한 물로 샤워하는 것도 포함된다.

준비된 공간에서, 고객에게 가운을 벗도록 주문하고, 얼굴이 위쪽으로 가도록 테이블에 눕게 한다. 필요하다면 고객을 돕기 위해 마사지 테이블 스텝을 사용하기도 한다. 그런 다음, 깨끗하고 따뜻한 타월로 고객의 몸을 덮는다.

요점

마사지 시작 단계에서 사용되는 마사지 기법(여성일 때)은 고객의 요구에 맞게 여러번 반복한다.

다리 전면의 마사지

준비사항

a. 다리 전면을 덮고 있는 타월을 제거한다. 다른 신체부위는 따뜻함을 유지하기 위해 타월로 덮어 놓는다.

b. 관리사의 손을 먼저 따뜻하게 만든 후, 마사지 재료를 관리할 부위에 붓는다. 그런 다음, 에플루라지를 발쪽에서 대퇴쪽으로 고객의 다리에 에플루라지한다.

c. 등을 곧게 편 자세가 좋다.

마사지 순서

1. 다리 전체에 적용하는 에플루라지

고객의 발 등에 관리사의 양 손바닥을 완전하게 밀착시킨다. 엄지와 나머지 손가락을 모은 채, 다리 전체 길이를 따라 대퇴의 꼭대기까지 미끄러뜨린다. 양손을 바깥으로 벌리면서 미끄러뜨린다. 그런 다음 다시 발목으로 되돌아온다.

(주요 근육: 전경골근, 가자미근, 대퇴사두근, 외전근 및 내전근)

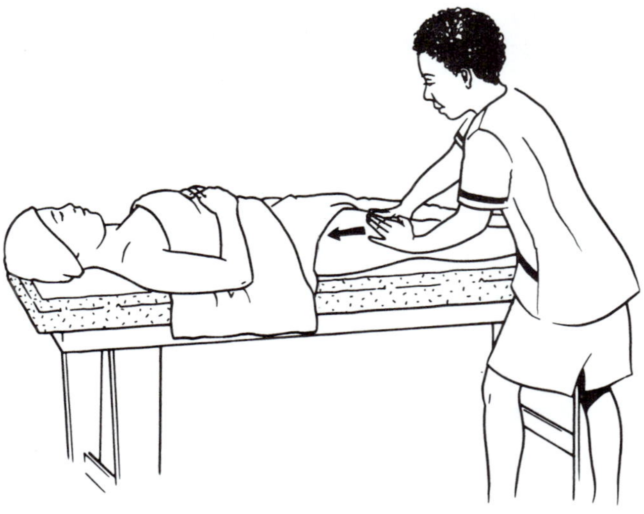

다리 전체에 적용하는 에플루라지

2. 대퇴사두근에 적용하는 심부 링잉(wringing, 근육을 비틀어 주듯 교차하기)

a. 대퇴 내측으로 양손을 미끄러뜨린다. 그리고 양손을 나란하게 놓은 후, 조직을 잡고 들어올린다. 그리고 비트는 동작으로 부드럽게 쥐어짠다. 이 기법을 대퇴사두근 전체에 적용한다(주요 근육: 대퇴사두근, 외전근, 내전근).

b. 대퇴사두근 부위에 에플루라지한다.

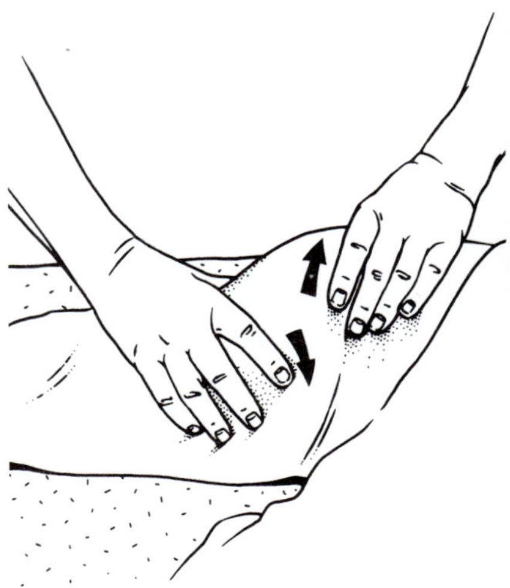

대퇴사두근에 적용하는 심부 링잉

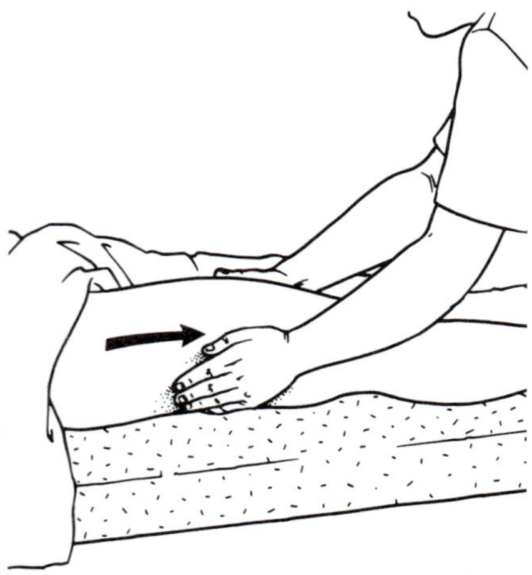
다리 부위 에플루라지

3. 대퇴사두근에 적용하는 손바닥 교대 리프팅

a. 대퇴 꼭대기의 양쪽에 양손을 놓고 시작한다. 이때 손바닥 전체를 이용하여 조직을 부드럽게 누른다. 그런 다음 들어 올리면서 옆으로 이동한다. 슬관절에 도달할 때까지 반복적으로 적용한 후, 다시 양손을 다리 위쪽으로 미끄러뜨린다(주요 근육: 대퇴사두근, 외전근, 내전근).

b. 대퇴사두근 부위에 에플루라지한다.

4. 대퇴사두근에 적용하는 해킹

a. 양손의 척골연을 이용하여, 활발하지만, 가볍게 대퇴사두근 부위를 리듬감 있게 측면의 손날로 물건을 자르듯이 톡톡 두드린다(주요 근육: 대퇴사두근, 외전근, 내전근).

b. 대퇴사두근 부위에 에플루라지한다.

5. 대퇴사두근에 적용하는 커핑

a. 손가락과 손바닥을 오목하게 모은 후, 대퇴사두근 부위를 활발하지만, 가볍게 두드린다(주요 근육: 대퇴사두근, 외전근, 내전근).

b. 대퇴사두근 부위에 에플루라지한다.

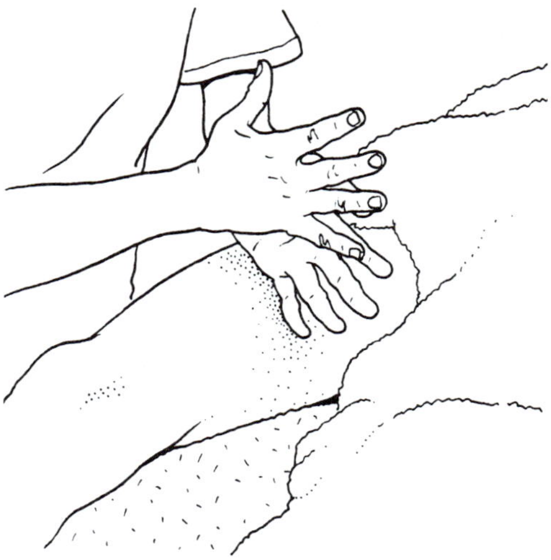
대퇴사두근에 적용하는 해킹

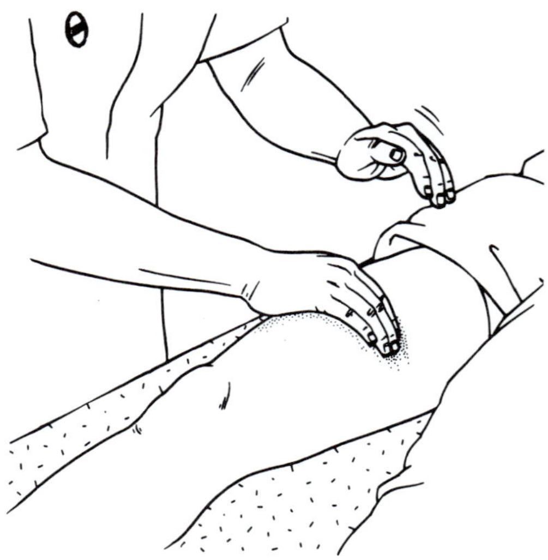
대퇴사두근에 적용하는 커핑

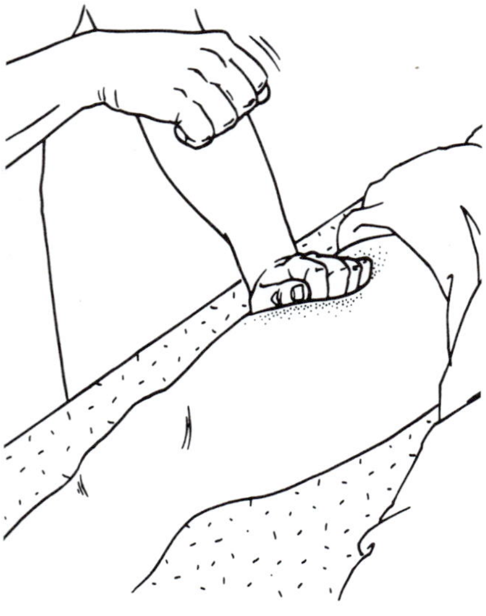
대퇴사두근에 적용하는 비팅

6. 대퇴사두근에 적용하는 비팅

a. 가볍게 주먹을 쥐고, 손바닥을 아래로 향하게 한 후, 대퇴사두근을 가볍게 때린다(주요 근육: 대퇴사두근, 외전근, 내전근).

b. 대퇴사두근 부위에 에플루라지한다.

7. 슬개골 주위에 적용하는 엄지 원 마찰법

a. 엄지를 이용하여 슬개골 주위를 부드럽게 원 마찰법을 실행한다(주요 근육: 전경골근, 가자미근, 대퇴사두근, 외전근, 내전근).

b. 대퇴사두근 부위에 에플루라지한다.

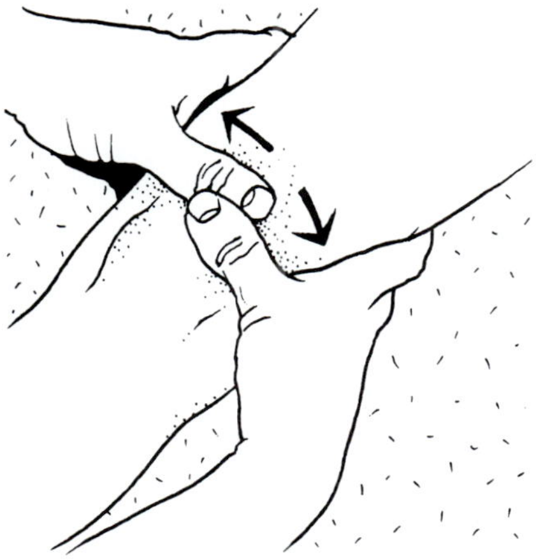

슬개골 주위에 적용하는 엄지 원 마찰법

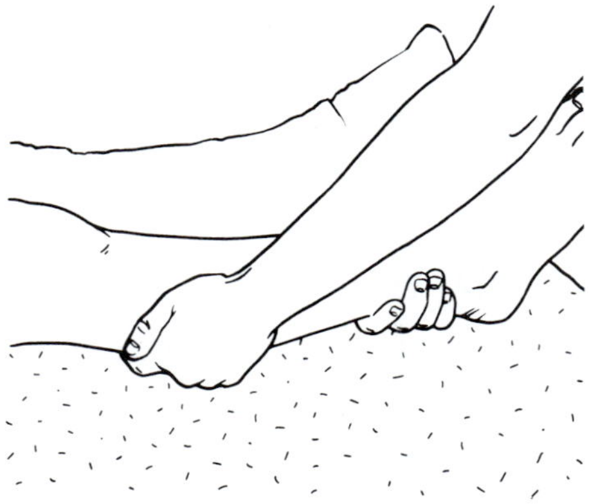

가자미근에 적용하는 손바닥으로 주무르기

8. 가자미근에 적용하는 손바닥으로 주무르기

양손의 무지구를 이용해(p 369 참조), 가자미근을 따라 슬관절쪽으로 밀어올린다. 그런 다음 무지구를 계속 이용해, 시계방향으로 원 마찰법을 적용하면서, 발목 쪽으로 천천히 내려온다(주요 근육: 가자미근).

9. 발목의 복사뼈 주위에 적용하는 깊이 문지르기

양손의 손가락을 이용해 복사뼈 주위를 부드럽게 문지른다.

10. 중족골 사이에 적용하는 원 마찰법

양손의 엄지를 이용해, 중족골 사이에 원 마찰법을 적용한다.

11. 발가락에 적용하는 원 마사지

발 아래에 놓은 손으로 발가락 관절을 지지하고, 다른 손은 발가락 위쪽에 놓는다. 양손을 시계방향으로 원형을 돌린 다음, 반시계방향으로 다시 돌린다. 이런 동작을 몇 번 실시한다.

12. 발바닥에 적용하는 가위 지압법

a. 양손의 엄지를 이용해, 가위 형태로 발바닥 위에서 아래 방향으로 마찰한 후, 다시 강한 압박을 주면서 원래 위치로 돌아온다.

b. 마사지를 마무리하기 위해 다리 전체에 에플루라지한다.

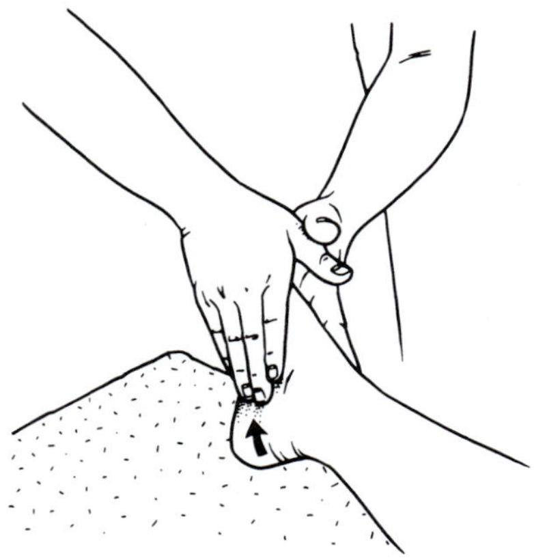

발목의 복사뼈 주위에 적용하는 깊이 문지르기

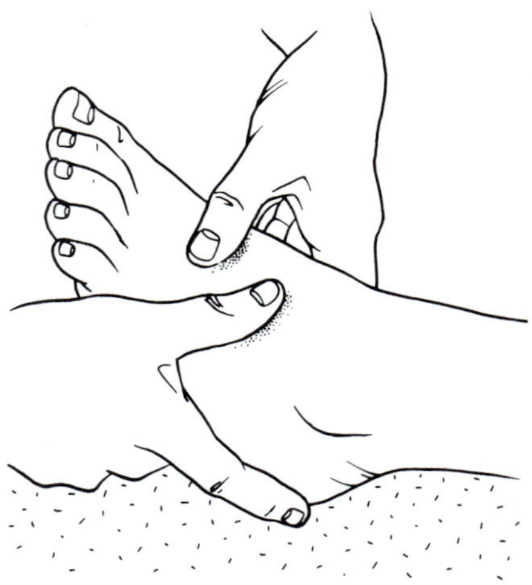

중족골 사이에 적용하는 원 마찰법

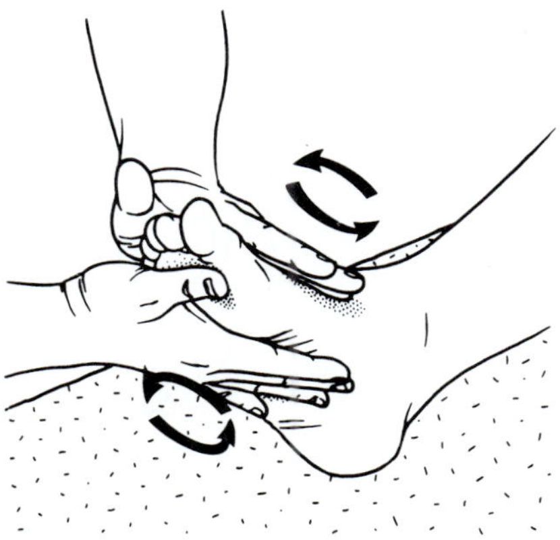

발가락에 적용하는 원 마사지

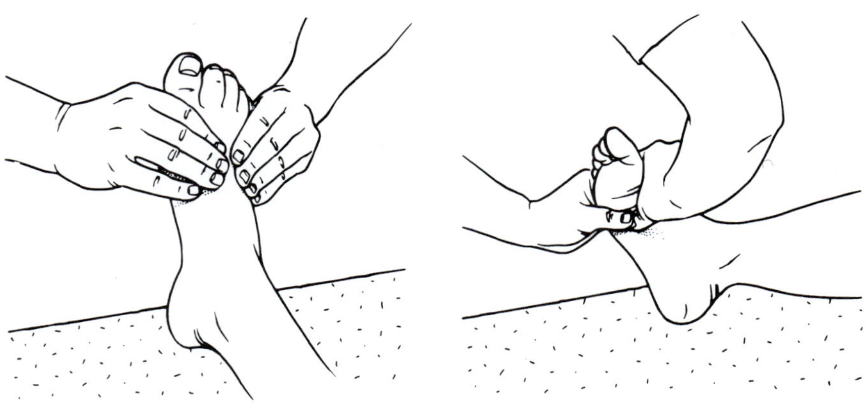

발바닥에 적용하는 가위 형태의 마찰법

상완 마사지

준비사항

a. 상완의 타월을 제거한 후, 고객에게 천천히 팔을 들어올리도록 주문한다.

b. 에플루라지하여 마사지 윤활제를 관리 부위에 적용한다.

마사지 순서

1. 상완 전체에 적용하는 에플루라지

한 손으로는 손바닥 전체로 고객의 손목을 잡고, 다른 손은 상완을 지지한다. 삼각근 주위까지 미끄러지듯이 관리한 다음, 원래 위치로 돌아온다.

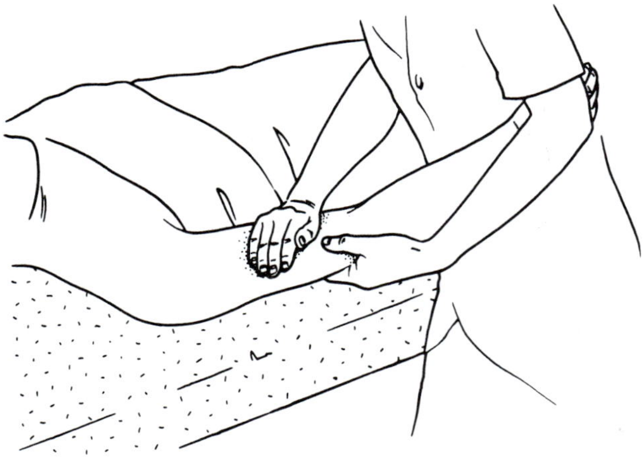

상완 전체에 적용하는 에플루라지

2. 삼각근에 적용하는 깊이 문지르기

양손의 손바닥을 이용하여, 삼각근 부위를 교대로 문지른다(에플루라지)(주요 근육: 삼각근).

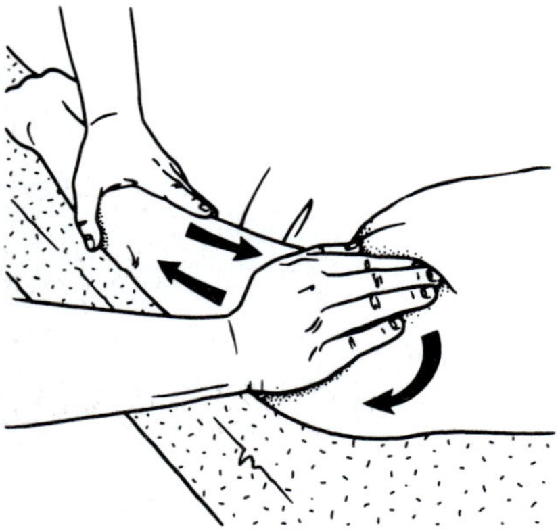

삼각근에 깊게 스트로킹하기

3. 상완이두근과 상완삼두근에 적용하는 링잉과 해킹

a. 상완이두근까지 미끌어지듯이 관리한 후, 양손을 나란하게 놓는다. 조직을 잡고 들어올린다. 그리고 비티는 동작으로 부드럽게 쥐어짠다.

b. 그 부위에 에플루라지한다.

c. 양손의 척골연을 이용하여, 활발하지만, 가볍게 리듬감 있게 손날로 물건을 자르듯이 톡

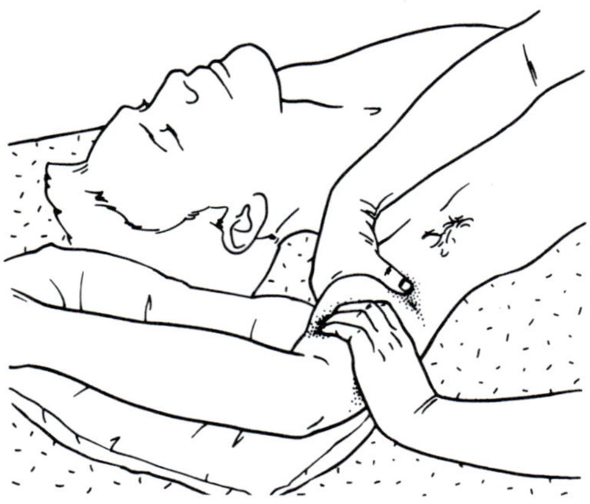

상완이두근과 상완삼두근에 적용하는 링잉

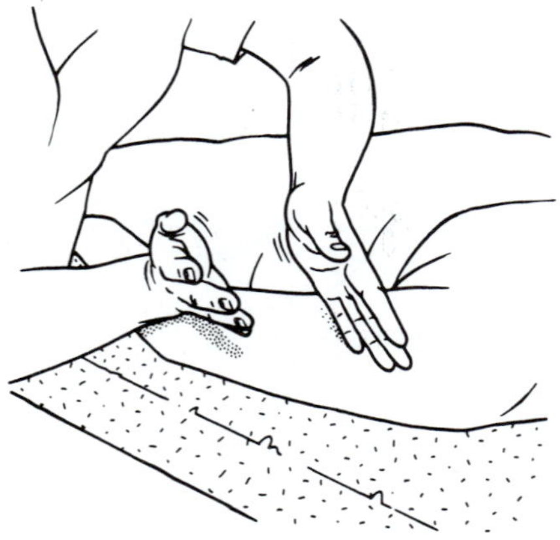

상완이두근과 상완삼두근에 적용하는 해킹

톡 두드린다.

d. 그 부위에 에플루라지한다.

e. 고객의 팔을 구부린 자세로 머리 옆에 부드럽게 놓은 후(타월을 손목 아래에 받쳐 놓을 수 있다), 상완삼두근에 링잉, 에플루라지, 해킹 기법을 반복적으로 적용한다.

f. 원래 고객의 팔 위치로 돌아오고, 팔의 꼭대기까지 에플루라지한다(주요 근육: 상완이두근과 상완삼두근).

4. 전완 에플루라지

손바닥 전체를 이용하여, 손목에서 팔꿈치쪽으로 양손을 교대로 전완 전체를 문지른다(주요근육: 상완근).

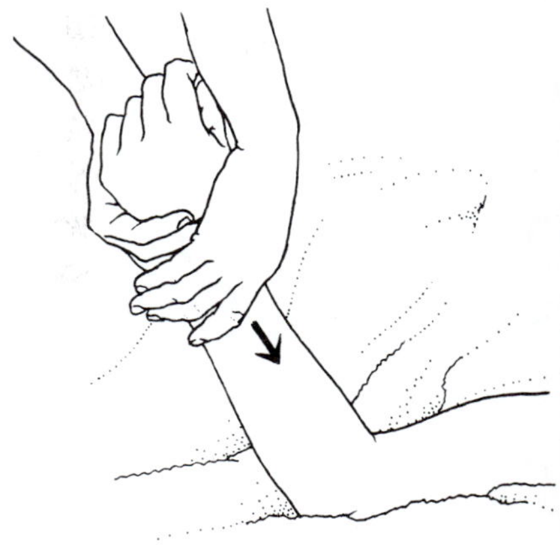

전완 에플루라지

5. 원 마찰법

a. 손목에서 팔꿈치까지 원 마찰법을 적용한 후, 깊게 누르면서 원래 위치로 돌아온다(주요 근육: 상완근).

b. 양손의 엄지를 동시에 이용하여 손목관절 주위를 원 마찰법을 적용한다.

c. 중족골 사이를 원 마찰법을 적용한 후, 깊게 누르면서 원래 위치로 돌아온다. 각 손가락 끝까지 이런 동작을 계속한다.

d. 손을 에플루라지한 후, 손바닥이 위로 올라가도록 손을 돌린다.

6. 손에 적용하는 원 마찰법

손바닥을 가로지르면서 원 마찰법을 적용한다.

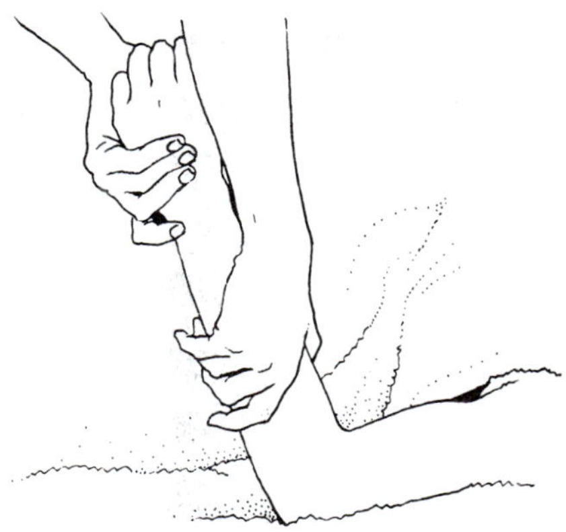

손목에서 팔목에 이르는 원 마찰법

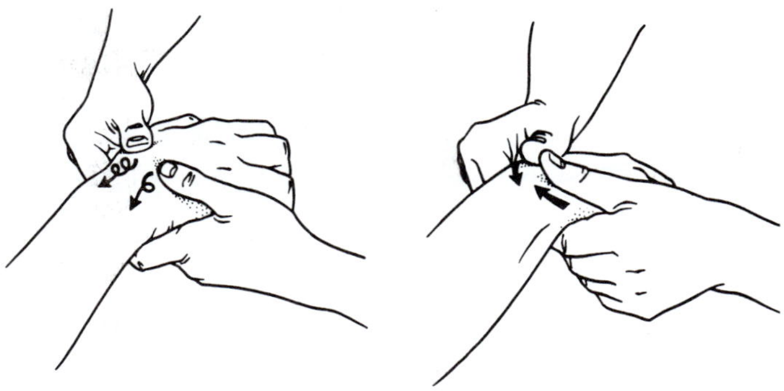

손목 주위에 대한 원 마찰법

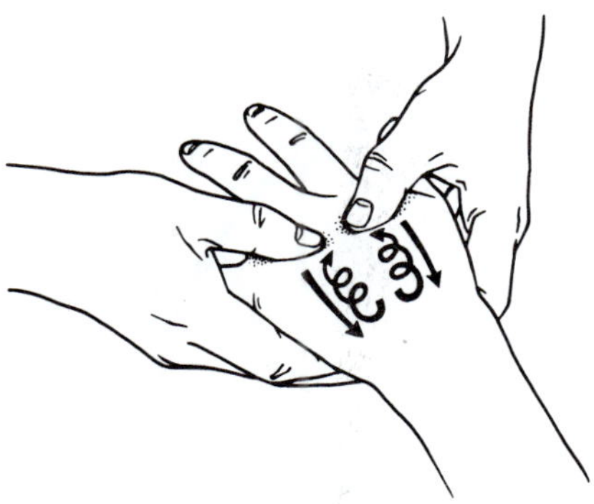

장골 사이에 대한 원 마찰법

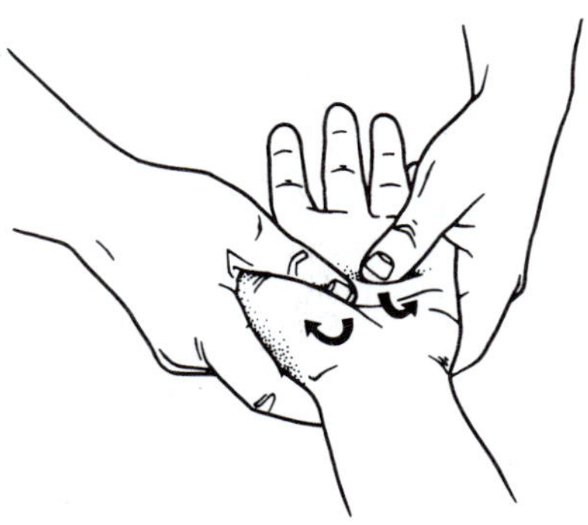

손바닥에 대한 원 마찰법

요점

고객의 손과 손목을 수동적으로 움직일 때, 정상 범위를 초과하지 않는 것이 중요하다.

7. **수동적 운동**

한 손으로 고객의 손을 잡고, 다른 손으로 고객의 손목을 지지한 후, 시계방향, 반시계방향, 앞쪽 또는 뒤쪽으로 수동운동을 부드럽게 실시한다.

8. **마사지를 마무리하기 위해 상완 전체에 에플루라지**

(주요 근육: 상완이두근, 상완삼두근, 상완근, 삼각근)

흉부 마사지

준비사항

a. 흉부 상부가 노출되도록 타월을 아래 쪽으로 부드럽게 내린다.

b. 다른 요구사항이 없다면, 고객의 팔을 타월 안으로 넣는다.

c. 에플루라지를 이용하여 마사지 윤활제를 관리부위에 적용한다.

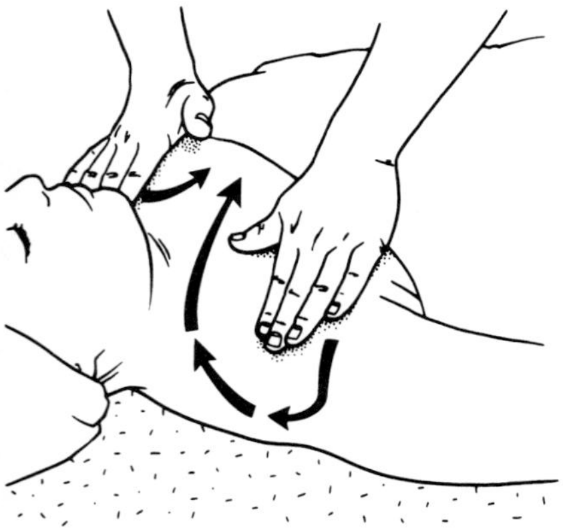

흉부에 적용하는 에플루라지

마사지 순서

1. **흉부에 적용하는 에플루라지**

양손의 손바닥 전체를 흉부의 가운데에 놓은 후, 양손을 각기 옆으로 벌리면서 승모근을 지나, 삼각근 주위까지 부드럽게 쓸어내듯이 문지른다. 그런 다음 다시 원래의 위치로 돌아간다(주요 근육: 대흉근, 삼각근, 승모근).

2. **흉근에 적용하는 손가락 마디로 치기**

가볍게 주먹 쥔 후, 흉부의 전면을 거치면서 손가락 마디로 친다(주요 근육: 대흉근).

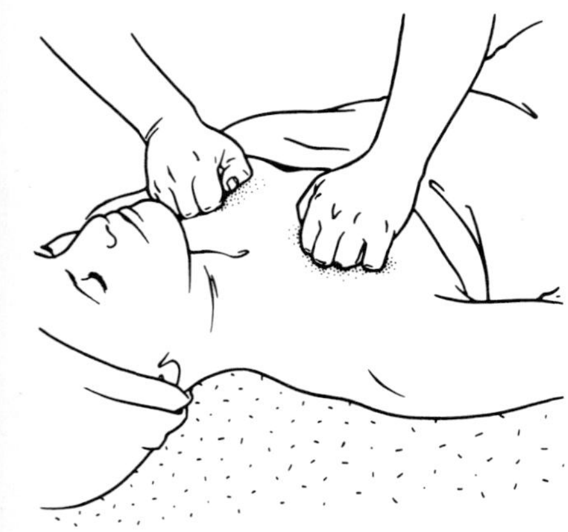

흉근에 적용하는 손가락 마디로 치기

3. **어깨에 적용하는 원 마찰법**

양손의 엄지를 동시에 이용하여 상완골의 이두근 건구(bicipital groove)와 어깨 부위를 원 마찰법 기법으로 적용한다.

4. **삼각근에 적용하는 문지르기**

a. 양손의 손바닥 전체를 동시에 이용하여, 삼각근 주위를 시계방향으로 문지른다. 그런 다음, 반대시계방향으로 다시 문지른다(주요 근육: 삼각근).

b. 흉부에 에플루라지한다.

5. **강하게 누르면서 문지르기**

양손을 겹쳐 놓고, "8"자 형태로 흉부를 가로지르면서 강하게 에플루라지한다.

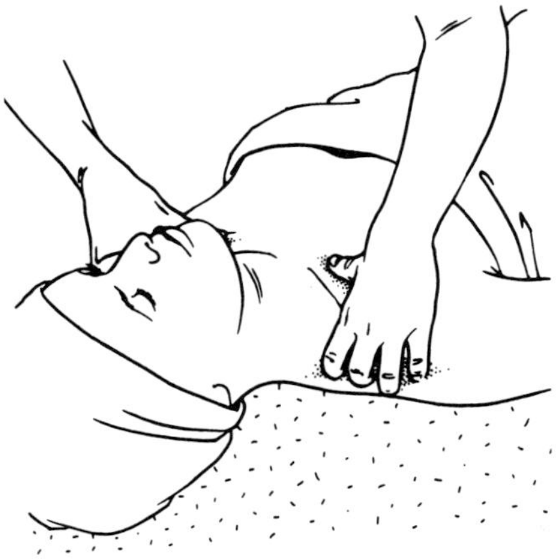

어깨에 적용하는 원 마찰법

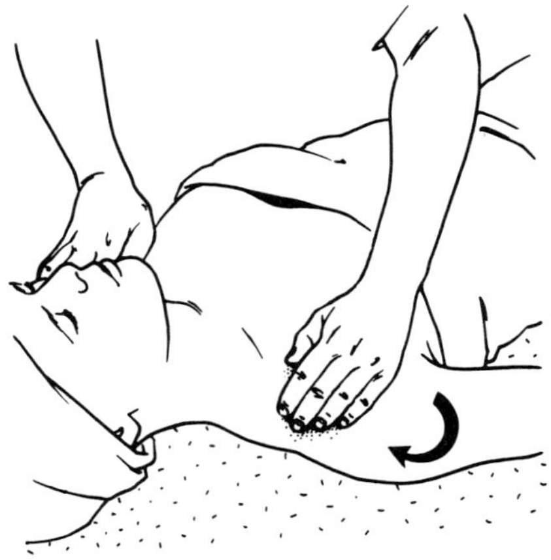

삼각근에 적용하는 문지르기

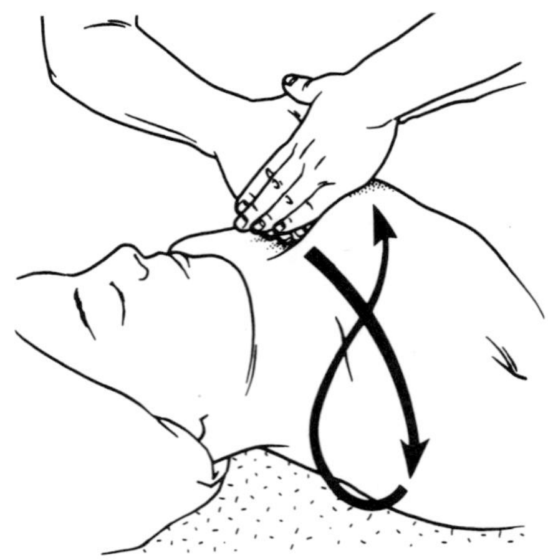

강하게 누르면서 문지르기

(주요 근육: 대흉근, 삼각근, 승모근).

6. **마사지를 마무리하기 위해 흉부에 에플루라지한다.**

복부 마사지의 금기증

- 임신
- 설사
- 식후 1시간 이내

복부 마사지

준비사항

a. 고객의 복벽을 이완시키기 위해 감은 타월이나 작은 베개를 고객의 무릎 아래에 받쳐 놓는다. 복부를 제외한 나머지 신체 부위는 체온을 유지하기 위해 그대로 타월로 덮어 두고, 복부 쪽의 타월만 제거한다.

b. 관리사의 손을 먼저 따뜻하게 만든 후, 마사지 재료를 관리할 부위에 붓는다. 그런 다음, 에플루라지하여 복부 쪽에 적용한다.

c. 등을 곧게 편 자세가 좋은 자세이기 때문에 그 자세를 유지하고, 보행-서기 처럼 전방을 바라보도록 오른쪽 대퇴가 마사지 테이블 쪽으로 향하도록 선다.

유용한 정보

- 고객이 과식한 직후에는 복부 마사지를 피한다.
- 복부마사지는 다른 부위의 마사지 보다 약하게 적용한다.
- 복부마사지가 장과 방광을 자극할 수 있다는 것을 고객에게 알려 준다.
- 월경 시기의 고객은 복부마사지를 하지 않는 것을 좋아한다.

마사지 순서

1. **복부 에플루라지**

손가락을 붙인 상태로 양손의 손바닥을 복부의 중앙에 놓은 후, 치골결합쪽으로 활주시키고, 그 다음 양손이 상부 요추에서 만나도록 활주한다. 그런 다음, 다시 복부 쪽으로 다시 돌아온다.

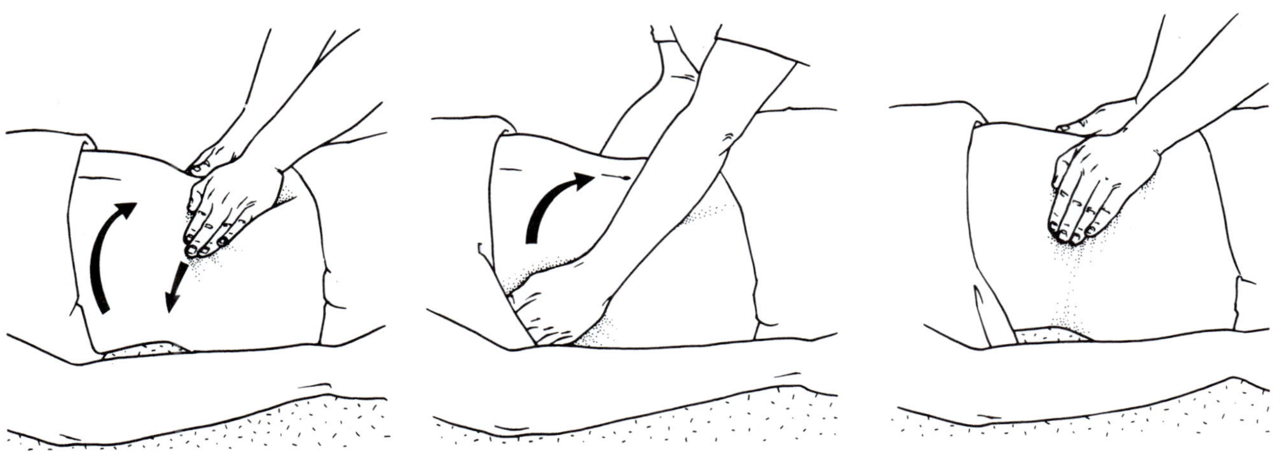

복부 에플루라지

2. **복부에 적용하는 깊이 문지르기**

양손의 손바닥을 복부의 중앙에 배치한 후, 대장의 방향을 따라 원을 그리면서 미끄러뜨린다(주요 근육: 복직근).

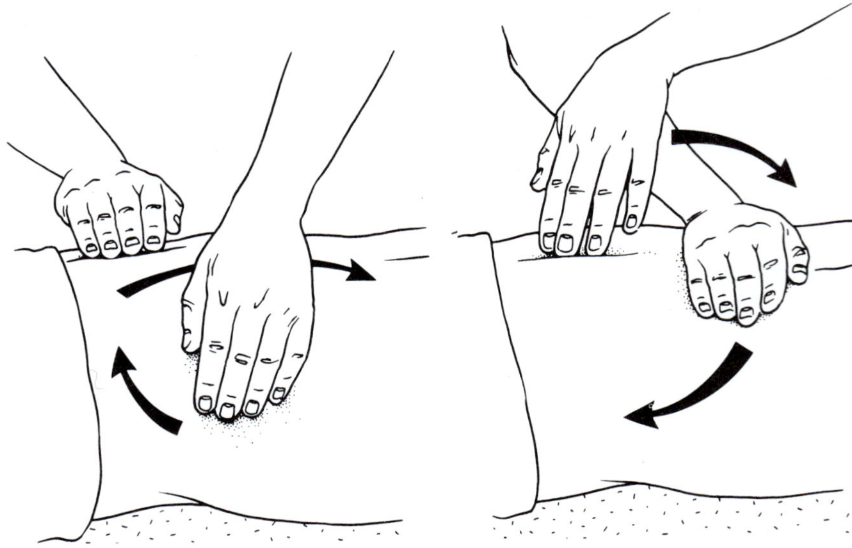

복부에 적용하는 깊게 문지르기

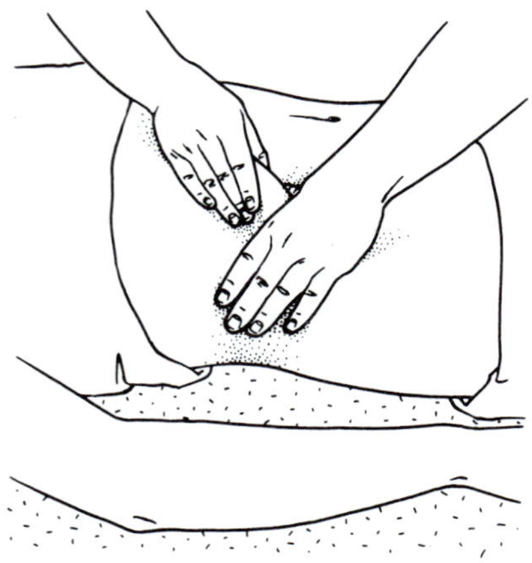

외복사근에 적용하는 링잉

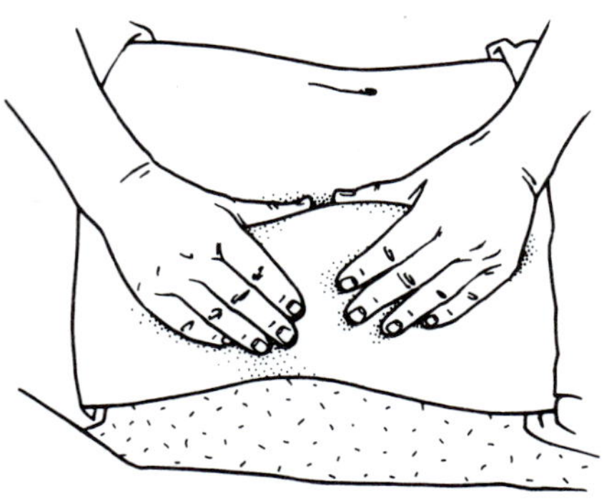

외복사근에 적용하는 롤링 기법

3. 외복사근에 적용하는 링잉
   a. 테이블 옆에 가까이 서서, 양손을 나란하게 한 후, 조직을 잡고 들어올린다. 그리고 비티는 동작으로 부드럽게 쥐어짠다.
   b. 양손을 복부를 가로지르면서 미끄러뜨린 후, 다른 방향으로 다시 미끄러뜨린다(주요 근육: 외복사근)
4. 외복사근에 적용하는 롤링 기법
   a. 테이블 옆에 가까이 서서, 양손을 나란하게 놓는다. 그리고 외복사근 아래쪽으로 활주시킨 후, 엄지와 손가락으로 조직을 잡고 롤링한다.
   b. 양손을 복부를 가로지르면서 미끄러뜨린 후, 다른 방향으로 다시 미끄러뜨린다(주요 근육: 외복사근).
5. **마사지를 마무리하기 위해 복부를 에플루라지한다(주요 근육: 복직근, 외복사근, 내복사근).**

기억할 사항

마사지의 반복 횟수는 고객의 요구에 맞춰져야 한다.

이 시점에서부터, 테이블 위에 엎드려 눕도록 고객에게 주문해 보자. 이런 자세 변화는 최소한의 혼란도 고객에게 주지 않으면서 가능한 빠르고, 신중하게 수행될 필요가 있다. 타월을 약간만 들어올리고, 부드럽게 엎드리도록 고객에게 주문해 보자. 타월을 잘 정연하게 재배치한다.

다리와 둔부 뒷면의 마사지

준비사항

a. 다리와 둔부를 제외한 나머지 신체 부위는 체온을 유지하기 위해 그대로 타월로 덮어 두고, 다리와 둔부 쪽의 타월만 제거한다.
b. 지지를 위해, 고객의 발목 아래에다 감은 타월이나 작은 베개를 받쳐 놓는다.
c. 관리사의 손을 먼저 따뜻하게 만든 후, 마사지 윤활제를 관리할 부위에 붓는다. 그런 다음,

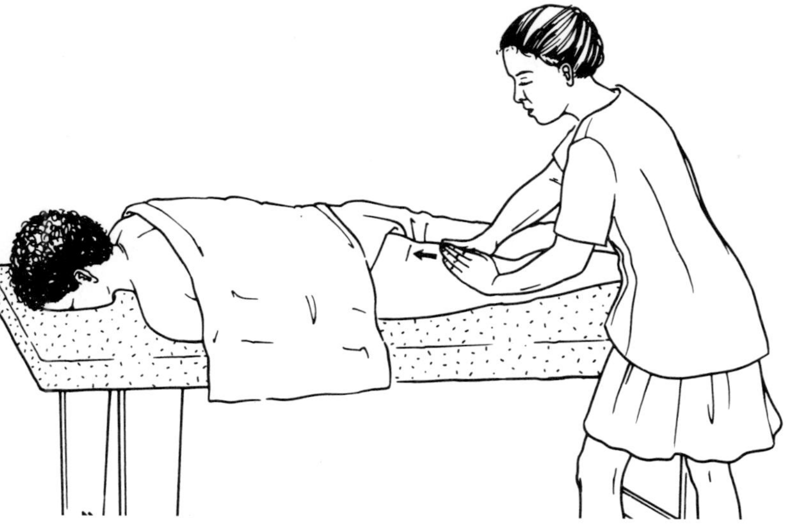

다리 뒷면과 둔부에 적용하는 에플루라지

에플루라지하여 발목에서 둔부 쪽으로 적용한다.

d. 등을 곧게 편 자세가 좋은 자세이기 때문에 그 자세를 유지한다.

마사지 순서

1. 다리 후면과 둔부에 적용하는 에플루라지

양손의 손바닥 전체를 발목의 아킬레스건 위에 놓는다. 엄지와 나머지 손가락을 모은 채, 다리 전체 길이를 따라 둔부까지 미끄러뜨린다. 양손을 둔부를 활주한 후, 다시 원래의 위치인 발목으로 다시 돌아온다(주요 근육: 가자미근, 비복근, 슬근, 둔부근, 내전근, 외전근).

2. 슬근과 둔부에 적용하는 깊은 링잉

a. 대퇴 내측으로 양손을 미끄러뜨린다. 그리고 양손을 나란하게 놓은 후, 조직을 잡고 들어올린다. 그리고 비티는 동작으로 부드럽게 쥐어짠다. 이 기법을 슬근과 둔부 전체에 적용한다.

b. 슬근 부위에 에플루라지한다(주요 근육: 슬근, 둔부근, 내전근, 외전근).

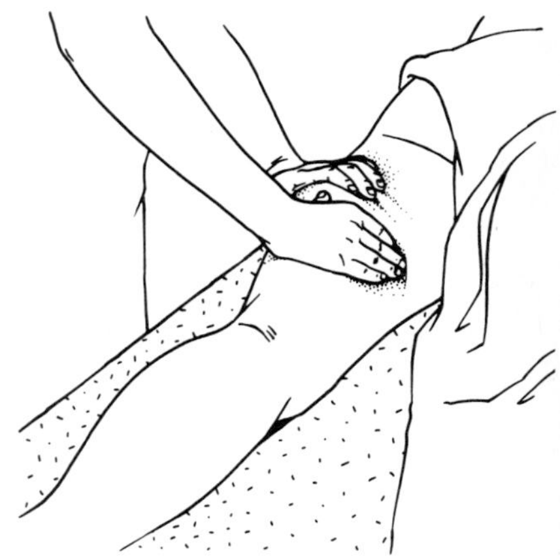

슬근과 둔부에 적용하는 깊은 링잉

3. 슬근에 적용하는 손바닥 교대 리프팅

a. 대퇴 꼭대기의 양쪽에 양손을 놓고 시작한다. 이때 손바닥 전체를 이용하여 조직으로 부드럽게 누른다. 그런 다음 들어 올리면서 옆으로 이동한다. 슬관절에 도달할 때까지 반복적으로 적용한 후, 다시 양손을 다리 위쪽으로 미끄러뜨린다.

b. 슬근 부위에 에플루라지한다(주요 근육: 슬근, 둔부근, 내전근, 외전근).

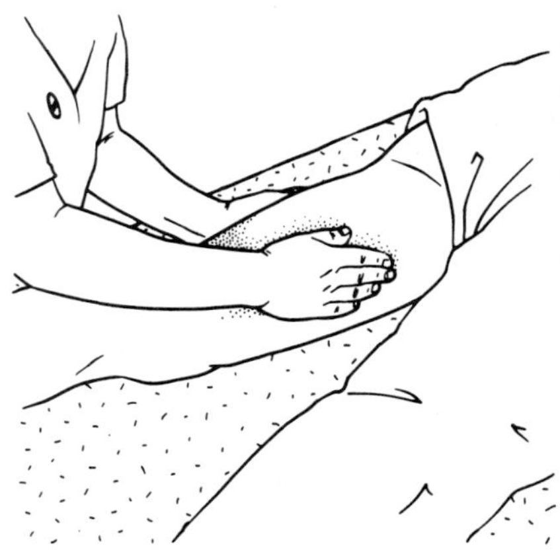

슬근에 적용하는 손바닥 교대 리프팅

4. 슬근과 둔부에 적용하는 해킹

a. 양손의 척골연을 이용하여, 활발하지만, 가볍게 슬근과 둔부를 리듬감 있게 측면의 손날로 물건을 자르듯이 톡톡 두드린다.

b. 슬근 부위를 에플루라지한다(주요 근육: 슬근, 둔부근, 내전근, 외전근).

5. 슬근과 둔부에 적용하는 커핑

a. 손가락과 손바닥을 오목하게 모은 후, 슬근과 둔부를 활발하지만, 가볍게 친다.

b. 슬근 부위를 에플루라지한다(주요 근육: 슬근, 둔부근, 내전근, 외전근).

6. 슬근과 둔부에 적용하는 비팅

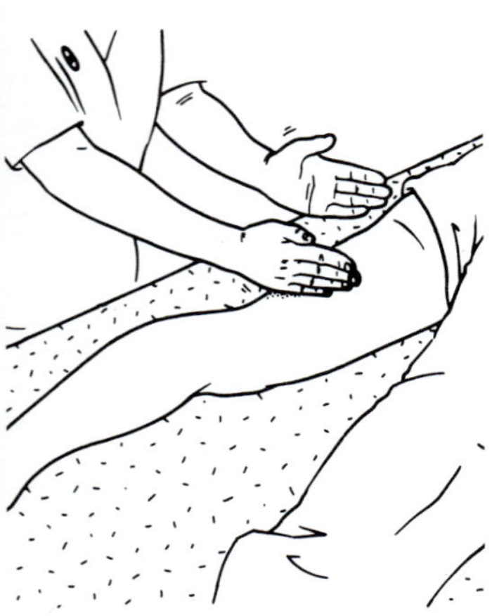

슬근과 둔부에 적용하는 해킹

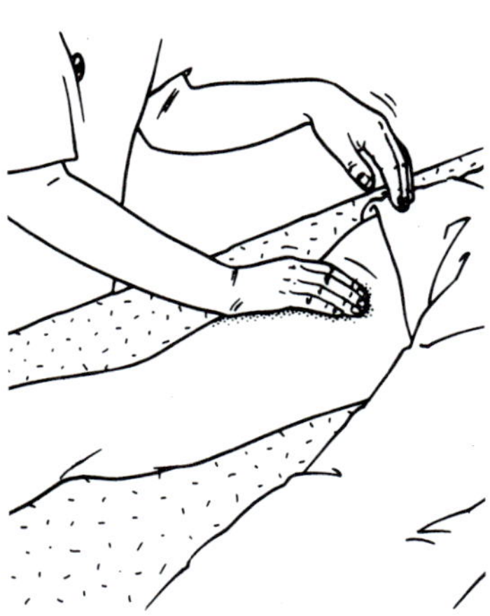

슬근과 둔부에 적용하는 커핑

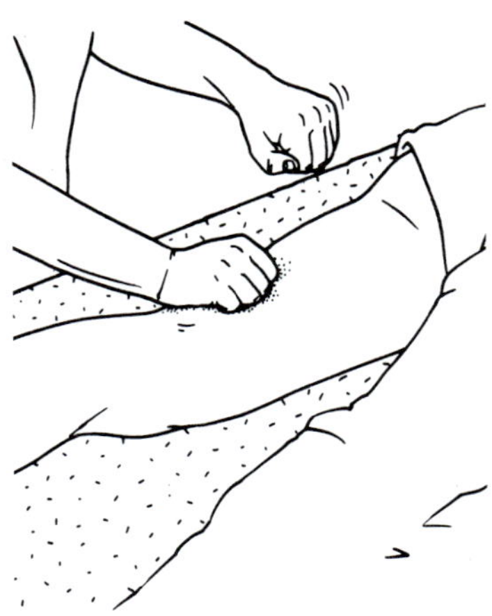

슬근과 둔부에 적용하는 비팅

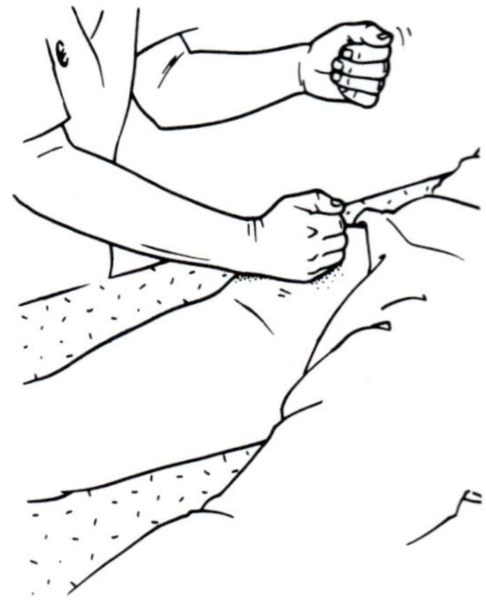

둔부에 적용하는 파운딩

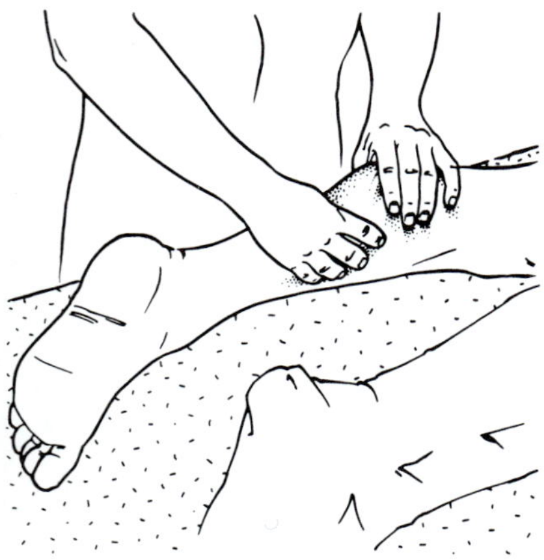

비복근과 가자미근에 적용하는 깊은 링잉

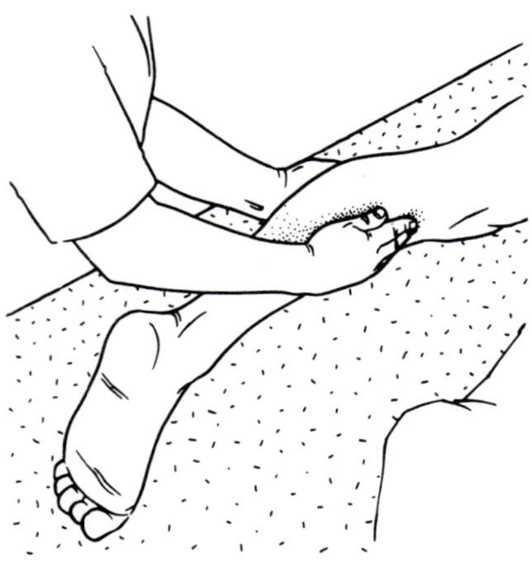

비복근과 가자미근에 적용하는 손바닥 교대 리프팅

> **요점**
>
> 하퇴의 근육이 대부분 표층 근육이기 때문에 비팅을 적용해서는 안된다.

a. 가볍게 주먹을 쥐고, 손바닥을 아래로 향하게 한 후, 슬근과 둔부를 가볍게 때린다.

b. 슬근 부위를 에플루라지한다(주요 근육: 슬근, 둔부근, 내전근, 외전근).

7. 둔부에 적용하는 파운딩

a. 가볍게 주먹을 쥔 후, 척골연을 이용하여 둔부를 부드럽게 때린다(주요 근육: 둔부근).

b. 둔부를 에플루라지한다.

c. 다리 전체를 에플루라지한다.

8. 비복근과 가자미근에 적용하는 깊은 링잉

a. 장딴지의 내측으로 양손을 미끌어지듯이 관리한 후, 양손을 나란하게 배치한다. 조직을 잡고 들어올린다. 그리고 비티는 동작으로 부드럽게 쥐어짠다.

b. 비복근과 가자미근을 에플루라지한다(주요 근육: 비복근, 가자미근).

9. 비복근과 가자미근에 적용하는 손바닥 교대 리프팅

a. 하퇴 꼭대기의 양쪽에 양손을 놓고 시작한다. 이 때 손바닥 전체를 이용하여 조직으로 부드럽게 누른다. 그런 다음 들어 올리면서 옆으로 이동한다. 발목에 도달할 때까지 반복적으로 적용한 후, 다시 양손을 다리 위쪽으로 미끄러뜨린다.

b. 비복근과 가자미근을 에플루라지한다(주요 근육: 비복근, 가자미근).

10. 비복근과 가자미근에 적용하는 가벼운 해킹

a. 양손의 척골연을 이용하여 활발하지만, 가볍게 비복근과 가자미근을 리듬감있게 측면의 손날로 물건 자르듯이 톡톡 두드린다.

b. 비복근과 가자미근을 에플루라지한다(주요 근육: 비복근, 가자미근).

11. 비복근과 가자미근에 적용하는 가벼운 커핑

a. 손가락과 손바닥을 오목하게 모은 후, 비복근과 가자미근을 활발하지만, 가볍고 부드럽게 친다.

b. 비복근과 가자미근에 에플루라지를 적용한다(주요 근육: 비복근, 가자미근).

12. 종골건(아킬레스건)에 적용하는 손가락으로 문지르기

한 손의 모든 손가락을 이용하여, 부드럽게 그 부위를 문지른다(다른 손은 장딴지를 지지할 수 있다).

13. 마사지를 마무리하기 위해 다리 전체를 에플루라지한다.

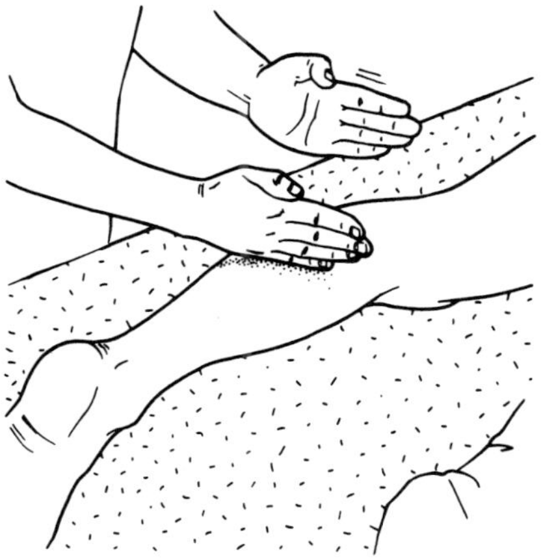

비복근과 가자미근에 적용하는 가벼운 해킹

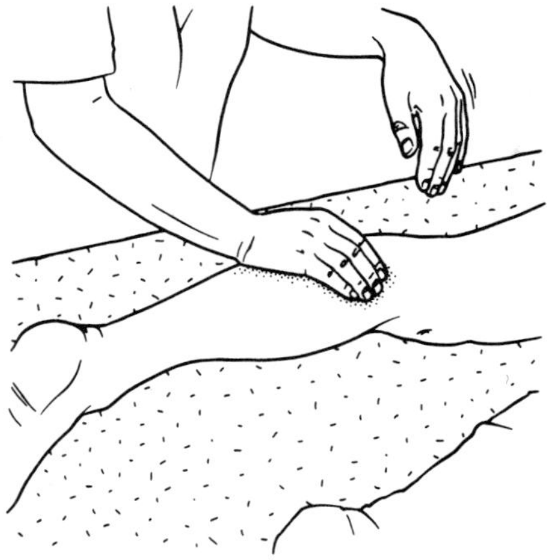

비복근과 가자미근에 적용하는 가벼운 커핑

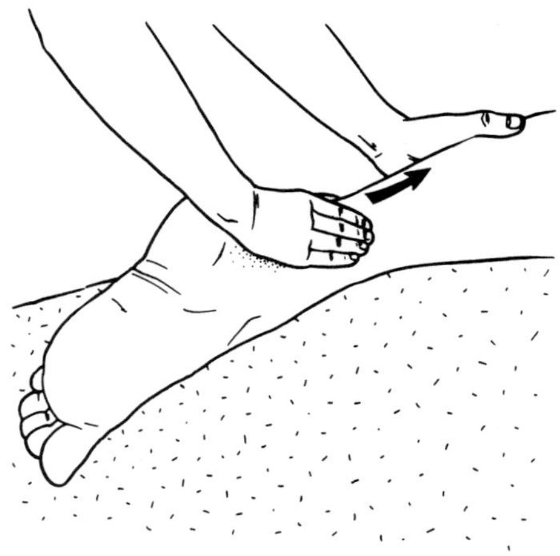

종골건(아킬레스건)에 적용하는 손가락으로 문지르기

등마사지

준비사항

a. 숨 구멍이 없는 테이블이라면, 목이 펴지도록 고객의 이마 아래에 감은 타월이나 지지 쿠션을 받쳐 놓는다.

b. 등 부위를 제외한 나머지 신체 부위는 체온을 유지하기 위해 그대로 타월로 덮어 두고, 등 부위의 타월만 제거한다.

c. 관리사의 손을 먼저 따뜻하게 만든 후, 마사지 윤활제를 관리할 부위에 붓는다. 그런 다음, 고객의 등 부위에 적용한다.

d. 여러분은 등을 곧게 편 자세가 좋은 자세이기 때문에 그 자세를 유지한다. 그리고 전방을 바라보도록 오른쪽 대퇴가 마사지 테이블쪽으로 향하도록 선다.

마사지 순서

1. 등 부위에 적용하는 에플루라지

양손의 손바닥 전체를 하부 요추 영역의 척추 양 옆에 놓는다. 그리고 등을 따라 삼각근까지 미끄러 지듯이 관리한 후, 부드러운 스트로크를 통해 다시 원래의 위치로 돌아온다(주요 근육: 승모근, 삼각근, 복사근, 광배근, 전거근).

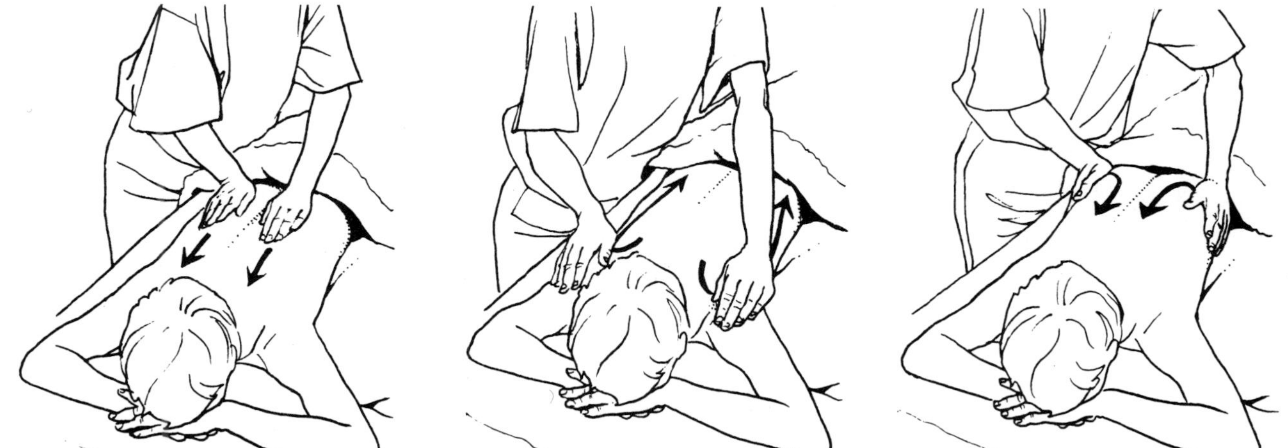

등 부위 에플루라지

2. 상부 승모근과 삼각근에 적용하는 링잉

a. 양손을 고객의 우측 외복사근 부위로 미끄러지듯이 관리한 후, 양손을 나란하게 배치하고, 조직을 잡고 들어올리고, 비티는 동작으로 부드럽게 쥐어짠다. 고객이 원한다면, 승모근과 삼각근에 압을 증가시킬 수 있다.

b. 등 부위에 에플루라지한다(주요 근육: 승모근, 삼각근, 복사근, 광배근, 전거근).

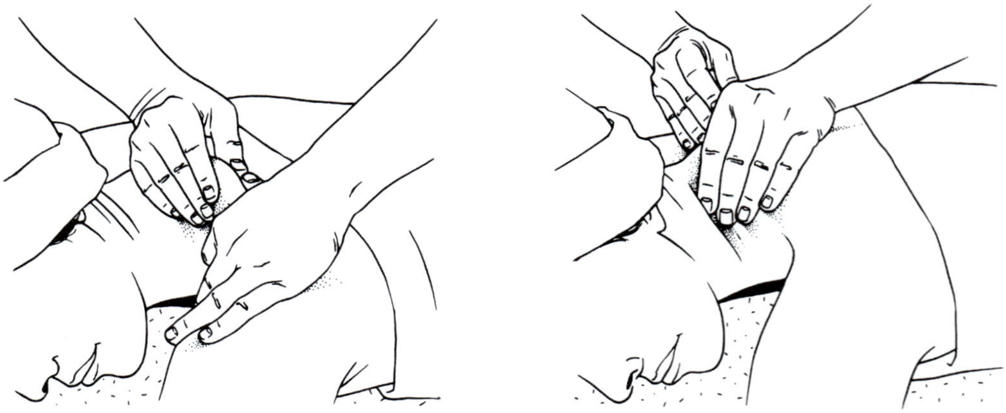

상부 승모근과 삼각근에 적용하는 링잉

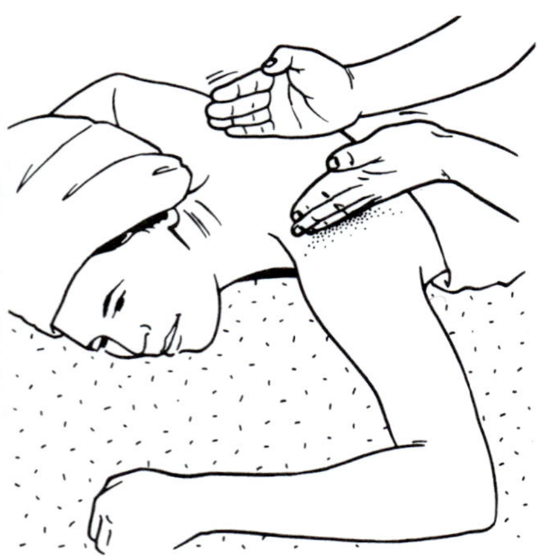

승모근과 삼각근에 적용하는 가벼운 해킹

3. 승모근과 삼각근에 적용하는 가벼운 해킹

a. 양손의 척골연을 이용하여, 활발하지만, 가볍게 승모근과 삼각근을 리듬감있게 측면의 손날로 물건 자르듯이 톡톡 두드린다(주요 근육: 승모근, 삼각근, 복사근, 광배근, 전거근).

b. 등 부위를 에플루라지한다

4. 승모근과 삼각근에 적용하는 가벼운 커핑

a. 손가락과 손바닥을 오목하게 모은 후, 승모근과 삼각근을 활발하지만, 가볍고 부드럽게 친다.

b. 등 부위에 에플루라지한다(주요 근육: 승모근, 삼각근, 복사근, 광배근, 전거근).

5. 척주기립근을 따라 적용하는 원 마찰법

a. 천골의 양옆에 각각의 엄지를 배치한다. 그리고 경추 7번에 도달할 때까지 부드럽게 상방으로 원을 그리면서 마찰법을 적용한다. 그런 다음, 양손의 시지와 중지를 이용해 원래의 위치로 돌아온다.

b. 등 부위를 에플루라지한다(주요 근육: 척주기립근).

요점

- 척추에는 어떠한 경타법(tapotement)도 관리하지 않는다.
- 경타법은 종종 등 마사지에서는 생략할 수 있다.

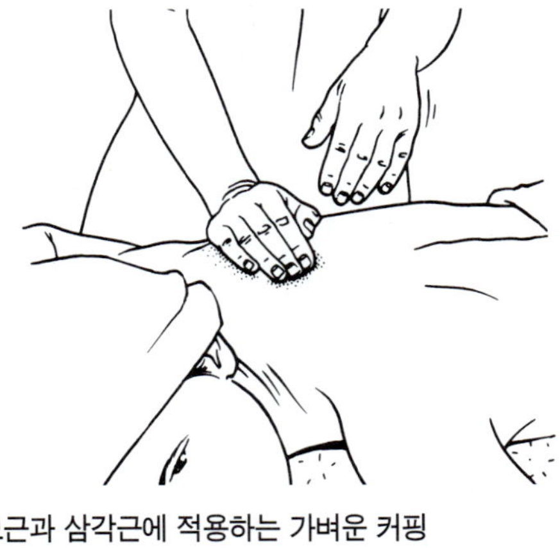

승모근과 삼각근에 적용하는 가벼운 커핑

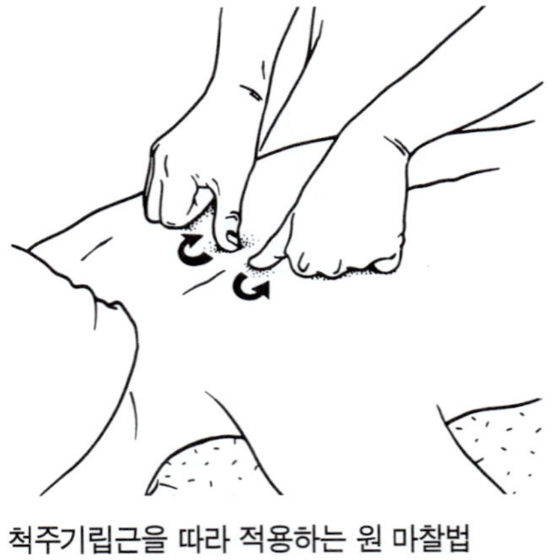

척주기립근을 따라 적용하는 원 마찰법

6. 승모근에 적용하는 깊은 링잉

a. 승모근쪽으로 양손을 미끄러지듯이 관리한 후, 양손을 나란하게 배치하고, 조직을 잡고 들어올리고, 비티는 동작으로 부드럽게 쥐어짠다.

b. 등 부위를 에플루라지한다(주요 근육: 승모근).

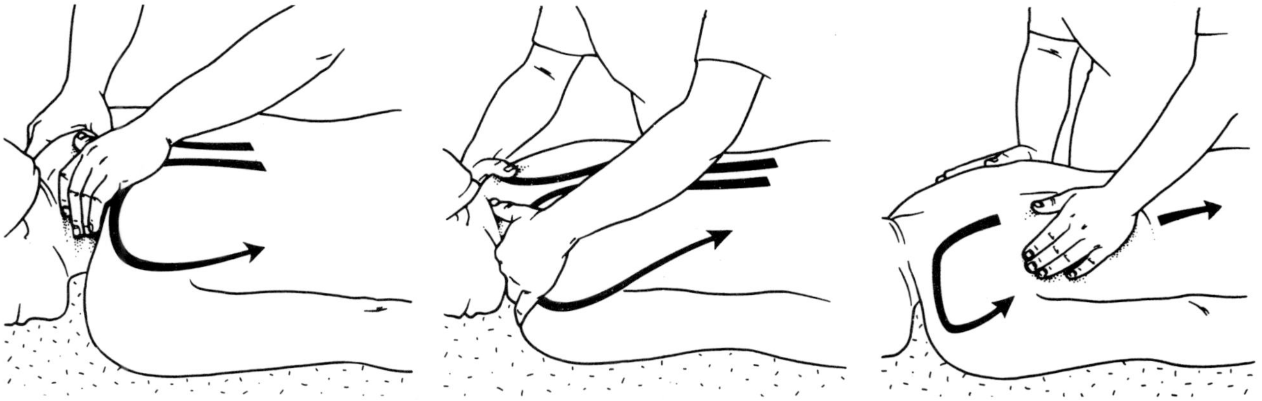

승모근에 적용하는 깊은 링잉

7. 승모근을 가로질러 적용하는 원 마찰법

엄지를 이용해, 승모근 전체를 가로지르면서 작은 원을 그리면서 부드럽게 마찰시킨다. 그리고 과긴장되어 뭉쳐 있는 부위(nodules of tension)에 적용할 수 있다.

8. 승모근에 적용하는 깊이 문지르기

a. 양손의 손바닥을 목의 양옆에 놓는다. 흉부 영역에 이를 때까지 경추의 양옆을 따라 강하게 미끄러뜨린다. 시작 위치로 되돌아오기 위해, 견갑골을 가로질러 삼각근 쪽으로 갔다가 원래 위치로 돌아온다.

b. 등 부위를 에플루라지한다(주요 근육: 승모근).

9. 마무리하기 위해 척추에 적용하는 심부 스트로킹

a. 양손을 교대로, 경추 부위에 손바닥 전체를 배치한 후, 요추 부위까지 강하게 미끄러뜨린다.

b. 여러 번 반복한 후, 마무리를 하기 위해 적용하는 마사지 강도를 점진적으로 약하게 한다(주요 근육: 척주기립근).

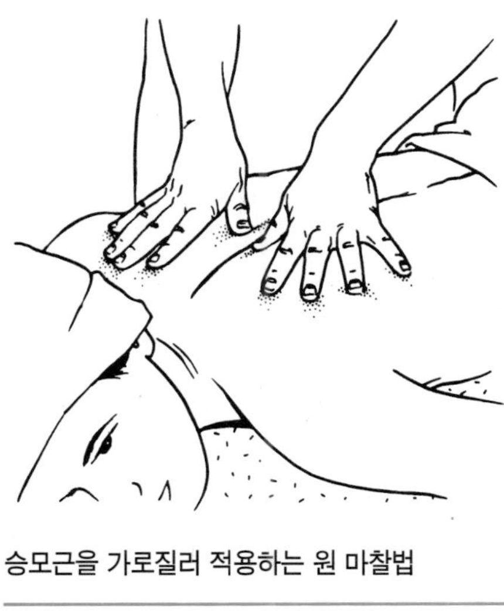

승모근을 가로질러 적용하는 원 마찰법

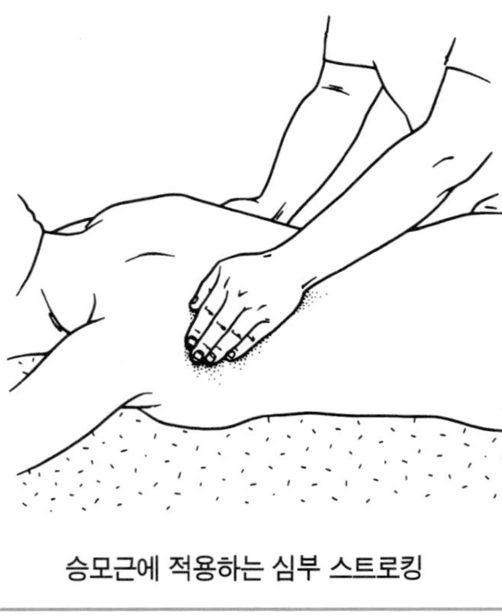

승모근에 적용하는 심부 스트로킹

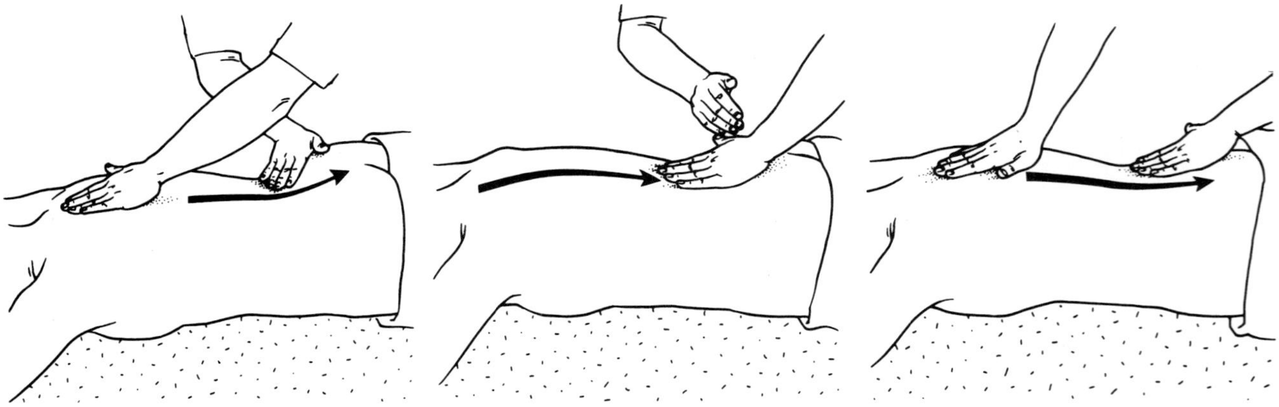

척추 심부 스트로킹(쓰다듬기)

이것이 기본적인 마사지의 마무리 단계이다.

얼굴, 머리 및 두피 마사지

얼굴마사지

먼저, 고객은 앞서 언급한대로 마사지 받을 준비를 한다. 그후 메이크업을 지우기 위해 얼굴을 깨끗이 씻는다. 적절한 마사지 윤활제를 이용한다.

a. 마사지는 어깨 부위에서부터 시작하며, 어깨에서 목 쪽으로 충분히 스위핑(sweeping)한다.
b. 승모근의 바깥쪽에서 안쪽으로 엄지를 이용한 강한 마찰법을 적용한다.
c. 목과 하악골까지 쓸어 올린 후, 턱 쪽으로 방향을 돌린다.
d. 교대로 저작근 들기(masseter lift)를 수행하고, 하악골 주변을 스위핑한다.
e. 턱과 입 주변에 마찰법을 적용한 후, 이마까지 스위핑한다.
f. 눈썹으로 가로지르는 임파관 배농 핀칭(pinching) 기법을 포함한, 부드러운 문지르기를 눈 부위에 적용한다.
g. 약지를 이용해 눈 주위와 코 주위를 작은 원을 그리듯이 부드러운 마찰법을 적용한다.
h. 양손의 손바닥을 이용해 이마 부위를 부드럽게 문지른다.
i. 양손의 약지로 이마에 가위 기법(scissor movement)을 적용한다.
j. 3~4초 동안 얼굴 전체를 에플루라지하고, 강한 압박을 관자놀이에 적용하면서 마무리한다.

머리와 두피 마사지

머리띠나 머리에 쓰는 타월을 벗긴 후, 마사지를 시작하기 전에, 적은 양의 마사지 윤활제를 관리하려는 손에 붓는다. 이것은 선택사항으로 고객의 선호에 따라 좌우된다.

a. 양손을 머리 정수리 위에 배치하고, 양손을 교대로 아래쪽으로 부드럽게 문지른다. 머리 전체를 마사지할 때까지 이런 동작을 반복한다.
b. 양손의 손가락으로 문지르기 기법을 이용하여 머리 앞쪽에서 뒤쪽으로 머리카락을 빗질하듯이 마사지한다.
c. 후두골에서 정수리를 지나 전두골 쪽으로, 손가락을 이용해 원 마찰법으로 부드럽게 원을

그리면서 마사지한다. 이 기법을 아주 강하게 적용할 수 있다.

d. 손가락 끝을 이용해, 두피와 머리 전체를 위 · 아래로 활발하게 마찰법을 적용한다.

e. 시지, 중지 및 약지를 이용해, 두피 전체를 위 · 아래로 문지른다.

f. 에플루라지로 마무리한다.

자가-점검

1. 어떤 방법으로 마사지를 위해 고객을 준비시키는 지를 간단하게 기술해 본다.
2. 다른 부위 마사지보다 복부마사지를 부드럽게 적용하는 이유는 무엇인가?
3. 각 부위의 마사지를 수행해 보고, 관련된 주요 근육들을 기술해 본다.

고객의 요구에 부합하는 마사지를 적용한다.

여러분이 훌륭한 관리사가 되기 위해서는 기본적인 마사지에 대한 속도, 리듬 및 압력을 완전히 숙지한 이후에, 고객의 요구를 충족시키는 마사지를 설계하기 위해, 여러분의 기술과 지식을 발달시켜야 할 것이다.

다른 관리사들이 관리하는 마사지를 받아보는 기회를 갖는 것, 단기 훈련과정에 참여하는 것, 잡지를 읽는 것, 그리고 박람회에 참석하는 것 등의 기회는 관리사들로 하여금 그들의 기술을 향상시킬 것이다.

고객들은 여러 이유로 마사지를 받는데, 그 중 가장 많이 차지하는 이유는 다음과 같다:

- 스트레스
- 근육통과 여러 통증
- 체중 감소
- 좋지 못한 근긴장

스트레스와 이완을 위한 마사지

대부분의 사람들은 일상생활에서 스트레스로 고생을 한다. 예를 들면, 많은 운전자들이 교통체증으로 인해 장시간 동안 자동차 안에서 앉아 있을 때 발생하는 긴장은 놀랄 만큼 큰 것이다. 스트레스는 신체에 많은 생리적 영향과 심리적 영향을 끼친다. 스트레스는 종종 근육의 긴장을 유발하는데 근육의 긴장을 그대로 방치하면, 결국 인체의 자세에 나쁜 영향을 줄 뿐만 아니라, 심지어 일반적인 건강 상태도 악화시킬 수 있다. 마사지의 주요 장점 중의 하나가 이완이기 때문에 마사지가 그 사람에게 금기사항이 아니라면, 대부분의 사람들은 마사지의 효과를 볼 게 될 것이다.

고객에게 적용할 수 있는 마사지의 종류는 무수히 많고, 모든 마사지가 고객의 방문과 위치에 따라 시간적인 면과 가격적인 면에서 다양한 형태를 가질 것이다.

1시간용 마사지

관리사는 기본 마사지시 고객을 위한 개별 프로그램을 고안하기 위해, 더 많은 공부나 마사지 시범으로 배웠던, 혹은 다른 관리사로부터 배웠던 다른 기법과 함께, 에플루라지와 페트리사지를 사용할 것이다. 임파관 배농기법이 고객의 요구를 충족시킬 것이라고 생각되면, 임파관 배농기법도 적용할 수 있다. 관리사들은 상담의 기회를 가질 필요가 있고, 또 고객에게 특별한 마사

기억할 사항

반드시 마사지를 해서는 안되는 고객 신체의 특정 부위에 대한 금기사항이 있을 수 있다.

지 금기사항이 있는 지를 확인할 필요도 있다.

관리사는 자신의 선호도나 고객의 선호도에 따라 치료의 순서를 바꿀 수 있다. 예를 들면, 많은 관리사들은 고객의 등 마사지부터 시작하고, 많은 시간을 등 마사지에 할애한다. 그 이유는, 등 부위가 긴장이 잘 되는 부위이기 때문이다. 등 부위를 마사지한 다음, 관리사는 다리의 후면을 마사지하고, 그 다음 다리의 전면을 마사지한다. 종종 양다리를 동시에 에플루라지 하기도 한다. 다리를 마사지한 후, 상완과 체간을 마사지하고, 그 다음 얼굴마사지와 두피 마사지를 한다. 그리고 복부마사지를 종종 배제한다는 것을 기억하길 바란다.

유용한 정보

- 어느 사람도 똑같은 사람이 없듯이, 마사지는 매우 개인적이고 개별화된 관리임을 기억해야 한다. 관리사는 공간을 반드시 준비해야 하고, 고객의 이완을 최대로 이끌어내는 마사지를 수행해야 한다.
- 유럽에서는 특히, 겨울에 고객의 이완을 돕기 위해 관리사는 종종 따뜻한 이불이나 가열된 패드를 사용한다. 이완을 유도하고 조직의 따뜻함을 유지하기 위해, 관리받은 부위에 따뜻하고 건조한 타월을 덮는다.

기억할 사항

극동지역과 같은, 고온다습한 날씨의 고객은 일반적으로 어둡고 시원한 관리실을 선호한다. 그리고 무거운 이불이나 모포 보다는 대개 타월이나 면으로된 시트를 사용한다. 그리고 냉난방에 따른 소음을 감추기 위해 관리 전문 음악을 많이 사용한다.

30분용 마사지

대부분의 스파는 패키지의 일부로 30분용 마사지를 제공하기 때문에 급하게 마사지 받는다는 느낌을 고객이 갖지 않도록 관리사는 1시간용 마사지를 변경하는 것을 배워야 한다. 마사지의 속도와 리듬은 일정하게 유지될 필요가 있지만, 압은 고객의 취향에 맞게 변화될 필요가 있다. 어떤 고객은 전신 보다 특정 부위(예 다리, 팔 또는 등)에 집중적으로 이루어지는 마사지를 선호한다. 항상 상담을 통해 고객의 선호도와 긴장 부위를 알아내야 한다. 새로운 고객은 관리사의 전문적인 조언을 기다리거나, 관리사가 제공한 관리기법을 잘 받아들일 것이다. 이런 고객의 태도는 관리사가 문제 부위를 더 잘 찾을 수 있도록 만든다. 문제 부위의 발견은 관리사로 하여금 종종 반복될 수 있는 짧은 대화를 만들기 보다는 유익한 관리를 고객에게 제공해 준다.

등 마사지

많은 살롱이나 사우나 시설의 가격표에는 30분용 등 마사지의 가격이 포함되어 있을 것이다.

30분용 등 마사지는 많은 사람들이 어깨나 등 부위의 긴장으로 고생을 했던 적이 있기 때문에 매우 인기가 있는 것으로 인식될 수 있다. 대개 이 마사지가 대다수의 고객들이 처음 경험하게 되는 마사지일 것이다. 살롱과 마사지관리사를 알지 못했던 수년 동안 사람들은 그들의 신체가 노출되는 것에 거부감을 가져왔다. 많은 나라의 경우, 종교나 문화적인 문제 때문에, 마사지가 널리 보급되지 않았기 때문에, 관리사는 고객을 안심시키고 그들의 문화를 구체적으로 표현하는 전문적인 기풍을 알아낼 필요가 있다.

관리사는 상담하는 동안에, 고객들이 좋아하고 싫어하는 아로마, 소리, 색깔, 온도 및 압력은 물론, 그들이 가질 수 있는 특정 문제들(예 등 아래쪽의 긴장)을 알아낼 필요가 있다. 그리고 관리사는 고객의 이완에 도움을 줄 수 있는 관리실과 제품을 선택해야 한다. 선택되는 마사지 기법은 문제 부위의 긴장을 경감시키는데 도움을 줄 것이며 주로 에플루라지와 페트리사지가 많이 적용된다. 그러나, 특히 승모근과 척주기립근의 경우는 엄지를 이용한 강한 마찰법이 선택되기도 한다.

유용한 정보

마사지를 받는 동안 고객을 편안하도록 하기 위해서는 다음 사항들을 고려한다:

- 발목, 무릎, 가슴 및 머리 아래에 놓은 지지물(필요시)
- 편안한 관리실 온도
- 적절한 조명
- 적합한 마사지 테이블/고객을 덮는 제품
- 적절한 음악
- 아로마 제품 - 고객과 함께 고른다.
- 올바른 자세

고객의 걱정

종종 마사지를 처음 받아보는 고객들은 걱정을 많이 하고, 그런 걱정을 극복하기 위해 말을 많이 하게 되는 경향을 띤다. 마사지의 최대 장점을 얻을 수 있도록 관리사는 고객이 이완되도록 안심시키고 격려한다. 음악을 틀어주거나, 마사지 재료인 필수 오일을 사용하거나, 아로마를 적용하는 것이 고객의 걱정을 해소시키는데 도움을 준다.

관리사가 고객의 딜레마를 알아챌 수 있도록 걱정의 원인을 알아내는 것이 중요하다. 일반적으로 고객은 마사지가 무엇을 포함하고 있는 지를 완전히 이해하지 못하고, 또 그들이 그들의 신체가 노출되고 감정이 상처를 입을 수 있는 것에 신경을 쓰고 있기 때문에, 관리사들은 그들이 걱정하고 있다는 것을 쉽게 추측할 수 있다. 관리사는 옷을 입고 있는 낯선 사람들이 주위에 많이 있고, 자신만 익숙하지 않는 반나체로 있는 상황을 염두해 두며 이것을 견뎌내야 한다. 관리사들은 고객에게 마사지에 대한 것을 완벽하게 설명해야 하고, 또 마사지를 시작하기 전에 그들이 마사지 테이블로 가서 자신의 몸을 덮는 시간적 여유도 주어야 한다.

유용한 정보

- 항상 고객이 벗어야 할 옷의 형태를 명확하게 정한다.
- 마사지 테이블 위에 눕는 방법을 고객에게 알려준다.
- 항상 고객의 프라이버시를 존중하고, 여성의 등을 마사지할 때 앞가슴의 옆부분을 가리기 위해 작은 손수건을 사용한다.

근육통과 여러 통증을 위한 마사지

관리사들은 고객에게 금기 시되는 의학적 상태가 있는 지를 먼저 알아내야 한다.

철저한 상담을 수행하고, 또 고객의 주치의로부터 승인이 이루어지면, 마사지의 수행에 앞서 사우나, 증기욕 또는 적외선과 같은 열관리를 고객에게 적용하여 근육을 이완시킨다. 그리고 이완을 돕는 조직 온도의 상승을 위해 심지어 관리사는 마사지를 하는 동안에도 적외선을 적용하기도 한다.

근긴장이 근육통과 여러 통증을 유발할 수 있기 때문에, 관리사는 심부 주무르기와 차분하게 에플루라지하면서 특정 문제 부위에 보다 많은 시간을 투자해야 하다. 혈액과 림프 순환의 증진에 의해 야기되는 조직의 온도 상승은 실제로 고객의 근육통과 여러 통증을 감소시킨다.

체중 감소를 위한 마사지

마사지만으로 체중을 줄일 수 있다는 것은 일반적으로 잘못한 인식이다. 체중 감소는 식이요법과 운동에 의해 이루어진다. 그러나 만약 계획된 마사지와 가정 관리 프로그램의 일부로서 식이요법, 운동 및 전기치료와 함께 마사지를 적용하다면, 매우 유익한 효과를 볼 수도 있다.

고객이 과체중이 되는 이유는 매우 많다. 예를 들면, 과도한 식사량이나 운동 부족과 같은 생활 습관 등도 포함될 것이다. 이유야 어째든, 고객이 도움을 얻고자 하는 사실로 볼 때, 과체중은 그에게 문제가 되는 것이다. 많은 사람들은 자기 스스로 이런 문제를 해결하려 하거나, 관리사나 체중 감소 그룹을 통해 도움을 찾고 있다. 관리사는 고객들의 요구 및 시간적, 경제적 제약을 고려해 가장 좋은 활동의 계획을 고객과 함께 결정해야 한다. 관리사들은 호르몬 불균형과 같은 의

기억할 사항

다른 관리사와 이런 경험을 공유하기 위해, 다른 나라나 다른 지역에 있는 관리사에게도 마사지를 받아 볼 필요가 있다.

학적 문제가 고객에게 없는 지를 확인해야 한다. 왜냐하면, 갑상선 기능저하증으로 비만을 초래할 수 있기 때문이다.

일단 철저한 상담을 수행하고 의학적 승인을 얻었다면, 관리사들은 식이요법, 운동, 전기치료 및 자극 마사지를 포함한 적절한 치료 계획을 고안하기 위해 그들의 지식과 기술을 사용할 수 있다. 그리고 여기에서 자극 마사지란, 페트리사지(스킨 롤링, 윙잉 및 피킹 업)와 경타법(해킹, 커핑, 파운딩 및 비팅)이 과도한 지방 부위에 적용되는 것을 의미한다. 그리고 체중 감소로 인해 늘어났던 스트레치 마크가 종종 남을 수 있기 때문에, 이런 흔적을 위한 마사지를 포함하는 것도 유익할 것이다. 만약 고객이 셀룰라이트(cellulite)로 고생하고 있다면, 관리사는 셀룰라이트에 대한 손으로 하는 관리를 프로그램 안에 포함시킬 수도 있다(6장 참조).

근긴장을 완화시키는 마사지

좋지 못한 근긴장을 유발하는 요소로는

- 자연스런 노화
- 운동 부족
- 질병이나 스트레스와 같은 것으로부터 발생할 수 있는 갑작스런 체중감소나 자발적으로 일어나는 체중감소의 이후
- 임신 이후

관리사는 좋지 못한 근긴장을 회복시키기 위해, 근력을 증가시키는 운동을 추천할 필요가 있다. 근력증가 운동은 근긴장을 위한 전기치료는 물론, 혈액순환과 림프순환을 증진시킬 수 있는 자극 마사지(주로, 페트리사지)에 의해서도 지지를 받을 수 있다. 그리고 관리사는 늘어난 피부 흔적에 대한 수기법과 가정관리 제품을 제공할 수도 있다(6장 참조).

유용한 정보

- 철저한 상담을 수행한다.
- 금기사항을 체크한다.
- 필요하다면, 의학적 조언을 의뢰한다.
- 고객의 요구 사항을 알아낸다.
- 관리 계획의 일부로 고객의 경제사정과 시간적 사항을 고려한다.
- 이완을 유도하기 위해 관리실과 고객을 준비시킨다.
- 마사지의 목적에 적합한 기법으로 마사지를 계획한다.

남성을 위한 마사지

여성이 보디빌더가 아니라면, 일반적으로 남성이 여성보다 더 큰 근육을 가지고 있다. 남성의 근육이 여성의 근육보다 더 강하고 단단하기 때문에, 대개 여성보다 적은 피하 지방을 가진다. 그리고 남성에 적용되는 마사지는 여성에게 적용되는 압의 힘보다 더 큰 압을 적용한다. 사용되는 마사지 기법은 고객의 요구에 좌우되겠지만, 대개 페트리사지(스킨 롤링, 윙잉 및 피킹 업)와 경타법(핵킹, 커핑, 파운딩 및 비팅), 그리고 심부 에플루라지를 많이 사용한다. 만약 마사지의 목적이 이완이라면, 경타법은 적용하지 않는다. 대개 남성이 여성보다 긴 털을 가지고 있기 때문

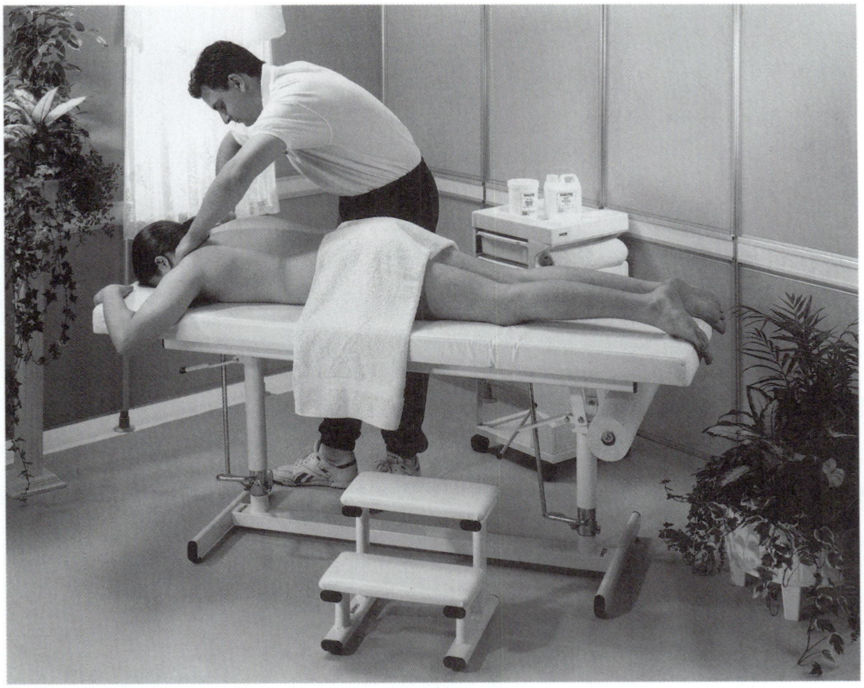

남성을 위한 마사지 관리

에, 마사지 윤활제의 양을 충분히 적용하여 마사지 기법이 원활하게 이루어지게 하는 것도 중요하다. 일반적으로 남성 마사지는 대퇴 안쪽이나, 복부 또는 둔부에 거의 적용하지 않는다.

유용한 정보

마사지 관리사(남성과 여성)는 특히, 스파에 있는 관리사들은 다른 성별의 고객을 마사지 하게 되는 경우가 자주 있기 때문에, 다음과 같은 사항을 반드시 고려해야 한다.

- 고객들이 옷을 벗고 타월과 같은 것으로 자신의 몸을 덮을 수 있는 시간적 여유를 제공함으로써 그들의 프라이버시를 존중해야 한다.
- 경우에 따라 적절한 기법과 압을 적용한다.

유용한 정보

마사지 직후나, 가정관리에 대한 제안을 다음과 같이 한다:

- 마사지 이후 최소한 5분 동안은 이완되도록 휴식을 취하게 한다.
- 종종 건강관리 클럽은 안락 의자, 관리 전문 음악, 차분한 조명, 아로마테라피 버너 등을 갖춘, 분리된 휴게실을 가지고 있다.
- 짧은 시간 동안에 이루어지는 과격한 활동을 피하도록 고객에게 주문한다.
- 고객에게 충분한 수분 섭취를 하도록 권장한다. 특히, 필수 오일을 사용했을 때.
- 마사지를 수행하고 고객의 요구(예, 건조한 피부, 늘어난 피부 흔적, 셀룰라이트) 를 알게 되었다면, 고객의 경제적 사정과 시간적 사정을 고려해 살롱 관리와 가정관리 제품을 포함한 적절한 관리계획을 추천한다.

실습 사항

고객을 선택하고, 자세한 상담을 수행하고, 적절한 마사지를 설계하고,, 선택한 마사지 기법이 적절함을 설명해 본다.

마사지의 종류

아로마 마사지(Aroma massage)

아로마 마사지는 일반적으로 이완을 위해 적용되고, 마사지 윤활제로 혼합된 필수 오일을 사용한다. 아로마 마사지는 지난 몇 년 동안 크게 보급되었고, 많은 미용관리사들에 의해 시행되고 있다. 마사지는 주로 에플루라지와 페트리사지로 이루어져 있고, 종종 관리용 음악을 사용하기

요점

혼합된 아로마 오일은 자격을 갖춘 관리사에 의해서만 사용되어야 한다.

도 한다.

아로마 마사지에 사용된 오일은 일반적으로 아로마테라피스트에 의해 사용되는 오일에 비해 농도가 적은 편이다.

아로마테라피(Aromatherapy)

> **기억할 사항**
> - 아로마테라피는 자격을 갖춘 아로마테라피스트가 제공하는 특수한 마사지이다.
> - 필수 오일은 자격을 갖춘 아로마테라피스트에서 의해서만 사용되어야 한다.

이런 종류의 마사지는 자격을 갖춘 아로마테라피스트에 의해서만 제공되는 특수 마사지이다. 아로마테라피는 고객의 개별 요구를 충족시킬 수 있는 윤활제를 형성하기 위해, 식물 추출물(필수 오일)을 캐리어 오일(carrier oil)과 혼합해서 사용한다. 마사지는 고객의 몸 안으로 필수오일을 운반시키는 방법으로 대개 에플루라지로 구성되어 있다.

지난 10년 동안, 아로마테라피와 같은 대체관리의 인식이 크게 좋아졌다. 어떤 아로마테라피스트는 병원에서 근무하며, 의사나 아로마테라피를 훈련받고 자격을 갖춘 건강 전문가의 지도를 받고 있다. 더 많은 정보를 원한다면, 3장을 참고하기 바란다.

심부조직 마사지(Deep tissue massage)

심부조직 마사지는 결합조직 마사지의 한 종류로 결합조직 내의 비만세포로 부터 히스타민이 잘 방출되도록 하기 위해 스트로킹을 적용한다. 이 마사지는 주변 부위에 혈액순환을 증진시키고, 붉은 자국과 홍반을 일으킬 수 있다.

림프 마사지(Lymph drainage)

림프 마사지는 림프계에 적용되는 마사지 기법으로, 부드러운 에플루라지와 페트리사지 기법을 이용해 림프를 배액시킨다. 림프 마사지의 목적은 조직내에 있는 울혈을 감소시키고, 림프절로 림프의 배액을 증가시키는 것이다. 일반적으로 고객은 전신적인 관리보다는 특정 부위를 관리받기 위해 온다.

관리사가 2인 이상일 때 마사지(Multi-type massage)

다수에 의한 마사지는 극동 지역의 나라에서 시작되었고, 수 백년 동안 적용되어 왔다. 다수의 관리사에 의한 마사지는 2명 이상의 관리사가 조화를 이루어 한 사람의 고객에게 적용하는 방법이다. 다수의 관리사에 의한 마사지는 최근에 많은 국제 스파시설에서 인기가 상승되고 있다. 관리사들은 정서적으로 조화를 이루어야 하고, 또 마사지를 적용하는 속도, 리듬 및 압력을 일정하게 적용할 수 있도록 많은 양의 훈련을 소화해야 한다.

동양 마사지(Oriental massage)

동양 마사지는 극동지역에서 시작되어, 수 세기 동안 행해져 왔고, 서구에서도 인기가 점점 높아지고 있다. 동양 마사지는 피부 표면에 엄지, 손, 발, 팔꿈치 등을 이용해 강한 압박을 적용하는 마사지 기법이다. 동양 마사지에는 정신 치유에 적용되는 "안수 기도하는 것"과 비슷한 방법은 물론, 부드러운 신장과 교정술도 포함된다. 압박의 적용은 기본적으로 침을 놓는 경락을 따라 이루어진다.

동양 마사지와 유럽식 마사지 사이의 주요 차이 중의 하나는, 비록 관리사와 고객이 활동에 제한을 주지 않는 옷을 입고, 고객이 옷을 벗지 않고 마사지를 받는다는 것이다. 이런 마사지는 매트 위에 앉은 자세나, 누운 자세로 고객과 함께 이루어진다. 극동지역의 나라에서는 해변가에서 동양 마사지를 받고 있는 사람들을 자주 볼 수 있다.

스포츠 마사지(Sports massage)

스포츠 마사지는 지난 10년 동안 매우 큰 인기를 누렸다. 특히 레저생활의 일부로 다양한 스포츠활동을 하는 사람들에게 인기가 높았다. 스포츠맨들은 스포츠 마사지의 장점을 알아야 한다. 즉, 스포츠 마사지가 통증을 완화하고, 근골격계나 특별한 근육군의 이완을 촉진할 수 있다는 것을 알아야 한다. 전문훈련과정을 통과한 마사지사라 하더라도, 고객의 문제를 관리하기 위해 다양한 기법을 사용한다. 예를 들면, 강한 마찰법은 반흔조직이나 유착을 깨뜨리기 위해 사용된다.

실습 사항

신체 상태와 연령층이 다른 고객(남성과 여성)들을 선택한 후, 4종류의 마사지를 수행한다. 신체 상태, 연령 그리고 성별을 기록하고, 윤활제 선택과 마사지 계획도 기록한다.

자가-검진

1. 마사지가 적용되어야 하는 이유를 3가지 제시하고, 각각의 이유에 대해 설명한다.
2. 여러분은 마사지에 대한 두려움을 가진 고객을 어떻게 다룰 것인가?
3. 마사지의 다른 4가지 종류를 말하고 간단하게 설명해 본다.

주요용어

당신은 이 단어와 문구의 뜻을 이해해야 한다. 뜻을 알아내려면 이 장을 복습하시오:

마사지의 적용
금기사항
좋은 환경 만들기
에플루라지
마찰법
마사지 상담과 평가
마사지 윤활제
페트리사지
마사지를 위한 준비사항
좋은 마사지 수행의 원칙
경타법
마사지의 종류
진동법

제 2 장

인도 헤드 마사지

본 장을 공부하면, 다음 사항을 할 수 있을 것이다:

- 인도 헤드 마사지의 역사와 기원을 이해할 수 있을 것이다.
- 주요 챠크라 시스템(chakra system)을 확인할 수 있을 것이다.
- 아우라(aura)가 무엇인지 그리고 그것을 어떻게 느끼는 지를 깨닫게 될 것이다.
- 효과적인 인도 헤드 마사지를 수행할 수 있을 것이다.
- 인도 헤드 마사지의 주요 장점을 알 수 있을 것이다.
- 전문적인 입장에서, 관리 이후나 가정관리 행위에 대한 조언을 할 수 있을 것이다.

서 론

인도 헤드 마사지는 고대 아유르베다의 원리에 기초를 두고 있고, 4000년 이상 인도에서 행해져 왔다. 종종 대대로 부모에서 자식으로 전해져 왔다. 이것은 전인적인 치료로 건강과 웰빙을 향상시킬 뿐만 아니라, 균형과 조화를 회복시키는 마음, 육체, 정신을 다룬다.

가끔 마사지할 때 오일을 사용하기도 한다 — 오일은 사용된 종류에 따라 부가적인 장점을 제공할 수 있다.

인도 헤드 마사지는 두피, 얼굴, 목, 어깨, 상부 등과 가끔 상완까지 적용하며, 문지르기(kneding), 비비기(rubbing), 짜내기, 그리고 스트로크의 순으로 리듬감 있게 이들 부위에 관리한다. 인도 헤드 마사지는 매우 이완적이지만, 사용되는 기법에 따라 원기를 회복시키기도 한다. 인도 헤드 마사지의 주요 장점은 옷을 벗기 않아도 되고, 오일을 사용하지 않고도 적용할 수 있다.

인도 헤드 마사지는 챠크라로 알려진 것에 작용한다. 진동의학의 맹신자인 양자 물리학자들은 원자를 구성하는 작은 소립자들의 진동에 의해 에너지가 생성된다고 믿고 있다. 챠크라는 육체 안으로 에너지를 끌어당겨, 에너지 네트웍을 통과하는 3차원의 소용돌이인 것으로 믿겨지고 있다. 다양한 치료사들은 에너지의 균형을 잡기 위해 챠크라에 작용하여 신체적 정서적 건강을 향상시킨다.

아유르베다(ayurveda)

"아유르베다"라는 단어는 두개의 범어(삶을 의미하는 "ayur"와 지식을 의미하는 "veda")로부터 유래되었다. 전통적인 인도 생활 과학은 3500년 전에 작성된 문서들로 볼 때, 인류에게 알려진 가장 오래된 의학의 형태이다. 정통 의사들이 아유르베딕 의사로 일하고 있는 오늘날의 인도나, 스리랑카, 혹은 파키스탄에서는 여전히 아유르베다가 많은 의학적 행위의 토대를 형성하고 있다.

아유르베다 의학은 완전한 건강 시스템으로 정신과 정서적 건강을 향상시키는 기술 뿐만 아니라, 해독, 식이요법, 운동 및 식용식물을 다루고 있다.

아유르베다 과학의 중심 정신에 따르면, 모든 인간은 각기 개별적인 체질, 유전성 및 특정 질환에 대한 소인 등의 독특한 특성으로 가지고 있다는 것이다. 우리의 체질은 "도샤(체질)"나 혹은 "트리도샤"로 알려진 인체 내의 3가지 생명에너지의 균형에 의해 결정된다. 3가지 도샤(체질, dosha)는 각기 범어로 바타, 피타, 카파로 알려져 있다. 모든 사람의 체질은 3가지 도샤에 의해 결정되지만, 각각의 사람은 한 개 혹은 두개의 우성 도샤에 의해서도 통제될 수 있다.

3가지의 도샤(dosha)가 모두 균형을 이룰 때 건강이 유지된다. 각 도샤는 인체에 대한 자신의 역할을 가지고 있다. 예를 들면, 바타는 구동력으로 신경계와 인체 에너지와 매우 관련되고, 피타는 불(fire)로 대사, 소화, 효소, 산 및 우울증과 관련된다.

아유르베다에 있어, 좋은 소화란 좋은 건강의 열쇠로 간주되고 있다. "아그니(agni)"의 불균형으로 대사작용이 손상될 때, "아마(ama)"가 일어난다. 아그니가 정상적으로 작용할 때, 모든 기능을 유지한다. 아그니의 불균형은 도샤의 불규칙성 뿐만 아니라, 나쁜 음식을 너무 많이 먹고 마시거나 정서를 억누르는 것과 같은 일들에 의해서도 일어날 수 있다. 과도한 카파에 영향을 받은 아그니는 몸이 무겁고 나태해지게 만드는 소화과정의 장애를 일으킬 수 있고, 반면, 과도한 바타에 의한 아그니는 위장에 가스를 차게 하고, 경련이 일어나고, 또 변비와 설사를 교대로 일으킬 수 있다.

질병을 일으키는 독소(toxin)는 육체적 요소 뿐만 아니라, 정신적 요소에 의해서도 발생할 수 있다. 예를 들면, 두려움(fear)과 불안(anxiety)은 바타(vata)와 위장과 같은 소화기관과 관련된다. 정서적인 문제가 몸 안에 내재되어 있으면, 위장이 팽창해지고 위통과 같은 소화기관의 통증을 일으킬 수 있다.

아유르베다의 원리

살아있는 모든 생명체는 바타, 피타, 카파라는 3종류의 체질(생명에너지)을 가지고 있고, 이들 에너지는 독특한 특성을 지니고 있다. 이것은 당신의 자성(프라크리티, 타고난 본성)으로 알려져 있다.

바타(vata)

이것은 인체 내의 구동력(driving force)으로 그것의 기능은 신경계의 기능과 유사하다. 바타의 기능이 떨어지면, 체액의 누적, 장의 감염, 피곤함과 순환 장애가 초래될 수 있다. 이와 반대로 바타의 기능이 너무 항진되면, 피부가 건조해지고, 모발이 약해지고, 위장에 가스가 차고, 뼈의 문제가 발생하고, 민감성 장 증후군과 같은 장의 장애가 발생할 뿐만 아니라, 걱정, 두려움, 불안, 불면증 및 우울증이 초래될 수도 있다.

피타(pitta)

이것은 인체 내의 대사력(metabolic force)으로, 이것은 식욕, 열조절, 소화 및 흡수를 제어한다. 피타가 균형을 잘 이루고 있으면, 체중 증가나 감소없이 잘 먹고 마실 수 있다. 그러나 피타가 부족하면, 소화불량, 식욕부진, 체중 감소와 기면 상태가 초래될 수 있고, 반대로 피타가 너무 과도하면, 위궤양, 염증, 피부 질환(여드름/습진), 간, 췌장 및 담낭의 문제, 대변과 소변의 문제뿐만 아니라, 쉽게 화를 내고 과민해지는 현상이 발생한다.

카파(kapha)

이것은 수분과 체액을 형성한다. 과도한 카파는 천식, 동공의 문제(sinus problem), 체액 정체, 비만을 초래할 수 있고, 반대로 카파가 부족하면, 체중 감소, 건조한 가슴, 탈수 및 갈증이 초래될 수 있다.

챠크라 시스템

"챠크라"라는 단어는 "바퀴"라는 의미를 가지고 있고, 인도 무역에서 챠크라는 특정한 힘의 중심이다. 어떤 사람들은 챠크라를 볼 수 있고, 그들은 에너지가 휘몰아치는 소용돌이라고 묘사한다. 실제로 챠크라는 신체 전반을 돌아다니는 에너지 채널이다.

인도 헤드 마사지는 챠크라를 균형있게 만드는 것이다. 신체는 7개의 큰 챠크라를 가지고 있다:

- 정수리
- 이마(제3의 눈)
- 목구멍
- 심장
- 명치
- 하라(천골)
- 기초(뿌리)

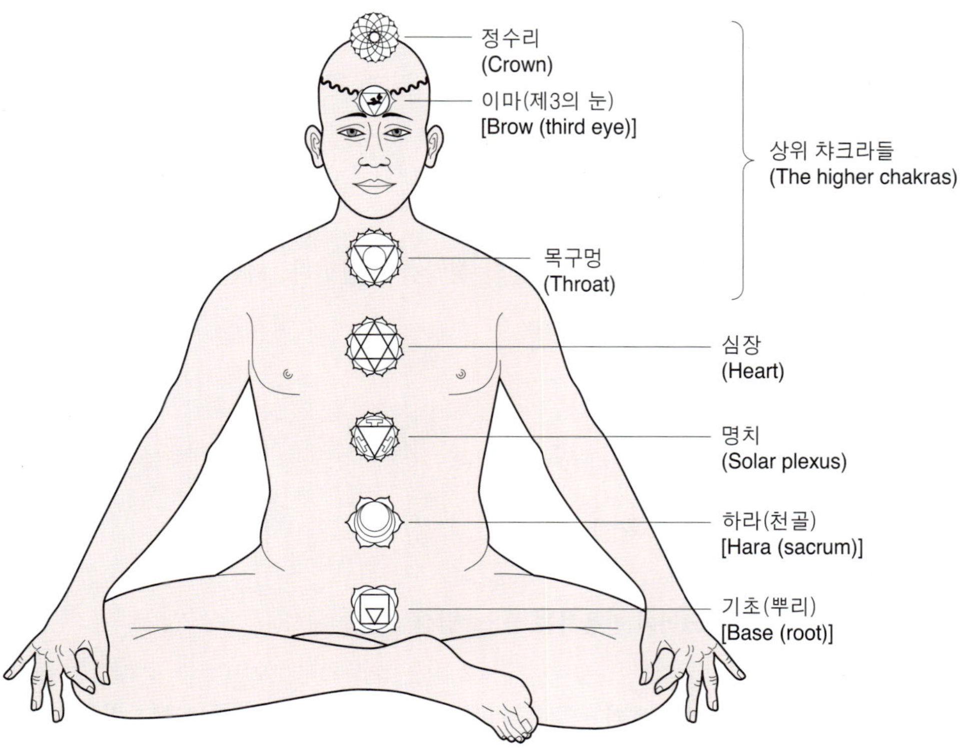

챠크라

작은 챠크라는 발, 손바닥과 관절에서도 발견된다. 챠크라는 에너지의 중심으로, 신체로부터 약 1인치 떨어진 곳에 위치하고, 시계방향으로 회전해야 이상적이다. 챠크라는 꽃처럼 생겼고, 챠크라의 꽃잎은 에너지가 통과하는 에너지 채널을 의미한다. 챠크라는 각기 다른 꽃잎의 수를 가지고 있다. 챠크라의 에너지(프라나, prana)는 우주로부터 공급된다. 프라나는 인도말로 생명에너지를 의미한다. 프라나는 이런 에너지중심을 통해 신체 안으로 들어간다. 건강을 확보하기 위해서는, 모든 챠크라가 열려 막히지 않아야 하고, 또 각각의 챠크라가 균형을 이루고 있어야 한다.

고위 챠크라와 작용하는 인도 헤드 마사지의 주요 부분은 다음과 같다:

- 정수리(사하스라라, sahasrara)
- 제3의 눈(아즈나, ajna)
- 목구멍(비슈다, vishuddha)

고위 챠크라

정수리 챠크라는 최고의 챠크라로 신체의 다른 6개 챠크라를 열거나 균형잡도록 한다. 정수리 챠크라가 막히지 않았다는 것이 중요하고, 정수리 챠크라가 막혔다면, 다른 챠크라에서 정수리 챠크라로 에너지가 자유롭게 지나갈 수 없을 것이다. 정수리 챠크라와 함께 작용하여, 인체가 필요로 하는 곳으로 에너지를 보낼 수 있고, 치유를 촉진시킨다. 정수리 챠크라는 우주가 자신의 에너지를 신체 안으로 통과시키는 곳이다.

정수리 챠크라 — 제 7 챠크라

- **챠크라가 있는 곳** — 머리의 맨 위
- **관련 영역** — 사고와 의사 결정
- **관련되어 있으며, 이 챠크라가 반응하는 색** — 보라색
- **관련 내분비선** — 뇌의 송과선
- **균형 잡히고 열려 있을 때의 효과** — 사람이 사려 깊고, 현명하며, 영적이고 개방적인 마음을 갖게 된다.
- **균형이 깨어지고 닫혀 있을 때의 효과** — 사람이 냉담하고 생각이 없으며, 삶의 방향이 없고 죽음을 두려워한다.
- **에센셜 오일** — 쟈스민과 라벤더는 영혼의 성장을 촉진한다; 라벤더는 챠크라는 여는 것을 돕는다.

이마 챠크라 — 제 6 챠크라

이마 챠크라는 '제3의 눈'이라고도 알려져 있다.

- **챠크라가 있는 곳** — 이마의 눈썹 사이
- **관련 영역** — 내적 통찰력
- **관련되어 있으며, 이 챠크라가 반응하는 색** — 남색
- **관련 내분비선** — 뇌하수체
- **균형 잡히고 열려 있을 때의 효과** — 사람이 직관적이며, 기억력이 좋고 통찰력을 갖게 된다.

- **균형이 깨어지고 닫혀 있을 때의 효과** — 사람이 통찰력이 없고, 악몽과 건망증을 겪게 된다. 이 챠크라가 막히면 두통과 악몽을 일으킨다.
- **에센셜 오일** — 로즈마리는 챠크라가 막힌 것을 풀어 준다. 이것은 부정적인 생각을 제거하고 정신을 정화하여, 집중력을 돕는다. 클레리 세이지는 내부의 눈을 강화하여 '더 분명하게 볼 수' 있게 해준다. 유칼립투스는 집중력을 돕는다.

목구멍 챠크라 — 제 5 챠크라

- **챠크라가 있는 곳** — 목구멍
- **관련 영역** — 의사 소통과 표현
- **관련되어 있으며, 이 챠크라가 반응하는 색** — 파란색
- **관련 내분비선** — 갑상선
- **균형 잡히고 열려 있을 때의 효과** — 사람이 개방적으로 자신의 느낌을 표현하고 남의 말을 경청하며 창조적이다.
- **균형이 깨어지고 닫혀 있을 때의 효과** — 사람이 부끄러워하고 남의 말을 잘 듣지 않으며 너무 말이 많다.
- **에센셜 오일** — 클레리 세이지는 목구멍 챠크라의 긴장을 풀어서 우리가 말하고자 하는 바를 열정적으로 표현할 수 있게 한다. 페퍼민트는 의사소통과 집중력을 돕는다. 유칼립투스는 목구멍 챠크라를 깨끗하고 확장되게 한다.

심장 챠크라 — 제 4 챠크라

심장 챠크라는 챠크라 시스템의 중심이다. 심장 챠크라로부터 나오는 에너지는 힘차게 흘러나간다. 이 챠크라가 열려 있으면, 치유 효과가 있거나 다른 사람에 대해 긍정적인 효과를 갖게 된다.

- **챠크라가 있는 곳** — 가슴의 중앙
- **관련 영역** — 타인에게 공감하고 동정하는 능력
- **관련되어 있으며, 이 챠크라가 반응하는 색** — 초록색, 치유, 동정 그리고 조화의 색
- **관련 내분비선** — 가슴샘
- **균형 잡히고 열려 있을 때의 효과** — 사람이 성실하고, 주의 깊으며, 애정이 있고 따뜻하다.
- **균형이 깨어지고 닫혀 있을 때의 효과** — 사람이 의기소침과 질투심을 갖게 되고, 차갑고 무정하다.
- **에센셜 오일** — 장미는 심장 챠크라는 여는 것을 돕는다. 버가못은 이 챠크라를 여는 것을 돕고 여기로부터 사랑이 퍼져나가게 한다.

명치 챠크라 — 제 3 챠크라

- **챠크라가 있는 곳** — 배꼽 위로 5cm 올라간 곳
- **관련 영역** — 개성, 느낌 그리고 감정적 강도
- **관련되어 있으며, 이 챠크라가 반응하는 색** — 노란색
- **관련 내분비선** — 췌장
- **균형 잡히고 열려 있을 때의 효과** — 사람이 평화와 내적인 조화가 이루어져, 자신감과 책임

감이 있고 자존감이 높다.

- **균형이 깨어지고 닫혀 있을 때의 효과** — 사람이 자신의 가치를 낮게 평가하고 어두우며, 기질이 좋지 않고, 과다하게 활동적이고, 고집이 세다.
- **에센셜 오일** — 라벤더는 과다하게 활동하는 제3챠크라를 진정, 이완시키고 균형을 맞춘다. 또한 부정적인 감정의 축적을 해소한다. 로즈마리는 명치 챠크라의 균형을 이루는데 유용하다. 노간주 나무는 의지력을 강화하고 자신의 가치를 높인다. 또한 자신감을 회복시켜 실패에 대한 두려움을 없애 준다.

하라 (천골) 챠크라 — 제 2 챠크라

- **챠크라가 있는 곳** — 배꼽 아래로 5 cm 내려간 곳
- **관련 영역** — 관계, 특히 반대 성과의 관계
- **관련되어 있으며, 이 챠크라가 반응하는 색** — 주황색
- **관련 내분비선** — 생식기관 (여성 : 난소, 남성 : 고환)
- **균형 잡히고 열려 있을 때의 효과** — 삶에 대한 열정을 나타내며, 성적인 매력이 느껴진다.
- **균형이 깨어지고 닫혀 있을 때의 효과** — 성적인 문제를 겪고 있으며, 자기애가 부족하고 기분이 자주 바뀐다.
- **에센셜 오일** — 일랑일랑은 잘 알려진 최음제이다. 그 냄새는 당신을 안전하게 느끼도록 하여, 억눌린 감정과 노여움을 풀게 한다. 극동 지역에서는 샌달우드 오일이 성적 에너지를 증가시키기 위해 사용되기도 한다.

기초 또는 뿌리 챠크라 — 제 1 챠크라

- **챠크라가 있는 곳** — 척추의 기초 부분
- **관련 영역** — 대지, 건강 그리고 생존과의 관계
- **관련되어 있으며, 이 챠크라가 반응하는 색** — 빨강색
- **관련 내분비선** — 부신
- **균형 잡히고 열려 있을 때의 효과** — 건강이 좋으며, 삶에 대해 낙천적이고 열정적이어서 안전함과 걱정이 없다.
- **균형이 깨어지고 닫혀 있을 때의 효과** — 걱정이 많고, 부주의하며, 소유욕이 강하다.
- **에센셜 오일** — 팔마로사는 안전한 느낌을 북돋운다. 패촐리는 이 챠크라를 여는 것을 돕는다.

챠크라의 색깔은 무지개 색깔과 똑같다.

균형이 깨진 챠크라

어떤 형태의 부정적인 스트레스도 챠크라가 닫히거나 균형이 깨지게 할 수 있다. 이것은 당황, 충격 또는 두려움에 의해서 나타날 수 있다. 하나의 에너지 중심에서 불균형이 나타나면, 다른 에너지 중심에 영향을 줄 수 있다. 특히 가장 가까운 곳에 영향을 준다; 예를 들면, 당신이 당황스러운 경험을 하게 된다면, 심장 챠크라가 영향을 받아 당신은 위(천골 챠크라)상태가 안좋아질 것이고, 말 (목구멍 챠크라)하기가 어려워 질것이다.

챠크라가 다른 챠크라들과 조화롭게 작용할 수있는 능력을 잃게 되면 균형이 깨진다. 이러한

불균형이나 차단된 상태는 챠크라에 유익한 주파수로 진동하거나, 영양을 주는 에너지와 접촉함으로써 풀릴 수도 있고 교정될 수도 있다. 이러한 챠크라들의 균형을 다시 맞추려면, 세 개의 상위 챠크라 위에 손을 놓아서 에너지가 자유롭게 흐를 수 있게 해야 한다. 균형을 잡는다는 것은 챠크라가 적절한 기능을 해내게 되어 너무 열려있거나 닫혀 있지 않는 것을 말한다. 균형잡힌 상태에서는 사람은 어떠한 상황에서도 고요함을 유지하고 집중할 수 있다. 균형이 깨지면 사람들은 움츠러들고, 당황하며 또는 감정의 자제를 잃게 된다.

인도 헤드 마사지와 챠크라

챠크라는 인체의 감정과 육체 사이의 연결 역할을 한다. 이것이 인도 헤드 마사지 치료 중에 챠크라의 발란스를 맞추면, 정신과 육체에 모두 긍정적인 영향을 가져올 수 있게 되는 이유이다. 인도 헤드 마사지 치료를 할 때는, 우주로부터 라벤더 색을 띤 빛이 뿜어져 나와 당신의 정수리 챠크라를 통해 들어와 당신의 손을 통해 밖으로 나간다고 상상하도록 한다. 당신은 고객에게 치유 에너지를 보내고 있는 것이다. 인도 헤드 마사지 치료 중에 고객이 정신적으로 피로하게 느끼는 경우, 당신의 한 손은 정수리 챠크라에, 또한 손은 이마 챠크라에 둔다. 이렇게 하면 고객이 다시 에너지를 느끼게 하여 정신적으로 더 민감해지게 된다. 챠크라에 대해 실행할 때는, 당신이 느낄 수 있는 것에 집중한다. 어떤 관리사들은 열을 느끼고, 따끔거림을 느끼기도 하며, 때로는 추위를 느끼거나 자석이 당신의 손을 잡아 당기는 듯이 느낄 수도 있다.

고객이 문제를 축적하고 있고 그 문제에 대해 말하기를 꺼려한다면, 한 손을 정수리 챠크라에 두고, 다른 한 손은 목구멍 챠크라에 둔다. 고객이 천천히 그리고 깊게 호흡하도록 한다. 이렇게 하면 고객은 감정을 배출하고, 어쩌면 울지도 모른다.

아우라

챠크라가 발산하는 에너지는 아우라를 생산하는데, 이것은 육체적인 신체를 둘러싸는 에너지 영역이다. 이것은 신비체라고 불리는 에너지 단계들로 구성된다. 건강한 사람에게는 아우라가 몸 전체 주위로 달걀 모양을 하고 있고, 대부분의 사람들은 신체로부터 약 1 m까지 아우라가 확장된다. 더 건강한 사람은 아우라가 더 멀리 확장되고, 더 힘차게 고동치며 더 화려한 색을 가지고 있다. 과거의 위대한 지도자들은 몇 마일을 퍼져 나가는 아우라를 지니고 있었는데, 이것이 그들의 추종자가 그렇게도 많은 이유이다. 동물과 식물도 아우라를 가지고 있다. 모든 사람의 아우라는 다르다. 비슷한 아우라를 가진 사람들은 잘 지내는 반면, 비슷하지 않은 아우라를 가진 사람들은 즉각적으로 서로를 싫어할 수 있다.

아우라는 부실한 식사, 운동 부족, 스트레스, 휴식 부족, 알코올, 약물 그리고 담배에 의해 약해진다. 신체와 가장 가까운 층이 가장 밀도가 높다. 아우라는 확장되므로 점차 밀도가 낮아진다. 아우라의 내부 층은 건강 관련 문제를 나타낸다. 이곳은 질병이 시작되는 곳이다; 그리고 질병은 아우라의 색상에 영향을 미친다. 아우라의 바깥쪽 층은 사람의 정신적 그리고 감정적 생활에서 일어나는 일과 관련이 있다.

아우라는 색상으로 구성된다. 색상의 선명함과 아우라의 크기와 모양은 모두 개인의 건강과 감정의 웰빙을 나타낸다. 그 색상과 강도는 하루 중에도 바뀔 수 있다.

키를리안 사진술이라는 과정을 통해서 아우라의 사진을 찍을 수 있다. 인간의 에너지 영역은

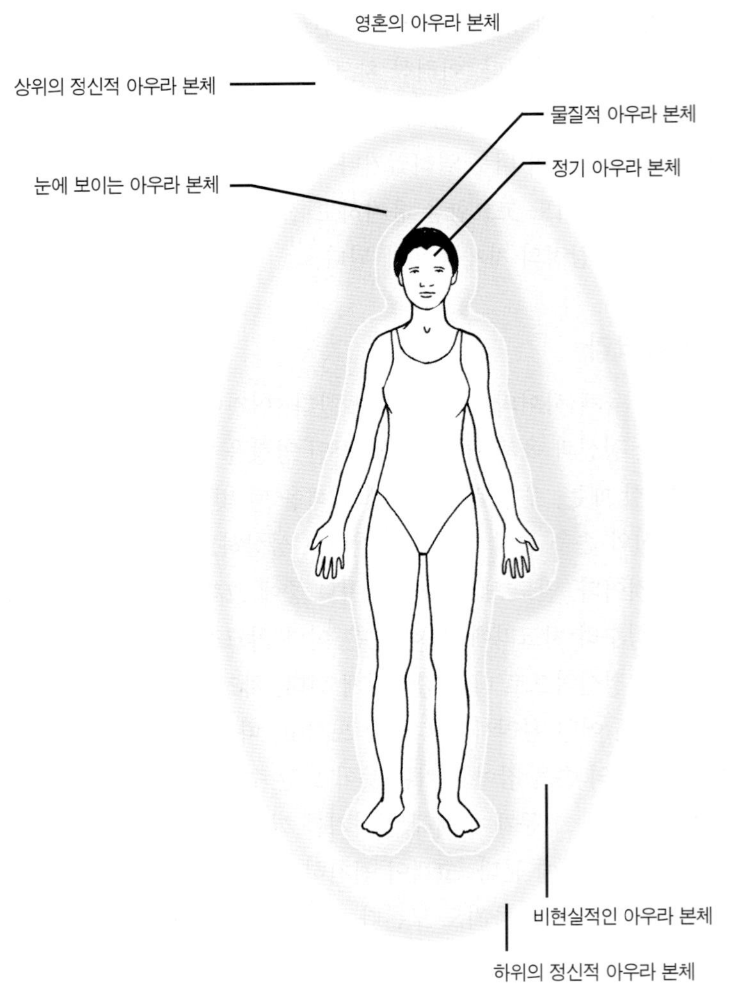

아우라

식물, 꽃, 나무, 동물의 에너지를 흡수할 수 있으며, 땅의 에너지까지도 흡수한다. 신발을 벗고 직접 땅에 닿을 때의 아우라가 더 강하고 더 크다. 자연으로 둘러싸이면, 아우라가 균형을 찾게 되고정화된다. 버드나무 아래에 약 10분간 앉아 있으면 두통이 해소된다. 소나무는 부정적 감정을 흡수하기 때문에 아우라를 정화하는 효과가 크다.

육체적인 신체의 바깥 쪽에서 바로 나타나는 층은 에테르체라고 불린다. 에테르체는 태양으로부터의 에너지를 천골 챠크라를 통해 끌어 당기고, 땅으로부터의 에너지를 기초 챠크라를 통해 끌어 당긴다. 에테르체는 이들 에너지를 저장하고 챠크라를 통하여 계속적인 흐름으로 신체에 에너지를 공급한다. 에너지는 경락이라고 불리는 눈에 보이지 않는 신체의 통로를 통하여 움직인다; 인도에서는 이것을 나디스라고 부른다. 이 경락들은 아우라와 챠크라를 육체적인 신체와 연결한다.

에너지는 경락을 통하여 체세포에 도달하여 신체의 균형(항상성)을 유지하는데 도움을 준다. 신체가 이 에너지를 필요로 하지 않을 때는 챠크라와 피부의 모공을 통하여 발산된다. 발산된 에너지는 에테르체를 형성한다. 챠크라 지점에서 보내온 에너지는 신체의 다른 부위에서 발산된 에너지 보다 더 강하다.

아우라는 기쁨과 행복과 같은 긍정적인 생각과 느낌을 통해서 확장되고, 공포와 미움과 같은 부정적인 느낌을 통해서 수축된다.

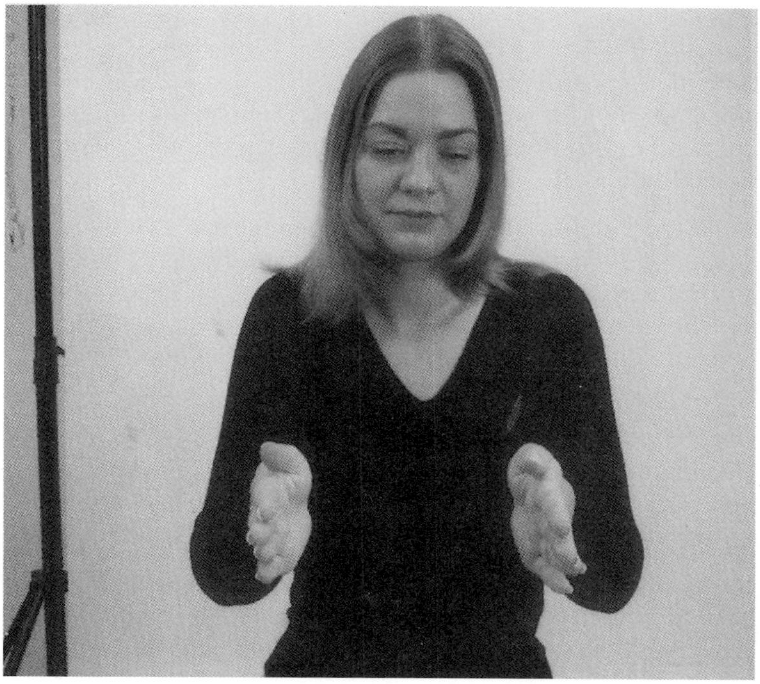

아우라 느끼기

아우라 느끼기

- 손바닥을 합쳐서 약 30초간 활발하게 비빈다.
- 손가락은 붙인 채 손바닥을 서로 마주 보게 하고, 약 2피트 정도 떨어지게 한다.
- 매우 천천히 손을 서로를 향해 움직이게 한다. 서로 붙지 않을 만큼 손바닥을 가까이 다가가게 한다.
- 열, 차가움, 또는 따끔거림 같은 것을 느낄 수 있는가?
- 손을 각각 뒤로 약 6인치 끌어 당기고, 다시 서로 가까이 다가가게 한다.

처음 시도에서 아무것도 느끼지 못한다고 해도 걱정할 필요 없다. 계속 연습하면 된다!

아우라 밀고 당기기 연습

다음의 연습은 타인에게 영향을 줄 수 있는 에너지 영역(아우라)가 있음을 증명할 수 있는 좋은 방법이다.

- 한 친구를 당신 앞쪽으로 떨어져 있도록 부탁한다. 눈을 감는 것이 더 좋다.
- 친구의 등에서 약 1 m 떨어져 선 상태로, 손등은 당신을 향하도록 하고 당신의 팔을 앞으로 쭉 펼친다.
- 부드럽게 당신의 몸을 앞 뒤로 흔든다. 당신의 파트너 에너지 영역을 필 때, 당신이 느끼는 것에 주의를 기울인다.
- 당신이 밀고 당길 때, 아마 친구의 몸도 앞 뒤로 흔들리게 될 것이다. 다른 한 사람이 또 있다면, 관찰을 부탁한다.
- 이제 친구와 위치를 바꿔서 이 연습을 반복한다.

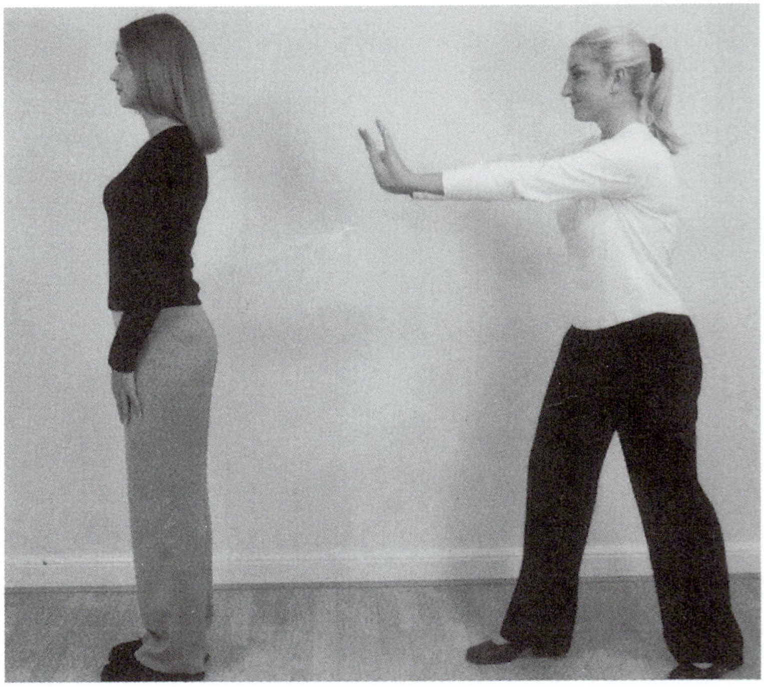

아우라 밀고 당기기 연습

아우라 보기

연습을 통해서 누구나 아우라를 보는 법을 배울 수 있다. 시작은 나무의 에너지 영역을 부는 것으로 하는 것이 좋다. 눈의 긴장을 풀고 나무 맨 꼭대기와 그 위를 바라본다. 아마도 당신은 나무 주위로 희미한 안개나 아른거리는 것을 보기 시작할 수 있을 것이다. 그것은 나무 주위의 하늘색보다 더 밝을 수도 있고 약간 더 어두울 수도 있다.

일식이나 월식일 때, 태양의 아우라가 보일 수 있다. 이 에너지 영역을 코로나라고 한다.

다르게 시도할 수 있는 방법은 흰색 카드 한 장을 사용하여 그 위에 당신의 손을 놓는 것이다. 눈의 긴장을 풀고, 당신의 손과 그 주위를 쳐다보기만 하면 된다. 이 연습은 어두운 불빛에서 더 잘 된다. 또한 당신은 손을 유리창 위에 놓아서 배경을 하늘색으로 만들 수도 있다. 어떤 색이 보이는가? 당신이 볼 수 있는 첫 번째 색은 노란색인 경우가 많다. 처음에는 그 노란색이 손에서 약간만 방사될 수도 있다.

여기에서 논의된 색의 의미는 밝은 색조일 때를 의미한다. 더 흐리고 탁한 색조는 건강이나 감정적인 문제가 있음을 암시할 수 있다. 그러나 고객에게 그들의 아우라가 건강이나 감정적인 문제를 나타낸다는 것을 말하면 안된다.

아우라의 색

아우라의 색은 자주 변화한다. 아우라에는 많은 다른 유형의 색과 모양이 있다. 이 모든 색은 다음과 같은 의미를 가진다.

- 빨강 — 강한 에너지, 열정, 정신과 의지.
- 주황 — 따뜻함, 창조성 그리고 감정. 색조에 따라 불안과 감정적 불균형을 나타낸다. 근심과 허무를 반영할 수도 있다.
- 노랑 — 아우라에서 볼 수 있는 첫 번째의 가장 쉬운색. 헤어라인 근처에 엷은 노란 색은 낙

천주의를 나타낸다.학습, 현명함 그리고 지성을 나타낼 수도 있다. 노랑은 아이디어의 힘과 정신적 능력의 각성을 나타내는 색이다.

- 초록 — 감수성과 연민의 색. 이것은 책임감 있고, 친절하며, 신뢰할 수 있는 개방적인 마음의 소유자를 반영할 수 있다. 스펙트럼의 파랑을 향해 움직이는 밝은 초록은 치유 능력을 나타낸다.
- 파랑 — 고요함과 침묵의 색. 헌신, 신뢰 그리고 진실함을 반영한다. 밝은 색조의 파랑은 왕성한 상상력과 훌륭한 직관력을 나타낸다. 깊은 색조의 파랑은 외로움을 나타낸다. 감청색은 정직함과 좋은 판단력을 보여준다.
- 보라와 자주 — 독립성과 직관력을 반영한다. 밝은 색조는 영혼을 반영할 수도 있다.붉은 계열의 자주 색조는 대단한 열정과 강한 의지를 나타낸다. 이들은 더 큰 개인적 노력의 필요를 나타낼 수도 있다.

아우라의 다른 색

- 분홍 — 연민과 사랑의 색. 기쁨과 안락을 반영할 수 있다.
- 황금 — 영적인 에너지가 많음을 나타낸다. 열정과 영감이 풍부함을 보여 준다.
- 흰색 — 흰색은 실제 색을 보기 전에 아우라에서 보일 수 있다. 진실과 순수를 반영한다. 이것은 사람의 에너지가 스스로 정화되고 순화되고 있음을 나타낸다.

기억할 사항

차크라와 아우라를 볼 수 있는 사람은 몇 안된다. 당신이 그런 것들을 볼 수 없다고 해서 관리사로서 부적합하다는 것을 뜻하는 것은 아니다. 당신은 충분히 훌륭한 관리를 해 낼 수 있다.

전인적인 접근

마사지는 인체의 치유를 돕는다. 최근 연구에 따르면, 마사지가 면역계를 부양시키는 화학물질을 유리한다는 것이다. 마사지는 혈액순환과 림프 배액을 향상시켜, 치료하고자 하는 부위의 뼈, 근육, 피부로 영양분의 공급을 증가시킨다. 젖산, 노폐물 및 독소의 제거는 기관의 효율적인 기능을 향상시킨다.

심리적 효과

마사지는 고객의 감정을 진정시키고 차분하게 한다. 특히, 천천히 흐르는 듯한 동작으로 마사지 할 때는 더욱 그러하다. 스트레스, 의기소침 그리고 근심은 사람의 자신감, 집중력 그리고 일상을 해쳐나갈 수 있는 능력을 약화시킬 수 있다. 종종 어떤 사람의 과거 예로, 사고나 사별과 같은 문제가 제때에 제대로 처리되지 못하면, 잠재의식 속에 남아 심각한 감정적 문제로 발전하는데, 이런 경우에 관리사는 자격 있는 상담자나, GP에게 고객의 상태를 의뢰해야 할 수도 있다. 심각하지 않은 근심, 의기소침, 스트레스 그리고 신경성 긴장은 인도 헤드 마사지로 해결할 수 있지만, 이것이 고객으로부터 분노/울음과 같은 강한 반향을 불러 일으킬 수도 있다. 감정을 배출하면, 증상을 완화시킬 수 있고 균형을 되찾는데 도움이 된다. 관리사는 완전한 지원, 보살핌 그리고 기밀성을 유지해야 한다.

기

이 용어는 전인인 치료 분야에서 많이 사용된다. 이것은 몸과 마음 그리고 영혼을 그 자체로 일체화 시키는 것을 의미한다. 스트레스, 의기소침 그리고 근심은 때때로 감정을 자제하지 못하고, 우리의 몸과 마음이 제 기능을 하지 못하게 한다. 중국식 치료에서는 이것을 음과 양이라고 부른다. 인도 치료에서는 챠크라라고 한다.

고객의 기

고객은 의자에 앉아 두 발을 바닥에 대고 호흡에 집중해야 한다. 고객은 자신의 발이 땅 속으로 흘러 들어가 이완된다고 상상해야 한다. 이렇게 하면 고객이 새롭게 활력을 얻을 수 있고, 균형을 찾을 수 있다.

관리사의 기

고객에 대한 치료를 시작하기 전에 관리사는 자신의 몸과 마음과 영혼을 일체화 시켜야 한다. 마음을 가라 앉히고, 평화와 고요에 대해 생각해야 한다. 새로운 고객을 맞을 때는 각 고객 간에, 기를 중단시키고자 해야 한다. 고객에 의해 기운이 소진되지 않기 위해서 기가 필요하다.

마사지 시작 단계

척추는 머리를 지탱하며 어깨뼈와 근육과 결합되어 있다. 척추 뒤 쪽에 있는 머리 무게의 대부분은 어깨가 견디게 된다. 긴장과 스트레스가 이 부위에 쌓이게 된다. 목과 머리의 상태를 좋게 하려면 이 부위를 먼저 마사지하는 것이 중요하다. 목 근육에 대해 관리할 때, 근육이 따뜻해지도록 천천히 하는 것이 좋다. 목 근육이 뻣뻣해 질 수 있으니, 천천히 마사지 해야 이완될 수 있고, 머리를 포함한 다른 부위들로 혈액이 흐를 수 있다. 어깨에서 시작하여 머리로 마사지를 하면, 고객이 편안함을 느낄 수 있다. 이 관리를 수행할 때, 관리사 개인의 용모, 위행, 활기 그리고 고요함이 필수적이다. 이것을 통하여 당신과 고객 사이의 좋은 관계가 성립될 수 있다.

태도와 마음가짐

자세

이것은 마사지를 수행할 때 중요한 요소이다. 마사지를 하는 내내 당신의 등은 편안하지만, 똑바로 서 있어야 한다. 서 있는 자세에서는 무릎을 구부리고 엉덩이를 넣어야 등이 골반과 수직을 이루게 된다. 가장 많이 힘을 받는 곳은 대퇴부가 되도록 한다. 관리가 끝난 후에는 대퇴부에 마사지를 하여 피로를 풀어주어야 한다. 나쁜 자세는 당신을 피곤하게 한다. 처음에 좋은 자세를 잡도록 유의하면, 나중에는 자동적으로 그렇게 된다. 당신의 마음가짐은 고요해야 한다. 마사지를 수행할 때는 고객에게 맞추도록 한다. 눈을 감고 있으면 도움이 될 것이다. 마사지는 우리의 내부에서 일어나는 일을 더 잘 알 수 있게 하는 훌륭한 도구이다.

초기 상담

상담은 관리에서 매우 중요한 부분이다. 서두르지 말고 충분한 시간을 가지고 상담에 임해야 한다. 초기 상담에는 자세한 정보가 필요하며, 이것은 관리 카드에 정확하게 기록되어야 한다. 관리사는 이전 치료의 결과와 효과를 기록해야 하며, 혹시 변경이 필요하거나, 차후의 조치가 필요한 지를 알아내어야 한다.

- 고객은 편안히 앉고 관리사는 나란히 앉거나 마주보고 앉는다.
- 관리사가 해야할 사항:

- 고객과의 신뢰를 확립한다.
- 상호 신뢰를 구축하고 고객의 신임을 얻는다.
- 금기사항을 확인한다.
- 특정 요구를 이해하고, 관리의 효과를 이해한다.
- 고객에게 관리에 대해 충분히 설명한다.
- 관리 계획에 대한 동의를 얻는다.
- 고객이 가질 수 있는 질문에 대답한다.

- 기밀성이 가장 중요하다.
- 관리사는 간혹 GP가 의뢰하는 고객을 받을 수도 있다. 이것은 의뢰로 분류해야 한다. 의료 기록 카드와 세부사항은 엄격히 기밀로 취급 해야 한다.

개인 위생

이 치료를 실행하기 전에, 관리사는 직업의식과 위생에 대한 높은 기준을 고려하면서 아래와 같이 스스로를 준비시켜야 한다.

고려할 사항은 아래와 같다:

- 탁한 땀 냄새를 제거하기 위해 매일 목욕하거나 샤워한다.
- 땀 억제제를 사용한다.
- 머리를 깨끗이 유지한다./머리카락이 얼굴을 가리지 않게 뒤로 묶는다.
- 손톱을 짧게 하고 매니큐어를 잘 바른다; 매니큐어가 벗겨지지 않도록 한다.
- 손을 잘 관리하여 부드럽고 따뜻하게 한다.
- 손이나 팔에는 장신구를 하지 않는다.
- 속옷과 스타킹은 매일 갈아 입는다.
- 유니폼은 깨끗하게 세탁한다.
- 발을 잘 관리하며 편안한 신발을 신어야 한다.
- 감기나 감염성 질환을 앓고 있는 관리사는 고객을 치료할 수 없다.
- 관리사는 치료 전과 후에 손을 닦아야 한다.

인도 헤드 마사지의 장점

- 눈의 피로를 완화시킨다.
- 부비강염을 완화시킨다.
- 피부, 근육 그리고 뼈에 산소와 영양 공급을 증가시킨다.
- 세포의 활동을 개선한다.
- 정신적 피로를 완화한다.
- 긴장과 피로를 완화한다.
- 불면증 완화를 돕는다.
- 이명 현상을 완화시킨다.
- 감정적 불균형을 진정시킨다.
- 에너지 레벨의 균형을 이룬다.
- 집중력을 향상시킨다.

- 의기소침과 근심을 완화시킨다.

인도 헤드 마사지의 금기사항:

- 목손상
- 머리 손상
- 피부장애/피부질환
- 베인 상처, 타박상과 찰과상
- 최근의 수술이나 골절
- 당뇨병
- 간질
- 고혈압과 저혈압
- 편두통
- 혈전증이나 색전증이 있는 병력
- 경련 상태
- 신경계의 기능장애
- 손가락에 나타나는 핀이나 바늘로 찌르는 듯한 느낌/둔감

인도 헤드 마사지

마사지 기법의 분류

에플루라지(effleurage)

가볍게 쓰다듬는 기법으로 강한 마사지를 받을 수 있도록 조직을 준비시키는 단계의 기법이다. 에플루라지는 마사지 순서에서 다른 기법으로 연결시키는데 사용된다.

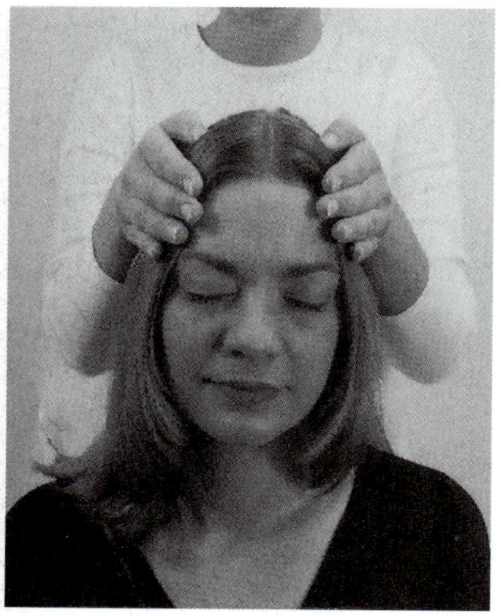

에플루라지

페트리사지(petrissage)

손바닥 전체나 손가락 끝으로 압박하는 기법이다. 문지르기, 손가락으로 누르기, 굴리기, 꼬집기 등 모두가 페트리사지에 속한다.

경타법(tapotement)

피부를 압박하지 않고, 가볍고 활발하게 적용되는 타진 움직임으로 혈류의 흐름을 좋게 하고

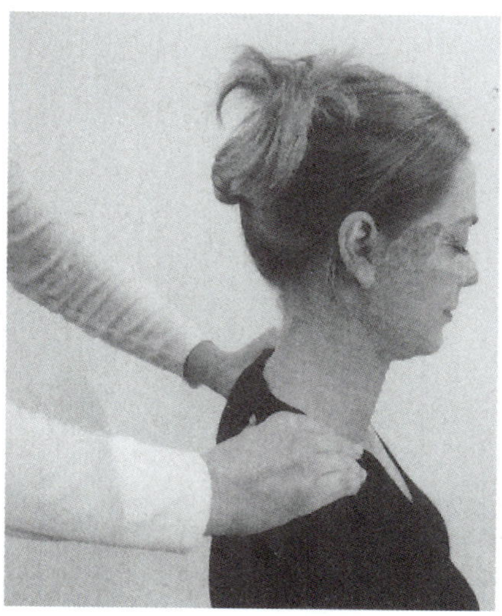

페트리사지

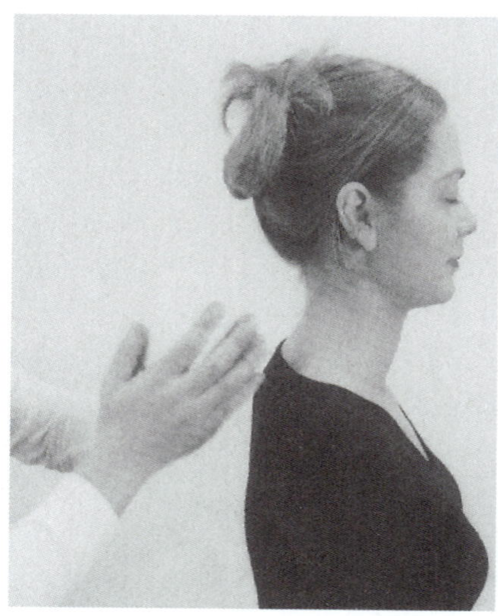

경타법

피부의 노폐물을 제거한다.

진동법(vibrations)

이 기법은 신경이 지나가는 통로나 신경의 중심에 적용된다. 손가락이나 엄지를 이용하여, 피부에 자극을 주지 않고 피부를 흔드는 방법이다.

마찰법(frictions)

이 기법은 등의 승모근을 따라 긴장을 이완하기 위해, 림프 흐름을 자극하기 위해, 피부 박리를 돕기 위해 사용된다. 엄지나 손가락을 이용해 작지만, 강한 원을 그리는 기법이다.

집기(pinches)

양손을 이용해 피부를 가볍게 접촉한 후, 시지 사이의 살 부위를 압착하면서 집은 후, 다시 놓는다. 이것을 빠르게 적용하면, 근육이 긴장되고 자극되는 원기 회복의 효과를 가질 것이다.

지압법(pressures)

손가락이나 엄지를 이용해, 신경 통로나 림프 고리 위를 가볍게 압박한다. 이 기법은 압박과 이완으로 이루어지며, 일시적인 순환 차단을 이용한 순환의 증진 기법이다.

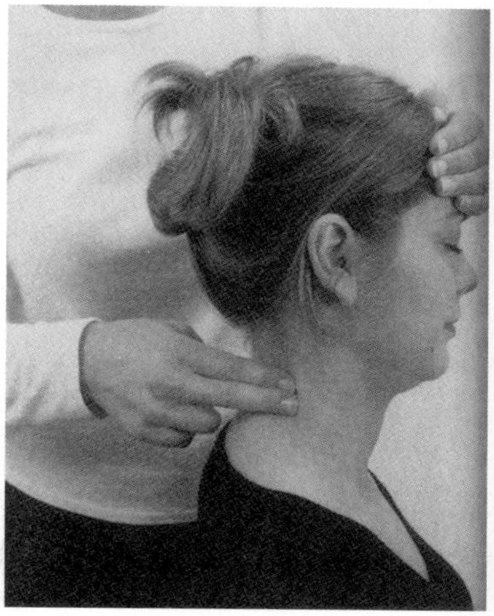

진동법

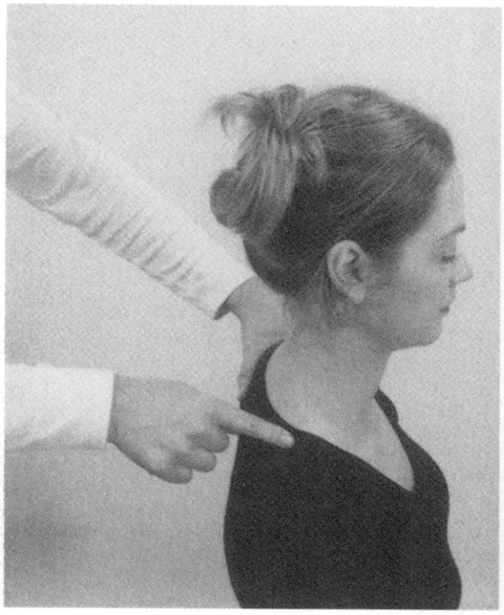

마찰법

모발의 결

모발의 결이란 두꺼운 정도와 모발의 느낌을 의미한다.

- 모발 직경: 굵은 직경, 중간 직경, 가는 직경. 굵은 모발이 가장 큰 직경을 가졌고, 가늘거나 울 같은 모발이 가장 작은 직경을 갖졌다.
- 모발의 느낌: 빳빳한 느낌, 부드러운 느낌, 실크 같은 느낌, 또는 울(양털) 같은 느낌

고객의 모발결은 모발이 건성이든, 지성이든, 회색이든, 염색되었던, 탈색되었던, 그리고 곱슬의 정도에 따라 좌우된다. 고객을 주의 깊게 관찰하고 질문하는 것이 모발의 특성을 발견하는데 도움을 준다.

- 굵은 모발결: 가장 굵거나 가장 큰 직경을 가지고 있다.
- 중간크기의 모발결: 평균 직경의 모발
- 가는 모발결: 치료할 때 특별한 관리가 요구된다. 대개 2층으로만 되어 있다: 표피(cuticle)와 피질(cortex).
- 굵기에 관계없이 빳빳한 모발은 비늘모양처럼 겹쳐져 있기 때문에 딱딱한 유리같은 끝단을 가지고 있다. 이런 종류의 모발은 치료나 화학물질의 투과가 잘 안된다.

두피 유연성

고객의 두피 상태는

- 정상
- 유연함
- 타이트함

모발과 두피의 과학적 분석은 아래 사항을 다루어야 한다:

- 모발의 형태(곱슬형, 반곱슬형, 직모형)
- 모발의 길이(길다, 중간, 짧다)
- 모발의 결(직경 : 굵고, 중간, 가는, 느낌: 울(양털)같거나, 빳빳하거나, 부드럽거나, 실크같은 느낌)
- 모발의 탄성(정상 또는 부족)
- 모발의 음영(정상, 바랬거나, 줄무늬가 있거나, 회색이 있거나)
- 모발의 상태(정상, 취성, 건성 또는 지성)
- 두피의 상태(정상, 유연함 또는 타이트함)

두피 관리

두피 관리의 목적은 모발의 건강과 미용을 촉진하고, 또 혈액순환을 향상시키는데 있다. 혈액순환으로 인해 두피와 모발이 자연스럽게 영양공급을 받는다. 두피 마사지는 혈액순환을 증진시키고, 신경을 진정시킨다. 또 이것은 내분비선의 활동을 증가시켜, 두피가 보다 유연해지도록 만들 뿐만 아니라, 모발의 성장과 건강을 촉진시킨다. 삼푸 만으로는 모발을 깨끗하게 만들 수 있지만, 모발이 건조해지고 쉽게 손상되는 것을 막지 못한다. 두피 마사지는 지속적으로 일정하게 적용되어야 한다. 이 기법은 자극효과 뿐만 아니라, 고객을 진정시키는 효과를 가질 것이다.

인도 헤드 마사지에 사용될 수 있는 아로마테라피 오일

기분을 상승시키는 오일

누구든지 불편한 감정 때문에 당황하는 경우가 있다. 기분을 상승시키는 오일은 다양한 에센셜 오일을 혼합한 것으로 기분이 나쁘거나 슬플 때 즉각적으로 효과를 얻을 수 있으며, 또는 좋은 기분을 한층 더 높일 수 있다. 냉각 진정 오일은 활활 타오르는 감정을 진정시킨다. 따뜻한 진정 오일은 패닉 발작을 진정시킨다. 자극 오일은 영혼을 고양시킨다. 이러한 오일들은 아유르베딕 치료에 사용될 수 있는 것으로 에센셜 오일이라고 불린다.

진정과 따뜻하게 하기 (근심을 완화시킨다.)	네롤리와 레몬 3방울 자스민과 샌달우드 2방울 바닐라 1방울과 호호바 오일 1온스 혼합
진정과 냉각 (분노를 완화시킨다.)	샌달우드와 베티버 5방울 자스민 1방울과 호호바 오일 1온스 혼합
자극 (의기소침을 완화시킨다.)	버가못 4방울, 그리고 라벤더와 바질 3방울 호호바 오일 1온스 혼합
진정 (불면을 완화시킨다.)	로즈 6방울, 그리고 자스민과 카모마일 2방울 호호바 오일 1온스 혼합
기 (강화, 두려움을 완화시킨다.)	패츌리 4방울, 그리고 샌달우드와 카다몬 2방울 호호바 오일 1온스 혼합

요점

자격 있는 아로마테라피스트만이 인도 헤드 마사지를 위해 오일을 혼합할 수 있다.

관리실과 관리 준비 – 청결하고 정돈된 관리실

- 고객을 맞이할 때는 고객이 즉시 편안함을 느낄 수 있게 하는 것이 중요하다.
- 고객이 신경질적이거나 불안해할 수도 있다. 고객을 진정시키고 확신을 주는데 시간을 할애해야 할 수도 있다.
- 고객이 편안하게 앉도록 한다.
- 고객과 상담한다 — 이름, 주소, 의료 기록, 금기사항 등.
- 고객에게 장신구를 풀도록 부탁하고 고객이 볼 수 있는 곳에 둔다.
- 관리실은 편안하고, 어떠한 외부 방해도 받지 않도록 한다.
- 관리하는 동안 부드러운 이완 음악을 틀 수도 있다.
- 관리실은 따뜻하고 편안하며 조용하도록 한다. 조명은 너무 밝지 않게 한다.
- 오일을 사용하여 마사지를 한다면, 고객은 상의를 벗어야 한다. 여성 고객은 브라를 착용해도 된다.
- 고객의 피부가 붉어지기 전에 오일을 제거한다.
- 적절하게 환기를 시킨다.
- 관리실의 색상은 차분해야 한다.

고객을 위한 관리 후 재택 관리 조언

- 고객은 관리 후 24시간 동안 차, 커피, 알코올 그리고 쵸콜렛 섭취를 피해야 한다. 물과 항이뇨성의 허브차를 마시도록 한다.
- 가벼운 식사를 한다.
- 긴장을 풀고 휴식을 취하도록 한다.

관리 후 관리

- 관리 후 몇 분간 고객은 반드시 휴식을 취해야 한다.
- 고객에게 물 한잔을 공급한다.
- 고객은 자신의 문제를 이야기하고 해결하고 싶어할 수도 있다.
- 경청하며 미소짓는다.
- 당신이 확실히 알고 있는 분야가 아니면, 조언을 하지 않는다.
- 관리 위기에 대해 고객에게 설명한다.

관리의 위험한 고비

이것은 인도 헤드 마사지에 대한 부작용이라고도 알려져 있는데, 관리 중이거나 그 후에 나타날 수 있다. 간단히 말해서 이것은 관리를 받은 사람이 치료로 인하여 더 나아지기 전에 더 악화되는 것을 느낄 수 있다는 것인데, 그 이유는 관리의 영향으로 챠크라가 균형을 찾고, 독소가 배출되기 때문이다. 다음과 같은 증상이 있다:

- 통증 또는 근육통
- 약한 두통
- 피로
- 고양된 감정 상태 – 눈물

관리 순서

- 고객을 준비시킨다.
- 손을 닦는다.
- 기 – 고객과 함께 호흡을 맞춘다.

어깨 마사지

1. 두 손을 고객의 머리 양 옆에 각각 댄 후, 마음을 편히 하면서 고객이 당신의 손길에 익숙해지도록 기다린다.
2. 두 손을 고객의 어깨로 내리면서 미끄러뜨리고, 목의 양 옆에서부터 어깨를 거쳐 등으로 6회 에플루라지한다.
3. 고객의 옆으로 선다. 한 손은 고객의 이마에 두고, 다른 한 손은 후두골 아래에 둔다. 천천히 고객의 머리를 앞 뒤로 움직인다(흔든다). 고객이 편안해 하지 않으면, 깊은 숨을 3번 쉬도록 부탁한다.
4. 고객으로부터 약간 떨어져서 무릎을 구부리고 선다. 두 손을 고객의 어깨에 둔다. 엄지를 이용하여, 척추의 양 옆에서 시작하여 견갑골 주위를 둥글게 원을 그리듯이 엄지를 움직이며 경추까지 올라간다; 이것을 3회 반복한다.
5. 당신의 엄지를 고객의 승모근 중앙에 놓고 검지, 중지, 약지는 쇄골에 놓는다. 엄지를 앞의 세 손가락을 향해 6회 미끄러뜨려 올린다. 압은 약하게 시작하여 점점 깊게 실시한다.
6. 5번을 역으로 실시한다. 승모근을 집어 올리면서 앞의 세 손가락을 엄지 쪽으로 미끄러뜨린다. 이것을 6회 반복한다.
7. 엄지의 무지구를 이용하고 다른 손가락들을 붙인다. 척추의 양 옆과 어깨의 꼭대기에 대해 마찰법을 실시한다.
8. 고객의 뒤에 선다. 한 쪽 발을 다른 한 쪽 보다 앞에 둔다. 한 손을 고객의 왼 어깨에 둔다. 오른 손의 첫 번째와 두 번째 손가락 마디를 이용하여 2.5 cm(1인치) 간격을 두고, 척추를 따라 등의 중간 부위까지 척추 양옆을 눌러준다. 이것을 2회 반복한다.
9. 양 손을 어깨에 둔다; 스위핑하여 이두근, 삼두근 그리고 삼각근과 승모근에 깊이 문지르기를 실시한다; 이것을 3회 반복한다.
10. 양 손의 무지구를 이용하여, 교대로 어깨에 해킹(경타법)을 실시한다; 2회 반복한다.
11. 당신의 팔을 이용하여, 고객의 어깨를 지나 팔을 거쳐 삼각근으로 굴리는 동작을 실시한다; 3회 반복한다(아이어닝).
12. 양 손의 엄지와 검지를 이용한다; 어깨 바깥쪽에서 시작하여 중앙을 향해 실시한다. 승모근을 잡아서 안팎으로 꼬집는다. 2회 반복한다.
13. 아이언 다운. 에플루라지로 어깨 마사지를 마친다. 두 손을 고객의 어깨에 놓고 아래로 미끄러뜨린다. 목의 양 옆에서 시작하여 어깨를 거쳐 에플루라지를 실시한다. 6회 반복한다.

상완 마사지

14. 당신 양 손의 무지구 근육을 이용하여, 세 번 연속으로 상완이두근/상완삼두근을 따라 아래쪽으로 미끄러지듯이 관리한다. 2번씩 반복한다.

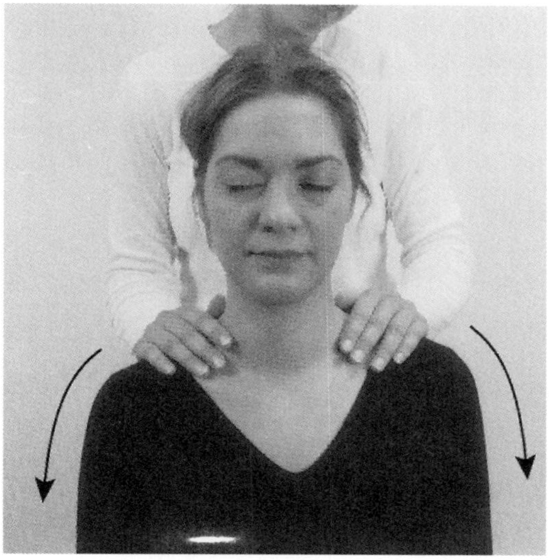

아이언 다운

15. 고객의 팔을 굽혀 고객의 무릎 위에 올려 놓고, 마찰법으로 팔꿈치 주위를 마사지 한다. 6번 실시한다.
16. 각 손의 엄지와 손가락을 이용해 어깨에서부터 짜내고 잡아 당기면서(squeeze and pluck), 팔꿈치까지 내려간다. 이런 동작을 팔 아래 부위에 반복하고, 반대 방향으로 2번 반복한다.
17. 고객의 뒤에 서서, 고객을 팔을 굽힌 후, 팔꿈치를 잡음으로써 팔을 지지한다. 그리고 고객에게 이완하도록 주문하면서, 팔을 위 아래로 올렸다 내렸다 한다. 3번 반복한다.
18. 고객을 마주 보고 서서 고객의 오른 팔을 위로 들어올리고, 당신의 왼 손으로 고객의 오른 어깨를 지지한다. 그런 다음 당신의 왼손을 이용해 고객의 오른 어깨를 천천히 시계방향으로 돌린 후, 다시 반시계방향을 돌린다. 반대측 팔로 똑같이 수행한다.
19. 고객을 마주 보고 서서, 고객의 오른팔을 잡고 손목에서부터 어깨 쪽으로 에플루라지를 6번 실시한다. 그런 다음, 왼쪽 팔도 동일하게 적용한다.

목 마사지

20. 고객의 이마에 당신의 왼손을 대고 고객의 머리를 지지한다. 손가락과 엄지로 목 뒤를 잡고, 후두골의 기저부까지 목을 따라 위쪽으로 작은 원형의 유연법을 실시한다. 3번 반복한다.
21. 고객의 뒤에 서서, 고객의 어깨 위에 당신의 팔꿈치를 대고, 당신의 손바닥 안으로 고객의 머리를 천천히 굴린다. 손바닥을 펴고 엄지를 이용하여, 귀밑 부위에서 승모근까지 목 뒤를 가로질러 미끄러뜨린다. 반대 측도 동일한 방법으로 반복한다.
22. 고객의 머리를 지지하기 위해 한 손을 고객의 이마에 댄다. 반대 손으로 목뒤를 잡고, 위쪽으로 미끄러뜨리고, 잡고 당기기를 3회 실시한다. 이런 절차를 3번 반복한다.
23. 양 손을 고객 목의 측면에 놓는다. 목의 기저부인 흉추에서부터 후두골까지 압을 적용한다. 그리고 후두골을 따라 귀밑까지 적용한다. 다시 목 아래쪽으로 미끄러뜨린다. 3번 실시한다.
24. 고객의 머리를 지지한 채, 반대측 손바닥으로 후두골까지 큰 원형을 그리면서 마사지한다. 그리고 손가락을 들어, 모발을 가볍게 당기기면서 모발 위를 미끄러뜨린다. 2번 반복한다.
25. 고객의 어깨를 지지한 채, 당신의 전완을 이용해 고객의 어깨를 약간 아래로 민다. 이것은 목

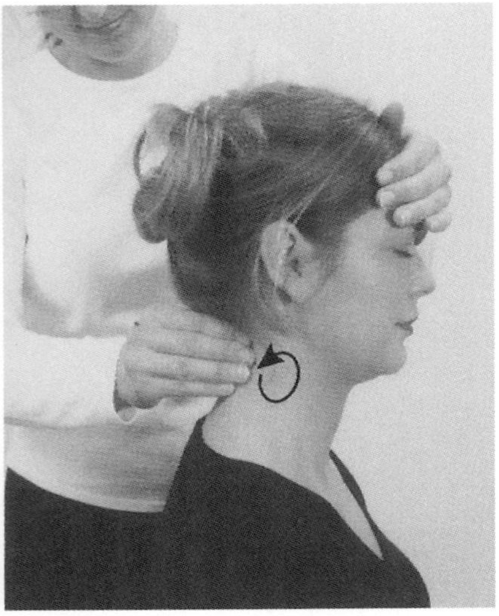

엄지와 손가락으로 목의 양 옆에 원을 그린다.

근육들을 신장하는 기법이다. 목의 반대측도 동일한 방법으로 적용한다.

26. 고객의 옆에 서서, 왼손으로 고객의 머리를 지지하고, 오른손의 손가락과 엄지를 이용해 목 뒤를 천천히 강한 에플루라지한다. 3번 반복한다.

두피 마사지

27. 고객의 뒤에 서서, 양 손의 손가락끝으로 두피 전체를 작은 원을 그리면서 시작한다(페트리사지)
28. 당신의 왼 손을 고객의 턱을 감싼 후, 오른 손을 두개골 기저부에 대고, 부드럽게 원을 그린다. 손을 바꾸어 동일하게 적용해 본다. 4회 반복한다.
29. 머리의 양옆에 손가락 끝을 대고, 양 손의 손가락이 머리 꼭대기에서 만날 때까지 손가락 끝이 펴지듯이 상방향으로 견고하게 미끄러뜨린다. 4회 반복한다.
30. 미끄러뜨리는 것을 빼고는 29번과 똑같이, 두피를 2.5 cm(1인치)로 회전하면서 이동한다. 4회 반복한다.
31. 양 손의 손가락을 고객의 머리선에 대고, 1분 동안 머리선 주위를 들고 회전하면서 마사지한다.
32. 왼 손을 고객의 이마에 댄다. 오른 손의 손꿈치로 원을 그리면서 오른 쪽 귀에서 왼쪽 귀쪽으로 후두골을 따라 마사지한다.
33. 왼 손으로 고객의 머리 뒤를 잡고 지지한다. 그리고 오른 손의 엄지와 손가락을 벌려 고객의 이마에 댄다. 손을 천천히 그리고 견고하게 두피의 꼭대기로 미끄러뜨린다. 4회 반복한다.
34. 두피를 양 손의 손바닥으로 견고하게 누른다. 원을 그리면서 두피를 들어올린다. 첫번째는 양손을 귀 위에 대고 두피를 움직이고, 두 번째는 양 손을 머리의 앞쪽에 대고 두피를 움직이고, 세 번째는 머리 뒤쪽에 대고 두피를 움직인다(들어올리기, 페트리사지).
35. 20초 동안 두피 전체를 양 손의 척골연으로 부드러운 해킹을 하거나, 혹은 손가락끝으로 두드린다.
36. 고객의 왼 편에 서서 왼 손을 고객의 이마에 댄다. 오른 손으로 목의 기저부에서부터 경추에 이를 때까지 견갑골을 가로질러 고객의 어깨와 등을 지나가면서 원형으로 마사지한다. 반대측도 동일한 방법으로 실시한다.

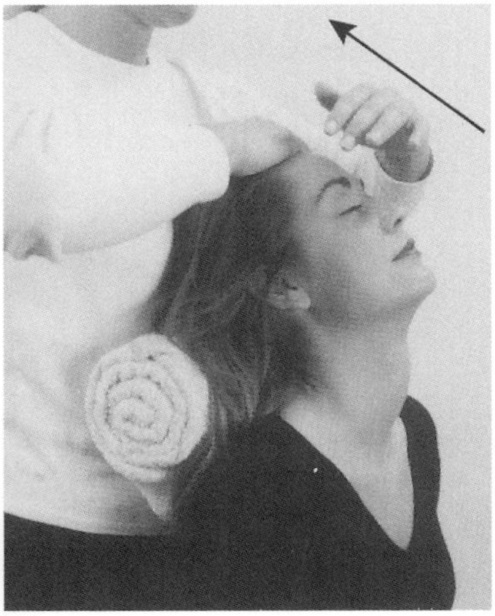

이마에 대한 에플루라지

얼굴마사지

37. 고객 뒤에 서서 고객의 머리를 지지하고, 얼굴 쪽에서 귀 쪽으로 부드럽게 모발을 문질러 준다. 고객이 이완을 느낄 때까지 손가락을 펴서 이마를 문질러 준다.
38. 눈썹 바로 위의 이마 가운데에 양 손의 엄지를 놓고, 나머지 손가락은 머리 측면에 놓는다. 천천히 그리고 강하게 엄지를 이마의 맨 위까지 미끄러뜨린다. 그리고 눈 주위는 원을 그린다. 이런 동작을 4번 반복한다.
39. 양손의 엄지를 이용하여 코의 양옆을 아래로 문질러 준다. 이때 코 통로를 막지 않아야 한다. 4번 반복한다.
40. 양손의 엄지를 콧잔등(bridge of nose)의 양쪽 측면에 댄다. 눈 아래에서 하방과 바깥측으로 미끄러 지듯이 관리한 후, 뺨 전체를 관리한다. 손가락이 귀에 도달할 때, 엄지와 2~3번째 손가락을 이용해 마사지를 한다. 귀를 부드럽게 신장하고 이완시킨다. 이것은 광대뼈의 울혈

을 완화한다.

41. 당신의 손가락을 고객의 턱 아래에 놓고, 귀에 도달할 때까지 하악골을 따라 압박을 가한다. 4회 반복한다.
42. 당신의 손가락을 고객의 턱 아래에 놓고, 하악골을 따라 압박을 가한다. 당신이 관자놀이에 도달할 때까지 얼굴의 윤곽 주위를 마사지한다. 눈의 안쪽 꼬리에서부터 콧잔등을 타고 이마까지 마사지한 후, 이마를 지나 두피 1인치 안까지 마사지한다. 4회 반복한다.
43. 손가락끝을 이용하여, 이마의 꼭대기로부터 두개골 기저부까지 느리지만, 강한 원형 마찰법으로 머리선을 마사지한다.
44. 인도 헤드 마사지를 마무리한다. 고객의 뒤에 서서, 당신의 가슴으로 고객의 머리를 지지하고, 남아있는 긴장을 이완하기 위해 뿌리(root)에서 끝(tip)까지 모발을 부드럽게 문지른다. 점차적으로 당신의 손을 고객의 관자놀이에 두고, 가벼운 압을 적용함으로써 마사지를 마무리한다.

실습 사항

신체 상태와 연령층이 다른 고객(남성과 여성)들을 선택한 후, 4종류의 인도 헤드 마사지를 수행한다. 마사지 전후의 신체적 정신적 상태를 기록하고, 윤활제 선택과 마사지 계획도 기록한다.

자가-검진

1. 인도 헤드 마사지의 역사를 간단하게 기술한다.
2. 3가지의 아유르베다 원리를 말하고 설명해 본다.
3. 7가지 중요 챠크라와 그들의 색깔을 말하고 설명해 본다.
4. 3가지 고위 챠크라를 열거해 본다.
5. 인도 헤드 마사지가 왜 적용되어야 하는지에 대한 3가지 이유를 제공한다.

주요용어

당신은 이 단어와 문구의 뜻을 이해해야 한다. 뜻을 알아내려면 이 장을 복습하시오.

아우라(aura)
아유르베다(ayurveda)
챠크라(chakras)
금기사항
기(grounding)
관리의 위험한 고비
전인적 접근

제 3 장

아로마테라피

본 장을 공부하면, 다음 사항을 할 수 있게 될 것이다:

- 에센셜 오일을 정의할 수 있을 것이다.
- 에센셜 오일의 특성을 결정하는 요소들을 개괄적으로 알 수 있을 것이다.
- 에센셜 오일의 주요 화학물 카테고리의 효과를 설명할 수 있을 것이다.
- 선택된 많은 에센셜 오일의 주요 특성을 설명할 수 있을 것이다.
- 많은 캐리어 오일(carrier oils)의 특성을 설명할 수 있을 것이다.
- 마사지를 위해 캐리어 오일과 에센셜 오일의 양을 선택할 수 있을 것이다.
- 아로마테라피 마사지에 대한 상담을 수행할 수 있을 것이다.
- 아로마테라피 마사지에 대한 계획을 준비할 수 있을 것이다.
- 아로마테라피 마사지에 대한 혼합용 오일을 선택할 수 있을 것이다.
- 아로마테라피 마사지를 하기 위해 고객을 준비시킬 수 있을 것이다.
- 신체 마사지의 원리를 아로마테라피 마사지에 적용할 수 있을 것이다.
- 시아추 압박(shiatsu pressure)의 기본 원리를 개괄적으로 설명할 수 있을 것이다.
- 3가지 기본 원리를 신체 마사지에 적용할 수 있을 것이다.
- 3가지 기본 원리를 얼굴마사지와 두피마사지에 적용할 수 있을 것이다.
- 3가지 기본 원리를 선택된 신체 부위의 마사지에 적용할 수 있을 것이다.
- 아로마테라피를 받은 고객에게 가정에서 할 수 있는 것들을 제공해 줄 수 있을 것이다.
- 에센셜 오일을 사용하는 다른 관리적 방법들을 기술할 수 있을 것이다.
- 의료시설에서 아로마테라피가 어떻게 적용되고 있는 지를 인식시켜 줄 것이다.

아로마테라피는 정유(essential oil, 에센셜 오일)(순수하고 휘발성이 있는 향기로운 식물성 제품)을 사용하는 관리에 붙여진 이름이다. 전인적 관리와 대체의학으로 성장되었던 관리법들에는 큰 흥밋거리가 존재해 왔다. 아로마테라피스트가 되고자 하는 모든 사람에게 많은 교재와 교육과정이 제공되고 있다: 피부 관리사, 마사지시술자, 그리고 간호사, 작업치료사, 물리치료사와 같은 의료전문가들이 아로마테라피스트로 참여하고 있다. 아로마테라피스트는 다양하고 깊이있는 정보를 갖고 있다. 즉, 오일에 대한 제한된 지식만을 가진 사람들도 스스로를 아로마테라피스트라고 부르고 있는 한편, 수년 동안 공부하고 관리에 종사해 왔던 사람들도 존재한다. 많은 사람들이 아로마테라피의 장점을 알고 있기 때문에, 훈련기준도 올라가게 될 것이고, 실제 관리를 수행하는데 요구되는 자격도 크게 올라가게 될 것이다.

본 장은 초심자를 위한 시작 단계와 미래의 발전을 위한 기초를 제공하는데 의의를 둔다. 다른 공부와 마찬가지로, 학습은 어떻게든 시작되어야 하지만, 결코 중단되어서는 안 된다. 아로마테라피는 당신이 배우면 배울수록, 더욱 매력적이다.

피부 흡수

많은 화학물질이 피부에 얼마나 침투하는 지를 결정하는데 많은 요인이 있지만, 이들 중 몇 가지만 언급하고자 한다:

- 적용된 화합물의 양과 농도
- 화학물이 피부와 접촉하는 시간
- 피부의 온도와 수분함량
- 화학물이 적용되는 피부 안의 모낭과 땀샘의 농도
- 피부 손상의 유무

위의 모든 요소들은 아로마테라피 오일과 같은 물질의 흡수에 영향을 주는 것 같다.

비록 에센셜 오일의 흡수에 대한 정보가 거의 없지만, 향기 화학물의 피부 침투에 대한 연구들은 많이 있다. 연구에 따르면, 손바닥이나 발바닥의 두꺼운 피부보다, 얼굴이나 눈꺼풀과 같은 얇은 피부가 더 잘 흡수됨을 알 수 있다. 아동의 피부는 성인의 피부 보다 훨씬 잘 침투한다.

피부에 의한 화학물의 흡수 수준을 결정하는 2가지 주요 요소로는 적용된 용량와 적용된 부위의 크기이다. 옷가지나 타월로 피부를 덮는 것과 마찬가지로, 마사지와 열도 흡수를 좋게 한다.

알레르기

피부는 적용된 물질에 의해 알레르기 반응을 일으킬 수 있다. 피부 세포의 반응으로 히스타민이 방출되며, 이로 인해 조직에서 홍반, 열감 및 부종이 일어나게 된다. 물질과의 첫 번째 접촉으로 조직이 예민해졌다면, 나중의 접촉에 의해서는 더 심하고 일반적인 반응이 일어날 수 있다. 일단 사람이 그 물질에 예민해지면, 그 물질과의 접촉을 피하는 것이 필요하다.

유용한 정보

- 피부에 적용되고 있는 제품의 어떤 물질에라도 알러지 반응이 있는지를 고객에게 항상 물어야 한다. 만약 의심스럽다면, 패치검사(patch test)를 수행한다. 피부에 그 물질을 적용하고, 24시간 후에 어떤 반응이 나타나는지를 체크한다.
- 식물성 에센셜 오일을 함유하는 아로마테라피 제품은 순수하고 자연적이기 때문에 대개 안전한 것으로 알려져 있다. 그러나 그들이 효능있고, 농축된 천연성 화학물이지만 독성을 가질 수 있다. 예를 들면, 박하류 식물에서 추출된 오일은 간 독소(liver toxin)를 함유하고 있고, 계피껍질에서 추출한 오일은 피부 알레르기 반응을 일으킬 수 있다. 각각의 오일에 대한 금기사항은 피부에 적용하기 전에 체크되어야 한다.
- 에센셜 오일을 적용하는 가장 일반적인 방법은 마사지이다. 마사지는 혈액 흐름을 좋게 할 뿐만 아니라, 오일 성분이 피부에 잘 흡수되도록 한다.

광과민성

특정 화학물질은 평상시 햇볕에 노출되었을 때 보다 피부에 더 강한 반응을 일으킬 수 있다.

향료제조와 아로마테라피에 사용된 것 중 가장 잘 알려진 것은 버가못(bergamot oil) 오일이다. 짧은 시간 동안 자외선에 노출되어도 피부가 타거나 발진이 생길 수 있다. 인공광이나 자연광에 노출되기 전에, 감광제를 함유한 어떤 제품도 피부에 적용되어서는 안된다.

에센셜 오일이 신체 상태와 정신 상태에 좋은 것으로 알려져 있기 때문에, 의사들이 아로마테라피를 의학의 한 형태로 끌어들이려는 경향이 있다. 만약 그렇게 된다면, 피부관리사나 의학적 훈련을 받지 않는 사람들은 에센셜 오일을 사용할 수 없을 것이다. 아로마테라피는 좋은 건강 상태를 유지하고 삶의 질을 향상시키기 위해 에센셜 오일을 사용하고 있다. 의학적 문제를 가진 고객은 반드시 의사에게 의뢰되어야 한다.

에센셜 오일

에센셜 오일은 식물의 여러 부위(잎, 꽃잎, 열매, 잔가지 등)에서 매우 낮은 농도로 존재하는 향기 물질이다. 에센셜 오일이 식물로부터 추출되어 에센셜 오일로서 병에 담겨지면, 100%의 농도가 된다. 아로마테라피스트 뿐만 아니라, 일반 대중들도 이런 형태의 순수오일을 쉽게 구입할 수 있다. 그리고 안전한 사용을 위해 항상 적절히 희석시켜 사용해야 한다.

추출

여러 가지 방법을 통해 식물로부터 오일을 추출한다.

압착법(expression)

과일의 껍질 외층에 함유된 감귤계 오일(citrus oils)과 같은 몇몇 에센셜 오일은 손으로 짜낼 수 있으나 오늘날 주로 기계에 의해서 짜내어 얻을 수 있다(예 레몬, 오렌지, 버가못 등).

증류(distillation)

어떤 에센셜 오일은 증류 방식을 통해 얻을 수 있다. 물이나 증기 속에서 식물 부위들을 가열

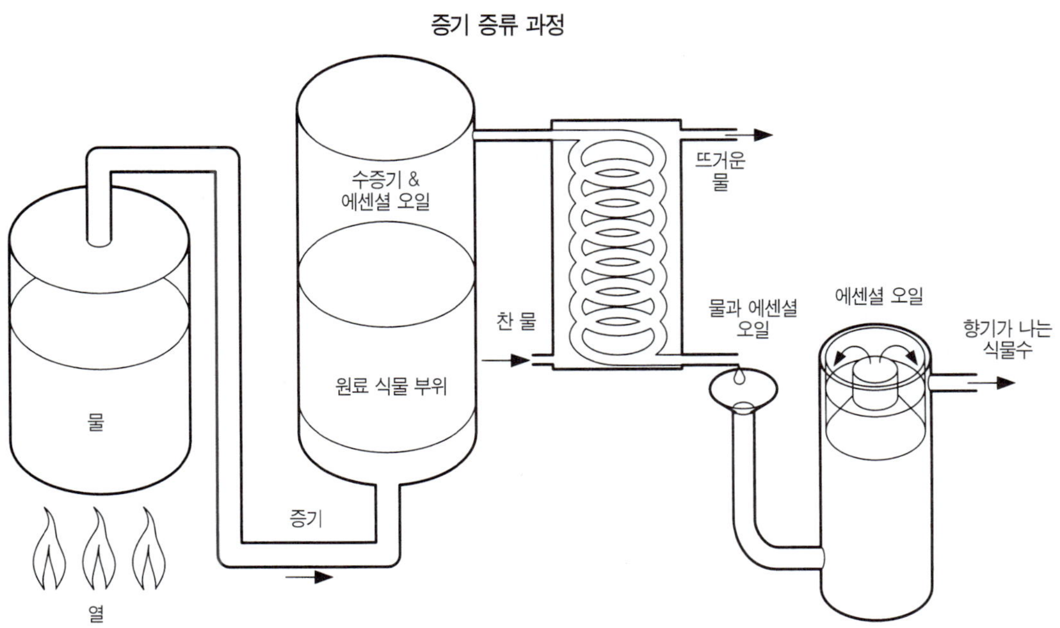

에센셜 오일의 증류

시킨 후, 에센셜 오일과 물이 섞여 있는 액체를 생산하기 위해 방출된 증기를 냉각시킨다. 부산물로써 물을 남겨 놓기 위해, 에센셜 오일을 쉽게 분리하여 빼낼 수 있다.

용매 추출법(solvent extraction)

용매 추출법은 몇몇 꽃으로부터 오일을 얻기 위해 사용되는 방법이다. 순수오일을 분해하기 위해 탄화수소에 식물을 담가 놓는다. 용액은 "콘크리트"로 알려진 반고체 형태 물질과 오일의 혼합물을 남겨 두고 증류된다. 반고체 형태 물질(wax)은 알콜에서 분리되고, 알콜은 '앱솔루트(absolute)'를 남겨 놓고 증발될 수 있다. 앱솔루트(absolute)가 에센셜 오일보다 일반적으로 더 두껍고 점성이 강하다는 점에서 다르다. 즉, 그들은 아로마테라피에서 보다는 향기제조에서 더 많이 사용된다.

더욱 최근에는 성공적으로 에센셜 오일을 추출하는 용매로서 이산화 탄소가 사용되고 있다. 고압에서 '초임계'라고 알려진 상태의 이산화 탄소를 사용하면, 오일을 오염시키지 않는 아주 효율적인 용매가 될 수 있다. 이 방법을 사용하려면 크고 값이 비싼 기구가 필요하지만, 이 방법에 의해 추출되어 상업화된 에센셜 오일의 수는 점점 증가하고 있다.

냉침법(enfleurage)

냉침법은 오늘날 로즈나 자스민과 같은 매우 비싼 몇몇 오일을 추출하는데만 사용되는 전통적인 방법 중의 하나이다. 에센스를 흡수하는 지방이나 기름에 식물의 꽃잎을 뿌려 놓은 다음, 용매를 이용하여 지방과 분리하는 것이다. 그러나 오늘날 로즈와 자스민은 좀 더 상법적인 용매나, 증류 방법을 통해서 추출되는 경우가 대부분이다.

품질

기억할 사항

일단 오일을 구입하면 유리병에 넣어 빛을 피하여 어두운 곳에 보관하여야 한다. 안전상의 이유로 오일이 들어있는 병은 위로 열려서는 안 되며 병의 목에 오일 방울이 나올 수 있는 곳이 있어야 하며, 어린이의 손이 닿지 않도록 하는 것은 물론이다.

에센셜 오일의 품질은 가장 중요한 관건이며 오일을 다루는데 주의를 기울여야 하며, 순수하고 다른 것이 섞이지 않은 오일이어야 한다. 초심자라면 최상급의 오일을 보유하고 있다고 알려진 공급자와 거래하는 것이 가장 좋다. 좋은 공급자는 주문받은 오일에 대한 훌륭한 정보를 준다. 예를 들면, 라벤더라고 불리는 수많은 오일은 각각 품질이 다른데, 좋은 공급자는 그 차이를 당신에게 설명해 줄 수 있다.

모든 식물은 일반적으로 사용되는 영어 이름이 있고 또한 라틴어로 된 학명을 가지고 있는데, 후자가 좀더 정확하게 설명하는데 도움이 된다. 그러므로 오일을 주문하고 사용하는데 있어서 실수를 피하기 위해서는 이 라틴어 이름에 익숙해지는 것이 좋다.

오일의 품질에 영향을 줄 수 있는 요소는 다음과 같다 :

- 가능한 가장 좋은 품종의 선택
- 식물이 자란 환경
- 유기농 재배 여부
- 수확 방법과 시기
- 추출 방법
- 오일의 저장 방법

오일의 분류

오일을 분류하는 방법은 많다;

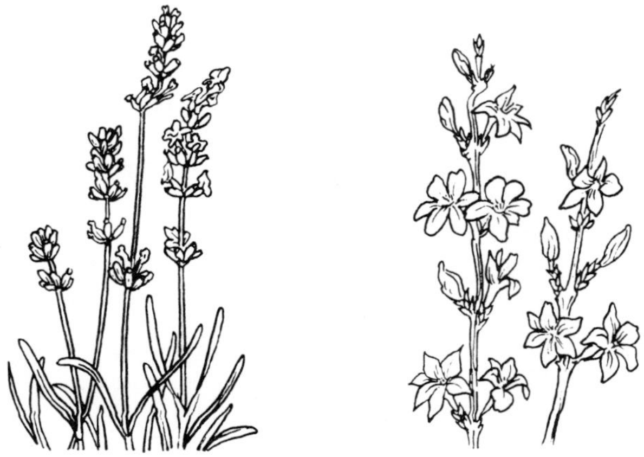

라벤더와 자스민

- 휘발도에 의한 분류 — 즉, 얼마나 빨리 공기 중에 증발되느냐 하는 것이다.
  탑 노트: 가장 빨리 증발되고, 가장 빠르게 움직이며 자극적인 경향이 있다.
  ㉠ 레몬과 기타 감귤계 오일
  미들 노트: 좀 더 느리게 증발되고 일반적으로 신진대사를 돕는데 가장 많이 사용된다.
  ㉠ 제라늄과 기타 꽃과 과실류 오일
  베이스 노트: 느리게 증발되며 이완과 진정 효과가 있다.
  ㉠ 샌달우드.
  어떤 테라피스트들은 이 특성을 오일을 혼합할 때 고려한다. 탑 노트 오일을 유지하고 "고정하기" 위해서 베이스 노트 오일을 사용한다. 서로 다른 '노트'를 포함한 혼합된 오일의 냄새를 맡는다면, 처음엔 탑 노트를 그 다음에는 미들 노트와 베이스 노트를 맡게 될 것이다.
- 동양의 음양 철학에 의한 분류. 음과 양이라는 용어는 상반되는 '에너지' 또는 품질을 의미한다. 음은 차갑고, 축축하며, 진정시키고, 여성적인 것을 뜻하는 반면 (㉠ 장미, 제라늄) 양은 뜨겁고, 건조하며, 자극적이고 남성적인 것을 뜻한다(㉠ 노간주나무). 많은 오일이 이 두 극 사이에 존재하며 중간에 가까울수록 '균형잡힌' 오일이 된다(㉠ 샌달우드). 어떤 테라피스트들은 이런 점을 특정 고객에 맞는 오일을 선택하거나 고객에게 필요한 효과를 결정할 때 고려한다 — 진정, 균형 또는 자극.
- 오일의 화학적 구성에 의한 분류. 이것은 훨씬 복잡한 문제인데, 그 이유는 각 에센셜 오일은 많은 화학 성분으로 구성되어 있고, 같은 이름을 가진 오일이라도 원료가 되는 식물이 자라난 지역과 환경에 따라 성분이 다르기 때문이다.

오일은 다양한 비율의 화학성분으로 구성되며, 어떤 성분이 주된 것인가에 따라 분류되는 경향이 있다. 이 화학성분들은 일반적인 음 또는 양의 기운에 따라 표에 위치하게 된다. 또한 그들의 일반적인 효과가 설명될 수 있다. 다음의 표는 몇몇 화학성분의 효과를 요약한 것이며 음과 양과의 관계를 보여 준다.

사용할 오일의 선택

특정 고객에게 사용할 오일을 선택하는 것은 아로마테라피에서 가장 중요한 부분이며 초심자에게는 매우 어려울 수도 있다.

음 (진정)

알데히드 – 염증 방지, 살균, 류머티즘 방지, 강한 진정과 통증 완화.

에스테르 – 에센셜 오일에 함유된 화학 성분 중 가장 빨리 확산된다; 항경련제, 염증 방지, 구충, 진정과 통증 완화.

케톤 – 치유, 피부와 상처에 좋음, 진정, 가래를 삭히고 지방을 부드럽게 함, 그러므로 기관지와 셀룰라이트로 인한 문제가 있는 사람들에게 사용된다**(케톤은 독성이 있을 수 있으므로 너무 오래 동안 또는 고농도로 사용해서는 안 된다)**.

에테르 – 염증 방지, 항경련제, 항 스트레스

세스퀴테르핀 – 염증 방지, 항 알러지, 구충, 심장병과 천식에 좋다.

균형잡힌 부분

세스퀴알코올–일반적인 강장제의 역할.

테르펜 – 살균과 염증 방지; 혈액과 림프 순환을 도울 수 있다.

알코올 – 살균; 어떤 것은 매우 자극적이나, 다른 것들은 자극이 훨씬 덜 하다.

산화물 – 거담제와 소염제. 기침에 좋다. 어떤 것은 구충, 항바이러스 그리고 살균성이 있다.

페놀 – 항박테리아, 항바이러스, 항곰팡이 그리고 구충. **(페놀 분류에 속하는 오일은 매우 자극적이기 때문에 아로마테라피 마사지에 사용되어서는 안 된다.)**

양 (자극적)

에센셜 오일의 특성

처음에는 제한된 목록에서 선택한다 – 8개 혹은 10개의 오일에서의 선택으로도 충분하다. 경험이 증가함에 따라 15~20개의 오일로 늘어난다. 자극성 오일보다는 진정과 균형의 효과를 갖는 오일을 선택하고자 할 때는, 일반적으로 많이 사용되고 좋은 공급자에 의해 공급되는 오일을 선택한다. 그리고 오일이 어떤 금기사항을 가지고 있는지 혹은 어떤 유해한 효과를 가지고 있는지를 당신은 정확히 알아야 한다.

일반적인 오일의 목록은 아래와 같은 오일을 포함할 것이다. 아래에 제시된 오일의 목록은 라틴어와 함께 알파벳순으로 기술되어 있고, 주된 화학 범주와 잘 알려진 효과, 그리고 혼합될 수 있는 다른 오일들을 기술하고 있다.

음 오일(Yin oils)

바질(basil, *Octimun basilicum*) – 탑 노트, 에테르

- 안정적인 효과를 갖는다. 신경질적인 고객에게 좋고, 근육통이나 통증에 좋고, 또 기침이나 감기에도 좋다.
- 버가못, 제라늄과 혼합시킨다.

유용한 정보

임신기 동안, 바질(basil)을 사용해서는 안 된다.

버가못(bergamot, *Citrus aurantium bergamia*) – 탑 노트, 에스테르

- 앙양 효과를 갖는다. 불안이나 우울증, 그리고 불면증 환자에게 좋다.
- 라벤더, 네롤리(등화유), 바질과 혼합시킨다.

유용한 정보

- 버가못은 자외선에 노출되었을 때 피부를 민감하게 만들기 때문에, "일광욕 침대(sun-bed)"의 적용이나 햇볕에 3시간 이상 노출해서는 안 된다.
- 버가못을 아동에게 적용해서는 안 된다.

클레리 세이지(clary sage, *Salvia sclarea*) — 미들 노트에서 베이스 노트, 에스테르

- 피로와 과로에 좋은 효과를 갖는다. 좋은 근육 이완제와 항우울제로 사용된다.
- 감귤계 오일, 프랑켄신스, 제라늄, 주니퍼와 혼합시킨다.

> **유용한 정보**
>
> 클레리 세이지를 임신기간이나 월경기 동안에는 적용하지 않아야 한다.

카모마일(chamomile, *Matricaria chamomilla*) — 미들 노트, 세스퀴테르펜

- 진정효과. 매우 부드러운 오일로써 피부에 좋다, 긴장 및 불안과 그에 관련된 상태로부터 고생하는 사람들에게 매우 좋은 진정효과를 가지고 있다.
- 라벤더, 제라늄, 패츌리 및 벤조인과 혼합시킨다.

라벤더(lavender, *Lavandula angustifolia*) — 미들 노트, 에스테르

- 면역계 상승효과. 진정효과, 균형효과, 치유 효과(특히, 화상), 근육통과 피부 문제에 좋다. 가장 다양하고 유용한 오일이다.
- 다른 오일, 특히 플로랄 오일과 감귤계 오일과 잘 혼합시킨다.

레몬 그래스(lemon grass, *Cymbopogon citratus*) — 탑 노트, 알데히드

- 강화효과. 근육통과 통증, 그리고 위장의 문제에 좋다.
- 제라늄과 라벤더와 잘 혼합시킨다.

> **유용한 정보**
>
> 레몬 그래스를 아동에게 사용해서는 안된다.

페퍼민트(박하, peppermint, *Mentha piperita*) — 탑 노트에서 미들 노트, 케톤

- 냉각효과. 위장 문제에 전통적으로 이용되고, 머리를 맑게 하고, 기침과 감기에 좋다. 피로한 발에 매우 효과적이다.
- 벤조인과 로즈마리와 잘 혼합시킨다.

> **유용한 정보**
>
> - 페퍼민트는 민감한 피부를 자극할 수 있다.
> - 임신 첫 4개월 동안에는 페퍼민트를 가급적 사용해서는 안된다.

페티트그레인(petitgrain, *Citrus aurantium*) — 탑 노트, 에스테르

- 항스트레스 효과. 지성 피부에 좋고 위장 문제에 좋다.
- 로즈마리, 라벤더, 제라늄, 버가못 및 클레리 세이지와 잘 혼합시킨다.

로즈 제라늄(rose geranium, *Pelargonium graveolens*) — 미들 노트, 알콜/에스테르

- 균형 효과. 건성 피부와 붉은 피부에 좋고, 림프계를 자극하고 셀룰라이트에 자주 이용된다.
- 대부분의 오일, 특히 감귤계 오일, 라벤더, 버가못 및 바질과 혼합시킨다.

로즈마리(rosemary, *Rosemarinus officianalis*) — 미들 노트, 케톤

- 앙양효과. 라벤더 이후, 가장 많이 사용되는 오일이다. 감기나 다른 호흡기 문제를 가진 사람에게 유용하다. 근육의 강직과 불편에 좋다.
- 바질, 감귤계 오일, 프랑켄신스 및 페퍼민트와 혼합시킨다.

> **유용한 정보**
>
> - 로즈마리는 임신기나 간질 환자, 고혈압 환자에게는 금기사항이다.
> - 로즈마리가 자극성이 강하기 때문에, 장기간 적용해서는 안된다.

양 오일(Yang oils)

블랙 페퍼(black pepper, *Piper nigrum*) — 미들 노트, 테르펜

- 자극효과. 혈액순환에 좋고, 나쁜 혈액순환에 관련된 문제에 효과적이다. 식욕을 자극한다.
- 프랑켄신스, 샌달우드와 잘 혼합시킨다.

유칼립투스(eucalyptus, *Eucalyptus globulus*나 *radiata*) — 탑 노트, 산화물

- 울혈 제거 효과. 감기나 기관지염 환자에게 효과적이고, 근육통이나 류마티스성 통증을 완화시킨다.
- 벤조인, 라벤더, 파인과 혼합시킨다.

프랑켄신스(frankincense, *Boswellia carteri*) — 베이스 노트, 테르펜

- 원기 회복 효과. 노화된 피부와 흉부 문제에 좋다. 특히 스트레스성 문제에 좋다.
- 바질, 블랙 페퍼, 감귤계 오일, 라벤더, 샌달우드와 혼합시킨다.

주니퍼(juniper, *Juniperus communis*) — 미들 노트, 테르펜

- 이뇨작용. 체액 정체나 셀룰라이트를 가진 사람에 좋고, 방광염에 효과적이다. 여드름과 같은 문제성 피부에 좋다. 살균제로서 사용된다.
- 벤조인, 라벤더, 샌달우드와 혼합시킨다.

레몬(lemon, *Citrus limon*) — 탑 노트, 테르펜

- 바이러스 질환으로부터 회복하는데 효과적이다. 혈액순환을 증진시켜, 지방과 셀룰라이트 부위에 유용하고, 류마티스성 질환에도 유용하다. 상쾌한 느낌을 준다.
- 라벤더, 네롤리, 일랑일랑과 잘 혼합시킨다.

> **유용한 정보**
> - 레몬은 피부를 자극할 수 있기 때문에 매우 낮은 용량을 사용해야 한다.
> - 임신기 동안에는 레몬을 사용하지 말아야 한다.

로즈우드(rosewood, *Aniba roseadora*) — 미들 노트, 테르펜

- 매우 부드럽고, 피부와 스트레스성 문제에 좋다.
- 대부분의 오일, 특히 감귤계 오일과 플로랄 오일과 혼합시킨다.

샌달우드(sandalwood, *Santalum album*) — 베이스 노트, 세스퀴알콜

- 균형효과. 피부와 스트레스 관련 질환 및 신경성 긴장에 좋다.
- 라벤더, 블랙 페퍼, 버가못 및 제라늄과 혼합시킨다.

티트리(tea tree, *Melaleuca alternifolia*) — 탑 노트, 알콜

- 잘 알려진 에센셜 오일중의 하나이며, 항균, 항박테리아, 항바이러스의 특성을 갖는 크림과 비누로 이용된다.
- 특히 아구창이나 운동선수의 발과 같은 곰팡이 상태를 해결하는데 유용하다.
- 면역계를 자극하는 것처럼 보이고, 특히 감기나 독감이 왕성하게 활동할 때 유용하다.
- 라벤더, 로즈마리, 클레리 세이지와 혼합시킨다.

> **유용한 정보**
> 이들 오일의 몇몇은 임신기 동안에 금기사항으로 작용한다. 완벽한 자격을 갖출 때까지 아동과 모유수유여성 및 임신 여성을 관리할 때 순수오일을 사용하지 않는 것이 현명하다.

일랑일랑(ylang ylang, *Cananga odorata*) — 베이스 노트, 세스퀴알콜

- 보온효과(warming). 자신감을 내렸다 올렸다 함. 전통적으로 최음제로 알려져 있다.
- 로즈마리, 버가못과 혼합시킨다.

로즈(rose), 멜리사(melissa)와 쟈스민(jasmine)과 같은 오일을 처음 목록에 포함시키기에는 너무 비싼 편이다.

자가-검진

각 화학적 분류의 주요 효과를 기억하고 있는지 점검하시오.

- 알데히드
- 세스퀴알코올
- 알코올
- 케톤
- 세스퀴테르펜
- 테르펜
- 에스테르
- 산화물
- 페놀
- 에테르

캐리어 오일(Carrier oils)

에센셜 오일은 매우 고농도이기 때문에 희석되지 않은 상태로 피부에 사용되어서는 안된다. 아로마테라피 마사지를 위해서는 에센셜 오일이 마사지의 윤활제로 사용될 수 있는 캐리어 오일과 혼합되어야만 관리 용도로도 사용될 수 있다.

베이비 오일과 같은 미네랄 오일이 간혹 마사지 용도로 사용되기는 하지만, 피부에 잘 흡수되지 않기 때문에 캐리어 오일로 사용되기에는 부적합하다. 식물성 오일은 매우 가벼우면서도 에센셜 오일을 압도할 만한 강한 냄새가 없는 한 사용 가능하다. 훌륭한 요리사가 최상품의 올리브 오일만을 고집하듯이, 아로마테라피스트도 유기농으로 재배된, 정제되지 않은 냉각 압축된 캐리어 오일만을 사용할 것이다. 다시 말하지만, 좋은 공급자에게서 얻는 조언은 매우 중요하다.

선택된 캐리어 오일은 단독으로 에센셜 오일과 혼합 될 수도 있고, 다른 오일과 섞여서 혼합될 수도 있다. 오일을 처음 섞는 경우에는 포도씨 오일을 캐리어 오일로서 사용하는 것이 좋다. 왜냐하면 포도씨 오일은 사용하기 쉬우며 값도 싸기 때문이다. 스위트 아몬드 오일을 선택하는 것도 좋다. 다른 오일들은 에센셜 오일과 혼합하기 전에 캐리어 오일과 소량으로 섞여야 한다.

예를 들면, :

- 살구씨 오일은 비타민 A와 미네랄을 함유하고 있다. 이것은 성숙하고 건조한 피부에는 효과적이며, 모든 타입의 피부에 사용 가능하다.
- 칼렌둘라(Calendula)는 염증 방지 특성이 있어서 갈라진 건조한 피부에 효과적이며 건조한 습진을 관리하는데 기본으로 사용된다.
- 포도씨 오일은 리놀렌 산을 많이 함유하며 소량의 비타민 E도 함유하고 있다. 가벼운 질감을 가지며 미끄럽지 않아서 가장 인기 있는 캐리어 오일로 사용된다.
- 호호바 오일은 비타민 E를 함유하며 염증 방지 특성을 가지고 있다. 건선, 습진, 관절염, 류머티즘 그리고 건성 피부에 효과적이다. 또한 밀에 대한 알러지가 있는 고객에게는 항산화제로 유용하다.
- 해바라기 오일은 비타민 A, B, D 그리고 E를 함유하며 다량의 지방산을 가지고 있다. 가볍고 미끄럽지 않은 질감이어서 모든 피부 타입에 적합하다.
- 스위트 아몬드 오일은 단백질이 많고, 비타민 A, B1, B2그리고 B6와 소량의 비타민 E를

요점

이 모든 캐리어 오일들은 단독으로 사용되거나 다른 오일과 섞여서 100% 캐리어 오일 혼합물을 만들 수 있다.

> **요점**
>
> - 이 오일 중의 어떤 것이 사용되어야 한다면, 그것은 10%서 90%의 주 캐리어 오일에 첨가되어야 하는 것이 일반적이다.
> - 모든 식물성 캐리어 오일은 시간이 지나면 변질되어 부패하여 사용할 수 없게 된다. 그러므로 시원하게 보관해야 하며 사용 직전 까지는 에센셜 오일과 혼합해서는 안 된다.
> - 캐리어 오일은 공기 중에 노출되면, 모두 산화되기 때문에 대략 6개월 간의 제한된 수명을 가지고 있다.
> - 캐리어 오일을 선택할 때는 그 것이 섞일 에센셜 오일과 고객의 피부 상태를 보완할 수 있도록 신중해야 한다.

함유한다. 이것은 모든 피부 타입에 영양을 공급하고 보호 역할을 하며 피부 자극에 진정 효과가 있다.

- 아보카도 오일은 비타민 A, B 그리고 D를 함유하며 레시틴을 다량 함유한다. 영양이 풍부하여 건조하고 탈수된 피부 또는 노화된 피부에 특히 좋다.
- 당근 오일은 비타민 A, B, C, D 그리고 E을 함유하며 지방산도 함유한다. 건조한 피부와 건선 및 습진에 좋다.
- 이브닝 프라임로즈 오일은 감마 리놀렌산과 비타민의 훌륭한 공급원이다. 건조하고 각질이 일어난 피부, 건선과 습진, 그리고 성숙한 피부에 효과적이다.
- 밀 맥아 오일은 비타민, 미네랄 그리고 단백질을 함유하며, 특히 비타민 E의 함량이 높아서, 상처나거나 건조한 피부 그리고 성숙한 피부에 좋다. 이것은 항산화제이기 때문에 다른 오일들이 부패하는 것을 막아주는 역할을 한다.

아로마테라피 마사지를 위한 오일 혼합

마사지를 위한 오일 혼합을 준비하기 위해서, 다음과 같은 것이 필요하다;

- 밀리미터 단위로 표시된 계량 유리컵
- 저을 수 있는 유리 막대.

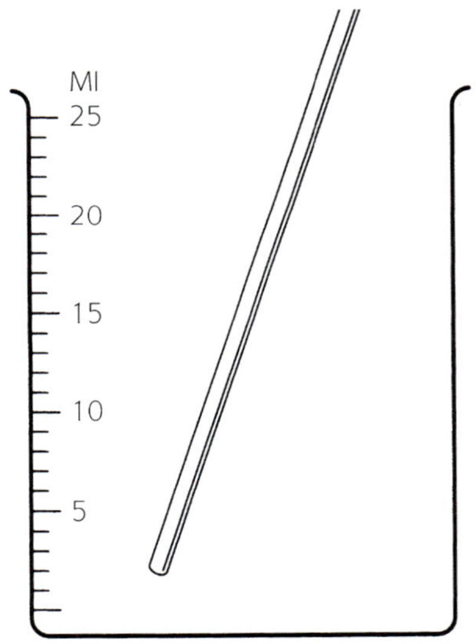

혼합 장비

마사지에 필요한 캐리어 오일의 양을 컵에 담아 계량하고, 에센셜 오일을 몇 방울 첨가한다. 그리고 나서 유리 막대로 젓거나, 마개가 있으면 흔들어도 된다. 그런 다음 사용할 수 있다.

마사지에 필요한 오일의 양은 다양하지만, 다음과 같이 대략적으로 알 수 있다; 몸 전체에 마사지를 하는 경우에, 몸집이 작은 사람은 10 ml, 중간인 사람은 14 ml, 그리고 큰 사람은 20 ml까지 사용될 수 있다. 여성의 경우에는 옷의 사이즈가 좋은 지표가 될 수 있다. 너무 많은 오일을 사용하는 것은 낭비이므로 조심한다.

바디 마사지를 위한 에센셜 오일은 2% 혼합액이어야 한다. 10 ml의 캐리어 오일 내의 2%에 해당하는 에센셜 오일은 0.2 ml이므로, 에센셜 오일을 ml 단위로 계량하는 것은 실질적이지 않다. 그러므로 에센셜 오일은 방울 수로 계량한다. 10 ml의 캐리어 오일 내의 1%에 해당하는 에센셜 오일은 2.5 방울이며, 10 ml의 캐리어 오일 내의 2%에 해당하는 에센셜 오일은 5 방울이다. 당신이 캐리어 오일을 둘로 나눈다면, 2% 용액을 만들기 위해서는 같은 방울수의 에센셜 오일을 넣어야 한다. 예를 들면, 10 ml의 캐리어 오일에는 5방울의 에센셜 오일이 첨가되어야 하고, 14 ml의 캐리어 오일에는 7 방울, 20 ml의 캐리어 오일에는 10방울이 첨가되어야 한다.

얼굴 마사지를 위한 에센셜 오일은 1%의 혼합액이어야 하며, 이것은 바디 마사지를 위한 것의 절반에 해당하는 강도이다.

두피에는 2% 혼합액이 사용될 수 있으며 머리카락이 그 일부를 흡수하므로 최소한 5 ml의 캐리어 오일이 필요하다. 또는 얼굴과 두피에 동시에 사용될 때는, 두 군데 모두 1% 혼합액이 사용될 수 있다.

항상 고객의 선호도를 고려하는 주의 깊은 상담 과정의 결과를 통해 오일을 선택한다. 혼합시키기 위해 하나 또는 두 세 개의 오일을 사용할 수 있다.

혼합시킬 때 고려해야 할 요소들

- 고객의 상태를 위한 에센셜 오일과 캐리어 오일의 적절한 선택
- 고객에 맞는 개별 오일의 향기
- 고객에 맞는 혼합 오일의 향기
- 너무 강한 향기를 가진 오일(유칼립투스)은 적은 양으로 사용한다. 왜냐하면, 그 향이 너무 우세하면 안되기 때문이다.
- 서로를 보충하는 오일

특정 고객에게 사용할 오일의 선택과 혼합은 아로마테라피 마사지의 입장에서는 매우 중요한 사항이다. 몇몇 오일은 함께 혼합되어, 각각의 효과를 도와주는 것처럼 보이는데, 이것을 협력작용한다고 말한다. 어떤 오일은 다른 오일의 효과를 억제할 수도 있는데, 이때는 혼합하지 말아야 한다. 만약 고객이 좋아하는 오일이고, 그 고객이 가지고 있는 주요 문제를 도와주는 오일을 사용함으로써 관리를 시작한다면, 그것은 훌륭한 시작이다.

함께 사용하는 오일의 예는 에센셜 오일의 목록에 제시되어 있다.

직업상의 문제로 고민하는 고객이 지속적인 감기증상을 가지고 있는 예를 들면, 혼합물을 선택해 본다.

- 문제에 적합한 일반적인 범주를 선택한다. 예, 만약 감기로 인해 가슴통증이 있다면, 냉각과 진정에는 에스테르가 좋고, 감기 증상을 완화시키는 데는 산화물(oxide), 그리고 점성을 줄이는 데는 케톤이 좋을 것이다.
- 이용한 가능한 오일로부터, 고객이 좋아하는 오일을 선택하고, 또 당신이 생각할 때 함께 사용해도 좋을 것 같은 오일을 선택한다. 예, 라벤더, 유칼립투스와 로즈마리.

경험이 쌓이면 본능적으로 오일을 혼합할 수 있게 될 것이다.

상 담

실습 사항

상담 절차를 다루는 9장을 읽는다.

상담과정은 아로마테라피 마사지를 받는 고객에게 있어 특히 중요하다. 그 이유는 마사지의 효과와 에센셜 오일의 효과를 고려해야 하기 때문이다.

상담의 첫 번째 목적은 고객을 안전하게 관리할 수 있는 지를 찾는 것이고, 두 번째 목적은 고객을 도와줄 수 있는 최고의 방법을 찾는 것이다.

상담은 아래의 사항을 반드시 고려해야 한다:

- 의학적 배경: 금기사항, 문제 부위
- 생활양식
- 개인적인 특성: 온도, 정서적 상태

의학적 배경을 설정하기 위한 상담절차는 9장에서 자세히 다루어질 것이다.

유용한 정보

마사지 뿐만 아니라, 특정 오일에 대한 금기사항도 체크한다.

생활양식과 개인적 특성

생활양식과 개인적 특성에 대한 정보는 그 고객의 전반적인 특성을 제공하는데 도움을 줄 뿐만 아니라, 그들에게 도움을 줄 수 있는 최고 방법을 알려준다. 질문이 너무 직접적이거나 조사한다는 느낌을 주어서는 안되고, 스스로 고객이 표현을 할 수 있는 개방형 질문이어야 한다.

개방형 질문의 예는,

- 당신은 어떤 문제점을 느끼십니까?
- 아로마테라피가 당신을 도와줄 수 있다고 생각됩니까?
- 무엇이 당신을 기분 좋게 혹은 기분 나쁘게 합니까?

육하원칙으로 시작하는 대부분의 질문은 고객에게 말할 기회를 제공해 주는 개방형 질문이다. "예" 혹은 "아니오"로 답변할 수 있는 질문은 폐쇄형 질문이다. 고객이 원하는 것이 무엇인지를 듣고, 또 그들이 그 문제를 어떻게 인식하는 지를 듣는다.

고객에게 정서적으로 어떻게 느끼는 지를 물어보는 유용한 방법중의 하나는, 그들이 느끼는 정도를 점수화(1-10점)하는 방법으로써, 가장 나쁜 날은 1점, 가장 좋은 날을 10점으로 한다.

유용한 정보

상담은 일회성이 아니라, 관리 전반 걸쳐 계속적으로 이루어지는 지속적인 과정이다.

당신이 습득할 수 있는 상담 기술은 문제를 가진 고객을 다룸으로써 여기에서 실제로 사용될 것이다.

실습 사항

동료를 손님이라고 생각하고, 손님이 적절한 오일을 선택할 목적으로 상담을 수행한다. 효율적인 질문을 어떻게 해야 적절한 정보를 도출할 수 있는 지를 동료에게 설명해 준다.

에센셜 오일로 관리할 때의 금기사항

- 의학적 관리가 필요한 상태
- 피부 손상
- 피부 감염/피부질환
- 부종
- 심한 타박상
- 최근에 형성된 반흔조직
- 골절
- 정맥류 정맥
- 혈중 알콜이 있는 경우
- 고열/생리
- 혈전증
- 당뇨병
- 심한 순환질환
- 최근의 예방접종
- 간염/간 질환
- 임신(몇몇 오일이 임신기 동안 금기사항이기 때문에, 임신 초기에는 관리를 하지 않아야 하고, 임신 후기에는 오일 선택에 주의를 기울여야 한다)
- 어린 아동(유아와 어린 아동의 관리는 매우 전문적인 분야이기 때문에 자격을 갖춘 아로마테라피스트가 관리를 해야한다)
- 견과류나 맥성 알레르기를 가진 고객
- 햇볕에 탄 경우

완전한 상담 이후의 관리 계획

- 관리의 목적을 결정한다. 고객의 주요 문제와 부수적인 문제에 초점을 맞춘다.
- 이들 문제에 사용할 수 있는 적합한 에센셜 오일의 목록을 작성한다.
- 이들 목록으로부터 2~3개의 적절한 오일을 선택한다.
- 고객에게 각각의 오일의 향기를 맡아 보도록 하고, 승인을 얻는다.
- 혼합된 오일의 향기를 맡아 보도록 하고 승인을 얻는다.
- 관리방법을 결정한다:
    - 전신 마사지
    - 얼굴마사지와 전신 마사지
    - 부분 마사지
- 시간과 수임료를 의논한다. 만약 시술자가 연속적인 관리가 될 것이라고 가정하면, 많은 고객들이 불편함을 느낄 수 있다. 그래서 연속적인 관리를 원하는지 아니면, 개별적인 관리를 원하는지를 고객에게 항상 물어봐야 한다.

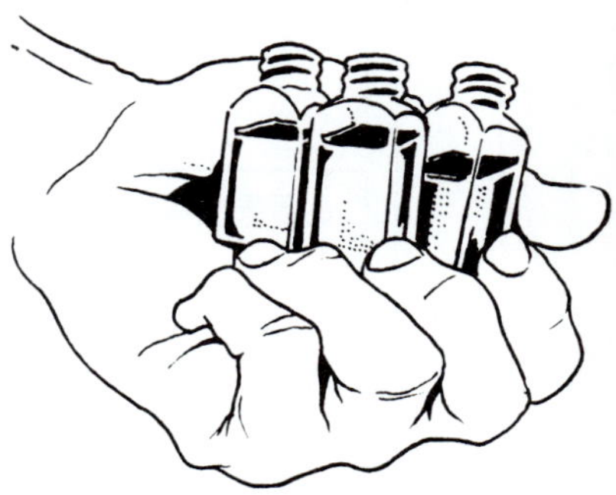

고객으로 하여금 선택된 오일의 냄새를 맡도록 한다.

일단 관리방법과 시간이 결정되면, 관리 계획을 수행한다.

보충적인 가정관리에 대한 조언을 통해 아로마테라피 제품을 구입할 수 있는 기회를 제공해 주어야 한다. 조언에는 관리를 보충해 줄 수 있는 목욕 오일의 사용법이나 아로마 버너로 적절한 오일을 사용하는 방법 등이 포함되어야 한다.

유용한 정보

관리의 기간과 횟수에 대해 논의할 때 고객이 가능한 범위를 고려하는 것이 중요하다.

아로마테라피 고객 기록 카드 I

고객의 이름 : 이름 : .... 성 : .... 시술자의 이름: ....

고객의 주소: ....

전화: .... 날짜: .... 생일 : 달 .... 날 ....

- ☐ 21세 미만
- ☐ 21~30세
- ☐ 31~40세
- ☐ 41~50세
- ☐ 51세 이상

모든 고객에 대해서 아래의 항목이 완성되어야 한다. 이것은 업소에서의 관리와 재택 관리를 위한 고객의 특별 요구를 정확히 평가하기 위해서 필요하다. 이것은 완전히 비밀이 보장되어야 하며 분석을 위해서만 사용되어야 한다.

1. 약품 복용: 의사가 처방한 약을 복용 중입니까? 만약 그렇다면, 상세한 설명이 필요합니다. 만약 그렇지 않다면, 지난 6개월 간 병원에 가야했던 일 있었는지 또는 지난 3주간 치과를 방문한 적이 있었는지를 서술하시오.
2. 여성: 생리 주기는 언제입니까? 생리가 중단되었다면, 자연적이었는지 수술에 의한 것이었는지 서술하시오.
3. 어린이: 나이를 기입하시오.
4. 알러지: 가족의 알러지가 있습니까? (천식, 건초열 등) 담배를 피웁니까? - 과거에 피웠습니까?
5. 직업: 당신의 직업에 대해 세부사항/유형을 서술하시오. (앉아서 하는 업무, 서서하는 업무, 운전하는 업무)
6. 수면: 당신의 수면 패턴에 대해 상세히 설명하시오.
7. 음식: 당신의 식습관 패턴, 횟수 등에 상세히 서술하시오. 또한 하루에 섭취하는 음료의 양을 기술하시오.
8. 두통: 두통을 앓고 있습니까? 얼마나 낙상공포가 있습니까? 콘택트 렌즈나 안경을 끼고 있습니까?
9. 정기적인 운동을 하고 있습니까?
10. 버릇: 당신이 인식하고 있는 버릇이 있습니까? (손톱 물어뜯기, 입술 깨물기 등)

위의 정보를 통해서 우리는 당신의 개인적인 요구에 알맞은 에센셜 오일 혼합과 관리에 대해 알수 있습니다.

위의 정보가 정확하다는 확인을 위하여 아래에 서명해 주십시오.

서명 : .... 날짜 ....

아로마테라피 고객 기록 카드 (1)

아로마테라피 고객 기록 카드 II

고객 : ______________________

관리 기록

시술자 : ______________________

자세

서있는 자세
앉아있는 자세
걷는 자세
침대에 누워 있는 자세

손/팔
다리
발
등
얼굴
목

추천되는 혼합/배합

비교 분석

발에 대한 챠트

오른발

왼발

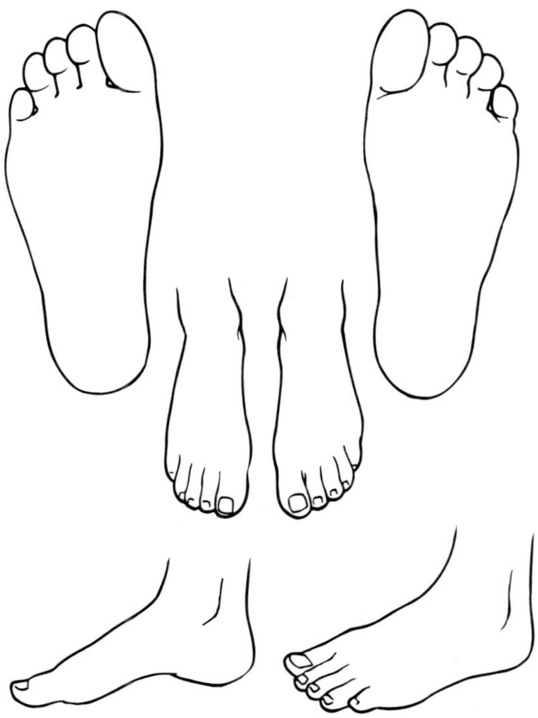

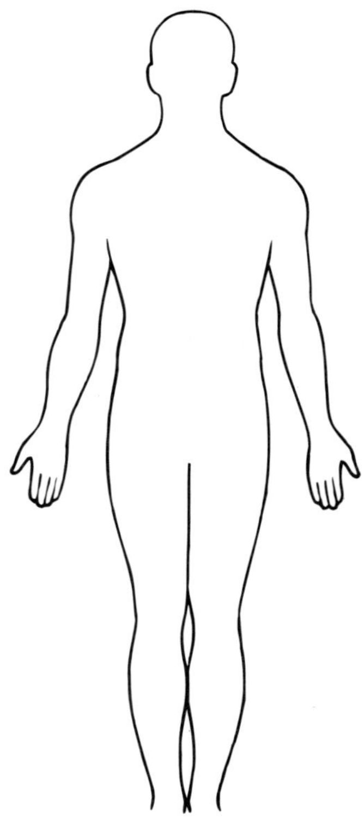

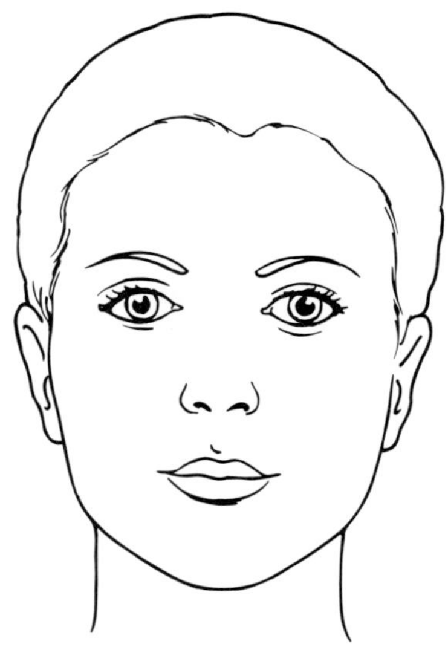

아로마테라피 고객 기록 카드 (2)

아로마테라피 고객 기록 카드 III	고 객:		
날짜:			
실시된 관리:			
관리 후에 고객에게 주어진 조언:			
집에서 사용하도록 추천된 에센셜 오일:			
집에서 사용하도록 주어진 지시사항:			
목욕 시에 사용하도록 추천되는 혼합:			
추천되는 보완 관리:			
구매 상품:			
추천되는 회복 관리:			
시술자:			

아로마테라피 고객 기록 카드 (3)

요점

시술 코스 선불제는 고객에게 동기 유발이 되고, 경제적으로 관리사에게도 도움이 된다.

예

중년의 여성 고객과 상담한 이후에, 당신은 다음과 같이 관리의 목적을 결정한다:

- 전신 이완(매우 바쁘고 긴장된 생활양식)
- 혈액순환 증진(차가운 손과 발)

시간 / 경제적 제약:

- 6주 이상이 이상적이다.
- 전신 아로마테라피 마사지는 얼굴마사지와 함께 격주로 한다.
- 비용은 각 관리실에 구비된 가격표에 기입한다.

이완의 목적으로 사용되는 오일은,

- 라벤더
- 로즈 제라늄
- 버가못

혈액순환을 증진시키는 오일은,

- 로즈마리
- 주니퍼
- 블랙 페퍼

고객에 각각의 오일 향기를 맡아보도록 권장하고, 좋지 않는 것을 제거한다.

위의 오일그룹에서 한 개의 오일을 선택하여 2개의 오일(예를 들면, 라벤더와 로즈마리)이 선택되도록 고객에게 주문한 후, 두 오일을 함께 맡아보도록 주문한다. 만약 고객이 오일의 혼합을 승인하면, 오일을 혼합시킬 수 있다.

- 전신 마사지를 위해, 15 ml의 캐리어 오일에 5방울의 라벤더 오일과 2방울의 로즈마리를 혼합시킨다.
- 얼굴 마사지를 위해, 6 ml의 캐리어 오일에 2방울의 라벤더 오일과 1방울의 로즈마리를 혼합시킨다.

2개 이상의 순수오일을 사용할 수 있지만, 4개 오일까지는 아니다. 만약 3개의 오일이 전신 마사지에 좋다면, 4방울의 라벤더와, 2방울의 로즈마리, 그리고 1방울의 버가못을 혼합시킬 수 있다.

가정용으로 혼합된 오일이나 제품을 주문하거나, 아로마테라피 제품을 팔 기회를 얻는다. 고객이 다음 관리를 받기 위해 방문할 때, 전에 받았던 관리의 효과에 대해 항상 이야기해야 하고, 고객의 요구에 오일과 맞는 적용 방법을 조절할 준비시간을 가져야 한다.

기억할 사항

버가못을 인공광이나 자연광에 노출된 피부에 사용해서는 안된다.

유용한 정보

당신이 사용한 혼합물을 기록해야 한다. 그들을 사용한 고객, 관리의 결과들을 기록해야 한다.

유용한 기타 에센셜 오일

여기에 목록된 오일도 자주 사용하는 오일이 아니지만, 라틴어 이름과 함께 알파벳 순으로 기술되어 있고, 주된 화학 범주와 잘 알려진 효과를 기술하고 있다.

아니시드(aniseed, *Pimpinella anisum*) — 미들 노트, 에스테르

- 보온효과. 방부제와 거담제로 사용

벤조인(benzoin, *Styrax bensoin*) — 베이스 노트, 에스테르

- 항염증효과, 보온효과. 관절문제, 감기 및 피부에 좋다.
- 샌달우드와 혼합시킨다.

시더우드(cedarwood, *Cedrus atlantica*) — 베이스 노트, 테르펜

- 방부제, 수렴제, 거담제로 사용. 기관지 감염과 요로 감염 및 코감기에 좋다.
- 로즈우드, 버가못 및 일랑일랑과 혼합시킨다.

계피(cinnamon, *Cinamomum zeylanicum*) — 미들 노트, 알데히드

- 수렴제, 흥분제(혈액순환, 심장 및 호흡계). 나쁜 혈액순환에 효과적이다.
- 일랑일랑, 만다린 및 벤조인과 혼합시킨다.

클로브(clove, *Syzygium aromaticum*) — 미들 노트, 케톤

- 항히스타민, 산화방지제, 방부제. 오심과 류마티즘에 효과적이다.
- 로즈, 클레리 세이지, 버가못과 혼합시킨다.

사이프러스(cypress, *Cupressus semperivirens*) — 미들 노트에서 베이스 노트, 테르펜

- 항류마티스제, 혈관수축제, 이뇨제
- 주니퍼, 라벤더, 파인과 혼합시킨다.

펜넬(fennel, *Feniculum vulgare*) — 미들 노트, 에테르

- 호흡과 위장 문제에 효과적이고, 전통적으로 비만에도 이용된다.
- 제라늄, 라벤더, 샌달우드와 혼합시킨다.

유용한 정보

민감성 피부에는 아니시드를 사용해서는 안된다. 특히, 알레르기성 피부나 감염된 피부.

펜넬 스위트(fennel sweet, *Foeniculum vulgare*) — 탑 노트, 테르펜

- 이뇨작용과 해독작용. 셀룰라이트, 오심, 부종, 무월경에 효과적이다.
- 제라늄, 로즈, 라벤더와 혼합시킨다.

제라늄(geranium, *Pelargonium graveolens*) — 미들 노트, 에스테르

- 항우울제, 방부제. 여드름과 지성 피부에 좋고, 월경전 긴장과 습진에 좋다.
- 라벤더, 패출리, 네롤리와 혼합시킨다.

임모르텔(immortelle, *Helichrysum angustifolium*) — 미들 노트, 케톤

- 거담제. 통증, 피부 문제에 효과적이다.
- 카모마일, 클레리 세이지, 제라늄, 라벤더와 혼합시킨다.

쟈스민(jasmine, *Jasminium grandiflolrum*) — 미들 노트, 에스테르

- 이완제, 항우울제, 진정제. 기침과 근경련에 좋다.
- 로즈, 샌달우드, 감귤계와 혼합시킨다.

만다린(mandarin, *Citrus reticulata*) — 탑 노트, 에테르

- 방부제, 진정제.
- 네롤리와 같은, 다른 감귤계 오일과 혼합시킨다.

유용한 정보

임신기 동안에 마조람과 계피를 사용하지 말아야 한다.

마조람(marjoram, *Origanum majorana*) — 미들 노트, 알콜

- 보온효과. 진정제. 관절문제에 효과적이다.
- 라벤더, 로즈마리, 사이프러스 및 유칼립투스와 혼합시킨다.

멜리사(melissa, *Melissa officinalis*) — 미들 노트, 테르펜

- 천식, 기침, 월경문제, 습진와 피부 문제에 효과적이다.
- 라벤더, 제라늄, 감귤계와 혼합시킨다.

미르(myrrh, *Commiphora myrrba*) — 베이스 노트, 세스퀴테르펜

- 치유효과, 진정효과. 흉부 문제에 효과적이다.
- 프랑켄신스, 샌달우드, 벤조인, 주니퍼와 혼합시킨다.

머틀(myrtle, *Myrits communis*) — 미들 노트, 산화물

- 코감기에 좋고, 약간의 진정효과를 갖는다.
- 버가못, 라벤더, 로즈마리 및 클레리 세이지와 혼합시킨다.

네롤리(neroli 또는 orange blossom, *Citrus aurantium*) — 베이스 노트, 알콜

- 진정효과. 항스트레스, 쇼크와 우울증에 좋다.
- 대부분의 오일과 혼합시킨다.

니아울리(niaouli, *Melaleuca viridiflora*) — 탑 노트, 테르펜

- 방부제. 여드름, 호흡문제와 나쁜 혈액순환에 좋다.
- 라벤더, 로즈마리, 클로브와 혼합시킨다.

오렌지 스위트(orange, sweet, *Citrus sinensis*) — 탑 노트, 테르펜

- 항우울제. 소화문제, 지성 피부, 감기, 독감에 좋다.

- 라벤더, 제라늄과 혼합시킨다.

패츌리(patchouli, *Pogostemon cablin*) — 베이스 노트, 세스퀴알콜

- 우울증과 불안에 좋고, 피부 치유효과.
- 베티버, 샌달우드, 제라늄, 네롤리와 혼합시킨다.

파인(pine, *pinus sylvestris*) — 미들 노트, 테르펜

- 자극효과. 감기와 흉부 감염에 좋다.
- 티트리, 로즈마리, 라벤더, 주니퍼와 혼합시킨다.

로즈 오또(rose otto, *Rosa damascena*) — 미들 노트, 에스테르

- 수렴제. 아구창, 생리통(period pains), 산통, 폐경기, 불안, 불면증에 효과적이다.
- 쟈스민, 버가못, 라벤더 및 클레리 세이지와 혼합시킨다.

샌달우드(sandalwood, *Sandalum album*) — 베이스 노트, 테르펜

- 수렴제, 거담제. 코감기와 기침에 효과적이다.
- 블랙 페퍼, 클로브, 쟈스민과 혼합시킨다.

타임(thyme, *Thymus vulgaris*) — 탑 노트, 테르펜

- 기침, 부비강염, 나쁜 혈액순환, 타박상, 셀룰라이트에 효과적이다.
- 레몬, 로즈마리, 멜리사와 혼합시킨다.

발레리안(valerian, *Valeriana fauriei*) — 탑 노트, 에스테르

- 항경련제, 살균제. 진정, 불면증, 신경성 소화불량에 효과적이다.
- 파인, 라벤더, 로즈마리와 혼합시킨다.

베티버(vetiver, *Vetiveria zizanoides*) — 미들 노트, 세스퀴알콜

- 진정효과. 순환계를 자극한다.
- 샌달우드, 패츌리, 라벤더와 클레리 세이지와 혼합시킨다.

유용한 정보

알레르기 피부에 파인(솔)을 사용하지 말아야 한다.

자가-점검

1. 에센셜 오일이란 무엇인가?
2. 에센셜 오일의 질을 결정하는 5가지 요소들을 제공한다.
3. 다음과 같은 고객과 함께 사용하기 적합한 오일의 쌍을 선택한다.
   a. 스트레스를 받는 생활양식을 가진 고객
   b. 수면 문제를 가진 고객
   c. 체중과 셀룰라이트 문제를 가진 고객
   d. 정원관리와 같은 활동을 한 이후에, 근육통이나 관절이 뻣뻣해지는 고객

아로마테라피 마사지

에센셜 오일을 이용하는 방법이 많겠지만, 마사지는 아로마테라피를 통해 에센셜 오일을 적용하는 가장 일반적인 방법일 뿐만 아니라, 가장 중요한 방법이다. 그 이유는 마사지가 접촉을 통한 치유적 능력과 오일의 특성을 결합하고 있기 때문이다. 마사지는 인체 안으로 오일을 침투시

키는 매우 효율적인 방법이다. 피부가 오일을 흡수하기 때문에, 비교적 짧은 시간동안의 신체 마사지로도 유용한 양이 혈류 안으로 들어갈 수 있다.

일반적으로, 아로마테라피의 행위를 다루는 규약과 법적 근거는 마사지의 행위에 대한 것과 동일하다.

아로마테라피의 효과는 다음과 같이 구성된다:

- 마사지의 효과
- 오일의 효과

아로마테라피 오일은 전형적인 신체 마사지 과정을 통해 인체에 적용할 수 있다. 그리고 아로마테라피스트의 훈련과 경험에 따라, 그들은 아주 다른 기법을 적용하기도 한다. 그러나 일반적으로, 아로마테라피 관리에 이용되는 마사지는 주로 에플루라지와 페트리사지로 이루어진 이완 마사지이고, 타진과 강한 유연법을 사용하지 않는다. 강한 기법 대신에, 많은 아로마테라피스트들은 손가락으로 압박을 가하는 마사지기법을 사용한다. 예를 들면, 지압, 시아추 또는 신경근기법 등이 여기에 속한다.

아로마테라피 마사지의 금기사항

- 마사지의 금기사항
- 오일의 금기사항
- 지압의 금기사항

지 압

지압은 침을 사용하기 보다는 손가락의 압력으로 신체 경혈점을 자극하는 관리시스템이다. 경혈점은 신체의 위아래로 달리는 12쌍의 경락 선상에 위치한다. 인체 시스템을 지배하는 기(에너지)가 이들 경락을 따라 흐른다.

경혈점을 압박하면, 국소 신경과 조직을 자극하게 되고, 또 경혈점이 있는 경락은 물론, 다른 경락을 통과하는 기의 흐름에 영향을 준다. 경혈점의 기본 개념은 중국에서 유래되었지만, 한국을 비롯한 동양 나라들은 마사지 기법으로 압박을 사용하고 있다.

시아추(shiatsu)

일본어로 shiatsu(shi –손가락; atsu –압박)의 의미는 손가락이나, 손의 다른 부위(심지어, 팔꿈치나 발)를 이용해 경혈점을 압박한다는 뜻이다. 마사지는 음양의 균형을 맞추기 위해 기의 흐름을 되돌리는 전체 관리 개념 중의 일부이다.

시아추는 스웨덴식 마사지와는 완전히 다른 기법이다. 오일을 사용하지도 않고 부드러운 문지르기 기법도 사용하지 않고, 단지 압박과 신장 기법만을 사용한다. 그러나 손가락과 엄지로 적용하는 몇몇 시아추의 압박기법은 서양 마사지와 매우 성공적으로 결합될 수 있고, 경락에 대한 지식을 얻음으로써 더 많이 사용될 수도 있다. 특히 경락을 따라 엄지와 손으로 적용하는 활주형태의 압박이 오일의 사용을 통해 더욱 유용해질 수 있다.

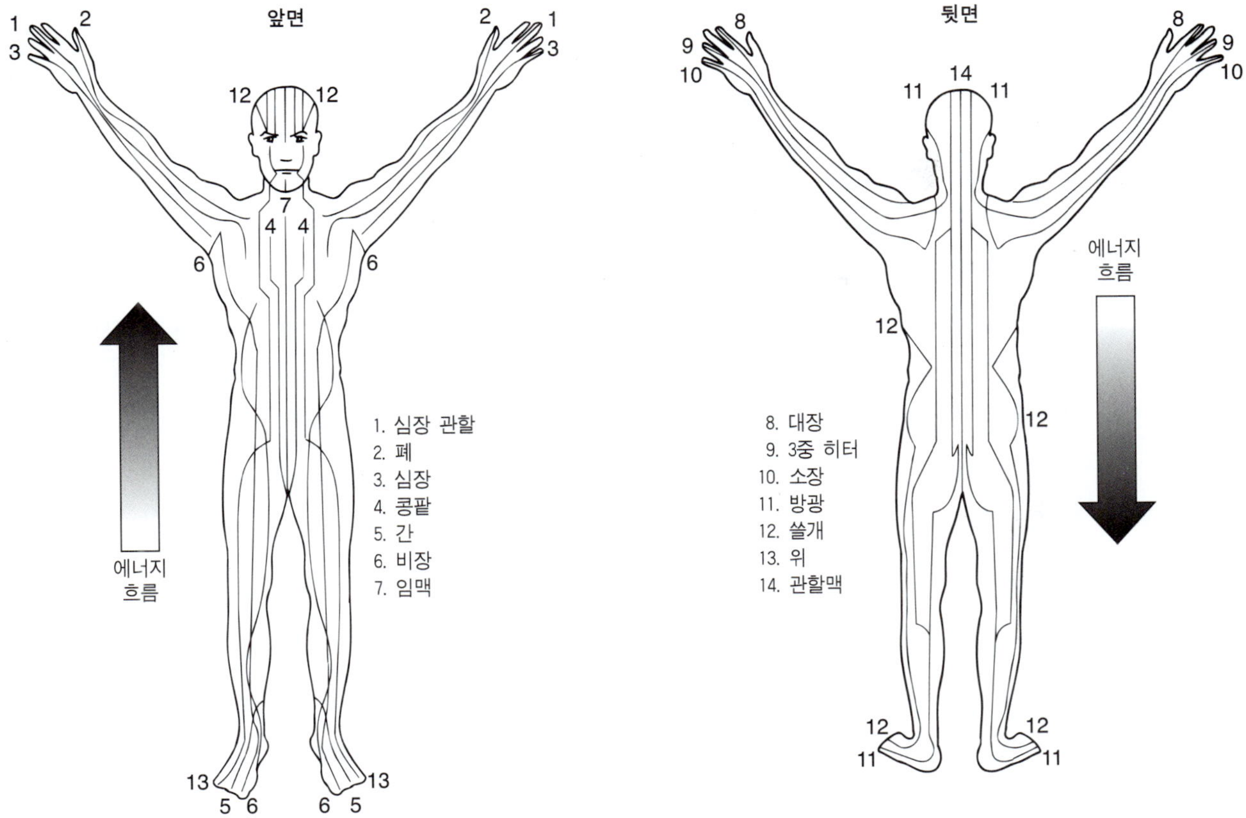

경락 시스템

압 박

경혈점을 압박하는데 엄지가 가장 유용한데, 그 이유는 경혈점의 크기가 대개 엄지 크기와 비슷하기 때문이다. 어떤 부위는 이웃한 손가락의 도움으로 손가락으로 주로 압박한다. 손꿈치는 엉덩이 부위와 같은 큰 부위를 압박할 때 이용된다.

압박은 압박의 양을 조절하는 체중을 이용해 견고하게 적용되어야 한다. 압박은 찌르는 느낌을 주어서도 안되고 너무 거친 느낌을 주어서도 안된다. 대개 압박의 강도는 중간 세기에서 약한 정도로 적용되어야 한다. 활주 압박을 적용할 때, 일정한 압박이 적용되어야 하고, 피부나 털을 당겨 고객에게 불편을 제공해서도 안된다.

등이나 흉부에 압박이 가해질 때 고객은 숨을 내쉬어야 하고, 압박을 하지 않을 때 숨을 마셔야 한다.

전통적인 마사지 기법은 마사지 시간과 문지르는 기법에 따라 여러 번 반복될 수 있지만, 압박은 대개 한번으로만 이루어진다.

유용한 정보

- 압박에 대한 금기사항은 마사지의 금기사항과 동일하다. 민감한 부위나 손상되기 쉬운 부위에는 압박을 적용하지 않아야 한다. 만약 통증이 일어난다면, 매우 부드러운 압박을 적용한다. 손톱으로 압박해서는 안된다.
- 적용된 압박에 고객이 어떤 반응을 하는지를 당신의 눈으로 체크한다.

아로마테라피의 과정

- 상담 – 첫 상담은 적어도 30분 동안 이루어져야 한다.
- 상담 카드를 작성한다.
- 고객의 승인을 얻는다(서명 혹은 사인)
- 마사지와 오일의 금기사항을 체크한다.
- 고객과 함께 적절한 오일을 선택하고, 그것을 수용하는지를 체크한다.
- 고객과 함께 혼합 오일을 선택하고, 그것을 수용하는지를 체크한다. 전신의 경우는 5%를 혼합하고, 얼굴의 경우는 1%만 혼합한다.
- 필요한 오일, 크림, 타월, 면수건과 티슈 들이 손에 가까이 있는 지를 체크한다.
- 고객에게 방광을 비우도록 주문한다.
- 고객을 따뜻하게 해 주기 위해 적외선 관리가 제공될 수도 있지만, 사우나 또는 증기욕은 적합하지 않다.
- 고객은 바로 누운 자세를 취해야 하고, 고객의 몸을 보온해 주기 위해 타월로 그 부위를 덮는다.
- 두피 마사지를 하지 않는다면, 가볍고 편안한 옷감이나 타월로 모발을 덮는다.
- 두피 마사지를 한다면, 오일을 모발에 바를 것인지를 고객에게 물어본다.
- 얼굴 마사지가 포함되어 있다면, 얼굴을 깨끗이 씻는다.
- 고객의 양 손에 1%의 혼합오일을 조금 제공한 후, 고객에 숨을 들이 마시도록 지시하고, 혼합 오일로 자신의 뺨을 가볍게 문지르도록 준다. 만약 2%의 혼합물 밖에 없다면, 고객의 윗입술에 조그만 적용할 수도 있다.

유용한 정보

눈 안이나 눈꺼풀에 오일이 묻지 않도록 항상 주의해야 한다.

다음의 아로마테라피 과정은 이브 테일러(Eve Taylor) 연구소에서 실시하고 있는 임상적 아로마테라피이다.

유용한 정보

당신이 마사지를 할 때, 각 부위에 적절한 오일을 적용한다.

다리 뒷면을 위한 기법

1. 고객의 왼쪽 다리부터 마사지한다. 양손의 기저부를 이용하고, 먼저 당신의 왼손을 이용해 다리 후면 전체를 따라 위 쪽으로 문지르고, 그 다음 오른손으로 슬와 부위까지만 문지른다. 3~6회 반복한다.

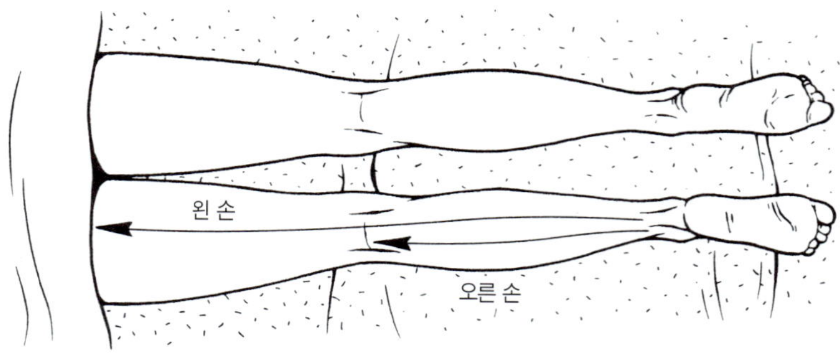

동작 1

2. 고객의 발목을 약 15 cm 정도 들어올린 후, 그대로 유지한다. 손바닥을 이용해 장딴지 중심에서 슬와 부위까지 부드럽게 활주시킨다. 3~6회 반복한다.

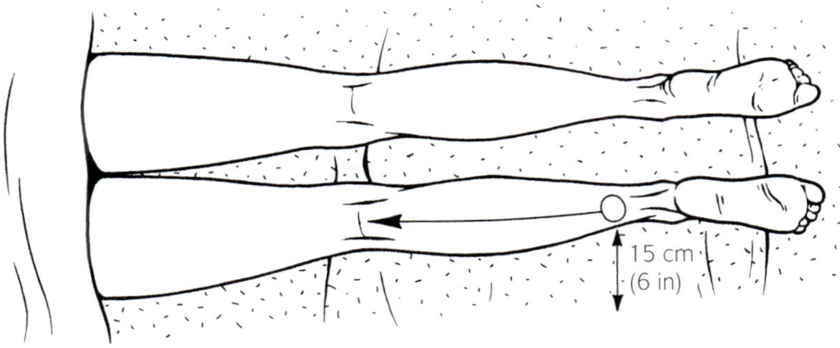

동작 2

3. 발목에서 무릎까지 양손이나 한손의 엄지를 이용해 활주시킨다. 3~6회 반복한다.

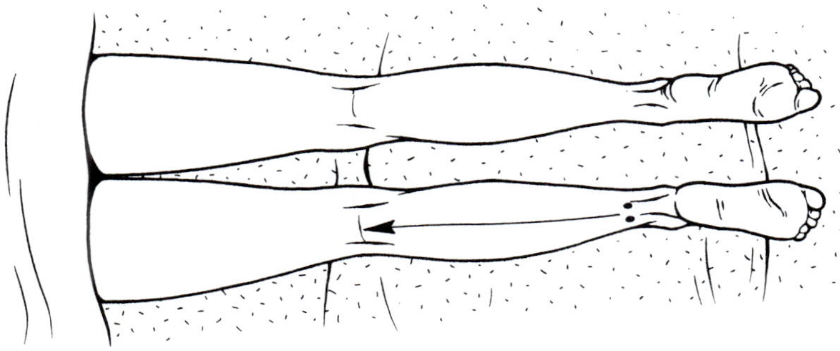

동작 3

4. 당신의 양손이나 한손의 손가락을 이용해 장딴지에서 슬와 부위까지 활주시킨다.

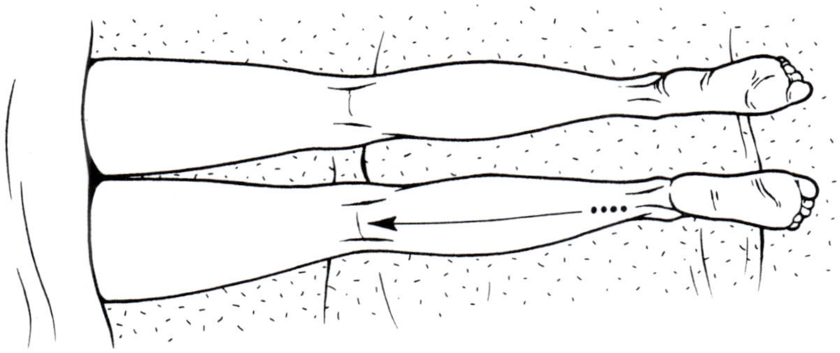

동작 4

5. 2번 동작을 반복한다.
6. 1번 동작을 반복한다.

등을 위한 기법

그룹 1 : 세밀히 관리하기

1. 손가락의 탄력을 이용하여, 당신의 두 손으로 고객의 등에 위와 바깥 방향을 향하여 8자를 그린다.
2. 엄지손가락을 이용하여, 척추 양 옆을 각각 눌렀다 놓는 동작을 하며 아래로 내려간다. 이 동작을 3~4회 반복한다.
3. 엄지손가락을 이용하여, 척추 양 옆을 각 각 눌렀다 미끄러지는 동작을 하며 아래로 내려간다. 이 동작을 3~4회 반복한다.

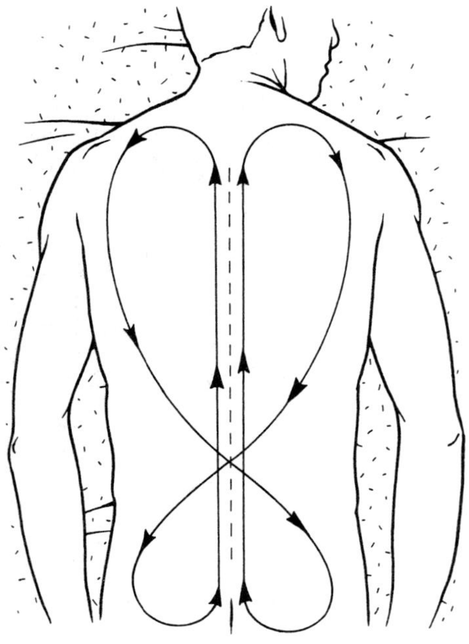

1. 8자

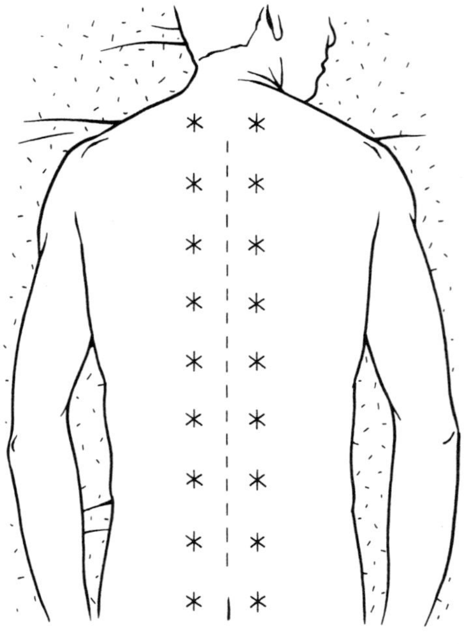

2. 엄지손가락으로 눌렀다 놓기 동작

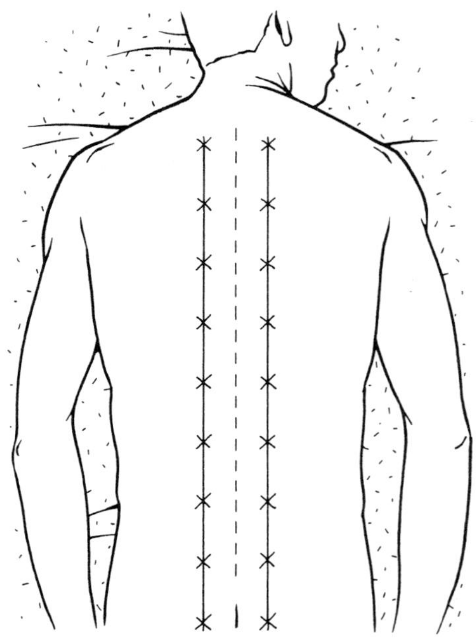

3. 엄지손가락으로 누르고 움직이기 동작

그룹 2: 열 기법

1. 손가락의 탄력을 이용하여, 양 손을 동시에 등의 양 쪽에 놓고 위 방향으로 등 위 부분에 실시한다. 이 동작을 3～4회 반복한다.
2. 손가락의 탄력을 이용하여, 등의 한 쪽 옆에 한 손 씩 교대로 위 방향으로 실시한 후, 등의 다른 쪽 옆에도 같은 방법으로 한다. 이 동작을 3～4회 반복한다.
3. 등의 아래 부위에 한 손을 피라미드처럼 볼록하게 컵 모양으로 만든 후, 다른 손은 나선형으로 등과 어깨로 위와 바깥을 향해 움직인다. 이 동작을 3～4회 반복한다.

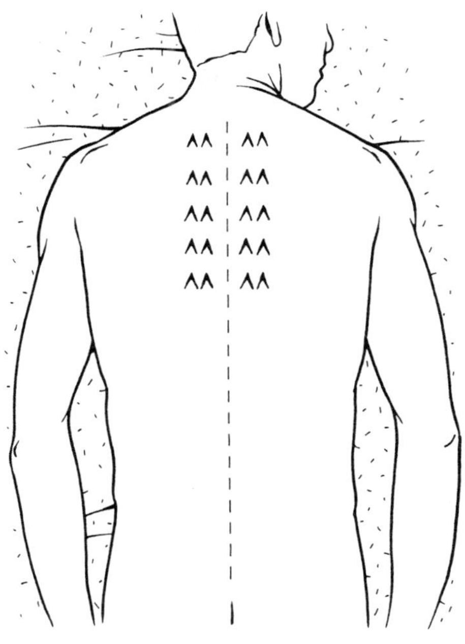

1. 손가락의 탄력을 이용한 이중 열 기법

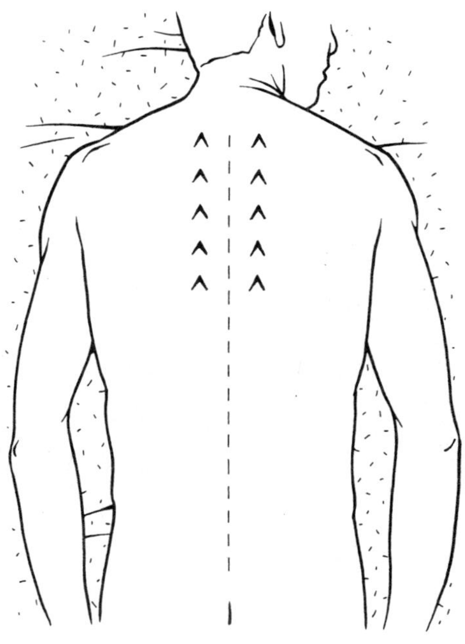

2. 손가락의 탄력을 이용한 단일 열 기법

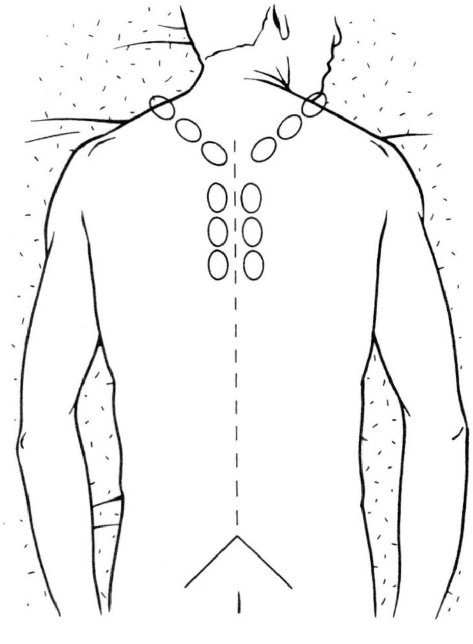

3. 피라미드와 나선형 기법

그룹 3: 문질러 이완시킨 후, 배액기법 실시하기

1. 당신 손의 양 옆과 아래 부분을 사용하여, 척추에서 몸의 한 쪽 바깥 쪽으로 펌핑하는 동작을 통하여 연결 조직을 이완시킨 다음, 다른 쪽에도 같은 동작으로 반복한다. 이 동작을 3~4회 반복한다.

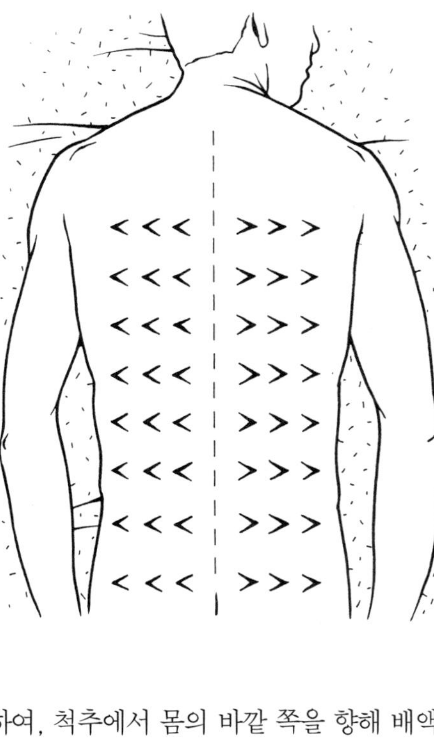

1. 연결 조직을 느슨하게 하기

2. 손가락의 탄력을 이용하여, 척추에서 몸의 바깥 쪽을 향해 배액기법을 실시한다. 이 동작을 3~4회 반복한다.
3. 손을 부채 모양으로 펼친 후, 아래 쪽 등에 척추에서 몸의 바깥 쪽을 향해 손가락으로 문지른다. 양 손을 교대로 하고, 같은 동작을 반대 쪽에도 실시한다. 이 동작을 3~4회 반복한다.

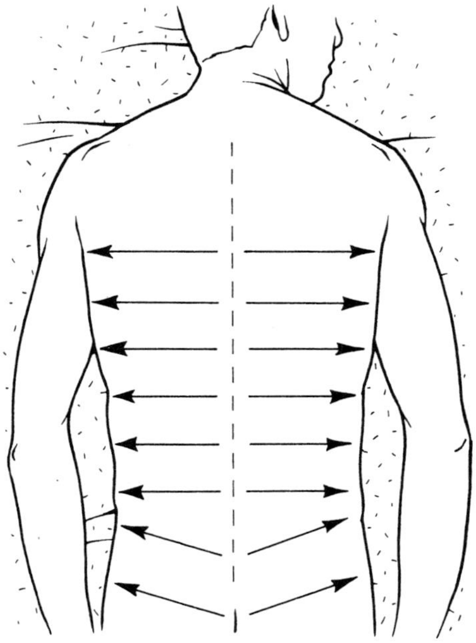

2. 손가락의 탄력을 이용하여 바깥으로 미끄러지기

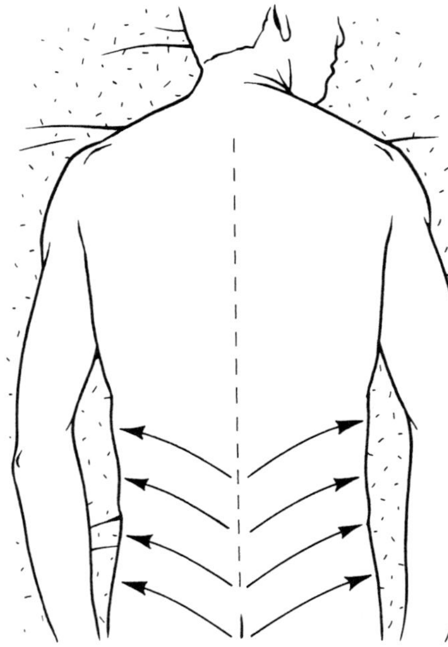

3. 부채 모양 동작을 반복하기

목을 위한 기법

한 손으로 고객의 머리를 받치고, 다른 손으로 아래 그림과 같이 두개골 아래의 5개의 지점을 손가락 끝으로 살짝 펌핑하는 동작을 하여 민감도를 체크한다. 민감하게 느끼는 부위가 있으면 그 곳에 부드럽게 마사지 한다.

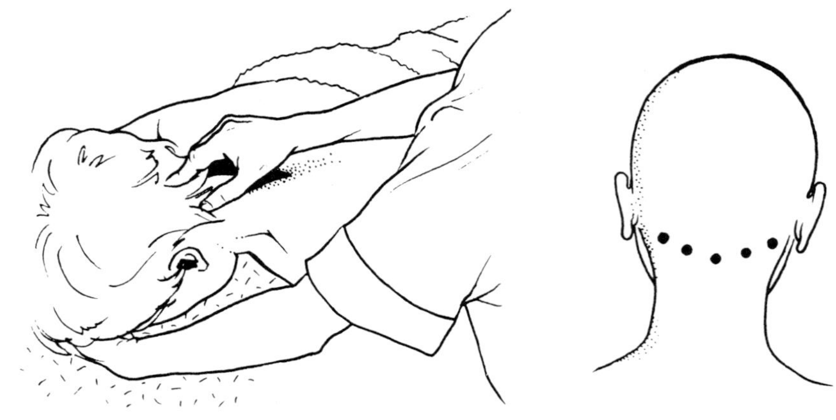

목에 대한 기법

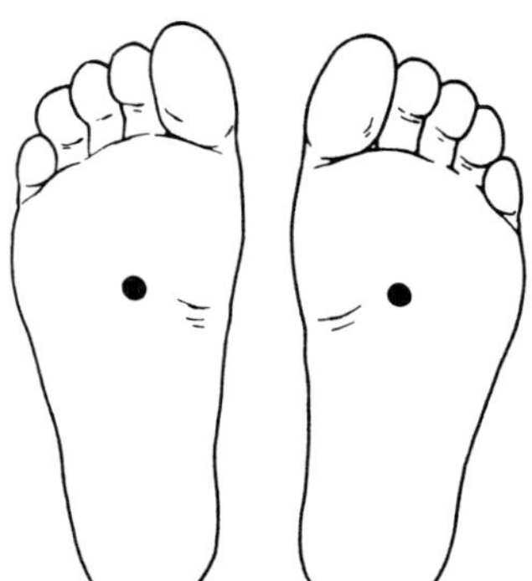

동작 1

발을 위한 기법

파트 1 : 일반적인 순서로 실시하기.

1. 발의 명치점에 손가락 마디를 놓고, 동시에 안으로 위로 향하게 누른다. 그리고 나서 고객의 오른 발에 실시한다.
2. 엄지로 펌핑하는 기술을 이용하여 뇌하수체 부위에 실시한다.

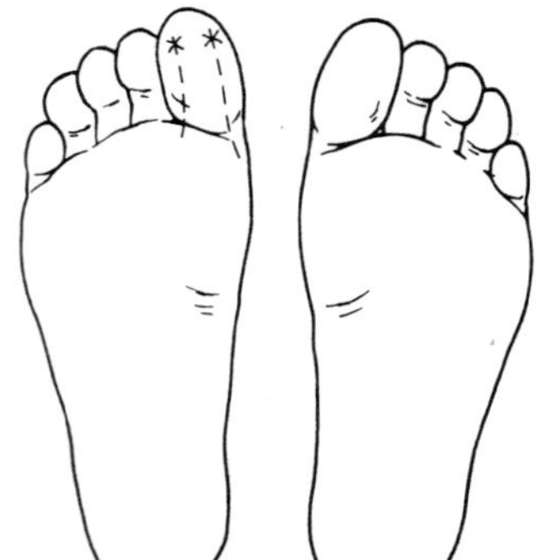

동작 2

3. 엄지로 펌핑하는 기술을 이용하여 목 부위에 실시한다.
4. 엄지로 펌핑하는 기술을 이용하여 생식기 부위에 실시한다.
5. 발 안쪽에서부터 반사 부위까지 척수 반사 부위를 마사지 한 후, 엄지로 펌핑하는 기술을 이용하여 신장 부위까지 발뒤꿈치를 마사지한다.
6. 엄지로 펌핑하는 기술을 이용하여, 신장 반사에서 방광 반사까지 마사지 한다.

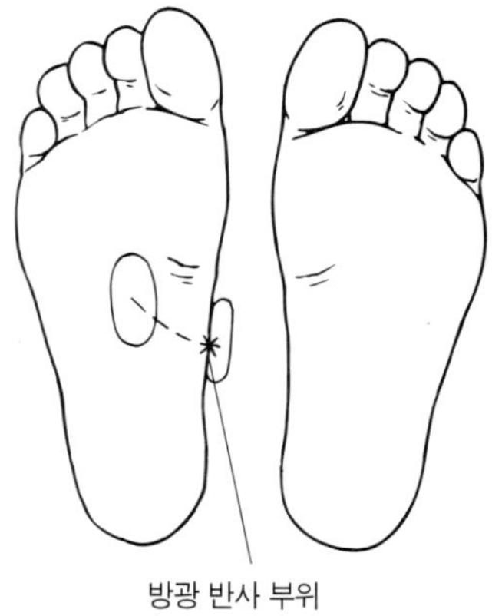

동작 6

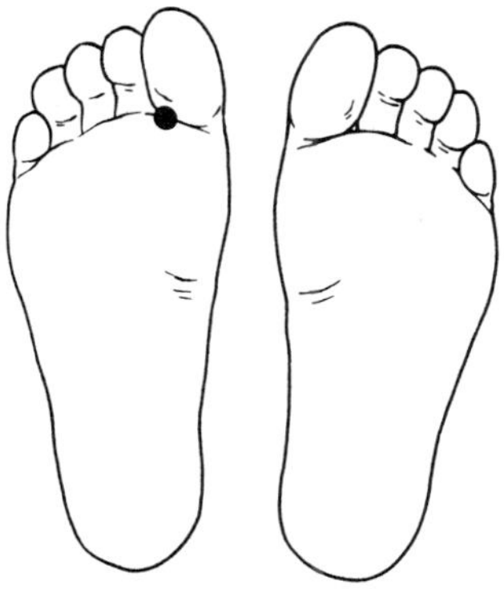
동작 3

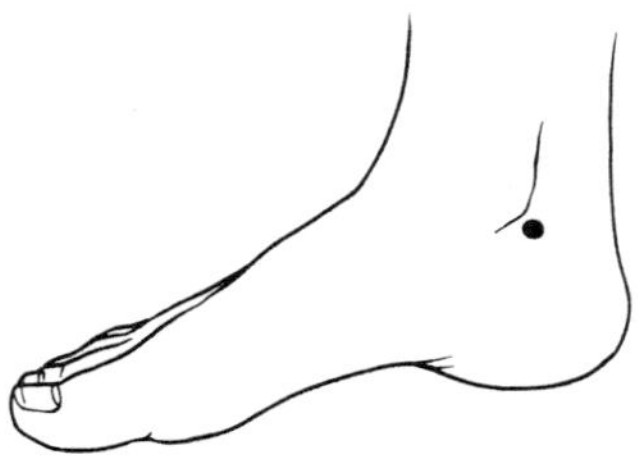
동작 4

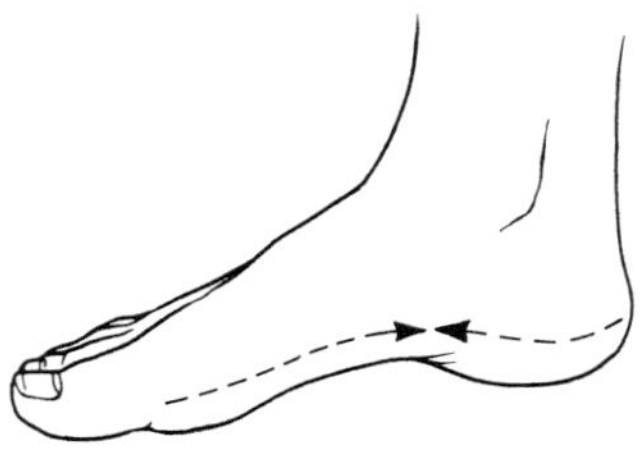
동작 5

파트 2 : 기법

1. 당신의 왼 손으로 고객의 오른 발바닥을 잡고, 당신의 오른 손 엄지로 명치 점을 마사지 하면서, 손가락으로는 발가락들을 3회 회전시킨다. 같은 동작을 왼 발에도 반복한다.
2. 당신의 엄지를 명치점에 놓고, 손가락 끝을 이용하여 발등의 명치 부위를 눌러 밖으로 배액 기법을 실시 한다. 같은 동작을 다른 발에도 반복한다.
3. 당신의 왼 손으로 고객의 발을 살짝 잡고 바깥으로 돌린 다음, 당신의 오른 손 엄지로 발바닥을 바깥을 향해 비빈다.
4. 당신의 엄지를 사용하여 고객의 양 발의 명치 점을 누른다. 눈을 감고 부드럽게 누를 때, 고객은 숨을 들이 쉬도록 한다. 고객이 숨을 내쉴 때 손을 푼다.

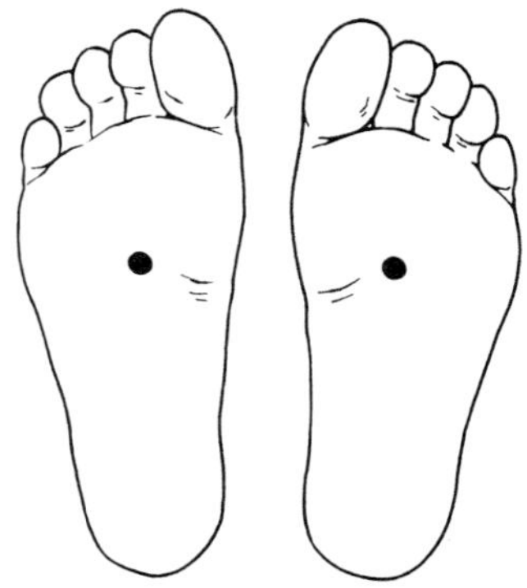
동작 1

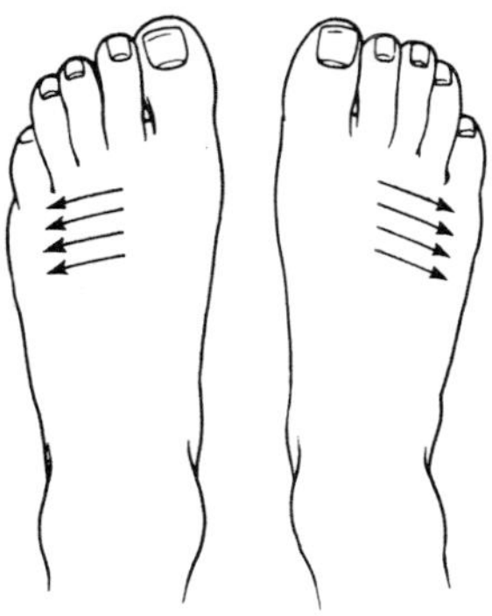
동작 2

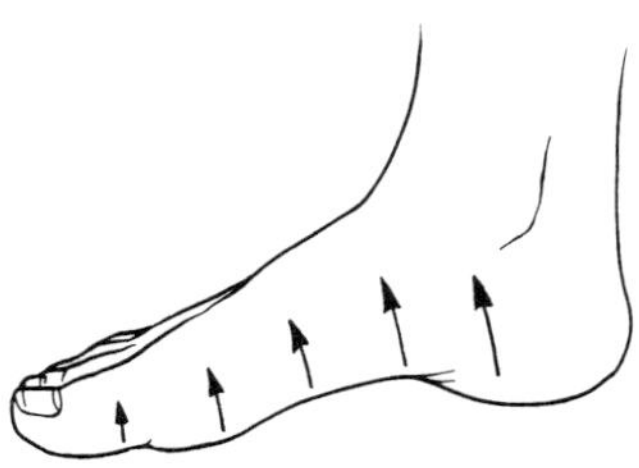
동작 3

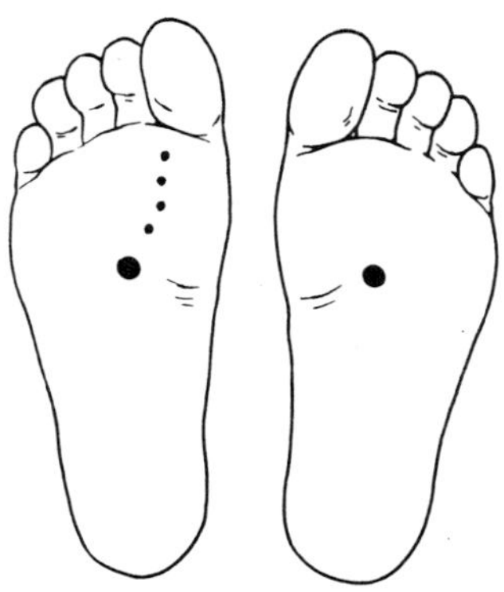
동작 4

얼굴과 목 아래를 위한 기법

손을 씻고 해당 부위에 적합한 오일을 바른다.

NB 다음의 모든 동작을 3～4회 반복한다.

1. 당신의 손가락을 고객의 귀 바로 위에 두고 엄지는 눈썹 사이에 둔다. 엄지를 누르고 풀기를 반복하면서 머리카락 선 쪽으로 내려간다.
2. 손가락 끝은 같은 위치에 놓고, 엄지로 누른 상태로 머리카락 선에 닿을 때까지 미끄러져 가면서 살짝 펌핑하는 동작을 한다.
3. 손가락은 여전히 그대로 둔 채, 엄지를 이용하여 눈썹에서 관자놀이까지 누르고 미끄러지듯이 시술한다.

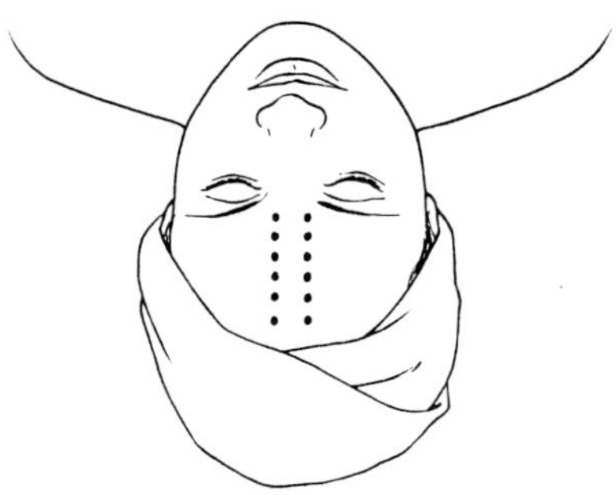

동작 1

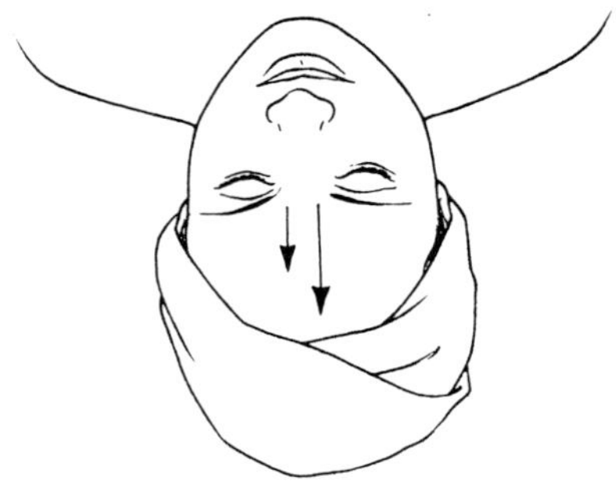

동작 2

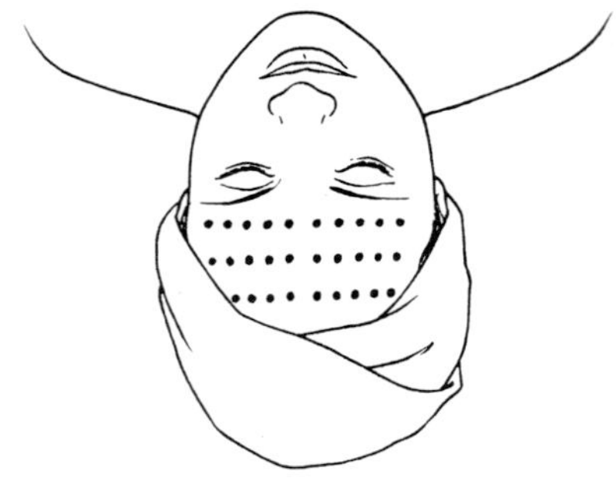

동작 3

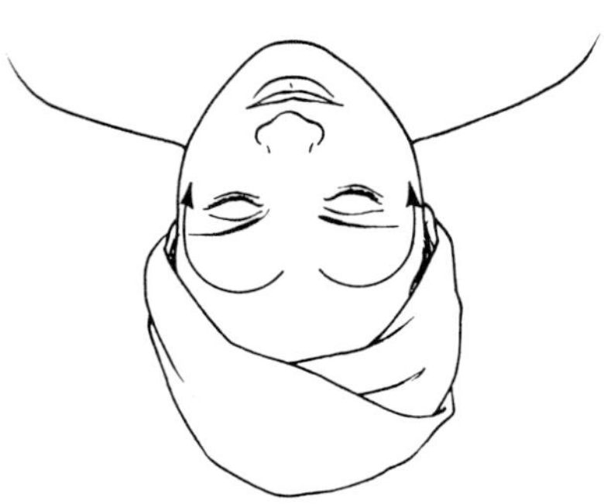

동작 4

4. 당신 손의 팔마 패드(palma pad)를 사용하여 이마의 중앙에서 시작하여 귀를 향해 아래로 배액기법을 실시한다.
5. 엄지를 눈썹 사이에 놓고 나머지 손가락의 탄력을 이용하여 코에서 귀를 향해 밖으로 배액기법을 실시한다. 처음에는 광대뼈 위로 , 그 다음에는 광대뼈 아래로 실시한다.
6. 두 개의 손가락으로 턱 선의 중앙에서 귀를 향하여 바깥 방향으로 배액기법을 실시하되 양 손을 동시에 실시한다.
7. 양 손을 동시에 손가락 끝을 이용하여 턱선을 따라 위로 얼굴 쪽으로 배액기법을 실시한다. 손의 팔마 패드(palma pad)를 사용하여 이마에서 얼굴을 향해 아래로 배액기법을 실시한다.

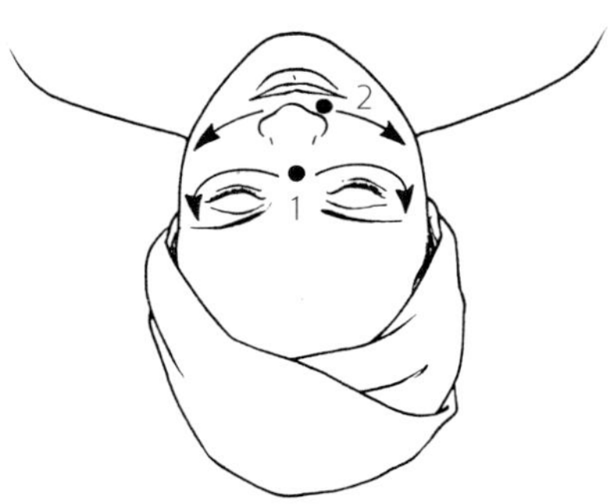

동작 5

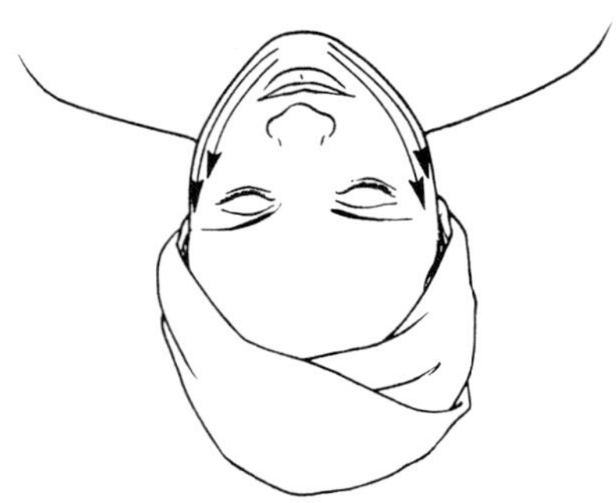

동작 6

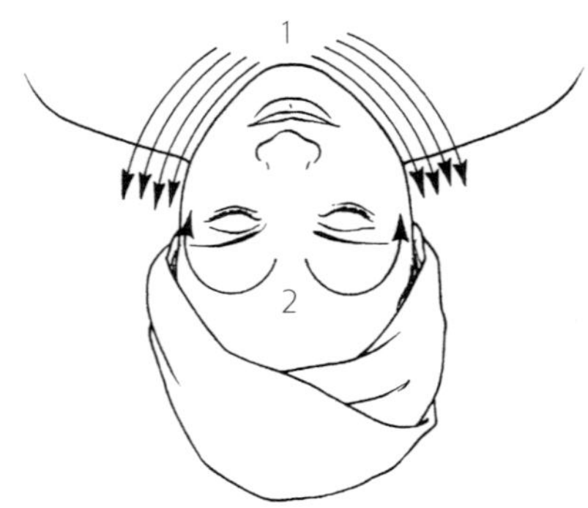

동작 7

8. 양 손의 손가락을 동시에 사용하여 쇄골을 향해 내려가면서 배액기법을 실시하는 경우, 손가락의 압력을 완화시켜 주며 어깨 부위를 누르면서 뒤로 손을 움직이며 이 동작을 3회 반복한다. 어깨 부위를 누르면서 고객의 발을 향해 손을 움직이면 이 동작을 3회 반복한다.
9. 손가락을 이용하여 어깨에서 승모근을 따라 목으로, 척추에 닿을 때까지 미끄러지게 한 후, 손가락의 압력을 완화시킨다.

10. 한 손은 고객의 목 밑에 두고, 다른 손으로 턱을 살짝 잡는다. 아주 부드럽게 머리를 양 쪽으로 움직인다. 이렇게 하며 척추가 가볍게 늘어난다. 당신의 무릎을 구부려 적당한 자세를 잡도록 하고, 고객의 머리와 목을 받치되, 당신의 양 손으로 머리를 받치고 손목과 팔에 머리가 오게 한다. 고객에게 당신이 어느 방향으로 움직일 지를 미리 말한 후, 몸을 움직이는 것이 아니라 다리를 좌우로 움직인다.

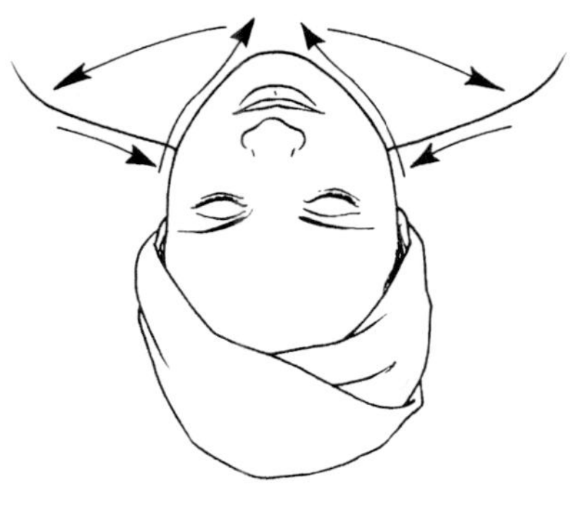

동작 8

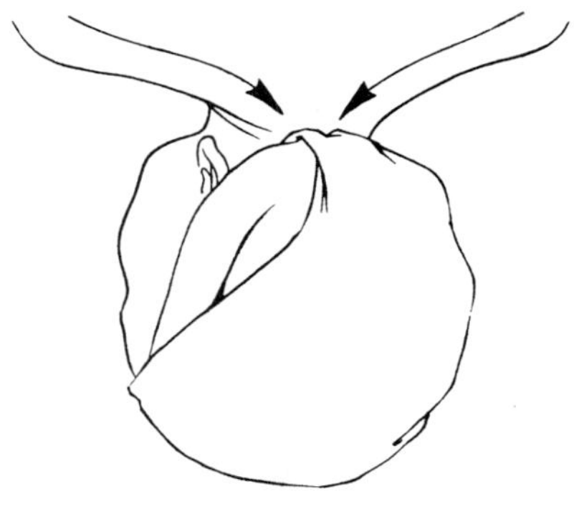

동작 9

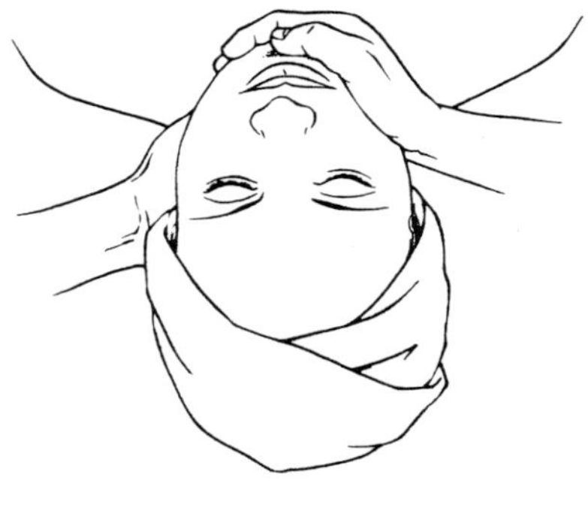

동작 10

상완을 위한 기법

1. 당신의 손가락에 고객의 손목이 오고, 고객의 손가락에 당신의 손목이 오게 하는 자세로 고객의 팔을 살짝 지탱한다. 당신의 손 옆면을 사용하여 펌핑하는 동작으로 팔 위 쪽으로 부드럽게 미끄러진다. 이 동작을 3~4회 반복한다.

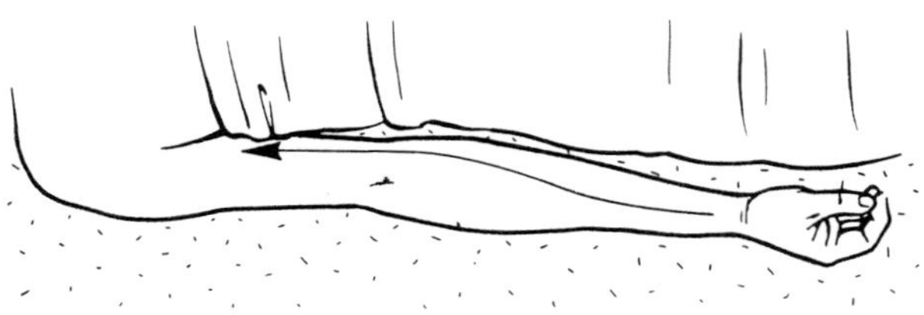

동작 1

2. 위와 같이 지탱하는 동작을 하고, 안쪽 전완에 대해 위로 미끄러지는 동작을 실시한 후, 바깥쪽 상완에 대해, 그리고 나서 안쪽 상완에 대해 같은 동작을 실시한다. 이 동작을 3~4회 반복한다.

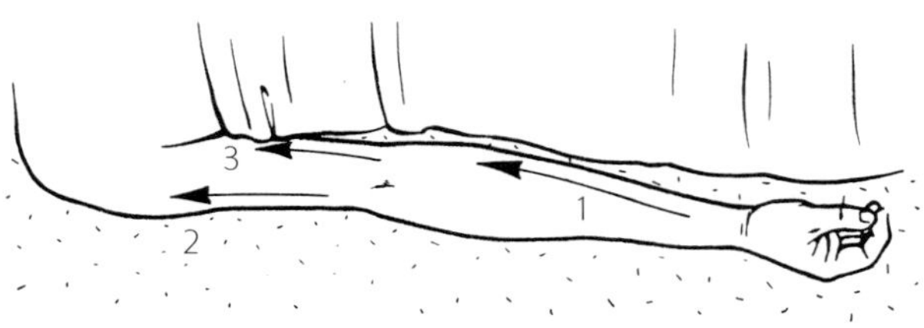

동작 2

고객의 왼팔에도 1~2번 동작을 반복한다.

쇄골과 복부를 위한 기법

1. 세 개의 손가락을 사용하여, 쇄골 뼈 위에서 밖으로 배액기법을 실시하고, 엄지는 겨드랑이

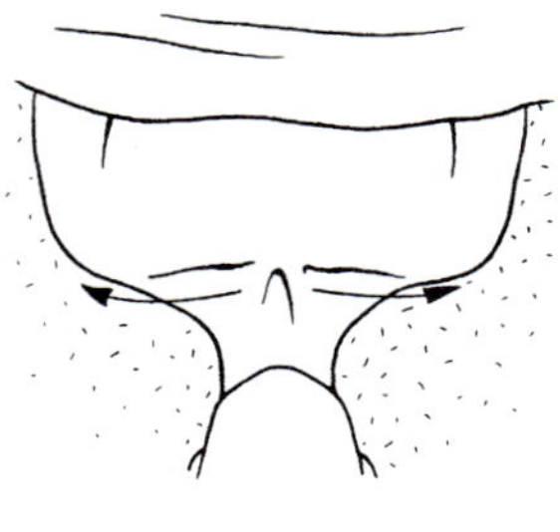

동작 1

쪽으로 미끄러뜨린다. 이 동작을 3~4회 반복한다.

2. 당신의 왼 손 손가락을 사용하여, 상행 결장에 대고 위로 올라가는 큰 원을 그린 후, 하행 결장에 대고 반대 방향으로 아래로 내려가는 원을 그린다. 이 동작을 3~4회 반복한다.
3. 고객의 복부에 가스가 차 있다면, 당신의 손을 복부에 대고, 고객에게 숨을 들이 쉬어 위가 위로 올라가도록 하게 한다. 7초간 숨을 참은 후에 숨을 내 쉰다. 고객이 숨을 내 쉴 때 천천히 내리 누른다. 이 동작을 3~4회 반복한다.

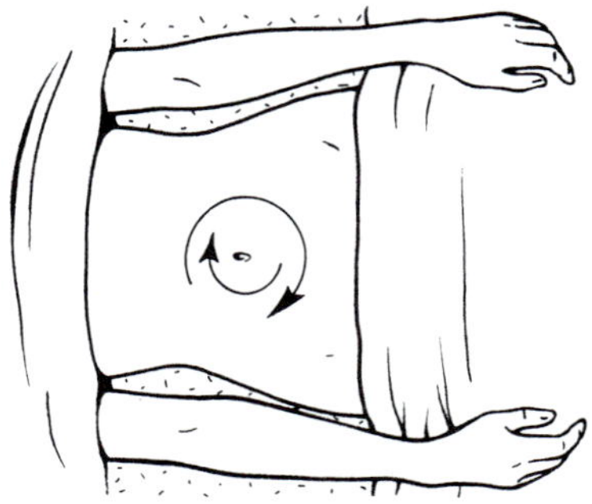

동작 2

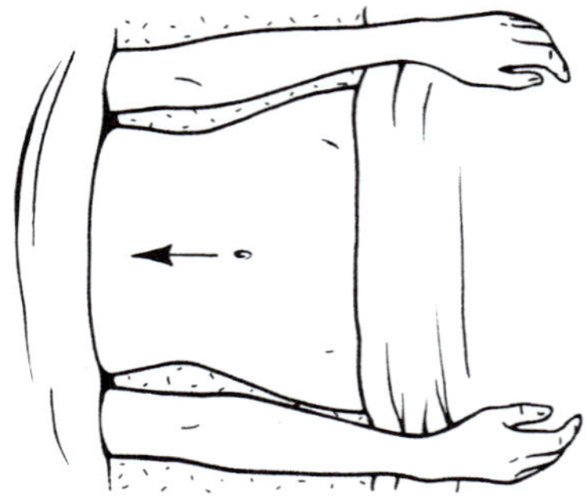

동작 3

요점

Eve Tayler의 마사지 순서는 임상적 아로마테라피의 Eve Tayler 연구소에 있는 비디오를 통해 볼 수 있다. 연구소의 위치는 아래와 같다.
9 Papyrus Road,
Werrington Business Park
Werrington, Peterborough,
Cambridgeshire, PE4 5BH.

4. 엄지를 제외한 나머지 손가락들을 흉곽의 양 옆에 살짝 놓고, 엄지로는 흉골의 아래 부분에 대고 가볍게 아래 방향으로 배꼽을 향해 가로질러 배액기법을 실시한다. 그리고 나서, 나머지 손가락과 엄지를 함께 미끄러뜨린다. 이 동작을 3~4회 반복한다.
5. 두 손을 겹쳐 놓고, 가벼운 펌핑 동작을 하면서 횡경막 주위에서 배액기법을 실시한다. 그리고 나서 반대편도 같은 동작을 반복한다. 이 동작을 3~4회 반복한다.
6. 허리선으로부터, 치골 영역까지 손을 교대로 움직이면서 강한 배액기법을 사용한다. 반대측도 동일하게 적용한다.

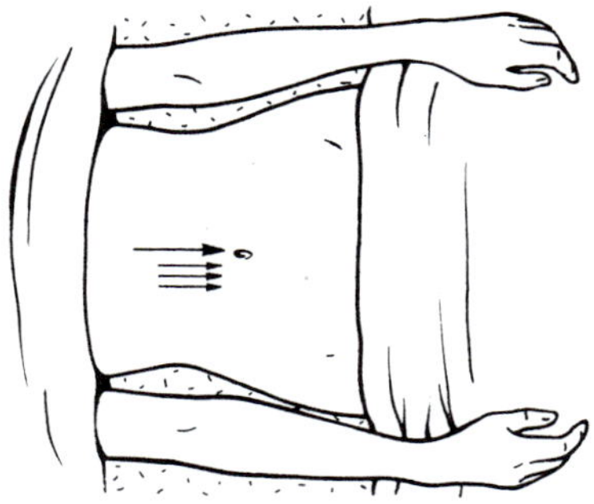

동작 4

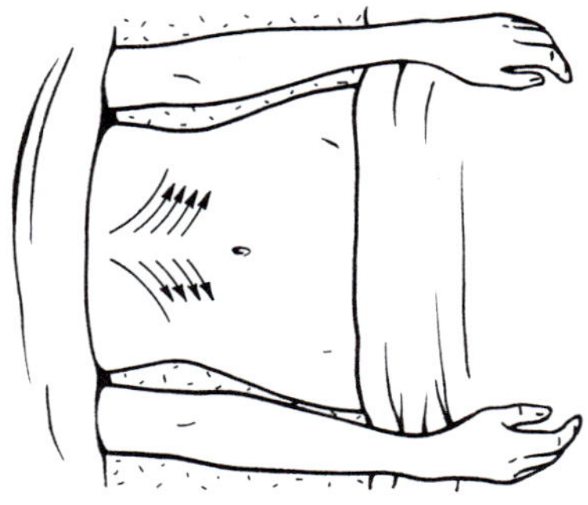

동작 5

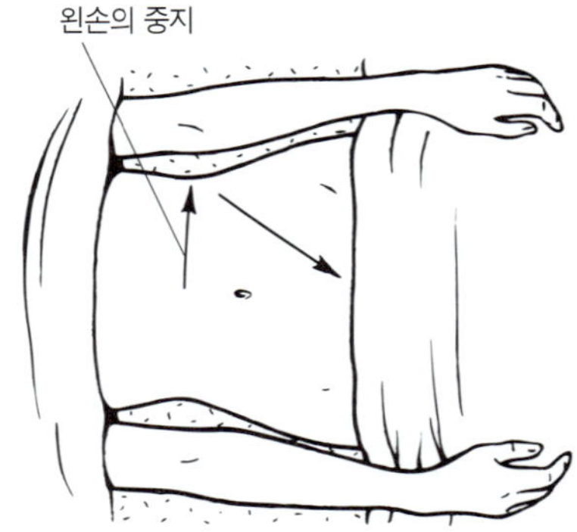

동작 6

유용한 정보

마사지를 마무리할 때는 마사지기법을 느리고 가볍게 적용한다.

실습 사항

여러분이 유능하게 수행할 수 있을 때까지 등마사지를 수행한다.

전신 마사지가 필요하지 않거나 부적절한 경우도 있다. 적절한 시간과 비용으로 신체 개별 부위를 아로마테라피 마사지로 관리할 수 있다. 예를 들면,

- 등마사지-30분

- 발과 하퇴마사지 – 각 다리 당 15분
- 얼굴과 두피마사지 – 30분
- 얼굴, 흉부 및 어깨 – 30분

만약 작은 신체부위만 관리한다면, 약간 강한 농도의 에센셜 오일을 사용할 수 있을 것이다. 3~5%의 혼합이 그 신체 부위에 적용될 수 있지만, 얼굴 부위는 예외적이다. 오일의 안전성이 체크되었을 때만 얼굴에 적용할 수 있을 것이다.

실습 사항

아로마테라피가 구성하고 있는 것 중, 어떤 것이 고객에게 가장 효과적인 것일지를 고려한다.
a. 전신
b. 발과 하퇴
c. 얼굴과 두피
d. 얼굴, 가슴 및 어깨

관리 이후와 재택관리 조언

마사지 이후, 최대의 효과를 위해 몇 시간 동안은 오일이 몸에 그대로 남아 있도록 고객에게 조언해준다. 특히 고객이 운전을 한다면, 고객에게 사용된 오일이 진정효과를 갖는지, 아니면 자극효과를 갖는 지를 이야기해 주는 것이 현명하다.
다음의 조언을 고객에게 해주어야 한다:

1. 6~8 잔 정도의 물을 마시도록 하다.
2. 24시간이 지나기 전까지는 일광욕이나 일광욕 침대를 사용하지 않도록 한다.
3. 사우나 또는 증기욕과 같은, 온열 관리를 피한다.
4. 가급적, 12~24시간 이내에서 기계나 운전을 사용하지 않도록 한다.

에센셜 오일의 다른 사용법

에센셜 오일은 마사지 이외에 다른 효과적인 방법으로도 사용될 수 있다. 순수오일을 순한 크림과 혼합시키거나, 기본적인 얼굴 마스크에 첨가시켜 피부 관리에 이용할 수도 있고, 습포, 입욕, 그리고 대기 중으로 확산을 통해서도 이용할 수 있다.

유용한 정보

피부에 습포를 적용하기 전에, 습포의 온도가 너무 뜨겁거나 차갑지 않도록 주의한다.

습포(compresses)

습포에는 온습포나 냉습포가 있다. 온습포를 위해서는, 오일의 몇 방울을 따뜻한 물을 담고 있는 용기 안으로 떨어뜨린 후, 타월이나 목욕 타월(플란넬)을 그 속에 담근 후 물을 짜낸다. 그런 다음, 손상된 부위에 습포를 적용할 수 있다. 예를 들면, 환자의 등 위에 습포를 올려놓는 것이 유용하지만, 일반적으로 마사지를 받지 않는 부위에 적용하는 것이 좋다.

냉습포도 차가운 물을 이용하여 같은 방법으로 준비하며, 이것은 두통을 가진 고객의 이마 위에 적용한다.

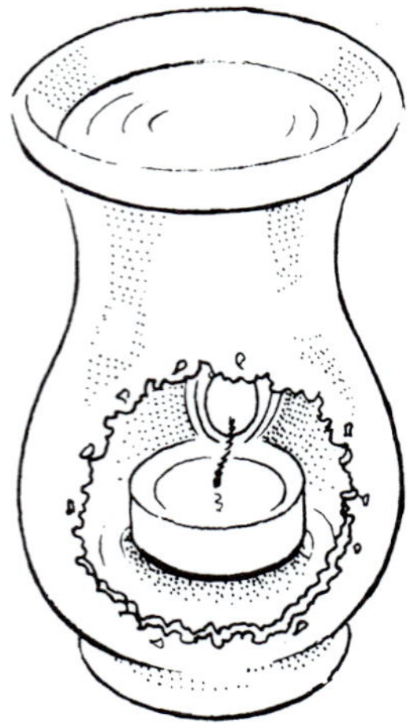

도자기 오일 버너

유용한 정보

버너에 닿는 사고가 일어나지 않도록 항상 주의한다.

입욕(baths)

에센셜 오일을 캐리어 오일과 혼합하기 전에 물에 직접 첨가시킬 수도 있거나, 혹은 약간의 캐리어 오일과 혼합시킬 수도 있다. 만약 직접 오일을 물에 첨가시킨다면, 입욕하기 전에 오일이 피부에 직접 닿지 않도록 물과 오일을 잘 혼합시킨다. 만약 캐리어 오일을 사용한다면, 미끌어지지 않도록 주의한다.

입욕을 위한 오일 사용법:

- 이완 – 6방울의 라벤더와 4방울의 제라늄, 혹은 7방울의 카모마일과 3방울의 바질
- 감기 – 6방울의 파인과 4방울의 유칼립투스
- 통증 – 4방울의 로즈마리와 3방울의 카모마일

확산(diffusion)

많은 방법을 통해 오일을 대기 중으로 확산시킬 수 있다. 가장 일반적인 방법은 양초(tea light candle)가 들어 있는 도자기 버너를 사용하는 것이다. 따뜻한 물이 들어 있는 접시모양의 용기 안으로 오일의 몇 방울을 떨어뜨린다. 양초에 의해 가열된 용기가 오일을 대기 안으로 증발된다.

그들의 효과를 위해 특정 오일을 선택할 수 있다. 예를 들면, 이완 공기를 위해 프랑켄신스와 라벤더를 사용하고, 감기환자를 위해 유칼립투스나 도금양을 사용한다.

대기 중으로 오일을 확산시키는 보다 효율적인 방법은 오일을 미세한 안개로 만들어 대기 중으로 분사할 수 있는 전기 분무기를 이용하는 것이다.

이들 모든 방법들은 아로마테라피 마사지를 강화하거나 보충하기 위해 사용될 수 있다.

의료시설에서의 마사지와 아로마테라피

대체관리로서 마사지와 아로마테라피의 최근 급속한 성장은, 환자를 관리할 목적으로 이들 관리를 이용하고 훈련시키는데 관심을 보여 왔던 수많은 보건전문가들에게 반향을 불러 일으켰다. 간호사, 물리치료자, 작업치료사 사이에서는, 수년 동안 형성되어 왔던 의학적 처지보다는 관리 차원의 역할로 되돌아오려는 현실적인 욕구가 일어나고 있다. 신체만을 고려하는 관리보다는 고객 개인의 모든 측면을 고려하는 전인적 관리라는 용어가 더 많이 사용되고 있다. 최근에 적용되고 있는 마사지와 아로마테라피의 분야는 다음과 같다.

분만실

산통을 완화하고 여성을 진정시키는 방법으로써, 옥스포드의 존 래드클리프(John Radcliffe) 여성 병원의 조산사들이 에센셜 오일의 사용 목적을 평가했다. 이 프로젝트는 6개월간 지속되었고, 사용된 오일로는, 라벤더, 클레리 세이지, 페퍼민트, 유칼립투스, 카모마일, 프랑켄신스, 쟈스민, 로즈, 레몬 및 만다린 등이었다.

목욕, 족욕, 흡기나 마사지할 때 오일을 사용했다. 가장 효과가 좋았던 오일은 라벤더이다. 페퍼민트와 클레리 세이지도 좋은 결과를 보였다. 여성과 조산사들이 높은 만족도를 나타냈고, 여전히 분만실에서 에센셜 오일을 사용하고 있다.

집중관리실

Royal Sussex Country 병원에서 이루어진 집중관리실과 심장관리실에 대한 연구에 따르면, 마사지와 에센셜 오일을 사용했을 때 대부분 환자의 심박동수와 호흡이 감소되었고, 또 마사지만을 적용했을 때 보다 더 큰 효과를 보였다.

라벤더와 캐리어 오일을 함께 사용하여 발을 마사지했고, 이것은 캐리어 오일만으로 마사지한 경우와 비교되었다. 이들 결과에 따르면, 심박동수의 감소는 라벤더 그룹에서 크게 일어났다.

작업 관리

오늘날 신체 기능을 돕고, 걱정과 불안을 해소하고, 관계를 향상시키기 위해 많은 작업치료사들이 다양한 시설에서 아로마테라피와 마사지를 수행하고 있다. 하나의 예로, 운동하기에 앞서, 작업치료사는 아동의 손을 이완시키고 가동시키기 위해 라벤더를 이용하여 아동의 손을 마사지한다. 다른 예로는, 집중과 이완을 촉진하기 위해 대기 중으로 아로마를 확산시킨다.

수면패턴

치매환자의 수면패턴에 대한 라벤더 확산의 효과를 평가한 시도가 1993년 Bakewell에 있는 Newholme 병원에서 수행되었다. 이런 시도는 전기 확산기를 이용해 7주 동안 이루어졌다. 실험 이후, 환자의 수면패턴이 뚜렷하게 향상됨을 보였다.

실습 사항

전문 학술지를 통한 문헌 찾기를 해 보고, 다양한 의료시설에서 실시되고 있는 마사지와 아로마테라피에 대한 문헌을 수집한다.

주요용어

당신은 이 단어와 문구의 뜻을 이해해야 한다. 뜻을 알아내려면 이 장을 복습하시오:

지압
항염증성
산화방지제
방부제
베이스 노트
습포
확산
증류
압출
미들 노트
진정제
시아추
용매
협력작용
관리적
탑 노트
휘발성

제 4 장

전기-제모

본 장을 공부하면, 다음 사항을 할 수 있게 될 것이다:

- 전기-제모의 정의와 사용되는 이유를 열거한다.
- 고객들이 전기-제모를 필요로 하는 이유를 이해한다.
- 전기-제모 관리 시에 준수해야 할 절차를 알게 된다.
- 준수해야 할 위생 절차를 명시한다.
- 전기 장비에 대한 안전한 관리를 수행할 수 있다.
- 관리를 준비한다.
- 고객을 맞이한다.
- 상담한다.
- 각 관리에 대한 금기 사항을 규명한다.
- 고객을 준비시킨다.
- 투열요법에 대한 절차를 이해한다.
- 갈바닉 관리에 대한 절차를 이해한다.
- 혼합 관리를 수행한다.
- 사후 관리 절차와 설명을 규명한다.
- 전기-제모의 다른 방법을 제시한다.
- 체모 제거의 대안을 이해한다.
- 체모와 모포의 구조를 설명한다.
- 체모 성장 주기를 거론하고 설명한다.
- 내분비계를 간단히 설명한다.

서 론

전기-제모는 다양한 다른 기술을 이용하여 너무 많거나 원치 않는 체모를 영구적으로 제거하는 방법이다.

전기-제모의 다른 방법은 아래와 같다:

- **단파심부투열관리** (교류하는 고주파 전류). 고주파 또는 방열로도 알려졌으며, 모포 세포내의 열 생성을 통하여 모유두진피의 파괴를 초래한다.
- **갈바닉요법** (직류). 이 방법은 모포 내에서 발생하는 화학 작용으로 인한 영구적인 모유두진

피의 파괴를 초래한다.

- **혼합 기법** : (갈바닉과 투열요법의 복합). 이 방법은 단파 심부투열 관리과 갈바닉 관리 두 가지의 효과를 혼합한 것이며 이들이 단독으로 사용될 때보다 더 완전하고 많은 효과를 가진다.

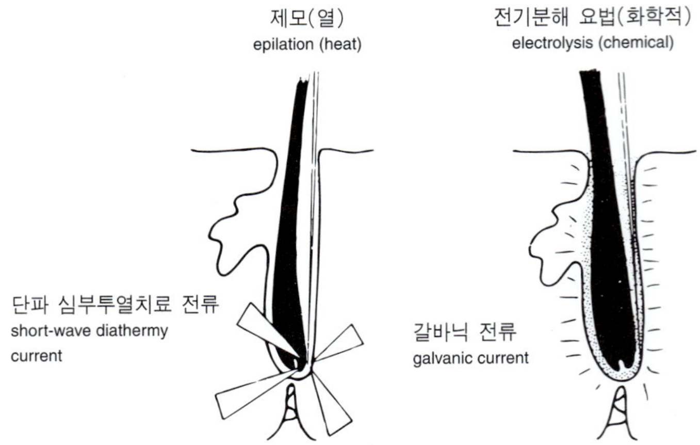

투열요법과 갈바닉 전류를 이용할 때 세포 파괴 영역 비교

요점

보통 고객들은 다음과 같은 이유 때문에 전기-제모를 사용한다.

- 너무 많거나 불필요한 체모를 제거하기 위하여
- 영구적인 전문적 관리를 위하여
- 오래 지속되는 효과를 위하여

전기-제모는 체모가 영구적으로 제거될 수 있는 유일한 방법이다. 다모증인 사람들, 다모증인 여성, 그리고 성전환자들은 전기-제모로 인하여 더 큰 효과를 보는 경향이 있다.

다음의 용어를 이해하는 것이 중요하다:

- 불필요한 체모 — 이것은 정상적인 체모에 더하여 자라는 원치 않는 체모이다. 불필요한 체모는 신체의 어느 곳에서도 자랄 수 있다.
- 다모증 — 이것은 과잉 체모의 발달을 말한다.
- 여성 다모증 — 이것은 남성적인 체모 패턴으로 과잉 체모가 자라는 것을 말한다. 예를 들면, 얼굴, 목, 가슴 그리고 배.

불필요한 체모의 주된 원인

- 호르몬 — 어떤 여성들은 에스트로겐과 프로게스테론 (여성호르몬)이 적고, 안드로겐(남성호르몬)이 많다.
- 유전적 그리고 인종적 배경 — 모든 인종은 다르다. 예를 들면, 영국과 스칸디나비아 출신의 북유럽 사람들은 지중해나 셈족보다 체모가 적다. 흑인들은 상대적으로 체모가 적고, 몽고 사람과 동양 인종들은 체모가 가장 적다.
- 스트레스 — 이것은 체모를 더욱 굵게 만드는데, 그 이유는 부신이 위기 상황에서 더욱 활성화 되기 때문이다. 그리고 스트레스는 남성호르몬인 안드로겐을 생성한다.
- 사춘기 — 안드로겐이 일시적으로 우세해 질 수 있다.
- 임신 — 안드로겐이 일시적으로 우세해 질 수 있다.
- 폐경기 — 난소가 발생되지 않기 때문에 여성 호르몬이 줄어들 수 있다.
- 약 — 스테로이드는 부신피질에 영향을 줄 수 있다: 코티존(역주 : 부신 피질 호르몬의 일

종; 류머티스성 관절염에 특효)과 경구 피임약은 과잉 체모를 유발할 수 있다.

- 병과 질환 — 예를 들면, 쿠싱 증후군과 스타인 레벤탈 증후군.
- 그 부위에 혈액 공급 증가
- 질환
- 부상

불필요한 체모의 원인

- 선천적이거나 유전적
- 국부적
- 신체적

선천적 원인

이러한 체모 성장은 그 사람이 태어날 때부터 계속된다. 그리고 고객은 그것을 '비정상'이나 과잉으로 간주한다고 해도, 사실은 그 해당 인종에게는 정상적인 것으로 간주된다.

체모의 기능

체 모	신체 부위	기 능
속눈썹	속눈썹	그늘을 만들고, 먼지와 더러움 등이 눈으로 들어오는 것을 막는다.
눈썹	눈썹	그늘을 만들고, 먼지와 더러움 등이 눈으로 들어오는 것을 막는다.
코털	콧구멍	들어오는 체모를 걸러내고, 폐 내부에 입자가 축적되는 것을 막는다.
머리카락	두피	자외선을 차단하고, 인체의 온도를 유지한다.
겨드랑이털	체모	인체의 열을 유지하고, 마찰로부터 보호한다.

비정상적인 선천적 체모 패턴

선천적 다모증은 태어나자 마자 나타날 수도 있고, 성장하면서 나타날 수도 있다. 이러한 체모의 발달은 매우 과도한 것이며 그 원인은 비정상적인 유전 구조뿐이다. 이것은 매우 드문 경우이나, 오랜 기간 동안 관리받아야 한다.

국부적 원인

이것은 문지르거나 다른 불쾌한 원인에 의하여 표피에 가해지는 어떠한 잠재적 위협에 대한 대응으로 체모가 자라는 것이다. 혈액 공급이 자극받기 때문에, 바로 그 영역 내의 피부를 보호하기 위해서 체모가 더 깊고 굵고 거칠어 진다. 검은 점이나, 모반이 과잉 체모의 원인인 경우가 자주 있다. 왜냐하면, 그 피부 표면과 가까운 모세관이 비정상적으로 발달하기 때문이다.

신체적 원인

이것은 내분비계의 화학적 구조의 변화의 결과로 나타나는 체모의 성장이다. 정상적인 신체 원인과 비정상적 신체적 원인이 있을 수 있다.

체모 성장에 대한 정상적 신체적 원인

안드로겐은 체모를 생성하기 위해 목표 모포를 자극할 수 있는 유일한 호르몬이다; 일반적으로 여성의 신체는 남성보다 더 적은 양의 체모를 생성한다. 여성의 일생에서 어떤 시기에는 정상적인 체모 성장 패턴이 흐트러질 수 있다; 사춘기, 임신 그리고 폐경기가 이에 속하며, 이 때에는 호르몬 수치가 증가하는 경향이 있다. 호르몬 균형이 깨지는 경우, 체모의 성장에 대한 정해진 패턴은 없으며 개인에 따라 다르게 나타난다.

- 사춘기 : 생식선과 부신피질은 남성과 여성 모두에게 체모 패턴의 생성을 야기시키는 스테로이드 호르몬을 대량으로 분비한다.
- 임신 : 과잉 안드로겐 생성의 가능성이 있어 윗입술 위, 턱 그리고 양쪽 뺨에 체모가 나타날 수 있다. 출생 이후, 내분비 균형이 정상화되면, 일반적으로 체모가 정상으로 돌아온다.
- 폐경기 : 이것은 여성 생식력의 종말을 나타내며, 약 40세 이후, 수 년에 걸쳐 점차적으로 나타난다.

체모 성장에 대한 비정상적 신체적 원인

이것은 유전적이나 선천적 결함, 후천적 질병이나 감염, 종양 또는 영양부족의 결과로 나타나는 천연적이지 않은 환경에서 야기되는 내분비 균형의 파괴이다. 정상적인 체모 성장 패턴을 방해하는 것으로 알려진 조건은 아래와 같다:

- 쿠싱 증후군
- 남성화 부신 성기 증후군
- 아차드 티어즈 증후군
- 스타인 레벤탈 증후군 (다난성 난소낭종)
- 선단거대증
- 영양부족
- 거식증

전기-제모 관리에서 준수해야 할 절차

1. 관리할 곳을 준비한다.
2. 고객을 맞이한다.
3. 고객을 관리실 안으로 인도한다.
4. 상담을 실시한다.
5. 관리를 위해 고객을 준비시킨다.
6. 조명을 위치시킨다.
7. 손을 닦고 일회용 장갑을 낀다.
8. 바늘을 장착하고 관리를 시작한다.

9. 관리한다.
10. 사후조리를 실시하고 설명한다.
11. 고객에게 다음 예약 시간을 설명한다.

사용될 바늘의 크기 결정

바늘의 지름은 체모의 지름과 같아야 한다. 바늘의 지름이 관리에 영향을 준다. 더 작은 바늘을 사용하면, 투열요법 전류를 더욱 집중적으로 밀도 있게 만들게 된다. 그러나 갈바닉 전류인 경우에는 가장 큰 영역을 가진 바늘이 가장 많은 양의 전류를 전송한다.

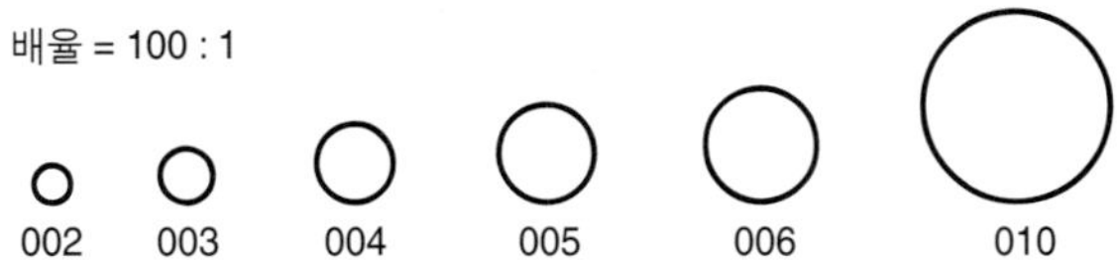

바늘 지름

사용될 바늘의 유형 결정

고객이 특정 유형의 바늘에 알러지를 일으키지 않는 한, 이것은 전기분해요법 전문가의 개인적인 의견에 따른다.

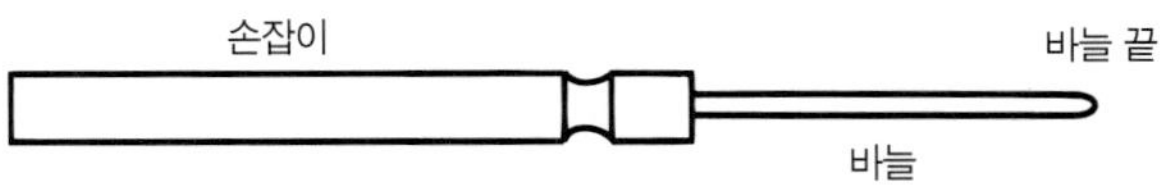

전기분해요법용 바늘

바늘 유형

- **한 개의 바늘.** 이 바늘은 다양한 지름을 가진 강철줄로 만들어진다. 점점 가늘어지는 형태로 전류를 바늘 끝에 집중시키며, 표면 부위의 과도한 관리 상황을 방지하여, 혼합 기법과 투열요법에 유용하다. 이 유형의 바늘은 특별히 깊고 강한 모발에 유용하다.
- **점차 가늘어지지 않는 두 개의 바늘.** 이 바늘은 손잡이 연결 부위가 약하기 때문에 쉽게 구부러진다. 이 바늘의 끝은 긁힌 표면이어서 거칠고 매끄럽지 않다.
- **점차 가늘어지는 두 개의 바늘.** 이 바늘의 손잡이는 놋쇠로 만들어져, 전도율이 좋다. 바늘 끝이 점차 가늘어지고 둥글어서 피부 침투가 쉽다.
- **절연 바늘.** 바늘의 약 3/4이 절연되어 있다. 나머지 1/4은 전기가 통하기 때문에 전류는 바늘 끝 주위에만 퍼지게 된다. 절연이 바늘 근처에서 중단되는 경우도 있지만, 많은 고객들이 절연 바늘을 사용할 때, 고통을 덜 느낀다.

전류 강도 결정

올바른 전류는 피부에 상처를 주지 않고 고객에게 불필요한 불편을 주지 않으면서 체모를 성공적으로 제거하기 위해 필요한 가장 낮은 전류이다.

낮은 전류로 관리를 시작해야 하며, 체모가 모포로부터 강제적이지 않게 떨어져 나갈 때까지 점차적으로 강도가 증가되어야 한다.

정확한 관리

정확하고 올바른 관리의 정의는 다음과 같은 기준에 의하여 정의된다:

- 방전된 전류의 양
- 바늘의 위치
- 바늘이 삽입된 시간

모포 속으로 바늘 삽입

체모가 피부로 들어간 곳을 정확히 보기 위해 확대경을 통해 관찰하는 것이 가능하다. 바늘은 체모와 나란히 있어야 하며 체모 자체의 밑으로 모포에 삽입되어야 한다. 삽입은 천천히 그리고 정확히 이루어져야 모포의 기저부를 보고 느낄 수 있으며 언제 삽입을 중단해야 하는 지를 알 수 있다.

바늘 삽입의 각도

체모는 전신에 걸쳐 다른 각도로 자란다. 예를 들면, 다리에 삽입하는 것은 턱에 삽입하는 것보다 훨씬 더 평평하다. 면도 후에 다시 자란 짧은 체모는 피부 밑의 원래의 자신의 각도와 달리 보이는 경우가 많다. 피부와 가장 가까운 손잡이 부분은 표피 밑의 뿌리의 각도를 알아내는데 도움을 준다.

모포의 각도와 바늘 삽입의 각도가 정확히 맞지 않으면, 바늘이 쉽게 들어가지 않으며 그러한 관리를 통하여 고객이 다칠 수도 있다.

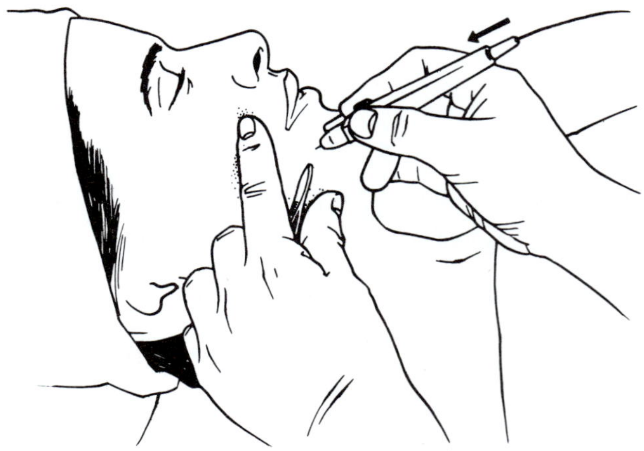

올바른 팔꿈치와 손목의 위치

바늘 삽입

피부를 살짝 잡아당기면, 바늘이 쉽게 모포 속으로 들어갈 수 있다. 너무 많이 피부를 당기면 고객이 불편하게 느끼고, 삽입이 부정확해 지기 때문에 조심해야 한다. 바늘이 모포 속에 있을 때, 전류가 모포 속으로 방전되게 하기 위해 손가락으로 버튼을 누르거나 발로 페달을 밟아야 한다. 이 작업이 끝날 때까지 바늘이 완전히 고정되어 있어야 한다. 바늘이 모포 내에 있는 시간은 전류의 강도에 따라 결정된다. 전류가 낮으면 전류를 더 오래 지속해야 한다. 충분한 전류가 방전되면, 모포에서 바늘을 부드럽게 빼내기 전에 전류를 먼저 차단해야 한다.

전기분해 요법 전문가

전기분해 요법 전문가는 편안한 위치에서 관리해야 하며, 등을 구부리지 않고 곧게 세워야 한다. 의자의 높이는 관리 부위에 쉽게 접근할 수 있을 때까지 조정되어야 한다. 그 다음 운반대와 장비는 전기분해요법 전문가가 관리하는 쪽으로 위치해야 고객 위로 가로지르지 않을 수 있다. 관리 중에 장비를 만지작거리거나, 다시 옮기지 말아야 한다. 가끔 불편하게 자리잡으면 부정확한 관리를 초래하고, 파침기와 바늘 자체를 다치게 할 수 있으며, 육체적 정신적 피로와 눈의 피로를 야기하여 관리의 속도를 늦추게 된다.

고 객

고객은 관리사를 방해하지 않는 범위에서 최대한 편안해야 한다. 고객은 관리가 실행되기 위한 가장 적합한 자리로 이동해야 한다. 고객의 편리를 위해서 베개가 사용될 수 있다.

바늘로 관리할 때 주의 사항

관리사의 손이 안정되지 않으면, 전류가 모유두진피나 체모의 기반까지 다다르지 못하며, 원하는 제모 효과를 얻을 수 없다.

바늘이 움직이면, 너무 많은 전류가 주위의 피부 세포로 스며들어 모유두진피를 관리할 전류가 모자라게 된다. 이로 인하여 화상이나 흉터가 생기고 비효율적인 관리가 될 수 있다.

바늘이 너무 가는 경우, 모포 벽이나 모포의 기반을 통과하여, 부정확한 관리를 야기할 수 있다. 관리사의 감각과 고객의 반응을 통하여 삽입이 정확한지 여부를 알 수 있다.

관리 후에 체모가 빠져 나오지 않는 경우

모포는 다시 관리되어야 하며, 다음을 점검해야 한다:

- 관리가 정확했는가
- 전류의 강도가 적절했는가
- 전류 방전 시간이 적절했는가
- 바늘이 모포 내에서 움직이지 않았는가

두 번째의 삽입에서 전류가 높아져서는 안되지만, 더 오래 방전되어야 한다. 두 번째에도 체모가 제거되지 않으면, 세 번째 관리를 행해야 한다.

세 번째가 마지막 시도가 되어야 한다. 만약 이 세 번째 시도에도 체모가 적절히 빠지지 않는다면, 바늘을 빼야 한다. 왜냐하면 바늘이 모포에 그대로 남아 있을 경우, 감염을 일으킬 수 있기 때문이다. 다시 모포에 관리하는 것은 너무 큰 외상을 일으키게 된다. 관리사는 이것이 전류가 너무 낮다는 명백한 암시임을 깨달아야 한다(이 과정이 일반적 경우가 되어서는 안된다. 처음부터 올바른 전류의 강도를 찾아낸 경우에나 있는 일이다).

이제 전류는 남아있는 체모를 성공적으로 제거하기 위해 증가되어야 한다.

전기-제모로 야기될 수 있는 흉터의 유형

- 켈로이드 (역주* :화상 따위의 상처가 아문 후에 생기는 종양)
- 곰보 (역주* : 움푹 패인 상처)

켈로이드

피부의 구성 세포가 지나치게 증식하여 비정상적으로 피부가 두꺼워지는 것이다. 이것은 손상이나 상처에 대한 피부의 반응이며, 켈로이드는 그에 대한 선천적 소인을 가진 특정 개인에게만 발생하는 영구적 조직 장애이다. 관리사는 이 흉터가 이미 있었던 것인지를 주의 깊게 관찰해야 한다. 왜냐하면 모포에 지나치게 관리를 하면, 켈로이드가 생기는 경우가 있기 때문이다. 이러한 것이 전혀 없다면, 고객이 관리로 인해 켈로이드가 생길 위험은 없다. 흑인의 피부는 특히 켈로이드 흉터가 생기기 쉽다. 관리 전에 이미 이런 흉터가 있다면, 관리나 감염으로 인하여 같은 일이 발생할 수 있다는 것을 고객에게 알려야 한다.

곰 보

이것은 피부가 주위의 다른 피부보다 낮게 패여서 생기는 흉터이다.

과도 색소침착

과도 색소침착이란 관리 부위에 과잉의 색소가 발달하는 것을 말한다. 아시아계의 피부가 특히 투열요법에 대해 이러한 유형의 반응을 보이기 쉬우나, 혼합기법이나 갈바닉요법에는 발생율이 낮다. 과도 색소침착은 관리된 피부의 부위가 그 원래 색을 잃을 때 발생한다.

청 결

모든 관리 표면이 살균되도록 유지하고, 어떠한 작업 기구도 소독해야 하며, 관리하려는 신체 부위는 모두 위생적이어야 한다.

멸 균

이것은 포자를 포함하는 모든 형태의 미생물을 완전히 박멸하는 방법이다. 멸균된 물건이나 환경에는 생명체가 전혀 없다.

소 독

일반적으로 화학약품으로 성장중인 감염체나 감염 미생물을 제거하는 것이며, 포자는 제거할 수 없다. 살균한다는 것은 감염의 성장을 막는 것이나 병원균이 아닌 것의 성장만을 막을 뿐이다. 효력이 다하면, 생명체가 다시 자란다(소독제가 피부에 사용되어서는 안된다).

소독액

이것은 소독제와 같으나 살아있는 조직에도 안전하다. 이것은 박테리아와 곰팡이를 완전히 없앤다. 그러나 포자는 없애지 못한다.

살균제

이것은 보건부에서 안전하다고 인정하는 수준으로 미생물을 줄이는 제재이다. 소독제 그리고/또는 소독액은 효과적인 살균제이다.

정균제

이것은 성장중인 박테리아가 일시적으로 성장을 멈추는 환경이다.

멸균제

이것은 성장 중인 박테리아가 죽는 상태이다.

멸균/살균법

- 알코올
- 고압소독기
- 보일러/찜통
- 자외선 소독기
- 화학약품(시덱스/포름알데하이드)

알코올

알코올, 또는 알코올을 기본으로 하는 적당한 살소독(예를 들면, 클로라헥사딘/알코올)은 특정 환경에서, 멸균이 아니라 소독이나 살균하기 위해서 사용된다. 70% 알코올이 추천되는 농도이다. 기구를 살균을 위해 사용될 때는 다음을 준수해야 한다. :

- 한 번에 하나 또는 두 개의 장비를 살균해야 한다.
- 알코올이 장비를 완전히 덮어야 한다.
- 담그는 시간은 3분이 권장되며, 최소한 15분은 담가야 한다.
- 한 번 사용된 알코올은 버려야 한다.
- 알코올 살균을 위해 사용된 용기는 뜨거운 물과 세제를 이용하여 정기적으로 세척해야 하며, 완전히 헹궈서 말려야 한다. 전문 와이퍼를 사용하는 것이 추천된다.
- 사용된 알코올은 싱크대에서 흐르는 물에 버린다.

고압소독기

고압소독기란 기구나 기타 다른 물체를 증기 압력하에 두는 멸균기이다: 올바른 온도 (끓는 것보다 높음)와 압력(대기압보다 높음)이 올바른 시간(121°C에서 15분부터 134°C에서 3분까지 다양함) 동안 사용된다면, 그 기구는 멸균된다(끓이는 것은 멸균되지 않는다). 특히 중간 규모에서 큰 규모의 관리실에는 고압소독기가 추천된다. 이것은 아직까지 물체를 멸균하는 가장 효율적인 방법이다. 몇몇 플라스틱 물체는 물론이고, 모든 금속 물체는 이 방법으로 멸균될 수 있다. 고압소독기는 사용하기 쉽고 유지비용도 적다.

보일러와 찜통

물을 끓이거나 증기로는 완전히 멸균되지는 않으나, 감염이 퍼질 위험을 막는데는 사용될 수 있고, 일시적인 방법으로는 유용하다. 전기에 의해 가열되며, 뚜껑과, 기구를 올렸다 내렸다 하기 위한 구멍 뚫린 제거 가능한 선반이 있어야 하며, 자동 타이머가 있어야 한다. 기구는 10분간 물에 끓거나 증기 속에 있어야 하며, 그 다음 깨끗한 핀셋으로 꺼내야 한다; 보일러는 기구가 물에 잠긴 후 물이 끓기 시작하는 시점부터 시간을 재야 한다. 깨끗한 증류수나, 탈이온수가 사용되어야 하며 하루에 한 번 완전히 교체되어야 한다.

> **유용한 정보**
>
> 간혹 혈액이 흘러내리는 경우에는, 니트 블리치를 사용한다 – 흘러내린 혈액에 뿌려두고 1분간 방치한 후, 일회용 장갑을 끼고 많은 양의 뜨거운 물과 세제를 이용하여 닦아낸다. 니트 블리치는 피부에 사용해서는 안되고, 피부에 사용할 소독제가 없을 때는 니트 블리치를 10% 희석하여 물과 섞어 사용한다.

자외선 살균기

자외선은 살균 특성만을 가지고 있다. 이것은 이전의 어떤 방법을 대체하기 위해서도 추천되지 않는다.

화학약품

기구가 최소한 20분간 화학약품 속에 담겨 있어야 한다. 다른 입자들이 감염되는 것을 막기 위해서 화학약품을 담은 용기와 대상물은 덮여 있어야 한다. 그 화학약품은 제조자의 지시에 따라 정기적으로 바뀌어야 한다. 많은 기구를 담글수록 더 빨리 화학약품을 교체해야 함을 명심해야 한다.

완벽한 멸균은 고압소독기를 이용하여 관리실에서만 가능하다.

표면, 가구, 바닥을 깨끗하게 유지하기

세면대는 가지고 있는 어떤 세제를 이용해서도 닦을 수 있다. 다른 표면은 70%의 소독용 알코올이나, 그와 비슷한 알코올을 기본으로 하는 살균제를 이용하여 하루에 서너 번 닦아야 한다. 또한 이 표면들은 매일 가정용 세제를 뜨거운 물에 녹여 닦아야 한다. 바닥과 의자는 정기적으로 닦아야 한다.

관리 준비하기

- 고객이 도착하기 전에 항상 관리가 준비되었는 지를 확인한다.
- 침대를 침낭으로 덮는다.
- 모든 고객에게 새로운 침낭을 사용해야 한다.
- 방해되지 않는다면, 베개를 침낭 밑에 둔다.
- 침대 밑에 두 개의 의자를 둔다.
- 운반대의 두 선반을 화장지로 덮는다.
- 운반대에 다음을 놓는다.

제모기	탈지면
파침기	화장지
선택된 바늘들	일회용 장갑
소독병 안에 든 핀셋	거울
칼 상자	보석류를 담는 그릇
소독액 피부 청결제	상담카드와 펜
화장품 피부	청결제 수건
관리 후 사용할 로션	

- 쓰레기를 버릴 수 있도록 운반대 밑에 뚜껑 있는 쓰레기통을 둔다. 쓰레기가 위로 나오지 않도록 쓰레기통에는 뚜껑이 있어야 한다.

고객을 맞이하기

고객이 관리실에 들어 올 때, 관리사는 공손하고 웃는 얼굴로 맞이 한다. 활기차게 해야 하지만, 지나치게 들떠있는 모습에는 고객이 불편해 한다.

관리사는 아래 사항을 따라야 한다:

- 고객에게 자신을 소개한다.
- 고객을 관리실로 인도한다.

상 담

이것은 관리를 하는 것이 안전한 지를 점검하기 위해 관리 초기 단계에 행해지는 질문과 가능한 조사이다.

상담은 다음과 같은 목적으로 사용된다:

- 고객의 기본적인 정보를 알아낸다:
  - 이름
  - 주소
  - 전화번호
  - 나이
  - 의사 이름
  - 의사 주소
  - 의사 전화번호
- 고객에게 어떤 금기사항이 있는지 알아낸다.
- 과거의 병력을 알아낸다.
  - 최종 임신 날짜
  - 임신 중에 모든 일이 제대로 진행되었는지
  - 생리 기간에 모든 것이 정상인지
  - 수술경험과 세부사항
  - 체모가 얼마나 오랜 동안 있었는지
  - 무엇 때문에 체모가 자라게 되었는지
- 체모를 제거하기 위해 과거에 사용한 방법을 알아낸다. 예를 들면,
  - 과거에 제모를 행한 적이 있는지
  - 어떤 제모 방법을 사용했는지
  - 시행 시기와 지속 기간
  - 그 관리에 대해 그 부위가 어떤 반응을 일으켰는지
  - 어떤 일시적인 방법이 사용되고 있는지
  - 얼마나 자주 체모가 제거되고 있는지
  - 그 방법을 얼마나 오랫동안 사용하고 있는지
- 관리되어야 하는 부위에 대한 정보를 얻는다. 예를 들면,
  - 관리될 부위
  - 체모의 성장 양태
  - 피부 상태
  - 치유 상태

유용한 정보

상담은 편안하고 형식을 차리지 않고 진행되어야 하지만 분명이 전문적 태도를 유지해야 한다. 절대로 통제권을 잃어서는 안되며, 반드시 정중해야 한다.

이들이 고객에게 질문할 주요 질문들이기는 하지만, 상담이 진행되면서 필요에 따라 다른 부위에 대해서도 질문할 수 있다. 그러므로 고객에게 질문하고 카드에 기입해야 한다.

상담은 항상 다음을 준수해야 한다:

- 관리의 초기에
  - 공개되지 않은 장소에서
- 관리사와 고객이 모두 편안히 앉아서
  - 질문과 대답을 큰 소리로 하거나 반복할 필요가 없을 만큼 가까이 앉는다.
  - 테이블이나 책상을 두지 않고 마주 앉는다.
  - 같은 높이로 앉는다.

도 입

고객은 긴장하거나 신경질적일 수 있으므로 관리사의 태도와 모습이 매우 중요하다.

고객이 편안하도록 환영하는 분위기를 가져야 한다.

효과적인 의사소통

모든 감각을 총동원하여, 고객의 동기, 태도, 나이, 성별 등에 따른 적절한 인터뷰 기법을 사용한다.

병 력

논리적인 순서에 따라 미리 준비한 기록/상담 카드를 활용하여 기본적인 정보를 질문한다. 고객에게 이 관리가 금기사항이 아니라는 것을 확인하며, 다른 관리사가 인계 받을 경우에 대비하여 정보가 유용한 것인지를 확인한다.

동기부여

관리사는 고객에게 열의를 가지고 대해야 하며 적절하게 자신의 확신을 보여주어야 한다.

기록과 정보를 보유하는 목적

- 고객에 대한 특정 사항을 기록한다.
- 필요하다면 고객에게 연락한다.
- 고객이 얼마나 자주 관리받는지 기록한다.

관리에 대한 설명

관리 과정, 이익, 사후관리에 대해 설명한다. 특수용어를 남발하지 않는다.

상담을 통하여 관리사는 고객에게 질문할 기회를 주어야 함은 물론이고, 시행될 관리 과정에 대해서 다음과 같이 상세히 설명해 주어야 한다.

관리 과정

- 히비텐과 같은 살균제를 이용하여 피부를 닦아낸다.
- 매번 새로운 일회용 살균 바늘이 사용되어 감염의 위험을 막는다.
- 바늘 크기는 체모나 모포의 크기와 맞춘다.
- 바늘이 체모를 따라 체모의 모포 속으로 들어간다. 이것인 체모가 피부에 있는 모공이다.

이것은 피부에 전혀 상처를 내지 않는다.

- 바늘이 피부 속에 있을 때, 기계가 작동하기 시작하면 약간의 열이 느껴진다. 그러면 핀셋으로 잡아 당기지 않아도 체모가 제거된다.
- 체모가 더 이상 혈액을 공급받지 않아 체모를 생성하는 체모 생식세포를 파괴할 때까지, 모포의 반응이 체모에 영양을 공급하는 혈액 공급을 점차적으로 마비시킨다.
- 이 과정으로 인해, 체모가 완전히 그 강도나 색을 잃을 때까지 점차적으로 강도와 색을 줄여준다.

관리에 의해 제거될 수 있는 체모의 수

- 관리사가 관리해야 할 정해진 속도가 있는 것은 아니다. 속도보다 정확성이 훨씬 더 중요하다.
- 어떤 부위는 관리하기에 더 어려워서 관리 속도가 떨어지고, 반면 다른 부위들은 더 쉽게 관리된다.
- 피부 반응도 한 부위에서 얼마나 많은 작업이 수행될 수 있는 지를 말해주는 척도이다. 왜냐하면 과잉 관리는 피부가 나쁜 반응을 보이기 때문이다.
- 이 포인트들에 대한 모든 대답은 관리사가 관리할 때만 알게 된다.

고객이 예약해야 하는 빈도

- 다시 말하건대, 이것은 관리부위의 크기와 피부의 회복 상태에 따라 결정된다.
- 고객은 좋은 결과를 얻기 위해서 초기에는 매주, 격주, 또는 매월과 같이 정기적인 예약을 하는 것이 훨씬 더 좋다는 것을 이해해야 한다.
- 예약의 빈도는 고객이 관리에 반응함에 따라 점차 줄어든다.

관리 시간

모든 사람이 관리에 각각 다르게 반응하기 때문에 관리에 필요한 시간을 결정하는 것은 어렵다. 그래서 모든 관리사들이 고객에게 말할 수 있는 것은 다음의 사항을 기본으로 하는 예상치일 뿐이다.

- 체모의 존재 기간
- 체모의 두께와 색의 농도
- 피부 상태
- 피부 회복도
- 고객이 클리닉/업소에 방문할 수 있는 빈도
- 전체 관리 기간
- 선택된 전기-제모 방법

고객은 당신이 단지 예상을 할 뿐이며, 당신이나, 어느 누구도 날짜를 정확하게 보장할 수는 없다는 것을 이해해야 한다.

관리 후의 피부 상태

- 관리 직후에 피부는 분홍색/붉은색으로 보인다. 사후 관리 지침을 따른다면, 이것은 한 시간 안에 금새 사라진다.

- 때때로 잘 회복되지 않는 피부를 가진 고객들은 약간의 딱지가 나타나는 것을 보게 될 수도 있는데, 이런 경우에는 뜯지 말고 그대로 두어야 하며, 이것은 장기적인 문제는 아니다. 일반적으로 딱지는 얼굴보다 회복 속도가 느린 몸에 나타난다.
- 관리가 적절히 시행되면, 관리 완료 후에 피부는 정상적으로 보인다.

관리 비용

- 고객은 관리 시간에 대해 비용을 지불하고, 이 비용은 클리닉마다, 부위마다 다르다.
- 어떤 클리닉은 코스로 판매하여 고객이 한꺼번에 선불로 지불하되 가격은 더 싸다. 이것은 상담 카드에 기록된다.
- 다른 클리닉들은 단순히 각 예약에 대해 개별적으로 가격을 책정한다.

금기 사항

이것은 당신이 관리를 해서는 안되거나, 관리를 하되 극도로 조심해야 함을 암시하는 것이다. 당신이 어떤 금기 사항을 알게 되느냐에 따라, 당신은 조심스럽게 관리를 진행할 것인지, 고객에게 의사에게 찾아가 조언을 구하도록 요구할 것인지를 결정한다. 당신이 고객의 증세에 대해 아무리 확신을 갖고 있다 하더라도, 당신이 진단하려고 하지 않는 것은 매우 중요하다.

전기-제모 관리에 대한 금기사항

- 염증, 벤 상처, 쓰라림이나 벌어진 상처 부위
- 모든 비정상적 피부 조건
- 전염병의 표시
- 털이 난 검은 점 (의사의 서면 동의서가 없다면)
- 임신 마지막 달에 있는 여성은 배나 가슴에 관리를 받아서는 안된다. 그러나 얼굴과 같은 부위는 가능하다. 임신 중의 불필요한 체모는 출산 후에 사라지기도 한다. 감정적으로 불안정한 고객. 고통의 시작점이 너무 낮기 때문에 어떠한 불편도 참기 힘들다.
- 16세 미만의 젊은이. 성숙함에 따라 호르몬 불균형이 신체에 영향을 미치므로 의사의 동의가 있는 경우를 제외하면 관리받을 수 없다.
- 다음과 같은 고객 :
  - 당뇨병. 피부 회복이 극도로 낮기 때문에 의사의 주의가 필요하다.
  - 간질. 관리의 감각에 의해서 간질이 발작할 수 있다. 의사의 주의가 필요하다.
  - 심장 이상. 이런 경우는 거의 문제를 일으키지 않지만, 높은 전류가 맥박을 높일 수 있기 때문에, 맥박조정기는 금기사항이다.
  - 천식이 있는 고객. 신경과민 성향이 있는 경우에는, 조심스럽게 관리되어야 한다.
  - 조직에 이상이 있어서 의료적 관리를 받고 있는 고객
  - 간염이나 에이즈. 관리사 자신이 이 고객에게 관리하기를 원하는 지를 결정해야 한다. 만약 그렇다면, 반드시 장갑을 착용해야 한다.
  - 흑인 피부. 켈러이드 흉터, 과도색소침착 그리고 굽은 모포와 같은 문제가 있기 때문에 극도로 조심해야 한다.
- 관리에 대해 비정상적인 두려움을 나타내는 고객. 고객의 협조가 필수적이기 때문에 관리의 모든 양상을 고객에게 설명해야 한다.
- 타박상, 물린 상처, 쏘인 상처, 정맥류 근처를 관리한다면, 확대된 모세관 부위에 주의를 기울여야 한다.
- 귀 속, 코 속, 치골과 아주 가까운 부위, 유두에는 관리하지 않는다.
- 의사의 허가와 서면 동의서가 없으면 사마귀, 검은 점은 관리하지 않는다. 핏덩어리, 쥐젖에는 훈련을 받아야만 관리할 수 있다. 훈련을 받았어도 대부분의 경우에 의사의 동의가 필요한다.

고객이 숙지해야 할 가능한 금기사항 점검표

- 심장 이상
- 맥박조정기
- 고혈압 또는 저혈압
- 간질
- 당뇨병
- 혈우병
- 갑상선 이상
- 혈전증
- 정맥염
- B형 간염
- 에이즈 양성
- 천식
- 여드름

고객 준비시키기

1. 고객에게 불필요한 옷을 벗어서 걸어 놓도록 부탁한다.
2. 고객을 진찰대에 앉도록 돕는다.
3. 고객이 자리를 잡으면, 걸어놓은 옷을 타월이나 얇은 천으로 덮는다. 그리고 나서 체모를 관찰하고 바늘의 크기를 결정한다.
4. 손을 닦는다.
5. 사각 탈지면을 청결제/히비텐을 적셔 관리받을 부위의 피부를 닦아 낸다. 그 다음 티슈로 그 부위를 건조하게 한다. 각 부위에 새 탈지면을 사용한다.
6. 깨끗한 히비텐/알코올을 사용하여 탐침 (역주* : 외과용 침)을 닦는다.
7. 적절한 위치에 조명을 위치시킨다.

바늘 끼우기

1. 적당한 바늘은 선택한다.
2. 탐침의 걸쇠를 푼다.
3. 바늘을 건드리지 않고 포장을 푼다.
4. 포장지나 핀셋을 이용하여, 바늘을 탐침에 넣는다.
5. 핀셋을 이용하여 바늘은 움직여서 탐침에 올바른 높이로 위치시킨다.
6. 바늘이 꽉 조여질 때까지 걸쇠를 조인다.
7. 핀셋으로 바늘에 덮힌 플라스틱 뚜껑을 제거한다.

관리사는 두 개의 핀셋을 지녀야 한다 — 하나는 바늘 장착용, 다른 하나는 관리용.

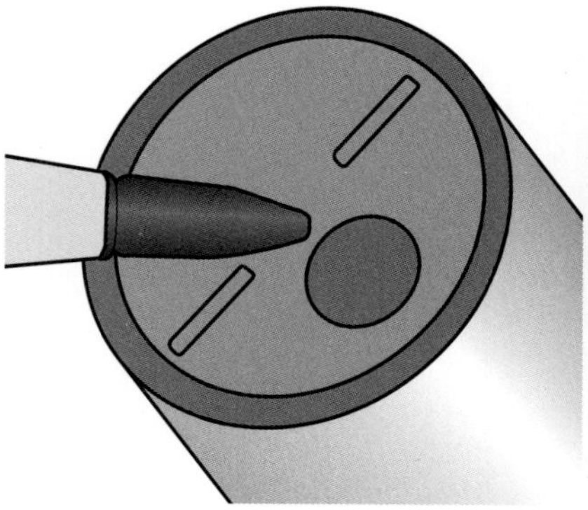

샤프 박스(Sharps box)

관리 후 바늘 빼기

- 걸쇠를 푼다.
- 탐침을 샤프 박스에 대고 살짝 쳐서 바늘이 그 속으로 떨어지게 한다.

- 한 번 사용된 바늘은 다른 누구에게도 대거나 사용되어서는 안된다.

투열요법 관리에 대한 절차

1. 위에 설명된 대로 관리를 준비한다.
2. 위에 설명된 대로 상담을 실행한다.
3. 위에 설명된 대로 고객을 준비시킨다.
4. 위에 설명된 대로 바늘을 장착한다.
5. 기계를 켜서 낮은 전류가 흐르게 한다.
6. 모포에 관리하고 체모의 강도와 피부 상태에 따라 2초간 전류를 흐르게 한다.
7. 전류를 중단시키고 모포에서 탐침을 제거한다.
8. 핀셋으로 모포에서 체모를 제거해 본다.
9. 체모가 쉽게 제거되지 않으면, 같은 모포에 더 길게 전류를 흐르게 관리한다.
10. 핀셋으로 다시 한번 체모 제거를 시도한다. 두 번째 시도로 체모가 빠져 나오면, 올바른 관리를 위해서는 전류를 약간만 증가시키면 된다는 것을 알 수 있다.
11. 두 번째 시도로도 체모가 빠져 나오지 않으면, 다시 한번 같은 모포에 더 길게 전류를 흐르게 관리한다. 이번에는 핀셋으로 체모가 제거되어야 하며, 그에 따라 전류도 증가되어야 한다.
12. 이 단계에서도 체모가 제거되지 않으면, 핀셋으로 체모를 제거해야 하며 다음 체모를 관리하기 위해서는 충분히 증가된 전류를 사용해야 한다.
13. 이제 전류는 관리 부위에 적합해졌다. 그러나 강한 체모인 경우 더 많은 관리와 증가된 전류가 필요할 수 있다.

전류가 흐르는 시간과 가열 패턴에 대한 효과

전류가 오래 남아있을수록 가열 패턴이 더 커지고 건드리지 않아야 하는 지점의 모포가 더 많이 파괴된다. 체모가 강할수록 전류가 흐르는 시간이 길어진다.

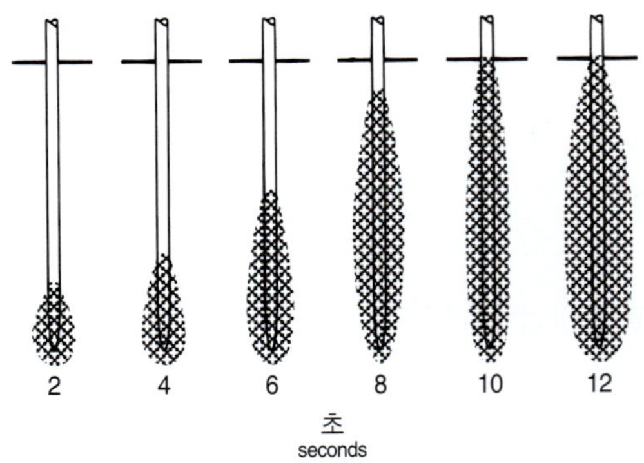

가열 패턴에 대한 시간별 효과

전류의 강도와 가열 패턴에 대한 효과

낮은 전류일수록 관리가 필요한 모포에 퍼지는 시간이 길고, 높은 전류일수록 더 빨리 관리할 수 있다. 그러나 너무 높은 전류로 작업하는 것이 좋은 것은 아니다. 왜냐하면 지나치게 모포를 관리하면 피부를 손상시킬 수 있기 때문이다. 전류의 강도와 그 적용 시간은 함께 고려되어야 한다.

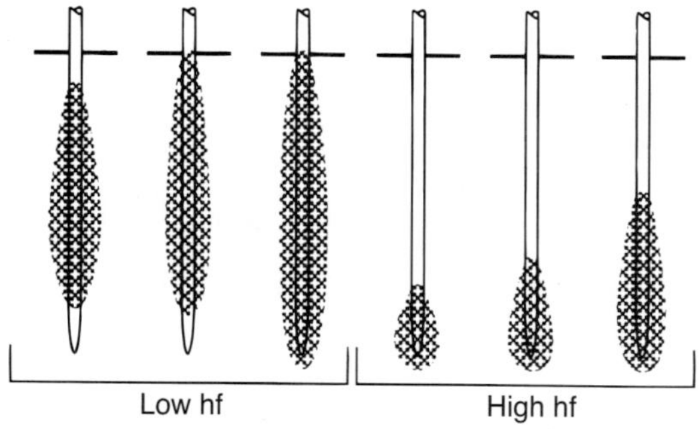

가열 패턴에 대한 집중도별 효과 낮은 전류 높은 전류

바늘 지름과 가열 패턴에 대한 효과

바늘이 클수록 더 작은 부위에 더 많은 파괴를 가져오는 좀 더 강하고 집중적인 가열 패턴을 야기시킨다. 매우 강한 체모의 성장에 적합하다. 바늘이 가늘수록 가열 패턴의 농도가 낮고 더 많이 퍼진다. 가는 체모에 적합하다. 바늘이 너무 크거나 체모 지름보다 더 작으면 올바른 양의 전류를 공급할 수 없고, 모포의 올바른 부위에 적용될 수도 없다. 가장 성공적인 관리를 위해서는, 바늘 지름이 체모의 지름과 동일해야 한다.

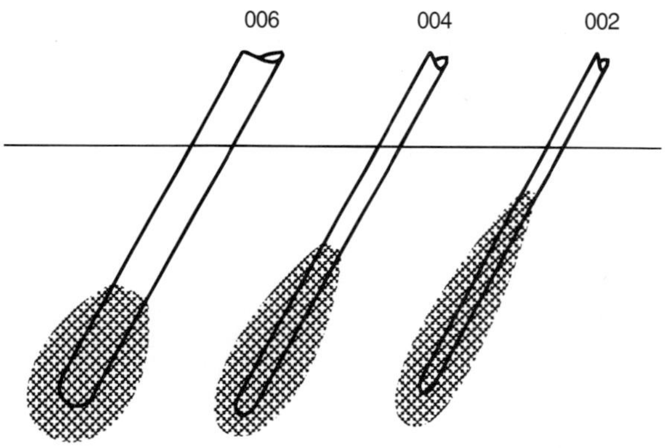

가열 패턴에 대한 바늘 지름 별 효과

삽입의 깊이와 가열 패턴에 대한 효과

얕게 삽입되면, 전류의 분산에 영향을 줄 수 있어서 간혹 피부 표면에 전류가 퍼질 수도 있다. 너무 깊게 삽입되면, 가열 패턴은 다시 모포의 필요 부위를 잃게 된다. 삽입이 완전히 정확하지 않으면, 전류가 모포의 필요 부위를 관리할 수 없으며 관리는 완전히 실패하게 된다.

갈바닉 전류 관리 순서

1. 관리를 준비한다.
2. 상담을 실행한다.
3. 고객을 준비시킨다.
4. 바늘을 끼운다.
5. 기계를 작동시켜 낮은 전류를 흐르게 한다.
6. 모포에 관리하고 체모의 강도와 피부 상태에 따라 수 초간 전류를 흐르게 한다. 갈바닉 전류는 매우 느린 과정이기 때문에 투열요법보다 훨씬 더 오랫동안 전류를 흘려야 효과를 얻

을 수 있다.

7. 전류를 중단시키고 모포에서 탐침을 제거한다.
8. 핀셋으로 모포에서 체모를 제거해 본다.
9. 체모가 쉽게 제거되지 않으면, 전류를 한 단계 올려 다시 모포에 관리해 본다.
   전류의 강도와 시간 사이에 균형이 이루어져야 한다. 예를 들면:
   - 피부가 불필요하게 손상될 수 있으므로, 전류가 너무 높아서는 안된다.
   - 적합한 시간 동안 효과를 얻기 위해서 전류가 충분히 높아야 한다.
   - 필요한 전류의 강도와 시간은 고객에 따라 다르다.

혼합 관리 순서

1. 관리를 준비한다.
2. 상담을 실행한다.
3. 고객을 준비시킨다.
4. 바늘을 끼운다.
5. 투열요법 전류를 켜기만 한다. 그 다음 갈바닉 전류를 낮은 단계로 켠다.
6. 모포에 관리하고 체모의 강도와 피부의 유형에 따른 적당한 시간 동안 두 개의 전류를 흐르게 한다. 이 관리법은 갈바닉 관리만큼 반응 시간이 오래 걸리지는 않는 반면, 일반적으로 투열요법보다는 오래 걸린다. 갈바닉 전류는 필요한 만큼 증가될 수 있고, 전류의 시간도 증가될 수 있다. 그러나 투열요법 전류는 증가될 필요가 없다.
   혼합 전류로 모포를 관리하는 것도 가능하다. 체모가 모포로부터 즉시 빠져 나오지는 않지만, 2초 또는 2분 후에 쉽게 제거된다. 이미 관리된 체모가 어떤 것인 지를 당신이 알고 있다면 이 방법이 적합하다.

고객을 위한 관리 후 관리 설명

- 이후 24시간 동안 뜨거운 통 목욕이나 뜨거운 샤워를 하지 마시오.
- 이후 24시간 동안 향기가 나는 제품을 사용하지 마시오.
- 이후 24시간 동안 일광욕을 하거나 일광욕 침대를 사용하지 마시오.
- 피부를 문지르거나 거칠게 하는 꽉 조이는 옷을 피하시오.
- 이후 24시간 동안 탈취제나 땀을 억제하는 제품을 사용하지 마시오.
- 관리 부위를 건드리지 않도록 노력하시오.
- 이후 24시간 동안 사우나 또는 어떤 형태의 열 관리도 하지 마시오.

정상 피부 반응

관리사는 고객에게 피부가 붉게 변하거나 붉은 반점이 선명하게 생기더라도, 몇 시간 내에 사라진다는 것을 알려야 한다.

비정상 피부 반응

- **부기.** 부기의 가장 일반적인 원인은 지나친 삽입이나, 한 부위에 너무 많은 관리를 하거나,

관리에 대한 알러지 반응이다.

- **출혈.** 바늘 삽입이 잘못 되었거나, 구부러지거나, 무딘 바늘을 사용하여 모포를 관리하면, 출혈이 나타난다.
- **부스럼/딱지.** 혈액이나 림프가 어떤 부위에 축적될 수 있는데, 이것이 말라버리면 부스럼이나 딱지가 된다. 시간이 지나면 자연스럽게 떨어지게 그대로 두어야 한다.
- **흉터.** 다음 중 하나의 원인에 의해 흉터가 생긴다.
  - 너무 빨리 관리하여 충분한 주의를 기울이기 못함.
  - 잘못된 기계를 사용하여 정확한 전류 단계를 조절하지 못함.
  - 구부러지거나 무딘 바늘은 사용하여 전류가 한 곳에 모여 축적됨.
  - 한 부위에만 지나친 관리를 집중적으로 하면, 피부가 과잉 관리됨.
  - 잘못된 각도로 관리하여 모포 벽을 관통함.
  - 전류가 흐르는 상태의 바늘을 삽입하거나 빼냄. 이로 인해 피부 표면이 타게 됨.
  - 관리 간격을 충분히 길게 두지 않아 피부가 과잉 관리됨.
  - 고객이 관리 후 처리 설명을 지키지 않아 감염을 일으킴.
- **타박상.** 모포에 비해 너무 큰 바늘을 사용하거나 바늘 삽입이 잘못되어 모포 벽이나 모포 기저부를 관통하여 발생한다. 한 부위에 너무 많은 압력을 가하거나, 지나친 관리를 한 경우에도 타박상이 발생한다.

재성장 체모

제모 이후에 발생하는 체모로서, 모포의 부분적인 파괴가 발생한다. 이 체모들은 원래의 체모보다 더 가늘고, 색이 더 흐리고 피부에 더 얕게 자리잡는다.

불필요한 체모의 재성장

불필요한 체모 제거 부위에 다시 체모가 재성장 한다 하더라도, 이들은 일반적으로 관리에 빨리 반응한다. 체모가 비정상정으로 활동적인 모포에서 자란 것이거나 관리에 반응하지 않으면, 관리 시에 이것을 유념해야 한다.

재성장에 대한 호르몬 불균형의 영향

호르몬 불균형이나 스테로이드 관리법은 체모의 재성장이 더 지속되고, 때로는 의료적 조언을 더 구하도록 한다. 고객과 관리사는 관리 이외에 체모의 성장에 영향을 주는 다른 요소를 알 필요가 있다. 그래야만 발생할 수 있는 일을 예견하는데 도움이 된다.

이전의 관리와 재성장에 대한 효과

모든 이전의 관리는 재성장률에 영향을 미치게 된다. 모포가 뒤틀리게 되면, 관리의 정확성에 영향을 주게 되어 관리의 성공을 저해하게 된다. 이전의 방법들이 얼마만큼의 국부적 자극을 포함한다면, 그 결과 또한 훨씬 느리게 된다. 체모를 잡아당기는 것은 일종의 국부적 자극이기 때문에, 고객은 관리 중에 그러한 행위를 해서는 안된다. 관리의 효과와 관리 성공의 속도를 감소시키게 된다.

전기-제모에 따르는 피부 부작용

조 건	증 상	원 인	결 과
벌꿀 색의 딱지/부스럼	혈장의 림프가 모세관벽을 관통하여 모포에 축적된다.	한 부위에 전류를 과잉사용했거나, 과잉관리가 심하지 않은 경우	액체는 결국 굳어서 피부에서 떨어지게 된다.
붉은 딱지/부스럼	혈액이 모포로 천천히 침투하여 큰 면적의 피부를 분열시킴	전류의 과잉사용 과잉관리 부정확한 삽입	딱지를 떼어서는 안된다. 그 구멍이 회복되는데 몇 달이 걸릴 수도 있다. 딱지가 피부에서 떨어지도록 놔두면, 피부는 분홍색이 되지만, 결국 정상으로 돌아온다.
농포	염증. 열이 나는 부종으로 고통을 수반	관리 후에 박테리아가 모포를 공격	신체가 박테리아를 파괴하지 않으면, 농포를 형성하는 고름이 발생한다. 1-2일 후에 사라지며 벌꿀색의 부스럼이 남는다. 부스럼이 자연적으로 떨어져 나가면, 피부는 정상이 되고, 부스럼을 뜯어내면, 구멍이 남아 회복되는데 오래 걸린다.
모낭염	피부속에 있는 큰 고름 주머니. 표면의 모낭염은 각질층 밑에서 발견됨. 깊은 모낭염은 전체 모포에 영향을 줌	모포의 2차 감염	흔적 없이 치유된다. 치유된 후 구멍이 남기도 한다.
가스/증기 물집	일반적으로 바늘의 한쪽 면에서 빠르게 발전하는 수소 가스 물집.	갈바닉 관리에 있을 수 있는 결과. 혼합 관리에서 있을 수 있는 결과.	바늘을 제거한 후 무균 티슈로 물집을 누르면, 가라앉고 문제를 일으키지 않는다. 박테리아가 침투하여 농포를 일으키지 않도록 주의한다.
증기 블라스트	갑자기 매우 높은 열을 가하면, 세포의 수분이 기화되고, 때때로 세포가 움직이는 것처럼 보이기도 한다.	고밀도 투열요법 전류	과잉관리로 인하여 표피가 하얗게 되지 않으면, 세포에 아무런 해가 없다. 표피가 하얗게 변하면, 표백이라고 하며, 치유되는데 오래 걸리고, 구멍 있는 상처로 남을 수 있다.
타박상	멍들어 부풀어 오르는 것. 일반적으로 바늘 삽입 후에 나타난다.	부정확한 삽입. 너무 큰 바늘.	세포는 완전히 치유된다.
곰보	딱지의 형성. 손상된 세포 부위로서 주위의 피부보다 낮게 가라앉음.	모포에 대한 과잉관리. 딱지를 뜯어냄	구멍 난 흉터는 손상의 정도에 따라 치유된다.
켈로이드 흉터	부풀어 올라 피부가 늘어나 반들거리는 흉터.	어떤 사람들, 특히 흑인종은 켈로이드 흉터가 남기 쉽다. 제모과정에서는 부정확한 관리와 과잉관리로 인해 피부가 손상된다.	섬유모세포가 진피에서 증식하여, 세포의 과잉 치유와 부풀어 오른 흉터를 형성하게 된다.
과도색소침착	피부색소 형성의 변화. 검은 피부는 매우 어둡거나, 매우 밝은 부위보다 색이 더 많이 변함.	부정확한 관리. 과잉 투열요법 전류	피부색 과잉 변화 모포주위의 피부색 변화로 사라지지 않는다.

전기-제모 방법에 대한 비교		
투열요법	혼합기법	갈바닉
교류 단파 고주파 전류	교류와 직류	직류
피부에 열을 발생시킴	피부에 열과 화학작용을 발생시킴	피부에 화학작용을 발생시킴.
각 체모가 빨리 제거되나 관리 방법 중 가장 덜 완전함	중간 정도의 시간이 경과하면, 체모가 제거되고, 완전한 결과를 가짐.	체모의 제거가 매우 느리지만, 매우 완전한 절차이다.
날카롭고 빠르게 쏘는 느낌	중간 정도의 기간 동안 상당히 약하게 쏘는 느낌.	상대적으로 긴 시간 동안 약하게 쏘는 느낌.
피부반응은 개인에 따라 다르지만, 많은 경우 붉어진다.	피부반응은 개인에 따라 다르지만, 투열요법보다 훨씬 피부변화가 약하다.	피부반응은 개인에 따라 다르지만, 세 가지 방법 중 가장 피부변화가 적다.
완전히 치유될 때까지 피부가 허락하는 한 정기적으로 관리를 받는다.	피부가 허락하는 한 정기적으로 관리를 받는다. 그러나 관리효과가 더 완전하므로 투열요법만큼 많은 관리를 받을 필요는 없다.	피부가 허락하는 한 정기적으로 관리를 받는다. 한 번에 몇 개의 체모만 관리되므로 상당히 여러 번 관리를 받아야 한다.

체모 제거의 대안적 방법

탈 색

탈색은 불필요한 체모를 가리는 효과적인 방법으로 체모의 색을 제거하는 것이다.

화학적 성분

3% 과산화수소

탈색으로 생길 수 있는 반응

구토, 두드러기, 피부 화상, 심각한 알레르기, 얼굴의 부기.

화학적 탈모

피부보다 위에 위치하는 체모를 해결하기 위해 피부에 바르는 크림이나 연고.

화학적 성분

황산 수소염은 가장 효과적인 화학물이지만, 불쾌한 냄새가 난다. 대부분의 황산제가 티오글리콜릭 산염으로 대체되었는데, 작용 시간은 더 길지만 냄새는 더 좋아서 신경을 거슬리지 않는다.

전형적인 탈모 크림의 성분

칼슘 티오글리콜레이트, 탄산칼슘, 수산화 칼슘, 세틀리 알코올, 계면활성제, 물과 강한 향.

탈모 크림 사용으로 생길 수 있는 반응

피부를 자극하며 위장 장애를 일으킬 수 있다.

면 도

칼날로 피부에 있는 체모를 깎는 방법.

필요 도구

젖은 상태의 면도에는 면도칼과 면도 크림이 필요하며, 마른 상태에서는 여성용 모근 제거기가 필요하다.

면도로 생길 수 있는 반응

피부를 살짝 쓸고 지나가기 때문에 피부가 붉어지고, 면도 뾰루지가 생길 수도 있다.

이 발

가위를 이용하여 피부에 있는 체모를 제거.

필요 도구

가위

이발로 생길 수 있는 반응

피부가 사고로 베이는 것을 제외하면, 다른 반응은 없음.

뽑 기

핀셋을 이용하여 체모의 뿌리에서부터 제거.

필요 도구

핀셋

뽑기로 생길 수 있는 반응

이물질이 모포 속으로 들어갈 경우, 모포에 작은 염증이 발생할 수 있다. (모낭염)

왁싱과 슈가링

뜨거운 또는 차가운 왁스를 이용하여 뿌리에서부터 체모를 제거.

필요 도구

왁스 용기. 뜨거운 또는 차가운 왁스. 주걱, 차가운 왁스와 그 관련 처리 전후 제품을 제거하기 위한 길고 가느다란 조각.

뽑기로 생길 수 있는 반응

관리 직후 피부가 분홍색이나 붉은 색으로 변하지만 곧 사라진다. 어떤 고객은 왁싱의 결과로 살을 파고 드는 체모가 나는 경우가 있다. 이 경우 수세미와 수분공급제 또는 바디 각질제거제를 이용해야 한다.

체 모

- 체모는 체모 모포라고 불리우는 튜브형태의 움푹 패인 곳에서 있는 케라틴 이라는 단백질로 이루어진 죽은 조직이다.
- 체모는 손바닥과 발바닥을 제외한 신체의 거의 모든 부분에서 발견된다. 체모는 신체 부위

탈모 방법에 대한 비교					
방 법	기 간	절 차	고통의 정도	관리 부위	효 과
왁싱	약 6주 지속	체모가 뿌리에서부터 제거됨	중간 정도	크거나 작은 부위	피부가 붉어지고 사후 관리가 필요
면도	몇 일 지속	체모가 피부 수준에서 제거됨	피부가 베일 때만 아픔	크거나 작은 부위	피부가 쉽게 베이거나 긁힘
이발	몇 일 지속	체모가 피부 수준에서 제거됨	고통 없음	작은 부위	정기적으로 반복해야 하는 느린 과정
뽑기	약 6주 지속	체모가 뿌리에서부터 제거됨	중간 정도	작은 부위	큰 부위에 적합하지 않은 느린 과정
화학약품	몇 일 지속	체모가 피부 수준에서 제거됨	알러지가 없다면 고통 없음	크거나 작은 부위	사용하기에 냄새가 나고 까다로움
전기-제모	영구적	체모가 뿌리에서부터 고통 없음	중간 정도	크거나 작은 부위	시간이 오래 걸리고 비쌀수 있고, 피부가 붉어지고 사후 관리가 필요
탈색	몇 일 지속	체모가 제거되지 않음	알러지가 없다면 고통 없음	크거나 작은 부위	사용이 까다로울 수 있음. 체모의 색에 따라 결과의 만족도가 다름
슈가링	약 6주 지속	체모가 뿌리에서부터 제거됨	중간 정도	크거나 작은 부위	시간이 오래 걸리는 절차이나 체모가 아주 짧은 상태일 때 제거될 수 있다.

와 인종에 따라 길이, 두께 그리고 색깔이 다르다.

- 체모 모포는 표피에서 자라나지만, 진피까지 확장된다.
- 신체의 대부분에 있는 체모는 가늘고 솜털 같아서, 털이 없는 것처럼 보인다.
- 털이 많이 난 포유류의 체모의 역할은 온도조절과 촉각이면, 아직까지도 그것이 주된 역할이다.
- 입모근은 각 모포에 붙어 있어서 수축될 때 체모가 끝에서부터 곤두서고, 소름이 돋는다. 예로, 온도 조절에서와 같다.
- 한 체모의 생명 주기는 속눈썹과 겨드랑이털과 같이 4달인 것에서부터 두피와 같이 4년인 것까지 다양하다. 한 주기 이후에 체모는 떨어져 나가고, 체모 기반으로부터 새로운 세포가 떨어져 나간 체모를 대신한다.

체모의 다른 유형

태아 신체의 거의 모든 피부는 라누고 라는 가는 체모로 덮여있다. 예비 체모로 분류되는 이 체모는 출생과 동시에 거의 빠지고, 출생 후 몇 달 안에 벨루스 라고 불리는 가는 체모도 대체된다. 이 체모들은 대부분의 부위에서 유지되지만, 속눈썹과 겨드랑이는 최종 체모에 의해 대체되며, 남자의 얼굴과 가슴의 체모는 사춘기에 나타나는데, 이것의 발달과 성장은 호르몬의 상태에 따른다.

라누고 체모

이 체모는 출생 이전의 태아에게만 나타난다. 이들은 출생 직후에 빠진다.

라누고 체모는 매우 가늘고 색이 거의 없다. 피지선에서 자라나고, 국부적 또는 신체적 조건에 의한 자극을 받지 않는 한, 최종 체모가 되지 않는다. 체모가 자극을 받으면, 아래로 자라서 처음에는 가속화된 라누고 체모가 된다. 예를 들면, 구근은 없으나 이웃한 체모들보다 더 길다. 그 다음에는 어린 최종 체모가 된다. 이 변화는 몇 달에서 몇 년까지 걸릴 수 있다.

라누고 체모는 최종 체모보다 더 느리게 빠지고 대체된다.

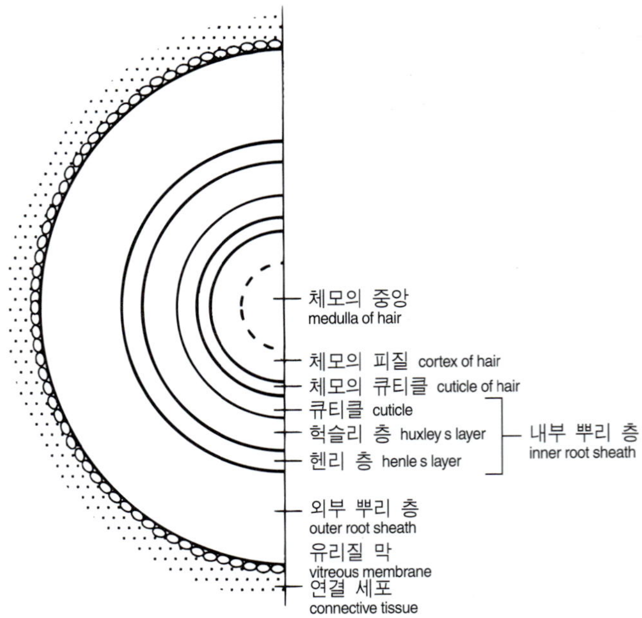

체모와 모포의 층

벨루스 체모

- 아래의 부위를 제외한 신체의 대부분의 부위를 덮는 부드럽고 가는 체모.
  - 손바닥
  - 발바닥
  - 입술
  - 성기
- 라누고 체모를 대체한다

최종 체모

- 라누고나 벨루스 체모를 대체한다.
- 깊은 뿌리를 가진 잘 발달된 굵은 체모로서, 아래의 부위에 나타난다.
  - 두피
  - 겨드랑이 밑
  - 치골
  - 신체의 다른 부위
- 최종 체모는 3층으로 이루어진다.

체모의 구조

체모는 아래의 요소로 구성된다:

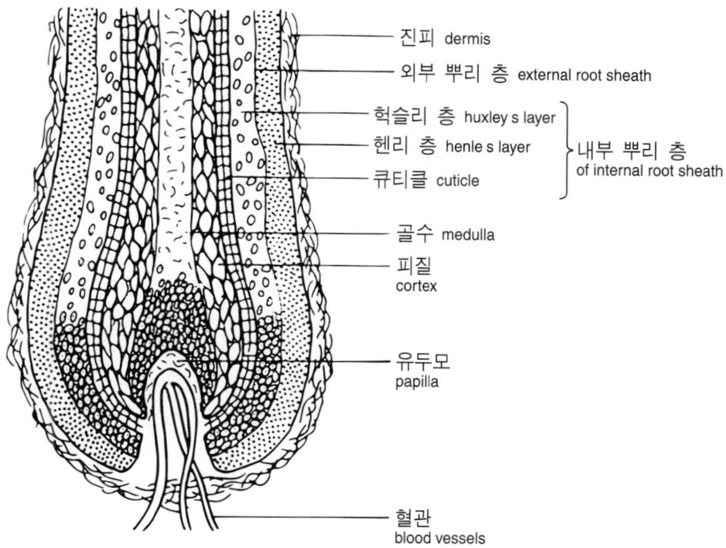

체모 구조

- 내부 골수 — 체모의 중앙. 케라틴을 함유하는 헐겁게 연결된 큰 세포로 구성되어 있다. 같은 체모 내부에서 골수가 연결되지 않는 경우가 있다. 이로 인해 공기가 들어가는데 체모의 광택과 색을 결정한다.
- 외부 피질 — 골수 외부의 체모 층이다. 피질은 케라틴을 함유하며 굳게 결합된 세포로 구성된다. 색소인 멜라닌은 이 층에서 발견된다 ; 멜라닌이 없으면, 체모는 하얀색이나 회색으로 나타난다.
- 큐티클 — 체모의 끝을 향하고 있는, 가장자리가 고정되지 않은, 겹쳐진 세포의 단일 층이다. 이 세포들은 내부 뿌리 층의 큐티클 세포와 연결되어 있다. 큐티클의 기능은 체모를 모포 내에 정착시키고, 체모에 탄력을 제공하는 것이다. 큐티클의 외부는 불용성 지방질과 화학적 물리적 요소로부터 체모를 보호하는 탄수화물에 의해 둘러져 있다.

체모의 성장 주기

성장기

- 이것은 체모 성장 주기의 첫 단계이다.

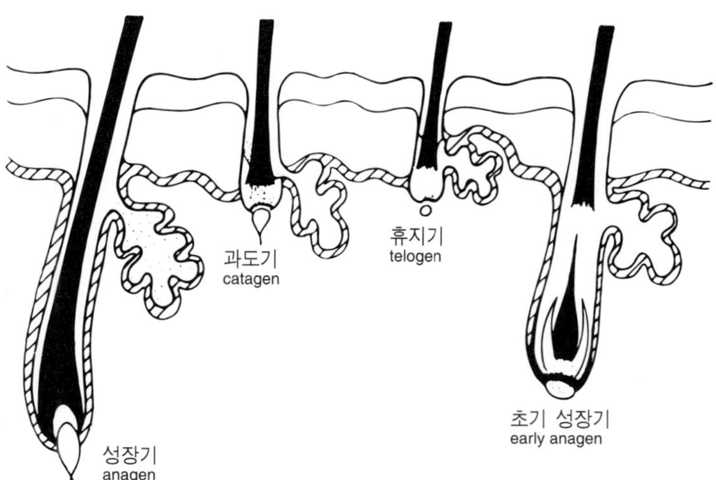

체모 성장 단계

- 일반적으로 두피에 있는 체모의 90%는 성장기 단계에 있다.
- 성장기 동안, 체모는 모포 내부에 견고하게 부착되어, 그것을 강제로 뜯어내기 위해서는 힘이 필요한데 이 힘은 일반적으로 케라틴이 없는 부위에서 체모를 파괴시키기에는 충분하면서도 체모의 뿌리는 모포 내에 남겨둘 만큼의 힘이어야 한다. 그런 체모는 뜯겨진 부분의 끝이 너덜거린다.
- 성장기 체모가 잡아 당겨져 비활성화 되면, 그 체모의 끝을 하나의 막이 둘러싸게 된다.

과도기

- 이것은 성장 주기의 두 번째 단계로서, 체모는 이 때 이미 완전히 자란 상태이며 기반에서의 유사분열 활동은 멈춘다.
- 체모는 모포를 모유두 로부터 멀리 떨어지도록 움직인다. 이 단계에서 체모는 그를 둘러싼 모포로부터 영양을 공급받아야 한다.
- 체모가 모포를 밀어 올릴수록, 남아있는 모포 부분은 퇴화하여 사라진다. 모포의 이 부분은 사라질 수도 재생할 수도 있다. 이것을 과도기적 또는 일시적이라고 한다.
- 모포의 과도기적 부분은 절대로 완전히 사라지지는 않으며, 대신 진피 코드를 형성하는데, 이것은 사슬과 같은 구조로 모유두진피와 다소의 관계를 유지한다.

휴지기

- 이것은 성장주기의 세 번째이자 마지막 단계로서, 휴식 단계로 알려져 있다.
- 체모가 이 시기에서 보내는 기간은 체모의 유형과 개인의 특성에 따라 다양하다.
- 이 단계 동안 체모는 어느 곳에서도 영양을 공급받지 않으며, 내부 뿌리 층은 말라버려서 시들어 죽는다.
- 체모는 모포가 떨어져 나갈 때까지 위로 계속 밀어 낸다.

내분비계

매우 다양한 생리학적 과정이 부지불식간에 내분비계에 의해 '호르몬'이라고 불리는 화학적 매개체에 의해 수행된다. 내분비계는 이러한 정상적 신체 기능에 필요한 호르몬을 생성하는 분비기관의 조합이다. 호르몬은 신진 대사, 성장 그리고 성적 발달을 관장한다. 이러한 분비 기관은 혈류 속으로 직접 호르몬을 분비시켜 혈류를 타고 온 몸의 기관과 조직으로 운반된다.

내분비계의 기능

내분비계는 성장과 발달, 소화, 배설과 성적 활동과 같은 비교적 느린 과정과 반응을 관장한다(더 빠른 반응은 신경계에 의해 관장된다).

내분비선

내분비선은 신체의 다른 부분으로 연결되는 관이 없기 때문에 관이 없는 분비 기관이라고 불린다. 내분비선은 호르몬을 생성하고 이 호르몬을 직접 혈류 속으로 보내서 인체 내부를 돌게 한다.

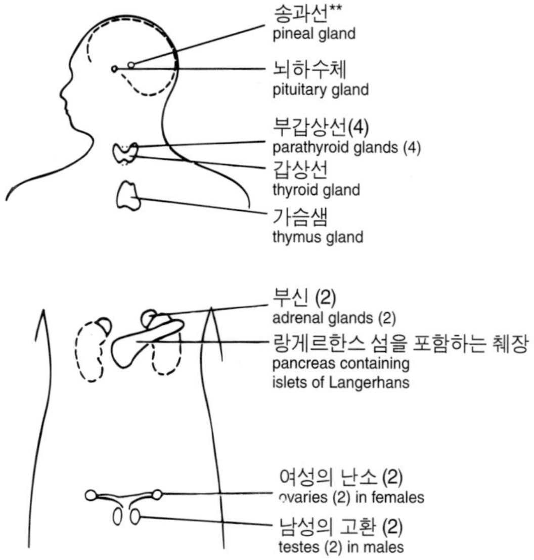

**좌 · 우 대뇌 반구 사이 제3뇌실의 후부에 있는 작은 공 모양의 내분비 기관

내분비선의 위치

인체의 주요 내분비선

- 뇌하수체 — 뇌의 가운데에 있으며, 모든 다른 내분비선의 분비를 조절하므로 최고 분비 기관으로 알려져 있다.
- 갑상선 — 식도 앞에, 그리고 성대 위에 위치하면서 두 개의 엽으로 구성된다.
- 부갑상선 — 갑상선 뒤 쪽에 있는 네 개의 작은 분비 기관
- 가슴샘 — 흉골 뒤의 가슴 중앙에 위치
- 부신 — 각 콩팥의 위에 있는 두 개의 분비 기관
- 췌장 — 췌장 내에 있는 작은 내분비 세포.
- 고환/난소 — 남성과 여성의 생식 내분비 기관.

호르몬

호르몬은 내분비선에 의하여 단백질로부터 만들어지는 화학적 매개체로서, 혈액 속으로 들어가 영향을 받을 목적 기관으로 운반된다. 호르몬은 내적 성장과 발전을 관장하고, 생식 과정을 돕는다.

호르몬의 생성

뇌의 시상하부는 신체가 특정 호르몬을 필요로 하는 지를 탐색하여, 내분비계의 뇌하수체를 자극하여 필요한 호르몬의 생성을 야기시킨다. 인체의 호르몬 수준이 필요한 만큼에 다다를 때, 시상하부는 부정적 피드백이라고 불리는 과정에 의해 자극 받는다. 그리고 나서 뇌하수체를 자극하여 더 이상의 호르몬 생성을 억제한다. 호르몬은 특정적이다. 이것은 호르몬이 오직 한 가지의 반응만을 수행하기 때문에 단 한 곳으로만 이동한다는 것이다.

실습 사항

4개의 단파투열요법 관리 과정을 수행하고 나서, 같은 고객과 선택된 부위에 혼합 관리를 적용한다. 관리의 효과와 반응을 기록한다.

주요용어

당신은 이 단어와 문구의 뜻을 이해해야 한다. 뜻을 알아내려면 이 장을 복습하시오.

비정상적 피부 반응
성장기
혼합 기법
과도기
선천적인
갈바닉
가열 패턴
(특히, 여성의) 다모증
다모증
라누고 체모
단파투열요법
불필요한 체모
신체적인 휴지기
최종 체모
국부적인
벨루스 체모

자가-검진

1. 전기-제모의 뜻과 사용 이유를 설명하라.
2. 고객들이 전기-제모를 필요로 하는 주된 이유를 열거하라.
3. 전기-제모 관리에서 따라야 할 절차를 명시하라
4. 위생 절차를 설명하라.
5. 전기 장비에 대한 안전한 작업 실행을 설명하라.
6. 당신은 어떻게 관리 준비하고 고객을 맞이할 것인가?
7. 상담 실행의 중요성을 설명하라.
8. 관리에 대한 금기 사항을 규명한다.
9. 투열요법 관리에 대한 절차를 설명하라.
10. 갈바닉 관리에 대한 절차를 설명하라.
11. 혼합 관리를 설명하라.
12. 사후 관리 절차와 설명을 규명하라.
13. 전기-제모의 다른 방법을 나열하라.
14. 체모 제거의 대안을 비교하고 대조하라.
15. 체모와 모포의 구조를 설명하라.
16. 체모 성장 주기를 거론하고 설명하라.
17. 내분비계를 간단히 설명하라.

제 5 장

얼굴과 신체 전기요법

- 얼굴과 신체에 대한 전기 요법의 다른 유형을 규명한다.
- 전기 요법에 대한 금기사항을 열거한다.
- 전기 요법의 효과를 설명한다.
- 다양한 전기 요법을 위해 필요한 준비를 이해한다.
- 고객의 얼굴과 신체에 대한 다양한 전기 요법을 완벽히 수행한다.

전기 요법

빠르게 확산되고 있는 미용 산업의 요구를 맞추기 위해 세계적으로 다양한 기구들이 제조되고 있다. 대부분의 회사들은 모든 범위의 전기 요법 기구를 생산하지만, 몇몇 회사들은 한 가지 분야에만 집중한다. 각 회사는 개발 정도와 디자인 그리고 차후 서비스에 따라 다른 가격을 제시한다.

기구를 선택할 때, 관리사는 주의 깊게 자신의 예산 안에서 관리실에서 제공할 수 있는 최상의 관리를 고려해야 한다. 일단 이러한 사항이 결정되면, 제품을 구입하기 전에 전시회에 참석하고, 전문 잡지를 구독하고, 전문 기구를 통하여 다른 관리사들과 관계를 맺어 놓는 것이 좋다. 가능하다면, 전시장을 방문하여 기구를 직접 보고, 그 사용 범위와 가용성을 보고, 비교하여 결정하는 것이 좋다.

결정하기 전에 고려되어야 할 주요 질문이 아래와 같이 많이 있다:

- 관리사가 관리실에서 관리할 것인가 또는 고객을 방문할 것인가?
- 기구가 어디에서 사용되고 저장되는가?
- 기구를 놓고 저장하는데 얼마만큼의 공간이 필요한가?
- 저장 공간이 부족한 경우, 다목적 기구가 더 효율적인가? (다목적 기구는 다른 관리를 위해서 사용되기도 한다. 그러나 만약 기구가 하나뿐이라면, 그것이 고장나서 수리가 필요한 경우에는 어떻게 하는가?)
- 가구가 선반에 올려질 경우, 가벼운가?
- 어떻게 전기를 저장하는가? 그러한 목적으로 디자인된 기계를 이용하는가 아니면 별도로 저장하는가? 이것이 관리실의 환경에 맞을 것인가?

- 장비의 내구성은 어떠한가? 기구가 얼마나 자주 수리되어야 하는가? 어디에서 수리되는가? 관리실 내에서인가 아니면 서비스센터로 이동해야 하는가? 수리 시간이 얼마나 걸리는가? 비용은 얼마인가
- 회사에서 지원하는 교육은 어떤 것인가? 이 교육이 제품 가격에 포함되어 있는가? 교육이 어디에서 이루어 지는가?
- 회사가 어떤 지원 서비스를 제공하는가? 교육 매뉴얼을 제공하는가? 이러한 서비스에 비용을 따로 지불해야 하는가?
- 그 회사에 대한 평판은 어떠한가? 다년간의 경험을 가진 회사인가? 주요 국제 전시회에 참석하는가? 하나 이상의 국가에서 활동하는 회사인가?
- 해외에서 구입한다면, 항상 그 기구가 영국에서의 용도에 맞는지 점검한다. 예를 들면, 배선과 전압, 부품의 수리 및 대체 등등.
- 기구가 최근 유럽의 지침사항에 부합하여 제조되었는지 CE 라벨이 있는지 확인한다.

유용한 정보

장비가 서비스 보증을 하지 않는 것이라면, 미용 장비에 대해 익숙한 그 지역 전기 기술자와 서비스 계약을 체결하시오. 제조자나 도매상에게 추천을 부탁한다.

전기 요법 기구를 선택할 때, 관리사가 고려하는 두 가지 중요한 포인트는 미관과 전체 비용이다. 그러나 고려해야 할 사항은 이들이 전부가 아니어야 한다.

일단 기구를 구입하고 나면, 관리사는 자신의 고객에게 그 기구의 최대한의 기능을 사용하길 원할 것이다. 기구를 이용한 서비스가 현재와 과거의 고객들에게 잘 거래되어야 한다. 안내 데스크에 새로운 서비스에 대한 정보를 전시하고, 코스 관리에 대해 할인하고, 새로운 관리와 그 효과를 보여주기 위한 만찬을 연다.

일반적으로 전기 요법은 코스로 진행된다. 신체, 얼굴, 목 그리고 어깨에 적용할 때, 고객을 위한 최대의 효과를 얻기 위해 수 많은 관리가 통합적으로 이루어지는 경우가 많다. 외양의 향상이 관리의 목적이라면, 다이어트와 운동에 대한 집에서 할 수 있는 관리법을 고객에게 제공해야 하며, 피부 상태 향상이 목적이라면, 전문 피부 관리 제품을 집에서 사용하는 법을 제공해야 한다.

전기 기구의 관리

- 청결은 매우 중요한 요소이다. 기계와 부품이 모두 깨끗하게 유지되어야 하기 때문이다(세척용제를 사용하기 전에 주의사항을 숙지한다. 알코올이 기본인 제품은 플라스틱 표면/플라스틱 용기를 닦는 데는 삼가는 것이 좋다. 그러나 일광욕 침대 청결제를 아크릴 퍼펙스에 사용하는 것은 적합하다).
- 전기 선과 플러그는 정기적으로 점검하여 헐거운 배선이 없는지 확인한다.
- 기구는 정기적으로 수리 받아야 한다(이동 가능한 테스트 장비 - PAT).
- 관리사는 모든 기계가 제대로 된 작업 순서에 맞춰 안전한 장소에 있는지 확인하고, 그 작동법을 숙지해야 한다.

전기 기구를 사용할 때 지켜야 할 안전 예비대책

- 기구를 올바르게 관리하고 보수하는지 확인한다(닳거나 찢어짐을 나타내는 신호를 본다).
- 기계가 견고한 운반대에 있는지 또는 기구가 자체 운반대를 가지고 있는 것인지를 점검한 후, 바퀴가 제 위치에 고정되어 있는지 쉽게 접근할 수 있는지 확인한다. 절대 운반대나 기구를 밀지 말고 항상 끌어야 한다.

- 기구 위나 가까운 곳에 물을 두지 않는다. 젖은 손으로 기계를 작동하지 않는다.
- 고객이나 다른 관리사 (당신 자신도 포함)이 건너야 할 전선이 없도록 확인한다.
- 고객에게 관리하기 전에 기계가 제대로 작동하는지 확인한다. 간단한 자가 진단을 실시한다.
- 고객을 맞기 전에, 제품 자체를 포함한 모든 부품이 바로 가까이에 있는지 확인한다.
- 당신이 특별히 요청하지 않는 한, 고객이 어떤 기계도 만지지 못하게 한다.
- 고객이 경험하게 될 장비의 절차와 효과 그리고 감각을 당신 자신에게 시험해 본다.
- 금기사항을 점검하고 만약 필요하다면 고객에게 피부 민감도를 테스트해 본다.
- 관리를 시작하기 전에, 모든 다이얼이 영점에 있는지, 그리고 기계가 꺼져있는지 확인한다.

피부 민감도 테스트

신체를 통과하는 전류를 사용할 때, 관리될 부위에 대한 고객의 감각의 정확성을 검사하기 위해 피부 민감도 테스트를 진행하는 것이 매우 중요하다. 일반적으로 극도로 다른 온도에 대한 고객의 판단을 테스트하는 것이 첫 번째이다. 시험관 같은 유리 용기에 뜨거운 물과 차가운 물을 넣고 간헐적으로 관리될 부위를 물에 닿게 한다; 그리고 나서 끝이 뾰족한 오렌지 나무 막대와 같이 거친 면과 끝이 싸여져 있는 탈지면과 같이 부드러운 면을 가진 것을 사용하여 고객의 감각을 테스트한다. 이 두 테스트는 모두 고객이 보지 않도록 진행되어야 한다.

실습 사항

당신의 지역 도매상이나 주요 전기관리 공급업체를 통하여, 가능한 전기 기구 제조업체의 수를 조사한다. 그들의 사용 범위, 가격, 그리고 서비스를 비교한다.

요점

전기요법
관리 목적으로 고객의 신체를 낮은 전기가 통과할 때, 관리사는 '전기요법' 이라는 용어를 사용한다.
관리사가 사용하는 4가지 주요 전기요법은 아래와 같다:

- 고주파
- 신경근육 전기 자극(NMES), 때때로 전기적 근육 자극(EMS)를 말한다.
- 갈바닉
- 미세전류

미세-전기요법

미세 전류 전기요법은 최근 미용 관리의 중요한 부분이다. 그렇다면 그것이 무엇이며 어떻게 정확히 작동하는 것인가?

미세-전류 기계는 일반적으로 저주파 범위의 상대적으로 긴 파장을 가진 변형된 직류를 정기적으로 사용한다(신경 근육 전기 자극 [NMES] 장치와 비교). 이 미세 전류는 마이크로 암페어로 측정된다(마이크로 암페어는 백만분의 일 암페어이다). 1 마이크로 암페어는 (mA) 1밀리 암페어 (1 암페어의 천분의 일)보다 1,000배 더 작다. 일반적으로 미용 산업에서의 밀리암페어는 전형적인 갈바닉 장치의 출력 범위를 측정하기 위해 사용되는 폭의 비율이다.

미세 전류는 매우 작기 때문에, 만약 느낌이 있다면 고객은 매우 작게 느끼게 된다. 그것은 사실상 하위감각이며, NMES가 하는 것과 같은 운동 근육이나 신경 경로를 자극하지 않는다. 미세 전류는 주위의 조직을 지나쳐 근육으로 들어가 근육을 자극한다. 미세 전류는 신체의 생물 전기 분야와 조화를 이루어 작동한다.

20년 이전에 미국의 토마스 윙 박사가 최초로 스포츠 부상과 안면 마비, 그리고 타박상을 관리하는데 미세 전류를 사용했다. 관리 중, 그는 미세 전류를 사용하면 손상된 근육 조직을 얼굴과 건강한 면과 보조를 맞추게 재배열 할 수 있다는 것을 알아 냈다. 관리 중에, 손상된 근육 조직이 실제로 건강한 쪽보다 더 높이 올라온다는 것을 알아냈고, 이 유익한 효과를 화장품 산업에 이용할 수 있다는 것을 깨달았다.

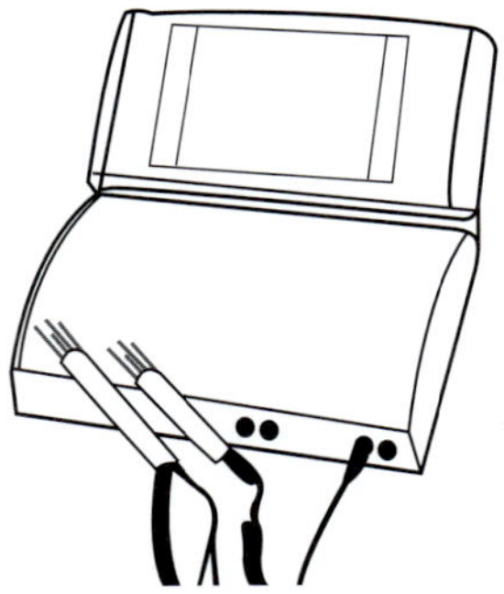

미세 전류 기계

윙의 연구에 이어, CACI™ 기계 (컴퓨터로 제어되는 미용 기구)가 나타났고, 화장품 산업을 위해 영국에 소개 되었다. 1993년 정도에 CACI™가 출시되면서, 대부분의 다른 전기 요법 제조 회사들은 자신의 기구의 범위에 미세 전류를 추가하였다.

면으로 끝 처리가 된 탐침기나 롤러 바를 — 근육의 몸통을 잡기 위하여 모근과 탐침기의 삽입이 함께 작용한다 — 통하여 미세 전류를 신경 손상이 없는 건강한 근육에 사용하여, 신경 경로를 깨끗하게 하고 효과를 극대화 한다. 미세 전류는 근육은 물론이고, 피부에도 작용하기 때문에 다른 좋은 효과를 얻게 된다.

주요 효과는 다음과 같다:

- 가는 선과 주름이 부드러워지고 감소된다.
- 피지 분비를 정상화하여, 무디고 얇은 피부와 지성 피부, 그리고 둔탁한 외양에 도움이 된다.
- 광손상 피부, 여드름 구멍, 스트레치 마크, 켈로이드 흉터와 셀룰라이트에 매우 효과적이다.
- 피부를 순화하고, 수분공급하고, 활기 있게 하고, 다시 팽팽하게 한다.

미세 전류는 변형된 직류를 사용하므로, 기본적으로 갈바닉 관리에 사용되는 직류의 물리적 생리적 효과와 같은 효과를 가진다. 그러나 상대적으로 짧은 정기적인 진동 폭과 훨씬 낮은 수준의 진동 때문에 이 효과들은 심각하게 줄어든다.

- 전류가 조직을 통과하는 곳에서, 신진대사의 자극이 림프와 정맥의 배출을 촉진시킨다.
- 전극이 피부에 연결되어 있는 곳에서는, 양극의 효과를 볼 수 있다. 음극은 깊은 곳의 오염을 제거한다. 혈액과 림프의 확장, 각질층의 박리, 신경 반응 자극. 양극은 모공을 수축시킨다. 조직을 견고하게 함, 신경 반응을 진정시킴, 그리고 혈액과 림프의 흐름을 압박.

일반적으로 미세 전류는 안전하다고 인식되어 몇몇 운동선수들은 근육을 관리하고 조직에 약간의 상처가 났을 때 이를 이용한다. 근육은 다칠 수 없다. 그리고 고객이 근육상태를 그대로 유지하지 않으면, 근육은 절대 고객이 관리를 처음 시작했을 때 보다 더 나빠지지 않고 원래의 상태로 약간 되돌아 간다. 관리의 근본 원칙은 근육을 재교육시키는 것이기 때문에, 얼굴과 몸의 윤곽을 당기고 활력을 주는 관리 코스가 필요하며, 월별 유지 프로그램이 뒤따라야 한다. 관리 코스는 고객의 근육 조건에 따라 약간 다르지만, 평균 코스는 10번에서 14번의 관리로 구성되며, 이 관리는 처음 몇 주 동안은 한 주에 두 세 번이 적합하고, 점차 줄어들어 당겨진 근육이 지속됨에 따라 한 주에 한 번이 적당하다.

관리에 있어 금기사항이 몇 가지 있는데, 간질, 피부 질환, 임신, 최근의 흉터 조직, 맥박조정기, 가열 조건, 신체에 금속 핀과 판이 있는 경우, 그리고 실리콘 이식과 콜라겐 주입. 관리를 고려하기 전에 고객에게 고혈압과 뇌성마비와 같은 질환이 있는지 물어 의사의 승인서를 얻어야 하는 지를 알아보는 것이 좋다.

모든 관리에 있어서, 개별 고객에 대해 전반적인 상담을 실시하고 관리 계획을 세우는 것이 기본적인 것이다.

이것은 개인적 식습관과 의료 세부 사항을 포함해야 하며, 관리사가 이를 검토해야 한다. 많은 고객들이 새로운 모습에 익숙해질수록 원래 자신의 모습을 잊는 경향이 있으므로, 전 코스에 걸친 다양한 단계에 대한 사진 근거를 보유하고 있는 것이 유용하다. 모든 기록과 마찬가지로 이 사진도 대외비여야 한다.

미세 전류 관리는 얼굴을 위해 인기가 많지만, 신체의 근육과 셀룰라이트에 대해서도 사용될 수 있다. 평균 안면 관리는 60~75분이 소요된다.

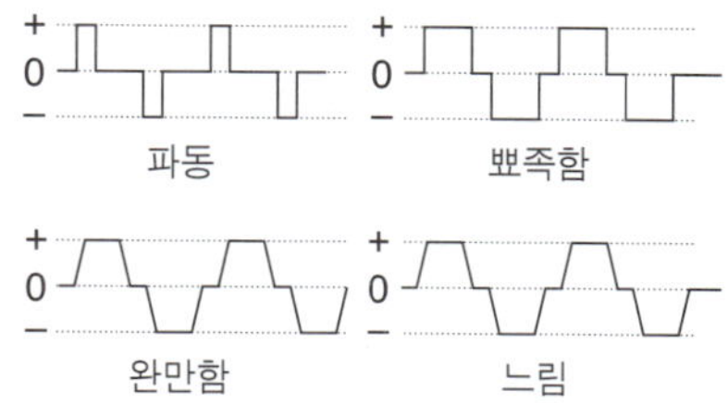

파 형

요점

- 미세 전류 기계는 파형을 가지고 있다(반면, 전형적인 갈바닉 기계는 파형을 가지고 있지 않다). 파형이란 전류의 '형태' 이다(전기 전류를 보이게 하고 측정할 수 있는 특수한 장치인 오실리스코프로 파형을 볼 수 있다). 대부분의 기계는 파형을 선택할 수 있다. 때때로 고객의 요구에 따라 사용이 선택되는 경우도 있다. 예를 들면, 뾰족한 파형은 고령자 고객에게 추천되며, 부드러운 파형은 좋은 근육 상태를 가진 젊은 고객에게 추천된다. 파형은 직류를 간섭하고 파동의 실제 축적, 지속 그리고 쇠퇴를 조절함으로써 발생한다.
- 주파수의 선택은 기계에서 발산되는 파동의 초당 파동수를 나타낸다(일 초에 지정된 지점을 지나가는 파동의 수). 그리고 헤르츠(Hz)를 단위로 사용한다. 주파수가 높을수록, 파장은 짧아진다(밀집도는 전류의 강도를 나타내며 마이크로 암페어로 나타난다).
- 어떤 제조업체는 직류로 파동을 만들어 낸다. 그 다음 전기적으로 각 대체 파동을 뒤바꾼다. 어떤 제조업체는 작동자가 파동, 주파수, 밀집도 그리고 파형을 선택할 수 있게 하는 반면, 다른 업체들은 미리 지정해 놓는다.

얼굴에 대한 미세 당김 관리의 예

1. 금기사항을 점검하고 사용하기에 적합한 제품에 대해 논의 하는 등 매우 상세한 상담이 고객과 함께 이루어진다.
2. 얼굴의 모든 자국이 없어지도록 완전한 피부 클린징을 실시한다.
3. 특별한 젤/용액이 일반적으로 사용된다. 이것은 간혹 에센셜 오일을 함유하며 순환을 증가시키고 림프계를 자극함으로써 당겨질 부위를 준비시킨다. 바늘 삽입은 그 부위에 천천히 진행된다.
4. 림프계 프로그램은 일반적으로 림프 배출 방향을 따르기 위해 사용되는 탐침기와 함께 적용된다.
5. 리프팅 프로그램에는 근육에 관리하기 위해 저주파수로 지정된 기계가 사용되며, 적절하게 당기고 줄이기를 한다.
6. 개별 제조업체의 기계 상태에 따라 더 많은 프로그램이 사용된다. 이것은 더 많은 리프팅, 림프계에 대한 작용, 또는 가는 선과 주름을 약화시키는데 적용될 수도 있다.
7. 보통 관리 부위에 아무것도 남지 않게 닦아내고, 수분 공급 제품을 바르는 것으로 관리는 끝이 난다.
8. 집에서 해야 하는 관련 관리와 향후 관리에 관한 조언을 해야 한다.

미세 전기요법의 1회 관리 시간은 약 45분에서 1시간이다.

주의 : 모든 토닝 프로그램에서, 관리 코스가 끝나면 그 후에 정기적인 유지보수가 뒤따르는 것이 기본적이다.

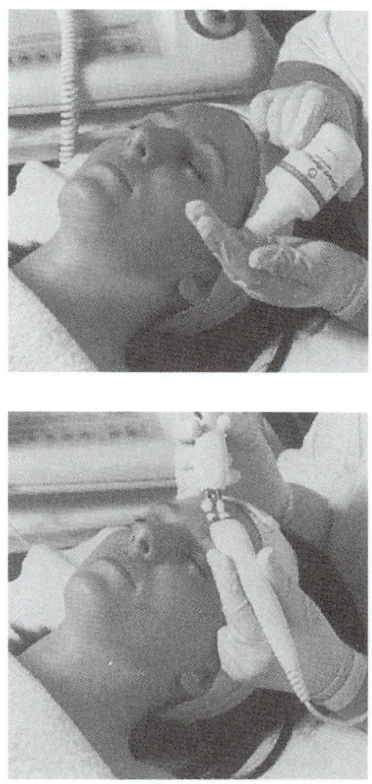
안면 토닝 관리

자가-체크

1. 미세 전기 요법의 효과를 설명하시오.
2. 미세 전기 요법에 대한 금기사항을 열거하시오.
3. 미세 전기 요법 시에 해야 할 안전 사전 조치는 무엇인가?

유용한 정보

모든 사람은 자신의 피부 지각 감각을 발달시켜야 한다. 피부가 최상으로 보이기 위해서는 영양식을 해야 하며, 신선한 공기를 마시고, 운동이 필요하며 적절한 양의 잠도 중요하다. 우리가 알아야 할 것은 우리의 피부가 매우 깨끗해 지길 원한다는 것이다. 우리의 피부는 우리 주위의 모든 것을 반영한다—우리가 먹는 것, 우리가 자신을 얼마나 잘 보살피는지, 기분, 건강, 그리고 자부심의 정도.

요점

- 피부는 나이가 들수록 재생력이 떨어진다. 평균적인 노인의 피부는 재생되는데 젊었을 때보다 두 배가 걸린다. — 약 8주 — 이것은 피지선과 땀샘이 더 이상 제 기능을 효율적으로 하지 못하기 때문이고, 자연적 산성 방어 코팅이 변하기 때문이다. 피부는 더 건조해지고 얇아지며, 그 결과로 충분한 수분과 유분을 함유할 수 없게 된다.
- 피부 노화의 주요 원인 중의 하나는 신체의 호르몬 생성의 감소이다. 테스토스테론이나 메라토닌 같은 호르몬은 20세까지만 다량으로 생성된다. 이 호르몬은 육체적 긴장감, 효과적인 면역 체계 그리고 세포 재생을 촉진시킨다. 호르몬이 줄어들기 때문에, 신체 조직, 세포, 그리고 기관의 기능이 무너지기 시작한다.
- 유리기는 피부 노화의 한 요소이다. 이것은 분자의 일부이다. 예를 들면, 신체에서 발견되는 산소 분자. 자외선 복사열과 니코틴 또는 건강에 좋지 않은 음식과 같은 외부 요인의 결과로, 유리기가 반응하는 경향이 있다. 이것은 유리기가 붙어 지낼 다른 화학물질을 끊임없이 찾아낸다는 것을 의미한다. 그래서 유리기는 콜라겐 섬유, 세포막, 피부의 지방층을 공격한다. 유리기는 세포 핵에 저장된 유전적 특성을 변화시켜, 새롭게 형성된 피부 세포의 양이 줄어든다. 신체는 이러한 공격 요소로부터 산화방지 효소 시스템(산화방지제)를 통하여 자기 자신을 보호한다. 그러나 20세 이후 계속, 이러한 자연적 방어 메커니즘이 서서히 쇠퇴한다. 그래서 피부는 더 이상 자신을 방어할 수 없게 된다.

초음파

초음파는 1980년대 초 이후로 미용을 목적으로 사용되어 왔다. 관리법으로 널리 사용하며, 조절이 쉽고, 결과가 좋기 때문에 미용 용도로 초음파 기구가 사용되는 것은 이제 자연스러운 일이다. 초음파는 2만 MHz 이상의 주파대에 있으며 사람의 귀에는 들리지 않는다.

피부 관리를 위해서는 대부분의 기계는 1 MHz의 연속적이고, 파동이 있는 주파를 만들어 낸다.

물리적 기능

초음파는 다음과 같은 방법으로 사람의 몸에 작용한다— 신체의 세포를 자극하여 그 세포가 있는 부위로 퍼져나가 약간의 마사지 효과가 있으므로 세포질을 움직이게 하고, 미토콘드리아를 회전시키며 세포핵을 진동시킨다. 세포막을 자극하고 확장시킨다. 국부적 혈액과 림프의 순환을 향상시키고, 피부에 활력을 주는 제품의 침투를 증가시킨다.

초음파는 신체 세포의 신진대사와 재생을 향상시킨다.

따뜻하게 하기와 가열 동작

따뜻하게 하기와 가열 동작은 초음파 관리의 가장 중요한 요소 중 하나이다. 이것은 일종의 내부 열로서, 79~80% 가량의 열 증가이다— 이 열은 혈액 순환에 의해 운반되며 고객은 느끼지 못한다. 이 따뜻하게 하기 동작은 혈액 순환을 변화시키고 염증을 감소시키는데 도움을 준다.

따뜻하게 하기와 가열 동작은 성형 수술에 앞서 부풀어 오름을 감소시키는 데 매우 유용하며,

치유 과정 후에 숨이 차는 것을 방지한다. 고객이 편안하게 휴식하는 느낌을 갖게 한다.

화학적 기능

초음파의 생화학적 기능은 동화작용과 이화작용에 대한 반응에서 발생한다.

- 동화작용 — 물질을 유기체의 화학적 구조의 다른 요소로 전환시키는 과정.
- 이화작용 — 세포가 물질을 배설물로 전화시키는데 필요한 신진대사 과정. 다른 말로 하면, 세포 신진대사 과정.

초음파 관리를 약간 사용하면 세포 내의 단백질 합성을 촉진시키고, 상처 난 조직을 재생시키며 몸 속의 섬유세포를 합성하는 것을 돕는다. 동화작용과 이화작용의 과정에서 유도된 물질은 세포에 의해 흡수되고 활용된다. 가속화된 세포의 신진대사는 피부의 pH를 변화시켜 더욱 알칼리화 시키며, 유도된 물질의 흡수를 촉진시킨다. 피부는 눈에 띄게 밝아지고 부드러워 진다.

초음파 박리

피부를 깨끗이 하는 새로운 방법은 초음파를 이용하는 것이다. 피부는 탈이온화 용액으로 적셔지고, 주걱을 피부위로 문질러서 죽은 세포를 '박리' 시킨다. 효과는 현저하다; 즉각적인 세정 및 유연 효과를 얻을 수 있다. 이 과정은 전혀 해가 되지 않으며 대부분의 피부 유형에 사용 가능하다. 당신은 유도 물질을 피부에 점 찍어 침투시킬 수도 있는데 (깊은 선이나 주름이 치유된다) 진동법이나 피부 내의 섬유모세포를 증가시키기 위하여 — 또는 연속 주기법을 사용할 수 있다.

초음파 관리의 장점

- 동화작용과 이화작용을 증가시킨다.
- 숨이 찬 것을 감소시킨다.
- 선과 주름을 연하게 하는데 도움을 준다.
- 피부의 표피 층을 박리시킨다.
- 혈액 순환을 향상시킨다.
- 세포 재생을 증가시킨다.
- 염증을 가라앉히고 상처 치유를 빠르게 한다.
- 피부 보습력을 강화한다.
- 혈전을 부드럽게 한다(혈관 내에서 부분적 또는 전체적으로 혈액 순환을 방해하는 혈액 덩어리).
- 여드름성 피부를 향상시키고 모공 크기를 줄인다.

초음파 관리에 있어서 금기증

- 절대 건조한 피부에 사용하지 마시오.
- 임산부의 배에는 사용하지 마시오.
- 맥박조절기나 전기적 이식물이 있는 사람에게는 사용하지 마시오.
- 심장에 이상이 있는 사람에게는 사용을 피하시오.
- 항상 충분한 매개체와 함께 초음파 전류를 사용하시오(피부에 약초 스프레이를 하거나 혈청제를 바른다).
- 초음파 관리는 모든 유형의 피부에 적용할 수 있다. 마사지 시간과 기계 셋팅은 피부 유형에 따라 다르다. 민감성—최소한의 시간(3~5분)이어야 하고 셋팅도 가장 낮아야 한다.

초음파 관리를 다른 관리와 복합해서 사용

초음파 박리는 미세박피술과 글리콜 표피나, 다른 표피에 대한 사후 치유 역할을 한다. 대부분의 세정 기술보다 죽은 세포나 잔여 크리스탈을 제거하는 데 더 효과적이다. 만약 당신이 고객의 피부를 더 빨리 치유하거나 생기있게 하고 싶다면, 세정 과정을 마친 후에 고객의 피부에 수용성 제품과 함께 초음파를 사용하면 된다.

미세 박피술

미세 박피술은 미용 산업에서 점점 더 인기를 끌고 있다. 이것은 진피나 표피에서 발생된 여러 가지 비정상적 피부상태를 고치고, 향상시키기 위해 고안된 피부를 새로 만드는 치유법이다.

이 관리는 피부과학자들이 오랜 동안 의료 분야에서 사용해 온 박피술에서 유래된 것이다. 이 치유법은 개방 박피술로 알려져 있고, 표피의 가장 낮은 부분까지를 깊게 제거하기 위해서 철사로 된 브러쉬와 다이아몬드 프레이즈를 사용한다; 피부에 해를 줄 수는 있으나 효과적인 방법이다.

반면 미세 박피술 또는 폐쇄 박피술은 피부에 해는 덜 주면서도, 최근 미용 산업에서 사용되고 있는 다른 박피 제품이나 관리법 보다 훨씬 더 깊숙이 작용한다. 피부가 튼 자국, 여드름 흉터, 수술 흉터, 주름, 과도색소침착과 비활성 켈로이드를 관리하는 데 사용될 수 있다.

미세 박피술 장비는 진공 펌프, 컴프레서, 크리스탈 상자 그리고 손에 잡을 수 있는 파이프 구조로 된 이동 상자로 구성된다. 대부분의 시스템은 제어 가능한 진공 상자를 관통하여 피부 속으로 불활성 강옥 크리스탈을 투사하도록 하는 장치를 이용하는, 비슷한 방법으로 작동된다. 손으로 잡을 수 있는 이동 상자를 피부 위에 얹어 놓는데, 보통 지름이 3~6 m인 구멍이 있고, 자동적으로 진공에 의하여 크리스탈이 피부 쪽으로 흘러 들어간다. 마이크로 크리스탈이 피부 표면을 치고 지나갈 때, 피부 세포의 작은 조각을 제거하는 수 십억 개의 미세 외상을 야기시킨다. 마이크로 크리스탈과 제거된 피부 입자들은 한꺼번에 일회용 플라스크 속으로 빨려 들어간다. 철

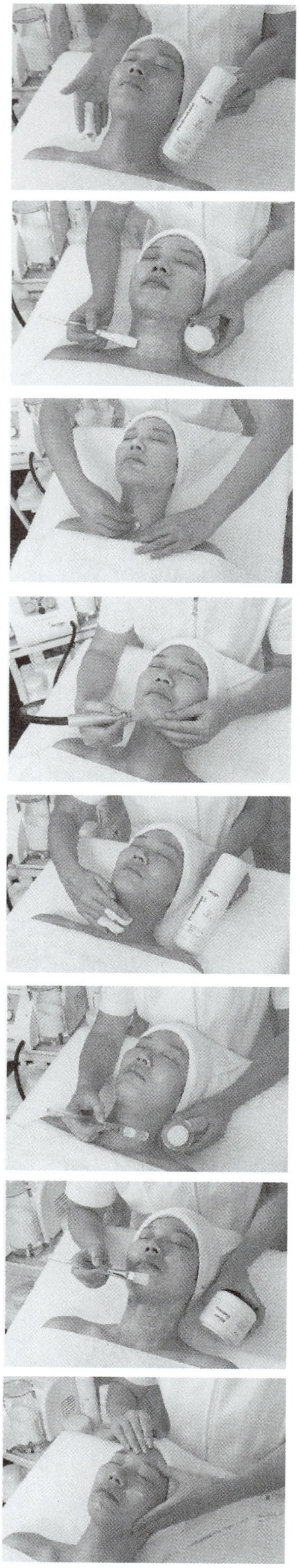

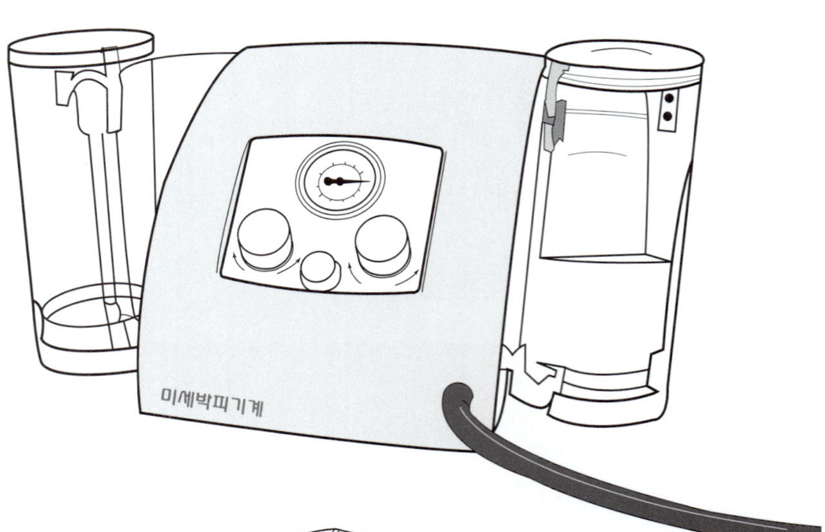

미세 박피 기계와 관리의 실례

저히 위생적인 기계를 찾는 것이 중요한데, 말하자면 사용된 크리스탈을 담을 일회용 용기와 손으로 잡는 상자가 소독될 수 있는 기계이다.

기계는 필요한 마모의 깊이에 맞게 레벨을 다르게 셋팅할 수 있다. 대부분의 기계는 약 세 단계의 박피 과정을 가지고 있다.

관리 프로그램

- 1단계는 표피의 각질층을 벗겨내는 것을 포함하는데, 가는 줄과 주름을 제거하는 데 적합하며, 관리 전의 수화과정으로서 제품의 침투를 향상시킨다.
- 2단계는 좀 더 두꺼운 피부, 흉터 조직, 색소침착과 여드름 흉터와 같이 표피의 더 많은 부분을 벗겨내는 것을 포함한다.
- 3단계는 피가 보일 때까지 모든 표피를 깊게 벗겨 내는 것을 포함한다. 이것은 의료적으로 사용되며 반드시 의사에 의해서 실행되어야 한다.

관리에 사용되는 크리스탈은 산화알루미늄(강옥)으로 만들어지며 다이아몬드처럼 뾰족하다. 이들은 피부에 접촉할 때 완전히 무독성이며 안전하다. 미세 박피술은 지성/여드름 피부에서 건성 및 곪은 피부까지 대부분의 피부에 적합하다. 또한 살이 튼 곳에도 사용될 수 있다. 관리를 하게 되면 혈액 순환이 좋아지고, 피부가 산화되며, 세포 재생이 촉진되고, 열린 모공과 색소가 다시 축소되고, 다른 제품의 피부 침투를 돕는다.

미세 박피술에서 금기사항

- 습진
- 건선 (역주 : 마른버짐)
- 갈라지 피부
- 검은 점
- 당뇨병
- 레틴 A 사용자
- 켈로이드 흉터
- 6개월 미만의 흉터

사후 관리 및 재택 치유에 대한 조언

- 관리 후에, 고객에게 항상 자외선 차단제를 바르고, 이후 24시간 동안 화장을 하지 않도록 충고해야 한다. 또한 고객에게 관리 후, 며칠 동안 피부가 벗겨질 수 있고 (이것은 관리가 세포 재생을 촉진시키기 때문이다), 따뜻한 표면을 가진 천으로 부드럽게 문질러 쉽게 제거된다는 것을 말해 주어야 한다.
- 재택 치유 제품은 업소에서의 관리를 보완해야 한다.
- 어떤 미세 박피술 장치는 단일 파장의 파동이 있는 조명을 발산하는 적외선 레이저를 포함한다. 이것은 관리 후의 피부 치유를 가속화하고, 탄성섬유와 콜라겐의 생성 속도를 증가시키는 섬유모세포를 크게 자극함으로써 피부 표면을 재생시키도록 고안되었다. 또한 모세관을 통하여 액체의 흡수를 빠르게 하고 부어 오르는 증상을 감소시킨다. 레이저를 사용하면 미세 박피 관리 횟수가 줄고, 피부의 회복 속도가 빠르다.

요점

수 많은 초음파 피부 박피 시스템이 성공적으로 미용 관리에 소개 되어왔다. 이 분야에는 액체 매개체와 함께 피부 위를 지나가는 유동적 작동기를 통하여, 일반적으로 28,000 Hz의 주파수가 전환되어 상당히 적은 충격으로 박피를 실시할 수 있다.

기계적 마사지 기구

관리사가 사용할 수 있는 마사지 기구는 3가지가 있다. 저주파 마사지 기구, 진동 마사지 기구, 회전기구. 원하는 관리 효과와 업소의 저장 공간에 따라 이들 중의 하나가 선택된다.

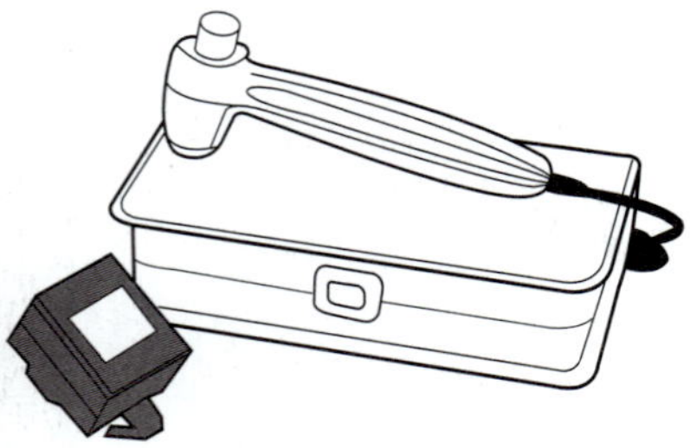

음파 기구

요점

- 저주파 기구는 주 전압을 12~14 볼트로 줄일 수 있는 자체 변압기를 가지고 있다.
- 저주파 진동기는 주 공급원으로부터의 교류가 켜져 있을 때, 고정된 자석을 진동하게 하는 전기자석을 사용한다.

저주파

저주파 마사지 기구는 일반적으로 근육이 긴장하여 생긴 마디를 푸는데 도움을 준다. 이것은 윙윙하는 소음이 나며 음파를 발산하는 작고, 손으로 잡을 수 있는 진동기이다. 이 음파는 신체의 조직으로 6 cm 또는 그 이상을 관통하기 때문에 이러한 깊은 관통 효과로 인하여 민감한 피부에 이상적이다. 이 기계는 피부 위에서 상 · 하로 움직이지 않기 때문에 매우 부드러운 움직임이 느껴진다. 크기가 작기 때문에 한 번에 작은 부위에만 사용할 수 있다.

저주파 기구는 작은 망치처럼 생겼다. 외부 작동 헤드는 내부의 전자 자석 코일이나 진동기와 직접 연결되어 있는데, 그 움직임은 음파의 주파수에 맞춰 '안으로 밖으로' 움직인다. 기구의 뒤나 위에 있는 조절 손잡이는 작동기가 멀리 가지 못하게 방지하여, 마사지 효과를 집중시킨다. 켜짐/꺼짐 스위치는 전류를 흐르게도 막기도 한다.

기구와 함께 판매되는 마사지 헤드 부착물은 일반적으로 두 가지가 있다:

- 공 마사지 헤드 — 작은 부위에 진동기의 운동을 집중시키기 위해 사용된다.
- 판 마사지 헤드 — 가능한 최대한 넓은 부위에 진동기의 운동을 고르게 퍼지게 하기 위해 사용된다.

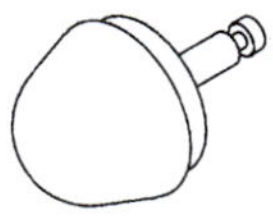

공 마사지 헤드

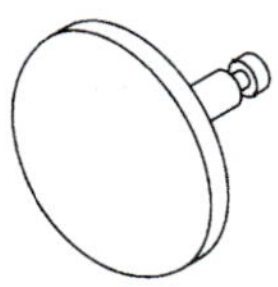

판 마사지 헤드

타 진

타진 유형의 기계적 마사지 기구는 다양한 마사지 헤드가 필요하고, 손으로 하는 진동 마사지 움직임과 비슷한 효과를 내는 작고, 손으로 잡을 수 있는 기구이다. 많은 타진 진동기 집중도 조절 다이얼이 있어 관리사가 관리할 깊이와 조직에 따라 진동을 늘이거나 줄인다. 기구를 켜거나 끄기 위해서 모든 타진 진동기는 주요 스위치를 가지고 있다. 타진 진동기는 일반적으로 얼굴, 목 그리고 어깨의 미세한 조직에 사용된다.

다음과 같은 다른 헤드가 제공된다:

- 스펀지 헤드 — 조직에 부드러운 자극을 주기 위해 사용된다.
- 뾰족한 헤드 — 좀 더 자극적인 안마 효과를 위해서 사용되는 고무 헤드.

요점

- 간헐적인 교류는 기구의 내부에 있는 쇠 막대 자석에 간헐적 자기 효과를 만들어 내는 진동기의 전류를 발생시켜, 마사지 헤드 부착물에 탁탁 두드리는 효과를 만들어 낸다.
- 전류는 50 Hz에서 반 주기마다 탁탁 두드리는 효과를 만들어 낸다(1초 당 100 번의 두드림이 발생한다).
- 저주파를 사용하면, 사우나나 증기욕과 같은 열 관리는 관리에 앞서 조직을 이완시키게 된다.

저주파와 타진에서 금기사항

- 신체의 체계의 이상
- 피부 이상/질병
- 타박상 부위
- 최근의 흉터 조직
- 혈관에 큰 장애가 있는 경우
- 정맥류
- 혈전증이나 정맥염
- 뼈가 많은 부위
- 최근의 골절

저주파와 타진의 효과

- 혈액순환 증가
- 표피 박리를 도움
- 신진대사 증가
- 조직을 따뜻하게 함으로써 긴장 완화를 촉진

저주파 사용의 이유

- 타진과 같은 다른 마사지 기구를 사용이 피부 민감도 때문에 금기된 경우.
- 근육 부위의 긴장을 푸는 것을 돕기 위해. 예로, 승모근.
- 관절염을 앓고 있는 고객을 위해 조직 내에 열을 생산하여 고객의 아픔과 고통을 덜어 주는 것을 돕는다.

타진 사용의 이유

- 탈수되거나 건조가 피부의 혈액 순환과 피지 흐름을 자극하기 위해서.
- 긴장 이완을 촉진 하기 위해서 조직 내에 열을 발생시키기 위해서.

저주파와 타진 관리를 위한 관리

1. 전기 기구를 사용하기 위해서 일반적인 안전 수칙을 지킨다.
2. 기계는 안정적인 운반대에 놓는다.
3. 기계가 제대로 작동하는지 확인하기 위해서 관리사가 점검하고 테스트한다.
4. 관리를 위해 필요한 물품을 선택하여 운반대에 놓는다.

저주파와 타진 관리

1. 고객을 안내 데스크에서 맞이하고 관리 구역으로 인도된다.
2. 금기사항이 있는지 점검하고 관리의 효과를 설명하기 위해서 상담을 실시한다.
3. 고객은 자신의 귀금속을 벗어 소파 위에 놓는다.
4. 관리사는 고객이 안락하고 안정적으로 관리에 임할 준비가 되었는지 확인한다.
5. 원하는 효과를 얻기 위해 필요한 적절한 마사지 헤드가 선택되어 기계에 견고하게 장착된다.

6. 적당한 제품 매개체를 선택하여 관리될 부위에 적용한다. 예를 들면, 지성 피부에는 탤컴 파우더 그리고 건성 피부에는 크림.

> **요점**
> - 얼굴이나 등의 척추에 관리할 때는 협골궁이나 전두골과 같이 뼈가 있는 부위에 직접 적용하지 않도록 주의하시오.
> - 관리사는 더욱 민감한 뼈가 있는 부위에 간접적으로 진동기를 사용할 수 있는데, 이 때는 자극을 줄이기 위해서 마사지 헤드를 자신의 손 위에 놓고 그 부위를 가로지르면서 사용한다.

방 법

1. 마사지 헤드가 견고하게 붙었는지 확인한다.
2. 기구의 스위치가 꺼져 있고, 주 콘센트가 꽂혀 있는지 확인한다.
3. 고객이 보는 앞에서 기계를 관리사에게 테스트한다.
4. 마사지 헤드를 적절한 소독액으로 세척한다.
5. 주 스위치를 돌려서 (켜짐/꺼짐) 기계를 켠다.
6. 필요하면 조절 다이얼을 돌린다.
7. 관리 중에 원 운동이나 직선 운동을 사용하여 질서정연한 방법으로 관리 부위에 마사지 헤드를 댄다. 관리 시간은 관리될 부위와 필요한 효과에 따라 5~15분 사이로 다양하다.
8. 기계가 고객의 피부에서 제거되고, 기계가 꺼지며, 필요한 마사지 헤드로 바뀌고, 관리 과정이 완료된다.

바람직한 행동

- 뼈가 많은 부위는 피한다.
- 탁탁 두드리는 행동이 너무 강하지 않도록 유의하여 타박상을 입지 않도록 한다.
- 귀에 너무 가까이 사용하지 않는다.

> **요점**
> 붙박이 공기 냉각 시스템은 모터가 계속적인 사용으로 인하여 과열되는 것을 방지하기 위해서 사용된다.

9. 사용된 매개체가 제거되고 적당한 후속 관리가 시행될 수 있다. 예를 들면, 마사지.
10. 고객이 소파에서 일어서도록 돕고, 기록 카드를 완성하고, 적당한 재택 관리와 추후의 관리에 대한 조언을 한다. 이때 사용 가능한 피부 관리 제품의 샘플을 제공하고 다음 예약을 잡는다.
11. 관리사가 관리 부위를 정돈하고, 사용된 마사지 헤드를 뜨거운 물로 닦고 소독제로 씻는다.

> **요점**
> 중심을 달리하는 움직임이란 원 운동의 변형이다(원 대 원, 그리고 면 대 면).

실습 사항

동료와 함께, 서로에게 저주파와 타진 마사지 관리를 행한다.
생리학적 정신적 효과에 대해 논의한다.

자이레이터

이것은 가장 널리 사용되는 기계적 마사지 기구이며, 신체 관리를 제공하는 스파나 관리실에서 널리 발견된다. 이것은 조직 내부에 저주파나 타진 진동기보다 훨씬 깊은 마사지 효과를 낸다. 신체의 넓은 근육 부위에 이상적이며, 때로는 근육이 많은 남성은 손 마사지보다 더 선호하기도 한다. 수 많은 전기 마사지 기구가 만들어지지만, 이 장비는 특별히 '선회 운동을 하는' 움직임으로 특징지어 진다.

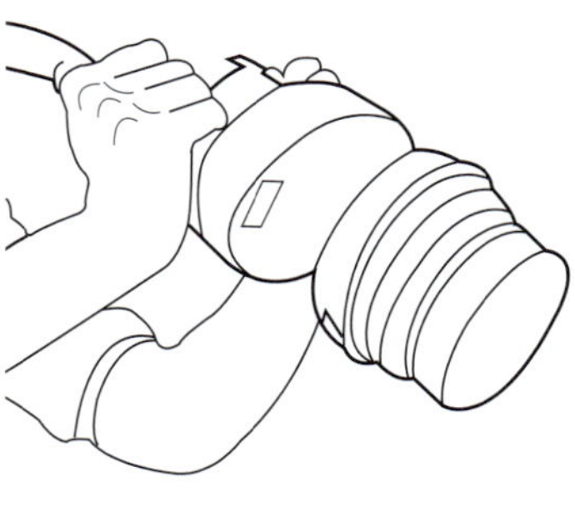
안내 조절 핸들

G5라는 상표는 선회 운동을 하는 마사지 기구를 설명하는 동의어이다 — 프랑스 제조업자인 헨리 퀴너가 약 30년 전에 G5를 매우 성공적으로 만들어 냈다. 이 상표는 선회운동을 하는(Gyratory)에서 G를, 부속 헤드의 수에서 5를 따서 만들어 졌다. 선회운동을 하는 마사지 기구는 분산기가 있고 받침대 없이 서있는 경우에 가장 적합하여, 길고 유연한 드라이브 손잡이의 사

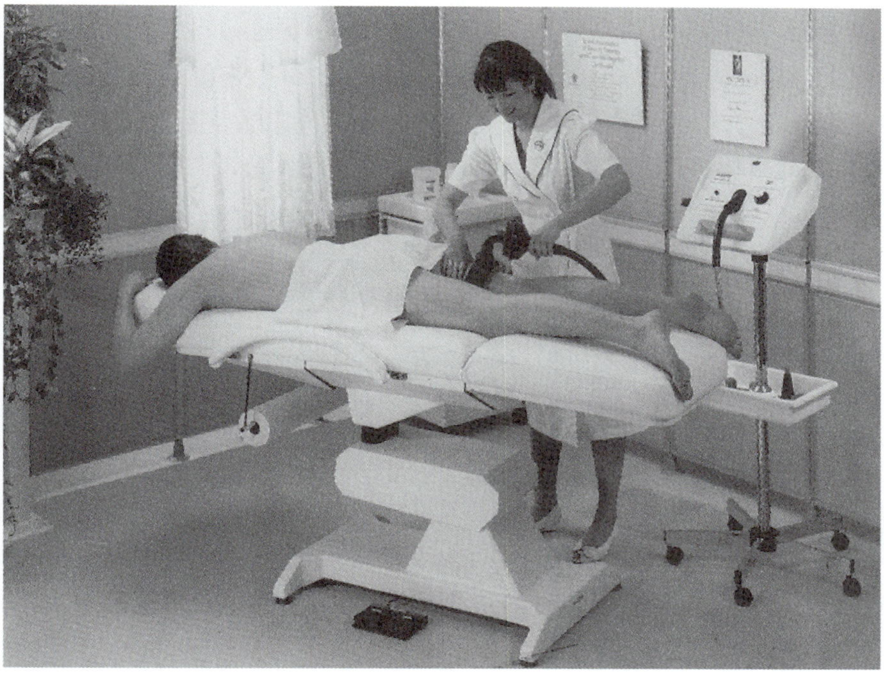

Gyratory massage

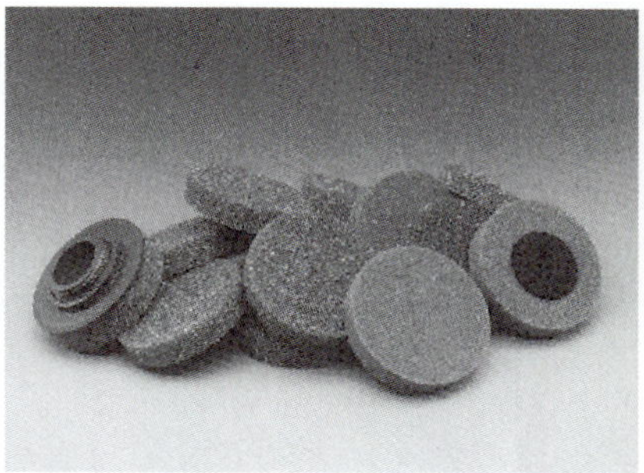

일회용 스펀지 헤드

용과 움직임을 더 쉽게 한다. 또한 기계의 몸체와 모터로부터 운행되며, 다른 마시지 헤드가 부착될 수 있다.

기계 내부에 있는 회전식 전기 모터는 선회 운동을 만드는 기계의 마사지 헤드에 크랭크와 못을 딱 맞게 한다.

사용 가능한 마사지 헤드는 다양하다. 전형적인 것들은 고무와 폴리우레탄으로 만들어진다. 대부분 일반적으로 사용되는 또는 '표준' 부속 헤드는 아래와 같다:

- 둥그렇거나 커브가 있는 스펀지 헤드 — 에플루라지 효과를 만들기 위해 사용된다. 커브가 있는 헤드는 신체에서 굴곡진 부위에 사용된다. 예를 들면, 팔, 어깨, 그리고 다리. 관리의 시작과 끝에 사용된다. 혈액 순환을 증가시키고, 관리 받는 부위에 충혈이 발생한다. 긴장 완화를 촉진하기도 한다.
- 단독 그리고 두 개의 공 헤드 — 큰 근육 뭉침에 심부 페트리사지 효과를 얻기 위해 사용된다. 예로, 승모근과 둔부근.
- 달걀 상자 헤드(네 개의 반 구형 헤드) — 지방이 많은 조직에 페트리사지 효과를 얻기 위해 사용된다. 예로, 대퇴사두근과 둔부근.
- 여러 개의 뾰족한 끝이 있는 헤드 — 지방이 많은 조직에 페트리사지 효과를 얻기 위해 사용된다.
- 끝이 뾰족하거나 브러시 모양의 헤드 — 가벼운 안마 효과와 같은 자극을 만들기 위해 사용한다.

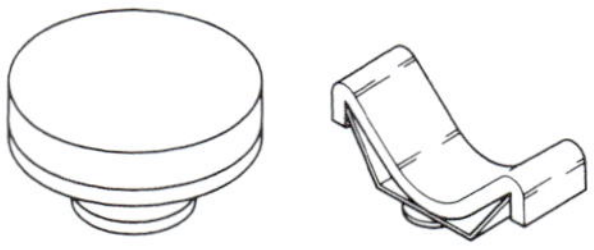

둥근 스펀지 마사지 헤드와 굴곡있는 스펀지 마사지 헤드

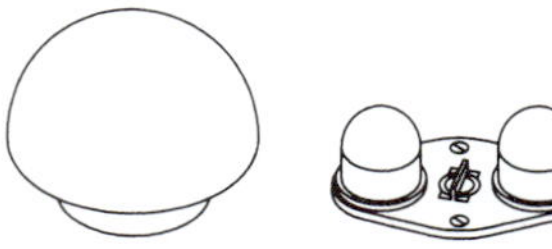

단독 공 마사지 헤드와 두 개의 공 마사지 헤드

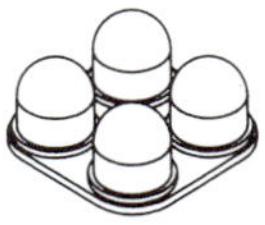

'달걀 상자' 마사지 헤드

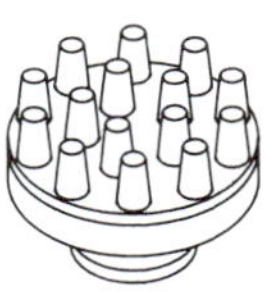

여러 개의 뾰족한 끝이 있는 헤드

바람직한 수행

- 마사지 헤드를 덮기 위한 플라스틱 커버를 구매할 수 있는데, 이는 수명이 길고 위생적인 장점이 있다. 또한 관리사가 오일을 이용해 관리할 수 있게 해준다.
- 어떤 관리사들은 일회용 플라스틱 백을 마사지 헤드를 덮는 용도로 사용하는데, 마사지 헤드의 미용상의 '느낌'을 덜 떨어뜨리고, 위생적인 용도로 이상적이다. 모든 고객에게 새로운 커버를 사용하는 것이 중요하다.

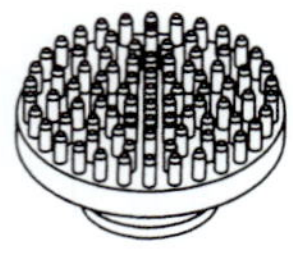

브러쉬 모양의 헤드

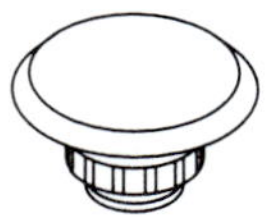

물 마사지 헤드

추가 부품

- 물 마사지 헤드도 구매할 수 있다. 따뜻하거나 차가운 물이 부드러운 고무 헤드 안에 들어 있다.
- 숙련된 관리사에게 매우 유용한 전형적인, 선회 운동하는 장치에 부착 가능한 많은 전문가용 헤드가 있다.
- 방향성 스트로킹 어댑터로 인하여, 헤드가 동시에 때리기와 두드리기 동작을 할 수 있다.
- 선회 운동하는 마사지 기구에 있는 속도 조절기가 마사지 효과를 변화시키고, 관리사에게 최선의 선택을 할 수 있게 해준다.
- 새로운 선회 운동 마사지 헤드는 오일 매개체를 이용하는 특별한 용도를 위해 고안되었으며 (악화됨 없이) 고압소독기로 소독될 수 있다.

손으로 잡을 수 있는 상자는 방문 서비스를 제공하는 관리사나 저장 공간이 적은 관리실에 이상적이다. 이것은 더 크고, 내구성이 강한, 받침 없이 서 있는 자이레이터와 같은 원리로 작동된다. (그러나 전기 모터가 장치의 몸체에 직접 탑재되어 있고, 드라이브 손잡이가 부착되어 있지 않다.). 전통적으로 작고, 힘이 적은 손으로 잡을 수 있는 마사지 기구는 일반적으로 양 손으로 쓸 수 있으며, 마사지 헤드가 더 크며 마사지 판에 들어 맞는 경우도 있다.

자이레이터의 효과

- 혈액 순환을 증가시킨다.
- 표피의 박리를 돕는다.
- 신진 대사를 증가시킨다.
- 조직을 따뜻하게 함으로써 긴장 완화를 촉진시킨다.
- 반복되는 전기요법 압력 마사지는 지방의 더욱 효과적인 분산을 돕는다. 특히, 고객이 체중 감량 다이어트 중이며 운동 프로그램 진행 중인 경우가 더욱 그러하다.

유용한 정보

사우나나 증기욕과 같은 열 관리는 관리에 앞서 조직을 이완시키게 된다. 페트리사지 유형의 마사지가 실행되기 전에 관리되어야 할 부위가 충분히 따뜻해지는 것이 중요하다.

자이레이터 마사지에 대하여 금기사항

- 피부 이상/질환
- 타박상 부위
- 최근 흉터 조직
- 민감하고 얇은 피부
- 부종
- 고혈압 질환
- 혈전증 또는 정맥염
- 체모가 많은 부위
- 간질**
- 감염된 여드름 자국
- 자상과 찰과상
- 햇볕 화상
- 층이 헐거운 피부
- 독에 의한 부종
- 정맥류
- 뼈가 많은 부위
- 월경이나 임신중인 여성의 배
- 당뇨병**

** 의사의 동의가 있어야만 관리 가능.

자이레이터를 사용하는 이유

- 근육 부위의 긴장을 푸는 것을 돕기 위해. 예로, 승모근.
- 일반적 이완을 위해
- 좋지 않은 혈액 순환을 향상시키기 위해
- 한 부위에 대한 체중 감량 프로그램의 일환으로 돕기 위해. 예로, 대퇴사두근과 둔부

- 탈수되고 건조한 피부의 조직을 향상시키는 것을 돕기 위해.

자이레이터 관리를 위한 준비

1. 전기 기구를 사용하기 위해서 일반적인 안전 수칙을 지킨다.
2. 기계는 안정적인 운반대에 놓는다.
3. 기계가 제대로 작동하는지 확인하기 위해서 관리사가 점검하고 테스트한다.
4. 관리를 위해 필요한 물품을 선택하여 운반대에 놓는다.

자이레이터 관리

1. 고객을 안내 데스크에서 맞이하고 관리실로 인도된다.
2. 금기사항이 있는지 점검하고 관리의 효과를 설명하기 위해서 상담을 실시한다.
3. 고객은 자신의 귀금속을 벗어 소파 위에 놓는다.
4. 관리사는 고객이 안락하고 안정적으로 관리에 임할 준비가 되었는지 확인한다.
5. 원하는 효과를 얻기 위해 필요한 적절한 마사지 헤드가 선택되어 기계에 올바르게 장착된다.
6. 적당한 매개체를 선택하여 관리될 부위에 적용한다. 예로, 탤컴 파우더.

유용한 정보

나사줄이 있는 마사지 헤드를 사용 시, 줄이 엉키지 않게 조심한다.

방법

1. 마사지 헤드가 올바르게 붙었는지 그리고 관리 도중 느슨해 지지 않을 것인지 확인한다.
2. 기구의 스위치가 꺼져 있고 주 전원에 꽂혀 있는지 확인한다.
3. 고객이 보는 앞에서 기계를 관리사에게 테스트한다.
4. 깨끗한 마사지 헤드를 선택한다.
5. 주 스위치를 돌려서(켜짐/꺼짐) 기계를 켠다.
6. 기계가 속도 조절기를 가지고 있다면, 알맞게 조절한다.
7. 질서정연한 방법으로 관리 부위에 마사지 헤드를 댄다.
   에플루라지 헤드로 고객의 신체 윤곽과 정맥이 흐르는 방향을 따라간다.
   조직에 주무르는 효과를 주기 위해서, 관리사는 페트리사지 유형의 헤드를 선택한다. 이것은 원 운동에 사용되어 주무르는 효과를 준다. 고객의 조직을 헤드 쪽으로 끌어 올리고 지탱하는 것이 중요하다.
   박리와 자극 효과를 얻기 위해, 관리사는 가벼운 안마 요법 유형의 헤드를 선택하여 고객의 조직을 자신의 손으로 지탱하면서 원운동을 한다. 관리는 항상 에플루라지 헤드로 마무리 되어야 한다.
   관리 시간은 관리될 부위와 원하는 효과에 따라 다양하다. 예로, 국부 관리나 전신 마사지 관리. 어떤 경우에는 단 몇 개의 마사지 헤드만이 선택된다. 특히 전신 마사지 코스라면 더욱 그러하다.
8. 사용된 매개체가 제거되고, 적당한 후속 관리가 시행될 수 있다. 예로, 신경 근육 전기 자극.
9. 고객이 소파에서 일어서도록 돕고, 기록 카드를 완성하고, 적당한 재택 관리에 대해 조언한다. 예로, 다이어트와 운동. 이때 추후의 업소 관리에 대한 조언을 한다 다음 예약을 잡는다.
10. 관리사가 관리 부위를 정돈하고, 사용된 마사지 헤드를 뜨거운 물과 세제로 닦고, 사용된 마사지 헤드에 따라 적당한 소독제로 씻는다.

유용한 정보

- 관리를 수행하는 동안 지속성이 유지되는지 확인한다.
- 타박상이 일어날 수 있으므로 압력을 너무 세게 하지 않는다.
- 관리 중에 필요한 만큼 조직 부위를 지탱한다.
- 피부 손상을 막기 위해, 헤드로부터의 압력은 낮고 일정해야 한다.
- 마사지 헤드는 완전히 건조한 후에만 저장해야 한다.
- 안전 사전조치로서, 헤드가 꼭 맞지 않아 떨어져 나갈 경우에 대비하여, 기계를 소파보다 낮은 위치에서 켜도록 한다.
- 배에 대한 헤드를 선택할 때 주의해야 한다. 왜냐하면 그 부위에는 뼈대가 없기 때문이다. 예를 들면, 배에는 오직 근육과 조직만이 있다.
- 기계적 마사지 기구는 오랫동안 관리사들에 의해 사용되어 왔다. 그러나 최근 몇 년 동안, 손 마사지를 강하게 선호하는 추세이다. 왜냐하면 고객에게 인간적인 손길의 따뜻함과 이해를 제공하는 관리로부터 심리적 이익을 얻기 때문이다.

실습 사항

다음의 고객과 조건에 대한 적당한 선회 운동 마사지 관리 프로그램을 설명하시오.

a. 30살의 활동적인 남성의 긴장 이완.
b. 45살의 여성 직장인으로 대퇴부에 지방이 많음.

자가-체크

1. 관리사가 전기 장비 구입 전에 고려해야 할 질문의 예를 6가지 들어 보시오.
2. 전기 장비를 사용할 때, 지켜야 할 일반적 안전 사전조치를 열거하시오.
3. 피부 민감도 테스트가 어떻게 실행되는지 설명하시오.
4. a. 업소에서 사용할 수 있는 3가지 유형의 기계적 마사지 기구는 무엇인가?
   b. 각 유형의 마사지 기구를 사용하는 이유를 3가지 들어 보시오.
   c. 세 가지 유형의 기계적 마사지에 대한 4가지 일반적인 금기사항을 열거하시오.
5. 한 가지 유형의 기계적 마사지를 위한 준비와 관리를 설명하시오.

진공 흡입 마사지

이 관리는 림프액이 주 림프 관으로 흐르는 것을 돕기 위해 관리사에 의해 사용되는 것으로 신체 내의 폐기 물질을 제거하는데 도움을 준다. 또한 순환계의 효율성을 증가시킨다. 이것은 일반적으로 관리 코스의 일부로서 진행되는데, 고객이 관리받을 부위와 원하는 효과에 따라 손 마사지나 재택 다이어트 관리와 같은 다른 방법과 혼합되기도 한다. 진공 흡입을 이용한 신체의 관리는 전신 관리보다는 대퇴부와 엉덩이와 같이 특정한 부위의 국부 관리에 사용되기도 한다.

이 관리를 효과적으로 수행하려면, 관리사가 림프계(12장을 보시오)에 대한 지식과 이해가 있어야 하는 것이 필수적이다.

얼굴과 몸의 관리를 위해 진공 흡입 기계를 구매할 수 있다. 그러나 제조업체의 대부분은 주로 몸이나 얼굴과 몸이 혼합된 기계를 생산한다. 이 기계들은 일반적으로 전기적으로 이끌어지는 진공 펌프, 주전원 스위치 컨트롤, 게이지('마이너스의' 또는 '감소된' 압력의 양을 나타낸다)

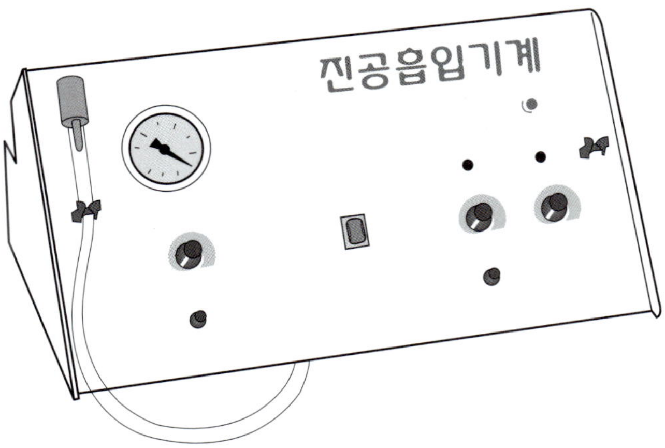

진공 흡입 기계

그리고 컨트롤 다이얼로 구성되어 있어, 얼굴과 몸의 다른 조직을 관리하기 위해 필요한 압력의 양을 늘리거나 줄일 수 있다. 부속품은 플라스틱 튜브와 여러 다른 크기의 흡반이나 컵들이며 이들은 일반적으로 몸을 위해서는 플렉시글라스와 투명한 퍼스펙스로 만들어지고, 얼굴을 위해서는 유리로 만들어 진다. 어떤 컵은 안 쪽에 작은 구멍을 가지고 있어 관리사들이 컵 안의 압력을 유지하거나 원할 때, 압력을 줄이기 위해 손가락을 넣는다. 컵 안쪽에 구멍이 없을 때는 관리사가 컵 밑으로 손가락을 미끄러뜨려서 압력을 줄여야 한다. 또한 어떤 기계들은 병에 부착된 부분으로부터 공기가 빠져 나갈 출구를 가지고 있는 노즐로 작은 스프레이를 발산한다. 이러한 기계들은 고객의 피부를 다시 신선하게 하기 위해 장미 향수와 같은 다양한 준비를 하기 위해 사용될 수 있다.

대부분의 진공 흡입 기계는 관리사가 단일 컵 방법을 사용할 수 있게 한다. 다중 컵 시스템은 몸에 사용될 수 있으며, 관리사가 동시에 여러 개의 컵을 사용하도록 한다. 이로 인하여 관리 시간을 줄일 수 있다. 이 관리를 위한 기계 사용법은 서로 다르지만, 얻어지는 결과는 같다. 그러나 이들 시스템은 업소 환경에서는 널리 사용되지 않는다.

가장 널리 사용되는 진공 흡입 방법은 미끄러지는 컵 방법으로서, 관리사는 선택된 흡반을 선택된 패턴과 방향으로 가장 가까운 림프관을 향해 미끄러뜨린다. 관리사가 림프관을 향해 미끄러뜨릴 때, 어떤 기계들은 흡반 내의 간헐적 압력 수준이 피부와 몸의 조직을 끌어 올리고 떨어뜨릴 때, 추가적으로 맥박처럼 뛰는 작동을 한다. 이 방법은 피부에 부드럽게 톡톡 두드리는 효과를 주고 관리 부위에 자극을 준다.

신체 관리 요법에서 관리사들은 일반적인 림프 배출을 위해서는 글라이딩 (미끄러지는) 컵 방법을 선택할 수 있고, 림프 배출과 함께 조직에 더 많은 자극을 주기 위해서는 파동이 있는 글라이딩 컵 방법을, 또한 대퇴부와 같이 지방이 많은 부위에 대한 국부 관리를 위해서는 정전기 컵 방법을 선택할 수 있다.

정전기 컵 방법은 특정 부위의 조직을 당겨 올리기 위해 사용될 수 있으며, 일반적으로 다중 컵 방법을 포함하지만, 관리사는 단일 컵 배출구를 가지고 이 방법을 실행할 수 있다. 관리사는 적합한 크기의 컵을 선택하고 관리 부위에 적용하여, 지나치게 자극을 주거나 타박상을 입히지 않으면서 컵이 움직이도록 한다. 관리 후에, 글라이딩 컵 방법은 가장 가까운 배출구로 림프를 배출하기 위해 사용된다.

요점

진공 흡입 기계에서의 게이지는 혈압계의 수은의 높이를 나타낸다. 제조업체들은 의료 관계자들이 요구하는 교육적 요건을 맞추기 위해 기계 내에 게이지를 넣게 된다. 사용 중에 나타나야 할 대략적 측정치를 원하기 때문이다. 대부분의 관리사들은 흡반에 있는 조직의 퍼센트와 고객이 실제로 느끼는 감각에 따라 필요한 강도를 결정한다.

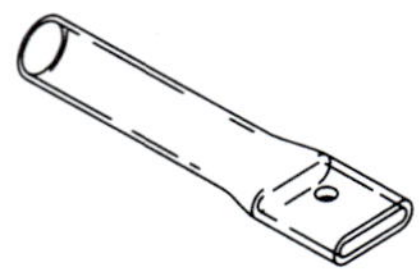

림프 배출 기구

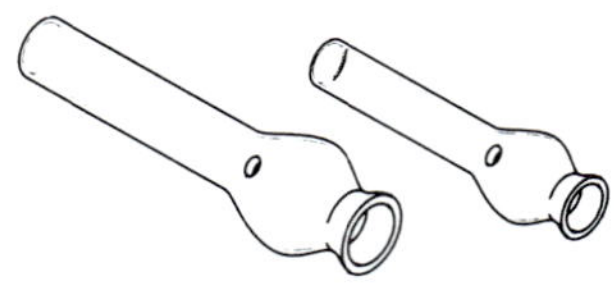

안면 컵

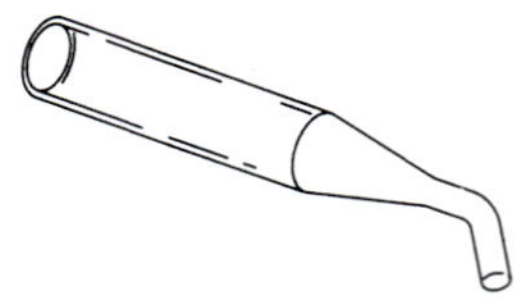

면포 기구

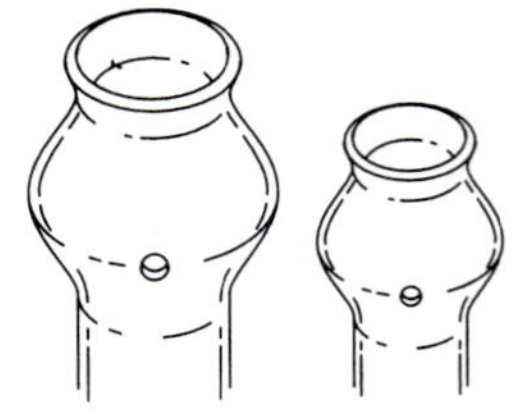

유리로 만든 신체 컵

요점

- 진공 흡입 마사지는 손 마사지에서 부항 뜨는 것을 돕는다.
- 조직이 진공 컵으로부터 떨어져 나가므로, 조직은 축소된다. 혈관과 림프관의 축소는 혈액과 림프가 관리 부위로부터 흘러 나오게 한다.

진공 기구

- 림프 배출. 이 흡반은 대부분의 진공 관리에 사용될 수 있다. 이것은 평평하고 얇은 헤드를 가지고 있으며 얼굴의 가는 표정 주름을 관리하는데 사용될 수 있다.
- 안면 컵. 이것은 크기가 매우 다양하며 일반적인 세안이나 림프 배출에 사용된다.
- 면포(역주 : 모낭 속의 피지) 기구. 이것은 작고, 둥근 입구를 가지고 있어 면포 부위에 사용되며 주위 조직에 일정한 압력을 발휘한다.
- 신체 컵. 이것은 관리받을 부위의 지방 조직의 양에 따라 크기가 다양하다.

진공 흡입 마사지에 대해 금기사항

- 피부 이상/질환
- 타박상 부위
- 자상과 찰과상
- 정맥류
- 고혈압 질환
- 최근 흉터 조직
- 햇볕 화상
- 민감하고 얇은 피부
- 층이 헐거운 피부
- 간질**
- 당뇨병**
- 독에 의한 부종
- 감염된 여드름 자국
- 뼈가 많은 부위
- 체모가 많은 부위
- 혈전증 또는 정맥염
- 부종
- 심장의 이상**

** 의사의 동의가 있어야만 관리 가능.

요점

같은 압박 상태에서, 흡반의 지름이 클수록 압력이 더 많이 감소된다.

진공 흡입 마사지의 효과

- 혈액 순환을 증가시킨다.
- 림프순환을 증가시켜 독소와 노폐물의 제거를 돕는다.

- 표피의 박리를 돕는다.
- 일반적인 피부 결을 향상시킨다.
- 신진대사를 자극한다.
- 세포 재생을 촉진하다.
- 흉터 조직이 연해질 수 있다.
- 식이요법과 운동을 병행하면 지방 세포의 이용과 움직임을 돕는다.

진공 흡입 관리를 사용하는 이유

- 셀룰라이트 감소를 돕기 위해
- 부종 부위의 감소를 돕기 위해 (비침투성)
- 특정 부위의 둔한 림프 순환을 위해. 예로, 다리
- 다이어트, 운동과 관리실에서 병행하는 체중 감량 프로그램을 돕기 위해.
- 건조한 피부를 자극하기 위해. 관리 시간은 약 8~12분 가량이다.
- 매우 지성인 피부의 깊은 세안을 위해. 관리 시간은 약 0~15분 가량이다.
- 민감성 피부를 제외한 모든 피부에 대한 일반적 피부 세안제로서. 관리 시간은 약 5~8분 가량이다.

진공 흡입 관리를 위한 일반적 준비

1. 기계의 스위치가 꺼졌는지 그리고 주전원과 연결되어 있는지 확인한다.
2. 관리사는 관리 부위에 필요한 크기의 흡반을 선택하여, 기계의 외부에 연결된 플라스틱 튜브에 흡반을 부착한다.

유용한 정보

- 얼굴의 세밀한 조직에 관리할 때는 조직에 가해지는 압력의 감소량이 더 밀도가 있는 신체 조직에 관리할 때보다 훨씬 더 작아야 한다.
- 흡반에 금이 있는지 조사해야 한다. 압력에 영향을 줄 수 있기 때문이다.
- 관리사는 고객의 피부에 손상을 주지 않기 위해, 흡반 표면이 부드럽고 매끄러운 지를 확인해야 한다.

진공 흡입 관리를 위한 준비

1. 전기 기구를 사용하기 위해서 일반적인 안전 수칙을 지킨다.
2. 기계는 안정적인 운반대에 놓는다.
3. 기계가 제대로 작동하는지 확인하기 위해서 관리사가 점검하고 테스트한다.
4. 관리를 위해 필요한 물품을 선택하여 운반대에 놓는다.

안면 진공 흡입 관리

1. 고객을 안내 데스크에서 맞이하며 관리실로 인도된다.
2. 금기사항이 있는지 점검하고 관리의 효과를 설명하기 위해서 상담을 실시한다.
3. 고객은 자신의 귀금속을 벗어 놓는데, 관리사가 관리가 끝날 때까지 안전하게 보관한다.

요점

- 기계의 내부에 있는 진공 펌프는 전기 모터에 의해 작동되는데, 이 전기 모터는 공기의 양을 줄여서 고객의 피부가 컵 안으로 끌려 올라오게 함으로써 흡반에서 흡입이 가능하게 한다.
- 진공 펌프에 의해 감소된 압력의 정도는 고객의 신체 조직의 밀도에 따라 조절되는데, 공기가 새어 나가는 양을 많게 또는 적게 하여 강도를 조절한다.

요점

신체의 조직에 가해지는 감소된 압력의 양은 진공 게이지에 나타난다.

4. 고객은 소파 위로 인도되고, 옷과 모자 등을 알맞게 벗어 놓는다.
5. 관리사는 고객이 안락하고, 안정적으로 관리에 임할 준비가 되었는지 확인한다.
6. 적절한 제품으로 피부를 세정한다.
7. 조직을 부드럽게 하기 위해 증기 관리가 가해진다.
8. 적당한 제품 매개체를 선택하여 고객의 얼굴과 목에 적용한다.

방 법

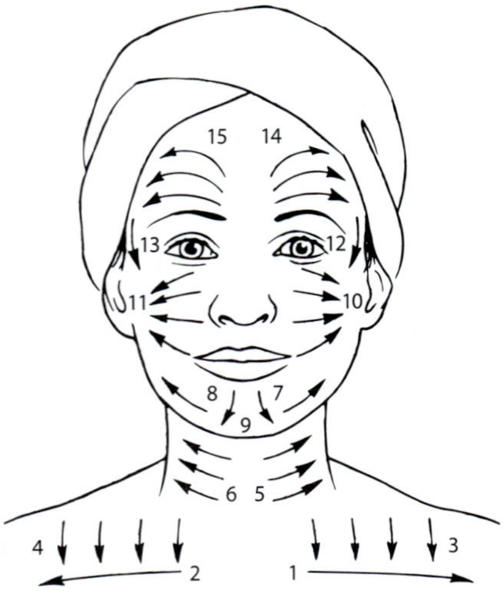

얼굴, 목 그리고 쇄골의 림프관을 따른 관리 방향

1. 관리 부위와 원하는 효과에 맞는 적당한 흡반을 선택한다.
2. 흡반이 올바르게 고정되었는지 확인한다.
3. 주 콘센트가 전력 공급원에 꽂혀져 있고, 모든 스위치가 꺼져 있으며 모든 다이얼이 영점에 있는 지를 확인한다.
4. 고객이 보는 앞에서 기계를 관리사에게 테스트한다.
5. 흡반을 적절한 소독액으로 다시 닦았는지 확인한다.
6. 주 스위치 (켜짐 꺼짐)을 돌려서 기계의 전원을 켠다.
7. 강도를 조절하는 다이얼은 흡반의 압력 감소를 적절히 하기 위해 조절된다.
8. 흡반을 피부에 적용하기 위해 컵을 수직으로 잡는다.
9. 고객의 얼굴과 목의 윤곽을 따라 천천히 컵을 미끄러뜨려 원하는 관리 효과를 얻을 수 있는 시간만큼 가장 가까운 림프관에 관리한다.
10. 흡반의 흡입을 제거하기 위해서는 피부에서 컵을 떼어내기 전에 관리사가 컵의 옆에 있는 구멍에서 자신의 손가락을 빼거나, 구멍이 없을 때는 관리사가 컵 밑으로 자신의 손가락을 미끄러뜨려 넣는다.
11. 그림에서 보여지는 패턴을 따라 하며, 피부 반응에 따라 이 순서를 각 부위에 4~8회 반복한다.
12. 관리에서 얻고자 하는 효과가 딱딱한 면포를 느슨하게 하는 것이라면, 적절한 컵을 코, 윗입술과 턱과 같은 문제 부위에 대고 작은 원운동을 하면 된다.
13. 제품 매개체가 제거되고, 마사지 그리고/또는 안면 마스크와 같은 추후 관리를 실행하거나, 적당한 제품으로 피부에 활력을 주며 수분을 공급한다.
14. 고객이 소파에서 일어서도록 돕고, 기록 카드를 완성하고, 적당한 재택 관리와 추후의 관리에 대한 조언을 한다. 이 때 사용 가능한 피부 관리 제품의 샘플을 제공하고, 다음 예약을 잡는다.
15. 관리사가 관리 부위를 정돈하고, 사용된 컵과 튜브를 뜨거운 물과 세제로 닦고, 적당한 소독제에 담근다.

요점

어떤 극동 국가들에서는, 관리사가 증기 관리와 함께 진공 흡입 마사지를 행하는 것이 일반적 관행이다. 이 경우 증기 열 때문에 홍반이 훨씬 더 빨리 생긴다.

유용한 정보

- 장애물을 느슨하게 하는 작업을 일반적 세정 관리와 병행할 수 있다.
- 면포 처리 기구를 사용할 때, 흡반의 위에 탈지면을 두어 오염 물질이 플라스틱 튜브 안으로 들어 가지 않도록 한다.

실습 사항

서로 다른 피부 상태를 가진 두 명의 고객을 선정하여 최소한 6가지의 안면 진공 흡입 관리를 실시하시오. 상담, 선택한 제품, 관리 방법과 재택 관리 조언을 설명하고 프로그램의 효율성을 평가하시오.

신체 진공 흡입 관리

1. 고객을 안내 데스크에서 맞이하고 관리실로 인도된다.
2. 금기사항이 있는지 점검하고, 관리의 효과를 설명하기 위해서 상담을 실시한 후, 관리에서 얻을 수 있는 효과를 결정한다.
3. 고객은 옷을 갈아입고 샤워를 한 후, 피부를 부드럽게 하기 위한 열 관리나 다른 관리를 받는다. 예로, 기계적 마사지.
4. 고객은 소파 위로 인도된다.
5. 관리사는 고객이 안락하고 안정적으로 관리에 임할 준비가 되었는지 확인한다.
6. 적절한 제품 매개체를 선택하여 관리 부위에 적용한다.

방 법

1. 관리 부위와 원하는 효과에 맞는 적당한 흡반을 선택한다.
2. 흡반이 올바르게 고정되었는지 확인한다.
3. 주 콘센트가 전력 공급원에 꽂혀져 있고, 모든 스위치가 꺼져 있으며 모든 다이얼이 영점에 있는 지를 확인한다.

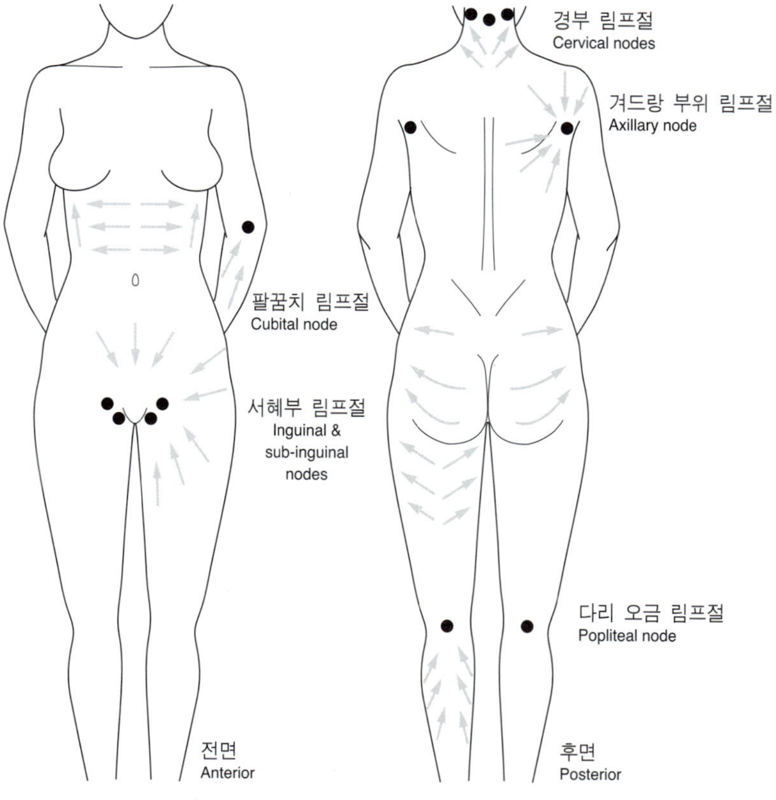

림프절(node)을 따른 관리 방향

4. 고객이 보는 앞에서 기계를 관리사에게 테스트한다.
5. 흡반을 적절한 소독액으로 다시 닦았는지 확인한다.
6. 주 스위치 (켜짐 꺼짐)을 돌려서 기계의 전원을 켠다.
7. 사용 모드를 선택한다. 예를 들면, 파동이 있는 방법 또는 정지해 있는 컵.
8. 강도를 조절하는 다이얼은 흡반의 압력 감소를 적절히 하기 위해 조절된다.
9. 흡반을 피부에 적용하기 위해 컵을 수직으로 잡는다.
   피부와 조직을 컵 속으로 20% 이상 끌어 올리지 않아야 함을 기억하시오.
10. a. 글라이딩 컵 방법을 사용할 경우, 글라이딩 컵을 천천히(원하는 관리 효과를 얻을 수 있을 만큼의 시간) 가장 가까운 림프관 쪽으로 움직이며 고객의 몸의 윤곽을 따라간다. 그림에 나타난 패턴은 글라이딩 컵으로 신체에 작업할 때 따라야 할 움직임의 순서를 보여준다. 일반적으로 이 순서는 피부 반응에 따라 각 부위에 4~8회 반복한다.
    b. 국부 관리용의 움직임이 없는 또는 파동이 있는 컵을 사용하는 방법인 경우, 지방 조직의 양에 따른 적절한 크기의 흡반을 관리 부위에 적용한다. 흡반의 흡입을 제거하기 위해서는 피부에서 컵을 떼어내기 전에 관리사가 컵의 옆에 있는 구멍에서 자신의 손가락을 빼거나, 구멍이 없을 때는 관리사가 컵 밑으로 자신의 손가락을 미끄러뜨려 넣고 컵을 다른 위치에 놓는다.

요점

전통적인 신체 진동 흡인이 가장 일반적인 업소 관리는 아니지만, 압력을 이용한 마사지 장비의 사용이 늘어나고 있는데, 이것은 림프 배출을 촉진한다. 그리고 새로운 흡인 장치(셀루M6와 셀룰로스와 같은)은 인체 진공의 기본적인 원리와 방향을 합병하고 있다.

주의 : 교육생 관리사는 가끔 두 가지 방법을 혼용하기도 한다. 예를 들면, 여러 개의 컵을 사용한 국부 관리를 사용하기 전에 조직을 느슨하게 하고 혈액순환을 자극하기 위해 글라이딩 컵을 먼저 사용한다. 이를 통하여 독소와 노폐물을 가장 가까운 림프관으로 배출하기 위해 글라이딩 컵으로 관리를 완료하기 전에 지방질 부위를 느슨하게 할 수 있다.

11. 오일을 제거한 후, 추후 관리를 실시해도 된다. 예를 들면, 마사지.
12. 고객이 소파에서 일어서도록 돕고, 기록 카드를 완성하고, 적당한 재택 관리와 추후의 업소 관리에 대한 조언을 한다. 이때 사용 가능한 피부 관리 제품의 샘플을 제공하고, 다음 예약을 잡는다.
13. 관리사가 관리 부위를 정돈하고, 사용된 컵과 튜브를 뜨거운 물과 세제로 닦고, 적당한 소독제에 담근다.

유용한 정보

- 다중 컵을 이용한 정전기 컵 기법 또는 파동 기법을 적용 시, 컵 내부의 흡입력을 동일하게 하려는 목적으로 여러 개의 컵을 피부에 동시에 굴리는, 굴리기 동작(rocking action)이 사용된다.
- 컵을 제거할 때 너무 세게하거나 장시간 사용하게 되면, 피부에 멍과 모세혈관의 확장을 일으킬 수 있으므로 주의해야 한다.
- 림프절로 배출하시오. 단, 과도하게 시행하지 마시오.

실습 사항

림프 순환이 둔한 고객을 위한 신체 진공 흡입 관리 코스를 계획하시오.
관리의 목적을 분명히 명시하고, 상담과 관리 방법 및 사용할 제품, 그리고 고객의 재택관리 조언을 설명하시오.
프로그램의 효율성에 대해 당신이 발견한 것을 평가하고 증명하시오.

고주파

'고주파' 라는 용어는 전통적으로 혈류 자극에 사용되는 고주파 장치에 쓰여왔고, 10~25만 Hz의 부위에 빠르게 교류하는 전류를 사용해 왔다. 전압은 높지만 전류가 낮은 관리법이다. 전류의 파동이 짧기 때문에, 근육과 만나는 부분을 자극하지는 않는다. 대신 전류 기구를 통하여 맞닿는 지점의 피부 속으로 직접 침투하여 조직 내부에 온기를 생성하여 가열 효과를 내게 한다. 관리사는 고객의 피부 상태에 따라 두 가지로 고주파를 사용할 수 있다. 각 방법은 다른 효과를 낸다;

- 직접법
- 간접법(종종 오스트리아 비엔나식의 마사지라고 하기도 한다)

고주파 장비는 제조업체가 관리사가 미적인 면을 중시하는가 아니면, 경제적인 면을 중시하는가에 따라 전반적인 외양이 다르다. 그러나 기본적인 작동은 거의 비슷하다. 일반적으로 두 개의 조절 스위치가 있다. 켜짐/꺼짐 스위치와 강도 조절 스위치. 주 콘센트가 전력 공급원에 기계를 연결한다. 전선 코드가 기계에서 완전히 나와서 유리 전극봉을 탑재하는 데 사용된다. 적용방법과 관리할 부위 및 원하는 효과에 따라 관리사가 선택할 수 있는 전극봉은 다양하다.

전극봉

유리로 만든 전극봉은 금속 캡(끝)이 있어서, 기계에서 나온 전류가 전극봉으로 흐르도록 하는 핸들에 있는 금속 판과 연결된다. 전극봉은 홀더에 견고하게 고정되어 있지만, 꽉 조여지지는 않는다. 그렇지 않으면 관리사가 전극봉을 교체할 수 없다.

- **헤드 표면이 큰 전극봉(큰 버섯).** 이것은 직접 고주파를 사용할 때 얼굴과 몸에 사용된다. 이것은 또한 '스파크' 관리를 위해 작은 움직임을 사용하여 피부에 닿거나 떨어진 한 쪽 끝에 사용함으로써 전류를 강화하기 위해 사용된다.
- **헤드 표면이 작은 전극봉(작은 버섯).** 직접 고주파를 사용할 때 사용된다. 이 전극봉은 코와 같이 작고, 어려운 부위에 작업할 때 유용하다. 이것은 또한 '스파크' 관리에도 사용될 수 있다.
- **롤러 전극봉.** 이것은 직접 고주파를 사용할 때 얼굴과 몸에 사용된다. 이것은 피부 위를 쉽

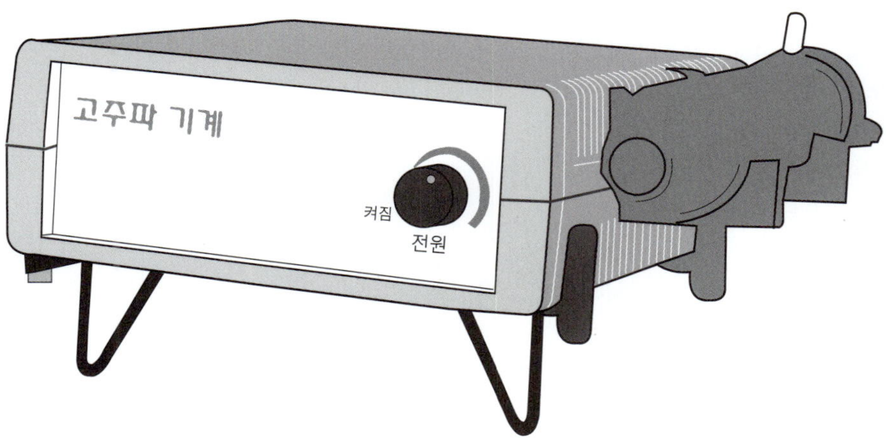

이시스 모듈로 구성된 고주파 기계

기억할 사항

생명을 죽이는 것은 높은 전류이지 높은 전압이 아니다. '전압은 충격을 주고, 전류는 생명을 빼앗는다' 는 것을 기억하시오.

요점

고주파는 얼굴에 가장 많이 사용된다. 그러나 같은 방법으로 몸에도 사용될 수 있다.

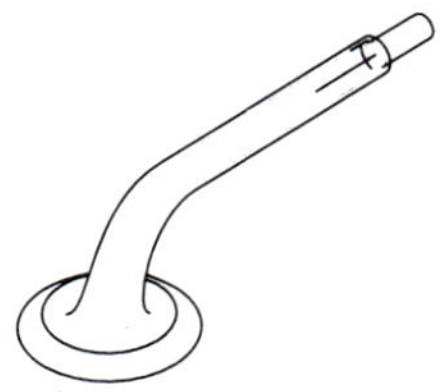

헤드 표면이 큰 전극봉

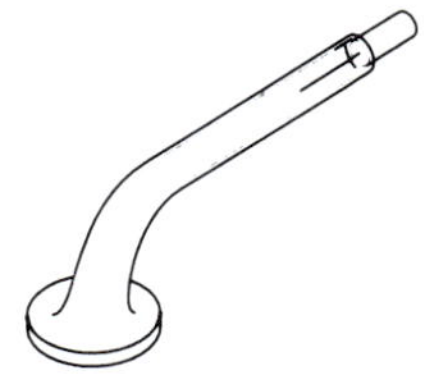

헤드 표면이 작은 전극봉

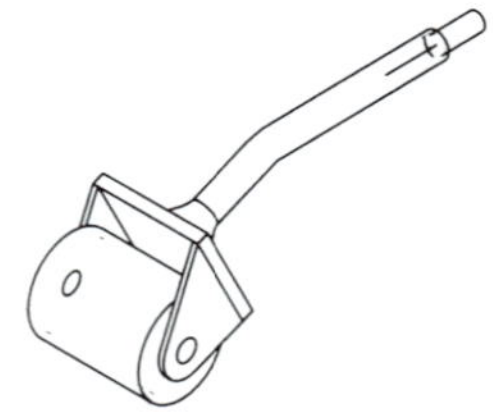

롤러 전극봉

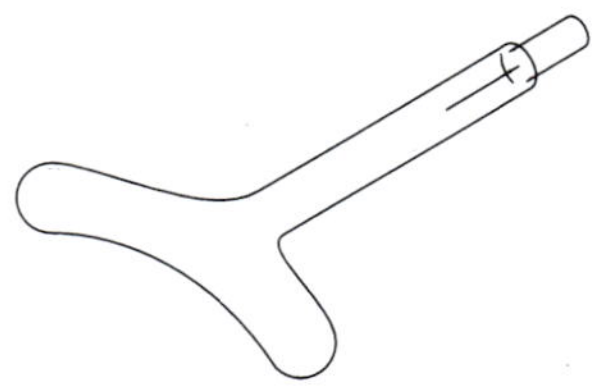

목 전극봉

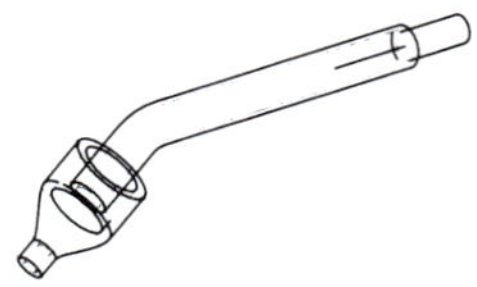

스파크 전극봉

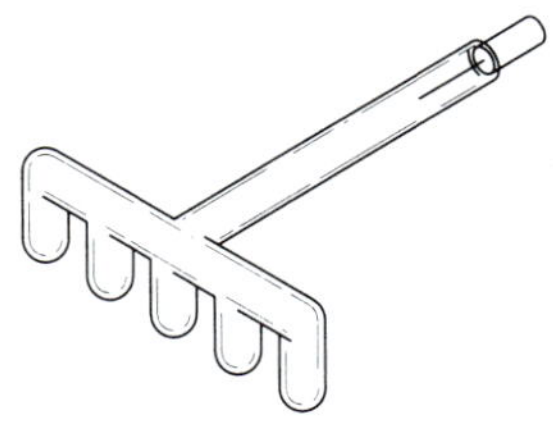

레이크 전극봉

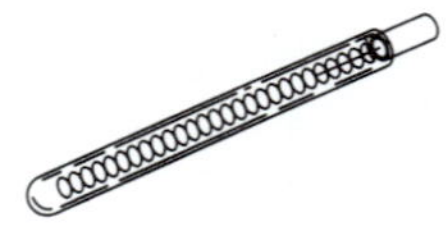

강화 포화기 전극봉

게 굴러가며 거즈나 미끄러지는 매개체가 없이도 사용할 수 있다.

- **목 전극봉.** 목이나 다른 굴곡진 신체 부위에 직접 고주파를 사용할 때 사용된다. 예를 들면, 팔.
- **스파크 전극봉.** 특정 부위의 스파크를 내고 개별 모공을 무감각하게 하기 위해 직접 고주파가 사용된다. 이 전극봉으로 관리할 때는 낮은 전류를 사용해야 함에 유의한다.
- **레이크 전극봉.** 두피에 직접 고주파를 사용할 때 쓰인다.
- **강화 포화기 전극봉.** 이 전극봉은 간접 고주파를 사용할 때 쓰이며, 포화기로 알려져 있다. 일반적으로 나선형 금속 용수철이 유리 안에 있어서 관리 효과를 강화한다. 효과를 최대화하기 위해서는 낮은 전류만을 사용해야 함을 확인한다.

요점

각 전극봉 내부에는 적은 양의 불활성 가스가 들어 있는데, 일반적으로 아르곤인 경우가 많다. 전류는 가스를 통해 흐르기 때문에 색이 있는 빛이 발생한다. 아르곤을 포함한 전극봉에서는 남보라색 빛이 나고, 네온을 포함한 전극봉에서는 붉은 오렌지 빛이 난다.

고주파에 대해서 금기사항

- 관리될 부위의 피부에 자상이나 찰과상
- 피부 이상/질환
- 고혈압 질환
- 민감한 피부
- 매우 예민한 고객
- 적용 부위에 금속이 많을 때. 예를 들면, 판 또는 충전제
- 부종
- 체모가 많은 부위
- 구멍
- 심장의 이상*
- 간질과 당뇨병*
- 순환계 이상*
- 임신 *
- 천식*

* 의사의 동의가 있어야만 관리 가능

간접법

고주파 전류를 적용하는 방법은 순회하는 전류를 만들어 내는데, 이 전류는 포화기로부터 흘러 나와 고객에게로 흐른다. 관리사는 고객을 마사지함으로써 고객의 얼굴로부터 전류가 빠져 나와 관리사의 마사지하는 손가락이나 손으로 흘러 들어오게 한다.

간접 고주파의 효과

- 순환을 증가시킨다.
- 신진대사를 증가시킨다.
- 조직을 따뜻하게 하고 이완시킨다.
- 피부 결을 향상시킨다.
- 피부의 수분 균형을 향상시킨다.
- 지각 신경의 말단을 진정시킨다.

간접 고주파를 사용하는 이유

- 건조하거나 탈수된 피부를 향상시키기 위해서
- 지친 피부를 향상시키기 위해서
- 가는 선의 향상을 돕기 위해서
- 조직 이완을 돕기 위해서
- 좋지 않은 순환의 향상을 돕기 위해서

간접 고주파 관리를 위한 준비

1. 전기 기구를 사용하기 위해서 일반적인 안전 수칙을 지킨다.
2. 기계는 안정적인 운반대에 놓는다.
3. 기계가 제대로 작동하는지 확인하기 위해서 관리사가 점검하고 테스트한다.
4. 관리를 위해 필요한 물품을 선택하여 운반대에 놓는다.

간접 고주파 관리

1. 고객을 안내 데스크에서 맞이하고 관리실로 인도된다.
2. 금기사항이 있는지 점검하고, 관리의 효과를 설명하기 위해서 상담을 실시한 후, 피부 민감도 테스트를 실시한다.
3. 고객은 자신의 귀금속을 벗어 놓는데, 관리사가 관리가 끝날 때까지 안전하게 보관한다.
4. 고객은 소파 위로 인도되고, 옷과 모자 등을 알맞게 벗어 놓는다.
5. 관리사는 고객이 안락하고 안정적으로 관리에 임할 준비가 되었는지 확인한다.
6. 적절한 제품으로 피부를 세정한다.
7. 적절한 제품 매개체를 선택하여 고객의 얼굴과 목에 적용한다. 예를 들면, 마사지 크림이나, 영양 크림.

방 법

1. 주 콘센트가 전력 공급원에 꽂혀져 있고, 모든 스위치가 꺼져 있으며 모든 다이얼이 영점에 있는 지를 확인한다.

2. 고객이 보는 앞에서 기계를 관리사에게 테스트하며, 필요한 경우에는 관리로 인해 생기는 소음에 대해 다시 확인시킨다.
3. 탤컴 파우더를 고객의 손에 뿌려 땀을 모두 흡수하게 한다.
4. 소독제로 포화기를 닦고 홀더에 견고하게 위치시킨다.
5. 사용된 장치에 따라, 고객은 포화기의 매듭짓지 않은 끝에 견고하게 잡는다. 이 때 전극봉이 핸들로 삽입되는 지점 위를 잡지 않도록 주의한다. 또한 고객은 두 번째 손으로 핸들을 잡는 것이 일반적인데, 제조업체가 의도하는 사용법이 무엇인지를 확인한다. 왜냐하면 어떤 경우에는 이런 사항이 나와 있지 않기 때문이다. 그리고 핸들은 타월로 지탱된다.
6. 관리사가 한 손을 고객의 피부에 대고 작은 원 모양으로 에플루라지하여 마사지를 시작한다. 그러는 동안 다른 손으로는 천천히 강도 조절 다이얼을 돌려서 고객이 참을 수 있는 정도까지 강도를 조절한다.
7. 다른 쪽을 고객의 다른 쪽 얼굴에 대고 손이 떼어지지 않게 유의하면서 두 손을 이용하여 마사지한다. 관리사의 손가락이 따뜻하게 느껴질 정도여야 한다.
8. 관리 시간은 고객의 피부 상태에 따라 8~20분 사이로다양하다.
9. 관리가 끝날 즈음에 기계를 끄기 전에, 관리사는 한 손은 계속 대고 있는 상태에서 다른 손은 강도 조절 다이얼을 영점까지 돌린다.
10. 크림을 제거한 후, 얼굴 마스크와 같은 차후 관리를 해도 되고, 그렇지 않으면 적당한 제품으로 피부에 활력을 주고 수분을 공급한다.
11. 고객이 소파에서 일어서도록 돕고, 기록 카드를 완성하고, 적당한 재택 관리와 추후의 관리에 대한 조언을 한다. 이때 사용 가능한 피부 관리 제품의 샘플을 제공하고 다음 예약을 잡는다.
12. 관리사가 관리 부위를 정돈하고, 사용된 전극봉을 뜨거운 물로 그 다음에는 소독제로 주의 깊게 닦는다. 포화기의 금속부분과 연결부분이 젖지 않도록 특별히 유의한다. 모든 전극봉은 다음에 사용하기 위해서 저장되기 전에 반드시 건조되어야 한다.

요점

- 더 미세한 피부에 관리할 때는 강도 조절 다이얼을 줄일 필요가 있다. 예를 들면, 이마.
- 조직 내의 전류 강도는 마사지 도중, 한 손을 피부에서 떼었을 때 증가된다.
- 톡톡 두드리는 것과 같이 가벼운 안마 요법은 관리 부위에 전류를 강하게 한다.
- 과거에는 자극 효과를 주기 위해 탤컴 파우더를 매개체로 사용했었다. 그러나 그 건조 효과는 건성 피부나 탈수된 피부에는 좋지 않다.

유용한 정보

- 앞 이마의 머리카락이 난 언저리를 관리할 때는 주의해야 한다. 왜냐하면 머리카락은 전기가 통하기 때문에 일반적으로 감각을 증가시키기 때문이다.
- 관리사의 손이 고객의 피부에서 떨어져서는 안된다. 전류의 흐름이 완전히 끊기고 나서 강도 조절 다이얼을 영점에 맞추지 않고 다시 전류를 흐르게 하면, 고객은 매우 강하게 따끔거리는 통증을 느낄 것이고, 그로 인해 다음 차례의 관리를 우려하게 될 것이다. 그러나, 관리사가 의도적으로 피부에 자극 효과를 주고자 할 때는 천천히 손가락을 피부에서 떼었다가 다시 닿게 하면 된다.
- 고객이 포화기(saturator)를 잡고 있는 손에 반지가 끼워져 있어서는 안된다(그리고 되도록이면 절대 이런 일이 일어나서는 안된다).
- 금속 버클이 있는 벨트는 포화기에서 멀리 떨어진 곳에 놓거나 아예 없애도록 주의를 기울여야 한다.
- 간접 고주파 관리가 진행 중일 때, 고객이나 관리사는 절대 금속 전도체를 만져서는 안된다. 예를 들면, 침대, 운반대 등

실습 사항

가정 방문 관리사가 사용하기에 적합한 운반용 고주파 기계의 다양성을 조사하시오. 그 기계의 회사 이름, 비용, 형태 그리고 구매 후 서비스를 열거하시오. 당신이 구매를 추천하고자 하는 기계를 언급하고 이유를 증명하시오.

직접 고주파

이 고주파 전류 방법은 고객의 피부와 직접 닿는 곳에 유리 전극봉을 사용하는 것이다. 고객과 닿는 지점에 전류가 퍼진다. 효과가 전극봉 주위로 집중되기 때문에, 효과가 겉으로 나타난다.

직접 고주파의 효과

- 신진대사를 증가시킨다.
- 전극봉 아래에 있는 조직을 따뜻하게 하고 이완시킨다.
- 피부 결을 향상시킨다.
- 피부의 수분 균형을 향상시킨다.
- 지각 신경의 말단을 진정시킨다.
- 피부 표면에 항균성, 살균성 효과를 주는 오존을 발생시킨다.

직접 고주파를 사용하는 이유

- 지루성 또는 지성 피부의 상태를 향상시키기 위해서.
- 지성 부위의 상태를 향상시키기 위해서. 예를 들면, T 존, 여드름 피부.
- 피부에 스파크 효과를 적용하여, 사마귀성 피부의 관리를 돕기 위해서.
- 스파크를 통하여 오존을 발생시킴으로써 박테리아를 박멸하기 위해서.
- 몇 분간 피부를 관리함으로써 건조한 피부에 분비를 자극하기 위해서. 예를 들면, 3~4분.

직접 고주파 관리를 위한 준비

1. 전기 기구를 사용하기 위해서 일반적인 안전 수칙을 지킨다.
2. 기계는 안정적인 운반대에 놓는다.
3. 기계가 제대로 작동하는지 확인하기 위해서 관리사가 점검하고 테스트한다.
4. 관리를 위해 필요한 물품을 선택하여 운반대에 놓는다.

> **요점**
> 직접 고주파 전극봉을 사용하면, 피부를 따뜻하게 하면서 산소화 크림 내의 안정된 산소 분자를 불안정한 오존 분자(살균 효과를 지님)로 변하게 한다.

직접 고주파 관리

1. 고객은 안내 데스크에서 맞이하고 관리실로 인도된다.
2. 금기사항이 있는지 점검하고 관리의 효과를 설명하기 위해서 상담을 실시한다.
3. 고객은 자신의 귀금속을 벗어 놓는데, 관리사가 관리가 끝날 때까지 안전하게 보관한다.
4. 고객은 소파 위로 인도되고, 옷과 모자 등을 알맞게 벗어 놓는다.
5. 관리사는 고객이 안락하고 안정적으로 관리에 임할 준비가 되었는지 확인한다.
6. 적절한 제품으로 피부를 세정한다.
7. 적절한 제품 매개체를 선택하여 고객의 얼굴과 목에 적용한다. 예를 들면, 산화 크림과 거즈.

방 법

1. 주 콘센트가 전력 공급원에 꽂혀져 있고 모든 스위치가 꺼져 있으며 모든 다이얼이 영점에 있는지를 확인한다.
2. 고객이 보는 앞에서 기계를 관리사에게 테스트하며, 필요한 경우에는 관리로 인해 생기는 소음에 대해 다시 확인시킨다.
3. 선택된 전극봉을 소독제로 닦고 사용을 위해 안전하게 둔다.

4. 전극봉을 홀더에 견고하게 위치시킨다.
5. 관리사는 주 콘센트 컨트롤 스위치를 켜고, 강도 조절 다이얼을 높여 고객이 참을 수 있는 수준에 맞추는 동안, 고객의 피부에 닿게 전극봉을 놓고 적은 원운동을 하며 움직이거나, 기계를 켜기 전에 관리사가 자신의 손가락을 전극봉에 닿게 놓은 후에 강도 조절 다이얼을 올리고 나서 손가락을 치우기 전에 손가락과 전극봉을 함께 고객의 피부에 닿게 한다.
6. 관리 시간은 관리될 부위와 필요한 효과에 따라 다양하다. 예를 들면, 지성 피부는 8-15분, 건성 피부는 3~4분.
7. 관리의 마지막에 또는 전극봉을 바꾸는 사이에, 관리사는 전극봉을 피부에서 떼기 전에 강도 조절 다이얼을 영점에 놓고 기계의 스위치를 끄는 동안, 전극봉을 고객의 피부에 닿게 해야 한다. 또는 고객의 피부에서 전극봉을 떼고 강도 조절 다이얼을 영점에 놓은 후 기계를 끄기 전에 자신의 손가락을 전극봉에 대어야 한다.

주의 : 스파크로 박테리아를 파괴하는 살균 효과를 내고자 할 때는, 전극봉이 피부로부터 떨어져야 한다. 전극봉과 피부 사이의 거리는 몇 밀리 미터여야 한다. 그래야 전류가 전극봉에서 피부로 '점프'하여, 박테리아를 파괴하는 자외선을 생성하는 스파크를 만들어 낼 수 있다. 살균 효과는 공기 중에서 오존을 만들어내는 산소의 이온화에 의해 만들어 진다. 조절된 오존의 양은 사마귀와 종기를 치유하도록 촉진한다. 스파크가 피부 선경 말단을 자극할 때 모공이 수축된다.

8. 제품 매개체가 제거되고, 안면 마스크와 같은 추후 관리를 실행하거나, 적당한 제품으로 피부에 활력을 주고 수분을 공급한다.
9. 고객이 소파에서 일어서도록 돕고, 기록 카드를 완성하고, 적당한 재택 관리와 추후의 관리에 대한 조언을 한다. 이때 사용 가능한 피부 관리 제품의 샘플을 제공하고, 다음 예약을 잡는다.
10. 관리사가 관리 부위를 정돈하고, 사용된 전극봉을 뜨거운 물로 그 다음에는 소독제로 주의 깊게 닦는다. 포화기의 금속부분과 연결부분이 젖지 않도록 특별히 유의한다. 모든 전극봉은 다음에 사용하기 위해서 저장되기 전에 반드시 건조되어야 한다.

요점

- 고주파 전류를 만들어 내기 위해서는, 출력 전압을 증가시키는 특별한 콘덴서와 유도 회로가 장비에 필요하다.
- 스파크 갭 유도회로를 사용했던 예전 스타일의 회로를 테슬라 코일이라고 한다.
- 기계 (관리를 위해 선택된 전극봉을 포함한다.)의 핸들에 포함된 특별한 변압기는 우댕 코일 또는 공명기라고 한다.
- 전압이 매우 높더라도, 고주파 기계로부터 흘러나온 전류의 실제 흐름은 작다. 전반적인 힘은 매우 낮다.
- 고주파 전류는 고객의 신체와 접한 지점에서 전류가 퍼진다.
- 효과가 전극봉 주위로 집중될수록 점점 더 표면화되지만, 스파크가 너무 세지 않게 조심해야 한다. 그렇지 않으면 표피의 박리가 너무 심해지거나 다음날 피부가 건조해 진다.

자가-검진

1. 진공 장비의 예를 4가지 들어보고, 각 경우에 대하여 그 목적의 개요를 간단히 말하시오.
2. 진공 흡입에 대한 10가지 금기사항을 열거하시오.
3. 진공 흡입 관리를 하는 4가지 이유를 들어 보시오.
4. 고주파 전류를 설명하시오.
5. 고주파 기계를 사용하는 관리를 2가지 언급하고 설명하시오.

신경 근육 전기 자극 (NMES)

이 관리는 많은 다른 이름으로 불린다. 전기 근육 자극(EMS), 유도전류(원래 전류 타입 이후에 근육 자극에 사용되었음), 또는 제조업체의 상표, 예를 들면, 슬렌더톤 그리고 울트라톤. 이것은 근육의 상태를 향상시키고 유지하기 위해서 사용되는 수동적 운동 형태이다. 왜냐하면, 기계가 전기 파동을 발산하여 근육 운동 신경을 자극함으로써 근육 수축을 일으키는 동안, 고객은 누워서 편안히 있기 때문이다. 더 효과적이기 위해서는, 관리가 근육 내부의 완전한 효과를 개발하는 한 코스의 일부여야 한다. 이것은 육체적 운동을 즐기지 않는 고객이나 심한 운동이 금기되는 고객 또는 특정 부위의 근육만을 예를 들면, 출산 후 여성의 배 — 발달시키고자 하는 사람들에게 특히 유용하다.

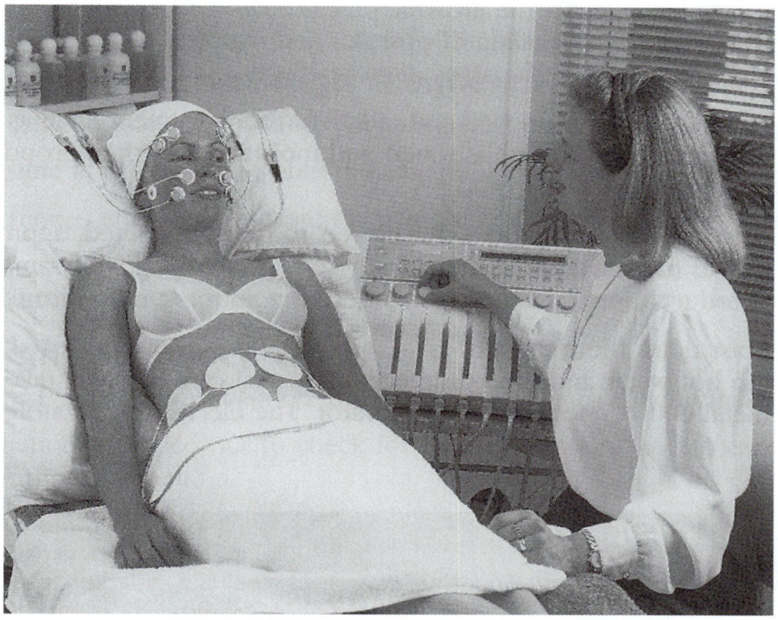

신경 근육 전기 자극

NMES 기계는 낮은 주파수와 상대적으로 매우 작은 파동 폭을 가진, 개입된 직류를 사용하는데 이는 전도성이 있는 전극봉을 통하여 인체로 흐르고, 이 전극봉은 전기 리드를 통하여 유도전류 기계로 연결된다. 대부분의 기계는 다른 전극봉을 사용하고 전류 매개변수를 변화시키면서, 관리사가 얼굴과 몸 모두에 장치를 사용할 수 있게 해준다. 그러나 기계는 얼굴이나 몸에만 사용된다. 유도감응 관리는 몸매 관리 프로그램에 특히 더 인기가 많은데, 음식과 운동에 대한 재택 관리와 병행되는 자이레이터 마사지와 갈바닉 관리와 같은 업소의 다른 관리를 함께 할 때 더욱 효과가 있다. 최근 몇 년 동안, 장비 제조업체들이 몸매 관리를 위한 좀 더 특별환 업소 관리를 위하여 유동 감응 전류를 개발하여 적용한 덕분에 상당한 기술적 진보가 있었다(6장을 보시오).

요점

NMES 관리 코스는 고객의 외형을 향상시키고, 일반적으로 몸매 관리가 눈에 띄게 좋아진다.

NMES 기계는 일반적으로 다음의 제어 기능을 가지고 있다:

- 기계를 켜거나 끄기 위한 주전원 스위치. 이것은 종종 타이머와 결합된다.
- 가장 현대적인 기계에 대한 안전 측면은 바로 리셋 기능이다. 이 기능은 전극봉의 어떤 출력 다이얼도 영점이 아닐 때 기계가 작동하는 것을 막는다.

- 각 전극봉 출력을 위한 강도 조절 다이얼. 이 다이얼들이 증가할수록, 전극봉을 통하는 전류의 흐름이 강해진다.
- 관리사가 관리될 신체 부위와 고객 근육의 현재 상태에 맞는 시간을 선택할 수 있게 하는 박리(전류가 급변하는 기간 또는 자극 기간) 와 이완 다이얼.
- 파동 순서, 파형 또는 상태 조절. 대부분의 장치에서 단 두 가지 유형만이 발견된다. 단일 상태와 두 개의 상태. 단일 상태는 한 방향으로만 흐르는 파동을 발산한다. 두 개의 상태는 양 방향으로 흐르는 파동을 발산한다. 앞 뒤로 또는 음극 에서 양극으로 그리고 나서 양극에서 음극으로. 이 다이얼에서 또는 다른 별개의 모드 다이얼에서 가능한 다른 선택은 아래와 같다:
  a. 규칙적인 단일 상태. 기계가 셋팅된 대로 파동이 발산된다. 예를 들면, 2초간 수축, 그리고 2.5초간 이완.
  b. 규칙적인 두 개의 상태. 기계가 셋팅된 대로 파동이 발산된다.
  c. 불규칙적인 단일 상태 그리고 두 개의 상태. 이렇게 셋팅되면, 기계는 정해진 수축과 이완 시간의 패턴을 바꾸도록 프로그램된다. 이것은 관리를 잘 이해하지 못하고, 수축이 발생할 것을 예상하여 자동적으로 근육을 긴장시키는 고객에게 특히 유용하다. 또한 정기적인 고객에게도 관리의 다양성을 제공하기 때문에 유용하다.

요점

이완 시간이 수축시간 보다 짧아서는 안된다.

- 주파수 다이얼. 이것을 통하여 관리사는 운동지점을 자극하기 위해서 기계에서 1초 당 발산되는 파동의 수를 선택할 수 있다. 전통적으로 얼굴과 같은 표면 근육에 대해서는 130이 사용되는 반면, 더 큰 근육에는 60~90이 적당하다. 그러나 가장 최근의 조사에 따르면 더 넓은 범위로 주파수를 사용하는 것이 유용하다고 한다. 특히 육체적 활동과 가장 비슷한 수동적 운동을 만들어 낼 때가 그러하다.
- 파동 폭. 이것은 발산되는 각 파동의 실제 폭 (예를 들면, 근육 내에 머무는 시간)을 변화시킨다. 이 다이얼을 높게 셋팅할 수록, 시간이 길어지고, 결과적으로 근육에 미치는 효과가 커진다. 얼굴 근육에는 일반적으로 가장 낮은 셋팅이 사용되는데, 예를 들면, 80 ms정도인데 반해, 몸의 큰 근육에 대해서는 더 높은 셋팅이 필요한데, 예를 들면, 160 ms이상이다. 그리고 고객이 지방 조직이 많은 경우에는, 240 ms정도로 훨씬 높은 셋팅에서 시작해야 할 것이다(m은 100만 분의 일, 또는 마이크로의 약자이다. 그러므로, 여기에서는 마이크로 초를 기본으로 하는 극히 짧은 시간을 말한다).
- 어떤 기계들은 마스터 출력 제어를 가지고 있는데, 이것은 개별적으로 다이얼을 돌릴 필요 없이 사용 중인 모든 전극봉으로 흐르는 전류의 강도를 퍼센트로 증가시킬 수 있다.
- 완만한 파동 경사 제어. 더 특별한 장치에만 사용되는 것으로서, 수축 기간 내에 파동의 배열을 조절한다. 좀 더 편안하고 효과적인 수축을 위해서 조정된다.
- 순차적 프로그래밍. 어떤 전문가 장치들은 당신이 자신의 순차적 관리를 만들 수 있게 하며, 여기에서는 주파수, 수축, 이완 그리고 파동 폭 등이 미리 프로그램되고 규칙적인 간격으로 바뀌고 저장된다.

유용한 정보

근육에 지나친 관리를 하지 않도록 유념해야 한다.

전극봉

유도 전류 기계에 사용할 수 있는 전극봉은 다양하다. 근육을 자극하기 위해 전류가 흐르게 하려면, 양극 전극봉(양극)과 음극 전극봉(음극)이 필요하다.

몸에 적용되는 가장 널리 사용되는 현대식 유도 전류 전극봉은 고무 패드이다. 이것은 한 쪽 면이 탄소와 같은 전기 전도체가 주입되어 있다. 형태와 크기가 다양하지만, 한 쪽에서 다른 한 쪽으로 전류가 흐르게 하려면, 짝을 지어 사용해야 한다.

안면 관리를 위해서, 사용할 수 있는 세 개의 전극봉이 있다:

- 안면 블록 전극봉(두 개의 헤드). 가장 인기 있는 전극봉으로서 절연된 홀더 안에 양극과 음극을 모두 지니고 있다. 형태와 용도가 다양하다. 예를 들면, 어떤 것은 전류를 쉽게 바꾸기 위해서 탑재된 강도 제어기를 가지고 있고, 양극과 음극 사이의 거리는 정해져 있을 수도 있다. 만약 전극봉이 자동기록침을 가지고 있다면, 관리사가 두 극 사이의 간격을 바꿀 수 있다. 얼굴 위의 서로 가깝게 위치한 많은 운동 지점을 자극하는데 이상적이다.
- 버섯 전극봉(디스크 전극봉). 고객을 보호하기 위해서 전극봉 안의 금속 디스크가 여러 겹의 붕대로 덮여 있어야 한다. 중성의 전극봉이 스티로폼 주머니로 보호되며 고객의 어깨 밑에 놓아 고객의 신체와 닿게 한다. 또는 어떤 기계에서는 작은 클립을 이용한다. 버섯 헤드는 근육의 운동지점에 놓아지며, 활성화된 전극봉으로 작동하여 전기 순환을 완성한다.
- 마스크 전극봉. 이것은 내부에 다양한 전극봉을 포함하여 얼굴의 모든 근육을 동시에 자극한다. 이것은 폐쇄 공포증이 있는 고객에게는 사용되지 않는다.

요점

- 버섯 전극봉은 특히 관리실에서는 사용되지 않으나, 전통적으로 대학에서 사용되어 왔다.
- 안면 유도 전류 관리는 얼굴 윤곽을 조이는 데는 매우 유용한 관리이지만, 관리사들은 많이 사용하지 않는다.

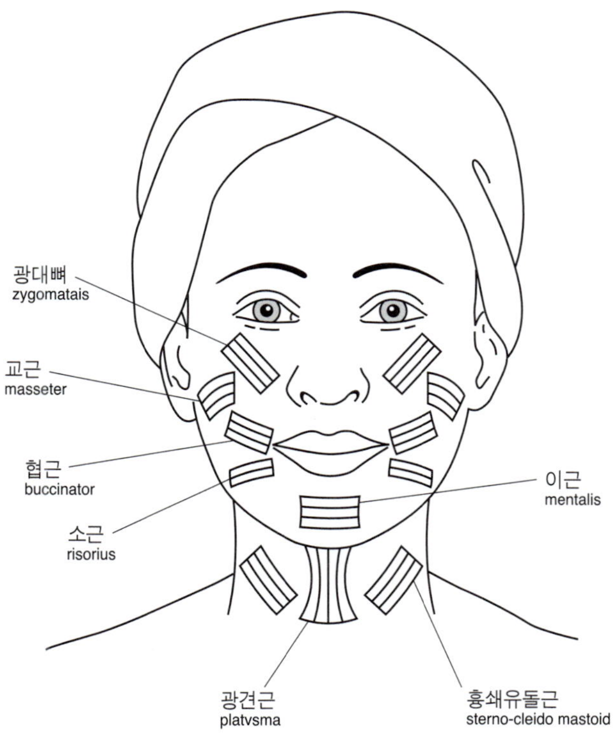

안면 유도전류 관리에서 근육 위의 전극봉의 위치

패딩의 유형

관리를 위해 패딩 방법을 선택하는 것은 다음과 같은 요소에 따른다:

- 사용될 상태 제어. 두 개의 상태는 전류가 양극 전극봉과 음극 전극봉 모두에서 고르게 나

오지만, 단일 상태에서는 전류가 음극 전극봉에서 더 강하게 나온다.

- 관리될 부위와 사용 가능한 전극봉 짝의 수. 예를 들면, 자극할 근육이 많은 경우에는, 세로 방향의 방법을 사용하기에는 전극봉이 충분하지 않다. 그래서 스플릿 패딩이 사용되게 된다.
- 제조업체의 설명. 제조업체는 기계에서 얻을 수 있는 최대한의 효과에 대해 가장 적합한 유형의 패딩을 추천하기 때문에, 이 설명을 주의 깊게 따라야 한다.

세로 방향 패딩

현대적인 세로 방향 패딩은 동일한 근육 — 예를 들면, 불룩한 배의 직근, 삼두근, 대퇴직근 등 — 의 운동 지점의 위 아래에 양극과 음극을 놓음으로써 더 부드럽고 균일한 수축효과를 가져온다. 이 용어는 패딩의 출발점과 수축을 일으킬 운동 지점을 지나는 전류가 흐르는 근육의 삽입을 설명하기 위해서 사용되었다. 일반적으로 현대적인 세로 방향 패딩은 두 개의 운동 지점을 가진 근육 위에 전극봉을 놓는 것을 의미한다.

두 개 또는 여러 개의 패딩

이 유형의 패딩은 한 쌍의 패드의 양극과 음극을 신체의 한 쪽에 있는 하나 또는 두 개의 근육에 놓고, 그 다음 다른 쌍의 패드를 인접한 근육에 놓는 것이다. 예를 들면, 비스듬히 뻗은 근육, 불룩한 배의 직근, 내전근, 외전근, 등.

스플릿 패딩

이 유형의 패딩에서는 한 쌍의 패드가 나뉘어져 신체의 반대편에 있는 위와 동일한 그룹 위에 놓여진다. 예를 들면, 엉덩이 근육, 흉부근.

요점

- 스플릿 패딩을 사용하면, 한 쪽이 다른 한 쪽보다 더 약할 때 강도를 바꿀 수 없다.
- 스플릿 패딩을 사용할 때는, 두 개의 상태 모드가 선택되어야 한다.

유용한 정보

- 여러 개의 패딩을 사용할 때 최대의 효과를 얻고 싶다면, 단일 상태를 사용하고 양극을 더 약한 근육에 놓으시오.
- 여러 개의 패딩 또는 스플릿 패딩을 사용할 경우, 더 큰 전류 강도가 필요하다.

실습 사항

동료와 함께 서로 다른 패딩을 사용하는 세 개의 다른 신체 NMES 관리를 실행하시오. 각 방법의 효율성과 편안함에 대해 논의하시오.

NMES에 대하여 금기사항

- 신경계의 질환
- 최근의 흉터 조직
- 심장의 이상
- 혈전증 또는 정맥염
- 당뇨병*
- 혈관의 이상
- 근육계의 질환 또는 상처
- 부러진 뼈
- 맥박 조정기
- 소심한 고객
- 편두통
- 뼈가 많은 부위
- 피부 감각 손실
- 과민성 피부
- 고혈압 또는 저혈압*
- 간질*
- 자상 또는 찰과상
- 임신**
- 금속 판, 핀, 다리, 자궁내 피임 기구 또는 고객의 신체 내에 과도한 삽입물이 있을 경우.

* 의사의 승인이 있을 때에만 관리 가능.

** 배를 제외하고 관리 가능

NMES의 효과

- 신경을 자극하고 근육 수축을 야기시켜 수동적 형태의 운동을 가능하게 하며 근육을 강화하고 활력을 준다.
- 혈액 순환을 증가시킨다.

NMES를 사용하는 이유

- 상태가 안 좋은 근육을 강화하고 활력을 준다. 예를 들면, 출산 후 여성의 배와 가슴.
- 얼굴과 몸의 윤곽을 향상시킨다. 예를 들면, 광견근, 복근, 둔부
- 체중 감량 후, 근육을 조이는 데 도움을 준다.
- 짧아진 근육을 잡아 당기고 활력을 줌으로써 고객의 체형 향상을 돕는다. 예를 들면, 척추후만증의 흉부.

NMES 관리를 위한 준비

1. 전기 기구를 사용하기 위해서 일반적인 안전 수칙을 지킨다.
2. 기계는 안정적인 운반대에 놓는다.
3. 기계가 제대로 작동하는지 확인하기 위해서 관리사가 점검하고 테스트한다.
4. 관리를 위해 필요한 물품을 선택하여 운반대에 놓는다.

NMES 관리

1. 고객을 안내 데스크에서 맞이하여 관리실로 인도한다.
2. 금기사항이 있는지 점검하고 관리의 효과를 설명하기 위해서 상담을 실시한 후, 관리될 부위에 피부 민감도 테스트를 실시한다.

주의: 신체 관리를 할 때는, 관리 전에 고객의 측정치를 기록한다.

3. 고객은 옷을 갈아입고 샤워를 한 후, 피부를 부드럽게 하기 위한 열 관리나 다른 관리를 받는다. 예를 들면, 기계적 마사지.
4. 고객은 소파 위로 인도된다.
5. 관리사는 고객이 안락하고 안정적으로 관리에 임할 준비가 되었는지 확인한다.
6. 피부에는 기름기가 없어야 한다. 그렇지 않으면 전류가 통하지 못하고 좋은 수축 효과를 방해하게 된다.
7. 관리사가 고객이 보는 앞에서 기계를 테스트한다.
8. 신체 관리를 할 때는, 신축성 있는 가죽띠로 관리 부위를 견고하게 묶어 고정시킨다.
9. 고객의 요구와 사용된 기계를 고려하여 관리사는 적당한 패딩 방법을 선택하여, 따뜻한 물이나 전도성 젤을 이용하여 전극봉을 적시고, 고객의 피부에 견고하게 닿게 한다.

방 법

1. 주 콘센트가 전력 공급원에 꽂혀져 있고, 모든 스위치가 꺼져 있으며 모든 다이얼이 영점에 있는 지를 확인한다.
2. 관리사가 적절한 관리 시간, 수축과 이환 기간, 모드, 파동 순서와 폭을 선택한다.
3. 안면 관리를 실시할 경우, 관리사는 안면 전극봉을 적신 후, 그것을 관리 부위에 견고하게

놓는다.

주의: 버섯 전극봉을 사용하는 경우, 관리사는 우선 중성 전극봉을 고객의 피부에 (어깨 위 또는 손목에 가죽띠로 묶어) 닿게 견고하게 놓는다. 마스크 전극봉을 사용하는 경우, 고객의 얼굴과 목 주위에 견고하게 가죽띠로 묶어야 전극봉들이 동시에 강도 조절 다이얼에 의해 활성화된다. 관리사는 수축효과가 나타날 때까지 고객의 느낌과 안락함을 살핀다. 관리 시간은 약 8분부터 시작하여 15분 까지 전체 관리 코스가 완료된다.

4. 관리사는 수축시간 중에, 고객이 어떻게 느끼는지 살피면서, 천천히 강도 조절 다이얼을 돌린다.

요점

어떤 기계를 사용하면, 관리사는 마스터 출력 다이얼만 조절함으로써, 모든 전극봉의 강도를 관리 중에 증가시킬 수 있다.

유용한 정보

- 좋은 전도 매개체를 사용하는 것이 중요하다.
- 신체에 관리하는 경우, 고객이 약간 얼얼한 느낌을 가질 때까지 모든 전극봉을 개별적으로 올려야 한다. 이것을 통하여 관리사가 개별 강도 조절 다이얼을 돌려 수축효과를 얻기 전에, 고객이 긴장을 풀고 관리에 적응할 시간을 얻는다.

얼굴, 목 그리고 쇄골 부위에 관리할 때, 이완 기간 중에, 강도 조절 스위치를 끄고 전극봉을 다음 근육으로 옮기기 전에 6~8회 정도 근육을 수축시키는 것이 좋다. 그런 다음 이 순서는 전체 관리를 통하여 2~3회 반복된다.

신체에 관리할 때, 관리사는 관리 부위의 모든 근육에 균일한 수축이 가해지도록 주의해야 한다. 만약 한 근육이 더 약하다면, 강하고 활력 있는 다른 근육보다 더 낮은 강도가 필요하

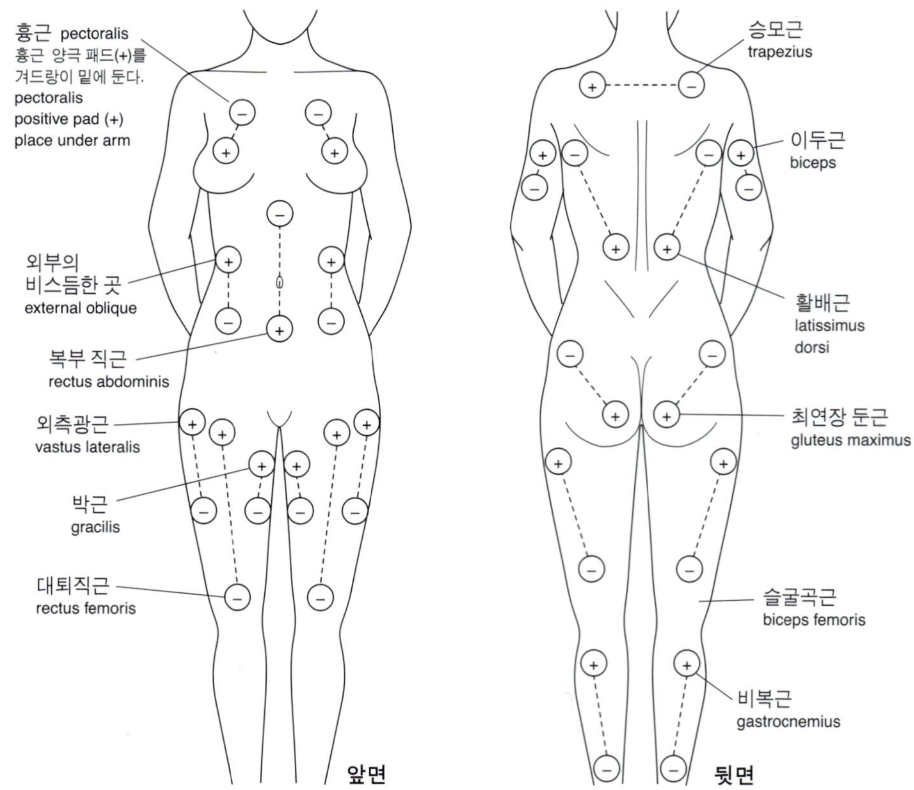

두 개의 상태 모드에서의 유도전류 패딩의 예

다. 일반적으로 관리 시간은 20~40분이며 관리 효과와 상태에 따라 다르다.

5. 관리가 끝날 때, 관리사는 전극봉을 제거하기 전에 모든 다이얼이 꺼져 있는 것을 확인해야 한다. 이완 기간 중에 강도 조절 다이얼을 끄는 것이 좋다.
6. 필요하다면, 추가 관리를 해도 좋다.
7. 고객이 소파에서 일어서도록 돕고, 기록 카드를 완성하고 (신체 관리를 하는 경우, 고객의 측정치가 기록될 수 있다), 적당한 재택 관리와 추후의 관리에 대한 조언을 한다(유도전류 관리일 경우, 6~8주 동안 매 주 최소한 2~3회 관리를 받는 것이 추천된다). 이 때 사용 가능한 피부 관리 제품의 샘플을 제공하고 다음 예약을 잡는다.
8. 관리사가 관리 부위를 정돈하고, 뜨거운 물과 세제로 사용된 전극봉을 조심스럽게 닦는다.

요점

- 무균성 식염수가 전극봉에 전도체로서 사용되기는 하지만, 많은 제조업체들이 요즘은 수도물에도 전도체로 사용할 충분한 미네랄이 함유되어 있다고 생각한다.
- 유도 전류 패드는 사용할수록 품질이 떨어지고 전도성이 덜해지기 때문에, 정기적으로 교체해 주어야 한다.

유용한 정보

근육이 제대로 수축되지 않는 이유는 다음과 같다. :

- 피부에 약간이라도 기름기가 있는 경우
- 전극봉이 너무 건조함(이 경우, 관리 중에 전극봉을 다시 담가야 한다).
- 전극봉이 피부에 견고하게 닿지 않음.
- 선택된 강도가 너무 낮음.
- 파동 주파수와 폭이 올바르지 않게 셋팅됨.
- 전류의 흐름을 방해하는 물질인 지방이 많은 조직을 통하여 근육을 자극하려 함.
- 전극을 올바르지 않은 위치에 놓음. 패드를 옮기기 전에 강도 조절 다이얼을 영점으로 하는 것이 중요하다.
- 기계나 콘센트에 잘못 연결. 콘센트는 정기적으로 점검하고 보수해야 한다.
- 근육이 피로한 경우

갈바닉 관리

갈바닉 관리는 지난 몇 년 동안 매우 인기가 있었다. 전류가 몸 속의 화학적 물리적 반응을 일으키고, 상업적으로도 고객의 얼굴과 신체의 외형을 향상시키는 전문 제품으로 사용된다. 여러 가지 피부 타입과 상태에 따라 제조되고 추천되는 매우 다양한 젤과 앰플이 있다.

갈바닉 기계는 고객에게 다음의 두 가지 관리를 제공하기 위해 적절한 제품과 함께 적용될 수 있다.

- 전기세정 — 피부 속 깊이 세정하는 데 쓰인다.
- 이온 도입법 — 이것은 특정 피부 타입의 피부 속으로 유익한 성분을 침투시키는데 사용된다. 예를 들면, 지성 피부, 건성 피부, 또는 실핏줄이 있는 피부.

갈바닉 관리는 몸에 사용되어 셀룰라이트의 분해를 돕는다.

얼굴과 몸에 대한 갈바닉 관리의 원리는 같으나, 적용법, 사용되는 제품, 관리 시간, 추후 관리와 재택관리가 다르다. 기계는 낮은 전압의 직류를 사용한다. 얼굴이나 몸에 대한 기계를 따로 구입할 수도 있고, 얼굴과 몸에 대해 기능이 결합된 하나의 기계를 구매할 수도 있으며, 고주파 기계와 같은 다른 관리 기계에 결합된 것으로 구매할 수도 있다. 마지막의 경우가 관리실에서 일반적으로 사용된다. 이 두 가지 관리가 고급 피부 관리를 위한 전문 제품과 함께 많이 사용되기 때문이다(6장을 보시오).

요점

사용 가능한 제품에는 젤과 앰플과 특별히 제작된 용액이 있다.

갈바닉 기계는 다음으로 구성된다:

- 주 콘센트 조절 스위치. 타이머에 연결될 수도 있다.
- 전극봉 연결을 위한 구멍. 쌍으로 사용된다(양극과 음극).
- 강도 조절 다이얼과 사용되는 전류의 양을 나타내는 밀리암페어 미터(그리고 고객의 피부 저항 수준을 직접 보여줌).
- 양극 스위치. 때때로 '정상' 또는 '반대'라고 나타나는데, '정상'은 국제적으로 인정된 색상 코드 법이 적용된다(빨강=양극, 검정=음극).

요점

- 제품의 유형과 점도 등에 따라 가장 적절한 관리 방법이 결정된다.
- 각 제품은 특정 목적에 대하여 가장 활성화되는 요소를 가지고 있다. 예를 들면, 모세혈관이 있는 피부는 마로니에 열매 같은 혈관 수축제가 적합한 경우가 많다.

제조업체의 설명을 관리사가 읽고 따르는 것이 매우 중요하다. 전극봉의 붉은 선은 양극을 검은 선은 음극을 나타낸다는 표준 사항이 있기는 하지만, 대부분의 제조업체들은 관리사들이 스위치의 양극을 바꿀 수 있게 기계를 만든다. 그러므로, 제조업체의 설명서를 읽지 않으면, 혼란이 야기될 수 있다.

관리사는 기계를 완전히 이해해야 하며, '정상'과 '반대'와 같은 용어가 나타날 때는 이것이 어떻게 입력과 출력의 극을 나타내는지 알아야 한다. 이것이 일반적으로 추정이 아니라, 명확히 해야할 요점이다. 왜냐하면 제조업체들이 다양하게 전문용어를 사용하고 실연하기 때문이다. 예를 들면, 어떤 기계는 양극과 음극을 위한 별개의 출력을 가지고 있고, 또 다른 기계는 그 둘이 함께 있기 때문이다.

출력의 강도는 밀리암페어로 측정되고, 다음 중 한 가지로 표시된다.

- 움직이는 코일 미터. 예를 들면, 팔이 있는 게이지.
- LED(발광 다이오드)
- LCD(액정 표시 화면)

요점

갈바닉 기계는 다음을 포함한다:

- 정류기: 교류를 직류로 바꾼다.
- 콘덴서: 직류에 나타나는 불균일성을 완화시킨다.
- 변압기:주 콘센트에서 나오는 교류의 전압을 낮춘다.

안면 관리 요법에서는 강도 셋팅이 낮으며, 제품 설명과 관리될 부위의 피부 타입에 따라 강도가 결정된다. 0.2 ~ 0.6 mA 사이의 범위가 일반적이지만, 제조업체의 설명과 함께 개별적인 감각 반응이 중요하게 고려될 요소이다.

신체 관리에서는, 패드 사이즈에 맞는 최대 밀리암페어의 전류를 셋팅하기 위해서 다음의 계산이 사용될 수 있다:

제조업체가 추천하는 최대 = 평방 센티미터 당 0.05 mA

패드 사이즈 = 11×11 cm = 121 cm^2

최대 전류 셋팅 = $121 \times 0.05 = 6.05$ mA

갈바닉 관리에서 사용되는 전문 용어

- 양극 – 양극 전극봉
- 음극 – 음극 전극봉
- 활성화된 전극봉 – 안면 관리 동안 고객의 피부에 닿아 있는 전극봉
- 중성 전극봉 – 전기 순환을 완성하기 위해 고객이 잡고 있는 전극봉.
- 음이온 – 마이너스로 충전된 이온. 활성화된 전극봉의 극을 결정하는 전문 제품에 사용됨.
- 양이온 – 플러스로 충전된 이온.
- 양극영동 – 양극으로 흘러 드는 음이온의 흐름.
- 음극영동 – 음극으로 흘러 드는 양이온의 흐름.

갈바닉 관리는 같은 극끼리 밀고 다른 극끼리 당기는 기본적인 원리에 의해 작동된다(아래 그림을 보시오). 선택된 제품은 그 제품과 같은 극을 가진 활성화된 전극봉에 의해 피부 속으로 밀려 들어간다.

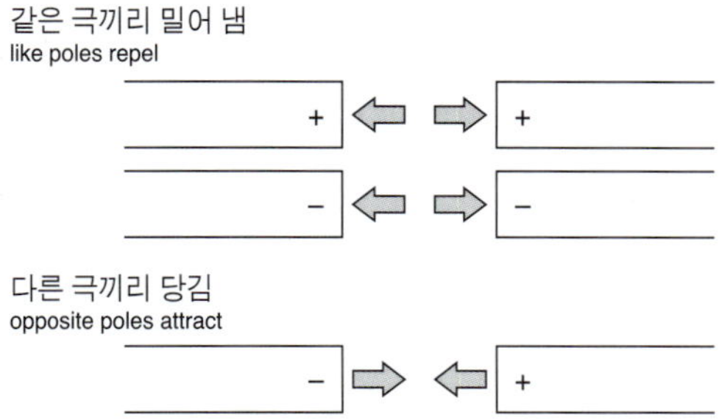

같은 극끼리 밀고 다른 극끼리 당김

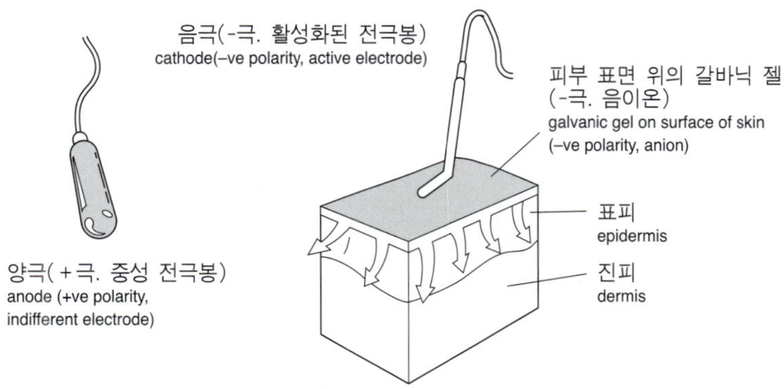

양극영동

전극봉

얼굴에 쓰이는 전극봉은 다양하다.

활성화된 전극봉의 유형:

- 금속 롤러
- 금속 공 — 뾰족한 끝이 하나/두 개
- 핀셋 또는 납작한 헤드 전극봉

핀셋이나 납작한 헤드 전극봉은 일반적으로 제조업체의 설명에 따라 젖은 거즈, 붕대나 탈지면으로 덮여 있거나, 전극을 띤 용액에 적셔진 거즈 마스크 위에서 작동된다.

중성 전극봉의 유형:

- 금속 바. 어떤 회사들은 전극봉이 젖은 스펀지 주머니로 덮여 있기를 추천한다.
- 납작한 판. 이것은 일반적으로 관리 전에 적셔진 스펀지 주머니와 함께 공급된다.

신체 전극봉

갈바닉 패드에는 양극 전극봉과 음극 전극봉이 쌍으로 들어 있다. 갈바닉 화상을 방지하기 위해 고안된 스펀지 주머니가 함께 공급되어야 한다. 스펀지는 사용 전에 적셔지고, 갈바닉 패드의 활성화된 면은 얼굴에 닿게 놓여진다. 여러 겹의 붕대 덮개가 대신 사용될 수도 있다. 그러나 고

바람직한 수행

활성화된 전극봉의 극은 사용되는 제품에 의해 결정된다. 그러므로 제조업체의 설명을 읽는 것이 중요하다. 대부분의 제품은 '음극에서 양극으로' 가는 경향이 있지만, 음극이나 양극이 사용되는 시간은 다시 한 번 말하건대, 관리 유형과 제조업체의 설명에 따라 결정된다.

요점

- 전기세정 관리 중에, 가수분해 과정이 일어난다. 이것은 피부 내의 나트륨에 의해 발생하는데, 나트륨은 물과 반응하여 수산화 나트륨과 수소를 만든다. 수소는 알칼리이며 유화를 일으키고 과잉 피지와 기름기를 제거한다.
- 어떤 전도성 전극봉은 양쪽이 모두 전도성이 있다. 이것은 안전한 신체 관리에는 적합하지 않다. 만약 이것이 사용되어야 한다면, 신축성 있는 끈으로 고정시키기 전에 패드의 위를 절연시켜야 함을 주의해야 한다.
- 안면 관리 중에 활성화된 음극은 신체의 피지를 제거한다. 그리고 그렇게 하는 동안, 전류에 대한 피부 저항을 낮춘다. 그러므로 이것은 관리 중에 전류의 강도를 낮추는데 필요할 수 있다.

르게 닿도록 주의를 기울여야 한다.

유용한 정보

- 스펀지 주머니는 사용 후 따뜻한 물과 세제를 이용해 완전히 깨끗이 씻어야 하며 그 다음에 적당한 소독제에 담그고 완전히 헹구어 내야 한다.
- 스펀지는 닳고 찢어져서 효력이 떨어지게 되므로 필요할 때마다 교체해야 한다.

갈바닉 관리에 대하여 금기사항

- 피부 감각 손실
- 최근의 흉터 조직
- 감염된 피부 질환 또는 질병
- 부러진 뼈
- 과민성 피부
- 심장의 이상
- 맥박 조절기
- 저혈압
- 간질 *
- 당뇨병 *
- 편두통
- 자상 또는 찰과상
- 혈관계의 이상
- 금속 판, 핀, 다리, 자궁 내 피임 기구 또는 고객의 신체 내에 과도한 삽입물이 있을 경우.
- 임신 *

* 의사의 승인이 있을 때에만 관리 가능.

주의: 스펀지나 붕대 덮개가 관리 중에 말라버리지 않게 점검하는 것이 중요하다.

갈바닉 관리의 효과

음극에서의 효과

음극은 물 속의 나트륨 이온과 수산 이온 사이의 화학 반응을 야기 시킴으로써 알칼리인 수산화 나트륨을 생성하여 피부에 알칼리 효과를 주고, 다음과 같은 효과를 가져 온다:

- 산성 막을 파괴한다.
- 모공을 이완시킨다.
- 혈액 순환을 증가시킨다 — 혈관 확장 발생
- 충혈
- 조직의 온기
- 가수 분해를 초래 — 피지의 유상화와 제거
- 피부에 유연 효과와 건조 효과를 가져온다.
- 신경 말단을 자극한다.
- 수분이 일시적으로 음극으로 끌어 들여진다.

양극에서의 효과

양극은 수도물 속의 염소 이온과 수소 이온 사이의 화학 반응을 야기시킴으로써 염산과 산소를 생성하여 피부에 산성 효과를 주고, 다음과 같은 효과를 가져 온다:

- 산성 막을 회복시킨다.

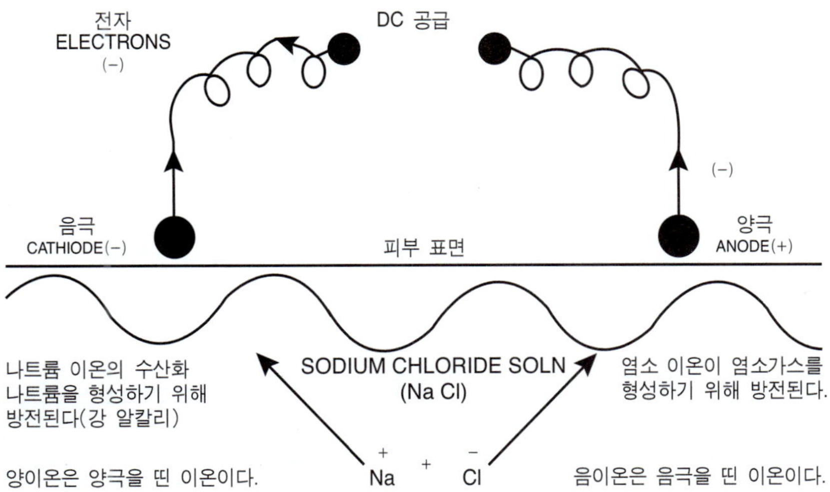

활성화된 전극봉을 통과하는 전류의 흐름

- 모공을 좁힌다.
- 피부를 경화시킨다.
- 조직에 온기를 생성한다.
- 혈액 순환을 감소시킨다.
- 잠깐 사용하면, 신경 말단에 진정 효과.

실습 사항

갈바닉 장비와 함께 사용 가능한 다양한 제품을 조사하시오. 그 크기, 비용, 구성요소와 용법을 고려하시오.

유용한 정보

- 갈바닉 관리 특히, 신체에 관리를 할 때 주의가 필요하다. 전류가 너무 높거나, 관리 시간이 너무 길 때 또는 피부 민감도가 정확히 진단되지 않았을 때, 또는 불충분하게 절연되었을 때, 화학적 반응과 과열 반응의 혼합인 갈바닉 화상을 일으킬 수 있다. 갈바닉 화상은 매우 고통스럽고 치유 시간도 길다. 일반적으로 이 화상은 음극에서 나타나고 처음에는 붉게 보이다가 나중에는 회색으로 변하고, 물기가 스며 나온다.
- 관리사는 갈바닉 관리 중에 항상 고객과 함께 있으면서 지속적으로 안락함을 점검해야 한다.
- 모든 갈바닉 관리에는 좋은 그리고 일정한 전도성이 항상 유지되는 것이 기본적이다. 이것을 위해서는 수분 공급된 표면과 작업 전극봉의 균일한 압력, 그리고 계속적인 접촉이 있어야 한다.

갈바닉 관리를 사용하는 이유

- 피부를 깊숙이 닦아 준다.
- 활성화 요소를 피부에 침투시켜 고객의 피부 상태를 향상시킨다.
- 셀룰라이트 분해를 돕는다.

갈바닉 관리를 위한 준비

1. 전기 기구를 사용하기 위해서 일반적인 안전 수칙을 지킨다.

2. 기계는 안정적인 운반대에 놓는다.
3. 기계가 제대로 작동하는지 확인하기 위해서 관리사가 점검하고 테스트한다.
4. 관리를 위해 필요한 물품을 선택하여 운반대에 놓는다.

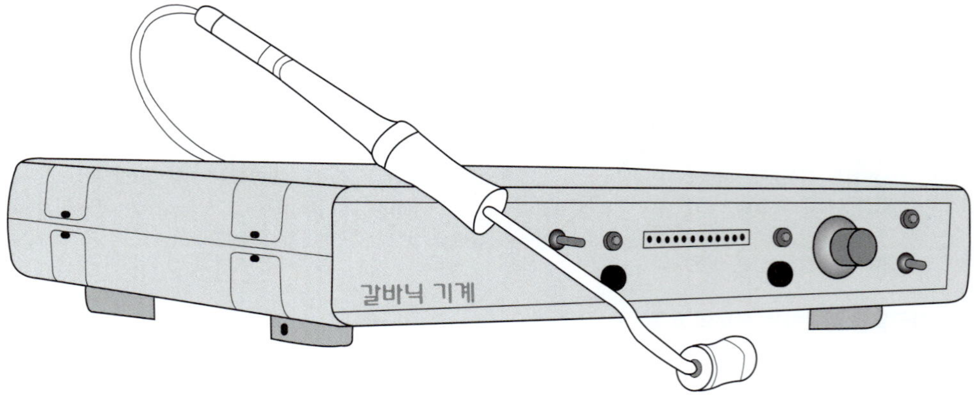

갈바닉 기계와 부착물

얼굴과 목에 대한 갈바닉 관리

1. 고객을 안내 데스크에서 맞이하여 관리실로 인도한다.
2. 금기사항이 있는지 점검하고 관리의 효과를 설명하기 위해서 상담을 실시한 후, 관리될 부위에 피부 민감도 테스트를 실시한다.
3. 고객은 자신의 귀금속을 벗어 놓는다.
4. 고객은 소파 위로 인도되고 옷과 모자 등을 알맞게 벗어 놓는다.
5. 관리사는 고객이 안락하고 안정적으로 관리에 임할 준비가 되었는지 확인한다.
6. 적절한 제품으로 피부를 세정한다. 크림 타입의 제품을 사용할 때는 피부에 잔여물이 남아 전류의 침투를 막지 않도록 관리사가 주의해야 한다.

요점

갈바닉 장비는 팔에 끼우는 중성 전극봉을 포함하는 경우가 많다.

주의: 피부를 유연하게 하고 고객의 피부 저항을 낮추기 위해서 분무기를 사용할 수 있다. 또한 다양한 전도성 로션이 사용 가능하다.

7. 적절한 매개체를 선택하여 고객의 얼굴과 목에 적용한다. 예를 들면, 전기세정 젤 또는 활성화된 앰플. 앰플은 직접 피부에 대는 것보다는 거즈 마스크와 함께 사용하는 것이 추천된다.

주의: 안면 관리를 위해 선택된 제품의 유형은 사용될 전극봉의 유형에 영향을 준다. 예를들면, 금속 롤러와 공 전극봉은 젤과 함께 사용되는 경향이 있는 반면, 다른 전극봉들은 앰플과 사용되곤 한다.

방 법

1. 주 콘센트가 전력 공급원에 꽂혀져 있고 모든 스위치가 꺼져 있으며 모든 다이얼이 영점에 있는지를 확인한다.
2. 고객이 보는 앞에서 기계를 관리사에게 테스트하며, 그 사용을 설명한다.

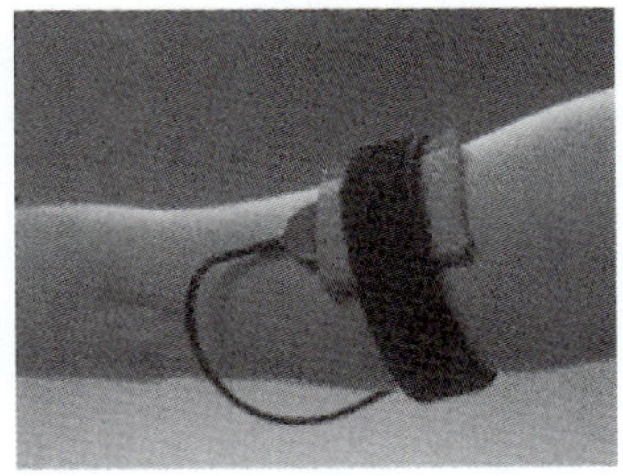

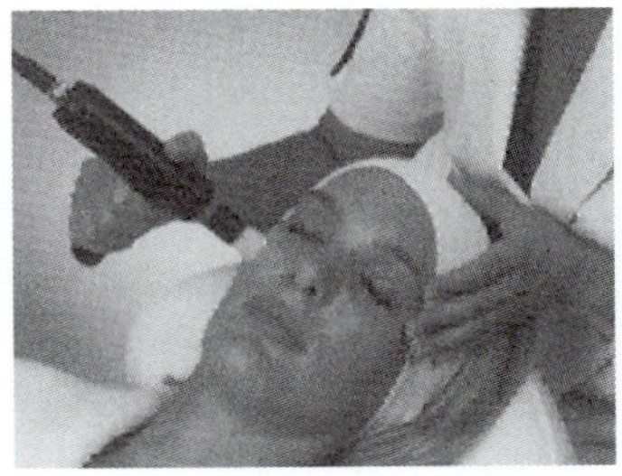

3. 선택된 전극봉을 소독제로 닦고, 제조업체의 설명에 따라 사용하기 위해 준비해 둔다.
4. 관리사는 전극봉이 올바르게 끼워졌는지 그리고 사용될 제품에 올바른 전극이 선택되었는지 확인한다.
5. 사용될 중성 전극봉의 유형에 따라, 고객이 견고하게 잡고 있거나, 고객의 어깨 밑에 두거나, 고객의 팔에 끼운다.
6. 관리사는 선택된 활성화된 전극봉을 고객의 피부에 닿게 놓고 작은 움직임으로 전극봉을 움직인다. 그러는 동안 주 콘센트 스위치를 켜고, 강도 조절 다이얼을 제조업체의 설명에 따라 올린다. 이마 위에서나 눈 주위에서 관리를 시작하지 마시오.

주의: 입과 코 주위에 관리할 때는 고객의 입 속에 금속성 테스트를 할 수 있음을 고객에게 알려야 한다. 어떤 고객들은 조직이 약간 따뜻해진다고 느끼지만, 다른 고객들은 어떤 느낌도 갖지 못한다. 그러나 혈관이 팽창될 수 있으므로 추천된 수준 이상으로 밀리암페어의 강도를 높이려고 하지 마시오. 만약 피부에 불충분한 제품이 발라진다면, 갈바닉 (화학적) 화상을 입을 수 있다. 기계가 올바르게 작동하도록 유의하며 장비/제품에 대한 제조업체의 설명을 반드시 따른다.

7. 관리사는 고객의 얼굴과 목에 체계적으로 천천히 활성화된 전극봉을 움직인다. 관리 시간은 관리의 유형, 피부 상태와 제조업체의 설명에 따라 다양하다. 그러므로, 관리사가 이것들을 주의 깊게 공부하는 것이 필수적이다. 칼톤 프로페셔널은 자신의 제품과 장비를 사용할 때 다음 사항을 추천한다.

   전기세정 - 15~20분 음극에서 양극으로
   이온도입 - 5~7분 음극에서 양극으로

   양극은 일반적으로 마지막 2~3분간 사용된다.
   전극봉을 피부에서 떼어 극을 바꾸기 전에 강도 조절 다이얼을 영점으로 돌리는 동안, 관리사가 활성화된 전극봉을 계속 움직이고 피부에 닿게 하는 것이 중요하다.
8. 관리의 마지막에는 관리사가 전극봉을 제거하기 전에 모든 다이얼이 영점에 있고 스위치가 꺼져 있음을 확인한다.
9. 선택된 매개체가 제거되고, 안면 마사지나 직접 고주파와 같은 추후 관리가 실행될 수도 있고, 또는 피부에 활력을 주고 수분을 공급해 준다.
10. 고객이 소파에서 일어서도록 돕고, 기록 카드를 완성하고, 적당한 재택 관리와 추후의 관리에 대한 조언을 한다. 이때 사용 가능한 피부 관리 제품의 샘플을 제공하고 다음 예약을 잡는다.
11. 관리사가 관리 부위를 정돈하고 뜨거운 물과 세제로 사용된 전극봉을 조심스럽게 닦는다.

몸에 대한 갈바닉 관리

1. 고객을 안내 데스크에서 맞이하여 관리실로 인도한다.
2. 금기사항이 있는지 점검하고 관리의 효과를 설명하기 위해서 상담을 실시한 후, 관리될 부위에 피부 민감도 테스트를 실시한다.
3. 고객은 옷을 갈아입고 샤워를 한 후, 피부를 부드럽게 하기 위한 열 관리나 자이레이터마사지와 같은 관리를 받는다.

4. 고객은 소파 위로 인도된다.
5. 관리사는 고객이 안락하고 안정적으로 관리에 임할 준비가 되었는지 확인한다.
6. 피부에는 기름기가 없어야 한다. 그렇지 않으면 전류가 통하지 못하고 좋은 수축 효과를 방해하게 된다.
7. 관리사가 고객이 보는 앞에서 기계를 테스트한다.

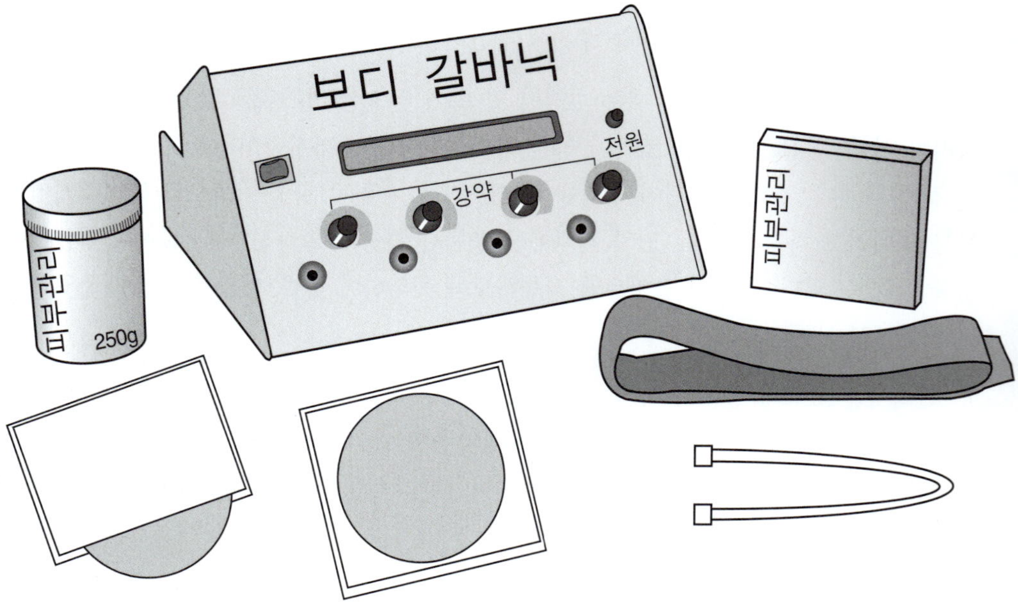

슈퍼 갈바닉 장치

방 법

> **요점**
> 관리에 앞서 약간 땀을 내는 것이 추천된다. 그러나 지나치게 땀을 흘리는 것은 아니다.

1. 주 콘센트가 전력 공급원에 꽂혀져 있고 모든 스위치가 꺼져 있으며 모든 다이얼이 영점에 있는지를 확인한다.
2. 신축성 있는 가죽띠로 관리 부위를 견고하게 묶는다. 관리사는 셀룰라이트 젤이나 앰플 같은 선택된 제품을 피부/스펀지 주머니에 적용하고, 제조업체의 설명에 따라 절연된 전극봉을 놓는다(만약 전극봉이 양쪽 모두 전도성이 있다면, 신축성 있는 가죽띠로 묶기 전에 전극봉의 위 면을 절연시킨다).
   셀룰라이트 관리에서는 더 강하고 활성화된 음극 패드가 주요 셀룰라이트 부위에 놓여지는 반면, 양극은 일반적으로 평행으로 놓여 지거나 반대편에 놓여 진다.
3. 관리사는 전극봉이 올바르게 끼워졌는지 그리고 사용 될 제품에 올바른 전극이 선택되었는지 확인한다.
4. 고객이 약간 얼얼한 느낌을 가질 때까지 또는 추천된 최대 출력에 다다를 때까지 강도 조절 다이얼을 개별적으로 올린다.
5. 관리 시간은 고객의 참을성에 따라 약 20분까지 소요된다. 관리의 마지막 3~5분 동안 극이 바뀌는 것이 일반적이다.
6. 관리의 마지막에 또는 극을 바꾸는 사이에, 관리사는 기계를 끄고 피부에서 절연된 전극봉을 제거하기 전에 강도 조절 다이얼을 영점에 두어야 한다.

7. 선택된 매개체가 제거되고, NMES와 같은 추후 관리가 실행될 수도 있다. 지나치게 거슬리거나 자극하지 않기 위해서 다음 패드와 제품을 놓을 때 주의해야 한다.
8. 고객이 소파에서 일어서도록 돕고, 기록 카드를 완성하고 적당한 재택 관리와 추후의 관리에 대한 조언을 한다. 이때 다음 예약을 잡는다.

주의: 셀룰라이트 관리를 위해서, 눈에 띄는 효과를 보려면, 일주일에 최소한 2~3회, 전체적으로 12회의 관리를 받는 것이 추천된다.

9. 관리사가 관리 부위를 정돈하고, 뜨거운 물과 세제로 사용된 전극봉을 조심스럽게 닦는다.

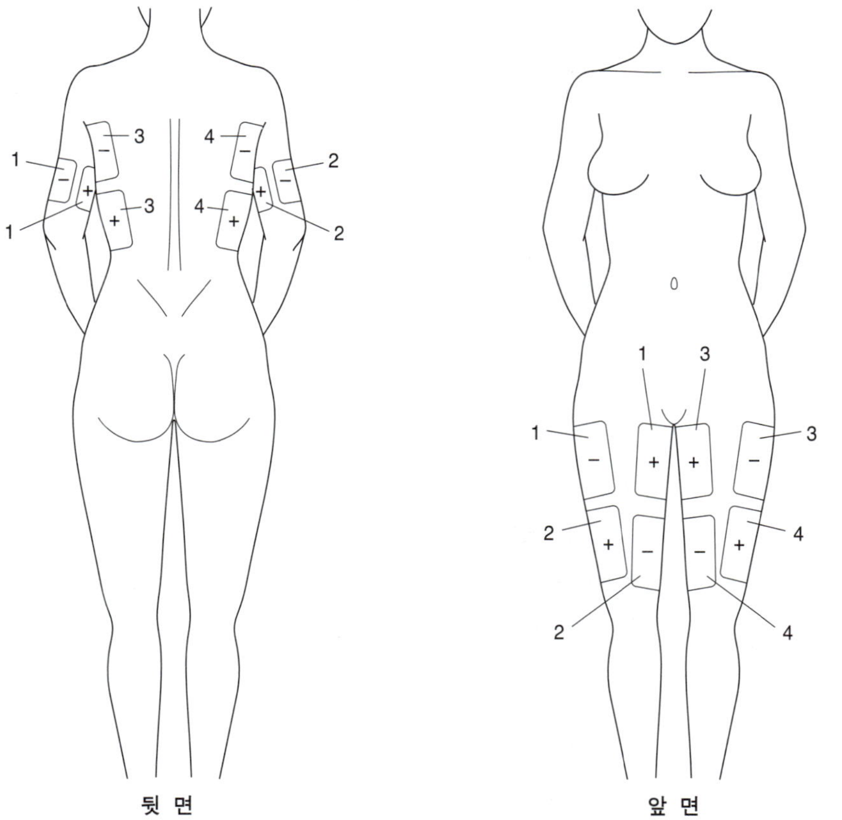

갈바닉 패딩의 예

요점

어떤 제조업체들은 자신의 유도전류 장치와 갈바닉 장치를 혼합하여, 혼합된 관리를 가능케 하고, 고객과 업소의 시간을 줄여준다. 그러나 일반적으로 갈바닉 전류는 유도 전류 출력의 이완 시간 동안 발산되므로, 관리의 반 정도만 갈바닉 관리에 할애되어야 한다.

유용한 정보

- 셀룰라이트 관리를 위해서, 신체 갈바닉 관리와 음식 및 운동이 병행되어야 한다.
- 효과가 눈에 보이기 전에는, 지방액의 재분산 때문에 고객의 셀룰라이트 상태가 오히려 더 나빠지는 것처럼 나타날 때도 있다.
- 신체 갈바닉 관리는 셀룰라이트를 발생시키는 지방 조직과 노폐물을 이완시켜 헐겁게 하는데 도움을 준다. 이것은 관리 자체로서는 효과적이지 않다.

실습 사항

1. 다양한 피부 상태를 가진 3명의 고객을 선정하여 전기 기구를 사용하는 개별 관리 프로그램을 설계하시오. 각 관리 중에 사용되는 기구와 장비, 재택관리 그리고 고객의 의견을 기록해두고 수행하시오. 그리고 프로그램의 효율성을 평가하시오.
2. 동료와 함께, 체형 향상을 돕는, 전기 기구를 이용한 프로그램을 설계하고 수행하시오. 관리와 재택관리를 기록해 두고, 프로그램의 효율성을 평가하시오.

분무기

요점

오존은 수증기가 산소를 오존으로 바꾸는 고압의 수은 램프를 지날 때 생성된다.

수 년 동안 분무기는 안면 마스크 세정 및 갈바닉 관리에 앞선 처치를 위해 고객의 피부를 준비시키기 위해 사용되어 왔다. 수증기의 온기는 조직을 이완시키고 피부를 유연하게 한다. 또한 약간의 발한 작용을 유발하여 피부에 세정 작용을 하게 한다. 온기는 땀샘을 자극하여 노폐물 제거를 돕는다.

높이 조절 기능이 있고 움직이는 받침대가 있는 다양한 분무기가 있으며, 기계 자체가 쉽게 이동되어 안정된 운반대나 테이블 위에 놓을 수 있는 것도 있다. 일반적으로 분무된 물이 기계의 내부에 있어 내부 가열 요소가 미세한 수증기가 출구를 통해 나올 때까지 물을 가열한다. 대부분의 제조업체들은 안전 장비가 있는 기계를 설계한다; 물 수위가 낮으면 관리사에게 경고를 보내거나, 기계가 물이 다 끓고 나서 말라버리는 것을 차단한다.

대부분의 분무기는 선택적인 오존 스위치를 가지고 있어, 관리사가 피부에 항 박테리아 효과를 주는 오존을 수증기와 함께 분무할 수 있게 해 준다. 충혈된 피부나 배출 관리가 실행된 후의 피부에 특히 좋다. 분무기는 원하는 효과와 전반적인 관리 프로그램에 따라 실행 시간이 다르고 피부로부터의 거리도 다르게 사용될 수 있다.

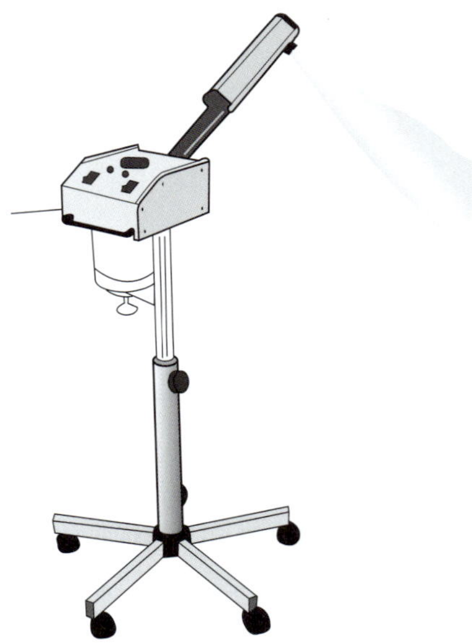

분무기(vapouriser)

분무기에 대하여 금기사항

- 혈관계의 이상
- 햇볕 화상
- 여드름 염증

요점

- 건강과 안전에 관한 법률은 분무기로부터 나오는 오존의 최대 안전 수위가 8시간 동안의 분무량의 평균으로 계산했을 때, 0.1 ppm (100만분의 1)을 초과하지 않도록 추천하고 있다. 예를 들면, 8시간 동안 스티머 헤드에서 30 cm 떨어진 곳에서 발생되는 오전 양이 0.1 ppm이라면, 이것은 스티머가 추천된 안전 수준 내에서 작동되고 있음을 나타내는 것이다. 0.1 ppm을 8로 나누면, 1시간 동안 0.0125 ppm의 수증기를 사용한 것이 된다.
- 전통적인 분무기는 자극 활동은 물론이고, 수증기에 의도적으로 온기를 주도록 되어 있다. 분쇄기(프랑스에서는 더 선호됨) 로 알려진 다른 시스템은 분무기와 혼동될 수 있다. 그러나 멀리 떨어진 곳으로는 분무기가 매우 빠르고 강하기 때문에 피부에 차갑고 젖은 제품을 적용할 때 사용된다.

유용한 정보

- 분무기를 좋은 상태로 계속 사용하기 위해서는, 때때로 제조업체의 설명에 따라 물 때를 벗겨내야 한다.
- 분무기에서 뜨거운 물이 튀어 나올 때는 사용하지 마시오. 수조가 물이 너무 많지 않는지 또는 수증기 발사 출구에 깨진 틈이 있는지 확인하시오(보수 매뉴얼을 참조하시오).
- 어떤 분무기는 관리사가 개별 고객에 맞게 에센셜 오일을 주입할 수 있게 고안되었다.

브러시 세척

브러시 세척 기계는 피부의 표피 박리를 돕고, 피부의 혈액순환을 자극함으로써 세포 재생을 돕기 위해 사용된다. 피부 속 깊은 속을 세척하는 데 사용될 수 있으며, 각질이나 마스크를 제거하는데 도움을 주며 자극 마사지에 사용되기도 한다. 기계에는 다양한 마사지 헤드가 함께 있어서, 관리사가 고객의 피부 상태와 원하는 관리 효과에 따라 적절한 헤드를 선택할 수 있게 해준다. 기계에는 주 콘센트 켜짐/꺼짐 스위치와 다양한 속도 조절기, 그리고 다이얼을 돌릴 때 피부가 꺼지지 않고 당겨 올려졌는지를 관리사가 확인할 수 있게 하는 방향성 조절기도 있는 경우가 있다. 세척이나 마사지를 위해 기계를 사용할 때는, 적합한 수용성 포밍 제품을 사용하여 마사지 헤드의 활동을 촉진한다. 원형의 회전하는 헤드는 젖은 피부와 평평한 피부에 사용되어야 한다. 예를 들면, 피부와 핸들 사이의 올바른 각도를 만든다.

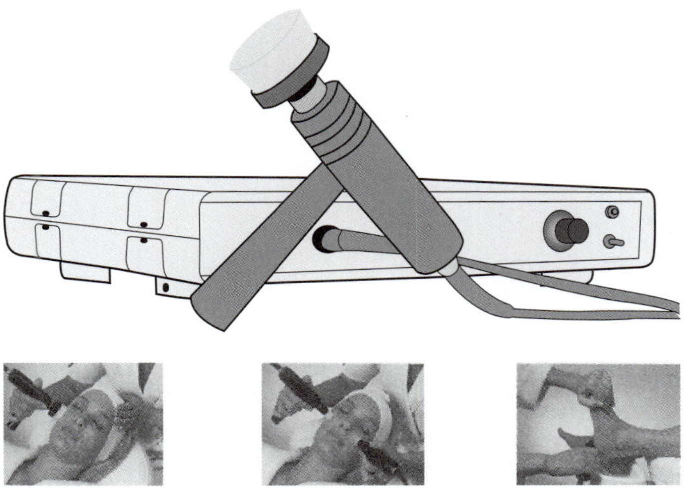

브러쉬 박피 기계

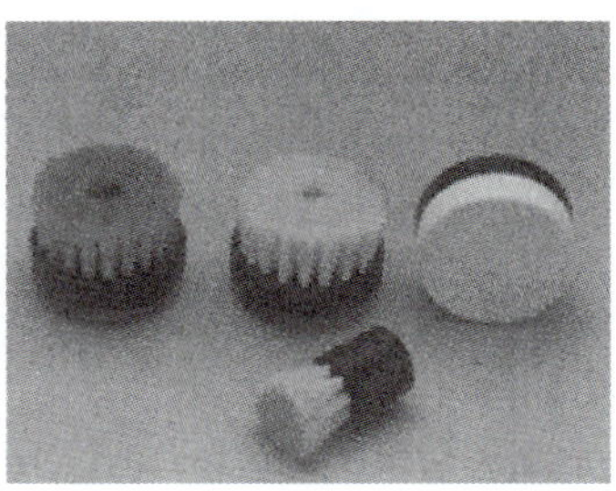

요점

- 브러싱은 림프 자극 마사지에 사용될 수 있다. 마사지 헤드의 방향은 피부를 '당겨 올리는' 방향이어야 한다.
- 관리 시간은 평균 5~7분이다.

브러시 세척에 대하여 금기 사항

- 피부 질환이나 질병
- 과민성 피부
- 매우 헐거운 피부 조직
- 자상 또는 찰과상
- 당뇨병 *
- 혈관계 이상
- 피부 염증
- 최근의 흉터 조직
- 햇볕 화상

* 의사의 허락이 있어야만 관리 가능함.

주요용어

당신은 이 단어와 문구의 뜻을 이해해야 한다. 뜻을 알아내려면 이 장을 복습하시오.

브러시 세척
전기 요법의 주의사항
갈바닉
고주파
기계적 마사지
미세 전기 요법
미세 박피술
신경 근육 전기 자극(NMES)
안전 준비사항
피부 민감도 테스트
진공 흡입 마사지
분무기

자가-검진

1. 다음에 대한 전기 요법의 다른 유형을 설명하시오.
   a. 얼굴
   b. 몸
2. 다음 관리의 일반적인 효과를 설명하시오.
   a. 신경 근육 전기 자극
   b. 전기세정
   c. 이온침투
   d. 분무기
   e. 브러시 세척
3. 다음의 각 관리에 대해 금기사항을 열거하시오.
   a. 신경 근육 전기 자극
   b. 안면 갈바닉 관리
   c. 분무기
   d. 브러시 세척
4. 다음의 관리에 사용되는 전류를 설명하시오.
   a. 신경 근육 전기 자극
   b. 갈바닉
5. 다음의 용어를 설명하시오.
   a. 양극
   b. 음극
   c. 음이온
   d. 양이온

제 6 장

스파와 특별관리

이 장을 숙지하면, 다음과 같은 사항이 가능하게 된다:

- 다른 유형의 스파를 설명할 수 있다.
- 다른 유형의 스파와 특별한 관리를 명명할 수 있다.
- 스파 관리의 효과를 설명할 수 있다.
- 다른 특별한 관리를 설명할 수 있다.

서 론

스파 산업은 여가와 관광 분야에서 전세계적인 엄청난 투자를 받으며 성장하고 있다. 호텔 업계에서는 호화스럽고 짧은 호텔에서의 휴식에 대한 요구가 커지고 있음을 감지하고, 요즘 세워지는 호텔은 스파 시설을 갖추지 않은 호텔이 거의 없다. 건강을 챙기고 휴식 시간을 갖는 것에 대해 대중 매체에서 많이 다뤄 왔기 때문에 스파에 대한 고객의 요구가 매우 커지고 있다. 지난 40년 간 스파 시장은 급속히 성장했다. 고객의 기대 수준 또한 올라가서, 훌륭한 서비스와 세밀한 배려, 공간, 안락함 그리고 호화로운 환경을 기대하게 되었다.

개별 고객에게 독특하고 혁신적이며 광범위한 관리법을 시행할 수 있는 수준 높은 관리사에 대한 요구도 나타난다.

스파 관리의 중심은 물이다. 물의 장점은 이집트, 바빌론, 중국 그리고 페르시아와 같은 많은 고대 문명에서 시작되었다. 우리가 물과 관련하여 생각하는 문명의 하나가 로마이다. 그들은 *Salus per aquae*('물을 통한 건강')을 믿었다. 스파 관리는 특권이 아니고 건강 유지이며, 전체적이면서 정신적인 요소를 담고 있다. 스파는 종종 그리스, 로마, 터키와 같은 고대의 목욕 전통에서 고안된 경우가 많다. 그러나 어떤 관리법은 신체 감각을 자극하기 위해서 고안되었다 — 청각, 촉각, 후각 — 그리고 일반적으로 현대 생활에서 오는 압박을 해소하기 위해서 관리 시간이 연장되어 왔다.

스파의 유형

- **목적성 스파.** 이것은 보통 헬스 클럽으로 알려져 있으나, 이제는 더 이상 몸을 날씬하게 하

려는 사람들이 목표가 아니고, 호화로움, 맘껏 누림, 건강한 삶, 스트레스 해소 시장으로 옮겨 가고 있다. 어떤 목적 스파는 아주 고급스러운 장소에서 많은 서비스를 제공하는데, 이 스파의 목적은 개인의 라이프 스타일을 향상시키는 것이 중심이다. 고객들은 피트니스 그리고 스파의 위치적 환경이 웰빙을 위해 통합적인 역할을 하는 시설에 머무르게 된다. 국제적인 스파를 보려 한다면, www.chivasom.com 참고.

- **의료 스파.** 이러한 센터나 기관은 주로 예방차원의 관리, 진단에 도움이 되는 테스트, 건강관리 프로그램, 단기적 관리와 의료 서비스에 중점을 둔다. 보통 현지의 의사를 비롯하여 기타 관련 의료 전문가들의 서비스가 가능하다.
- **메디 스파.** 미국에서 이 시설들은 1일 스파 체험을 미용 성형수술과 미용 피부과학과 같은 다른 의료 서비스와 연계하며, 의사의 수술에 까지 확장된다. 병원에서는 단 한 번만 사용 가능했던 설비를 이제는 평온하고, 고요한 스파 환경에서 발견할 수 있다.
- **데이 스파.** 이것은 웰빙, 긴장 완화, 개인적 서비스, 몸과 얼굴에 대한 광범위한 관리, 마사지, 수치료를 근간으로 한 다양한 범위의 체험에 중점을 둔다. 영양학적 조언, 체중 관리, 피트니스 설비를 제공할 수 있다. 일반적으로 시간이 많지 않은 사람들을 위해 도시나 근교에 위치한다. 영국 데이 스파의 예를 보려면, www.elemis.com 참고.
- **호텔/리조트 스파.** 이 스파 설비는 호텔/리조트의 필수적인 부분이다. 호텔이나 레져 공간 내에서 이러한 형태의 서비스를 발견할 수 있고, 손님들이 호텔에서 이 설비를 경험하여 호텔에 대한 느낌을 좋게 하며, 사업상 출장자들에게 바쁜 스케쥴 내에서 잠시 평화를 갖는 기회를 제공한다. 리조트 스파에서는 그 위치와 셋팅이 고객 경험에 있어서 매우 중요한 부분이다.
- **미네랄 스파.** 이 스파는 물에 의한 회복과 치료적 특성이라는 측면에서 의료 스파와 중복될 수 있다. 예를 들면, 온천. 마을 이름은 천연 온천이 있는 장소를 가리키는 좋은 요소이다. 건강과 웰빙은 물론이고 긴장 완화에 중점을 둔다. 자신의 현지 온천이나 바닷물을 가지고 있다. 이런 유형의 스파의 예를 보려면, www.thermaebthspa.com 참고.

유용한 정보

장비가 서비스 보증을 하지 않는 것이라면, 미용 장비에 대해 익숙한 그 지역 전기 기술자와 서비스 계약을 체결하시오.

스파 디자인

고려해야 할 주 요소는 특성에 따른 위치와 스타일, 회사의 철학과 그 목표 시장이다. 감각을 자극하는 것 보다는 경험을 강화하기 위하여, 색상과 재료의 선택에 주의를 기울여야 한다. 어떤 스파는 테마가 있어서 로마나, 이태리의 프레스코나, 그리스 신화와 같은 역사적 자료를 이용한다. 아시아 문화의 영향은 인디언이든 인도네시아든 일본의 디자인들이 인기가 있다. 디자인은 기본적이고, 관리적인 면에서 현대적이고, 간소하며 호화로운 것으로 옮겨가고 있다. 스파 내의 젖은 장소에는 위생과 안전상의 이유로 벽과 바닥 표면에 각별한 주의가 필요하며, 특히 건물 재료에 습기가 주게 될 문제를 신경 써야 한다.

스파와 특별한 관리실에서, 회사의 제품과 장비, 효과, 잠재 시장, 그리고 치료의 성장을 조사하는 것이 기본적이다. 이러한 특별한 관리에 있어서 관리사가 관련 제조업체/대리점으로부터 모든 필요한 훈련을 받아야 한다는 것을 알고 있는 것이 중요하다.

물

물은 액체, 증기 또는 고체와 같이 다양한 상태로 사용될 수 있다. 이것은 전도성을 가진 가열이나 냉각을 위한 훌륭한 매개체이다. 어떤 스파도 물 없이는 완전할 수 없다.

수질 테스트

깨끗한 물은 스파에는 매우 중요하다. 온도가 더 높고 목욕 횟수가 많을 경우, 수질 테스트와 깨끗한 물을 유지하는 것이 고객과 직원의 건강과 안전을 보장하기 위해 기본적이며, 스파의 모든 물에서 번식할 수 있는 레지오넬라균과 대장균과 같은 수인성 감염의 확산을 방지할 수 있다. 스파를 운영하는 직원들이 수질 안전에 대한 상세한 지식과 이해를 갖는 것이 매우 중요하다.

물은 깨끗해야 한다. 어떤 불순물이라도 발견되어 그것의 pH가 부적당한지와 관계없이 어떤 문제가 있다거나, 필터가 비효율적이라거나, 너무 심한 경수라는 것을 가리키는 것이다. 대부분의 스파 설치 회사들은 직원 훈련에 대한 지침을 제공한다. 테스트는 정기적으로 행해져야 한다. 횟수는 스파의 유형과 사용되는 화학약품에 따라 다르다. 소독제의 화학적 레벨, ATP(아데노신 3인산)와 pH 레벨과 같은 것을 점검하는데 평균 2시간이 걸린다. pH 테스트는 매우 중요한 테스트이므로 사용되는 소독제의 유형과 관계없이 진행되어야 한다.

어떤 스파 운영자들은 강력한 소독 시스템으로 오존을 사용하며, 다른 운영자들은 박테리아와 곰팡이의 번식을 막기 위해 염소와 브롬과 같은 화학약품 사용 시스템을 사용한다. 염소는 소독제일 뿐 아니라, 물에 있는 작은 입자 찌꺼기를 태워 없앤다는 점에서 산화제이기도 하다. 여과기나 모래 필터와 같이 스파의 찌꺼기를 제거하는 비화학적 또는 기계적 여과 과정이 있을 수 있다. 이것은 정기적으로 교체되어야 한다. 또한 스파의 바닥은 물론이고, 표면도 매일 청소해야 하며 배출 시스템도 매주 청소해야 한다.

> **유용한 정보**
>
> 테스트를 위해 물을 컵에 담지 마시오. 그리고 스파 안에서는 컵을 놓지 마시오. 컵이 물에 들어가면, 절대 보이지 않는다!

스파 시설

- **미온 욕실 :** 로마의 열탕. 미온 욕실은 차가운 방이나 욕조와 뜨거운 방이나, 욕조 사이에 위치하는 미지근한 물이 있는 방이며 37°C와 39°C 사이의 복사열이 항상 존재한다.
- **건식 열실 :** 휴식과 이완을 위한 건식열 방. 60~65°C의 복사열과 15~20%의 습도를 사용한다. 사우나 보다 서늘하며, 그 목적은 신체의 노폐물 제거와 해독 과정을 돕는다. 여기에는 일반적으로 가열된 도자기 침상이 있는데, 이것은 열이나 물을 이용한 다른 관리법과 연계된 순서 중 일부이다. 고객은 이 곳에 들어가기 전과 들어간 후 몸에서 땀이 나기 시작한 15분 후에 샤워를 해야 한다. 20분 후에 샤워하면 해독과 활력을 도울 수 있다(크나이프 호스를 이용함). 이 곳을 사용한 후 또는 다시 들어가기 전에 20분간 휴식을 취하고, 몇 잔의 물로 수분을 보충하는 것이 중요하다.
- **고온 욕실/아로마 탕 :** 따듯한 증기가 있는 방으로서, 라벤더, 장미, 자스민, 유칼립터스와 같은 아로마 허브향이 스며 있다. 습도가 높고 약 42~45°C의 복사열을 방사한다. 그 목적은 노폐물 제거와 해독이다. 이 방에는 일반적으로 가열된 좌석과 샤워를 위한 크나이프 호스가 있다. 고객은 일반적으로 이 방에서 20분간 머문다. 들어가기 전에 샤워를 해야 한다. 건식 열실과 마찬가지로 이것은 열이나 물을 이용한 다른 관리법과 연계된 관리의 순서 중 일부이다. 관리의 마지막에는 샤워를 하시오. 그리고 나서 관리 후에 20분간 휴식한 후, 수분을 보충하고 좋은 바디 로션을 바르거나 오일, 꿀 그리고 우유가 함유된 클레오파트라 영양 목욕을 하거나, 물기 없는 부유 침대 위에서 영양을 주는 부드러운 팩 관리를 받는다.

- **사나리움** : 사우나와 비슷하지만 습도가 더 높고 온도는 더 낮다.
- **하만** : 터키나 동아시아의 공동 목욕탕 또는 스팀실로서 땀을 내는 목욕이다. 하만은 '온기를 퍼뜨리는 것' 이라는 뜻의 아랍어이다. 방에는 60~80°C의 복사열이 있고 습도가 높다. 사용 전 후에 고객은 샤워를 해야 한다. 하만의 중심 요소는 '뜨거운 돌' 이다. 매끄러운 대리석 테이블 위에서 관리사가 습식 마사지를 실행한다. 관리 후에, 고객은 20분간 휴식한 후, 수분을 보충하고 좋은 바디 로션을 바르거나 오일, 꿀 그리고 우유가 함유된 클레오파트라 영양 목욕을 하거나, 물기 없는 부유 침대 위에서 영양을 주는 부드러운 팩 관리를 받는다.

건식 열실/고온 욕실/하만에 대해서 금기 사항

- 고혈압 또는 저혈압
- 피부 질환
- 감염
- 호흡기 장애, 특히 천식
- 임신
- 상승된 체온 또는 열이 있는 경우
- 심장 혈관 질환
- 제어되지 않는 간질
- 당뇨병

유용한 정보

모든 가열된 방에는 비상 버튼이 있어야 한다.

위생과 유지

- 크나이프 호스를 사용한 후, 고객이 자리를 깨끗이 하도록 부탁한다.
- 도자기나 나무로 된 모든 벽과 바닥 그리고 표면을 매일 소독하고 청소한다.
- 적합한 제품에 대해 제조업체와 점검한다.
- 에센스 병이 구성요소와 섬유질로 채워져 있는지 조명이 제대로 작동하는지 확인한다.

요점

- 충혈은 혈관확장에 의해 야기되는 혈류의 증가를 설명하기 위한 용어이다.
- 열 관리법의 효과는 관리의 길이, 온도, 유형에 따라 다르다. 예로, 위 아래 이불이 전기적으로 가열되면, 가볍게 땀이 나는 가열된 환경을 만들거나, 개인 사우나실을 만들 수 있다.

건식 열 관리법

열 관리의 일반적 효과

- 체온을 높인다.
- 체열이 몸 속에서 일어나는 자연적인 화학 반응을 가속화할수록 신진대사가 증가된다. 예를 들면, 에너지 연소, 이산화 탄소의 생성. 결국 이것이 조직 내에 산소와 영양분에 대한 요구를 증가시킨다. 그러므로 생성되는 노폐물의 양이 증가된다.
- 순환이 증가된다. 체온이 증가될수록 혈관은 피가 더 빨리 표면을 흐르게 하여, 체온을 낮춘다. 이 과정을 유발시키는 다른 요소는 혈관확장이라고 알려져 있는데, 감각 신경 말단을 자극하고 신체의 신진대사를 증가시킨다.
- 심박수가 증가할수록 혈압은 낮아지고, 표면의 혈관이 확장되는데, 혈관을 통하는 혈류에 대한 저항이 감소되기 때문에 자동적으로 혈압이 낮아진다.
- 심장 박동수는 순환계의 요구에 맞게 증가한다.
- 체온을 내리기 위하여 땀이 난다. 이것은 몸에서 노폐물이 빠져나가는 것을 돕고, 피부에 제정과 유연 효과를 준다.

- 땀샘과 피지선의 활동이 증가한다.
- 차후의 관리 중에 땀이 나면서 근섬유가 이완된다. 예를 들면, 마사지.
- 미열에 의하여 감각 신경 말단이 진정된다.
- 전반적으로 이완되는 느낌을 얻게 된다.

스파 내에서 지켜져야 할 일반적 안전 사전조항

- 모든 장비가 정기적으로 관리되는 것을 확인한다.
- 항상 제조업체의 설명을 따른다.
- 위생은 가장 중요하므로, 모든 장비가 제조업체의 제안에 따라 보수되고 청소되어야 한다.
- 스파 내 바닥은 미끄러워서는 안 된다.
- 엎질러진 것은 즉시 닦아야 한다.
- 깨끗한 타월과 가운이 정기적으로 보충되어야 한다.
- 더러운 세탁물 바구니는 정기적으로 비워져야 한다.
- 비누, 샴푸 그리고 바디 로션은 보충되어야 한다.
- 고객의 금기사항을 항상 점검해야 한다.

사우나

스칸디나비아의 국가에서는 소나무로 만든 통을 호수 옆에 지어서 사람들이 관리 사이에 사우나에서 시원한 목욕을 할 수 있게 한다. 요즘은 이러한 통이 집 밖에도 안에도 있다. 사우나는 건조하고 뜨거운 공기를 생성하고 소나무 통은 사우나에서 만들어진 응결을 흡수한다.

사우나는 통나무 집과 닮았다. 사우나는 소나무 통이나 판넬로 만들어지는데, 판넬인 경우에는 절연된 재료(섬유 유리)로 함께 묶여서 열 손실을 막고, 가열된 공기가 건조한 상태로 유지되게 한다. 사우나에는 다른 높이의 선반들이 있어 휴식을 취할 수 있다. 바닥 위에 있는 소나무 널빤지(깔개)는 고객의 발이 화상을 입지 않도록 가열된 바닥으로부터 보호한다. 자동 온도 조절 장치로 조정되는 전기 스토브는 맨 위에 부서지지 않는 돌(석탄)이 들어있는 상자가 있어서, 사우나를 가열하는데 사용된다. 제조업체들은 전기 스토브의 가열 용량이 사우나의 크기에 맞는 올바른 세기를 갖도록 확인해야 한다.

사우나를 설치할 때, 시공업자는 사우나 칸 주위에 공기가 순환할 수 있는 충분한 공간이 있는지 점검해야 한다. 공기 입구는 바닥과 같은 높이에 있고, 공기 출구는 칸의 맨 위에 가까운 곳에 있다.

사우나 스토브의 전기 요금은 일반 가정의 전기 사용보다 훨씬 더 높다. 사우나 스토브는 사용자의 주 콘센트 전기 공급원에 직접 연결되어 있다(플러그 소켓에서는 그런 강한 전기가 나오지 않는다). 온도계는 가능한 사우나의 지붕에 가까운 곳에 있어야 사우나 내부의 온도를 정확히 측정할 수 있다.

고객이 사우나에 있을 때 시간을 측정할 방법이 반드시 있어야 한다. 그래서 달걀 삶는 시간 측정용 시계(역주* : 대개 3분용)나, 일반 시계가 사우나 안에 있거나 사우나 문의 창을 통하여 볼 수 있는 사우나 밖의 벽에 시계가 있어야 한다.

요점

- 사우나에서 사용되는 돌은 화성 현무함으로, 부서지지 않게 빠르게 가열하고 냉각시킬 수 있다.
- 너도밤나무 가지는 스칸디나비아 국가들에서 사우나 사용자들이 피부를 톡톡 치기 위한 도구로 사용하여 혈액 순환을 자극한다.

요점

- 공기가 너무 건조하면, 신체의 자연적 땀이 빨리 증발하여 피부에 냉각 효과를 주어, 피곤함과 목 마름과 같은 탈수 신호가 발생할 수 있다.
- 공기의 습도가 너무 높으면, 신체를 시원하게 하기 위해서 발생된 땀이 증발하지 않아 뜨겁고 끈적거리는 느낌이 사라지지 않는다.
- 습도계는 습도를 측정하기 위해서 사용된다.

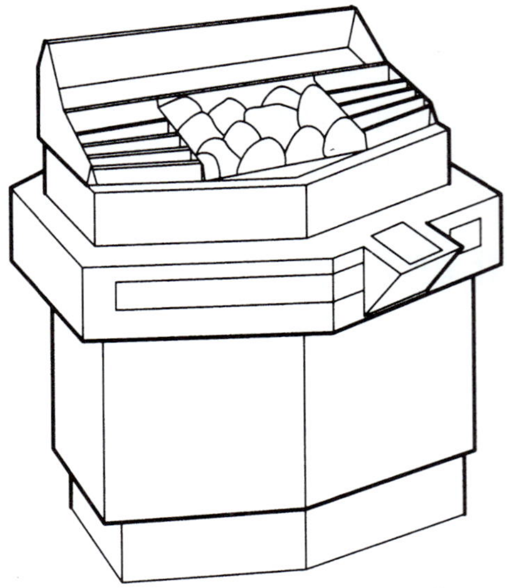

사우나 스토브

주의: 타이머가 제대로 작동하는지 점검하시오.

사우나 스토브의 석탄 위에 물을 부을 수 있다. 이렇게 하면 증기가 발생하고, 사우나의 습도가 높아진다. 결과적으로 고객의 피부에서 땀의 증발율을 감소시켜 사우나가 더 뜨겁게 느껴진다. 뜨거운 공기는 뜨거운 물보다 적은 열량을 가지고 있어서 사우나의 열기는 뜨거운 물에 있을 때보다 피부가 덜 뜨겁게 느낀다. 사우나의 온도는 섭씨 50～120°C로 다양하다(물의 끓는점은 100°C이다).

유용한 정보

- 사우나 치료에 익숙하지 않은 새로운 고객이 편안하게 느끼는 사우나의 온도는 60~80°C 이다.
- 편안한 사우나 습도는 약 50~60% 이다.
- 뜨거운 공기는 위로 올라가기 때문에, 온도계는 사우나의 맨 위에 가까운 곳에 있어야 한다.

사우나 관리

- 사우나의 온도는 매우 뜨거워서 미생물이 살 수는 없지만, 박테리아 감염체는 따뜻하고 습기 있는 사우나의 벽과 가구에서 살 수 있다.
- 제작업체가 추천하는 소독 제품으로 사우나의 의자와 바닥을 정기적으로 닦아 소독해야 한다.
- 사마귀와 같은 전염성 상태의 발이 지나가는 위험을 줄이기 위해서 고객용 일회용 신발이 사용될 수도 있다.
- 매일 관리 후에는 사우나의 문을 열어 두어 환기시켜야 한다. 그래야 쾌쾌한 냄새가 오래 가지 않는다.

사우나에 대하여 금기사항

- 저혈압과 고혈압
- 심장의 이상
- 혈전증이나 정맥염
- 기관지염
- 천식
- 간질
- 신경계 기능 이상
- 부종
- 최근의 흉터 조직
- 심각한 타박상
- 당뇨병 *
- 월경 초기
- 임신 *
- 심한 감기/심한 열
- 감염성 피부 질환
- 무좀
- 사마귀
- 햇볕 화상
- 밀실 공포증
- 음주 후
- 과식 후

* 의사의 승인이 있어야만 관리 가능.

요 점

- 공기 중의 수분 함유율을 습도라고 한다. 상대 습도는 그 온도에서의 최대 습도에 대한 현재 습도의 퍼센트 측정치이다. 공기 중의 최대 수분 함량은 100%이다.
- 관리에는 60~70% 습도가 적당하다.
- 온도가 올라갈수록 수분 함유량도 많아진다. 예로, 관리실의 온도가 2° C이고 상대 습도가 70%라면, 온도를 100° C로 상승시키면 상대 습도는 약 20%로 떨어진다.
- 사우나의 상대 습도는 10% 정도로 낮아야 한다. 이렇게 해야 땀이 빨리 증발하고, 피부가 시원한 느낌을 갖게 된다. 사우나의 실제 측정 온도보다 덜 뜨겁게 느껴진다. 수분 손실은 온 몸에서 일어난다. 온도가 높고 상대 습도가 낮으면, 탈수, 호흡곤란과 폐의 이상을 일으킬 위험이 있다.

사우나의 효과

- 체온 상승
- 신진대사 증가
- 혈압 강하
- 심장 박동수 증가
- 순환 증가
- 신체에서 노폐물을 제거하고, 피부에 세정과 유연효과를 주는 땀이 발산된다.
- 땀샘과 피지선의 활동이 활발해진다.

- 차후 관리를 위한 준비 과정에서 근섬유가 이완된다. 예를 들면, 마사지.
- 웰빙의 느낌을 얻게 된다.

사우나를 위한 준비

1. 일반적인 안전 사전조치를 준수한다.
2. 사용 전에 사우나 스토브를 켜서 사우나의 온도를 높인다. 큰 사우나는 약 1시간, 작은 사우나는 약 30분이 걸린다.
3. 통풍구는 공기 순환을 위해 열려 있어야 한다.
4. 사우나 안에 국자와 물이 가득 찬 소나무 양동이가 있어야 한다. 석탄에 뿌렸을 때, 좋은 상쾌한 향을 내기 위해서 소나무 향이 물에 첨가될 수도 있다.
5. 종이 타월이 바닥에 있을 수도 있다.
6. 샤워를 할 때, 고객이 사용하기 적합한 물건이 비치되어야 한다. 예로, 샤워 젤과 샤워 캡.
7. 타월은 교체되어야 한다.
8. 하루 종일 세탁물 바구니는 비워져야 하며 타월 등이 교체되어야 한다.

주의: 관리실마다 고객에게 다른 서비스를 제공하고, 관리사 교육 프로그램에 이를 개괄적으로 설명해야 한다. 예로, 고객이 깔고 쉴 수 있는 타월이 사우나 내에 있어야 하며, 깨끗한 목욕 가운이 사우나 근처에 있어야 한다.

사우나

1. 고객을 안내 데스크에서 맞이하여 관리실로 인도한다.
2. 금기사항이 있는지 점검하고, 효과를 설명하기 위해서 상담을 실시한다.

주의: 스파에서는 고객이 도착한 후, 그 곳의 의료진에 의해 상세한 상담이 이루어져야 한다. 관리사는 새로운 고객에게 효과를 설명해야 한다.

유용한 정보

스파의 전반적 위생은 그 곳에서 일하는 모든 사람을 반영하기 때문에, 관리사가 먼저 물품을 채우고, 세탁물 바구니를 비우고, 타월을 교체하며 필요한 구역을 청소해야 한다 – 다른 사람이 그렇게 해 달라고 부탁할 때까지 기다리지 마시오. 스파를 깨끗하고 정돈되게 유지하는 것도 관리사의 업무의 일부라는 것을 명심해야 한다.

3. 고객은 방취에, 바디 로션, 향기 등을 없애기 위해 샤워를 하는데, 그 전에 콘택트 렌즈, 안경 그리고 보석과 같은 것을 벗어야 한다.
4. 고객은 사우나로 인도되고, 만약 첫 번째인 경우, 낮은 선반에서 약 5-8분 머무르도록 말해 주되, 시간은 사우나의 온도에 따라 조정된다. 사우나에서 언제라도 현기증이 나면, 즉시 밖으로 나오도록 고객에게 확실히 말해 주어야 한다.
5. 관리사는 고객에게 시간을 알리고, 차가운 샤워를 하거나 잠깐 동안 플런지 풀(역주* : 물이 떨어지는 탕)에 있으면서 몸을 식히고 땀을 억제하여, 사우나의 열과 땀으로 확장되었던 모공을 조이도록 한다. 플런지 풀/샤워의 온도는 약 15~21°C여야 한다.

6. 고객은 플런지 풀을 이용하거나, 샤워를 하는 사이에 10~20분 동안 사우나에 다시 돌아갈 수 있고, 전체 시간은 약 30분 가량된다.
7. 고객은 사우나 후에, 휴게실에서 쉬거나 마사지와 같은 추후 관리를 받으면서 휴식 해야 한다. 탈수를 막기 위해 많은 수분을 마셔야 한다.

요점

남성 고객은 여성 보다 더 높은 사우나 온도를 선호하는 경향이 있다.

유용한 정보

시간은 돈이다. 그러므로, 시간을 지키도록 한다. 고객을 사우나에서 좀 더 오래 있게 하기 위해서 당신이 쉬고 있다면, 다음에는 고객이 당신이 같은 값에 관리를 덜 한다고 생각할 것이다.

실습 사항

서로 다른 규모의 사우나를 조사하여, 고객 수용력, 초기 시설 및 유지 비용을 알아본다. 큰 업소, 호텔 그리고 헬스 스파에게 어떤 것이 가장 비용적인 면에서 효율적인가 평가한다.

진동 사우나

진동 사우나는 그 안에 고객이 누워 있기 때문에 마치 증기 캐비닛을 늘여 놓은 것처럼 보인다. 몰드된 플라스틱으로 만들어지며, 진동 침상에는 베개가 붙어 있다. 외부의 제어판을 조작하여 관리사는 온도, 기간, 진동, 스테레오를 조절할 수 있고 사우나를 시원하게 하기 위해 환풍기도 조절할 수 있다. 사우나의 내부에도 고객이 온도, 음악, 환풍기를 조절하기에 편리한 위치에 제어판이 있다. 치료 중에, 열이 사우나 속으로 침투되고 약하고 부드러운 진동이 오기 때문에, 고객의 근육이 이완되며 스트레소가 감소된다. 내장된 스테레오 시스템으로 관리사는 전용 음악을 틀 수 있고, 고객의 긴장 완화를 촉진하기 위해 아로마 오일을 사용할 수 있다.

기억할 사항

피부는 물의 온도보다 훨씬 더 온도가 높은 공기를 견딜 수 있다.

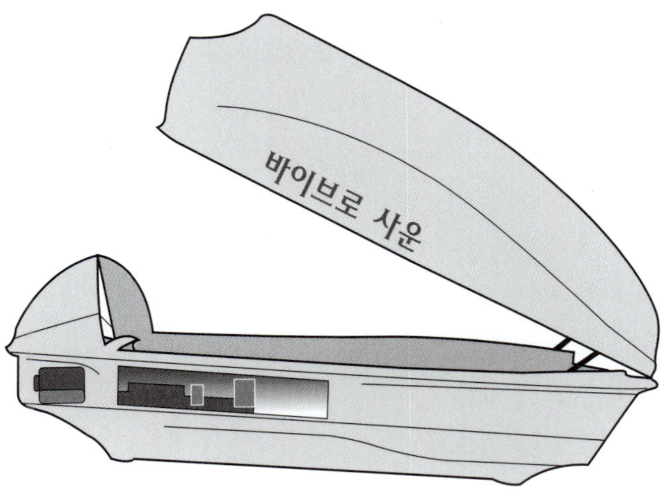

진동 사우나

진동 사우나에 대하여 금기 사항

- 혈전증이나 정맥염
- 순환계 이상
- 감염성 피부 이상
- 햇볕 화상
- 임신 *
- 월경
- 심한 감기나 열
- 음주나 과식 후
- 저혈압과 고혈압
- 간질
- 당뇨병 *
- 신경계 기능 장애
- 부종
- 최근의 흉터 조직
- 무좀
- 사마귀

* 의사의 승인이 있어야만 관리 가능.

요점

진동 사우나는 개인적인 관리법이다 – 온도가 개별 고객에 맞춰 정해질 수 있다.

진동 사우나의 효과

- 체온 상승
- 순환 증가
- 심박수 증가
- 맥박수 증가
- 혈압 강하
- 신진대사 증가
- 땀 유발
- 근육 섬유 이완

진동 사우나의 관리

다음 고객을 위해 사용하기 전에 사우나를 제조업체의 설명에 따라 깨끗이 해야 한다.

진동 사우나를 위한 준비

1. 일반적인 안전 수칙을 준수한다.
2. 진동하는 침상 위에 깨끗한 종이 타월을 놓는다.
3. 주 콘센트에서 사우나의 스위치가 켜져야 한다(사우나를 예열할 필요는 없다).

진동 사우나 관리법

1. 고객을 맞이하여 관리실로 인도한다.
2. 금기사항이 있는지 점검하고, 효과를 설명하기 위해서 상담을 실시한다.
3. 고객은 방취에, 바디 로션, 향기 등을 없애기 위해 샤워를 하는데, 그 전에 콘택트 렌즈, 안

경 그리고 장신구와 같은 것을 벗어야 한다.
4. 고객을 사우나에 들어가도록 돕고, 관리사는 진동 침상과 음악을 켠다.
5. 사우나 내부 조명을 어두워야 하며, 고객이 눈 가리개를 선택 착용할 수도 있다.
6. 관리의 마지막에는 환풍기가 작동하여 몸이 약간 시원해 지는데, 환풍기는 자동으로 꺼진다.
7. 고객이 사우나 밖으로 나오도록 돕고, 휴식 전에 시원한 샤워를 해도 좋다. 적당한 음료를 마시는 것이 추천된다.

유용한 정보

- 어떤 고객은 음악을 싫어할 수 있으므로, 음악을 틀 때는 고객의 동의를 얻어야 한다.
- 고객은 모두 개별적이기 때문에, 아로마 오일을 사용하기 전에 선호하는 향을 선택하는 것이 중요하다.

자가 검진

1. 열 관리법의 일반적인 효과 10가지를 열거하시오.
2. '상대 습도' 라는 용어를 설명하고, 사우나 관리와의 관련성을 설명하시오.
3. 사우나를 할 때, 고려해야 할 4가지 포인트를 말하시오.
4. 사우나를 위한 준비, 고객 상담, 관리와 사후관리를 설명하시오.
5. 진동 사우나의 효과를 말하시오. 또한 이것에 대한 4가지 금기사항을 열거하시오.

입욕 치료(온천 요법)

발네움이란 목욕이라는 뜻의 라틴어이다.

혼자 할 수도 있고, 여럿이 함께 할 수도 있는 다양한 목욕이 있다. 몸 전체를 담글 수도 있고 발과 같이 신체의 일부를 담글 수도 있다. 목욕은 가장 단순한 형태의 수치료법이다. 최근 새롭게 발견된 목욕은 색이나 조명을 이용한 요법을 도입한다.

온도는 원하는 효과에 따라 다양한데, 냉탕에는 10~21°C, 중탕에는 32~36°C, 열탕에는 36~40°C이다. 머리는 일반적으로 담그지 않는다.

열 탕

뜨거운 물의 열이 몸으로 전도되어 인위적 열을 유발하기 때문에 체온이 상승한다. 열탕을 2~15분의 짧은 시간 동안만 이용해야 하는 이유가 이것이다. 물에 담가지지 않는 부위를 통해서만 열이 손실된다. 열탕은 근육 통증과 경련에 사용된다. 열탕은:

- 고통을 완화하고
- 땀을 유발하며
- 세정 효과를 갖고 있고
- 체온을 높인다.

냉 탕

이런 유형의 목욕은 단 몇 초에서 3분까지의 짧은 시간 동안만 사용된다. 온도 범위는 10~21°C

이다. 이것은 신진대사 자극제와 일반적 흥분제로 사용된다. 어린이, 노인 또는 금기 사항에 해당되는 사람은 할 수 없다. 냉탕은:

- 고통을 완화하고
- 자극 효과가 있으며
- 이뇨 작용을 하고
- 체온을 낮춘다.

기억할 사항

냉탕의 일반적인 효과는 자극이다.

냉탕은 특히, 사우나 후에 인기가 있다. 그러나 요즘은 시원한 목욕을 선호하는 경향이 있다. 아마도 중앙 냉난방과 같은 기술적 발전으로 인해 온도 변화에 대한 인내력이 달라졌기 때문일 것이다.

대조욕

대조욕이란 온도가 다른 두 개의 욕탕이 서로 옆에 있어서 고객이 한 곳에서 다른 한 곳으로 옮길 수 있는 것을 말한다. 이것은 말초 신경을 자극하기 위해서 고안되었다. 시간은 욕탕의 온도와 아주 약간의 관계가 있다. 그러나 일반적으로 고객은 뜨거운 물(38~44°C)에서 1~5분 간, 찬 물에서(10~16°C) 15~60초 간 머문다. 전체 관리 시간은 약 10~30분 정도이다. 폐색성 혈관 이상이 있는 사람에게는 적당하지 않다. 대조욕의 예로는 좌욕이 있다.

좌 욕

독일에서 유래된 좌욕은 대조욕의 하나이다; 이것은 대조되는 목욕의 효과를 이용한다. 2개의 욕조가 사용되는데, 하나에는 뜨거운 물이, 다른 하나에는 차가운 물이 담겨있다. 처음 5~10분 동안 고객은 찬 물에 발을 담근 채로 뜨거운 욕조에 앉아 있는다. 그 다음 자리를 바꿔서 뜨거운 물에 발을 담그고 찬 욕조에 앉는다. 찬 물은 혈관을 수축시켜 결과적으로 뜨거운 물에 담가진 부위로 혈액을 공급하게 해 준다. 이 효과의 전반적인 효과는 혈액을 골반 부위로 흘러 들게 하여 영양을 공급하고, 노폐물을 배출하게 해 주는 것이다. 이 유형의 목욕은 신체의 하반신에 질병이 있는 경우에 추천된다.

요점

냉탕은 아직도 몇몇 유럽 스파에서 사용된다.

스코틀랜드 관수욕

스코틀랜드 관수욕은 뜨거운 물과 차가운 물을 사용하는데, 물이 선택적으로 고객의 척추를 위 아래로 흘러 척추 부위 안과 밖으로 혈액을 뿜어 냄으로써 척추 신경을 자극한다. 이것은 편두통이나, 등의 통증과 같은 다른 병을 앓고 있는 사람에게 도움을 준다. 다른 온도를 사용하는 또 다른 방법으로는 스페인식이다. 차갑게 적셔진 면 원단으로 고객을 감싸고 뜨거운 물 병을 주위에 놓고 복사열 램프를 사용하여 땀을 내게 한다. 고객은 3시간까지 땀을 내기 위해 욕조에 있어야 한다. 원단이 최종적으로 제거되면, 신체로부터 독소가 빠져 나오면 원단의 색이 변한다.

인위적 소금물 목욕

이 목욕법은 40갤론의 물에 5~8파운드의 염화 나트륨을 더해서 만들어 진다. 관리 시간은 10~15분이다. 물 온도는 32~40°C이어야 한다. 소금이 많이 더해질 수록, 물의 부력이 증가한다.

클레오파트라 목욕

이것은 생명 공학적으로 디자인된, 혼자만 하는 목욕으로, 물은 어깨 높이까지 오고 온도는 36°C 이다. 이론적으로 고객은 탕에 들어가기 전에 표피 박리를 하고 샤워를 해야 한다. 탕에는 물 마사지를 위한 공기 분사기가 있다. 고객은 탕에 들어가서 분사기와 정확하게 나란히 자리잡아야 한다. 또한 고객이 탕에서 나오도록 도와야 한다. 항상 고객이 목욕 후에 20분 동안 쉬도록 해야 하며, 마사지를 받지 않는다면 고객은 수분공급 바디로션을 바르고, 몇 잔의 물을 마셔서 체내에 수분을 공급해야 한다. 탕 내에서 사용하는 제품은 제조업체의 설명과 치료의 목적에 따라 다르지만, 일반적으로 혼합된 아로마 허브 또는 해조 추출물이 포함된다.

반사요법 족욕

이런 이름을 가진 족욕은 스파 내에 여러 사람이 같이 앉는 구역이 있고, 발 마사지를 위해 공기 분사기가 있다. 온도는 일반적으로 33~38°C 사이로 정해져 있다.

해조욕

특별히 처리된 해조류가 뜨거운 바닷물 탕에 있다. 열이 요오드를 다량 함유한 오일을 물속으로 침투시킨다. 관절염과 류머티즘 환자에게 사용된다.

로마탕(셀틱욕)

고대 로마의 관습에서 이름 지어진 것으로, 로마탕은 다양한 온도의 여러 개의 탕과 가열된 방이나 증기실이 있다. 로마탕의 현대식 버전은 월풀을 포함하고 있어서, 그 안에 좌석과 공기 분사구, 물 분사구가 부착되어 있다.

특별한 목욕에 대한 예방 조치

- 고객이 탕 안으로 들어갈 때와 나올 때 고객을 돕는다.
- 고객이 편안히 느끼지 않으면, 모든 공기 분사기를 끈다. 욕조가 가열되면 비어있는 욕조에 찬 물을 흘려 넣어 물 온도를 낮춘다. 일단 온도가 약간 떨어지면, 욕조를 비우고 고객이 욕조에서 나오도록 돕는다.
- 항상 고객이 20분간 쉬도록 한다.

특별한 목욕에 대하여 금기사항

- 고혈압 또는 저혈압
- 피부 질환
- 감염
- 호흡기 관련 이상, 특히 심한 천식
- 임신(첫 4달 동안은 안됨.)
- 체온이 높은 경우 또는 열이 있는 경우
- 심장 혈관 질환
- 제어 불가능한 간질
- 당뇨병

위생과 유지

- 제조업체의 설명에 따라 욕조를 깨끗이 한다. 보통 세정제는 물의 pH 레벨에 영향을 주거나, 욕조에 거품을 낼 수 있다. 매 번 사용 후, 욕조를 깨끗이 하고 소독해야 한다.
- 매일 관리가 끝날 때, 욕조를 청소하여 밤새 욕조가 깨끗하고 건조한 상태로 유지 되어야 한다.
- 욕조 표면에 연마제를 사용하지 않는다.
- 욕조의 분사기는 매일 아침 첫 고객이 사용하기 전에 깨끗이 헹구어 청소해야 한다.

기억할 사항

수치료법이란 어떤 물리적 상태이든 물을 이용하여 치료하는 것을 말한다(예로, 액체, 물방울, 수증기, 얼음).

샤 워

요즘 스파에서 할 수 있는 샤워는 매우 다양하다. 샤워 기구를 통해 물이 분사된다 — 방향을 전환할 수 있으며, 압력과 온도가 다양하고, 다양한 양의 물을 온 몸 또는 몸의 일부분에 분사할 수 있다.

스코틀랜드 호스/집중 분사기

이것의 목적은 일반적인 순환을 향상시키고 고객에게 활력을 불어 넣는 것이다. 고객은 서 있고, 관리사가 고압의 호스(교체 가능한 헤드가 부착될 수도 있다)를 이용하여 뜨거운 물(38～41°C)과 차가운 물(13～22°C)을 선택하여 강력한 물 마사지를 시행하는데, 순환을 자극하기 위해서는 바닷물을 사용한다. 관리사는 고객으로부터 약 3 m 떨어져 있는다. 관리 시간은 고객의 반응에 따라 다양하다.

비쉬 샤워 (관주요법)

비쉬 샤워는 프랑스의 온천 마을에서 유래되었다. 5～7개의 샤워 헤드를 포함한 수평적인 샤워 바이다. 고객은 젖은 테이블 위(얼굴 보호대를 놓는다)에 얼굴을 대고 눕는다. 고객의 위에서 여러 개의 제트 샤워기 37～40°C의 다양한 온도의 물을 고객에게 뿌린다. 물의 온도는 자동 온도 조절 장치에 의해 조절된다. 압력은 약한 비 정도의 느낌에서 타진식 마사지와 비슷한 장대비 같은 느낌까지 다양하다. 이것은 표피 박리, 몸에 붙은 것 또는 진흙을 제거하는 것과 병행될 수 있고, 림프 마사지의 절차 중 하나가 될 수도 있다.

관주요법

관주요법에서 물은 앉아있거나 서 있는 고객의 위로 양동이나 호스에서 쏟아지거나, 떨어진다. 이것은 샤워 전에 이루어 지는 것이고, 물의 온도는 일반적으로 13～22°C이다. 관주요법은 크나이프 수치료법 과정에서 사용된다. 비쉬 샤워 또한 소나기 샤워 또는 관수요법 샤워로 알려져 있다.

몬슨 요법

이것은 뜨거운 물이나 차가운 물로 하는 활력을 주는 샤워이며, 1분에 약 50리터 이상의 물을 쏟아 붇는 것이다.

다양한 샤워에 대하여 금기 사항

- 임신
- 피부 질환
- 고혈압 또는 저혈압
- 제어 불가능한 간질
- 열 또는 체온이 높을 때
- 감염
- 대장 부위
- 심각한 정맥류
- 심장 혈관 질환
- 호흡기 질환 : 심각한 천식
- 월경과 피임도구 – 배를 피함

자가 검진

1. 목욕의 유형을 열거하시오.
2. 다른 유형의 목욕에 대해서 어떤 주의가 필요한가?
3. 샤워의 유형을 열거하시오.
4. 샤워에 대한 5가지 금기사항을 열거하시오.

라술

이것은 아라비아/고대 이집트의 세안 의식으로 아로마 허브를 함유한 공기를 발산하도록 특별히 고안된 도자기로 만든 증기실이다. 의식에는 4가지 유형의 의료용 흙(**테라 시길라타**)으로 만든 부드러운 덩어리가 사용된다. 이 흙은 신체의 여러 다른 부위에 적용될 수 있다. 라술 방은 따뜻하고 습도가 낮기 때문에 진흙이 마르기 쉽다. 방에 들어간 후 20분이 지나면, 증기가 나와서 피부 위의 진흙이 흡수되는 것을 돕는다. 고객은 표피 박리를 돕기 위하여 피부에 진흙을 비벼서 마사지 할 수 있다. 체온이 상승하고 땀이 날수록 진흙 속의 미네랄이 천천히 피부 속으로 흡수된다. 또 20분이 지나면, 자동적으로 천장에서 열대 지방 특유의 소나기 샤워가 쏟아져 진흙을 닦아 준다. 관리 후에, 고객은 미온 욕실로 가서 20분간 휴식한다. 고객이 물을 몇 잔 마셔서 수분을 보충하고, 좋은 바디 로션을 바르거나 오일, 꿀, 우유로 하는 클레오파트라 영양 목욕을 하거나 마른 부유 침대 위에서 부드러운 영양 팩 관리를 받을 수도 있다.

연속 욕실

이 방에는 부드러운 증기가 있고 35~40°C의 복사열이 방사되며, 진흙 관리와 병행된다. 조명과 소리를 이용한 관리법 또한 연속 욕실의 효과를 강화할 수 있다. 이 관리는 두 가지 단계로 구성되어 있다. 손이나 브러시를 이용하여 온 몸에 진흙, 소금 또는 석회가루와 같은 바디 팩을 바른다. 그리고 나서 방에 들어간 후 온도가 45°C까지 올라가 15분간 유지된다. 그러면 팩이 마르고 따뜻한 방에서 피부에 마사지를 하게 된다. 두 번째 단계는 따뜻한 샤워 또는 개별 바디 제트로서, 온 몸의 진흙을 제거한다. 관리 후에, 고객은 미온 욕실로 가서 20분간 휴식한다. 고객이 물을 몇 잔 마셔서 수분을 보충하고 좋은 바디 로션을 바르거나, 오일, 꿀, 오유로 하는 클레오파트라 영양 목욕을 하거나, 마른 부유 침대 위에서 부드러운 영양 팩 관리를 받을 수도 있다.

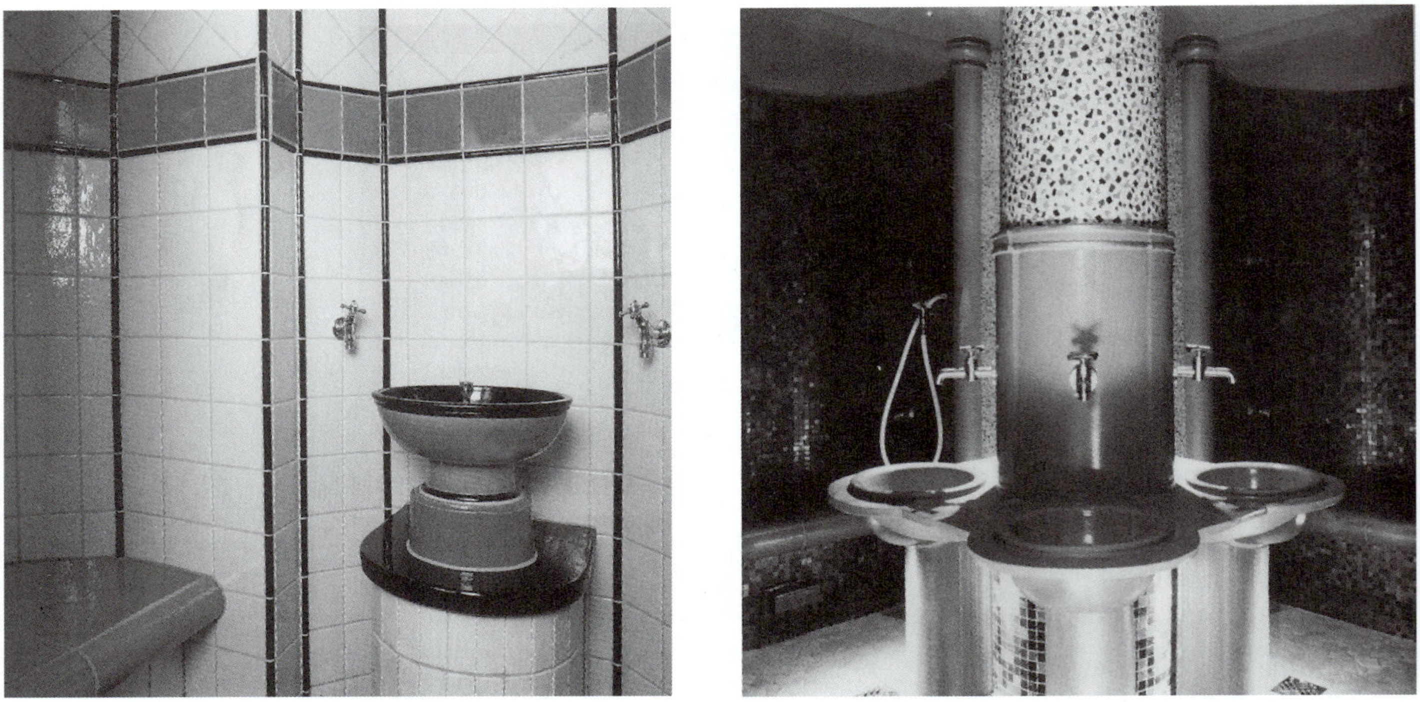

연속 욕실

라술/연속 욕실에 대하여 금기 사항

- 고혈압 또는 저혈압
- 피부 질환
- 감염
- 호흡기 질환, 특히 심각한 천식
- 임신
- 체온 상승 또는 열
- 심장 혈관 질환
- 제어 불가능한 간질

위생과 유지

- 사용한 좌석을 크나이프 호스로 닦도록 고객에게 부탁한다.
- 모든 도자기나 나무 재질의 별과 바닥, 그리고 표면을 매일 소독하고 청소한다.
- 에센스 병이 구성요소와 섬유질로 채워져 있는지 조명이 제대로 작동하는지 확인한다.

기억할 사항

모든 가열된 방에는 비상 버튼이 있어야 한다.

증기 관리법

증기 관리법은 터키와 로마에서 처음으로 사용되었기 때문에, 종종 터키탕으로 불리기도 한다. 원래의 터키나 로마의 목욕은 다양한 온도의 여러 증기 욕실이 있는 커다란 건물에서 하는 것이며, 그 안에서 사람들은 긴장 완화를 시키면서 사회적 만남을 가진다.

오늘날 다양한 증기 관리법이 행해지고 있다.

증기 캐비닛

증기 캐비닛은 개별 관리를 위해 고안 되었기 때문에, 고객이 캐비닛 안에 앉아 있고, 고객의 머리는 밖에 있어서 보통 공기로 숨쉴 수 있다.

현대적인 증기 캐비닛은 금속이나 몰드된 섬유유리로 만들어 질 수 있다. 섬유유리 모델은 더 비싸지만 청소하기 쉽고, 뜨거운 금속의 열로부터 고객을 보호하기 위해 사용되는 타월이 적게 들기 때문에 더 인기가 있다.

증기 캐비닛은 고객의 머리를 내놓기 위한 구멍이 있고, 이음새 있는 문이 있어서 캐비닛에 들어가고 나오기가 쉽다. 밀실 공포증이 있는 고객에게는 더욱 적당하다. 캐비닛 안에는 고객의 키에 맞춰 조절 가능한 좌석이 있다. 좌석 밑에 바닥에 가까운 곳에 물 탱크가 있는데, 주조된 철이나 알루미늄으로 만들어져 있고, 전기에 의해 가열된다. 물 탱크의 크기가 다양하기 때문에, 증기 캐비닛을 구입할 때 고려해야 한다. 물 탱크의 용량이 클수록, 관리사가 물을 다시 넣을 필요를 느끼기까지 더 오래 걸린다. 그러므로 증기 캐비닛이 있는 스파에서는 물탱크의 크기가 큰 캐비닛이 더 유리하다.

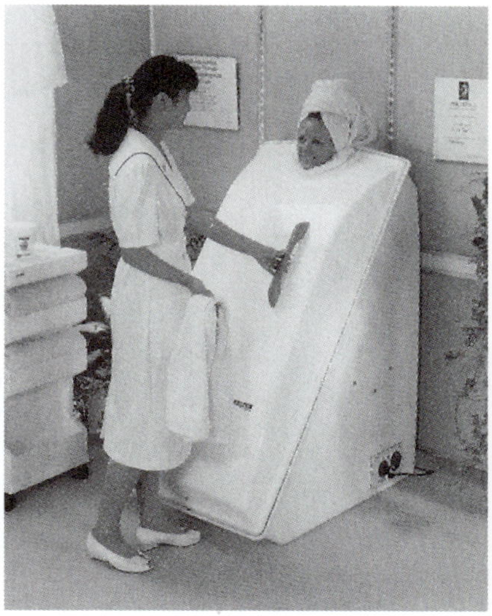

증기 캐비닛

증기 캐비닛을 작동하기 위해 관리사가 확인할 사항

- 벽의 주 콘센트 스위치. 캐비닛의 전력 소비량이 크기 때문에 주 콘센트 공급원에 직접 연결되어야 한다.
- 예열과 실제 관리 시간을 정하기 위한 타이머 스위치.
- 캐비닛을 적당한 온도로 맞추기 위한 온도 게이지.
- 타이머와 온도 게이지는 일반적으로 캐비닛의 바깥 쪽에 서로 가까이 있으며, 가열 장치에 가까운 바닥 근처에 있는 경우가 많다.

자동 온도 조절 장치로 조절되는 물 탱크가 물이 끓을 때까지 가열하기 때문에, 증기 캐비닛은 습한 열을 만들어 내고, 이 습한 증기가 캐비닛 내부의 공기와 섞이거나, 피부가 견딜 수 있는 정도의 온도(물의 끓는 점인 100°C 보다 낮은 온도)로 수증기를 만들어 낸다. 증기 캐비닛에서 사용하기에 권장할 만한 최고 온도는 45°C이다.

증기 캐비닛이나 욕실 내의 공기의 상대 습도는 일반적으로 약 92~97%이다. 실질적으로는 공기가 흠뻑 젖기 때문에, 그리고 수증기로 인하여 체온이 상승하기 때문에, 땀샘에 의해 생산된 땀은 증발하지 못하고 몸을 식히지도 못하고, 몸에서 뚝뚝 떨어진다.

> **요점**
> 열 관리법 중에, 몸이 손실한 수분을 대체하지 못하기 때문에, 장에서 수분을 흡수하게 되고 그로 인하여 변비가 생길 수도 있으며, 변비가 있는 사람은 증세가 더 심해질 수 있다.

증기실

증기실에서는 많은 고객들이 한꺼번에 관리를 받을 수 있다.

증기실을 사용하기에 충분하게 가열하는데 걸리는 시간은 증기실의 크기에 따라 다르다. 어떤 증기실은 개별적 사용을 위하여 설계되고, 다른 증기실은 8명까지 수용 가능하다. 개별 증기 '튜브'는 작은 증기실의 역할을 하며 구입하기 쉽다.

증기 캐비닛 사용의 장점

고객 면에서:

- 증기 캐비닛은 공동 증기실보다 좀 더 사적인 관리를 제공한다.
- 온도는 개별 고객에 맞게 조절 가능하다.
- 고객이 자신의 머리를 밖으로 하고, 머리카락을 건조하게 유지할 수 있다.
- 머리가 밖으로 나오기 때문에 밀실 공포증 고객에게는 훨씬 더 적합하다.

> **요점**
> 높은 상대 습도를 가진 뜨거운 공기로 숨쉬는 것은 폐의 침수를 야기할 수도 있다. 왜냐하면 이러한 공기가 몸 속으로 들어가면, 공기가 차가워지고 그것이 액화되어 물이 되기 때문이다.

- 고객은 증기보다 방의 공기로 숨쉴 수 있다.

관리실에서는:

- 가열에 필요한 전기 소모량이 훨씬 적으므로 증기실보다 유지 비용이 훨씬 적다.
- 초기 투자 비용이 훨씬 적다.
- 업소에 캐비닛을 놓기에 넓은 장소가 필요하지 않다.

증기 캐비닛과 증기실의 관리

- 수분을 함유한 열은 미생물에게 최적의 환경을 제공하기 때문에 위생이 매우 중요하다.
- 관리 전과 후에, 증기 욕조와 증기실을 제조업체가 권장하는 적절한 소독제로 청소해야 한다.
- 매일 업무가 끝나면, 증기 욕조와 욕실의 문을 열어 두어야 습기가 머무르는 것을 막을 수 있다.
- 전염성 발 질환의 감염을 막기 위해 일회용 신발이 사용될 수 있다.

인체에 대한 증기 관리법에 대한 금기 사항

- 혈전증이나 정맥염
- 천식과 다른 호흡기 질환
- 저혈압이나 고혈압
- 심장의 이상
- 간질
- 당뇨병 *
- 무좀
- 사마귀
- 감염성 피부 질환
- 햇볕 화상
- 임신*
- 월경
- 현기증이 나곤 하는 제한된 다이어트를 하는 고객
- 심한 감기/열
- 과식 또는 과음 후
- 밀실 공포증 **
- 신경계 기능이상
- 심한 타박상
- 최근의 흉터 조직

* 의사의 승인이 있어야만 관리 가능.

** 어떤 고객들은 증기 캐비닛이 밀실 공포증이 덜 하다고 생각한다.

요점

의사의 승인을 받았다면, 건선과 습진과 같은 피부 상태를 가진 고객은 습식 열 관리를 받음으로써 그 상태를 호전시킬 수 있다.

신체에 대한 증기 관리법의 효과

- 체온 상승
- 신진대사 증가
- 순환 증가
- 심장 박동수 증가
- 맥박수 증가

- 혈압 하강
- 땀 유도
- 피부 세정와 유연
- 표면의 근육 긴장 완화

증기 캐비닛을 위한 준비

1. 일반적인 안전 대책을 준수한다.
2. 캐비닛을 소독용액으로 청소한다.
3. 금속 가열통을 물로 채운다.
4. 고객을 보호하기 위해 타월을 좌석 위에 놓는다. 금속 욕조를 사용하는 경우라면, 고객을 보호하기 위한 타월을 내부에 놓는다. 열이 빠져 나가기 위해 캐비닛에 있는 구멍 위에 타월을 놓는다.
5. 물 탱크 안전장치는 화상으로부터 고객을 보호하기 위해 제 위치에 놓여야 한다.
6. 주 콘센트의 스위치를 켜고, 욕조를 가열하기 위해 온도 게이지를 최대로 한다. 욕조가 가열되기에 충분한 시간으로 타이머를 정한다(이것은 물 탱크의 용량에 따라 다르다. 가열 시간에 대한 제조업체의 권장사항을 숙지하시오. 작은 물 탱크를 가열하는 데 필요한 일반적 권장 시간은 약 15분이다).
7. 일단 가열되면, 온도 게이지를 5~55°C로 맞추고, 타이머 스위치가 꺼져서 온도가 내려가지 않도록 점검한다.

증기 캐비닛 관리

1. 고객을 안내 데스크에서 맞이하여 관리실로 인도한다.
2. 금기사항이 있는지 점검하고, 효과를 설명하기 위해서 상담을 실시한다.
3. 고객은 방취에, 바디 로션, 향기 등을 없애기 위해 샤워를 하는데, 그 전에 콘택트 렌즈, 안경 그리고 장신구와 같은 것을 벗어야 한다.
4. 고객이 욕조에 들어가도록 돕는다. 고객 보호를 위해서 그리고 열 손실을 막기 위해서 고객의 목에 깨끗한 타월을 두른다.
5. 타이머를 적당한 시간으로 지정한다. 일반적으로 15~20분.
6. 관리사는 관리 내내 고객을 안심시켜야 하며, 고객이 필요할 때를 대비하여 항상 가까이 있어야 한다.
7. 관리가 끝나면, 고객이 욕조에서 나오도록 돕고 시원한 샤워를 하도록 인도한다.
8. 박피 제품의 사용은 일반적인 피부결과 세포의 재생을 촉진하기 위해 권장된다.
9. 증기 관리 후에 고객은 휴식을 취해야 하며, 마실 것을 여러 잔 마셔야 한다.

요점

증기 캐비닛을 구입할 때, 아로마 요법 분무 시스템도 함께 구입할 수 있다. 그래야 관리사가 개별 고객에 맞게 선택한 에센셜 오일을 캐비닛 내로 침투시킬 수 있기 때문이다.

유용한 정보

욕조에 드나들 때, 샤워를 하기 전 후에 고객의 몸이 아닌 얼굴을 직접 살피는 것이 중요하다. 옷을 다 차려 입은 사람이 당신의 벗은 몸을 본다고 상상해 보시오!!

증기 캡슐

이것은 인간공학적으로 고안된 증기 기구이기 때문에 고객은 단독 캡슐 안에 눕는다. 아로마,

증기, 적외선, 샤월 그리고 미용색채학과 같은 다양한 관리법과 병행될 수 있다. 진흙이나 해조류 랩을 하고도 사용할 수 있다.

실습 사항

동료와 함께, 당신의 지역에서 지난 12개월 동안 열 관리를 받은 적이 있는 사람의 비율(%)을 알아내기 위한 조사를 계획하고 실행하시오. 그들이 받은 관리의 유형, 나이범위, 성별 그리고 관리받은 이유를 기록하시오.

진흙 요법(mud treatments, Pelotherapy)

진흙 요법은 새로운 것이 아니라, 기원전 400년부터 사용되어 온 것이다. 히포크라테스는 치유적 진흙을 상처 치유와 차가운 치유에 사용했었다. 펠로이드는 진흙을 뜻하는 그리스어인 펠로스에서 유래되었다. 펠로이드는 성분이 다양하며, 다음과 같은 4가지 종류가 있다.

- 피트(peat)
- 무어(moor, 습지를 의미하는 독일어)
- 어스 무어(earth moor)
- 진흙(muds)

피트는 지하수 보다 위에서 발견되는 유기물로 구성되어 있다. 무어는 식물성분과 무기성분을 가지고 있으며 일반적으로 석회를 다량 함유하고 있다. 진흙은 주로 무기성분 (부서지는 돌)과 소량의 유기성분을 포함한다. 펠로이드는 물과 열전도, 대류 및 복사성을 가지고 있기 때문에 물리적으로 다른 특성을 가지고 있다.

- 테라 시길라타 : 그리스의 렘노스 섬에서 생성되는 의료적 진흙. 이것은 황금만큼이나 가치가 있다.
- 무어 : 풍부한 네이드하팅 무어를 함유한 진흙으로 북 오스트리아에서 생성되며, 그 기원은 빙하시대로 거슬러 올라간다. 무어 진흙은 100가지 이상의 식물과 허브가 분해되어 만들어진 것이어서 영양이 풍부하다. 이것은 기원전 80년에 셀츠에 의해 발견되었다. 1945년에는 오스트리아의 생화학자인 오토 스토버 교수가 무어 요법의 분야를 개척했다. 그의 연구에 힘입어, 무어 진흙은 이제, 그 치료적 특성과 관절염과 류머티즘에 대한 자연적 치유 성질로 인하여, 오스트리아, 독일, 프랑스, 이탈리아 그리고 스위스의 국가적 의료 시책에 사용된다.
- 팡고 : 진흙을 뜻하는 이탈리아 어이다. 팡고 요법은 미네랄과 영양이 매우 풍부한 진흙을 피부 세정과 재활에 사용하는 것이다.
- 파라팡고 바타길라 : 1952년에 독일의 헤세 교수가 발견한 관리법. 이것은 팡고 진흙과 파라핀 왁스의 혼압체이다. 따뜻한 페이스트가 신체 형태에 맞게 몰드되어, 운동으로 인한 부상과 류머티즘에 효과를 준다.
- 사해의 검은 미네랄 진흙 : 이것은 특히, 습진과 건선과 같은 피부 질환이 좋다.
- 헝가리 웰니스 진흙 : 이 진흙은 부다페스트의 남동쪽, 콜로프에서 생성된다. 헝가리의 의료 스파에서 이용된다.

허브 의식

인도네시아의 의식은 내적인 아름다움과 체내 건강의 중요성을 보여준다. 이 들 중 가장 유명한 것은 아래와 같다 :

- 만디 룰러 : 인도네시아, 자바의 왕국에서 유래된 전통적인 예식으로, 자바 룰러라고도 알려져 있다. 이것은 피부를 윤기 있고 밝고 유연하게 하는 치료로서, 원래 결혼식을 치를 신부를 위한 왕궁의 비법이었다. 역사적으로 보면, 결혼식 전 40일 동안 룰러를 피부에 사용한다. 요즘에는 결혼식 1주일 전에 사용하는데, 왕가의 전통에 따라 룰러 사용법도 다양하다. 기본적으로 대부분의 룰러에는 다양한 꽃, 허브 그리고 쌀, 백단향, 생강, 커민, 심향이 다소 들어있다. 페이스트를 몸에 바르고 건조하게 놓아둔 후 부드럽게 비벼서 요구르트를 이용하여 닦아 낸다. 일반적으로 마사지 후에 바르게 되며, 장미꽃잎과 자스민 욕조에 들어가기 전에 하게 된다.
- 보레 : 인도네시아에서 쌀을 일구는 농부들이 하루 일을 끝내고 사용했던 전통 요법이다. 보레는 사용 가능한 식물과 가정마다의 요법에 따라 다양한 성분을 가지고 손으로 하게 되어 있다. 그러나 일반적으로 잘게 부순 생강 뿌리, 클로버, 심향과 육두구 열매가 포함되어 있다. 몸을 따뜻하게 하고 쑤시는 관절이나 아픈 근육을 치유하는 데 도움이 된다고 전통적으로 믿고 있다. 따뜻한 페이스트를 몸에 바르고, 그대로 마르게 하는데 전통적으로 하룻밤을 그대로 놓아둔 후, 닦아내고 마사지를 하게 된다.

해수 요법(Thalassotherapy)

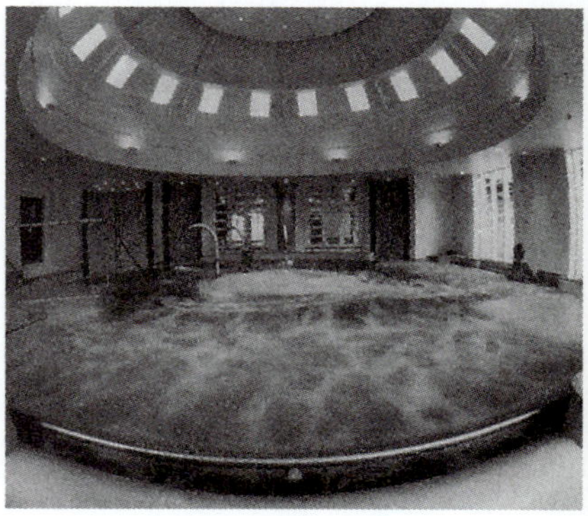
해수 요법

이 말은 바다를 의미하는 그리스어인 *탈래사*에서 유래된 것이다.

기원전 400년 경, 에우리피데스는 '바다는 사람의 병을 고친다' 라고 썼다. 1791년 존 라프튼 박사는 마게이트에서 최초의 해양 병원을 열었다. 그리고 나서 1822년 프랑스 디에프에서 최초의 해양 치유 센터가 개설되고, 1899년에는 루이스 바고가 로스코프에 해수 요법 센터를 최초로 설립했다. 정화된 바닷물은 혈액 원형질과 거의 같아서 생명에 필수적인 총 92개의 미량 원소를 함유하고 있다. 해조 요법 또한 20세기에 들어서면서 아일랜드의 컨트리 클레어, 골웨이, 코르크에서 인기 있었다. 해수 요법의 기본 원리는 바다의 공기와 물, 그리고 해수 추출물에 몸을 담그거나 노출 시킴으로써 이러한 성분이 몸 속으로 흡수되어 몸에 미네랄을 공급하고, 해독 작용을 하는 것이다.

해수 요법은 고통을 완화하고 조직에 활력을 불어 넣기 위해 사용되는 소금 물 하이드로젯 마사지이다. 이것을 받으면, 신체의 균형과 에너지를 되찾게 될 수 있다.

해수 요법은 한꺼번에 최대 15명을 수용할 수 있는 커다란 풀로 구성되어 있으며, 밑에서는 여러 곳에 압력 젯트가 있다. 시간은 30분이 걸리며, 이 동안 이것을 받는 사람은 풀의 여러 다른 곳을 돌아 다닌다. 이것은 또한 조류 랩과 병행될 수도 있다.

풀은 다음의 3가지 주요 성분을 함유한 1톤의 소금물로 구성된다.

- 마그네슘, 고객의 긴장을 완화하여 졸립게 느끼게 하는 천연 진정제.
- 아연, 특히 습진과 건선으로 고생하는 사람에게 좋다.
- 나트륨, 피부를 단단하게 하고 활력을 주는 효과가 있어서, 특히 풀 안의 사이드 젯트와 병

행되면 좋다.

해수 요법의 주요 장점

- 스트레스를 풀게 한다.
- 혈압을 정상화 한다.
- 체내 독소를 정화한다.
- 호르몬 활동을 정상화 한다.
- 심장 혈관계를 강화한다.
- 신체 신진대사를 증가시킨다.
- 비강 및 호흡기를 깨끗하게 한다.
- 피부와 머리카락의 질을 향상시킨다.

해수/해조 요법

이것은 해조나 해조 추출물을 사용하는 조류를 기본으로 하는 요법이다.

해조/조류 추출물은 랩이나 욕조 그리고 바디 제품에 혼합될 수 있다. 현재까지 기록된 해조류는 25,000가지 이상이고, 아직 발견되지 않는 해조류도 수 천 가지 이상이다. 해조는 오랫동안 해독 요법으로 사용되어 왔다. 해조에 포함된 켈프는 신진대사를 증가시키고, 림프계를 통해 독소 배출을 돕는 것으로 알려져 있다. 해조에는 다량의 미량 원소, 미네랄, 그리고 아미노산이 들어있다. 해조에 있는 효소는 조류산이라고 불린다. 이 효소는 노폐물과 독소를 흡수함으로써 림프계에 작용한다. 해조 추출물이 첨가되면, 미량 원소가 해조 랩이나 목욕을 함으로써 삼투현상을 통하여 신체에 흡수된다.

해조류는 그 색에 의하여 아래와 같이 분류된다:

- 파란색 : *남조류* — 해독을 돕는 유기 요오드가 포함되어 있다.
- 초록색 : *녹조류* — B12와 같은 비타민을 다량 함유되어 있다.
- 붉은색 : *적조류*
- 갈색 : *갈조류*

건강과 미용 분야에 사용되는 조류는 푸쿠스, 대형조류 그리고 다시마 류가 있다. 이것들은 요오드를 다량 함유하며 항박테리아의 특징이 있다.

자가 검진

1. 다양한 유형의 진흙과 그 효과를 열거하시오.
2. 다양한 유형의 증기 요법을 열거하시오.
3. 두 가지의 의식을 대고 설명하시오.
4. 해수 요법이란 무엇인가?

바디 랩

바디 랩은 여러 해 동안 다양한 형태로 전문적인 미용 분야에서 사용되어 왔다. 신체 조직이 압축되기 때문에, 대부분의 바디 랩은 '체중 감량 요법'으로 알려져 있다. 그리고 다소간의 체액 손실로 인하여 약간의 체중 감량와 함께 몸매 관리로 이어진다. 바디 랩은 피부 깨끗이 하고, 느슨한 조직을 조이고, 해독 작용을 하며, 셀룰라이트와 스트레치 마크에 효과가 있다.

보통 바디 랩은 다음의 3가지 원리로 구성된다:

- 피부에 흡수되고, 해독작용을 돕도록 디자인된 활성화된 요소를 포함하는 특별한 제품. 가장 널리 사용되는 주요 성분은 해조로 이뇨 효과를 위해 사용된다; 피부에 영양을 공급하는 미네랄 추출물; 해양 점토, 신체에서 독소를 빼내는 습포로서 작용한다.
- 랩 매개체 — 이것은 거의 신축 밴드와 흡사하며, 플라스틱이나 고무 시트와 같기도 하다.
- 열 관련 활동. 이것은 열 관리법의 한 형태라고도 할 수 있다 — 적외선 램프 또는 열 담요 — 랩 매개체로서 고객을 따뜻하게 유지하고 제품을 시원하게 유지하도록 디자인되었다. 또한 신체를 따뜻하게 유지하는 동시에 활력을 주는 것을 돕기 위해서 운동을 권장한다.

대부분의 바디 랩 치료는 정기적으로 재택관리 제품과 다이어트 그리고 운동과 함께 진행되도록 고안되었다.

바디 랩 관리의 예

1. 고객과의 세부적 상담을 수행하면서 금기사항이 있는지 점검한다. 고객의 체중을 측정한다.
2. 줄자의 위치를 정확히 고객에게 보여주기 위하여 특별 측정치가 기록된다.
3. 랩 매개체가 준비된다. 특히, 밴드는 보통의 경우 특별한 '진흙' 용액에 담겨 있다(이것은 고객이 도착하기 전에 준비된다).
4. 그리고 나서 고객은 밴드/랩 매개체로 싸여진다. 대부분의 제조업체들은 밴드를 붙일 때 정맥을 따라 나란히 위로 올라가는 방향으로 관리할 것을 권장한다. 허리를 지지하기 위해서 등을 쌀 때는 특별한 주의를 기울여야 한다.
5. 남은 양의 제품이 특정 부위에 더해질 때도 있다.
6. 모든 밴드/랩 매개체가 제 자리에 있게 되면, 고객에게 편안하게 느끼는 지를 확인한다.
7. 열 장치를 사용하여 고객은 따뜻하게 유지하고, 밴드는 시원하게 유지한다. 관리 시간 중에, 열 장치는 이완을 유도하기도 한다. 또한 약간의 운동이나 토닝 테이블의 사용을 권장한다(이 경우, 고객은 보호복을 입어야 한다).
8. 약 1시간 동안 밴드/랩 매개체를 부착한 후, 이들을 제거하고 고객을 다시 측정한다. 어떤 제조업체들은 피부에 남아 있는 잔여물을 없애기 위해 샤워를 권장하는 반면, 어떤 제품은 피부에 완전히 흡수되어 샤워가 필요 없다.
9. 마지막으로, 관리의 효과를 지속하기 위한 재택관리와 소매 제품을 추천하고, 다음 관리를 예약한다.

> **요점**
>
> 밴드를 사용하는 것은 특별한 기술이기 때문에 몸을 감싸는 데 필요한 적절한 훈련을 받는 것이 매우 중요하며, 제조업체가 추천하는 과정을 완료해야만 관리할 수 있다.

몸을 감싸는 관리법/랩

대부분의 랩을 하기에 앞서, 고객은 건조한 상태에서 브러싱을 하거나, **덜스**(dulse)(역주* : 해조류의 일종)로 피부를 비비거나, 소금으로 비벼서 표피를 먼저 떨어뜨리고 나서 샤워를 해야 한다.

바디 글로우나 터키 글로우로도 알려진, **솔트 글로우**(salt glow)는 거친 소금과 에센셜 오일 그리고 물을 이용해서 하는 표피 박리이다. 바디 글로우 후에는 샤워를 하고, 바디 로션을 이용한 마사지를 하게 된다. 그러나, 원하는 효과와 제품의 회사에 따라 다르기도 하다. 어떤 랩은 그 전이나 후에 샤워가 필요 없고, 드라이 플로테이션과 병행되기도 한다.

랩에 사용되는 재료

원하는 효과에 따른 다양한 재료로 고객을 감쌀 수 있다. 랩을 시원한 또는 뜨거운 허브액이나 에센셜 오일에 미리 담가 놓을 수 있다. 랩으로 고객을 감싸기 전에 랩 위에 팡고로 코팅할 수 있다. 랩에 사용되는 재료에는 린넨 원단, 보온 필름, 부드러운 호일, 탄력성 있는 밴드 또는 플라스틱 밴드, 모래 그리고 타월 등이 있다. 압축 랩은 체중 감량 패키지의 일부로서 셀룰라이트를 위하여 사용된다.

랩과 함께 사용되는 제품들

- 진흙 : 몸에 미네랄을 공급하기 위해 사용된다.
- 조류/해조 : 해독 작용을 위해 사용된다.
- 꽃 : 장미 꽃잎과 자스민
- 발트해의 초크 : 초크는 뤼겐의 발트해 섬에서부터 사용되었고 해독 효과가 있다.
- 와인과 진흙의 혼합 : 표피 박리와 비네오테라피의 혼합. 포도씨와 와인 효모에서 얻어진 포도 추출물을 사용한다.
- 알로에 베라 : 피부에 보습과 유연작용을 한다.
- 에센셜 오일은 피부를 따뜻하게 또는 시원하게 하고, 해독 작용이 있기 때문에 랩과 함께 사용된다. 시원하게 하는 것은 장뇌나 박하뇌이다. 따뜻하게 하는 것은 계피나 유칼립투스나 클로버이다.
- 건초 목욕 : 고객은 건초 침대에 누워 있고, 신체의 윗면은 두꺼운 젖은 건초 꽃으로 덮여 있고, 열 담요로 싸여 있으며, 드라이 플로트와 함께 사용된다. 이 과정은 해독 작용을 한다.

더말로지카에서 생산되는 뜨거운 허브 린넨 랩의 예

이것은 근육 통증 완화와 해독 작용을 위해 사용된다. 표백되지 않은 린넨을, 특별 수분 열 장치 내부의 뜨거운 허브 '티'에 담근다. 마사지 침대에는 절연된 두꺼운 울 담요가 밑에 있는 금속 스파 시트를 깔게 된다. 그리고 나서 뜨거운 시트를 물에서 꺼내어 짠 후, 신속히 마사지 테이블 위에 평평하게 놓는다. 고객이 그 위에 눕고 몸을 감싼다. 따뜻한 허브의 향이 흡입 치료 효과를 낸다. 차가운 습포를 이마나 갑상선 부위에 놓는다. 치료 시간은 일반적으로 30분이고, 고객이 싸여있는 동안 두피 마사지가 행해질 수 있다(피부 연구소).

플로테이션 관리법

두 가지 유형의 플로테이션 관리법이 있다 — 습식 플로테이션과 건식 플로테이션.

습식 플로테이션 탱크

이것은 몰드된 섬유유리로 만들어져 있으며 그 크기가 다양하다. 일반적으로 작은 방처럼 생

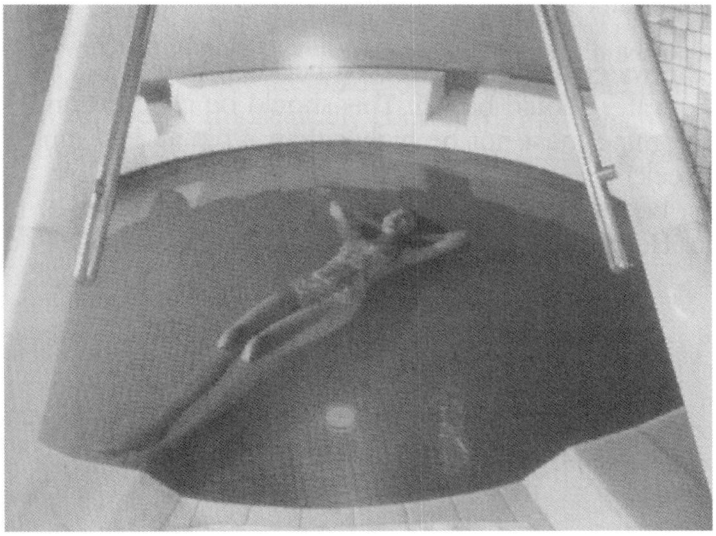

습식 플로테이션

긴 직사각형이고, 탱크의 옆 면에 밖으로 열게 되어 있는 문이 있다. 내부의 색은 일반적으로 파란 색이고, 바닥에는 약 30 cm(12 인치) 높이의, 체온에 맞게 가열되어 따뜻하고 소금이 많은 물이 있는데, 이로 인하여 모든 사람이 뜰 수 있다. 내부의 작은 불빛은 스위치가 꺼지기 전에 고객이 소금물에 떠서 안정할 시간을 준다. 스위치 컨트롤은 옆 벽에 있어 쉽게 닿을 수 있다.

이러한 탱크가 스파와 레져 센터에 있는 경우가 있으며, 샤워실과 가까운 곳에 별개의 방에 위치한다. 고객은 사워를 해서 바디 크림을 비롯한 몸에 있는 모든 것을 제거한 후, 석유 성분의 젤리를 베인 상처가 있는 곳에 발라서 소금물이 상처 속으로 들어가 쓰라리지 않도록 한다. 탱크 안에서는 옷을 입지 않는 것이 좋다. 귀마개가 제공되며, 목 쿠션이 제공될 때도 있는데, 이것은 허약하거나 자신이 물에 뜰 수 없다고 생각하는 고객을 안심시키는 데 중요한 역할을 한다. 탱크 옆에서 발을 약간 넣어 보면, 쉽게 조명이 비춰지는 탱크 안으로 들어갈 수 있고 문의 빗장이 있어 문을 쉽게 닫을 수 있다. 고객은 내부의 조명을 끄기 전에, 따뜻하고 다소 제약적인 환경에 적응을 하기 위한 시간을 가질 수 있다. 일반적으로 인터콤 시스템이 있어서 관리사가 고객이 편안한지를 점검하고, 음악을 틀고, 누군가 곁에 있어야 한다고 생각하는 소심한 고객을 다시 안심시킬 수 있다.

탱크에는 일반적으로 작고 둥근 환기구가 있어 고객이 우선 내부 스위치를 끄고, 외부 방 조명을 끄기 위해 딜레이 스위치를 사용함으로써 완전한 어둠 속에 있게 되도록 한다(여전히 조명이 외부 방으로부터 문 틈과 환기구 구멍을 통해서 탱크로 들어갈 수 있다). 이것은 소심한 환자에게는 매우 유용하다. 고객은 등을 아래로 하고 누워서, 필요하다면 목 쿠션을 대고 소금물이 자신의 몸을 띄우게 하고, 모든 외부 근육을 이완시키고 온 몸의 긴장을 풀게 한다. 고객이 원한다면, 관리사가 관리용 전문 음악을 틀 수 있다. 고객이 물 위에서 충분한 시간을 가졌다면, 조용히 음악이 꺼지도록 해서 고객이 평화롭고 고요한 시간을 갖도록 한 후, 다시 조용히 음악이 들리고 천천히 관리를 끝내게 된다.

이 후에, 고객은 샤워를 해서 피부에 묻은 소금물을 제거하고 관리사가 판매하는 전문 제품을 사용하여 샴푸한다. 스파는 한 시간 동안의 관리를 예약하는 것이다. 이 중 고객은 40~45분을 플로테이션 탱크에서 보낼 수 있다. 효과적인 관리 후에, 심신의 완전한 이완으로 찾아오는 '구름 위를 걷는 느낌' 으로 활력을 얻게 될 수 있으며, 거의 중독성을 가진 관리라고 생각할 정도로 좋은 경험이 될 것이다.

플로테이션 탱크의 관리

- 탱크에는 오일, 거품, 빠진 머리카락 등의 전혀 없어야 한다.
- 탱크의 내부, 수면 위쪽은 최소한 일주일에 한 번 또는 필요할 때마다 청소해야 한다.
- 탱크 내의 물은 매번 사용한 후 걸러져야 하며, 온도를 점검해야 한다.
- 물의 수위는 고객에 맞게 점검해야 한다.
- 물의 pH는 7.6이어야 한다. 이것을 매일 점검해야 한다.
- 브롬의 수준은 2 ppm 이상이어야 하고, 최소한 일 주일에 한 번 점검해야 한다.
- 탱크는 독립된 실험실이나 환경 보건부에서 검사해야 한다.

습식 플로테이션에 대한 금기사항

- 밀실 공포증
- 과민성 고객
- 심각한 자상/찰과상
- 최근의 흉터 조직
- 전염성 피부 질환
- 심한 습진/건선
- 발바닥의 사마귀(사마귀)
- 백선 (무좀)
- 음주 후
- 심장의 이상 *
- 간질 *
- 과식 후

* 의사의 승인이 있어야만 관리할 수 있다.

습식 플로테이션의 효과

- 이완을 도우며 신체 조직을 따뜻하게 한다.
- 물의 부력을 통하여 근육을 이완시킨다.
- 고통을 완화한다.
- 일반적인 웰빙의 느낌을 얻게 한다.

습식 플로테이션의 준비

1. 일반적인 안전 대책을 준수한다.
2. 탱크와 샤워 구역이 깨끗한지를 점검한다.
3. 물의 수위와 온도가 맞는지 확인한다.

습식 플로테이션

1. 고객을 안내 데스크에서 맞이하고 탈의실로 인도한다.
2. 금기사항 여부를 점검하고, 효과를 설명하기 위해 상담을 실시한다.

3. 고객은 장신구, 안경 그리고 콘택트 렌즈와 같은 것을 벗고 샤워를 한다.
4. 고객은 아주 작은 찰과상이 있는 피부에도 석유계의 젤리를 바르고 귀마개를 한다.
5. 고객은 플로테이션 탱크로 들어가서 문을 닫고, 자신이 알맞은 시간에 내부 조명을 끈다.
6. 고객이 원한다면, 관리사가 플로테이션 기간 동안 유선방송을 통한 무드 음악을 틀어 줄 수 있다.
7. 관리가 끝날 때, 관리사는 고객에게 샤워를 해서 피부와 머리카락에 남아있는 소금기를 제거하도록 말해야 한다.
8. 고객은 휴게실에서 쉬면서 필요한 만큼의 음료를 마셔야 한다.

건식 플로테이션 탱크

건식 플로테이션 탱크는 원래 오스트리아에서 발생했으며 그곳에서 오랫동안 인기가 있어 왔다. 이것은 스텐레스 스틸 틀로 만들어졌으며, 그 안에는 자동 온도 조절 장치로 제어되는 물 탱크가 있고, 그 탱크 내부에 깔개가 있어서 물에서 아프지 않게 고객을 지탱해 줄 만큼 낮아지도록 되어 있다.

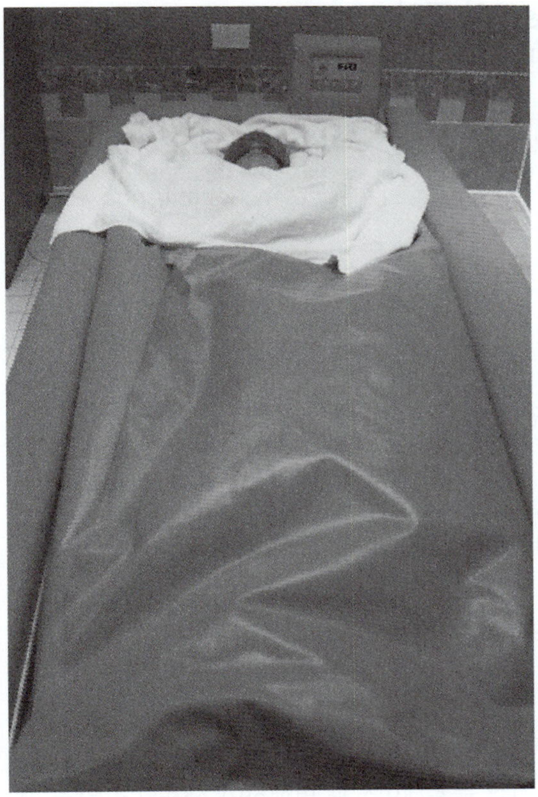

건식 플로테이션

물 탱크는 유연성 있는 얇은 막으로 봉해져 있다. 탱크는 속이 대어진 판넬로 싸여 있어서 직사각형 모양으로 보이기 때문에 욕조와 비슷해 보인다. 고객은 두루마리 종이로 보호된 올려진 벤치 위에 눕는다. 종이로 된 보호 시트는 고객의 위에 올려질 수 있다. 관리사가 컨트롤 버튼을 눌러 판을 내려가게 함으로써 고객을 뜨게 하여 비닐로 보호된 일정한 온도가 유지되는 따뜻한 물에 들어가게 한다.

건식 탱크는 주로 헬스 스파에 많으며 샤워실과 가깝다. 건식 플로테이션 방법은 수 많은 관리에 사용될 수 있으며, 그 중 몇은 각기 다른 효과가 있는 여러 가지 재료로 몸을 코팅하는 것을 포함한다. 예로, 진흙은 박피와 유연 효과를 위해 사용될 수 있으며, 그 자체의 즙으로 부드러워진 건초와 유칼립투스 에센셜 오일의 혼합물은 상태가 좋지 않은 림프 순환과 호흡기 질환에 좋다. 우유와 에센셜 오일은 피부를 유연하게 하는데 사용된다. 플로테이션은 신체의 긴장 완화에 대한 효과와 휴식을 위해 사용된다.

고객이 일단 건식 플로테이션 탱크에 뜨게 되면, 관리사는 부드러운 음악을 틀고, 조명을 어둡게 한 후, 고객이 쉽게 닿을 수 있는 거리에 경보 버튼을 둔다. 그 다음 고객은 약 40분간 휴식을 취하게 된다.

관리사는 관리 중에 계속 문밖의 가까운 곳에 있으면서, 5~8분 후 고객이 편안한지 점검하고, 관리가 끝나면 방으로 되돌아 온다. 컨트롤 버튼을 누르면, 고객의 등 밑까지 판이 올라가서 탱크의 맨 위까지 올라간다. 이 때 비닐 커버가 벗겨지며 고객이 옷을 벗도록 돕는다. 진흙과 같은 특별한 관리가 사용되는 중이라면, 관리사는 탱크와 샤워실 사이의 바닥에 보호용 커버를 놓아야 할 것이다.

건식 플로테이션 탱크의 관리

탱크는 제조업체가 권장하는 소독액으로 청소해야 한다.

건식 플로테이션에 대하여 금기 사항

- 전염성 피부 질환
- 심한 호흡기 질환
- 심한 감기/열
- 심장의 이상 *
- 당뇨병 *
- 간질 *

* 의사의 승인이 있어야만 관리 가능.

건식 플로테이션의 효과

- 휴식을 돕는다.
- 물의 부력을 통하여 근육을 이완시킨다.
- 고통을 완화한다.
- 일반적인 웰빙의 느낌을 갖게 한다.

주의: 특별한 관리가 건식 플로테이션과 병행하여 사용되고 있을 때는, 이로 인한 특별한 효과가 위의 목록에 더해져야 한다.

건식 플로테이션의 준비

1. 일반적인 안전 대책을 준수한다.
2. 비닐 시트가 청결하고 건조해야 하며, 필요에 따라 보호되어야 한다.
3. 판이 탱크의 맨 위까지 올려져야 하며, 온도 조절 스위치가 물을 예열하기 위하여 켜져야 한다.

건식 플로테이션

1. 고객을 안내 데스크에서 맞이하고 탈의실로 인도한다.
2. 금기사항 여부를 점검하고, 효과를 설명하기 위해 상담을 실시한다.
3. 고객은 장신구, 안경 그리고 콘택트 렌즈와 같은 것을 벗고 샤워를 한다.
4. 고객은 탱크의 맨 위에 눕고, 관리사가 고객의 위에 커버를 덮는다.
5. 관리사가 스위치를 눌러 판을 내려가게 한다.
6. 고객의 취향에 따라 조명을 어둡게 하고 음악을 튼다.
7. 플로테이션이 끝나면, 관리사가 판을 올려서 고객이 일어나도록 돕는다.
8. 진흙 목욕과 같은 특별한 관리가 진행 중이라면, 고객은 그러한 것을 몸에서 제거하기 위해서 샤워를 한다.
9. 고객은 휴게실에서 휴식을 취하고 필요한 만큼 음료를 마신다.

자가 검진

1. 다음의 관리에 대해 각각 4가지의 금기사항을 열거하시오.
   a. 증기 캐비닛
   b. 습식 플로테이션
   c. 건식 플로테이션
2. 다음의 각 관리에 대하여 두 가지의 효과를 열거하시오.
   a. 증기실
   b. 습식 플로테이션
3. 증기 캐비닛의 작동 방법을 설명하시오.
4. 증기 캐비닛을 사용할 때, 고객과 관리실에 어떤 장점이 있는지 말하시오.
5. 건식 플로테이션에 대한 준비, 상담 및 사후 관리를 설명하시오.

거품 목욕

거품 목욕은 구입, 설치 및 유지 비용이 큰 미용 관리실보다는 물을 이용하는 다양한 관리법을 제공하는 스파나 목적성 스파에서 훨씬 더 많이 볼 수 있다. 그러나, 일반 가정 목욕의 변형이 거품 목욕으로 전환하고 있다.

거품 목욕은 헬스 유체 정역학에서 발견되고, 스파 지역에서 발견되며 외관상 일반 가정 목욕과 비슷하다. 욕조 바닥에는 구멍 난, 플라스틱 깔개가 있어서 수 백 개의 미세한 구멍을 통해 압축된 공기가 욕조의 물 속으로 뿜어져 나오게 한다. 깔개를 덮기 위해서 약 10~15 cm 정도의 작은 양의 물만이 필요하다. 물은 개별 고객에 따라 37~43°C 사이로 가열된다. 해조와 같은 압축된 거품 에센스는 압축기가 켜지기 전에 물에 첨가된다. 압축기가 깔개 밑으로 공기를 뿜어 내기 때문에, 구멍으로 뿜어진 공기가 물을 포화상태로 만든다. 물의 포화로 인해 거품이 발생될 때까지 그리고 거품 에센스가 욕조의 맨 위까지 오를 때까지 압축기는 켜져 있다. 고객은 거품 속에서 약간 기댄 자세로, 욕조의 뒤 거품이 없는 곳에 머리를 쉬게 한다.

요점

- 몸의 열은 거품 목욕을 하면서 그대로 유지된다. 거품이 절연체 역할을 하기 때문에 몸의 열이 달아나지 않기 때문이다. 열이 오히려 증가하여, 땀이 나고 고객의 체온을 높여 주는 데서 생기는 장점을 얻을 수 있다(뜨거운 물이 계속 더해지지 않는 한, 물 온도와 체온이 매우 빨리 떨어지는 일반 목욕과는 다른 점이 바로 이것이다).
- 거품은 약 10%의 물과 90%의 공기로 구성되어 있다.

거품 목욕의 관리

욕조는 한 고객의 사용이 끝나면, 제조업체가 권장하는 소독액으로 청소되어야 한다.

거품 목욕에 대하여 금기 사항

- 전염성 피부 질환
- 사마귀
- 무좀
- 햇볕 화상
- 음주 후
- 당뇨병*
- 간질*
- 호흡기 질환 *
- 순환계 질환 *

* 의사의 승인이 있어야만 가능

거품 목욕의 효과

- 땀을 유도한다.
- 체온을 높인다.
- 순환을 증가시킨다.
- 근섬유가 이완된다.

거품 목욕의 준비

1. 욕조를 깨끗이 하고 깔개를 덮을 만큼 충분한 따뜻한 물로 채운다.
2. 선택된 압축 거품 에센스가 물에 더해진다. 예를 들면, 해조.
3. 압축기가 물에 공기를 뿜기 위해 켜진다.
4. 일단 거품이 욕조의 맨 위까지 닿으면, 압축기가 꺼진다.
   이제 거품 목욕이 준비된 것이다.

거품 목욕 절차

1. 고객을 안내 데스크에서 맞이하고 탈의실로 인도한다.
2. 금기사항 여부를 점검하고 치료 효과를 설명하기 위해 상담을 실시한다.
3. 고객은 장신구, 안경 그리고 콘택트 렌즈와 같은 것을 벗고 나서, 향수, 방취제, 바디 로션 등을 제거하기 위해서 샤워를 한다
4. 고객이 욕조 안으로 들어갈 수 있게 돕는다.
5. 관리 시간은 일반적으로 약 15분이다.
6. 고객이 욕조 밖으로 나올 수 있게 돕는다.
7. 세포 재생을 위한 박피 제품을 이용하여 따뜻한 샤워를 할 수 있다.
8. 고객은 휴게실에서 휴식을 취하고, 필요한 만큼 음료를 마신다.

공기 취입 목욕

헬스 스파, 유체 정역학 그리고 클럽은 물론이고 호텔과 가정에서도 많은 유형의 공기 취입 목욕을 볼 수 있다. 그들은 크기, 모양 그리고 가격 면에서 다양하다. 가장 단순한 형태는 외부에서

물 속으로 공기를 뿜을 수 있는 공기 펌프가 있는 보통 가정 목욕이다.

공기 취입 목욕은 프랑스에서 개발되었다. 이것은 물로 채워지고, 욕조의 깔개에 있는 구멍이나 호스를 통해서 공기를 물 속으로 뿜는다. 공기 취입 목욕 각각의 특성에 따라 에센스가 더해질 수 있다. 관리 시간은 약 15분까지 지속될 수 있다.

욕조 안에서의 수치료

공기 취입 목욕은 일종의 수치료법으로 대다수의 헬스 스파에서 사용되는데, 신체 위에 직접 공기를 분사하는 호스를 사용하게 된다. 수치료 기계는 고객이 들어오고 나가는데 도움이 되는 손잡이가 있는 욕조와 모양이 비슷하다. 기계의 내부는 일반적인 가정 욕조보다 더 고객의 몸에 딱 들어 맞는다. 기계는 따뜻한 물로 채워지고, 선택된 에센스가 첨가된 후, 압축기가 켜져서 공기가 깔개를 통해 부드럽게 욕조로 공기를 뿜게 된다. 고객은 관리사의 도움을 받아 욕조로 들어가고, 관리사는 호스를 켜서 근육 뭉침에 조직적인 관리를 하게 된다. 관리 시간은 약 20분이다.

실습 사항

수치료 기계의 활용 범위를 말하고, 그 장점과 비용을 비교하시오.

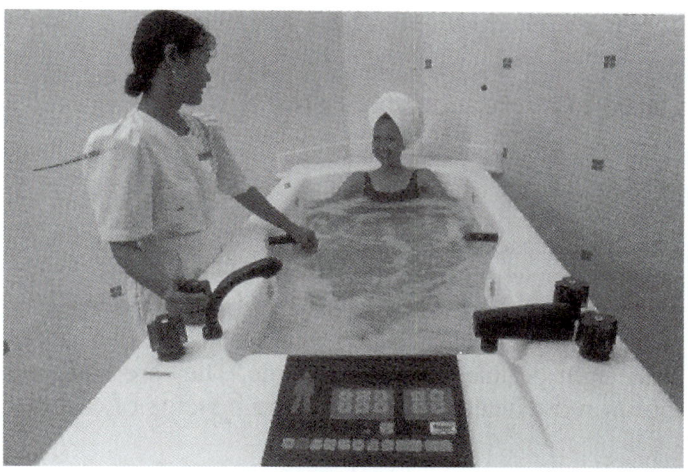

욕조 안에서의 수치료

욕조 안에서의 수치료에 대한 금기사항

- 심장의 이상
- 전염성 피부 질환
- 순환계 이상
- 과식 또는 음주 후
- 무좀
- 사마귀
- 임신
- 당뇨병 *
- 간질 *

* 의사의 승인이 있어야만 가능

욕조 안 수치료의 효과

- 체온 상승
- 땀이 난다.
- 순환 증가
- 근섬유 이완
- 신진 대사 증가

욕조 안 수치료의 준비

1. 일반적인 안전 수칙을 준수한다.
2. 따뜻한 물로 욕조를 채운다.
3. 필요한 에센스를 첨가한다.

수치료법 절차

1. 고객을 안내 데스크에서 맞이하고 탈의실로 인도한다.
2. 금기사항 여부를 점검하고, 관리 효과를 설명하기 위해 상담을 실시한다.
3. 고객은 장신구, 안경 그리고 콘택트 렌즈와 같은 것을 벗고 나서, 향수, 방취제, 바디 로션 등을 제거하기 위해서 샤워를 한다
4. 압축기를 켜서 공기가 물 속으로 뿜어지게 한다.
5. 고객은 관리사의 도움을 받아 기계에 들어가며, 약간 기대는 자세로 휴식을 취한다.
6. 호스가 켜지고, 관리사는 호스를 고객의 몸 위로 하여, 스위치가 꺼지기 전까지 약 15~20 분간 시행한다.
7. 압축기가 꺼지고 몇 분 후에, 고객이 욕조 밖으로 나오도록 돕는다.
8. 고객의 휴식을 위하여 휴게실로 인도한다.

월풀

월풀은 때때로 스파 목욕이라고도 불리며, 일반적으로 상업적으로 성공을 이룬 미국 제조업체의 이름 — 자쿠지 — 으로 널리 알려져 있다. 대부분의 헬스 스파, 유체 정역학, 클럽과 호텔은 물론이고, 가정에서도 볼 수 있다. 크기, 모양 그리고 가격 면에서 다양하다. 큰 제품은 최대 8명까지 동시에 수용할 수 있다. 많은 헬스 스파는 대체로 수영장 옆에 있어서 대조욕의 효과를 얻을 수도 있다.

월풀을 설치할 때 고려할 많은 요소가 있다:

1. 바닥 상태:
   - 월풀에 물이 가득 찼을 때의 무게를 지탱하도록 강화되어야 하다.
   - 물이 유입되고 배출되어야 한다.
2. 제어기가 있는 플랜트 룸:
   - 적절한 전력 공급이 가능해야 한다.
   - 월풀에서부터 5 m 이내에 있어야 한다.

- 통풍이 잘 되어야 한다.

3. 월풀 상태:
   - 여과 시스템
   - 지속적인 마모를 위한 강한 내구성이 있는 제어판.

월풀의 효과

- 순환을 증가시킨다.
- 피부를 자극하여 박피 작용을 돕는다.
- 신진대사를 증가시킨다.
- 근육을 이완시킨다.
- 고통을 완화한다(풀 안에 있는 동안).
- 웰빙의 느낌을 갖게 한다.

월풀은 일반적으로 2가지의 마사지 효과를 가지고 있다 — 부드러운 효과와 강한 효과.

부드러운 마사지 효과는 월풀 바닥의 작은 구멍을 통하여 압축된 공기가 분사될 때 생기는 것이다. 강한 월풀 마사지 효과는 월풀 물의 빠른 움직임을 따라 피부를 연타하는 공기 젯트에 의해 만들어 진다. 2가지 효과가 혼합되었을 때, 부글부글 거품이 나는 물의 강한 흐름이 만들어지는 것이다.

요점

- 월풀 내의 pH는 7.2에서 8.0 사이로 유지되어야 한다.
- 월풀 내의 물 온도는 30~40°C 사이로 유지되어야 한다.
- 월풀의 위생과 유지는 매우 중요하다. 그렇지 않으면, 레지오넬라균 박테리아에 감염된 작은 물방울을 흡입해서, 폐렴의 일종인 레지오넬라균병을 야기시킬 수 있기 때문이다.

실습 사항

동료와 함께, 각자에게 유용한 서로 다른 3가지 스파 관리를 선택하시오. 선택된 관리를 수행하는 관리사와 고객의 역할에 대해 논의하고, 생리학적 심리적 효과에 대해 평가하시오. 동료와 함께 당신이 알아낸 것에 대해 논의하고 비교하시오.

물 - 산소 목욕

이 관리법은 고객이 욕조 형태의 캐비닛에 기대어 앉아 있으면, 그 안에 있는 분사구에서 뜨거운 물이 세게 뿜어져 나와 고객의 몸을 강타하면서 캐비닛으로 산소를 분사하는 것이다. 이것은 매우 자극적이며, 피부를 더 민감하게 한다. 피부가 민감해 졌기 때문에 적외선 요법이 뒤따르지 않는다.

요점

- 피부 표면의 온도는 33°C 이거나 그 보다 낮다.
- 피부 표면 온도보다 높은 온도의 물은 몸에 열을 더 하기 때문에 고온 관리용.
- 피부 표면 온도보다 낮은 온도의 물은 몸에서 열을 빼앗기 때문에 저온 관리용.
- 몸을 식히거나 따뜻하게 하기 위해서 물이 사용되는 경우, 열 수치료라고 한다.
- 부력과 같은 물의 물리적인 특성을 이용할 때, 유체 역학 관리라고 한다.
- 손 발의 표면 온도는 일반적으로 몸의 피부 표면 온도보다 훨씬 낮다(예, 20°C 이하)

실습 사항

3개의 다른 스파와 목적성 스파가 제공하는 서로 다른 스파 관리를 조사하시오.

자가 검진

1. 스파에서 당신이 발견할 수 있는 다른 관리법을 말해보시오.
2. 다음의 각 관리법에 대하여 4가지의 금기사항을 열거하시오.
   a. 거품 목욕　　b. 욕조 안 수치료
3. 다음의 각 관리법에 대하여 2가지의 효과를 말해 보시오.
   a. 거품 목욕　　b. 욕조 안 수치료　　c. 월풀

(계속)

(계속)

4. 거품 목욕을 위한 준비를 설명하시오.
5. 수치료법의 효과를 말해 보시오.
6. 다음 관리법을 간단히 설명하시오.
   a. 물 산소 목욕　　　　　b. 대조욕

다른 관리법

크나이프

크나이프 관리법의 원리는 오늘날 많은 스파에서 발견할 수 있으나, 원래는 바이에른 출신의 독일 성직자인 세바스챤 크나이프가 개발한 것으로, 그는 1850년대에 의학을 연구하여 수치료법을 병합하였다. 그는 1889년에 센터를 개설하여 자신의 요법의 일부로 찬 욕조에 뜨거운 랩을 사용하였다. 이러한 관리와 더불어, 그는 운동, 음식 조절 그리고 식물 요법을 제창하였다. 크나이프 치료의 5가지 중심 요소는 자연식물치료/허브치료(식물을 이용), 운동생리학(움직임), 음식섭취(영양 관리법), 수치료와 규제요법이다.

음악 요법

음악 요법은 새로운 것이 아니고, 고대의 많은 사회에서 사용되어 왔다. 예를 들면, 노래와 같은 형태이다. 음악은 마음 속 깊이 우리를 감동시키는 전 세계적인 언어이다. 이것은 제 2차 세계 대전 중 병사들의 재활 훈련 프로그램의 일환으로 사용되었다. 음악 요법은 이제 스파 관리와 스파 장비에 병행되고 있다. 영국의 피터 매너스는 진동의학과 진동요법을 개발하였다. 그는 진동을 요법에 이용하는 소리 파동 기계를 만들어 냈다. 이 기계는 건강한 세포의 주파수와 비슷한 주파수를 사용한다. 이것은 암 치료에 이용되어 왔다. 계속 연구를 진행하여, 800 주파수를 가진 컴퓨터화된 시스템을 고안하였다. 이 시스템은 때때로 진동 요법 또는 전기 공진으로 알려져 있기도 하다. 유음이란 물 밑과 위의 조명과 소리의 사용을 말한다.

개인의 한계를 초월한 음악 요법은 볼프강 쾰블과 그 부인 루스 쾰블이 만들어 냈다. 이것은 다양한 장치와 음악적 도구를 사용하여 신경 네트워크를 증가시키고, 뇌 활동을 향상시킨다. 이 요법의 목적은 챠크라(역주* : 개인의 에너지 중심 센터)를 활성화시키는 것이다.

색상 요법

색상 요법은 질병을 치료하기 위한 색을 이용하는 고대 미술을 기본으로 한다. 인체는 색상 스펙트럼에서 만들어지는 빛을 흡수한다. 각각의 색은 고유의 주파수, 파장, 그리고 에너지를 가지고 있다. 다양한 매개체를 통하여 색상을 사용함으로써, 육체적 심리적 균형의 재조정을 돕는다. 스파에서는 스파의 인테리어 디자인은 물론이고, 사우나, 수영장, 샤워실, 그리고 여러 방들에 광섬유 조명과 기타 색상 램프를 통하여 색상 요법을 이용하고 있다. 또 다른 일반적인 예는 독서 장애 치유에 엷게 색이 들어간 렌즈를 사용하여 글 읽기를 향상시키는 것이다.

아유르베다

산스크리트 어로 아유르베다는 '일상의 과학' 이라는 의미이다. 이것은 최초의 전인적 건강 시스템으로서, 기원전 10,000년 경에 시작되었으며, 육체적, 심리적 그리고 영적 웰빙의 유지에 대한 지식을 포함한다. 아유르베다는 인간의 영혼이 5가지 기본 요소로 구성된다고 주장한다 — 흙, 불, 물, 공기 그리고 공간. 이상적인 상태에서는 이 요소들이 균형 있게 존재한다. 그리고 나서 이 이론은 인간 생명의 힘을 주관하는 3개의 트리도샤스로 정리된다(일반적으로 도샤스로 알려져 있다 — 에너지 또는 능력). 비타 또는 공기, 피타 또는 불, 카파 또는 흙 — 개인에게 있어서 이 중 하나 또는 둘이 개인에게 우세하게 된다. 이 치료의 목적은 이들 3가지의 균형을 유지하는 것이다. 질병은 이들의 불균형에서 초래되므로, 질병의 치료는 이 3개의 도샤스 간의 균형을 되찾게 하는 것이다. 스파에서 행해지는 아유르베딕 치료는 정화 (베스티), 동시에 진행되는 바디 마사지(안힝가 : 가벼게 피부 표면을 스치는 마사지), 쉬로다나 머리와 얼굴 마사지, 허브와 증기 흡입, 허브 페이스트와 약제의 사용, 침술, 요가 그리고 의학 등이다. 아유르베딕 마사지는 챠크라를 열리게 하는 깊은 마사지가 목적이다. 그 움직임으로 보면 요가를 기본으로 한다. 근육이 따뜻해지고 이완되기 때문에, 마사지에는 근육 신장은 물론이고 호흡까지 포함한다.

- 쉬로다나 : 제3의 눈(이마의 중앙)에 따뜻한 오일을 천천히 붓는 행위를 포함하는 아유르베딕 치료이다. 어수선한 마음을 중지시키고, 깊은 긴장 이완을 유도한다.
- 시다 바이디아 : 코코넛과 같이 허브와 오일이 들어 있는 주머니를 사용하는 아유르베딕 마사지.

시아추

다양한 형태의 침술이 있다. 가장 잘 알려진 것 중 하나는 시아추이다. 이것은 그 기원을 동양의학에 두고 있으며 일본에서 유래된 것이다. 이것은 손가락으로 몸을 누르는 것이다. 시아추의 원리는 침술의 원리와 비슷하며(에너지는 신체의 경락을 통해 흐른다), 직접 손으로 만지는 고대의 치료법인 '안마'는 신체를 자극하여 고유의 치유 능력을 돕는 것이다. 시아추는 특별히 근골격에 문제가 있는 경우에 유용하다. 더 많은 정보를 얻고 싶다면, www.shiatsu.org 참고.

와 쯔

와쯔란 수중 시아추란 뜻이다. 이것은 몸에 영양을 공급하며, 물과 친숙한 신체에 대한 관리로서, 1980년에 해롤드 덜이 캘리포니아의 하빈 스프링스에서 고안해 내었다. 고객은 관리사에 의해 완전히 지탱된 상태로 물에 누워있다. 물의 부력이 관절의 스트레스를 완화해 주고, 이완 효과를 훨씬 더 크게 해준다. 와쯔에서는 호흡에 중점을 둔다. 와쯔에서의 움직임은 느리고, 리듬감 있고, 연속적이다.

로밀로미

이것은 여러 대에 걸쳐 전해 내려오는 하와이의 전통적인 토속 건강관리 형태의 하나이다. 이것은 폴리네시아 여행자들이 하와이에 도착할 때 함께 도입되었다. 카후나 로밀로미 옹호자들은 육체의 불편 및 질병은 억압된 감정, 정신적 동요 그리고 영적 부조화에서 기인한다고 믿었다. 많은 기법 중에서도 카후나는 최고의 촉진(역주* : 손으로 치료하는 것)이다. 전통적인 로밀로미 치료 과정은 문제의 원인을 조사하는 것에서부터 시작한다. 기도, 단식, 증기 오두막에서의 몇 번의 과정이 마치고 나면, 뜨거운 돌과 뜨거운 허브 습포로 하는 관리를 하고 마사지를 한다 — 이것은 스트레스를 완화하는 스파 요법과는 매우 다르게 들린다. 로밀로미 마사지는 심부 마사지이며, 리듬감 있게 흔들고, 길게 치는 기법을 이용한다. 향이 나는 오일은 쿠쿠이 열매와 코코넛이다. 또한 호흡 치료와 병행하기도 한다.

롤 핑

롤핑은 스위스 태생인 생화학자 아이다 롤프에 의해 1940년대에 발견되었다. 가족의 건강에 대한 해결책을 연구하던 그녀는 신체 구조와 기능의 효과를 연구하게 되었다. 그리하여 '롤핑' 또는 '*구조의 통합*'이 태어난 것이다. 그 목적은 조직을 깊게 심부까지 마사지하여 신체의 각 부분들을 재정렬하여, 신체를 더 좋은 상태로 회복시키므로, 에너지는 덜 소모되고 근육은 더 효율적으로 움직이게 된다. 10번의 관리에서 각 관리는 그 이전 관리 보다 좀더 심화되며, 자세를 교정하게 된다. 롤핑에서 파생된 것으로, 미국의 잭 페인터 박사가 고안한 *자세의 통합*이 있다. 이것은 신체 깊숙이 관리, 침술, 호흡 그리고 형태 심리학을 혼합한 것이다.

헬러워크

헬러워크는 1970년대 후반에 미국의 조셉 헬러가 아이다 롤프에게 교육받은 것을 기초로 하여, 조셉 헬러에 의해 창안되었다. 이것은 몸과 마음의 관계에 대한 연구 결과이다. 3개의 원칙이 있다. 신체 작용 — 근육과 신경계를 교육하는 깊은 곳의 조직. 운동 교육 — 자세를 재정비하기 위함. 허브 대화 — 감정 패턴을 평가하기 위함. 헬러워크 지지자들은 기억이라는 것이 머리 속뿐 아니라, 신체의 근육과 조직에도 남아 있다고 믿는다. 그러므로, 구조적 단계에 있는 무언가를 변화시킴으로써 감정적 단계에 영향을 미칠 수 있다. 헬러워크는 11단계의 엄밀한 구조로 되어 있는데, 각 단계별로 90분이 소요된다. 이후에 운동에 대한 재택관리에 대한 조언과 감정적 단계에 필요한 기타 추후 관리를 실시한다.

산소 관리법

좋은 건강을 위해서는 산소가 많이 필요하다. 산소는 무색 무취의 기체이다. 산소 관리법은 모든 유해한 박테리아, 바이러스, 그리고 곰팡이 — 예로, 감기, 독감, 인체 면역 결핍, 칸디다, 암세포 — 가 산소가 적은 환경에서도 잘 자란다는 전제를 기본으로 한다. 노벨상을 2번 수상한 오토 바르부르크 박사는 암 세포는 산소가 많은 환경에서는 자랄 수 없다는 것을 증명해 냈다. 암에 대한 이차적 원인이 있을 수도 있지만, 주된 원인은 호기성 세포의 호흡에 필요한 산소의 부족이며, 그 세포를 무기성 세포가 대체한다는 것이다. 산소 관리법은 2개의 주된 영역으로 나뉜다. 오존 관리법과 과산화 수소의 사용이다.

공기가 좋지 않은 일본에서 인기가 있는 산소 바는 사람들이 풍부한 산소를 마실 수 있게 하는 것이다. 이것은 중한 병에 쓰이는 고압산소 기계와는 다른 것이다. 많은 미용 회사는 이제 산소를 함유한 제품과 장비를 만들어 내고 있다. 얼굴 관리에 있어서, 산소는 압축 젯트 시스템을 통하여 피부 속으로 전달된다. 이것은 일반적으로 미세 박피술과 병행된다.

요점

스파 관리에서 점점 인기를 끌고 있는 것은 뜨거운 돌을 이용한 관리로 마사지와 조직을 자극하기 위해서(뜨거운 그리고 차가운) 현무암을 사용한다. 수많은 제조업체들이 특수 관리에 이 돌을 사용하도록 하고 있다.

실습 사항

스파 관리를 판매하는 다양한 회사를 조사하고, 비용, 서비스 그리고 사후 관리에 대한 비교해 보시오.

손으로 하는 셀룰라이트 관리

수 많은 전문적 피부 관리 회사들은 손으로 하는 특별한 관리를 제공하고 있는데, 그 목적은 셀룰라이트의 외관을 감소시키고 향상시키는 것이다. 이것은 제품 자체의 작용에 의한 것과 마사지 기법, 두 가지 방법으로 진행된다.

제 품

특정 성분이 있다. 특히 식물 추출물과 에센셜 오일로서 이들은 셀룰라이트에 대하여 효과가 있는 것으로 알려져 있다. 예를 들면, :

- 로즈마리 에센셜 오일 — 활력을 주고 항독소 효과가 있다.
- 백단향 에센셜 오일 — 독소와 울혈을 제거한다.
- 패출리 에센셜 오일 — 재생효과 치유 효과가 있다.
- 라벤더 에센셜 오일 — 치유와 이뇨 효과가 있다.
- 해조 — 이뇨제로 작용한다.
- 속새(horsetail) 추출물 — 조직에 활력을 주는 작용을 한다.

마사지 기법

셀룰라이트 부위는 순환이 감소되고 개선이 필요하기 때문에, 셀룰라이트 제거를 위해서는 마사지 기법에는 림프 배출에 도움을 주는 특별한 움직임과 압박 유형의 움직임이 포함되어야 한다.

셀룰라이트 관리가 성공하기 위해서는 적절한 재택 관리에 대한 조언이 필요하다. 고객이 그들의 식단을 살펴보고 간편 음식들 — 너무 많은 소금, 설탕, 차, 커피, 등 — 을 제거하고, 라이프스타일을 돌아보도록 북돋워 주어야 한다: 특히 담배, 음주와 운동.

고객은 평균 20~30분이 소요되는 관리 과정을 위해 일주일에 최소한 2~3회 관리실에 와야 한다. 또한 고객은 전문 관리 받는 기간 중에 집에서 사용하는 제품을 구입하여 매일 사용할 준비가 되어 있어야 한다.

셀룰라이트 관리의 예

1. 금기사항에 해당하는 부위를 점검하며 상세한 상담을 실시한다.
2. 고객이 관리 중에 계속 편안함을 유지하도록 준비한다.
3. 관리 부위의 옷을 벗겨내고 특별한 토닝 제품으로 닦아낸다.
4. 관리 부위에 고르게 박피 크림을 바른 후, 마르면 손으로 원을 그리면서 닦아낸다. 필요하다면 피부를 지탱한다.
5. 크림 잔여물이 남아 있지 않게 토너로 그 부위를 닦아 낸다.
6. 림프 배출 움직임과 압박 기법을 사용하여 그 부위에 셀룰라이트 관리를 하고 마사지한다.
7. 특수 셀룰라이트 젤/세럼을 바르고, 그 부위에 마사지 한다.
8. 어떤 경우에는 마사지 후에 제품의 흡수를 돕기 위해 약간의 열을 가하기도 한다: 셀로판 시트, 따뜻한 습포 또는 가열 담요일 수도 있다.

9. 열을 내는 매개체를 제거하고, 피부에 남아 있는 어떤 제품 잔여물도 제거한다.
10. 셀룰라이트 크림을 바르고, 마사지한다.
11. 재택관리에 대한 조언을 하고, 다음 관리를 예약한다.

재택관리 제품

재택관리는 보통 어떤 종류의 셀룰라이트 세럼/젤 그리고 크림을 매일 — 아침 저녁으로 바르면, 더 좋다 — 바르고, 활력을 주는 순환 마사지를 따르는 것이 일반적이다.

스트레치 마크(strech marks)

이 관리법의 목적은 진피를 다시 활성화시키고 국부적인 순환을 증가시키는 것이다. 관리의 성공 여부는 고객이 얼마나 정기적으로 관리실에서 받느냐 하는 것인데, (일주일에 2~3회) 평균 12~20회가 한 코스이다. 고객은 또한 재택 관리에 사용할 제품을 구입해야 한다.

스트레치 마크 관리에 사용되는 일반적인 성분에는 식물 추출물과 에센셜 오일이 포함된다. 예를 들면:

- 홉 — 피부를 단단하게 하고, 조이는 효과가 있다.
- 인삼 — 세포 자극을 돕고, 노화 방지 효과가 있다.
- 속새 — 섬유의 탄성과 피부의 콜라겐을 재생시킨다.
- 민트 에센셜 오일 — 피부에 활력을 주고, 단단하게 하며 순환을 증가시킨다.

스트레치 마크 관리의 예

1. 금기사항에 대해 점검하면서 상담을 실시하고, 스트레치 마크가 관리에 반응할 단계에 있는 지를 확인한다.
2. 토너로 부위를 닦아내고, 피부의 죽은 세포를 제거하기 위해 박피를 함으로써 제품이 쉽게 흡수되도록 한다.
3. 다음에는 바디 브러시, 바디용 벙어리 장갑, 특수 기구 또는 활력을 주는 에플루라지 유형의 움직임을 이용하여 관리될 부위를 자극한다.
4. 특수한 스트레치 마크 젤/액을 바르고, 관리 부위에 깊숙이 침투시킨다.
5. 자극을 주는 제품을 사용하고, 관리 부위를 마사지 한다. 마사지 순서는 매우 활발히 진행되어야 하며, 꼬집는 듯한 움직임이 포함된다.
6. 열을 일으키는 장비/제품은 스트레치 마크 젤/액을 더 깊숙이 침투시키기 위해서 사용될 수 있다.
7. 제품의 잔여물이 전혀 남지 않게 제거한다.
8. 마지막으로, 집에서도 피부 상태를 유지하기 위해서 가장 적당한 제품을 처방하고, 다음 관리를 예약한다.

피부 개선 관리

피부 개선 분야에 가장 최근의 발전 중 하나는 피부 회복 관리법의 개발이다. 표면적으로는 전혀 새로운 것이 없어 보인다. 필링 제품은 오랫동안 사용되어 왔다 — 심지어 이집트 시대까지 거슬러 올라간다. 1927년 경에는 화학적 필링이 사용되었다. 그러나 최근 몇 년 동안에는 두 가지의 물질이 대중 매체의 관심을 끌게 되었다. 레티노산과 알파 하이드록시산이다. (AHA)

레티노산

레티노산이란 비타민 A이며, 원래는 여드름 관리의 일환으로 개발되었다. 이것은 표피를 자연스럽게 떨어뜨리는 속도를 빠르게 하며 최근의 실험에 따르면, 이것은 햇볕 화상, 노화, 가는 선과 주름, 그리고 색소침착에 매우 효과적인 것으로 보인다(낮은 농도로 사용되면).

이것은 6개월 동안 사용되어야 하며 일단 멈추게 되면 효과가 멈추게 된다. 그러나 부작용이 있어서, 이 관리를 통해 각질층의 두께가 감소되기 때문에 많은 사람들이 잔여물로 인한 염증을 일으키게 된다.

이것은 관리실에서는 사용되지 않는다. 고객은 일반적으로 처방전으로 레티노산을 얻을 수 있다. 미용 관리사들은 레티노산 제품을 고객에게 사용할 때 특히 주의를 기울여야 한다. 레티노산으로 관리되는 부위에는 왁싱, 필링 또는 짜내기 등을 삼가야 한다.

알파 하이드록시산 (AHA)

때때로 이것은 과일산이라고 불리기도 하고, 레티노산에 대한 관심을 뒤따라 개발되었다. 이것은 피부의 자연적인 표피 박리 과정을 가속화하는 미세 박피술과 함께 관리된다. 어떤 요소들은 문자 그대로 표면 세포를 소화하여, 새로운 피부가 나타나게 한다. 이것은 피부 관리에 있어서 매우 중요한 컨셉이다. 왜냐하면, 죽은 피부 세포나 두꺼워진 피부가 쌓여서 발생하는 많은 문제가 있기 때문이다.

그러나 이것을 올바른 용량으로 사용하지 않으면, 매우 거칠어 지기 때문에 이 제품을 사용하고 처방하는데 특별히 주의를 기울여야 한다.

AHA크림에 사용되는 주요 성분은 다음과 같다:

- **유산.** 이 AHA는 상한 우유에서 자연적으로 발생하며, 피부 세포들을 흩어지지 않게 붙잡고 있는 세포 사이의 접착제를 분해한다. 이것은 또한 모포의 피부 세포에 작용하여, 노폐물 제거를 돕고, 결과적으로 울혈을 방지한다.
- **글리콜산.** 빠르고 깊게 피부에 침투하며 피부의 천연적인 수분공급 인자를 퍼뜨리기 때문에, 작은 분자 구조에 사용된다. 이것은 유산보다 더 많은 자극효과가 있다.
- **살리실산.** 각질 층의 새로운 표피 세포의 형성을 자극하고 살균 성분이 있다.
- **브로멜라인.** 파인애플에서 유도된 과일 효소이며 표피 세포를 소화시킨다.
- **파파인.** 파파야 열매에서 유도된 과일 효소이다. 표피 세포를 소화시킨다.
- **구연산.** 시트러스 열매에서 유도된 과일 효소이며 표피 세포를 소화시킨다.
- **식물과 꽃 추출물.** 오렌지 꽃, 알로에 베라 그리고 선옹초가 포함된다. 진정과 수분공급 특성이 있다.

완충제

AHA관리에는 피부에 자극을 덜 주게 하기 위한 완충제가 들어간다. 식물 추출물과 효소가 완충제로 쓰이며, 이들은 피부 반응의 pH를 바꾸는 효과가 있다.

AHA관리에는 두 가지 형태가 있다: 집중된 강도는 관리사가 클리닉에서 사용하는 용도이고, 약한 강도는 고객이 재택관리에 사용한다. 전문적인 제품과 재택관리 제품을 혼용하는 것이 가장 빨리 피부 개선 효과를 얻을 수 있는 방법이다. 일반적으로, 제조업체들은 처음에는 일주일에 한 번, 최소한 6단계로 된 관리실 전문 코스를 받고, 매일 재택관리 제품을 사용하기를 권장한다.

요점

AHA 관리 중에 어떤 고객은 약간 따끔거리거나 근질거리는 느낌을 가질 수 있고, 피부가 관리 후 잠깐 동안 분홍색으로 변할 수도 있다. 이것은 정상적인 반응이므로 고객에게 설명해주어야 한다. 그러나, 극단적인 경우에는 비정상적인 반응이 나타날 수 있는데 이 때에는 관리를 중단해야 한다.

AHA 안면 관리의 예

1. 금기사항에 대해 점검하면서 상담을 실시하고, 스트레치 마크가 관리에 반응할 단계에 있는 지를 확인한다.
2. 눈 화장과 입술화장을 적절한 제품으로 지워서 피부에 잔여물이 전혀 남지 않게 한다.
3. 다음, 적절한 세안제로 최소한 2번 얼굴과 목을 다시 완전히 닦아 낸다.
4. 특별한 과일 용액을 얼굴에 바르고, 그 제조업체의 설명에 따라 방치한다.
5. 적당한 시간이 지난 후에, 스펀지에 따뜻한 물을 많이 묻혀 완전히 닦아 내어 피부에 잔여물이 남지 않게 한다.
6. 필요하면 추출물이 사용될 수도 있다.
7. 피부를 진정시키고 자극을 완화시키기 위해서 특수 진정 제품을 사용하여 피부 마사지를 한다.
8. 진정 마스크를 한다.
9. '스프레이' 타입으로 특수 토너를 뿌릴 수도 있다.
10. 마지막으로 자외선을 차단하고, 피부에 영양을 공급하기 위해서 보호 크림을 바른다.
11. 관리를 끝내기 위해서, 관리사는 관련된 재택관리와 제품 구입에 대해 말해주고, 다음 예약 날짜를 잡는다.

유용한 정보

많은 제조업체들은 관리를 시작하기 전에 패치의 형태로 제품을 테스트해 볼 것을 권장한다. 또한 관리 코스에 들어가기 전에 집에서 고객이 준비 제품을 미리 사용하기를 권장한다.

자가 점검

1. 손으로 하는 셀룰라이트 관리의 예를 대시오.
2. 스트레치 마크 관리의 주 목적은 무엇인가?
3. AHA 치료를 수행할 때, 고려해야 할 3가지 요소를 설명하시오.
4. 바디 랩 관리의 주요 장점이 무엇이며 얼마나 자주 관리를 받아야 하는가?

토닝 테이블

토닝 테이블은 물리치료와 재활을 목적으로 생산된 1930년대 이후 계속 존재해 왔다. 현대적인 토닝 테이블은 전문 미용 분야에 그 입지를 빠르게 굳혀 가고 있다. 일반적으로 이것은 모터로 작동되는 침대 형태의 기구에 여러 가지 이동 가능한 부분이 있다. 2가지 형태로 구입하는 것이 가능하다(개별 기구이거나 복합 기능 기구).

개별 기구는 신체의 한 가지 특정 부위에 적용하도록 디자인된 테이블로서, 전체적으로 약 1시간이 걸리는 과정에서 고객이 사용하는 약 6개에서 7개의 기구 중의 하나이다. 개별 기구의 분

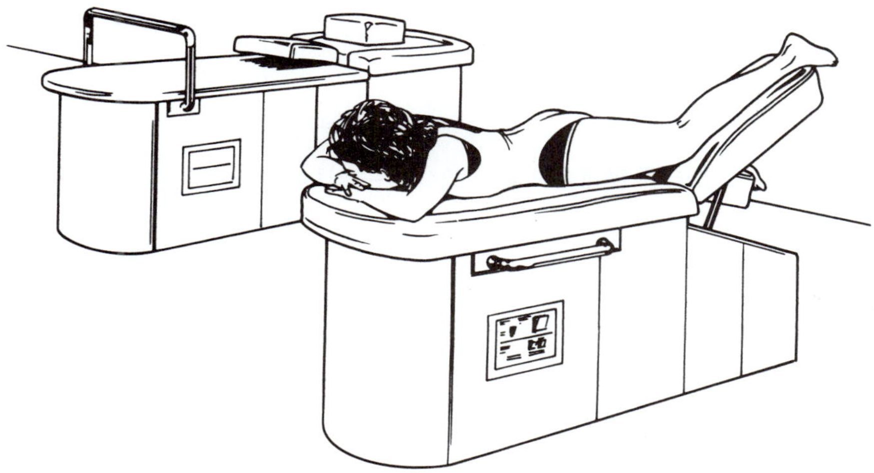

토닝 테이블

명한 장점은 한 명 이상의 고객이 한꺼번에 테이블을 사용할 수 있다는 것이다. 크기가 약 8×11 m(6.5×3.5 ft)이기 때문에 큰 공간이 필요하다는 것이 큰 단점이다. 관리실에서 개별 기구를 구입하고자 한다면, 매우 크거나 토닝 테이블만을 전문적으로 구입할 것이며 체형교정관리를 위한 것이라는 것을 의미한다. 이 유형의 토닝 테이블은 헬스 스파에 매우 인기가 있다.

복합 기능 기구는 개별 기구의 모든 특징이 한 기계에 통합되어 있어서, 일단 관리가 시작되면 고객이 이동할 필요가 없다. 이런 유형의 기계는 공간이 협소한 경우에 이상적이지만, 하루에 관리할 수 있는 고객의 수가 한정되는 단점이 있다.

토닝 테이블의 주요 장점

토닝 테이블은 근육을 강화하고 운동성을 향상시키며, 어떤 웨이트 트레이닝 없이도 체중을 감량할 수 있도록 고안되었다. 이것은 등장력 운동과 근육단련 운동 2가지 모두의 원리에 의해 작용한다.

복합 기능 테이블의 서로 테이블이나 부분들은 다양한 움직임, 리듬 그리고 스피드를 가지고 있어서 저항력을 향상시킨다. 결과적으로 각 근섬유의 길이가 짧아지고 탄성이 향상되기 때문에 근섬유를 강화한다. 또한 토닝 테이블은 혈액 순환을 증가시켜 체온을 높인다; 노폐물과 독소 제거를 돕기도 한다.

토닝 테이블의 유형

- **순환 테이블** (체온을 높이고 내린다). 순환을 증가시키고, 근육의 긴장을 이완시키기 위하여 잔 진동을 만들어 낸다. 이것은 관리의 처음과 마지막에 사용되어야 한다. 이 테이블에는 보통 암 바(arm bar)가 있어서 상박, 등 그리고 가슴의 강화를 돕는다.
- **다리 테이블.** 신체의 내부와 외부 그리고 둔부에 집중하지만, 다리 전체에 강화 효과를 갖는다.
- **윗몸 일으키기 테이블.** 이것은 복부에 작용한다. 이 테이블 위에서 10분간 있으면, 윗몸 일으키기를 약 80번 하는 것에 상당하는 효과를 볼 수 있다.
- **배/둔부 테이블.** 이 테이블은 둔부를 잡아당겨 들어 올리며, 동시에 복부에도 작용한다. 또한 전체적인 자세를 향상시켜 준다.
- **트위스터 테이블.** 이 테이블은 아래 쪽 다리를 선택적으로 들어 올린다.

유용한 정보

고객이 토닝 테이블 사용에 동의하기 전에 철저한 상담을 실시하고, 관리 중에 계속 고객을 모니터하는 것이 매우 중요하다.

요점

토닝 테이블을 이용하는 모든 고객은 보호복이나 타이즈 같은 것을 적절히 입고 있어야 한다. 그리고 위생상의 목적을 위하여, 그리고 테이블의 커버에 발이 붙는 것을 방지하기 위하여, 양말을 신어야 한다.

- **스트레칭 테이블.** 이 테이블은 상반신에 영향을 주어 흉곽과 가슴을 들어 올리고, 등 윗부분의 긴장을 해소하게 해준다.

정상적인 관리 시간은 1시간에 10분 정도는 세게 테이블 위에서 시행된다. 대부분 테이블에는 관리사가 고객의 건강 상태에 맞게끔 속도를 조절할 수 있는 장치와 계기판이 달려있다.

자가 검진

1. 토닝 테이블의 6가지 분류를 열거하고, 각각의 주요 목적을 설명하시오.
2. 특수 관리에서의 금기사항을 열거하시오.
3. 특수 관리를 행할 때, 준수해야 할 안전 대책은 무엇인가?

전기 관리법

특수한 갈바닉, 고주파 그리고 NMES 관리

지난 10년간 특수 관리를 선택하는 것은 미용 전문 분야를 현존하는 최고의 혁신적인 분야로 만들어 왔다. 현대적인 관리법은 기술적인 직접적인 갈바닉, 유도 전류의 고주파 원리에서 응용되어 기술적 진보를 이루었다. 이러한 관리 중 어떤 것은 특히 얼굴에 사용하도록 고안되었으나, 그 외의 많은 경우는 몸에 사용하도록 되어 있다.

요점

신축성 있고 젖은 붕대가 진흙 마스크를 대신해서 사용될 수 있다. 특히, 유연성 있고, 전도성이 있으며 검은 끈이 전통적인 정지 전극봉을 대신할 수 있다.

이온 도입법, 유도전류와 열 진흙을 포함하는 체형 관리

이 관리법은 이온 도입법에 유도 전류에 의한 근육 자극과 갈바닉 전류를 혼합한 것으로, 좀 더 깊이 침투함으로써 셀룰라이트 제거를 돕도록 디자인 되었다. 이것은 근육 강화와 동시에 순환을 자극하고, 림프 배출을 도우며, 세포 활동을 증가시킨다.

전류 전도성이 있는 특별한 진흙이 사용되면, 관리 부위가 더 넓어지고 전류의 분산이 고르게 된다.

전문 관리 받는 기간 중 집에서 사용하는 제품으로 강도 있는 코스로 관리하는 것이 권장된다.

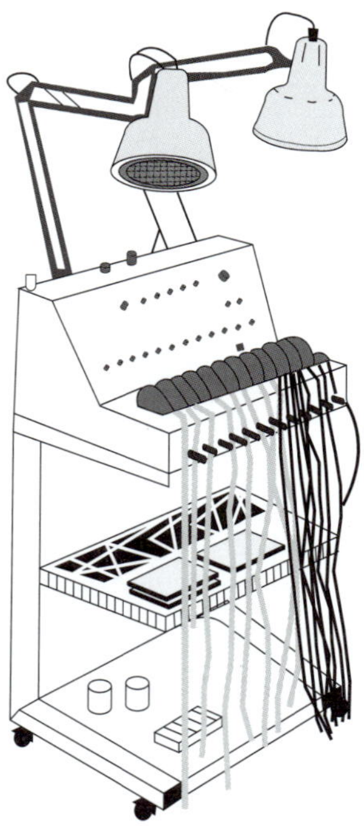
순차적 바디 토닝 장치

갈바닉과 고주파 관리를 포함하는 안면 관리

이것은 그다지 새로운 것은 아니며 20년 동안 관리실에서 사용되어 왔다. 이것은 갈바닉과 이온 도입법, 직류 고주파, 그리고 깊숙한 세정과 수분공급을 하는 완전한 관리를 유도하고, 세포 재생을 증가시키는 특수한 제품의 장점을 혼합한 원리에 기초하고 있다. 시간은 보통 1시간 25분 정도이며 대부분의 피부 타입에 사용가능 하다. 화장품 회사들은 이러한 장치와 함께 사용할 수 있는 특수한 제품을 생산하고, 관리사가 올바른 절차를 준수하여 최대의 효과를 얻을 수 있으려면 집중적인 훈련 코스가 필요하다. 어떤 제조업체들은 관리를 한 차원 높여서 눈, 목, 가슴 그리고 등에 월등한 효과를 제공하는 특별한 관리를 개발하였다.

순차적 바디 토닝 시스템

이것은 마이크로 프로세서에 의해 조절되는 더욱 정교해진 토닝 기계의 새로운 범위를 설명하기 위해서 사용되는 용어이다.

100~800Hz 주파수 범위에 대해서는 이온 도입법, 적외선 프로그램 전기 자극이 혼합된 경우

가 많다. 관리 시간은 개별 제조업체와 프로그램에 따라 다르지만, 평균 관리 시간은 약 30~40분이다. 적외선은 관리 부위를 따듯하게 하여 전류 이동이 극대화 될 때, 관리의 효과도 향상되게 하기 위하여 사용된다. 근육에 대한 순차적 전기 자극이 작동하는 동시에, 특수 제품이 전극봉과 함께 관리 부위에 사용되어 뭉쳐진 지방을 흩어지게 한다. 이 작용은 발목에서부터 시작해서 점차적으로 위로 올라가면서, 림프계와 순환계를 활발히 하여 축적된 노폐물과 뭉쳐진 지방의 분산을 돕는다. 이러한 시스템의 또 하나의 주요 특징은 프로그램이 개별 고객의 요구에 맞춰질 수 있다는 것이다.

관리는 약 12개 단계의 코스로 이루어 지는데 결과를 극대화하기 위해서는 한 달 이상이 걸리며 관리 이후에도 정기적인 유지 프로그램을 실행해야 한다.

초음파 관리

초음파를 이용한 관리는 오랫동안 사용되어 왔으며, 물리치료사들이 전통적으로 사용해 왔다. 이것은 사람이 들을 수 있을 정도의 주파수를 가진 음파의 형태를 띠며, 평평한 디스크 모양의 기구를 통하여 피부 조직 속으로 투입된다. 조직의 유형에 따라 다르지만, 약 6 m 정도의 깊이로 침투할 수 있다. 이것은 세포를 활성화하고, 독소와 지방 축적물을 배출시킨다.

간섭 전류 관리법

간섭 전류란 유도 전류에 대한 대안의 형태로서 근육에 자극을 주는 것인데, 관리 중에 실제로 아무런 느낌을 갖지 않게 된다. 그 이유는 2가지의 중간 주파수의 전류가 별개의 주기를 가지고 관리 부위에 전달되기 때문이다.

두 개의 전류가 만나는 곳에서, 제3의 주파수가 발생된다. 이것은 원래의 두 주파수의 차이에 해당한다. 관리 중에 전류의 급변이나 간섭이 없다.

간섭 전류 관리는 많은 이유로 관리에 사용된다.

- 지속적인 '제3의 주파수'가 고통을 완화시키는 진통제 역할을 한다.
- 다양한 '제3의 주파수'가 국부적 순환, 림프 배출 그리고 세포 신진대사를 향상시켜, 독소와 노폐물 감소를 돕는다.

요점

특별한 순차적 EMS 장치는 다양한 수동적 자극과 5~70Hz 주파수 범위의 자극으로 특별히 실제 운동을 하는 듯한 효과를 얻도록, 그리고 근섬유 활동의 범위를 가장 효과적으로 자극하기 위하여 디자인 되었다. 이 기계는 첨단 마이크로 프로세서 제어를 사용하며 지속적으로 자극의 매개변수를 변화시킨다. 이들은 전기 근육 자극에 대한 가장 최근의 연구를 따른다.

자가 점검

1. 어떤 경우에 특수 갈바닉, 고주파 그리고 유도 전류 관리법이 사용되는가?
2. 갈바닉과 고주파 안면 관리의 주요 장점을 말하시오.
3. 순차적 바디 토닝 관리는 어떤 신체 계통에 영향을 주는가?
4. 간섭 전류 관리법을 설명하시오.

특별 체중 감량 프로그램

지난 수 년 동안 제조업체들은 다양한 열, 진동, 갈바닉, 유도 전류 그리고 특수 제품들을 이용한 체중 감량 프로그램을 연구하고 개발시켜 왔다. 전형적인 관리에는 다음과 같은 것이 포함된다:

- 신체 측정을 포함한 세부적인 상담
- 압력 마사지

- 해조와 같은 것을 함유한 제품을 이용한 사우나와 같은 열 치료.
- 지압점에 간섭 직류(식욕을 저하시킬 수 있다)
- 땀을 내게 하는 폴리에틸렌 시트로 고객을 감싼다.
- 침대에서 발산되는 진동과 열은 관리의 다음 단계를 가능하게 한다. 열은 일반적으로 적외선 램프에서 나온다.
- 마지막으로 샤워를 하고 신체 측정을 한 후, 재택관리와 그에 필요한 제품 구입에 대한 조언을 하면서 관리를 끝낸다.

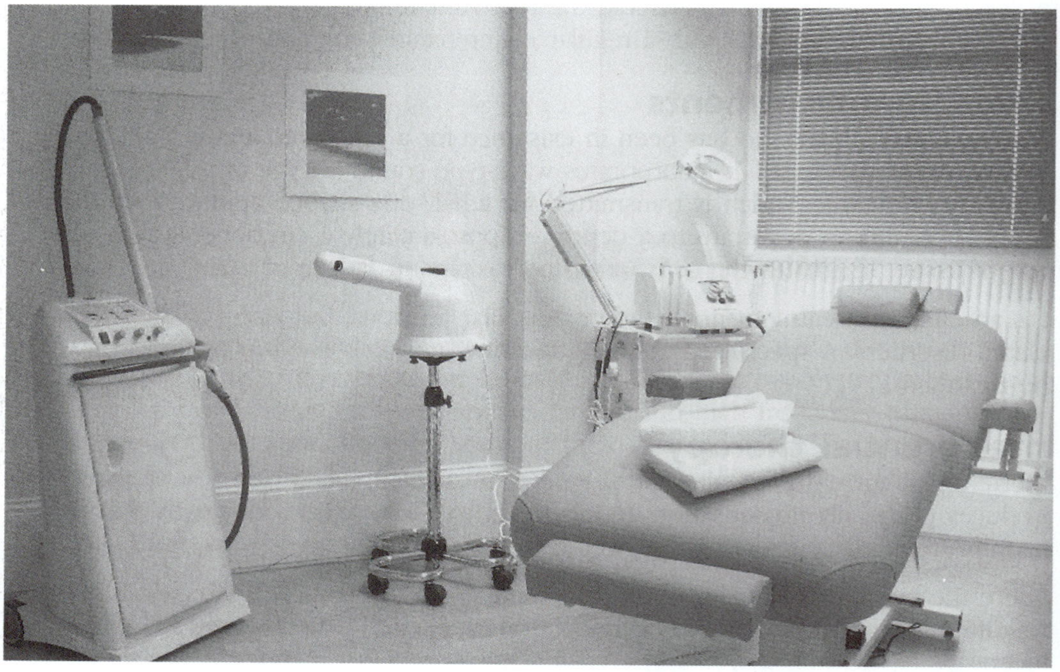

관리실

리프팅 관리

미세 전류의 발전과 함께, 많은 전기치료 회사들이 새로운 혼합형 기계를 출시하고 있으며, 어떤 경우에는 최대의 효과를 얻기 위한 제품도 함께 지원하고 있다. 다음은 가장 최근에 출시된 제품이다:

- CACI^{TM}의 바디 스컬프쳐. 퀸텀 시스템과 함께 사용된다. 미세 전류를 이용하는 컴퓨터화된 신체 관리와 체중 감량 시스템으로서, 모든 기능이 복합되어 리프팅과 체형 관리를 하게 한다. 미리 지정된 프로그램이 탑재된 컴퓨터화된 미세 전류가 피부와 안면 근육을 조이고, 가는 선과 주름을 부드럽게 하며, 콜라겐 생성을 증가시키고, 순환을 향상시킨다. 관리를 수행하는 데는, 바디 스컬프쳐 관련 제품이 사용되는데, 이것은 활성화된 콜라겐 앰플과 알로에 베라 젤을 함유하고 있다.
- 실루엣의 테크닉 인퓨젼. 미세전류 시스템을 도입하여 넓은 범위의 집중된 활성화 물질이 — 콜라겐(주름 방지 마스크)과 같은 — 가는 선을 팽팽하게 해 주고, 지친 피부 조직에 활력를 준다. 여드름 방지 마스크(흰붓꽃의 뿌리 함유)는 과잉 생성된 피지를 감소시키는

동시에 열린 모공을 깨끗이 하고 조여주며, 피부의 pH를 안정시킨다. 스킨 라이트 마스크(포도 추출물 함유)는 고르지 않은 피부 톤과 색소 침착을 관리한다. 비타민 C 눈과 입술용 패드는 피부의 탄성을 향상시켜 주며 수분을 공급하고, 유리기(오염)로부터 피부를 보호하고, 가는 선과 주름을 부드럽게 하고 어두운 부분을 밝게 한다.

- 울트라톤의 스포츠 컴팩트 20과 수퍼 프로 20은 모든 스포츠 훈련과 미용 관리에 사용된다. 스포츠 컴팩트 20은 컴퓨터화된 물리요법 — 순차적 회전식 프로그램으로서 바디빌딩, 스테미너 강화, 속도, 유연성, 재활, 부종 축소, TENS로 야기된 고통 완화와 엔도르핀 발생에 효과가 있다. 수퍼 프로 20은 41 단계로 이루어진 프로그램인데, 그 중 30개의 단계는 '다중-부위' 이며 — 한 가지의 관리 기간 동안, 개별 부위에 개별적 회전식 프로그램을 적용 — 리프팅과 조임 그리고 피부 활력의 위한 핸즈 프리 안면 미세 전류를 포함한다.
- 엘라 바쉐의 초음파 소노케어. 초음파 물리치료법과 초음파 혈관 내 노폐물 배출을 이용한다. 이것은 0.6MHz의 주파수를 가진 초음파 변환기가 있어서 소노케어의 젤 안에 있는 활성화 성분의 침투를 극대화한다. 손으로 잡을 수 있는 물리치료기의 헤드는 초음파 세라믹 플랜지가 있는 흡입 헤드여서 3MHz의 주파수를 통하여 진동한다. 이 헤드는 초음파 파동과 흡입을 결합한다. 각 프로그램은 6개의 단계를 포함한다. 세안, 박피, 소노케어 시스템 (세포 자극, 근육 강화, 배출) 분말로 만들기, 마스크 사용, 그리고 일상 관리 제품의 사용.
- 스칸다 솔의 VIP 바디 시스템. 셀룰라이트 관리를 위해 침술을 이용하는 조명 관리법에 있어서 가장 최근의 것. 적외선 조명이 지방 조직을 분해하기 위해 적용되고, 유도 전류 파동이 치료 부위의 경혈에 작용하여 근육을 신장시키고 수축시킨다.
- 바이오제니 보떼 컨셉의 세포 전기치료. 진피 조직에 맞는 전기 주파수의 전류 신호를 바꿈으로써 직류와 시누소이드 신호가 피부 자극 없이 피부를 통과하도록 하고, 미세 전류가 세포 단계에서 특별한 효과를 갖게 한다. 예를 들면, 바이오제니 비사쥬는 '항 중력' 마사지로서, 전도성 제품에 적셔져서 둥근 전극봉(4 cm 지름) 속에 삽입된 스펀지를 통해 피부로 전달되는 4가지의 시누소이드 신호를 사용한다. 스컬프팅 마사지는 얼굴의 피부 조직을 당겨 올리고, 활력을 주며 에너지를 불어 넣는 역할을 한다.

요점

셀룰라이트는 임신이나 폐경기와 같은 요소로 나빠진 호르몬 상태를 말한다. 이것은 지방 피하조직에 있는 지방 세포에 축적된 지방에 의해 야기되며, 연결 섬유를 부어올라 일그러지게 하고, 셀룰라이트와 결합하여 오렌지 껍질 효과를 나타낸다. 결과적으로 이것은 순환을 느리게 하여 독소가 축적되게 하며, 이것이 축적되면 잔 물결 같은 현상이 피부에 나타난다.

엔더몰로지

엔더몰로지(역주* : 체지방 분해기) 엔더몰로지는 1980년대 초에 프랑스 엔지니어인 루이스 폴 귀테가 발견한 것으로, 그는 차 사고로 근육과 피부에 손상을 입었었다. 이것은 화상을 위한 것으로 피부 수축을 예방하고 흉터 조직을 헐겁게 한다. 관리의 초기에, 위와 같은 증상을 가진 환자의 셀룰라이트가 예기치 않게 나아졌다는 것을 발견하게 되었고, 바로 이것이 오늘날 미용 목적으로 사용되게된 유래이다.

엔더몰로지 관리는 셀루 M6로 구성되는데, 이것은 손으로 잡을 수 있는 마사지 기구로서, 간헐적 흡입과 롤링을 전달하는 2개의 모터로 작동되는 헤드가 있어 주위의 부드러운 조직은 물론이고 관리될 부위에도 작용한다. 이러한 롤러의 특징적인 움직임, 부드럽게 흡입하면서 잡아 당기기 그리고 심부 마사지는 독특한 방법으로 관리 부위에 적용된다. 이렇게 하여 섬유 조직이 잡아 당겨지고 약해지며 피부가 물결치는 효과를 최소화할 수 있다.

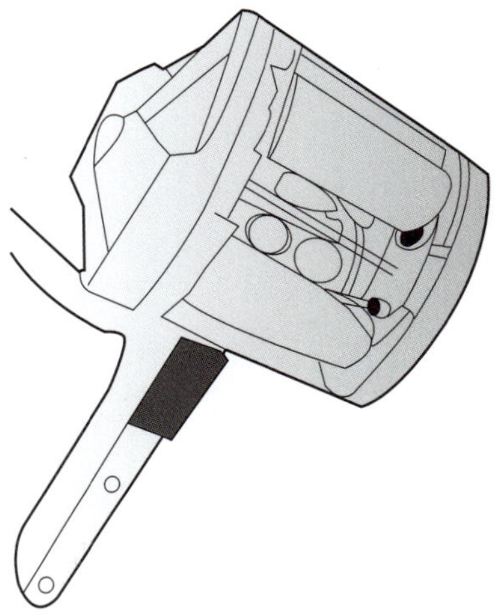

엔더몰로지 셀루-M6

요점

흡인 시스템에서의 가장 최근의 개발은 바이오제니 보떼 컨셉이 개발한 셀룰로스이다. 이것은 동시에 일어나는 전기 자극—세포 전기관리법—을 포함하는 것으로, 피부 조직을 재활시킨다. 독특한 둥근 헤드는 전기 접촉 장치나, '피트(발)'의 디자인을 피부 조직에 직접 사용하여 표피 조직의 통증을 방지하고, 전도성 있는 피부 강화 크림을 거쳐 피부에 직접 사용된다.

장점

오늘날에는 이러한 자극 과정에서 콜라겐이 증가되고 피부가 더 부드러워지고, 윤곽이 더 향상된다고 생각된다. 관리 중에, 혈액과 림프의 순환을 깊이 자극하여 관리 부위로 산소를 보내고 침체된 독소 노폐물을 배출하는 것을 돕는다.

관리 프로그램

코스로 된 경우에 가장 좋은 효과를 나타낸다. 초반에는 14번이 권장되며 대략 35분이 걸린다. 이것은 일주일에 2번 받아야 하며, 한 달에 1~2번의 보완 · 관리 스케쥴을 잡아야 한다. 매우 정교한 '관리 전 · 후' 사진 자료가 만들어 지는데, 매 번 똑같은 자세와 발의 위치를 확실히 하기 위해 발 모양이 있는 특별 사진 측정 장소가 있다. 이것으로 인해 프로그램의 효율성에 대해 결과를 모두 측정 가능하며 관리사가 줄자를 사용할 때, 실수를 저지르거나 다른 각도로 카메라를 놓는 등 여러 가지의 실수를 미연에 방지한다. 관리 중에 고객은 몸에 붙는 보호복을 입어서 피부 마찰을 방지하고 부드럽게 관리할 수 있다.

엔더몰로지는 2개의 기계를 개발했다: 셀루 M6 IP^{TM}는 더 크고, 의료와 스포츠 분야에 권장되며, 셀루 M6는 더 작고, 미용 산업을 위하여 특별히 개발되었다.

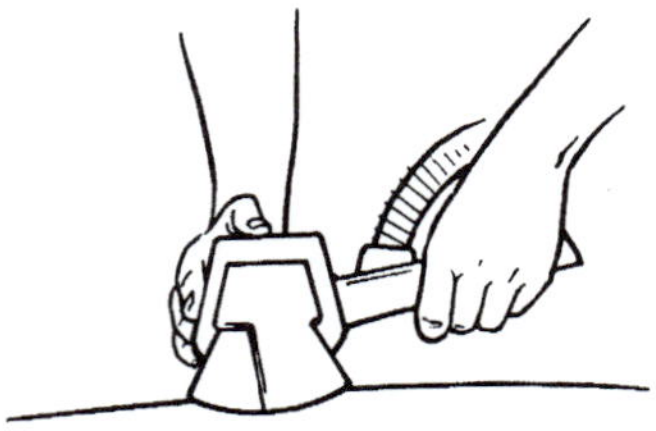

샌딩

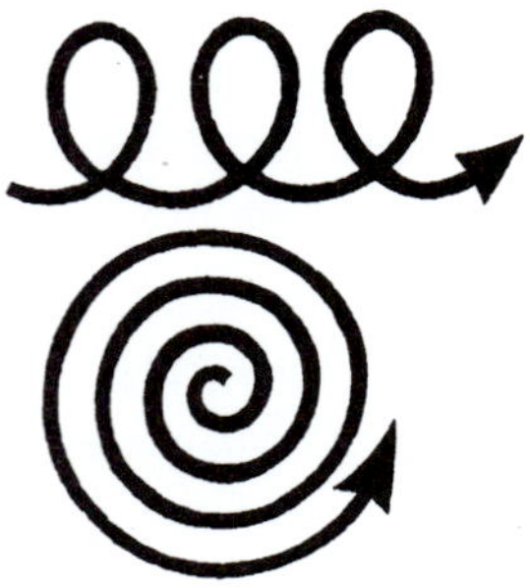

엔더몰로지 치료의 예

1. 우선, 의료 기록에 대한 모든 정보와 금기사항 등에 대해 상세하게 상담한다. 상담을 하면서 고객을 특수 사진 측정실로 인도하여 사진 측정 과정을 진행한다. 발은 발 표시 부분에 놓고 나면, 모든 각도에서 그리고 정확한 거리에서 셀룰라이트를 사진 찍는다.
2. 다음은, 관리사가 고객을 도와 한 사이즈로 된 보호복을 입게한 후, 관리실로 인도한다.
3. 관리가 시작된다. 모터로 움직이는 주요 헤드가 리듬감 있게 몸에 작용하게 되는데, 등 윗부분에서 시작하여 팔의 위쪽으로 내려가서 등을 지나서 둔부로 가게 되다. 그리고 나서, 계속 발목까지 내려가고 몸의 앞 쪽에 관리하게 된다. 다음과 같은 다양한 기술이 사용된다:

- 샌딩, 진피에 자극을 주면서 활력을 불어 넣기 위해서 사용된다. 체중 감량이나 임신 후에 처진 피부의 조직 표면을 재정비하거나, 노화방지 관리의 일환으로 사용된다.
- 주무르기. 셀룰라이트가 많이 집중된 부위 특히, 오랫동안 축적되어 온 부위에 사용된다.
- 8자 그리기. 셀룰라이트가 축적된 부위에 특별히 유용하며, 조직을 부드럽게 하기 위해

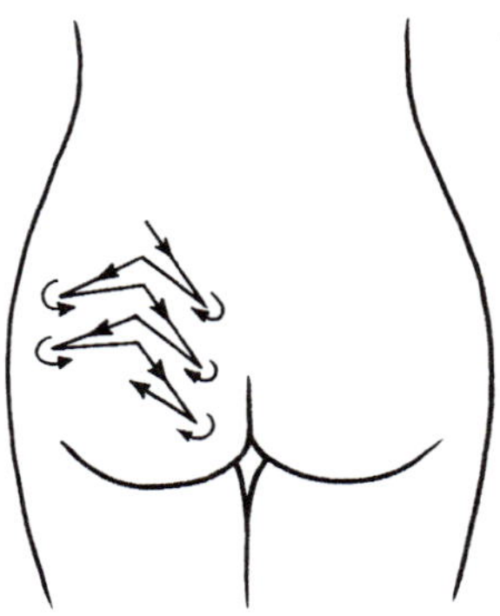

주무르기

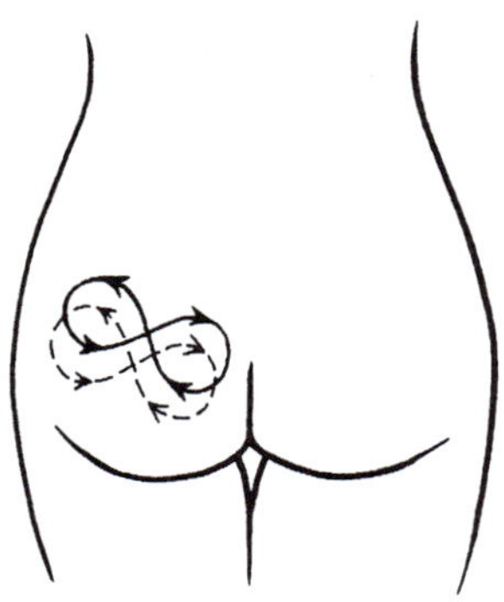

8자 그리기

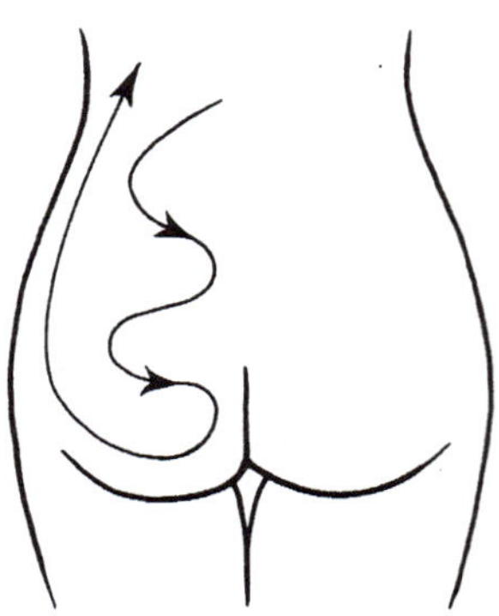

돌리기

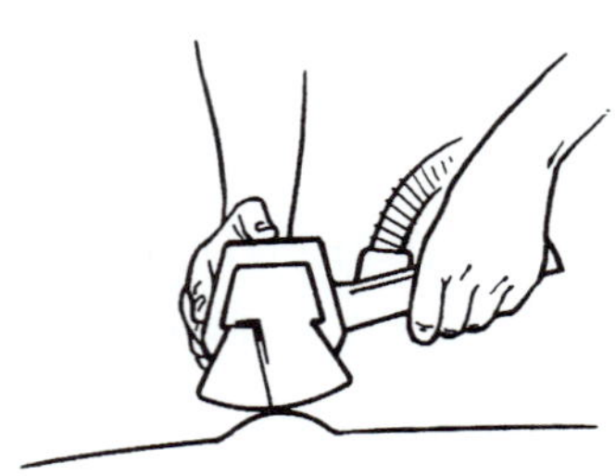

두드리기

엔더몰로지 기법

고안되었다

- 돌리기. 특정 부위에 대한 관리의 처음과 마지막에 사용되며, 새롭게 유연함을 얻은 피부를 제어하기 위해 고안되었다.
- 두드리기. 샌딩을 제외한 모든 다른 움직임에 포함될 수 있는 기술로 두껍고 지방이 많은 부위에 특히 권장된다.

4. 일단 관리가 끝나며, 고객은 관리 장치에서 일어나서, 필요한 사진 증거를 기록하고 나서 옷을 입는다.
5. 사후 관리에 대한 조언을 하고, 다음 관리를 예약한다.

더마젯트

더마젯트는 진공과 롤링하는 움직임의 조합을 사용하고 있다는 점에서 엔더몰로지와 비슷한 기술이며, 여기에 셀룰라이트와 체형에 훨씬 더 좋은 효과가 있는 초음파의 장점이 결합되었다. 이것은 외부의 초음파 요법을 이용하여, 기계적 마사지와 엔도마사지라 불리는 비침투 마사지 기술을 동시에 결합한 최초의 독특한 관리이다. 더마젯트는 셀룰라이트와 체형을 포함하는 수많은 신체 조건에 대한 관리를 가능하게 하는 10가지의 다른 프로그램을 제공한다.

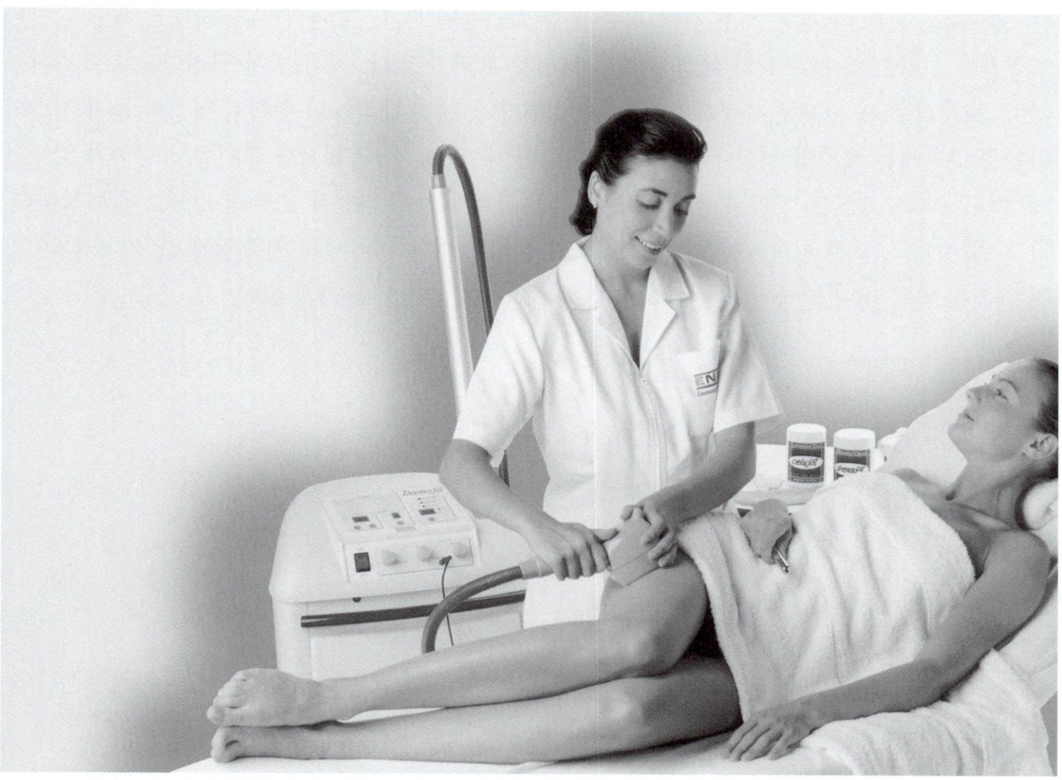

더마젯트

엔도마사지

엔도마사지를 통하여 2개의 피부 조직층 — 진피와 피하조직 — 을 신장시키고, 연결 조직 층이 주요 헤드의 작용을 통하여 운동되어 신장된다. 그러는 동안 진공 흡입은 잔잔히 미세 순환을 회복시키고, 온 몸에 걸쳐 피하지방 밑에 있는 액체 변화를 자극한다. 압력/무압을 선택하는 초음파의 진동은 세포 단계에서의 마이크로 마사지를 유발한다. 분자 사이에서 생성되는 마찰은 국부적 열과 혈관확장을 초래하며, 지방질 제거의 효과를 증대시킨다. 초음파는 초음파 필링에 의하여 지방층 속으로 더 깊이 8 cm까지 침투한다.

이 2가지의 작용은 동시에 또는 개별적으로 사용될 수 있어서 조직에 최소의 충격을 주고, 더 효율적인 결과를 낸다.

써모젯트

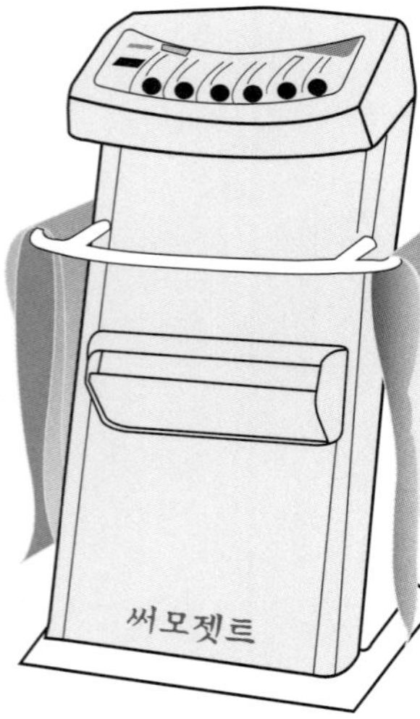

써모젯트는 체중 감량에 효과가 있는 적외선 기술이다. 이 시스템은 진피, 피하지방, 그리고 더 깊은 지방 층까지 침투하는 짧거나 긴 적외선 파동을 사용한다. 이 시스템에는 적외선 필라멘트에 있는, 독립적으로 조절되는 6개의 실리콘 밴드가 있다. 밴드의 위치는 둔부, 대퇴부, 허리 그리고 팔 근처이다. 개별적 필요에 따라 특수한 젤이 사용될 수 있다. 고객은 써모필름으로 감싸지고, 적외선으로 고르게 둘러싸여서, 신진대사와 순환을 자극하고 나아가서는 젤의 활성화 성분이 침투하게 된다. 이 과정을 통하여 열분해가 일어나고, 체중감량에 엄청난 효과가 있는 빠른 관리가 가능해진다. 이 관리는 진피와 셀룰라이트가 존재하는 피하지방을 비롯한 모든 다른 피부층에 작용한다. 물이 보존되면 지방의 팽창을 야기하는데, 열관리법으로 개선되어 혈액과 림프의 순환이 증가된다. 이것은 비침투성의 기계적 체형 기술과 엔도마사지와 같은 좀 더 표면적인 기술 또는 지방흡입 같은 더 깊은 체형 관리 기술과 함께 사용될 때 더 효과적이다. 이것은 체중 감량과 체형관리 그리고 특수 부위의 체형 조절에 탁월한 효과가 있다. 결과는 첫 관리만으로도 가시적이며, 24시간 후에 신체를 측정하거나, 사진을 찍거나, 신진 대사율의 정확한 평가와 물과 지방의 비율을 나타내는 체지방 저울에 의해서 결과를 볼 수 있다. 가장 필요한 부위에서 변화가 일어난다. 더구나 써모젯트는 이완 작용과 따뜻한 진정 작용을 하기 때문에 스트레스 해소에 탁월하다. 각 관리는 약 45분간 지속되며, 고객의 기대와 문제에 따라 10주까지 일주일에 2번씩 초음파 필링 관리를 받을 것이 권장된다. 관리 후, 매우 편안하고 긴장이 풀리게 된다.

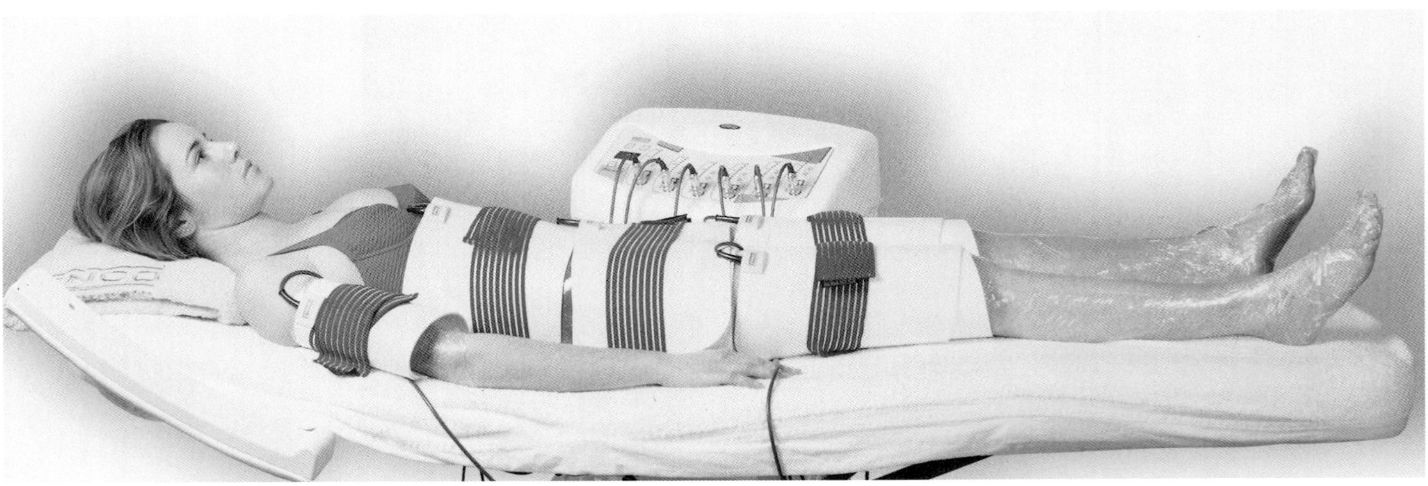

써모젯트

열분해

열분해는 지방을 태우는 과정으로서, 체온과 신진 대사율이 상승하면 활성화 된다. 적외선의 열분해 활동이 증가하면, 깊은 지방층에서부터 표면의 조직층(진피)까지 작용하게 된다.

초음파 필링

초음파 필링은 비침투성이고, 피부를 깎아 내지 않는 필링 과정이다. 표피에서 죽은 세포를 제거하고, 면포와 여드름을 고통없이 제거한다. 이 과정은 다른 관리법과는 달리, 변색과 어두운 피부 부위의 제거와 제품의 침투를 돕는다. 또한 피부에 수분을 공급하고, 피부 상태를 개선시킨다.

초음파 필링은 노화방지, 퍼밍, 깊은 필링, 정화, 색소침착 그리고 피부 결점을 관리하는 데 필수적이다.

초음파 수소-공기방울 형성

초음파 필링은 일련의 초음파 진동을 1초에 25,000(0에서 25,000 Hz) 주기 정도로 높은 주파수에 있는 탄성파를 통하여, 피부와 그 밑에 있는 연결 조직에 전달함으로써, 필링과 세정 프로그램을 위한 기계적이고, 열적인 작용을 모두 생성해 낸다. 이 과정은 죽은 세포, 면포, 피지 그리고 메이크 업 잔여물을 제거한다. 탄성파는 '공기방울 형성' 현상 때문에 피부에 유익하다. 이 공기방울 형성 기간 동안 탄성파가 유입되면, 흐르는 액체 속에 진공이 발생한다. 공기방울 형성은 탄성파가 세포를 자극하는 마이크로 마사지를 수행하는 곳인 더 깊은 층의 어떤 세포도 다치게 하지 않는다.

고주파 미세 진동은 또한 피부 표면에 압을 가했을 때, 예상치 않은 변화에 민감하게 반응하여 살균효과를 촉진함으로써, 피부 표면에 존재하는 박테리아를 — 이것이 피부 결함의 원인이다 — 감소시키는 작용을 한다.

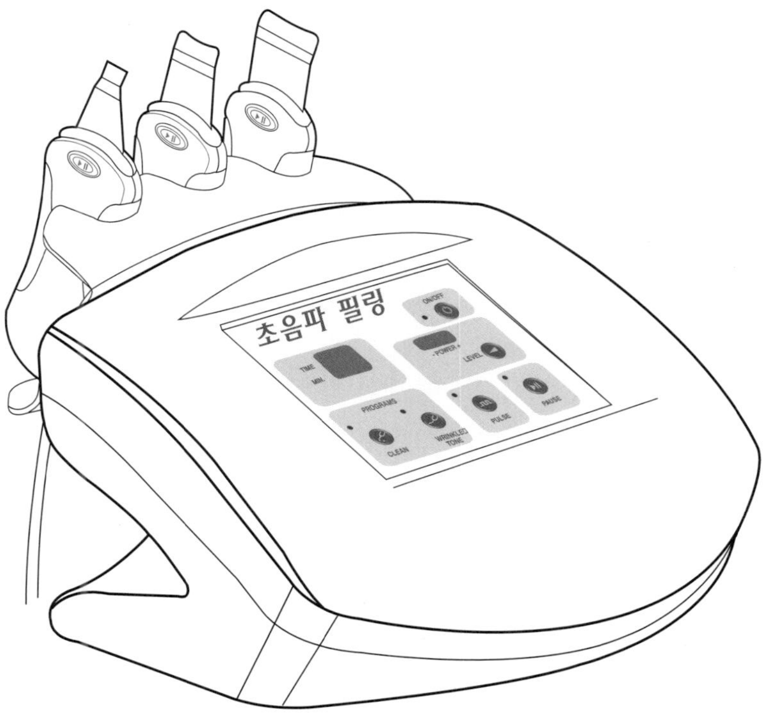

초음파 수소 공기방울 형성

초음파 탄성파

초음파 필링은 초음파 침투법과 병행하여, 진피에 대한 마이크로 마사지를 통하여 피부 속 깊숙이 수분을 공급하고, 관리 중에 사용하는 특수 피부 관리 제품과 에센셜 오일의 미분화를 통하여 외부에 수분을 공급한다.

초음파 왕복 진동

초음파 필링은 피부 속 깊이 전달되어 작용하는 초음파 왕복 진동을 통하여 혈액순환을 증가시킨다.

초음파 필링 치료

세정(필링)

특별히 고안된 금속 주걱이 초음파 주파수에서 진동하여, 활성화된 세정 성분과 수분 공급 토닉이 모공 속으로 주입되어 탁월한 효과를 발휘한다. 일시적으로 관리 제품과 함께 지속적인 진동 효과를 병행하면, 모공을 확장하고 부드럽게 하며, 기름기, 불순물, 화장 잔여물 그리고 죽은 세포 등이 완전히 제거된다. 이 초음파 주파수는 우수한 수분 공급 효과, 가속화된 혈액 순환, 피부 조직의 강화 그리고 세포 신진대사의 증가 등의 결과를 나타낸다. 금속 주걱을 따라 초음파 진동이 이동하여 주걱 끝까지 도착하면, 매우 빨리 진동하여 피부와 맞닿은 모든 부위에 고착되지 않은 모든 입자들이 당겨 올려져 제거됨으로써 블랙헤드, 점, 죽음 세포, 불순물이 사라진다. 한정된 공간에서 진동이 빨라지면, 분무기 같은 효과를 낸다. 사용된 관리 제품에 의해 유화된, 피부 속의 모든 불순물이 모공 밖으로 나와서 피부로부터 탈락된다. 초음파 필링 관리 방법은 일반적인 안면 관리로는 불가능해 보이는 깊이까지 침투할 수 있다.

재생(주름의 상태)

주걱의 위치를 뒤바꾸면, 강도 높은 마이크로 마사지 효과를 얻을 수 있다. 이 타진 효과는 이온 균형에 영향을 주지 않으면서도 제품의 깊은 침투를 돕는다.

마이크로 마사지 (주름 상태와 진동)

이것은 결정된 관리에 따라, 재생이나 미백의 2가지 효과가 있는 제품을 사용하여 진행된다. 초음파 필링은 피부 노화로 인해 야기된 모든 생리적 문제에 대한 완벽한 해결책이다.

권장되는 관리 시간

- 필링과 정제 관리 : 관리 시간은 얼굴에 대한 초음파 필링에는 20분이며, 얼굴과 몸에는 5분이다. 최선의 결과를 얻으려면, 고객이 한달에 한번 관리를 받아야 한다.
- 노화 방지 관리 : 이것은 필링, 수분공급, 재생 단계를 결합한 것이며, 피부가 촉촉하고 산소를 흡수하여 다시 젊어지게 한다. 이 관리는 약 45분이 소요되며, 고객은 8~10단계의 코스를 일주일에 한번 받아야 최선의 결과를 얻을 수 있다.

SK Ⅳ

SK Ⅳ는 얼굴 피부 상태를 향상시키기 위해서 갈바닉 미세 전류와 초음파 전류를 마티스 제품과 함께 사용하는 복합 관리이다.

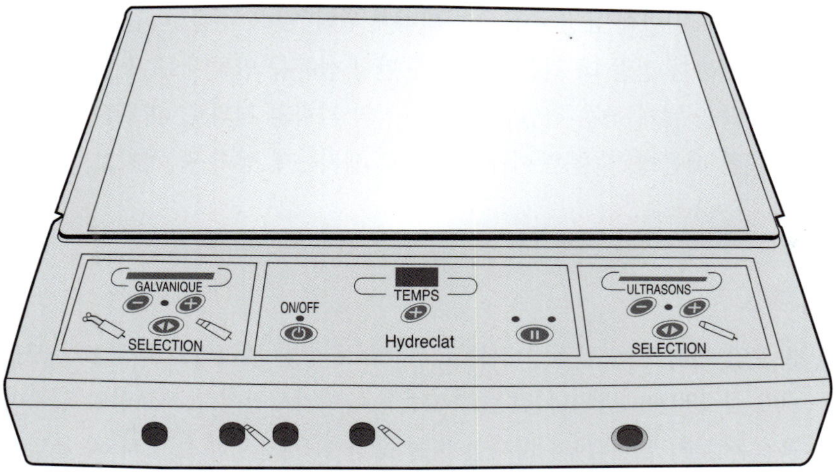

SK Ⅳ

SK Ⅳ는 다음과 같은 경우에 사용하면 이상적이다:

- 눈가 주름과 아이백(눈밑의 볼록하게 튀어나온 부분). 눈은 미세하고 가는 근육으로 둘러싸여 있어서 특히, 주름지기 쉬운 부위이다. 마이크로 모드의 운동은 이 근육을 수축시키고, 말초 혈관내의 혈액 순환을 향상시키고, 피부 늘어짐을 감소시켜 더 건강한 피부 톤을 되찾게 해 준다.
- 이마의 주름. 이마의 피부를 지탱하는 수직 근육은 거의 사용되지 않는다. 그러므로 그 곳의 혈관은 적절히 자극되지 않고, 표피에도 적당한 자극이 주어지지 않는다. 인상을 찌푸리는 것은 근육을 자극하기는 하지만, 그 결과로 생기는 주름은 자극으로 인한 장점을 사라지게 한다. 마이크로 모드를 사용하면, 이 근육들이 좋은 방법으로 운동될 수 있고, 피부 톤을 향상시키고 주름을 감소시킨다.
- 입가 주름. 뺨과 코 사이에는 '코 날개와 윗 입술의 결합 승강기' 라고 불리는 긴 근육이 있다. 이 근육은 아래 방향으로 작용하여, 이 부위에 점차적으로 깊은 세로 주름을 형성한다. 마이크로 모드를 사용하면, 이 근육을 위로 작용하게 만들 수 있고, 피부를 더 잘 지탱하여 결과적으로 주름을 점차 감소시킬 수 있다.
- 늘어진 턱 선. 당신이 무언 가를 씹을 때마다, 교근이라고 하는 턱 주위 근육을 사용하게 된다. 그러나 턱 밑의 처진 부분을 교정하기 위해서는 방형골과 삼각부라고 불리는 근육이 운동되어야 한다. 이 근육들은 씹는 과정에는 사용되지 않는다. 마이크로 모드 자극은 이 근육들을 수축되게 하고, 턱 밑의 느슨함을 탄탄하게 조여준다.
- 피부의 윤기를 향상시키기 위하여. 얼굴 피부의 바로 밑에는 복잡한 근육과 탄성 조직의 네트워크가 있는데, 그 기능은 표피를 지탱하고, 말초 혈관을 자극하여 피부의 기저부를 제대로 자극하는 것이다. 마이크로 모드를 정기적으로 사용하면, 이 '피부 사양 시스템' 의 효율성을 향상시키고 유지시키며 눈에 띄게 피부에 윤기를 준다.

요점

전기 관리를 시작하기 전에, 관리사는 다음을 확인해야 한다.

- 현재의 피부 상태
- 특수 전기 관리의 효과
- 이전에 했었던, 손 또는 전기관리에 대한 피부 반응
- 고객의 기질과 원하는 효과
- 선과 주름들 – 노화의 표시

주름 – 노화의 징후

모든 유기체와 마찬가지로 피부도 노화 과정에 의해 영향을 받는다. 다른 유기체와는 달리, 수년에 걸쳐 피부 변화가 눈에 띈다. 노화의 표시는 20대 말이나 30대 초부터 나타나기 시작한다. 처음에는 미세한 선이 코와 입 사이, 눈 주위, 그리고 이마에 나타나기 시작한다. 자주 반복되는

안면 운동의 결과로서 첫 번째 표정 주름이 나타나게 된다. 웃음 주름, 미간 주름 그리고 눈가 주름. 수 년에 걸쳐, 진피가 점점 더 적은 콜라겐과 탄성 섬유를 만들어 내기 때문에, 피부는 탄력을 잃는다. 피부활력을 잃게 하는 원인인 연결 조직의 약화의 결과로, 피부는 힘없이 늘어지고, 주름이 생긴다. 중력 때문에, 주름은 아래 방향으로 생기는데 뺨이 축 처지고, 눈꺼풀이 감기는 현상이 나타난다.

코스모라이트

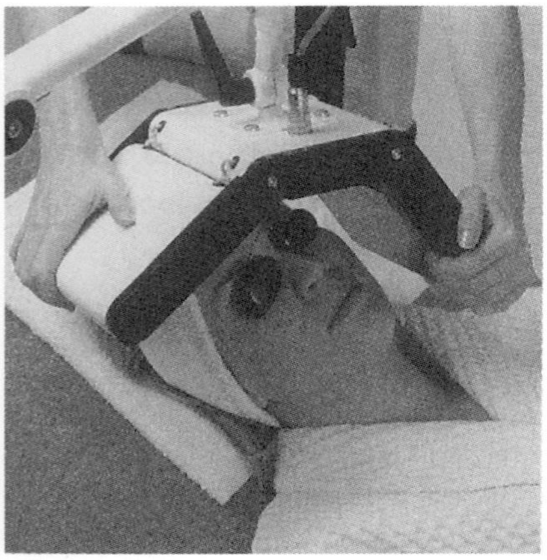
코스모라이트

기술적 진보 뿐만 아니라, 전인적인 진보를 통합한 훌륭한 관리법이 바로 코스모라이트이다. 이 시프템은 600~1,200 nm 범위(이것은 가시광선과 비가시광선 스펙트럼의 일부이기는 하지만 자외선의 특성은 갖지 않는다)의 비간섭 진동 광선을 '생물학적 공명파' 와 결합시켜서 여드름, 스트레치 마크, 등의 통증, 운동 상처, 노화의 표시와 같은 상태를 치유하고 재생시키는 전체적인 관리를 가능케 한다.

코스모라이트는 7 cm 깊이까지 피부를 침투하여 순수한 냉 광선이 불빛을 만들어 내고, 열이 난다는 느낌을 느끼지 않게 한다. 첫 번째 효과는 콜라겐와 탄력소 생성의 속도를 높이는 섬유모 세포를 자극하는 것이다. 두 번째는 생물학적 공명파가 신체의 혈액과 림프 시스템과 같은 비율로 진동하는 진동 파동을 만들어 낸다는 것이다. 이것은 동맥을 확장시키는 효과가 있어서 증가된 혈류를 수용하게 하고, 광선 자극에 의해 새롭게 활성화된 피부 세포에 훨씬 더 많은 영양을 제공한다.

코스모라이트 관리의 예

1. 고객의 의료 기록과 금기사항을 점검하면서 상세한 상담을 한 후, 고객이 관리를 위해 준비되도록 한다. 예를 들면, 얼굴에 대한 관리인 경우, 그 부위를 완전히 닦아내고 토너를 발라서 유연하게 한다.
2. 조명으로부터 눈을 보호하기 위해서 눈 가리개를 착용하도록 돕고, 고객이 편안하게 한다(조명이 눈에 손상을 주지는 않는다).
3. 관리사는 조명과 생물학적 파동 모두에 필요한 셋팅을 하고 타이머를 셋팅한다.
4. 3면으로 된 코스모라이트 조명판은 각 부분이 종이 표지 크기만한데, 관리 부위 위에 위치하게 된다. 관리가 시작된다.
5. 고객은 불빛 아래에서 긴장을 풀고, 관리사는 바늘이 없는 침술 장치인 코스모라이트 펜을 이용하여 경혈을 자극한다. 예를 들면, 노화방지 관리 중에 림프 배출을 향상시키기 위해서는 간, 장 그리고 허파에 관련된 경혈을 자극한다.
6. 1분 후에, 조명판이 제거되고, 비타민, 미네랄, 항산화제를 함유한 앰플의 내용물을 바른다. 이 내용물의 활성 성분이 피부 깊숙이 침투하게 하기 위하여 다신 조명판을 관리 부위 위에 놓는다.
7. 5분 후에, 고객이 특별히 필요로 하는 두 번째 앰플을 바르기 전에 조명판이 제거된다. 그 후 조명판 제거 후, 5분 동안 방치한다.
8. 그 다음 얼굴의 선, 흉터 또는 입가에 나는 발진에도 라이트 펜을 사용할 수 있다.
9. 관리용판을 발바닥에 10분간 대고, 반사점을 자극하고 순환을 증대시킨다. 동시에, 펜을 사용하여 추가 경혈을 자극한다.

10. 관리가 끝난 후, 고객은 한 잔의 물을 마셔서 해독 작용을 촉진하고 사후 관리와 재택 관리에 대한 조언을 듣는다.

관리의 장점

전체적인 관리법으로서, 코스모라이트는 신체 내부와 외부의 다양한 상태를 — 화상, 입가에 나는 발진, 셀룰라이트, 습진, 건선, 미세한 선과 주름, 흉터, 스트레치 마크, 점 운동 상처 그리고 일반적인 고통 — 치유하고 재생하는 효과가 있다. 모든 연령의 고객에게 사용할 수 있으며, 어떤 경우에는 단 한번의 관리로도 눈에 띄는 효과를 얻을 수 있다.

피부 진단기

피부의 pH를 나타내는 전기 피부 진단기는 극동지역에서 널리 사용되고 있으며 전세계적으로도 인기를 얻고 있다.

압력 마사지

이것은 팔 다리에 대한 '공기적' 압박을 유도하는 전문가용 장비의 범위를 나타내는 용어이다. 리듬감있게 압력이 전달되기 때문에 근육의 자연적인 펌핑 활동을 자극하고, 림프의 흐름을 돕는다. 이 관리는 우선적으로 혈관계에 영향을 주어, 중력에 의한 부종과 셀룰라이트의 초기 단계를 포함한, 비효율적인 림프와 혈액 순환과 관련된 많은 상태를 호전시킬 수 있다.

관리 시간은 다양하지만, 평균적으로 약 20~30분이 소요되며 안면 마사지와 같은 관리실의 다른 서비스와 연계될 수 있다.

동양적 분석

최근 몇 년에 걸쳐 동양적 분석에 대하여 많은 관심이 일어나 인기를 끌고 있다. 이것은 고객의 얼굴, 손, 발 그리고 몸을 읽음으로써 고객의 웰빙, 역사 그리고 인성에 대한 좀 더 깊은 이해를 얻게 된다. 이브 테일어가 자신의 관리 아로마테라피 연구소에서 관리사를 위한 대학원 과정으로 이 분석법을 진행하고 있으며, 그녀의 후학들이 세계적으로 이를 실전에 옮기고 있다.

실습 사항

다음을 제공하는 제조업체를 조사하시오.

a. AHA 치료
b. 순차적 바디 토닝과 특수한 순차 EMS
c. 특별 고주파/갈바닉 관리
d. 바디 랩
e. 미세 전기 관리법

주요용어

아래의 단어와 구절의 의미를 알아 두어야 한다. 뜻을 알아내기 위해서 이 장을 되짚어 보아도 된다.

공기 취입 목욕
알파 하이드록시산
바디 랩
셀룰라이트 관리법
스파
목적성 스파
플로테이션 관리법
거품 목욕
열 관리법
물-산소 목욕
수치료법
욕조 안 수치료
압력 마사지
사우나
스파 디자인
특별한 갈바닉/고주파/유도전류/NMES 관리
특별한 체형관리 프로그램
증기 캐비닛/증기실
스트레치 마크 관리법
해수요법
토닝 테이블
수질 테스트
월풀

제 7 장

태닝과 빛 관리

이 장을 숙지하면, 다음과 같은 사항이 가능하게 된다:

- 고객에게 관리 가능한 태닝 관리의 유형을 설명할 수 있다.
- 서로 다른 태닝 관리의 주요 장점을 알 수 있다.
- 태닝 관리의 전 · 후 관리에 관한 조언을 열거할 수 있다.
- 수동, 공기 브러시 그리고 자동화된 태닝 관리를 실행할 수 있다.
- 전자기 스펙트럼의 주요 원리를 개괄적으로 설명할 수 있다.
- 자외선 관리와 적외선 관리의 차이를 설명할 수 있다.
- 자외선의 세 가지 밴드와 그들의 주요 효과를 열거할 수 있다.
- 적외선 관리와 자외선 관리의 주요 장점과 사용법을 설명할 수 있다.

피부암의 증가를 막아야 한다는 사회적 인식 확산으로 인하여 햇볕에 노출하지 않고도 햇볕에 그을린 효과를 내는 태닝 제품이 급속도로 확산되고 있다. 수 년 동안 셀프 태닝 소매 제품이 판매되고 있지만, 전문 태닝 관리와의 차이가 많이 났었고, 태닝 제품 시장의 선두 업체로서 1995년 이후, 영국의 관리실에 제품을 공급하고 있는 세인트 트로페즈가 이를 간파하였다. 세인트 트로페즈는 전문 태닝 관리를 개발하고, 강력한 마케팅과 PR 캠페인으로 우리가 오늘날 접하고 있는 태닝 관리 시장을 개발하고 확장시켜 왔다.

모든 시장에 있어서 수 많은 다른 회사들이 이러한 제품의 판매와 성장을 알아 보고 재빨리 그 뒤를 이었다. 오늘날 전문적인 시장을 위한 태닝 관리를 제공하는 회사는 과잉상태이다. 관리에 대하여 개괄적으로 설명하기 위하여, 여기에서는 세인트 트로페즈의 관리 범위를 분석함으로써 쥬디 나크라는 영국 여성의 재능을 살펴보고, 그녀가 니치 마켓을 간파하여 자신의 기술과 지식을 이용하고 세인트 트로페즈라는 브랜드가 '스타' 만이 사용하는 것이 아니라, 모두가 사용할 수 있는 친근한 이름이 될 것이라고 확신한 이유를 알아본다.

> **요점**
>
> 셀프 태닝 제품은 특별한 판매상의 장점을 가지고 있다. 예로, 세인트 트로페즈 제품에는 녹색기가 살짝 들어가서 색이 오렌지색으로 변하는 것을 방지한다. 쉽게 따라 바를 수 있는 가이드 색상이 있다; 그리고 스트레치 마크와 흉터를 감출 수 있다.

제품 설명

어떤 관리에 있어서도 모든 범위의 제품에 대한 상당한 지식과 이해를 갖추는 것이 필수적이다. 관리사는 각 제품의 이름을 알아야 하고, 그 장점과 효과, 그리고 고객에게 판매할 때는 어떤 크기가 적절한 가를 알아야 한다. 고객이 돈을 지불하는 것은 당신의 지식과 조언이므로, 당신은 항상 고객이 원하는 바를 제공해야 함을 기억해야 한다!

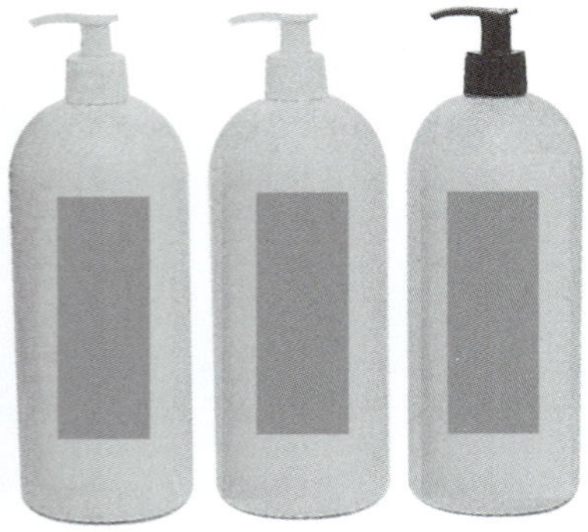

제품들

세인트 트로페즈 제품

최근에는 7가지의 제품이 있다. 바디 폴리셔, 바디 모이스쳐라이져, 틴티드 셀프 태닝 로션, 자외선 차단지수 15방수 자외선 차단제, 파우더 브론져, 거품 브론즈 무스, 그리고 브론징 미스트.

바디 폴리셔

이것은 태닝 관리를 위해 피부를 깨끗이 하고 준비시키기 위해 사용되는 부드러운 박피제이다. 박피 성분은 둥근 폴리스티렌 알갱이인데, 이것이 피부 표면 위를 부드럽게 구르며 피부를 부드럽고 고르게 해준다.

바디 모이스쳐라이져

이 제품은 건성 피부, 문제성 부위에 고객 맞춤형 태닝을 하기 위해 차단 크림으로서 전문적으로 사용된다. 가정에서는 이 풍부한 모이스쳐라이져를 사용함으로써 태닝을 유지할 수 있다.

요점

태닝할 때, 세인트 트로페즈의 바디 폴리셔를 부드럽게 사용하면, 태닝 효과를 유지시키고 고르게 색이 흐려지게 하는데 도움을 준다.

틴티드 셀프 태닝 로션

알로에 베라를 기본으로 하는 이 로션은 가이드 색상이 있어서 쉽게 바를 수 있으며 즉각적인 태닝을 할 수 있다. 이것은 상쾌한 향이 있으면서 기름기도 없고 빨리 건조된다. 이것은 최대 강도의 태닝 효과가 있기 때문에 모이스쳐라이져를 함께 사용하여 원하는 정도의 태닝효과를 얻을 수 있다.

요점

L-타이로신은 태닝효과를 가속시키는 역할을 하기 때문에 인체의 자체 멜라닌 생성 작용을 유도한다.

자외선 차단지수 15의 방수 자외선 차단제

이것은 신속하게 마르고 기름이 없게 제조되어 UVA와 UVB를 모두 차단한다. 비타민 E와 알로에 베라도 함유되어 있다. 이것은 자외선의 손상을 감소시키기 위한 일상의 모이스쳐라이져 겸 베이스 차단제로 사용될 수 있다. PABA(파라-아미노벤조산)은 비타민 B 복합체에서 발견되는 무색 또는 노란 색을 띤 산이다. 이것은 태양으로부터의 피부 손상을 방지하기 위한 햇볕 차단 로션으로서 다양한 이름으로 판매된다. 이것은 햇볕화상 제품의 국부 마취제 역할도 한다. 그러나 햇볕에 노출될 때 과민성 피부 반응을 보이는 사람들에게는 부작용을 일으킬 수 있다.

파우더 브론져

이것은 미세하고 매트한 압축 파우더이다. 이것은 얼굴이나 몸에 직접 또는 태닝 로션 위에 발려질 수 있다. 반짝이는 성분 또는 라놀린이 함유되어 있지 않다.

거품 브론즈 무스

이것은 즉각적인 브론징 무스로서 바르는 즉시 태닝효과가 나타난다. 이것은 60초 만에 마르고, 얼굴이나 몸 어디에나 언제든지 사용할 수 있다. 이것은 알로에 베라 잎의 즙이 기본이 되며, 기름이 없고 상쾌한 향을 가지고 있다. 이 무스를 사용해서 나타난 태닝 효과는 2~3일 지속되며 사용하기 매우 쉽다. 그러나 마르기 전에 옷에 닿으면 얼룩이 생긴다는 것을 명심해야 한다.

브론징 미스트

이것은 스프레이 타입의 미스트로서 펌프를 누르면, 빠르고 간단하게 퍼지기 때문에 피부에 줄이 생기지 않는다. 가벼운 사용감에 60초 만에 마르기 때문에 급히 태닝을 해야 하거나, 수 일간 지속되는 깊은 태닝 효과를 원할 때 딱 맞는다. 세인트 트로페즈 에어와 함께 사용할 수도 있다 — 초강력 에어브러시 태닝 제품. 이 제품 또한 젖었을 때는 옷에 얼룩이 생길 수 있기 때문에 각별히 주의해야 한다.

손으로 하는 태닝 관리

관리 전에 고객에게 해야 하는 조언

관리사와 안내원에게는 관리에 앞서 모든 고객에게 해야 하는 조언에 대해 잘 알고 있는 것이 무엇보다 중요하다.

- 모든 고객에게 관련 조언이 적힌 예약 용지를 발행해야 하며, 전화 예약의 경우에는 우편으로 이것을 고객에게 부쳐야 한다.
- 패취 테스트를 행해야 한다.
- 관리에 어떤 것이 포함되는 지를 고객에게 알리는 것이 중요하다.
- 태닝 관리 전에 정기적으로 피부를 박피하고 수분공급 해주어야 한다고 고객에게 조언해야 한다. 이렇게 함으로써 피부 표면이 더 부드러워져서 관리사가 태닝하기에 적합하며 결과적으로 더 좋은 결과를 얻을 수 있고 태닝 효과도 오래간다.
- 관리 4일전 부터는 어떠한 태닝 제품의 사용도 중단해야 함을 고객에게 알려야 한다. 이 조언을 간과하면, 태닝의 색과 품질을 보증할 수 없다.
- 관리 받을 때는 어둡고 헐렁한 옷을 입고 와야 하며 그렇지 않으면, 가져와서 갈아입어야 함을 고객에게 알려야 한다(가능하면, 브라나 꽉 조이는 옷, 장신구나 신발을 신지 않는 것이 더 좋다).
- 가이드 색상이 옷에 묻을 수 있기 때문에 오래된 속옷을 입는 것이 더 좋다.
- 너무 꽉 조이는 옷을 입으면, 태닝 당일 동안 그 옷 속에 땀 자국이 생길 수 있다.
- 예비 신부는 예식 4~6주 전에 시험 태닝을 받고 나서 예식 2일 전에 관리를 받는 것이 바람직하다. 그래야 고객 자신과 신체가 새로운 자신의 모습에 익숙해지기 때문이다.
- 고객은 태닝 관리 24시간 전에 체모를 제거해야 한다.

유용한 정보

패치 테스트를 가능한 자주 실행해야 한다. 피부 과민 병력이 있거나, 어떤 종류의 피부 트러블이 있을 수 있는 경우에는 패치 테스트를 실행해야 한다.

상 담

모든 태닝 관리 전에는 고객 상담이 선행되어야 한다. 현재 소유하고 있는 고객 카드에 적용할 수도 있고 새로운 것은 구매할 수도 있다. 이것은 관리실의 고객 서비스 정책과 맞아야 하고 관리자의 재량에 따른다.

손으로 하는 태닝 관리를 위한 준비

관리 전에 관리 부위가 적절히 준비되었는지 확인해야 하며, 다음의 항목이 필요하다:

- 관리대
- 운반대
- 큰 그릇

태닝 관리 상담 카드

이름	생일	낮에 통화 가능한 전화번호
주소		밤에 통화 가능한 전화번호

현재 복용중인 약물이 있습니까?	예 ■ 아니오 ■
최근에 항생 물질이나 화학 요법을 사용한 적 있습니까? (어떤 약물은 태닝이 진행되지 않게 한다.)	예 ■ 아니오 ■
알러지가 있습니가?	예 ■ 아니오 ■
자상, 상처, 발진 또는 가벼운 찰과상이 있습니까?	예 ■ 아니오 ■
피부 트러블이 있습니까?	예 ■ 아니오 ■
염색이나 색소에 대한 트러블이 있습니까?	예 ■ 아니오 ■
당신의 피부가 과민성이라고 생각하십니까?	예 ■ 아니오 ■
앓고 있는 호흡기 질환이 있습니까?	예 ■ 아니오 ■
임신 중이거나 모유 수유 중입니까?	예 ■ 아니오 ■
최근 신체에 피어싱이나 문신을 한 적 있습니까?	예 ■ 아니오 ■
전에 셀프 태닝 제품을 사용한 적 있습니까?	예 ■ 아니오 ■
그 결과가 어떠했습니까?	하 ■ 중 ■ 상 ■
햇볕에 잘 타는 피부입니까?	예 ■ 아니오 ■
전에 세인트 트로페즈 제품을 사용한 적 있습니까?	예 ■ 아니오 ■
만약 그렇다면, 결과에 만족하셨습니까?	예 ■ 아니오 ■
당신 얼굴에 태닝 효과가 충분히 어두웠습니까?	예 ■ 아니오 ■
전신 태닝을 원하십니까?	예 ■ 아니오 ■

태닝을 하려는 특별한 목적이 있습니까?	예 ■ 아니오 ■
휴가 중이십니까?	예 ■ 아니오 ■
어떤 피부관리 제품을 사용하고 계십니까?	
그것들 중에서 AHA를 함유한 것이 있습니까? (많은 모이스쳐라이저에 AHA가 함유되어 있습니다.)	예 ■ 아니오 ■
머리카락이나 눈썹을 탈색한 적 있습니까?	예 ■ 아니오 ■
관련 조언이 적힌 예약 용지를 받은 적 있습니까?	예 ■ 아니오 ■
거기에 대한 질문이나 기타 질문이 있습니까?	예 ■ 아니오 ■

코멘트

손해배상

나는 위의 질문을 읽고 이해했습니다.

내가 아는 한, 위의 답변은 정확합니다. 서명 날짜

상담 카드

- 쓰레기통
- 관리대 커버
- 큰 목욕 시트
- 2~3개의 작은 손 타월
- 2개의 바디 스펀지
- 3개의 벙어리 장갑
- 티슈
- 헤드 밴드
- 면봉
- 세정제(미네랄 오일을 함유하지 않는 것)
- 바디 폴리셔
- 바디 모이스처라이저
- 오토 브론잔트
- 일회용 장갑(꽉 끼는 것)
- 필요한 경우, 관리 단계에 사용될 수도 있는 일회용 관리대 롤
- 고객이 입을 일회용 바지

방 법

관리 준비를 하고 나서, 관리사는 안내 데스크에서 고객을 맞이하여 상담 절차를 수행하도록 한다. 고객이 옷을 벗고 일회용 바지를 입으면, 관리를 위해 등을 대고 눕도록 부탁한다.

1단계. 태닝 관리를 위한 준비 – 박피

1. 손잡이가 있는 뜨거운 물이 담긴 큰 그릇을 준비한다.
2. 크림 타입의 세안제를 이용하여 얼굴을 닦고, 적셔진 스펀지로 세안제를 닦아낸다.
3. 바디 폴리셔에 세안제를 약간 넣고 섞은 후, 얼굴, 목 그리고 쇄골에 부드러운 원 운동을 하면서 발라 박피한다.
4. 마른 타월로 된 장갑으로 먼저, 그 다음엔 적셔진 스펀지로 박피제를 제거한다.
5. 손을 오므려 컵 모양으로 한 후, 바디 폴리셔를 크게 1번 정도 펌프하여 물과 섞는다. 원 운동을 하면서 다리에 바르되, 무릎, 발목 그리고 발과 같이 건조한 부위에 집중한다.
6. 마른 타월로 된 2개의 장갑으로 먼저, 적셔진 스펀지로 닦아낸다.
7. 두드려서 건조시킨다.
8. 팔에 박피 과정을 반복하되 팔꿈치에는 각별히 주의한다. 탈취제를 확실히 제거한다.
9. 중간 부위에 계속한다. 고객이 태닝을 원하는 부위에 박피한다. 가슴 밑에 집중한다.
10. 고객을 돌아 눕게 하여 다리의 뒤쪽과 등에 위의 과정을 반복한다.
11. 고객을 다시 원래대로 돌아 눕게 하되, 혹시 사용된 관리대 롤이 있으면 제거한다. 박피제 잔여물이 있다면, 마른 수건으로 훑어 낸다.
12. 이 단계가 끝날 때, 관리사가 자신의 손을 씻는 것이 중요하다.

2단계. 태닝 관리 – 얼굴에 관리

1. 항상 얼굴에서부터 시작한다. 얼굴은 고객이 가장 먼저 만지고 싶어하는 부위이기 때문에 얼굴이 관리가 끝났을 때, 말라 있을수록 결과가 더 좋다.
2. 오토 브론잔트와 바디 모이스쳐라이져를 각각 2번 씩 펌프하여 당신의 손에 대고 함께 섞는다.
3. 얼굴과 목에 고르게 펴 바르되 눈과 머리카락 나는 선 주위는 피한다.
4. 손에 남은 것에 모이스쳐라이져를 작게 다시 한 번 펌프하여 섞는다 ; 눈꺼풀, 눈 밑, 귀 머리카락 나는 선 안쪽을 위하여 섞는다.
5. 고객의 몸에 과산화수소가 흡수되어 있는 경우에는 체모의 침투성이 더 강하기 때문에, 탈색되었거나 회색인 체모에는 더 많은 모이스쳐라이져를 바른다.
6. 면봉을 이용하여 눈썹의 태닝 제품을 조심해서 제거한다.
7. 손을 닦는다.
8. 꽉 끼는 일회용 장갑을 낀다.

3단계. 태닝 관리 – 몸에 수분공급하기

손, 팔꿈치, 무릎 그리고 발에 세인트 트로페즈 바디 모이스쳐라이져를 듬뿍 바른다. 이 제품은 피부 표면에 남아있어야지, 마사지로 피부에 흡수시켜서는 안 된다. 당신이 원하는 부위에 정확히 모이스쳐라이져를 바르도록 주의한다. 다른 부위에 모이스쳐라이져를 바르면, 문제가 될 수도 있다. 예를 들면, 군데 군데 자국이나 얼룩이 가볍게 질 수 있다.

4 단계. 태닝 관리 – 몸에 관리하기

다리

1. 다른 부위에 비해 다리는 마르는데 오랜 시간이 걸리므로, 얼굴을 끝내는 즉시 바로 다리에 태닝을 하는 것이 바람직하다.
2. 한 번에 한 다리만 노출시킨다. 손을 평평하게 하고, 태닝 제품을 약 7회 펌프하여 대퇴부에서 시작하여 무릎을 향해서 작업한다. 종아리 부분을 하되 발목에서 멈춘다. 알로에 베라가 크림색으로 변하면서 유화되기 시작하는 것을 볼 수 있다. 이 시점에서 멈추고, 남은 태닝 제품을 무릎 부위에 발라 완전히 덮히도록 확인한다.
3. 마사지를 하지 않는다: 너무 문지르면 알로에 베라 젤이 공 모양으로 바뀌어 태닝이 얼룩덜룩하게 된다.
4. 가이드 색상이 이 단계에서 완전히 고르게 발라지지 않았다고 놀라지 않아도 된다. 갈색 줄은 문제가 되지 않음을 기억한다, 문제가 되는 것은 하얀 줄이다 ; 제품이 발라지지 않은 곳에는 태닝 효과가 나타나지 않는다.
5. 이 단계까지 하면 장갑에는 최소한의 태닝 제품이 남아 있어야 한다. 필요한 만큼 잉여분을 덜어 낸다.
6. 여기에 모이스쳐라이져를 1회 펌프하여 함께 섞고 나서, 발에 바르되 발가락 사이 사이에 꼼꼼히 바르도록 주의한다.
7. 발톱과 발바닥을 티슈로 닦아내고, 발과 발목 위에 태닝 제품을 바르되 아래로 내려가는 방향으로 한다. 다리 위로 향하게 발라서는 안 된다.
8. 아직 마르지 않았어도, 다리를 덮는다. 이것은 태닝 효과에 영향을 주지 않는다.
9. 다른 쪽 다리에도 같은 순서로 반복한다.

팔

1. 고객의 팔이 몸의 옆에 나란히 놓여지도록 한다.
2. 태닝 제품을 약 3번 펌프하여, 어깨에서 시작하여 바깥쪽 팔을 거쳐 손목으로 작업한다. 단, 팔꿈치와 손은 제외한다.
3. 태닝 제품과 모이스쳐라이져를 각각 1번씩 펌프하여 손에서 섞는다. 고객의 팔을 들어 올려, 손목을 잡고 겨드랑이 부위를 포함하여 안쪽 팔에 바르고 팔꿈치에도 바른다.
4. 장갑을 확인하여 잉여분을 제거한다. 장갑에 남아 있는 분량에 모이스쳐라이져를 1회 펌프하여 완전히 섞어서 손에 바른다.
5. 손바닥, 손톱 손목의 주름을 티슈로 닦는다.
6. 태닝 제품을 사용할 때 손목은 항상 어려운 부위이다. 그러므로 모이스쳐라이져를 손목의 주름 부분에 점으로 찍어 바른 후, 조심스럽게 손목에 위쪽으로 바르도록 한다.
7. 손목의 뒷부분에 조심스럽게 바른다.
8. 다른 쪽 팔에도 같은 순서로 반복한다.

가슴과 배

1. 가장 강력한 태닝 제품을 사용하여 약 7회 펌프하여, 위와 같은 방법으로 하되, 비키니 라인에서부터 쇄골까지 한다.
2. 다른 방향으로 바르고 있기 때문에 생기는 줄에 놀라지 않도록 한다. 커버를 충분히 하면,

결과는 좋게 나타나게 된다.
3. 모이스쳐라이저를 약간 장갑에 덜어서 쇄골에 바른다.

다리 뒤쪽

1. 다리 뒤쪽을 위해서 태닝 제품을 7회 펌프한다. 다리 뒤쪽에 태닝 제품을 바를 때는 발 뒤꿈치의 주름에는 바르지 말고, 다리 앞쪽과 만나야 함을 명심한다.
2. 발 뒤꿈치 부분에 모이스쳐라이저를 약간 덜어서 발목 뼈 주위에 발려진 태닝 제품에 섞어 바른다.
3. 다른 쪽 다리에도 같은 순서로 반복한다.

등

1. 가장 강력한 태닝 제품을 사용하여 약 7회 펌프한다. 목 뒤쪽의 티셔츠 라인까지 바르고 난 후, 모이스쳐라이저를 약간 덜어 머리카락 나는 선으로 바른다.
2. 목의 앞 쪽과 옆선에서 만나도록 하고, 귀 뒤를 확인한다.
3. 고객이 얼굴을 아래로 향하게 한 채로, 당신은 장갑을 벗고 관리한 곳을 정돈하면서 태닝 제품이 마르게 둔다.

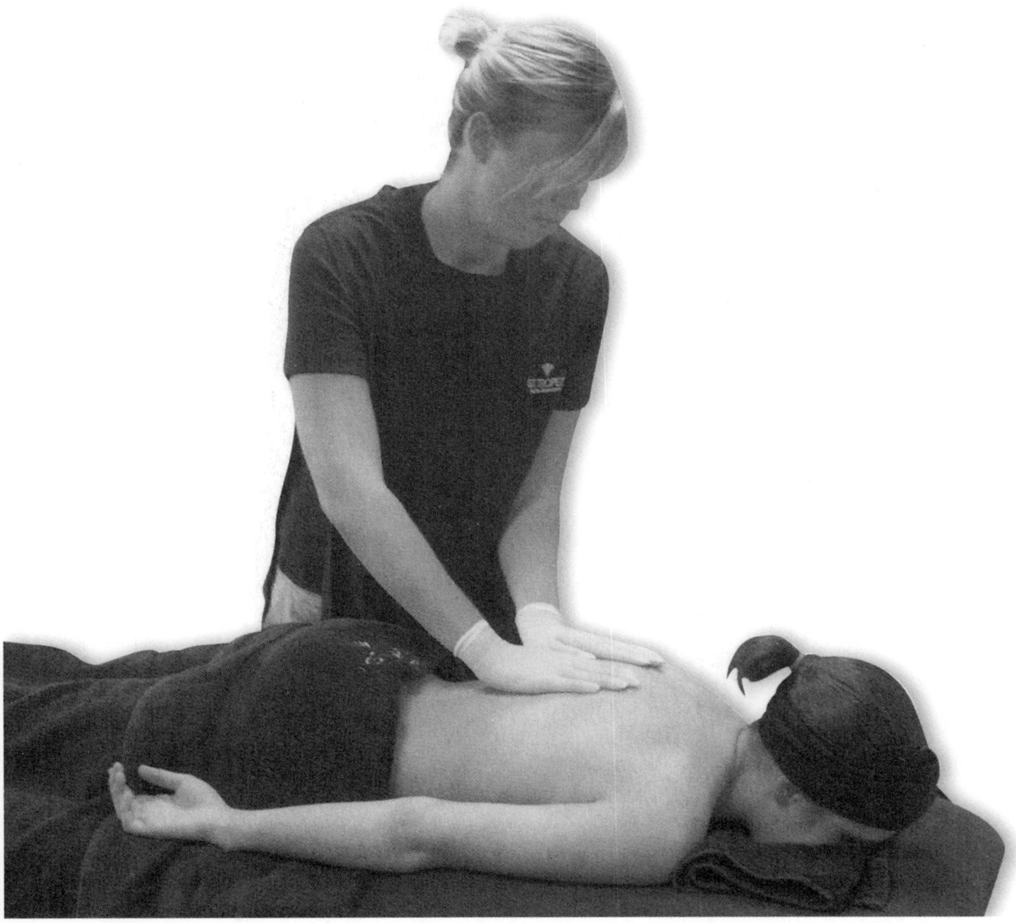

제품 사용의 예

5단계. 태닝 관리 – 두드리기

이것은 고객의 만족을 이끌어 내어 관리실에서 나갈 때, 완벽한 모습이 되도록 하는 필수적인 부분이다.

1. 고객을 돌아눕게 한다. 깨끗하고 부드러운 벙어리 장갑을 끼고, 손을 평평하게 하여 부드럽게 얼굴을 두드리면서 남은 가이드 색상을 제거한다.
2. 태닝한 순서와 같은 순서로 하면서, 몸을 전반적으로 살살 두드리면서 남은 가이드 색상을 제거한다.
3. 다리부터 시작해서 팔과 중간 부위로 옮겨간다.
4. 고객을 다시 한번 돌아 눕게 하여, 다리와 등에 같은 순서를 반복한다.
5. 태닝 효과를 고르게 나타내기 위해서는 필수적으로 길고, 부드러우며 쓸어 내리는 듯한 두드림이 필요하다. 그러나, 과도하게 문지르면 태닝이 고르게 되지 않는 결과를 초래하므로 주의한다.

관리 후에 고객에 대한 조언

고객이 올바른 재택관리와 제품 구매에 관한 조언을 얻게 하기 위해서, 관리사는 물론 안내원들도 재택관리 서비스에 대해 철저한 교육을 받아야 하며, 다음의 사항을 포함해야 한다.

1. 사후 관리에 대한 조언을 담고 있었던 관리 관련 예약 용지에 대해 고객에게 상기시킨다(이것은 고객에게 책임을 지우게 되며 법적으로 당신을 보호해 준다). 이 조언에는 아래의 사항이 포함된다.

   - 고객은 태닝 후, 최소한 4시간 동안 샤워나 목욕을 하면 안된다. 다음날 하는 것이 좋다.
   - 태닝 효과가 완전히 나타나기 전까지는, 고객은 땀이 나는 어떠한 활동에도 참여해서는 안된다.
   - 태닝 효과가 완전히 나타나기 전까지는, 고은 피부를 젖게 해서는 안된다.
   - 가이드 색상이 피부에 남아 있는 동안에는, 고객은 어떠한 탈취제, 향수, 바디 제품도 사용해서는 안되며 화장을 해서도 안된다.
   - 관리실에 있는 동안, 고객이 꽉 끼는 옷, 신발이나, 장신구를 하게 되면 결과에 영향을 미치게 된다.
   - 태닝 관리를 받는 같은 날, 다른 관리를 받는 것은 권장하지 않는다.
   - 수영장의 염소가 태닝 제품을 탈색시키게 되므로 태닝 후에는 수영을 하지 않는 것이 고객에게 권장된다.
   - 태닝 관리 후, 매 3~4일마다 고객이 바디 폴리셔를 이용하여 몸을 다듬도록 권해야 한다. 그래야 태닝이 고르게 벗겨진다.
   - 고객에게 모이스춰라이져를 사용하도록 권해야 한다. 그래서 태닝의 수명을 길게 할 수 있다.
   - 고객이 자신의 피부와 생활태도를 어떻게 관리하느냐에 따라 다르지만, 일반적으로 태닝 효과는 7~10일 간 지속된다.
2. 추천된 제품을 판매하도록 한다. 판매 시 '제품과 사용법' 에 관한 인쇄물을 받도록 한다.
3. 고객에게 다음 약속을 잡게 한다.

요점

- 디하이드록시아세톤(DHA) 은 셀프 태닝 로션에 사용되는 태닝 성분이다. 무독성으로 알려져 있다. 이것은 과당으로부터 얻어지며, 유화제, 보습제 그리고 살균제로도 사용된다.
- 미국 식약청은 이 첨가물이 피부에 색을 내기 위해 (셀프 태닝) 화장품과 약품에 사용되기에 적합하다고 선언했다.
- 이것은 하얀 색 파우더로 액체 상태에서는 색이 사라진다.
- DHA는 피부 표면의 박테리아와 아미노산에 작용한다 (피부 화학작용은 독특하다. 사람에 따라, 또는 부위에 따라서도 다른 결과가 나타날 수 있다).
- 이것은 피부에 갈색 톤을 주어 일광욕을 한 듯한 모습을 낼 수 있다.
- 이것은 단 맛이 나고, 독특한 향이 있다.
- 최근 판매되고 있는 대부분의 셀프 태닝 제품에는 이것이 사용되며, 그 사용량도 다양하다.

색소 형성 이상

관리사는 셀프 태닝 제품의 사용을 원하는 고객에게 색소 형성 이상에 대해 적절한 조언을 해야 한다. 제조업체마다 성분이 다르기 때문에, 제품의 공급업체에게 자신의 제품의 효과에 대해 명확히 알아내는 것이 주요하다.

백반증

세인트 트로페즈 태닝 제품은 백반증을 커버할 수 있다. 그러나, 한 번 사용으로 색소 형성 이상을 숨길 수는 없다.

백반증을 숨기기 위한 방법

1. 최고 강도의 태닝 제품을 흰 피부 부위에 가능한 두껍게 바르고, 필요하다면 어두운 부위로 가는 경계선에는 면봉으로 모이스쳐라이져를 고객에 맞게 바른다.
2. 건조하게 둔다. 이 단계에서 줄이 간 것처럼 보여도 괜찮다.
3. 태닝 효과를 내기 위해서는 제품을 바른 채로 하룻밤을 지내는 것이 이상적이다.
4. 가이드 색상을 닦아 낸다.
5. 태닝 효과가 원하는 만큼 어둡게 나오지 않으면, 약 8시간마다 백반증 부위가 감춰질 때까지 반복한다.
6. 마지막에는 최고 강도의 태닝 제품이나 모이스쳐라이져와 혼합된 태닝 제품을 온 몸에 바른다.

유용한 정보

백반증의 경우에, 관리실에서 관리하거나, 고객에게 한 병을 판매하여 전신 태닝을 하러 관리실에 오기 전에 집에서 사용하도록 한다.

요점

불균일한 일광욕, 예로, 시계줄 자국이나, 비키니 끈 자국은 백반증과 같은 방법으로 감춰질 수 있다.

과다색소 침착

셀프 태닝을 사용하는 것은 어느 부위의 색소 형성을 더 어둡게 하는 것이다. 그러나 얼룩 덜룩한 부위의 색소 형성을 고르게 하기 위해서는 그 부위에 제품을 바르거나 고객에 맞게 태닝 제품과 모이스쳐라이져를 함께 섞어야 한다; 모든 피부 타입에는 차이가 있고, 피부결, 피부의 화학반응, 수화 그리고 색이 독특하기 때문에 정확히 어떤 현상이 일어나는 지를 말하기는 어렵다.

요점

일반적으로 태닝 제품에는 햇볕 차단 성분이 없기 때문에, 고객은 셀프 태닝을 통해서 화상을 입을 수도 있다. 고객이 햇볕에 노출될 때는 SPF (자외선 차단 지수) 제품을 사용해야 한다. SPF제품의 제조사에게 문의하여 그들의 태닝 제품에 적합한 SFP 제품을 확인해야 한다. 세인트 트로페즈의 경우에는 SPF 15 자외선 차단제가 그 태닝 제품에 적합하다.

결과와 제품에 대한 일반적 사항

고객의 피부가 창백하다면, 그것은 색소가 엷기 대문에 태닝 효과를 얻기 위해서는 2번의 시행이 필요함을 설명하는 것이다(때때로 고객들은 한 번만 태닝한 후의 효과를 더 좋아하며, 너무 어두워 보이는 것을 원치 않는다).

이미 태닝된 상태이거나 휴가에서 최근에 돌아온 고객이라면, 태닝이 더 잘된다.

바디 폴리셔와 모이스쳐라이져의 보존 기간은 약 2년이다. 오토 브론잔트는 일단 개봉하면 6~9개월간 보존 가능하며 미개봉 상태에서의 보존 기간은 약 2년이다. 매번 사용하고 난 후에는 펌프를 닫아 놓는 것이 좋다.

세인트 트로페즈의 모든 제품은 다른 금기사항이 없다면, 임산부에게 안전하며 적당하다(고객이 원하거나 관리상 필요한 경우에 배에 태닝을 하는 것은 생략한다).

모유 수유 중이라면, 유두를 제외한다.

모든 고객은 화학반응이 다르고, 태닝 반응도 개별적으로 달리 나타난다(향수와 마찬가지로, 모든 사람에게는 각기 다른 향이 있다).

문제 해결

문제가 나타났다면, 그것은 사람의 실수로 귀결되는 경우가 많다. 사용 중에 관리사가 한 행동이나, 관리 후 고객이 한 행동이 잘못된 경우이다.

셀프 태닝의 결과는 피부에 따라 다르다는 것을 기억해야 한다. 당신은 관리사로서 주어진 상황에 맞추어야 한다. 고객의 피부가 건조하거나, 얼룩덜룩하거나, 불균일한 색소 형성 특징이 있으면, 박피 단계에서 기술적으로/전문적으로 이를 알아내는 것이 바람직하다.

문제가 발생하면, 다음에 그런 문제를 방지하기 위하여 그 원인을 밝혀내려고 노력해야 한다. 고객을 위하여 이 상황을 해결할 필요가 있다 — 이것은 까다로운 것일 수 있다.

문제가 발생하면 개별적으로 각 문제를 해결해야 한다.

고객에게 당신이 제일 먼저 해야 할 말은 '다시 관리실에 오셔서 저에게 보여주세요' 이다.

전화로 문제를 해결하는 것은 매우 어렵다. 상황을 판단하기 위해서 당신이 직접 고객을 보아야 한다. 경험에 따른 지침은 아래와 같다.

기억할 사항

태닝 효과가 신체의 어떤 부분에는 잘 나타나는데, 다른 부분에서는 그렇지 않다면, 이유는 사용 방법이나 사용 전에 피부결의 문제이거나, 사용 후의 고객의 행동이 잘못 되었기 때문이다.

문제 : 줄이 보이는 태닝

원인 : 관리 전에 이미 피부에 무언가가 있었거나,
태닝 제품이 덜 발려졌거나,
태닝 제품을 너무 문질렀거나,
고객이 사후 관리에 대한 조언을 따르지 않았을 때

조치 : 박피를 하여 줄을 고르게 사라지게 한 다음, 태닝 제품을 다시 바르되, 색상과 상태에 따라 최고 강도의 제품을 사용하거나, 50/50으로 섞어 사용한다.

문제 : 하얀 얼룩

원인 : 관리 전에 이미 피부에 무언가가 있었거나, 모이스쳐라이져를 너무 멀리까지 펴발랐거나, 태닝 제품을 바를 때 그 부분을 빼뜨렸거나, 고객이 사후 관리에 대한 조언을 따르지 않았을 때

조치 : 하얀 얼룩 부분에 조심스럽게 태닝 제품을 더 많이 바른다.

문제 : 검은 얼룩

원인 : 관리 이전에 피부의 결/색의 문제

조치 : 부드럽게 박피하여 색을 고르게 하도록 한다.

문제 : 태닝 효과가 전혀 나타나지 않음.

원인 : 고객이 성분이 강한 약물을 복용 중이거나, 고객의 본래의 개인적 신체 화학반응의 문제이거나, 고객이 태닝 후에 샤워를 너무 빨리 한 경우

조치 : 위의 모든 상황에 대해 논의 해보고, 패치 테스트를 해본다.

자동/에어 브러시 태닝 관리

지난 2년간 태닝 분야는 셀프 태닝 부스와 에어 브러싱의 도입을 통하여 새로운 국면으로 접어 들었다. 에어브러시 태닝 제품과 전기 셀프 태닝 부스를 판매하는 수많은 업체가 있기는 하지만, 시장 조사 결과 다시 세인트 트로페즈의, 일명 '에어포트'를 가지고 분석해 보기로 결정하였다.

자동/수동 부스 시스템을 선택할 때, 업체가 제공하는 보증과 서비스를 고려하는 것은 필수적이다.

어떤 전자 제품이라도 좋은 상태를 유지하기 위해서는, 소유자와 관리사가 모두 업체가 제공하는 유지 지침을 따르는 것이 중요하다.

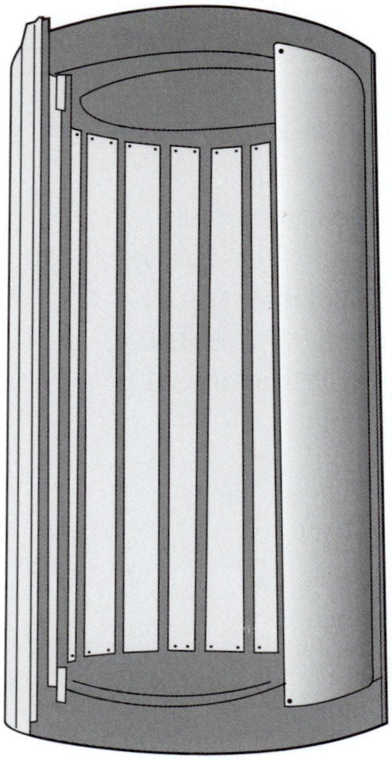

세인트 트로페즈 에어포트

에어포트 서비스와 유지

보증:

모든 에어포트는 12개월 간 품질이 보증된다(부품과 인력 서비스). 추가 보증은 이매진에서 직접 구매할 수 있으며, 이는 연간 단위로 갱신될 수 있다.
영국에서 판매되는 제품에 대한 모든 보증 의무를 행한다.

서비스:

모든 새로운 에어포트를 구입할 때 최초 일 년의 서비스 계약이 함께 구매되는 것이다. 이매진이 서비스 계약서를 제공하는데, 여기에는 작동 상의 오류로 인한 시스템 교환은 구매 후 6개월간이며 작동 보수 서비스는 12개월간이다. 보증에 대해서 이 서비스는 연 간 단위로 연장될 수 있다.

에어포트 보증 및 서비스

에어포트의 유지

매일 사용이 모두 끝난 후:

- 에어포트의 스위치를 끄고 부스가 밤새 작동되지 않도록 확인한다.
- 젖은 천으로 내부의 스프레이가 나오는 방의 벽, 창살 그리고 바닥을 깨끗이 닦는다.

요점

세인트 트로페즈 제품은 영국에서 뷰티 소스 주식회사에 의해 배급되며, 연락처는 다음과 같다.
Beauty Source Ltd
Unit 4C Tissington Close,
Nottingham, NG9 6QG
전화 : 0115 9836363
팩스 : 115 9836350

일 주일에 한 번 :

- 에어포트 구매 시, 제공된 청소용 브러시를 이용하여 스프레이 건의 노즐 부분을 살살 훑어 내어 제품 잔여물이 남지 않도록 한다.

한 달에 한 번 :

- 창살 아래 쪽에 있는 주 필터를 교체한다.

에어 브러시 관리

에어 브러시 태닝 관리는 고객이 부스의 내부에 서있는 상태에 있는 것이어서 모든 스프레이 태닝 제품이 고객이 흡입하지 않도록 멀리 떨어져서 아래 방향으로 내려가야 한다. 또한 관리의 마지막에는 만졌을 때 건조되어 있어야 한다.

관리 전 조언

고객이 관리를 예약할 때 아래의 사항을 미리 말해 주는 것이 중요하다:

- 관리 당일 아침에 왁싱이나 면도를 하지 마시오.
- 어떤 종류의 향수, 탈취제 또는 아로마테라피 오일도 사용하지 않는 것이 더 좋다. 왜냐하면 이들은 관리에 영향을 미치기 때문이다.
- 관리 전날 저녁에는 모이스춰라이져를 바르기 전에 전신을 박피해야 하는데 이때, 팔꿈치나 무릎과 같이 건조한 부위에는 각별한 주의를 기울여야 한다.
- 어두운 색의 헐렁한 옷을 입는다.

방 법

관리에 앞서, 관리사는 고객이 어떠한 호흡기 질환도 앓고 있지 않다는 것을 확인하거나, 관리를 위해 의사의 승인을 얻어야 하는지를 확인하며 셀프 태닝에 대한 상담을 실시해야 한다. 그리고 나서 관리사는 전체적으로 절차와 사후 관리에 대한 조언을 고객에게 해 주어야 한다.

1. 고객은 에어포트 속으로 들어가서 서 있게 되며, 이 때 숙련된 전문가가 스프레이 건을 사용하여 세인트 트로페즈 브론징 미스트를 뿌려서 생기는 따뜻한 공기의 증기 속에 있게 된다. 전신을 빠르게 흠 없이 완전히 덮는데 단 몇 분밖에 걸리지 않는다. 그 후, 고객은 따뜻한 공기의 증기 속에서 몇 분간 더 머물어 태닝 제품이 건조하도록 해야, 관리 후 바로 옷을 입을 수 있다.
2. 관리실을 떠날 때 :
   - 태닝 효과는 사용 후, 2~3시간이 지나면서 효과가 나타나기 시작하여 완전히 태닝 되는데 24시간이 걸리게 된다. 그러므로 사용 후, 8시간까지는 샤워를 하지 않는 것이 좋다.
   - 면 침대 시트에 남은 잔여물을 깨끗이 제거한다.
   - 태닝 효과가 완료되기 전까지는 고객은 땀이 나는 활동은 피하도록 권한다.
3. 태닝 효과 유지하기
   - 사후 관리를 올바르게 하면 태닝이 더 오래 지속된다.
   - L-타이로신을 함유한 세인트 트로페즈의 모이스춰라이져와 보습 바디 로션을 사용하시

오. 이 성분은 피부의 멜라닌을 활성화시켜 가능한 오래 동안 태닝을 유지시킨다.

- 태닝이 자연스럽게 떨어져나가기 전까지는 피부에 박피를 하지 않는다. 샤워 후 문지르지 말고, 두드려서 피부를 말린다.
- 수영장 물 속의 염소가 태닝의 탈색을 야기하므로 수영장에 들어 가지 않는다.

자가 점검

1. 태닝 관리에 앞서 팔꿈치와 무릎에 모이스처라이저를 바르는 것이 왜 중요한가?
2. 왜 셀프 태닝이 이렇게 인기가 있는가?
3. 태닝 관리의 어떤 단계에서 고객이 피부를 박피해야 하는가?
4. 손으로 하는 태닝 관리에서는 언제 얼굴에 태닝 제품을 바르며 그 이유는 무엇인가?

실습 사항

시중에 나와 있는 여러 다른 종류의 손으로 하는, 그리고 자동 태닝 시스템을 조사하고, 그들의 주요 장점과 애프터 서비스 보증을 비교하는 표를 만드시오.

유용한 정보

고객이 호흡기 질환을 앓고 있다면, 관리를 예약하기 전에 의사와 상담해야 한다.

손으로 하는 에어 브러시 사용

1. 관리사는 손을 보호하기 위해서 딱 맞는 일회용 장갑을 껴야 한다.
2. 관리 전에 고객에게 안경, 장신구를 벗고, 탈취제, 향수 그리고 화장을 지우도록 부탁한다.
3. 관리에 앞서 고객이 스스로 박피를 하고, 만약 그렇지 않았을 경우에는 관리실에서 샤워를 하고 박피를 한다(항상 샤워 구역에서 소매 제품을 구비하고 있어야 향후에 제품을 판매하는데 도움이 된다).
4. 고객의 머리를 보호할 수 있도록 일회용 헤어 터번과 일회용 바지를 제공한다. 검은색 비키니나 검은색 속옷을 입어도 괜찮지만, 미스트 제품이 섬유에 붙을 수도 있다.
5. 고객이 접착성 있는 발 보호대를 착용하고 에어포트로 들어서도록 부탁하고, 중앙에 서서 얼굴은 정면을 향하도록 한다.
6. 관리사나 고객은 충분한 양의 모이스처라이저로 고객의 손과 발등을 덮되, 손발톱과 큐티클에 각별히 주의를 기울인다.
7. 고객의 팔꿈치와 무릎이 건조하면, 모이스처라이저를 약간 바른다.
8. 에어 건에서 공기와 미스트가 발사될 때 고객이 느끼게 될 감각에 대해 고객에게 설명한다.
9. 고객에게 부스 안으로 들어가서 관리사를 바라보고 서도록 부탁한다.
10. 얼굴에 뿌리는 동안, 고객에게 셋까지 세는 동안 깊은 숨을 들이 쉰 채로 참도록 부탁한다. 확실하게 얼굴 전체에 고르게 뿌려지게 하려면 이 순서를 반복한다.
11. 고객에게 똑바로 서서 머리를 뒤로 돌리고 팔은 바깥 쪽으로 하도록 한 후, 목에서 바지 쪽으로 스프레이 한다.
12. 고객에게 똑바로 서서 팔을 위로 올리게 부탁하면, 가슴이 올려져서 밑가슴 부위에 관리사가 스프레이 하기 편하다.
13. 다리에 스프레이 할 때는 아래쪽으로 향하게 하며 완전히 덮히도록 한다.

요점

에어 건과 피부와의 거리는 손과 발에 뿌리는 것이 아니라면 약 20 cm(8 인치) 정도이다. 스프레이를 할 때는 반드시 아래 방향으로 하고 항상 에어 건을 손과 일직선으로 유지한다. 고객이 약간 땀을 흘리는 것처럼 보여서 피부에 윤이 날 때까지 스프레이한다.

유용한 정보

- 항상 에어 건을 손과 일직선으로 잡는다.
- 아래 방향으로만 스프레이 한다.
- 항상 같은 경로를 따른다.

> **요점**
> - 고객이 비만일 경우에는, 여러 다른 방향으로 고객의 피부를 당겨야 고른 태닝 효과를 얻을 수 있으며, 이것은 에어 건을 사용할 때만 가능하다.
> - 고객의 가슴이나 등에 체모가 많다면, 이 태닝 관리를 하지 않는 것이 낫다. 왜냐하면 체모는 태닝 제품이 피부에 닿는 것을 방해하기 때문이다.

14. 고객이 당신을 바라보는 상태에서 옆 면에 작업하는데, 고객에게 팔을 올려 손을 꽉 쥐도록 부탁한 후, 손목에 가볍게 스프레이 하기 시작하여 아래로 가면서 팔 아래, 몸의 옆 면에 스프레이 한다(에어 브러시와 피부와의 간격은 손목과 손 근처에서는 더 멀어져야 한다). 팔을 내려서 몸에서 약간 밖으로 떨어지게 하도록 고객에게 부탁한 후, 손을 제외하고, 어깨부터 아래로 내려가면서 스프레이 한다. 다른 옆 면에도 같은 순서로 반복한다.
15. 고객이 뒤를 보고 선 자세에서 가슴 앞으로 팔짱을 끼게 한 후, 에어 브러시를 가동시켜 오른쪽 어깨부터 부드럽게 등으로 스프레이 한다. 발사 버튼에서 손가락을 뗀 후, 등 위로 옮겨가 등 아래로 스프레이 하는 관리를 하고, 다른 쪽 어깨도 이렇게 할 때까지 관리한다.
16. 등과 같은 패턴으로 다리에서 스프레이 한다.
17. 고객이 따뜻한 공기의 흐름 속에 서서 건조할 때까지 기다리는 동안, 관리사는 태닝 제품이 전신에 고르게 뿌려졌는지 확인한다.
18. 고객은 일회용 종이 위를 밟고 에어포트 밖으로 나간다. 일회용 신발이 치워진다(뚜껑있는 쓰레기 통에 신발을 넣는다).
19. 건조할 때까지 만지지 말도록 고객에게 부탁하고, 관리 예약 용지에 적혀 있던 사후 관리를 반복하여 고객에게 일깨워 준다.
20. 고객의 눈썹이 매우 가늘다면, 면봉으로 눈썹을 닦아낸다.

세인트 트로페즈 오토 에어포트

오토 에어포트는 미세한 세인트 트로페즈 브론징 미스트를 이용하여 고객에게 고르게 스프레이 함으로써 완벽한 태닝을 얻을 수 있도록 고안된 장치이다. 이 호화로운 관리를 통하여 자동화된 태닝 관리를 할 수 있게 되어 이익의 극대화를 얻을 수 있다. 고객에게 관리 전후에 대해 조언을 하는 것이 매우 중요하기는 하지만, 이 관리는 관리사와의 상호작용은 매우 적은 편이다. 많은 업소에서는 태닝 부스의 사용에 대한 지침을 제공하고, 디스플레이 함으로써 이 관리를 진행한다.

에어포트 관리에서 최상의 결과를 얻기 위해서는 고객이 관리 전에 해야 할 조치를 따르는 것이 무엇보다 중요하다:

- 관리 당일 아침에 왁싱이나 면도를 하지 마시오.
- 어떤 종류의 향수, 탈취제 또는 아로마테라피 오일도 사용하지 않는 것이 더 좋다. 왜냐하면 이들은 관리에 영향을 미치기 때문이다.
- 관리 전날 저녁에는 모이스처라이저를 바르기 전에 전신을 박피해야 하는데 이때, 팔꿈치나 무릎과 같이 건조한 부위에는 각별한 주의를 기울여야 한다.
- 어두운 색의 헐렁한 옷을 입는다.

상담이 실시되어 다음과 같은 정보를 고객에게 제공해야 한다.

부스에 들어가기 전에 :

- 터번으로 머리를 보호한다.
- 접착성 있는 보호대에 발을 놓고, 쎈서가 있는 패드를 꽉 밟고 있어야 한다.
- 관리사나 고객은 충분한 양의 모이스처라이저로 고객의 손과 발등을 덮되, 손 · 발톱과 큐

티클에 각별히 주의를 기울인다.

- 고객의 팔꿈치와 무릎이 건조하면, 모이스쳐라이져를 약간 바른다.

부스 안에서 :

- 시작 버튼을 누르기 전에 조심스럽게 부스 안으로 들어가 스프레이가 나오는 구멍을 마주 보고 긴장을 푼다.
- 발판 끝에 발 뒤꿈치를 대고 선다.
- 스프레이가 작동하는 동안 머리를 똑바로 들고, 아래를 보지 않는다.
- 당신의 머리에 네 번 스프레이 될 것이다. 머리에 스프레이가 되는 몇 초간 눈을 감고, 숨을 참는다.
- 제조업체에서 보여주는 그림과 같은 자세로 서있어야 하며, 스프레이가 작동될 때 마다 정지하고 있어야 함을 명심한다.

건 조 :

- 스프레이 작동이 끝나면, 편안한 자세로 손은 몸의 옆 면에서 약간 떨어지게 유지한 채로, 건조 시간 동안 그대로 있는다(약 2분).
- 시작 버튼 주위의 초록 불빛이 꺼지면, 주의 깊게 부스 밖으로 나온다.

태닝 부스에서 나온 후에

- 발보호대를 제거한다.
- 티슈로 손발톱을 닦아 태닝 제품이 남아 있지 않게 한다.
- 이후 12시간이 지나야 태닝이 정착될 것이다.
- 최상의 결과를 얻기 위해서는 예약 용지에 적힌 조언을 따른다.

자가 점검

1. 왜 자동 태닝 관리가 가슴에 털이 있는 남성이나 털이 많은 고객에게 부적합한가?
2. 털이 많은 고객에게 가장 적합한 태닝 관리법은 어떤 것인가?
3. 자동 태닝 관리 이전에 고객에게 제공해야 하는 관리 전 조언은 무엇인가?
4. 손으로 하는 태닝 관리를 위한 재택 관리에 대해 설명하시오.

빛 관리법

관리사들이 알아야 할 빛의 형태에는 두 가지가 있다. 이들은 각각 전자기장의 일부를 형성한다. 자외선은 피부 태닝 효과를 위해 주로 사용되는 반면, 적외선은 관리 목적으로 피부 조직을 따뜻하게 하기 위한 방법으로 사용된다.

전자기장

전자기장은 태양으로부터 발산되는 다양한 주파수와 파장을 가진 연속적인 빛의 밴드로 구성되어 있다. 발산된 빛은 파장에 따라 아래와 같은 밴드로 나뉘어 질 수 있다:

- 감마선(가장 짧은 파장)

에어포트

고객을 위한 관리관련 조언

에어포트란 무엇인가?

에어포트는 미세한 세인트 트로페즈 브론징 미스트를 이용하여 따뜻하고 편안한 환경에서 고객에게 고르게 스프레이 할 수 있도록 고안된 장치이다. 사용법은 빠르고 안전하며 쉬워서 점심 시간을 이용해서 완벽한 세인트 트로페즈의 태닝을 받을 수 있다.

관리를 위한 준비

관리 당일 아침에 왁싱이나 면도를 하지 마시오.
어떤 종류의 향수, 탈취제 또는 아로마테라피 오일도 사용하지 않는 것이 더 좋다. 왜냐하면 이들은 관리에 영향을 미치기 때문이다.
관리 전날 저녁에는 모이스쳐라이저를 바르기 전에 세인트 트로페즈 다비 폴리셔를 이용하여 전신을 박피해야 하는데 이때, 팔꿈치나 무릎과 같이 건조한 부위에는 각별한 주의를 기울여야 한다. 세인트 트로페즈 바디 모이스쳐라이저로 보습한다.
어두운 색의 헐렁한 옷을 입는다.

사용법

고객은 에어포트 속으로 들어가서 서 있게 되며, 이 때 숙련된 전문가가 스프레이 건을 사용하여 세인트 트로페즈 브론징 미스트를 뿌려서 생기는 따뜻한 공기의 증기 속에 있게 된다. 전신을 빠르고 흠없이 완전히 덮는데 단 몇 분밖에 걸리지 않는다.
그 후, 고객은 따뜻한 공기의 증기 속에서 몇 분간 더 머물어 태닝 제품이 건조하도록 해야 관리 후 바로 옷을 입을 수 있다.

업소를 떠난 후

태닝 효과는 사용 후, 2~3시간이 지나면서 효과가 나타나기 시작하여 완전히 태닝되는데 24시간까지 걸리게 된다. 그러므로 사용 후, 8시간까지는 샤워를 하지 않는 것이 좋다.
면 침대 시트에 남은 잔여물을 깨끗이 제거한다.
태닝 효과가 완료되기 전까지는 고객은 땀이 나는 활동은 피하도록 권한다.

태닝 유지하기

사후 관리를 올바르게 하면 태닝이 더 오래 지속된다.
매일 L-타이로신을 함유한 세인트 트로페즈의 모이스쳐라이져와 보습 바디 로션을 사용하시오. 이 성분은 피부의 멜라닌을 활성화시켜 가능한 오래 동안 태닝을 유지시킨다.
태닝이 자연스럽게 떨어져나가게 하기 위해서 이틀에 한 번 바디 폴리셔로 당신의 피부를 박피한다.
샤워나 목욕 후 문지르지 말고 두드려서 피부를 말린다.
수영장 물 속의 염소가 태닝의 탈색을 야기하므로 수영장에 들어 가지 않는다.

**당신이 만약 호흡기 질환을 앓고 있다면, 관리를 예약하기 전에 의사와 상담해야 한다.

예약 용지

- X-레이
- 자외선

- 가시광선(빨강, 주황, 노랑, 초록, 파랑, 남색, 보라)
- 적외선
- 전파

파장은 전형적으로 나노미터(nm) 단위로 측정된다. 나노미터란 백만분의 1 mm를 말한다. 가시광선의 파장은 400에서 770 nm사이에 있으며 가시 스펙트럼의 파란 끝에는 더 낮은 (더 짧은)파장이 있고, 스펙트럼의 빨간 끝에는 더 높은 (더 긴) 파장이 있다. 적외선은 770에서 4,000 nm의 범위에 있는 파장인 반면, 자외선은 200에서 400 nm 사이의 파장이다.

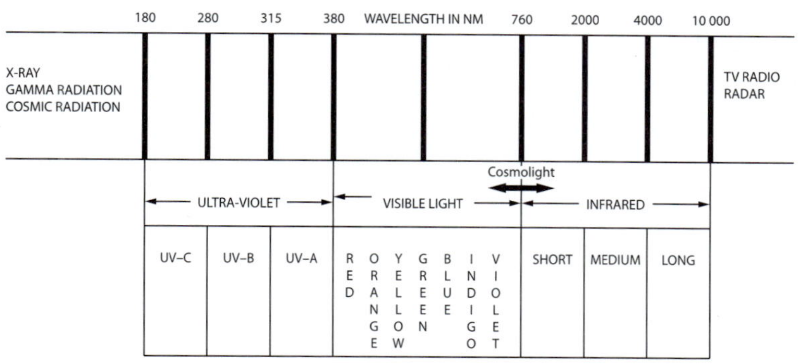

전자기선의 스펙트럼

전자기선은 파장을 기준으로 하는 독특한 방법으로 정의될 수 있다. 파장은 하나의 파동의 어떤 지점에서 다음 파동의 같은 지점까지의 거리로 정의된다. 또한 빛은 주파수를 가지고 있는데 이것은 일 초당 고정된 지점을 지나는 주기의 수 또는 완전한 파동의 수로 정의 된다. 주파수는 헤르쯔로 계산되고 나타난다. 예를 들면, 일 초당 주기의 수. 자외선과 같은 단파는 적외선과 같은 장파보다 주파주가 높다. 왜냐하면 같은 거리를 커버하기 위해서 더 많은 주기가 필요하기 때문이다.

관리에 사용되는 빛은 자외선과 적외선이다.

적외선

위에서 언급했듯이, 적외선은 770에서 4,000 nm의 파장을 가진다. 이것은 가시광선보다 더 긴 파장이다. 적외선의 형태는 다음의 두 가지 밴드로 나뉠 수 있다.

- 약 4,000 nm의 좀 더 긴 파장을 가진 적외선
- 약 1,000 nm의 다소 짧은 파장을 가진 복사열 선.

적외선 램프나 빛을 내지 않는 램프 타입은 눈에 보이는 반짝임은 거의 없이, 약하고 따뜻한 온기를 발산한다. 이 램프는 매우 낮은 온도에서 작동하기 때문에 출력 강도 또한 낮다.

복사열 램프나 빛을 내는 램프 타입은 매우 눈에 잘 보이는 반짝임이 있고, 좀 더 높은 강도의 열을 발산한다. 이 램프는 훨씬 더 높은 온도에서 작동하여 열선의 출력도 높고 눈에도 잘 보인다.

적외선 램프와 복사열 램프는 피부 조직을 따뜻하게 하기 위해서 관리에 사용되며, 파장 간의

차이가 다양한 효과를 만들어 낸다. 전통적으로, 미용 관리에서 따뜻한 열원은 적외선 에너지를 생산하기 위해서 사용되며 그 방전관은 표면이 뜨겁다는 것을 나타내기 위하여 빨간색으로 코팅되어 있다.

적외선은 세포를 자극하면서 표피층만을 통과하여 혈관을 확장시키는 히스타민을 배출하게 함으로써 조직 내에 열을 생성한다. 이렇게 하여 붉어지는 것을 충혈이라고도 하며, 신경 말단을 크게 자극하지 않으므로 진정효과가 있다.

복사열선은 진피층까지 침투하여 혈관과 림프관의 즉각적인 확장을 가져옴으로써 혈액과 림프액이 표피에서부터 멀리 떨어진 하부 구조까지 침투되어 깊은 곳에 열을 내는 효과가 있다.

적외선 관리의 유형

적외선 램프와 복사열 램프는 보통 다음과 같은 형태를 띤다:

- 내화점토 램프 — 이것은 기본적으로 진흙을 둘러싼 철사 코일로서, 반사경 보호막으로 지탱된다.
- 필라멘트 램프 — 이것은 반사경 보호막이 탑재되어 있는 커다란 조명 방전관처럼 생겼으며, 붉은 색 유리로 만들어 진다. 조광 장치가 추가되어, 램프의 강도가 복사열에 반대인 적외선을 발산할 수 있도록 감소될 수 있다.
- 석영 열 램프 — 이것은 보통 석영 막대를 포함하고 있는데 그 안에는 가열 인자가 들어 있다(구식 목욕탕 히터처럼 보이는 것도 있다).

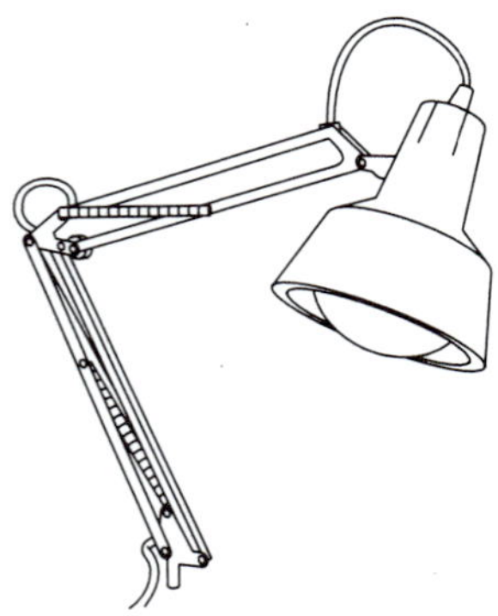

적외선 열 램프

유럽에서는 높은 와트의 전구를 사용하는 경우에는, 전구와 갓 사이의 내부 외부 공간이 생길 수 있도록 전구를 잡고 있는 갓이 두 겹으로 되어 있어야 한다는 것이 권장 사항이다. 이렇게 하면 낮은 곳의 환기 구멍이나 틈으로 들어온 공기가 따뜻해지면, 올라가서 높은 곳에 있는 환기 구멍이나 틈으로 빠져 나갈 수 있다.

적외선과 복사열이 인체에 미치는 일반적 효과

적외선과 복사열은 관리 클리닉에서 고객을 이완시키고, 고통과 긴장을 완화시키기 위한 일반적 열치료로서 사용된다. 얻을 수 있는 효과는 다음과 같다:

- 열이 나면, 산소와 영양에 대한 요구가 급격이 증가하여 노폐물과 독소의 배출이 가속화되고 신진대사가 가속화된다.
- 혈관에 열이 나면 혈액 순환이 증가하여 혈관 확장이 일어난다.
- 혈관 확장 효과로 인하여 땀샘의 활동이 증가한다(이로 인하여 노폐물 제거가 촉진된다).
- 감각 신경 말단에 진정 효과가 있다.

요점

- 적외선 전구는 300와트 전구를 사도 되기는 하지만, 일반적으로 250와트를 많이 사용한다.
- 자외선 전구는 일반적으로 300와트이다.
- 보통 국내 전구는 150와트까지 다양하다.
- 적외선 관리는 다른 열치료와 같은 날 해서는 안된다. 특히, 자외선 관리와 함께 해서는 안된다.

적외선과 복사열 관리에 대하여 금기사항

- 심장과 혈관의 이상
- 열, 심한 감기, 독감
- 피부 질환 또는 피부 이상
- 고혈압 또는 저혈압
- 화상과 햇볕화상

- 몸 속에 금속 핀이나 판이 있는 경우
- 당뇨 (순환 장애로 인하여)
- 부종
- 자상, 흉터 그리고 피부 찰과상

적외선과 자외선 열치료의 유해성

관리가 올바르게 실행되지 않으며, 아래와 같은 문제가 발생하게 된다:

- 피부 화상
- 어지러움 또는 기절
- 두통
- 영구적 눈 손상

적외선과 자외선 열치료를 위한 안전 조치

- 항상 어떤 금기사항이 있는지 관리 전에 상세한 상담을 실시한다.
- 항상 기계 작동에 대하여 제조업체의 설명을 따른다.
- 코사인 법칙과 역제곱 법칙에 따라 램프의 시간과 위치를 정확히 한다(P240~241 참고).
- 고객의 눈을 보호한다.
- 관리 전에 피부가 적절히 준비되었는지 확인하고, 피부 민감도 테스트를 실시한다.
- 램프에서 나온 흔들거리는 전선이 없는지 확인하고, 먼지가 없고 정기적으로 서비스 받도록 한다
- 관리 부위에 위치시키기 전에 램프를 예열한다.
- 고객의 곁을 관리 중에 떠나지 않는다.

자가 검진

1. 전자기장의 주요 원리를 열거하시오.
2. 적외선 장비의 3가지 유형을 대시오.
3. 적외선 전구의 평균 와트는 무엇인가?
4. 적외선/복사열의 4가지 효과를 열거하시오.
5. 적외선과 복사열 관리에 대한 5가지 금기사항을 열거하시오.

코사인 법칙

코사인 법칙은 빛이 피부와 접촉하는 강도와 각도 사이의 관계를 보여준다. 램프는 피부에 수직으로 위치해야 빛이 올바른 각도로 신체에 최대 강도를 낼 수 있다.

역제곱 법칙

모든 복사열 관리에 있어서 거리는 대단히 중요하다. 자외선을 사용하며 매우 소량의 열이 발생하기 때문에 특히 거리가 중요하다. 램프가 신체에 가까워 질수록 빛의 강도가 높아지는 것은 당연한 일이다. 역제곱 법칙에서는 빛의 강도는 램프로부터의 거리의 제곱에 반비례함을 나타낸

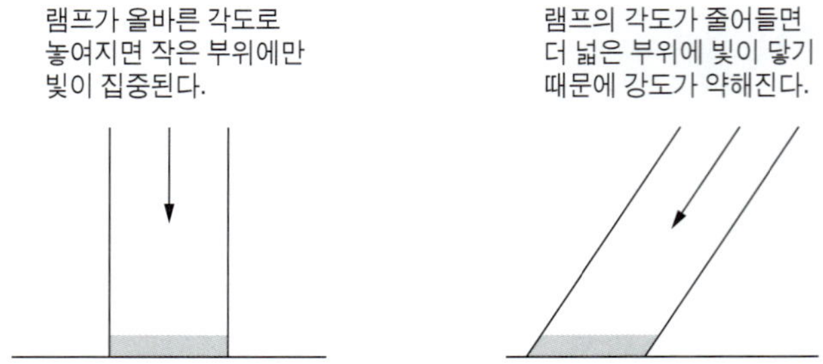

코사인 법칙

다. 이것은 램프로부터의 거리가 2배가 되면, 빛의 강도는 1/4이 된다는 것을 의미한다. 실제적 예로, 30 cm의 거리일 때 빛의 강도는 60 cm 거리일 때의 빛의 강도의 4배이다. 예를 들면, 60 cm의 거리에서 4분간 관리를 하는 것은 30 cm의 거리에서 1분간 관리하는 것과 같다.

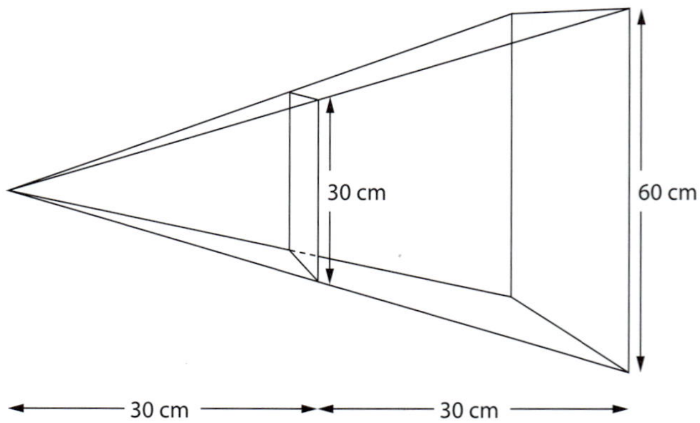

역제곱 법칙

실습 사항

헬스 스파에서 이루어지는 적외선 열 관리의 사용에 대해 조사하시오.

자외선

자외선은 200～400 nm 범위 내의 파장을 가지고 있다. 예를 들면, 가시광선 스펙트럼의 보라색 끝 다음부터가 자외선이다.

이것은 눈에는 보이지 않으며 다음과 같이 분류된다:

- UVA 빛
- UVB 빛
- UVC 빛

UVA 빛

UVA 빛은 315～400 nm의 파장을 가지며 피부의 진피 층까지 깊숙이 침투한다. 이것은 콜라겐과 탄성 섬유에 손상을 주어 노화를 촉진하고 피부암의 위험을 증가시킨다. UVA 빛은 피부 속에 내재된 멜라닌을 확장시켜 단기적인 태닝 효과를 일으킨다.

UVB 빛

UVB 빛은 280~315 nm의 파장을 가지며 표피의 기본 층까지만 침투한다. UVB는 이 층에 존재하는 멜라닌형성세포를 자극하여 더 많은 멜라닌을 생성하게 하고, UVA 단독일 때보다 훨씬 더 깊고, 오래 지속되는 태닝을 유지시킨다. 표피를 두껍게 하고, 햇볕화상과 피부암의 원인이 되는 것이 바로 UVB 빛이다.

요점

- 고객이 UVB 관리를 선택하거나, 그 고객에게 UVB관리가 권장되는 경우에는 관리사가 금기사항과 안전 조치를 준수함에 더하여 사전 감작 테스트 (5장 참고)가 실시되어야 한다.
- 코사인 법칙과 역제곱 법칙을 따르는 것이 매우 중요하다.

사전 감작 테스트

이것은 고객이 UVB 관리를 받기 24시간 전에 실행되어야 한다. 이 테스트를 실행하는 한 가지 방법은 종이 한 장에 1 cm씩 떨어진 작은 구멍을 일렬로 뚫는 것이다. 이 종이를 전박에 대고 UV 램프를 표준 거리에 놓는다. $1\frac{1}{2}$ 분간 UV 빛을 그 부위에 노출시킨 후, 첫 번째 구멍을 가린다. UV 노출을 계속하여 30초 후에 두 번째 구멍을 가린다. 또 다시 30초간 노출 후 세 번째 구멍을 가린다. 30초간 노출 후에 마지막 구멍을 가린다. 다음날 팔을 조사해서 1등급의 홍반과 가장 비슷한 부위를 찾아내어 그 고객에 대한 적절한 UV노출 시간을 결정한다.

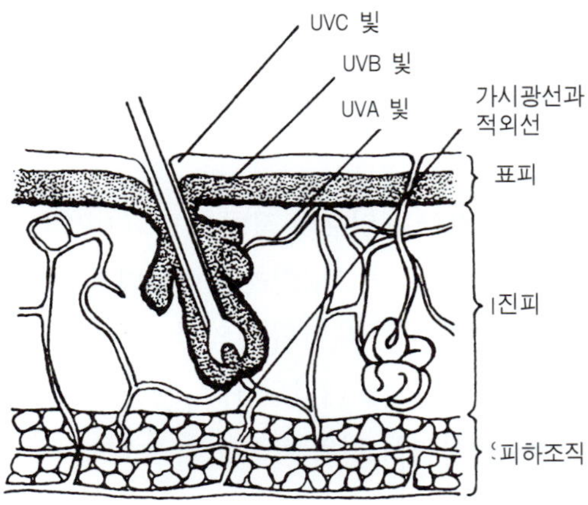

자외선과 적외선의 피부 침투

UVC 빛

UVC 빛은 280 nm보다 짧은 파장을 가지며 살아있는 세포에 유해하다. UVC 빛은 지구의 대기에 의해서 흡수되므로, 자연적인 태양 광선에는 존재하지 않거나 업소의 태닝 관리에만 사용된다.

자외선의 효과

자외선의 효과에 대한 최근의 연구에 따르면, 피부 노화를 촉진시키고, 피부 암의 주 원인이라는 것이 입증되었다. 그러한 적당히 사용하면 이로운 점도 있다.

- 피부에 약간의 살균 효과를 준다.
- 여드름이나 건선과 같은 피부 상태를 호전시키는데 도움을 준다고 알려진 과각화를 유발한다.

- 웰빙이라는 심리적 느낌을 준다.
- 태닝 효과가 있다.

자외선 관리의 유해성

- 너무 오래 노출되면 햇볕화상을 입는다.
- 피부 암의 주 원인이다.
- 표피를 두껍게 하여 '가죽 같은' 느낌을 준다.
- 콜라겐과 탄성 섬유에 회복할 수 없는 손상을 주어 피부 노화를 촉진시킨다.
- 피부 조직의 수분을 빼앗아 간다.
- 알러지 반응을 일으킬 수 있다.
- 검은 색소침착으로 일어나는 반점을 생성할 수 있다.

태닝 메커니즘

피부에 자외선이 흡수되면, 그 표피 내의 티로시나제라는 효소를 자극함으로써 티로신이라고 알려진 아미노산을 멜라닌으로 변하게 한다. 이것은 자외선에 노출되자 마자 일어나는 즉각적인 반응이다. 이에 뒤따라 각질층에 새로운 피부 세포 생성이 증가되어 색이 발현되기 시작한다. 특히 UVB에 오래 노출되면, 멜라닌 형성 세포를 더 많이 자극하여 깊고 오래 지속되는 태닝을 얻을 수 있다.

이러한 태닝 메커니즘이 작용하는 방법은 개인의 피부 타입과 색에 따라 다르다. 피부 타입은 아래와 같이 분류된다:

- 그룹 1 — 매우 민감하고, 쉽게 화상을 입으며 절대 태닝되지 않는다.
- 그룹 2 — 민감하고 쉽게 화상을 입으며 태닝되려면 어렵다.
- 그룹 3 — 보통 피부이며 적당히 천천히 태닝되고 약간 화상을 입는다.
- 그룹 4 — 화상을 입지 않고도 매우 쉽게 태닝된다.
- 그룹 5 — 유전적으로 착색된 피부여서 거의 화상을 입지 않는다.

햇볕화상

햇변화상은 피부 손상의 결과이며 신체가 자신을 보호하기 위한 방법이다. 햇볕화상은 햇볕에 노출된 후 몇 시간이면 홍반으로 나타난다. 홍반은 히스타민이 조직에 발산되어 모세 혈관이 확장되게 되면 그 결과로 나타난다. 심한 경우에는 혈관으로부터 원형질이 조직으로 배어 나와 물집이 생긴다.

다음과 같은 홍반의 4가지 단계가 있다.

- 1단계 — 자극 없이 약간 붉은 색이 나타나며 24시간 후에 사라진다.
- 2단계 — 자극이 있고 좀 더 확연한 붉은 색이 나타나고 2~3일간 지속된다.
- 3단계 — 피부가 매우 뜨거워지고, 쓰리며 색소 침착이 되면서 부풀어 오른다. 1주일까지 지속 된다. 표피의 박리가 나타난다.
- 4단계 — 이것은 3단계와 비슷한데, 물집과 필링이 일어난다는 차이가 있다. 이것은 매우 심각한 단계이며 의료적 관리가 필요하다.

요점

- 2003년 4월 초에 영국 의학 협회는 매일 일광욕을 하는 사람들에게 피부 암의 위험이 증가되기 때문에 강제적 조치를 취해야 한다고 주장하였다.
- 16~24세의 사람 중 4명에 한 사람은 일광욕을 하는 것으로 발표되었다.
- 현재 일광욕에 대한 정부적인 지침은 없다.
- 영국에서 흑색종의 수가 매 년 7%씩 증가하고 있으며 57,000명의 사람이 비흑색종 피부암을 앓고 있다.
- 일광욕은 광노화를 일으켜 피부에 너무 일찍 선이 생기고, 주름이 생기며 색소의 변화가 생긴다.
- 눈도 햇볕에 민감하다. 햇볕에서 눈썹과 속눈썹이 눈을 보호하는데, 일광욕을 할 때는 고글 착용이 권장된다.

자가 검진

1. 코사인 법칙과 역제곱 법칙의 타당성을 간단히 설명하시오.
2. 자외선의 3개의 밴드를 말하고, 그들의 주 효과를 설명하시오.
3. 피부 민감성 테스트와 감전 테스트의 목적을 설명하시오.
4. 자외선 관리에 대한 금기사항을 열거하시오.
5. 자외선의 유해한 효과 5가지를 대시오,.
6. 태닝의 단계를 개략적으로 설명하시오.
7. 햇볕 화상의 4가지 단계를 간단히 설명하시오.

자외선 장비의 유형

관리실에서 자외선은 다음과 같은 4가지 방법으로 사용된다:

- 수은 기체 램프
- 일광욕실
- 일광욕용 침대
- 나무 램프

수은 기체 램프

이러한 유형의 기계는 자외선이 통과할 수 있는 석영층으로 둘러싸인 램프로 구성된다. 그 사이에는 아르곤 가스와 수은이 미량 포함되어 있다. 양 끝에 2개의 전극봉이 있다. 기계가 켜지면, 아르곤 가스의 이온화가 발생하여 전자가 튜브를 통해 흐르게 된다; 이것은 수은의 이온화와 함께 자외선을 발생시킨다. 이러한 유형의 기계는 관리 클리닉에서는 거의 사용되지 않지만, 건선과 같은 특정 피부 상태의 관리를 위해서는 병원에서 사용된다.

요점

- 시중에 나와 있는 일광욕 침대의 종류는 매우 다양하다. 헬스 스파에서 선호하는 고강도 타입도 여기에 포함된다.
- 가장 최근에 일광욕에 대해 개발된 것으로는 일광 침실이나 '방'이 있다. 고객은 서서 약 6~15분 간만 자외선에 노출되고, 약간 땀이 날 뿐이다.

일광욕실

일광욕실은 보통 머리 위에 하나의 램프나 여러 개의 램프가 매달려 있고, 적외선 전구와 UVB 발산기가 함께 있는 경우도 있다. 전통적으로 이것은 UVB 빛을 이용하여 고객의 피부가 일광에 노출되도록 준비시키는데 사용되거나, 기계 내부에 있는 적외선 램프를 이용하여, 마사지와 같은 다른 관리에 대한 준비로서 사용된다.

현대의 기술은 일광욕실 타입의 기계를 발전시켜왔다. 이것은 패딩이 되어 있는 침대 구역과 냉난방 장치와 함께, 얼굴을 위해 작으며 고압인 구역으로 이루어진다. 어떤 기계는 음악 기능도 갖추고 있다. 자외선은 물론이고 적외선과 함께, 이것들이 더 많은 열을 내어, 고객에게 이완 효과를 준다. 관리 상 노출 시간을 계산하고 발산되는 자외선의 유형을 분류하려면, 개별적인 제조업체의 설명을 충실히 따라야 한다.

일광욕용 침대

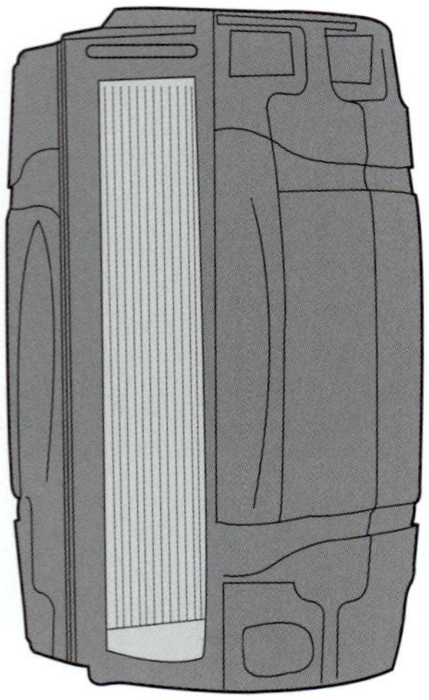

울트라선 파워타워

오늘날 관리실에 있는 자외선 기계 중 가장 인기 있는 형태이다. 보통 자외선 튜브를 포함하는 플라스틱 커버가 하나 또는 두 개인 침대로 구성된다. 현대적인 일광욕 용 침대는 일반적으로 고른 태닝 관리를 위해 고안되었다. 튜브는 '비타 글라스' 라고 불리는 제품으로 만들어져서, 자외선이 이 유리를 통과할 수 있다. 비타 글라스는 세 겹으로 되어 있어 UVC와 대부분의 UVB를 흡수하여 거의 모든 UVA를 반사한다. 침대 튜브의 끝에는 등급과 설명 찍혀있다. 반사경이 달린 제품은 R-UVA라고 표시되어 있다. 각 침대에 정확한 램프 교체를 위해서 각별히 신경 써야 한다.

주의: R-UVA 튜브를 일광욕 용 침대의 초기 모델에 끼워서는 안된다. 초기 모델에는 각 램프 사이에 반사경 판넬이 있어 '줄이 가는' 태닝이 나타나기 때문이다. 램프의 등급을 주의 깊게 점검하고 사용되는 램프의 수에 따른 각 침대 당 전체 강도를 고려해야 한다.

유용한 정보

- 항상 고객이 사용한 후에 플라스틱 표면이 깨끗하게 닦아야 한다. 이 때 목적에 알맞은 제품을 사용하지 않고 다른 종류의 세정제를 사용하면 표면에 손상을 줄 수 있다.
- 항상 제조업체가 권장하는 방출 튜브를 사용하고, 튜브 사용에 대한 상세한 기록을 보유하고 있는다.
- 관리 중에 절대로 고객의 옆을 떠나지 않는다.

나무 램프

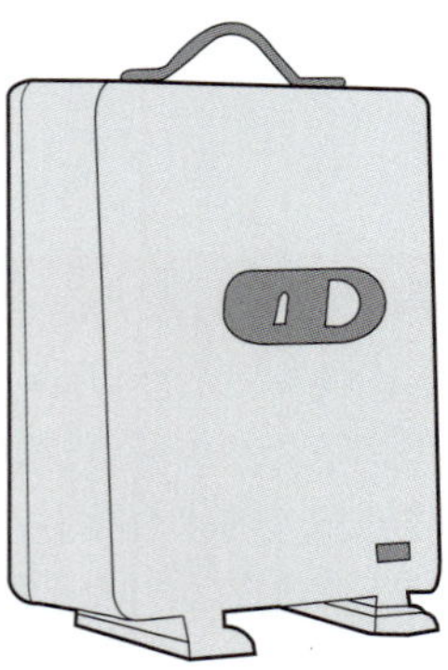

나무 램프와 피부 스캐너

나무 램프는 관리사가 고객의 피부를 분석하는데 도움을 주기 위해서 사용된다. '검은' 자외선 튜브는 일광에서 그냥 눈으로 피부를 보는 것보다 빛이 반사되는 정도만큼 밝게 보이게 한다. 다양한 램프가 사용 가능하다. 전통적으로 이것은 암실에서 사용하도록 디자인 되었다. 어떤 것은 확대 램프와 암전 스크린을 사용하도록 하고 있다; 대부분의 사용자는 관리사와 동시에 고객이 자신의 피부가 '빛나는' 것을 볼 수 있기를 바란다. 피부 상태를 정확하고 매우 알아보기 쉽게 분석하면 고객에게 관리의 동기를 부여하며 관리사가 권하는 관리와 재택관리 스케쥴을 잘 따르게 된다.

자외선 관리

모든 관리에 있어서, 자외선 기계를 사용하기 전에 고객과 상세한 상담을 해야 한다. 금기사항과 피부 민감도 테스트 그리고/또는 감전 테스트를 총괄적으로 점검해야 한다.

자외선 관리에 대해서 금기 사항

- 자연적인 햇볕에 의하여 태닝되지 않는 사람
- 입술 헤르페스를 자주 앓는 사람 (단순 헤르페스)
- 색소침착 이상 ; 백반증, 갈색반
- 혈관 이상

- 편두통 및 두통
- 자주 기절하는 사람
- 임신 (왜냐하면 임신은 색소를 증가시키기 때문이다—갈색반)
- 피부암 병력이 있거나, 점과 관련된 이상이 있는 사람
- 열병, 감기, 체온이 높은 경우
- 감광성을 일으키는 특정 약물을 복용하는 경우 : 항생제, 마취제, 이뇨제, 피임약, 당뇨 관리제, 저온 주사, 퀴닌, 혈압약 (이러한 경우에는 고객의 주치의의 승인이 필요하다.)

요점

- 압력이 가해지는 곳은 다른 부위보다 혈액 공급이 최소화되어 멜라닌의 산화를 막기 때문에 태닝이 되지 않는다.
- 일광 관리의 안전성, 특히, 올바른 사용법에 대한 논의는 향후에 좀더 세부적인 법률을 개발해야 한다는 결론으로 이끌어 지고 있다. * 대만, 말레이지아 등과 같은 특정 국가에서는 태닝 관리는 인기가 없다.
- 호주에서는 자연광의 강도가 높고 어려서부터 실외 활동이 많기 때문에, 오존층 파괴에 대한 논의와 함께 호주 전체에 걸쳐 암 대책 위원회와 협회를 설립하자는 논의가 되고 있다. 이것의 목적은 발생 가능한 피부암으로부터 피부를 보호해야 한다는데 공공의 인식을 촉구하는 것이다.

자외선 관리의 안전 조치

고객에게 자외선 관리를 하는 것이 안전하다고 판단되는 경우, 고객은 다음과 같은 조치를 취해야 한다:

- 모든 화장과 향수를 지우고 피부가 완전히 건조한 상태여야 한다.
- 시계와 장신구 그리고 콘택트 렌즈를 벗어야 한다.
- 향이 첨가되지 않은 제품으로 샤워한다.
- 머리를 덮는다. 특히 머리에 염색이나 파마 중인 경우이라면 더욱 주의한다.
- 전문 제조업체가 자외선 관리를 위해 권장하는 것을 제외하면, 어떠한 일광 사전조치도 취하지 않는다.
- 항상 보호용 고글을 착용한다.

고객의 피부 타입과 피부색을 점검한다. 고객에게 모든 절차를 분명히 설명하고 관리 중 항상 지켜본다. 관리실은 최고 수준의 위생 상태를 유지해야 하며, 제조업체의 설명을 분명히 준수해야 한다. 자외선 차단 지수 40인 전문가용 복장을 구입해도 좋다.

유용한 정보

- 고객이 관리에 대한 부작용을 나타낼 때는 관리를 중단해야 한다.
- 실행된 모든 관리에 대하여 정확한 기록을 보존해야 한다.
- 일광욕 침대 관리 중에 나오는 땀은 최소한인 것이 이상적이다. 대부분의 침대는 몸을 시원하게 하는 팬이 있어서 땀샘의 활동을 축소시킨다.
- 일광욕 침대실은 충분한 환기구가 설치되어야 하는 것이 중요하다.

주요용어

당신은 이 단어와 문구의 뜻을 이해해야 한다. 뜻을 알아내려면 이 장을 복습하시오.

자동 태닝 관리
에어 브러시 태닝 관리
손으로 하는 태닝 관리
코사인 법칙
전자기장
적외선
역제곱 법칙
감전
복사열
일광욕실
일광욕용 침대
태닝 메커니즘
자외선
나무 램프

실습 사항

다양한 태닝 기계를 조사하시오. 관리실 환경 내에서의 그들의 가격, 크기, 설비, 내구성 그리고 비용 대비 효율성을 비교하시오.

자가 검진

1. 나무 램프를 관리실에서 사용할 때의 장점을 설명하시오.
2. 자외선 관리와 적외선 관리의 차이를 설명하시오.
3. 적외선 관리와 자외선 관리의 사용에 대한 주요 장점을 설명하시오.
4. 다음을 실행할 때 준수해야 할 안전 조치를 열거하시오.
   a. 일광욕실 관리
   b. 적외선 관리
5. 일광욕 침대에서 압력이 가해지는 곳은 왜 태닝이 되지 않는지 설명하시오.

제 8 장
메이크업

이 장을 숙지하면, 다음과 같은 사항이 가능하게 된다:
- 다양한 경우에 대한 특수 메이크업 적용 기법을 실행한다.
- 결점을 감추는 교정 기법을 사용한다.
- 메이크업 적용의 주요 원리와 실제를 이해한다.
- 얼굴 모양, 코, 눈 그리고 입술 모양을 바로 잡는다.
- 피부색, 피부타입 그리고 나이에 따른 메이크업을 선택한다.
- 위장 메이크업과 함께 조치될 수 있는 다른 이상 증상을 알게 된다.
- 위장 메이크업에 대한 금기사항을 열거한다.
- 위장 메이크업을 실행하는데 필요한 기본 원리에 대한 지식을 갖는다.
- 기본적인 위장 메이크업을 실행한다.
- 사진용 메이크업과 패션 메이크업을 위한 조명 효과를 이해한다.
- 사진용 메이크업과 패션 메이크업을 실행한다.

서 론

메이크업은 예술이다 — 메이크업을 효과적으로 하기 위해서는 인내심과 연습이 필요하다. 실제보다 더 돋보이게 하는 효과를 내기 위해서는 색상 코디네이션 또한 필요하다.

당신의 고객을 한 인간으로 생각하라 — 그들이 지향하는 이미지, 그들이 원하는 자신의 색, 의상, 기능 그리고 그들 대부분의 개성 등. 예로, 당신은 수줍어 하고, 내성적인 고객에게 밝은 빨간 립스틱을 사용하지는 않을 것이다.

메이크업 과정

- 관리대가 조명에 적합한 위치에 있는지, 고객의 얼굴에 그늘이 지지 않는지 확인한다.
- 고객이 편안한지 점검한다.
- 얼굴에 머리카락이 없게 한다.
- 손을 닦는다.
- 클린징하고 토너를 바르고 보습한다. 보습제가 피부 속으로 스며들 시간을 주고, 고객이 원

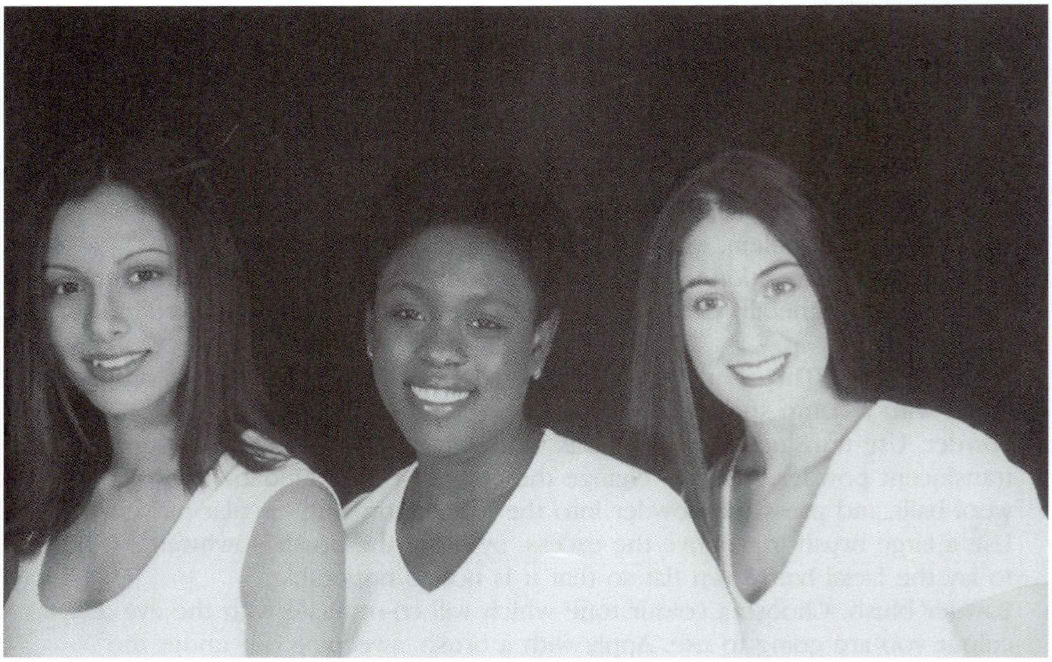

다양한 피부 타입

하는 색과 효과를 정돈해 놓는다.

- 필요하면 눈썹을 정리한다.
- 보습제를 닦아낸다.
- 파운데이션. 고객의 피부타입에 적절한 질감을 가진 파운데이션을 선택한다.
  - 성숙한 피부 : 가벼운 질감의 액상 파운데이션, 가벼운 질감의 무스, 색이 약간 들어간 보습제.
  - 복합성 피부 : 색이 약간 들어간 보습제, 매트 파운데이션, 반액상 파운데이션, 칼라 워시

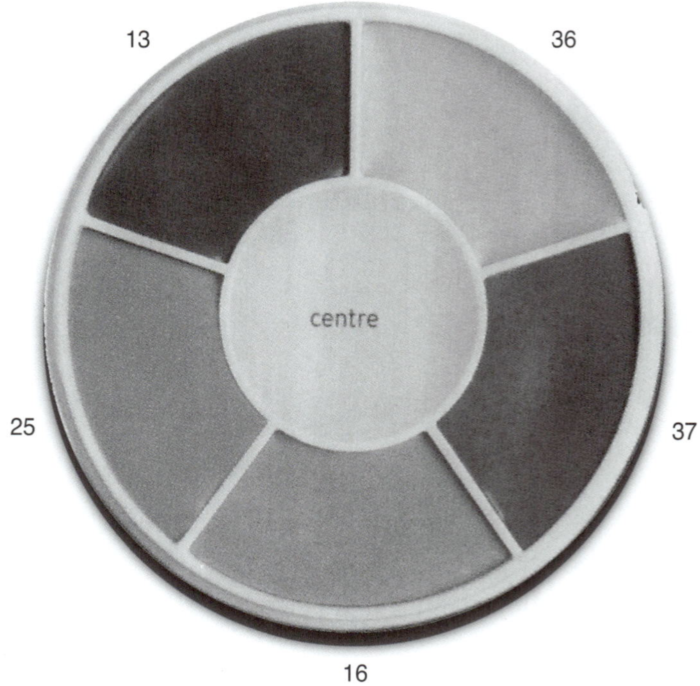

수퍼커버 코렉터 휠

• 건성/탈수된 피부: 크림 파운데이션, 무스, 반액상 파운데이션, 색이 약간 들어간 보습제
• 지성 피부: 오일 프리 파운데이션, 매트 파운데이션, 젤, 칼라 워시

고객의 피부 톤과 일치하는 색을 선택한다. 일치하는 색을 얻기 위해서 2개의 파운데이션을 섞는 것이 필요할 수도 있다. 한 가지 깊은 색을 가진 파운데이션은 밤을 위한 메이크업을 위해 사용될 수 있다. 스펀지를 이용하여 파운데이션을 얼굴의 중앙에 바르고, 바깥쪽으로 펼쳐 바르되, 뭉친 곳이 없도록 유의한다. 모공을 막지 않기 위해서 아래 방향으로 향하게 움직인다. 파운데이션의 질감에 따라 젖은 스펀지를 사용하는 것이 더 쉬울 수도 있다.

- **컨실러.** 대부분의 사람이 눈 주위에 컨실러를 필요로 한다. 두꺼운 크림 타입은 표정 주름 부위에서 뭉치게 되므로 미세한 질감의 컨실러를 사용한다. 점, 결점 또는 붉은 혈관이 보이는 곳은 두꺼운 컨실러와 브러시로 커버되어야 한다. 그 부위에 컨실러를 바르고 브러시로 가장자리를 파운데이션 속으로 펴 바른다. 컨실러가 파운데이션과 같은 색인지 확인한다. 그렇지 않으면 결점이 더 두드러져 보인다.
- **컨투어.** 컨투어보다 한 톤 어두운 파운데이션을 사용하여 형태상의 단점을 보완한다. 낮에 햇빛에서 인위적으로 보이는 파우더보다는 파운데이션을 사용하는 것이 더 낫다.
- **크림 블러셔.** 이것은 파우더를 바르기 전에 사용된다. 크림 블러셔를 찍어 바르고 젖은 스펀지로 펴 바른다.
- **파우더.** 투명 파우더를 사용한다. 투명 파우더는 메이크업을 고정시키는데 더욱 효과적이며 파운데이션의 색을 변화시키지 않는다. 면 퍼프를 사용하여 원 운동을 하면서 파우더를 파운데이션 속으로 흡수되게 두드린다. 남은 파우더를 제거하기 위해 큰 브러시를 사용한다; 브러시를 아래 방향으로 사용해야 얼굴의 솜털이 아래 방향으로 내려가고 그래야 파우더를 바른 것이 눈에 띠지 않는다.

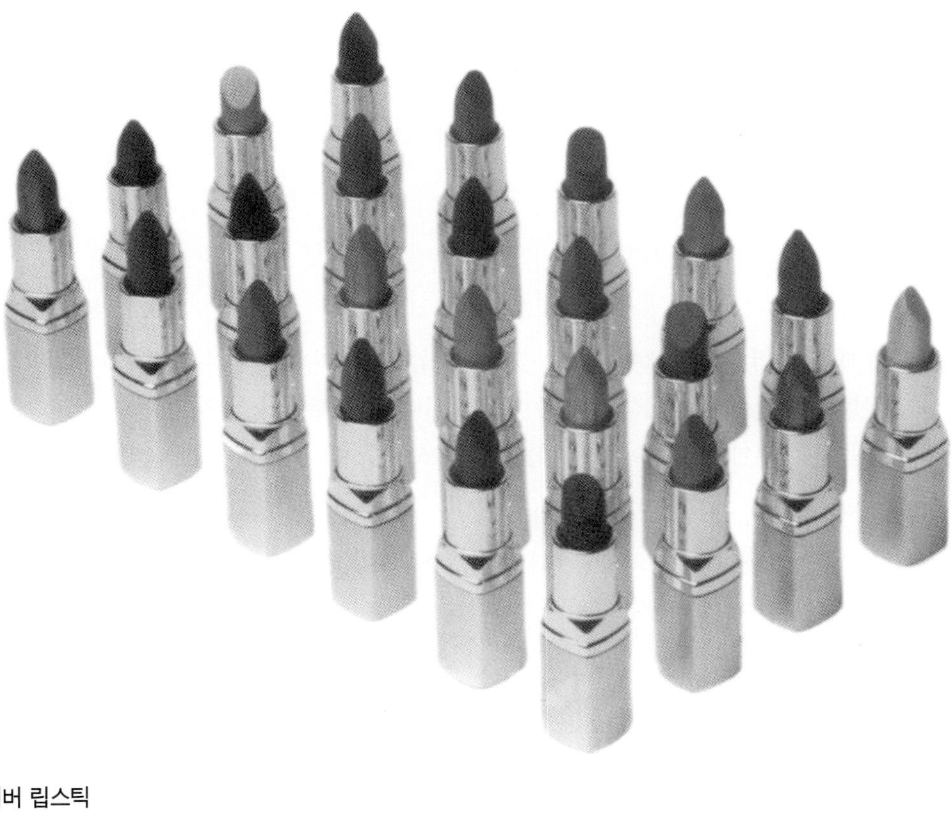

수퍼커버 립스틱

- **파우더 블러시.** 당신이 사용하고자 하는 눈과 입술 메이크업에 어울리는 색을 선택한다. 브러시를 사용하여 광대뼈 밑을 쓸어 내리며 바른다.
- **눈썹.** 눈썹에 브러시를 하고 모양을 정리하기 위해 눈썹에 젤을 약간 바른다. 펜슬로 가는 깃털 같은 효과를 낸다.
- **아이 메이크업.** 눈 화장은 여러 가지 형태가 있다; 젤, 크림, 펜슬 그리고 섀도우—솔직히 말하자면, 아이 섀도우 파우더가 발림성과 지속력 면에서 가장 효과적이다.
- **마스카라.** 눈썹의 안쪽에서부터 끝으로 사용한다.
- **워터 스프레이.** 메이크업을 고정시키기 위해 미세한 입자의 미네랄 워터를 메이크업 위에 뿌린다.
- **립스틱.** 립펜슬로 입술선을 그리고, 립스틱으로 그 안을 채운다. 티슈로 입술을 찍어 내고 다시 한번 립스틱을 바른다.
- 고객에게 완성된 메이크업을 보이기 전에 타월과 헤드밴드를 제거한다.

요점

메이크업은 고객의 본래의 모습을 강조하기 위하여 밝음과 어두움을 사용하는 예술이다. 당신이 그림을 그리고 있다고 상상해보시오. 그리고 나서 종이에서 멀리 떨어진 듯한 무엇인가를 그리려고 한다면, 당신은 종이보다 더 어두운 색을 사용할 것이다. 같은 원리가 메이크업에도 사용된다 – 뒤로 들어가 보이도록 하려면, 그림자를, 앞으로 나와 보이도록 하려면, 하이라이터를 사용한다.

파운데이션 타입에 대한 지침

- 지성 피부. 액상, 미끈거리지 않는 아스트린젠트 베이스의 파운데이션을 사용한다.
- 건성 피부. 보습제와 함께 크림 파운데이션을 사용한다.
- 문제성 피부. 의료용 또는 특수 파운데이션을 사용한다.
- 민감성 피부. 알러지 반응이 없는 크림 또는 액상 파운데이션을 사용한다.

이것은 모두 권장 사항이다. 왜냐하면 메이크업이란 예술이며, 많은 부분이 개별적 선호에 따라 결정되기 때문이다.

메이크업 도구

훌륭한 메이크업 아티스트는 품질이 좋은 다양한 사이즈의 브러시를 가지고 있어서 얼굴의 각 부분에 다른 브러시를 선택하여 사용한다. 이 브러시들은 한 고객을 위해 사용한 후 매번 위생적으로 세척되어야 하고 적절한 방법으로 분류되어야 한다. 메이크업 스펀지는 파운데이션을 바를 때 가장 많이 사용되는 도구이다.

얼굴 형태

얼굴의 형태는 뼈의 위치와 형태, 근육 조직 그리고 피하지방의 양과 정도에 따라 결정된다. 완전한 얼굴형은 타원형으로 생각되는데, 이것은 이마와 턱 부위가 같은 비율임을 뜻한다. 교정 메이크업의 목적은 쉐이더와 하이라이터를 적절히 사용함으로써 이러한 비율을 맞추려 하는 것이다.

- **쉐이더.** 교정 메이크업에서 피부색보다 어두운 쉐이더는 뭉침이나 불균일함을 최소화 해준다.
- **하이라이터.** 교정 메이크업에서 피부색보다 밝은 하이라이터는 사용된 부위를 강조하고 나와 보이게 한다.

아래와 같이 다양한 얼굴형이 있다:

- **다이아몬드형.** 이 얼굴형은 이마와 턱 끝이 좁아서, 이마와 턱에는 쉐이딩을 하고, 관자놀이

와 양쪽 턱을 하이라이트 함으로써 교정될 수 있다.

- **하트형.** 이 얼굴형은 이마에 비해 턱이 더 작다. 턱 끝과 이마에 쉐이딩을 하여 축소되게 보이고, 턱 선은 하이라이트하여 교정한다. 빰에는 블러셔를 한다.
- **역 삼각형.** 넓은 이마와 뾰족한 턱이 특징이다. 세 군데의 뾰족한 부분을 쉐이딩하여 교정한다. 빰을 강조하기 위하여 블러셔를 한다.
- **직사각형.** 턱과 이마가 넓다. 네 군데의 모서리를 제거하기 위해 쉐이더를 사용하여 교정한다. 빰을 강조하기 위해 하이라이터와 블러셔를 사용한다.
- **둥근형.** 빰이 넓은 것이 특징이고, 얼굴을 좁아 보이게 하기 위해서 얼굴 양쪽에 쉐이딩을 한다. 얼굴 중앙의 아래 쪽에 하이라이터를 사용한다. 빰에 블러셔를 사용한다.
- **사각형.** 턱 부위가 넓다. 네 군데의 모서리를 제거하기 위해 쉐이더를 사용한다; 턱에 하이라이터를 사용하여 얼굴이 길어 보이게 하고, 빰에 블러셔를 사용한다.

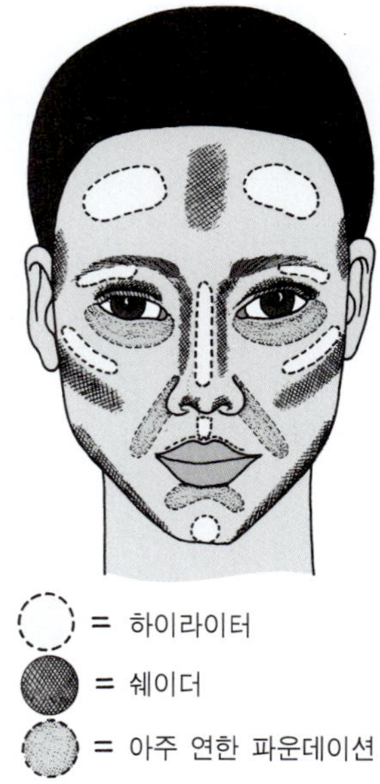

사진 작업을 위한 특수 윤곽 기술

아이 메이크업

아이 메이크업은 형태상의 결함을 교정하고 눈을 강조하여, 눈에 색을 부여함으로써 결함 있는 부분에서 눈을 다른 곳으로 돌리게 한다.

아이 메이크업의 타입과 사용법

아이 섀도우

- 크림 섀도우 — 파운데이션 위에 사용할 수 있으며, 파우더로 고정되어야 금이 가지 않는다. 눈가에 주름이 있는 나이 많은 고객에게는 사용해서는 안 된다.
- 프레스트 파우더 — 가장 일반적이 아이 섀도우이다. 이것은 파우더 위에 사용하며 톤이 일정하게 되려면 부드러운 질감이어야 한다. 다양한 질감으로 사용될 수 있다. 예를 들면. 펄이 들어간 질감, 매트한 질감.
- 루스 파우더 — 주로, 밤 메이크업에 사용되는 밝고 반짝거리는 색이 일반적이다. 이 파우더는 부분적으로 사용되어야 하고, 브러시로 나머지를 털어 내야 한다.
- 파우더 크림 — 스펀지가 끝에 달린 기구로 가늘게 그려야 한다. 이것은 크림처럼 발르지만, 매트한 필름 속에 들어가 있어서 파우더는 필요 없다. 부드러운 느낌을 주며 지속력도 좋다.
- 스틱 — 스틱의 형태를 띤 크림이다. 피부에 바르기 전에 주걱에 떠서 부드럽게 한 후 사용해야 한다.
- 펜슬 — 가운데에 크림 아이 섀도우가 있는 아주 큰 펜슬인데, 아이 라이너와 혼동하지 말아야 한다. 크림 타입처럼 사용하면 되고, 한 고객에 대한 메이크업이 끝나면 다음 고객을 위해 뾰족하게 깎아야 한다. NB. 눈꺼풀 피부를 위로 당기기 위해서는 항상 티슈를 사용하도록 한다. 그래야 속 눈썹에 가깝게 그릴 수 있다. 사용할 때는 항상 위로, 밖으로 해야 눈 속이나 빰 위로 들어가는 것이 없다.

아이 라이너

패션에 따라 아이 라이너를 사용할 수도 그렇지 않을 수도 있다. 이것은 눈을 명확히 하고 커 보이게 하며 속 눈썹을 강조하여 형태가 불균형한 것을 보정해 준다. 잘못 사용하면 눈을 작고 움푹 패이게 보이게 할 수 있다.

메이크업				
제 품	제품 선택	사용법	특 징	장 점
아이 섀도우	고객의 눈 색상과 피부 톤을 보완할 수 있는 색을 선택한다. 매트한 색상이 좀 더 자연스러운 표현을 가능케 하며, 특히 나이 든 고객에게 더욱 그렇다. 젊은 고객이나 활기 차 보이기를 원하면, 펄이 들어간 섀도우로 하이라이트한다.	스펀지를 이용하여, 위 눈꺼풀 중앙에 베이스 색상으로 칠한다. 이것을 따라 중간 톤으로는 눈의 형태를 잡아주고 어두운 색으로는 또렷해 보이게 한다. 아이 섀도우를 아이 라이너 용도로 사용하기 위해서는, 약간의 물을 섞어서 아주 가는 부러시로 그린다.	색을 더하기 위하여 사용되며, 눈을 또렷하게 보이게 한다.	강조와 교정. 고객에게 더 자연스러운 표현을 할 수 있다. 생기있고 밝아보이는 좀 더 드라마틱한 표현이 가능.
아이 펜슬	아이 섀도우와 블러셔 색을 보완하기 위한 색을 선택한다. 펜슬은, 좀 강한 느낌을 주는 액상 라이너보다 더 미묘한 표현이 가능하다. 피부에 부드럽게 잘 발려지는 펜슬을 선택한다.	아이 펜슬은 위 눈꺼풀에 속눈썹 선을 따라 그려진다. 펜슬로 그린 위에 아이 섀도우로 색과 입체감을 더할 수 있다. 아래 눈꺼풀을 뚜렷이 하기 위해서는 고객에게 위를 쳐다보라고 부탁한다.	가는 펜슬 형태. 부드러운 질감. 넓은 범위의 색상 사용 가능.	빠르고 쉽게 바를 수 있다. 미세한 표현.
마스카라	사용된 아이 섀도우 색을 감안하여, 고객의 머리카락 색을 보완할 수 있는 색을 선택한다. 속눈썹을 두껍고 또렷하게 하는 색을 칠한 후에 무색의 마스카라를 사용한다.	위 속눈썹을 처음에는 아래로, 그 다음에는 컬을 만들기 위해 위로 하여 마스카라를 바른다. 아래 속눈썹 밑에 티슈를 놓아 뺨을 보호한다. 아래 속눈썹에는 아래 방향으로 바르고, 나머지를 제거하기 위해 마스카라 빗을 사용한다. 이렇게 하면 눈썹이 뭉치지 않게 할 수 있다.	풍부한 색감과 질감. 속눈썹에 색을 줌. 무색인 것도 있음.	손눈썹을 두껍고 진하게 한다. 눈의 형태를 잡아주고 또렷하게 해 준다. 풍성한 느낌을 주고 자연스러운 색감을 준다.
립펜슬	사용될 립스틱 색을 보완할 색상을 선택한다.	입술 바깥 선을 그리기 위해 사용한다. 선을 고르게 그리기 어렵다면, 새끼 손가락을 턱에 지탱하고, 펜슬을 이용해 입술 선을 따라 점을 찍고 다시 그 점들을 잇는다.	가는 펜슬 형태. 부드러운 질감. 넓은 범위의 색상 사용 가능.	빠르고 쉽게 바를 수 있다. 미세한 표현. 선택의 폭이 더욱 넓다.
립스틱	블러셔, 아이 섀도우, 그리고 고객의 옷 색을 보완할 수 있는 색을 선택한다.	립펜슬을 사용한 후, 립 브러시를 사용하여 그 안을 채운다. 티슈로 살짝 찍어 낸 후, 다시 바른다. 지속력이 더 좋게 하려면, 두 번째 바르기 전에 투명 루스 파우더를 살짝 바른다.	크림의 질감. 모든 색상. 넓은 범위의 색상 사용 가능. 입술을 보호하고 윤기를 준다.	입술을 보호하고 윤기를 준다. 입술 형태를 좋게 해주고 보완해 준다. 선택의 폭이 더욱 넓다.
블러셔	피부톤, 아이 섀도우, 그리고 고객의 옷 색을 보완할 수 있는 색을 선택한다.	파운데이션 사용 후에, 크고 부드러운 브러시를 사용하여, 광대뼈나 아래의 뼈 부위를 채운다.	파우더, 크림 또는 스틱. 넓은 범위의 색상 사용 가능. 광대뼈를 강조하고 얼굴의 윤곽을 잡아서 또렷해 보인다.	광대뼈를 강조하고 얼굴의 윤곽을 잡아서 또렷해 보인다. 결점을 보정한다.

- 펜슬 — 눈 주위의 연약한 피부를 긁지 않으려면, 부드러운 펜슬 또는 미리 사용 전에 부드럽게 만들어 놓아야 한다. 다양한 색이 있는데, 아이 섀도우의 색과 맞춰야 하며 눈의 색을 강조해야 한다.
- 액상 — 매트한 효과를 준다. 아주 가는 브러시를 이용하여 속눈썹에 가능한 가깝게 발라야 한다.
- 블록 — 미리 수분을 준 다음, 가는 브러시를 사용하여 바른다.
- 콜 — 이것은 눈 딴 쪽에 사용하는 부드러운 아이 라이너이다. 원래의 콜은 작은 병에 들어 있었으나, 최근에는 펜슬 형으로도 사용하게 되었다. 콘택트 렌즈를 끼거나 민감한 눈을 가진 사람에게는 사용하지 말아야 한다. 고객의 정면에서 눈의 안쪽 선 주위에 속눈썹을 통해 바른다. 속눈썹을 두껍게 보이게 하고 눈을 더 뚜렷해 보이게 한다.

마스카라

자연적인 속눈썹은 눈을 또렷해 보이게 하기에는 충분히 길고 진한 경우가 드물다. 그래서 이러한 목적으로 마스카라를 사용하게 된다. 사용되는 색은 여러 가지인데, 그 중 검정색과 갈색이 가장 인기가 있다.

- 완드 — 내부에 홈이 있는 플라스틱 스틱. 이것은 속눈썹을 한꺼번에 붙여서 코팅한다.
- 나선형 브러시 — 이것은 속눈썹에 색을 입히는 것은 물론이고 쓸어 올린다.
- 블록 — 업소에서 가장 많이 사용하는 타입으로 더 위생적이다. 브러시의 모양이 마스카라를 속눈썹의 뿌리에 아주 가깝게 발라지게 한다. 콘택트 렌즈를 낀 사람이나 민감한 눈을 가진 사람에게 이상적이다. 왜냐하면 속눈썹을 두껍게 하는 성분이나 필라멘트가 함유되어 있지 않기 때문이다.
- 마스라카를 사용할 때는 고객은 위를 보게 하고 아래 속눈썹부터 사용해야 한다. 그 다음 위 속눈썹에 색을 입히되 아래 방향으로 쓸어 내려야 한다. 그런 다음, 위로 올려 쓸어야 속눈썹이 말려 올라가게 된다. 한 번 두껍게 칠하는 것보다 여러 번 얇게 칠하는 것이 좋다. 그러나 매번 다 마른 후에 다음 번 칠을 해야 한다.
- 콘택트 렌즈를 낀 사람이나 민감한 눈을 가진 사람은 눈물 방지, 방수 기능이 있는 모든 마스카라 그리고 속눈썹 빌더를 사용해서는 안된다. 왜냐하면 이것들은 제거하기 어렵고, 눈을 자극하여 노화를 촉진 시킬 수 있기 때문이다.

눈썹 화장

이것은 눈썹을 또렷하게 하고 그 안에 혹시 빈 곳이 있으면 채우기 위하여 사용된다. 뚜렷한 선으로 나타나는 것이 아니기 때문에 아주 가벼운 느낌을 준다. 바르면 항상 더 어두워 보이기 때문에, 고객의 머리카락 색보다 한 단계 더 밝은 색을 사용한다. 먼저, 눈썹을 브러시로 정리하여 다른 메이크업 잔여물을 제거한 후, 아래로 부드럽게 쓸어 내리며 색을 준다.

- 펜슬 — 날카롭게 하여 사용해야 하며, 가늘게 칠하고 브러시를 이용하여 바른다.
- 파우더 — 경사진 모양의 브러시를 사용하여 바른다. 또렷한 형태를 얻을 수는 없지만 좀 더 자연스러운 효과를 얻을 수 있다.

눈 주위 색상의 선택

고객에게 혹시 선호하는 색이 있는지 물어 본다.

- 고객의 나이 — 나이든 고객에게는 너무 유행을 따라가는 효과는 어울리지 않는다.
- 고객의 피부, 머리카락, 눈의 색을 살펴본다.
- 고객이 특별히 선호하는 색이 없으면, 고객의 전반적 외양을 살펴본다.

지 침

- 기본 섀도우를 한 눈에는, 갈색, 회색 이나 자주색 아이 섀도우는 하지 않는다.
- 혈색이 나쁜 고객에게는, 올리브, 베이지, 또는 초록색은 사용하지 않는다.
- 모세혈관이 터졌거나 얼굴이 붉은 고객에게는, 자주색이나 붉은 색은 사용하지 않는다.
- 어두운 색을 사용하면 얼굴 색이 나빠진다(나이 든 고객).
- 파란 눈에는 밝은 파란 아이 섀도우는 사용하지 않는다. 파란 눈을 강조하는 것이 아니라 본래의 색을 죽이게 된다. 초록색 눈에 초록색 아이 섀도우를 사용하지 않는 것도 같은 원리이다.

눈의 형태와 교정 메이크업

눈의 형태를 잘 살펴야 교정 메이크업이 가능하다. 일반적 색상 법칙이 여기에 적용된다. 말하자면, 깊은 톤은 축소와 후퇴를 의미하는 반면, 밝고 환한 톤은 강조나 우세를 나타낸다. 이상적인 눈의 모양은 아몬드 모양이다.

움푹 패인 눈

이것은 눈 가의 뼈 속으로 쑥 들어간 모양으로 목광골(socket bone)이 두드러져 있다.

- 엷고 밝은 색을 타원형으로 바르면 눈이 앞으로 나와 보인다.
- 두드러진 목광골을 어두운 색으로 섀도우한다.
- 눈썹의 둥근 부분과 아래 눈꺼풀의 중앙을 하이라이터한다.
- 아이 라이너는 사용하지 말아야 한다.
- 밝고 긴 인조 속눈썹을 사용해도 된다.

둥근 눈

눈을 크게 뜨고 깜짝 놀란듯한 인상을 주는 눈이다. 눈의 폭을 넓히는 방향으로 메이크업을 해야 한다.

- 엷은 톤을 위 눈꺼풀에 바른다.
- 목광골에 깊은 톤을 바르며 옆으로 연장해 간다.
- 가늘고 어두운 라이너나 밝은 아이 섀도우를 위 아래 속눈썹의 뿌리 쪽에 발라 옆으로 연장시킨다.
- 눈썹에 하이라이트한다.
- 일반적인 색의 중간 톤을 발라서 눈 모양을 길어 보이게 함으로써 좀 더 매력적으로 보이게 한다.
- 눈의 중앙에서 바깥 쪽으로 인조 속눈썹을 부착할 수 있다.

한데 몰린 눈

눈 사이의 간격이 한 눈의 넓이와 같아야 한다. 눈 사이가 더 좁으면, 눈이 너무 가까워 보인다. 눈의 바깥 부분에 액센트를 주어야 한다.

- 눈 주위 전체에 엷은 색을 사용하여 앞으로 나와 보이게 한다.
- 밝은 색의 아이 섀도우를 옆으로 퍼뜨려 발라서 눈썹까지 미치게 한다.
- 눈썹의 연장선까지 하이라이트한다.
- 미간의 눈썹을 약간 뽑고 바깥 쪽으로 눈썹이 향하게 정리한다.
- 눈 바깥쪽으로 아이 라이너를 한다.
- 눈 안쪽과 그 사이의 코 부분에 컨실러를 사용할 수 있다.

작은 눈

얼굴의 다른 부분의 비례에서 작아 보이는 눈이다.

- 밝고 부드러운 톤으로 눈 주위 전체를 크게 보이게 한다.
- 하이라이터를 눈꺼풀의 중앙에 발라 강조한다.
- 목광골(socket bone) 위에 어두운 톤을 바르고, 눈 아래에도 약간 바른다.
- 눈을 커 보이게 하기 위해서 눈 바깥쪽에 밝은 컨실러를 바를 수도 있다.
- 마스카라를 많이 사용해도 되고 인조 속눈썹을 붙여도 되지만, 아이 라이너는 피한다.

풀이 죽어 보이는 눈

눈 바깥 쪽이 안쪽 보다 아래로 쳐진 눈이다. 위로 당겨 올려야 한다.

- 눈에서 눈썹까지 중간 톤의 색을 펴 바르되, 눈의 바깥 쪽 끝을 넘지 않도록 주의한다.
- 대비되어 보이도록 눈꺼풀에는 더 밝은 색을 사용한다.
- 더 어두운 색을 사용하여 새로운 목광골 라인을 그리되, 눈 바깥 쪽에서는 위로 올려지도록 그린다.
- 대조되는 색으로 아이 라이너를 한다.
- 속눈썹을 밑으로 쳐지게 놔두지 말고, 위로 말아 올려야 한다.
- 아래 눈 꺼풀의 바깥 쪽 속눈썹을 강조하지 않는다.
- 바깥 쪽에는 메이크업을 하지 않는다.

튀어나온 또는 눈꺼풀이 두꺼운 눈

눈꺼풀이 두껍거나 안구가 돌출되어 보이는 눈이다.

- 덜 튀어나와 보이게 하려면, 어둡고 매트한 색을 속눈썹의 뿌리에 가까운 곳에 바른다.
- 눈의 다른 부위에 밝은 색을 발라서 앞으로 나와 보이게 한다. 아이 라이너를 많이 발라서 눈꺼풀을 축소되어 보이게 한다.
- 눈꺼풀이 더 두드러져 보일 수 있으므로, 인조 속눈썹을 하지 않는다.

눈꺼풀이 쳐진 눈

위 눈꺼풀이 속눈썹을 가리는 것 같은 눈이다.

- 눈 안쪽과 아래 속눈썹 밑에 부드럽고 밝은 색으로 하이라이트한다.
- 어둡고 매트한 섀도우로 쳐진 눈꺼풀에 섀이드한다.
- 시선을 분산시키기 위하여 눈썹 뼈 부위에 하이라이트한다.
- 강한 색의 선을 속눈썹 뿌리에 가깝게 그려서 생기를 주고 또렷해 보이게 한다.

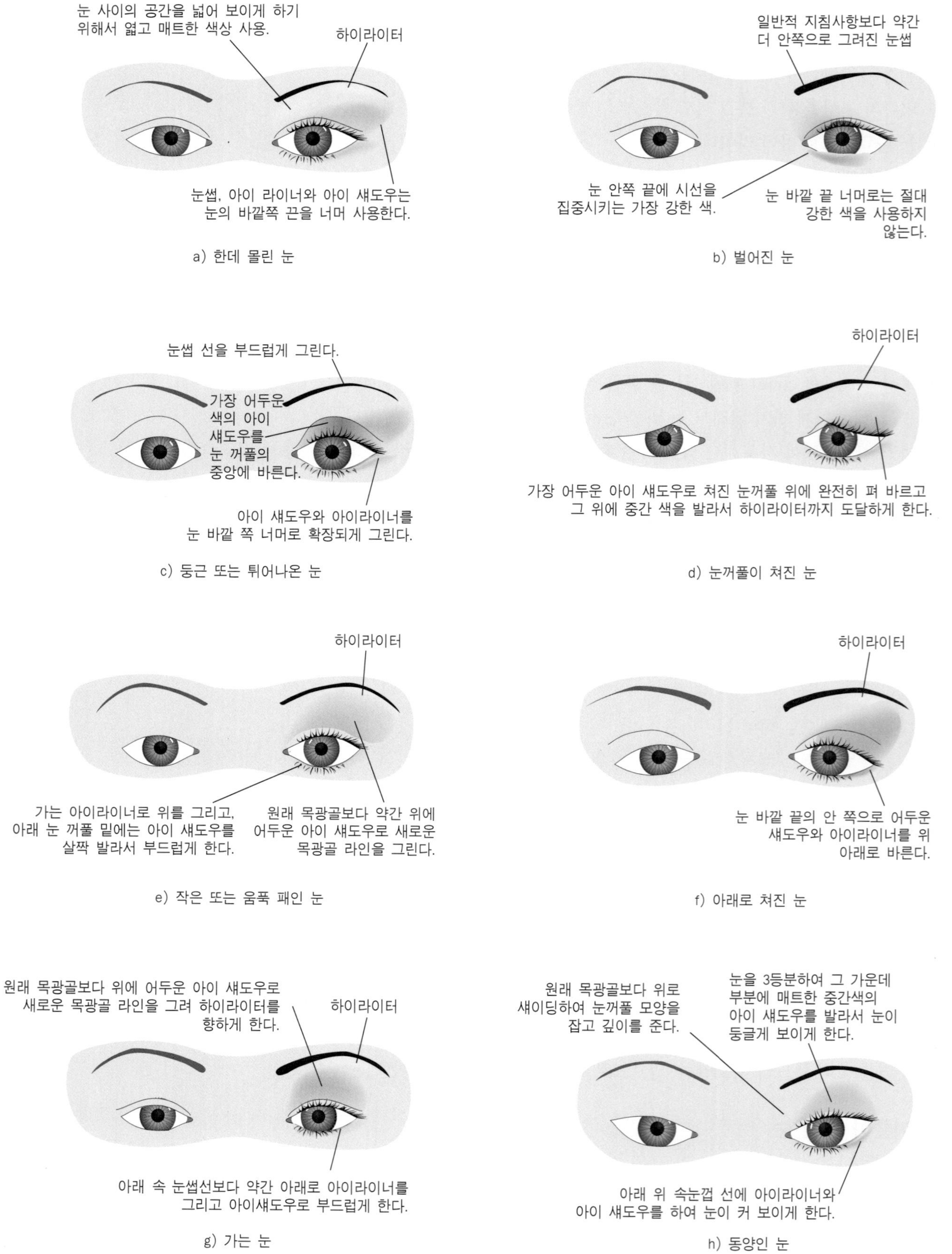
눈 사이의 공간을 넓어 보이게 하기
위해서 옅고 매트한 색상 사용.
하이라이터
눈썹, 아이 라이너와 아이 섀도우는
눈의 바깥쪽 끈을 너머 사용한다.
a) 한데 몰린 눈
일반적 지침사항보다 약간
더 안쪽으로 그려진 눈썹
눈 안쪽 끝에 시선을
집중시키는 가장 강한 색.
눈 바깥 끝 너머로는 절대
강한 색을 사용하지
않는다.
b) 벌어진 눈
눈썹 선을 부드럽게 그린다.
가장 어두운
색의 아이
섀도우를
눈 꺼풀의
중앙에 바른다.
아이 섀도우와 아이라이너를
눈 바깥 쪽 너머로 확장되게 그린다.
c) 둥근 또는 튀어나온 눈
하이라이터
가장 어두운 아이 섀도우로 쳐진 눈꺼풀 위에 완전히 펴 바르고
그 위에 중간 색을 발라서 하이라이터까지 도달하게 한다.
d) 눈꺼풀이 쳐진 눈
하이라이터
가는 아이라이너로 위를 그리고,
아래 눈 꺼풀 밑에는 아이 섀도우를
살짝 발라서 부드럽게 한다.
원래 목광골보다 약간 위에
어두운 아이 섀도우로 새로운
목광골 라인을 그린다.
e) 작은 또는 움푹 패인 눈
하이라이터
눈 바깥 끝의 안 쪽으로 어두운
섀도우와 아이라이너를 위
아래로 바른다.
f) 아래로 쳐진 눈
원래 목광골보다 위에 어두운 아이 섀도우로
새로운 목광골 라인을 그려 하이라이터를
향하게 한다.
하이라이터
아래 속 눈썹선보다 약간 아래로 아이라이너를
그리고 아이섀도우로 부드럽게 한다.
g) 가는 눈
원래 목광골보다 위로
섀이딩하여 눈꺼풀 모양을
잡고 깊이를 준다.
눈을 3등분하여 그 가운데
부분에 매트한 중간색의
아이 섀도우를 발라서 눈이
둥글게 보이게 한다.
아래 위 속눈겁 선에 아이라이너와
아이 섀도우를 하여 눈이 커 보이게 한다.
h) 동양인 눈

다양한 눈의 형태

- 풍부한 마스카라로 속눈썹을 강조한다.

안경을 끼는 고객을 위한 아이 메이크업

고객이 안경을 끼고 있다면, 그 렌즈의 기능을 살펴보아야 한다. 렌즈는 아이 메이크업의 효과를 변형시킬 수도 있기 때문이다.

- 근시인 고객이라면, 렌즈는 눈을 더 작아 보이게 한다. 더 환하고 밝은 색을 사용한다. 아이 섀도우와 아이 라이너를 사용할 때 작은 눈을 위한 교정 기술을 이용한다. 속눈썹을 강조하기 위해서 마스카라를 사용한다.
- 원시인 고객이라면, 렌즈는 눈을 더 크게 보이게 한다. 그러므로 미세한 메이크업을 하고, 히끗거리는 색과 눈썹을 풍성하게 보이는 마스카라는 피한다. 이러한 고객에게는 특히 주의를 기울여야 한다. 작은 결점도 확대되어 보이기 때문이다.
- 꼬불거리는 속눈썹은 마스카라를 바르기 전과, 바른 후에 속눈썹이 뭉치지 않도록 깨끗한 브러시를 사용하여 빗어 주어야 한다.

다크 서클

- 컨실러 제품을 사용하여 이 부위를 최소화 한다.

아래로 쳐진 눈

- 위 눈꺼풀의 바깥 쪽에 아이 섀도우를 위로 밖으로 발라서 당겨 올려져 보이게 한다.
- 위 눈꺼풀에 아이 라이너를 바르되, 바깥 쪽에서는 위로 향하게 한다.
- 바깥 쪽 눈꺼풀에 마스카라를 바른다.

좁은 눈

- 눈을 크게 보이게 하기 위해서, 눈꺼풀의 중앙에 밝은 색을 바른다.
- 눈꺼풀의 안 쪽과 바깥 쪽에 어두운 색을 바른다.

동양인 눈

- 위 눈꺼풀을 세로로 둘로 나눈다. 안 쪽에는 밝은 색을 바깥 쪽에는 어두운 색을 바른다.
- 눈썹 밑에 하이라이터한다.
- 아래 눈꺼풀 안쪽에 속눈썹 선에 흰색 아이 라이너를 바를 수도 있다.

속눈썹

속눈썹을 강조하기 위해서, 일시적으로 더 길게 보이도록 하고, 속눈썹 컬러를 사용하여 말아 올린다.

> **요점**
> 반복해서 속눈썹을 올리면, 눈썹 손상이 발생하기도 한다. 그러므로 이 기술은 특별한 경우에만 사용한다.

속눈썹 말아 올리기

- 위 속눈썹을 속눈썹 컬러의 위 아래 부분의 사이에 두게 한다.
- 컬러의 위 아래를 부드럽게 꽉 쥔다.
- 약 10초간 잡고 있다가 놓는다.
- 컬이 충분하지 않다면, 다시 이 동작을 반복한다.

속눈썹 컬링은 속눈썹이 짧고 아래로 향하게 나있는 동양인에게 효과적이다. 이 과정의 시간을 단축할 수 있는 가열 컬러도 나와 있다.

입술

입술 화장은 입술에 색을 더하고 시선을 집중시킨다. 입술에는 피지가 없어 보호성분이 없기 때문에 입술 화장을 하면 입술이 건조해지고 트는 것을 방지할 수 있다.

여러 형태로 입술의 비율이 맞지 않는 경우가 많이 있다; 입술용 화장품과 교정 기술을 이용하여, 균형 잡힌 입술을 창조할 수 있다. 제품을 주의 깊게 선택하고 올바로 사용하면 전문가적인 효과를 얻을 수 있다. 주요 입술용 화장품은 립펜슬, 립스틱, 립글로스이다. 때때로 색이 고르지 않은 입술도 있다. 입술 위에 립토너나 파운데이션을 사용하면 이것을 해결할 수 있다.

유용한 정보

항상 매번 고객에게 사용하기 전에 립펜슬을 가늘게 깎아야 한다. 그래야 화장품의 표면이 깨끗하고 오염되지 않는다.

립펜슬

립펜슬을 입술 선을 선명하게 하고, 완전히 대칭인 외곽선을 만들기 위해 사용된다. 이것을 사용한 후에는 입술용 다른 화장품, 립스틱이나 립글로스를, 이용하여 색을 채워야 한다. 립라이너 또한 립스틱이 입술 선 밖으로 퍼지는 것을 방지한다. 립라이너는 왁스를 주성분으로 하기 때문에 녹지 않고 잘 발린다. 이것은 색소를 함유하고 있어, 펜슬에 색을 부여한다. 립라이너를 선택할 때는, 함께 사용될 립스틱과 같거나 그보다 약간 더 어두운 색을 선택한다.

유용한 정보

- 위생상의 목적을 위해서, 깨끗한 주걱으로 립스틱을 약간 긁어서 낸다 – 립스틱을 직접 바르지 마시오.
- 립스틱에 라놀린이나 특정 색소 염료가 포함되어 알러지 반응을 일으키는 것도 있다. 고객이 자신의 알러지를 알고 있다면, 대신 저자극성 제품을 사용한다.

립스틱

립스틱은 오일과 고형성을 주는 왁스, 그리고 쉽게 바르기 위해 필수적인 실리콘의 혼합물이다. 또한 색을 가하기 위해서 색소가 포함되어 있다. 연화제 성분의 보습제가 함유되어 입술을 부드럽고 유연하게 유지시킨다. 그리고 매력적인 향기를 가지고 있다. 덧붙여 입술을 윤기있게 하기 위해 비타민을 함유하거나 자외선으로부터 입술을 보호하기 위해 햇빛차단제가 함유되어 있기도 하다. 어떤 립스틱은 상대적으로 수분을 많이 함유하는데, 이것은 입술에 수분을 공급하고 자연스러운 느낌을 준다. 립스틱의 커버력은 그 성분에 따라 다르다.

립스틱은 다음과 같은 형태가 있다. 크림, 매트, 프로스티드 그리고 투명. 프로스티드 립스틱은 매우 건조하기 때문에 지속력이 매우 좋다. 다른 립스틱도 지속력이 좋아져서 립스틱을 정기적으로 새로 바를 시간이 없는 고객들에게 적당하다.

립스틱의 색을 선택할 때는, 고객의 입술, 피부 그리고 머리카락 색과, 다른 부위의 메이크업에 사용된 색을 고려해야 한다.

립글로스

립글로스는 촉촉하고 빛나는 입술을 연출한다. 단독으로 사용될 수도 있고 립스틱 위에 덧 바를 수도 있다. 지속력이 약하다. 립글로스는 색소를 함유한 미네랄 오일로 만들어 진다. 혹인 여성은 입술 주위의 피부까지 연장되는 금이 입술에 있는 경우도 있음을 주의한다. 여기에 립글로스를 바르면, 이 선 속으로 오염된다.

건조한 입술

입술이 건조해지고 트는 경우도 있다. 고객은 항상 자신의 입술이 촉촉하기를 바란다는 것을

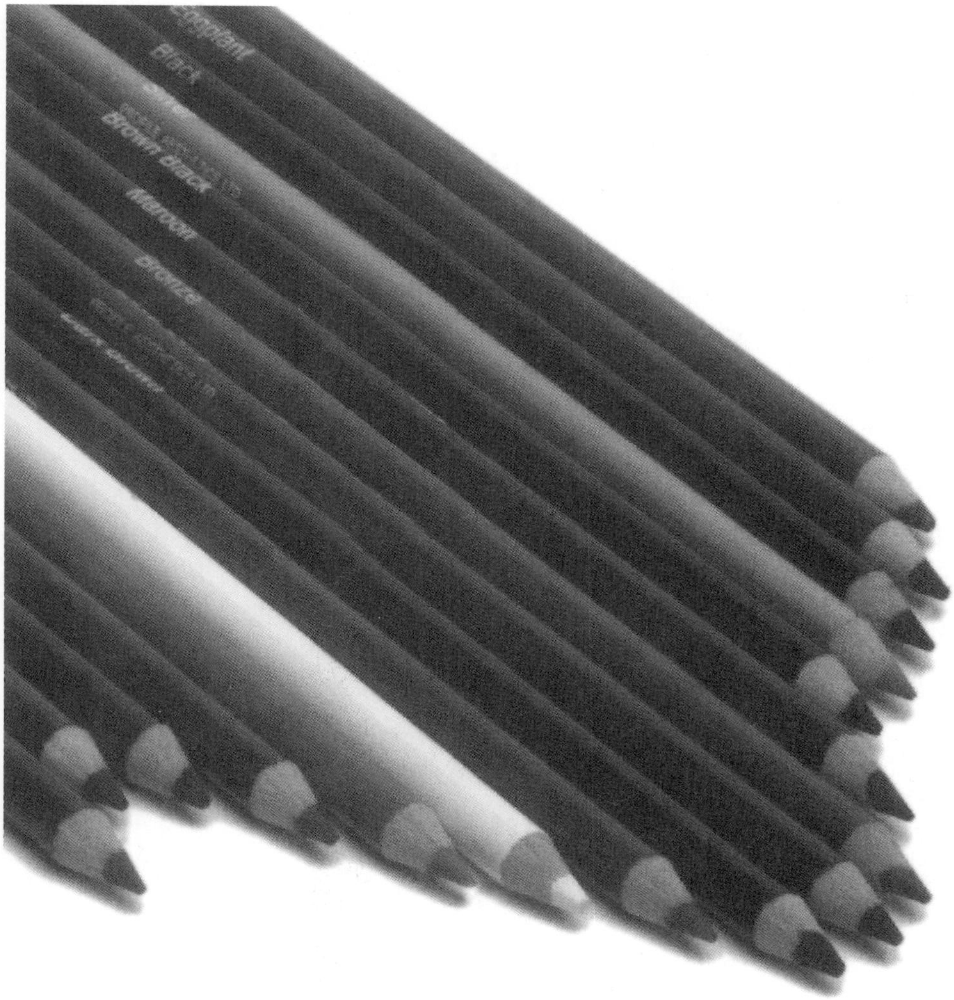

립 펜슬(Lip pencils)

기억해야 한다. 특히 열, 추위 그리고 바람이 심한 경우에는 더욱 그렇다. 각질을 제거하기 위해 입술에 전문적인 안면 박피제를 이용할 수도 있다. 고객이 낮에 메이크업 하고 있기를 원지 않거나, 남성인 경우에는, 입술 보호 제품을 이용하여 입술을 보호할 것을 권장하고 있다.

교정 립메이크업

두꺼운 입술

- 자연스러운 색의 어두운 톤을 선택한다. 밝고 글로시한 색은 피한다.
- 원래 입술 색을 없애기 위해 파운데이션을 입술에 바른다.
- 원래 입술 선 안쪽에 새로운 입술 선을 어두운 립라이너로 그린다.

윗 입술이나 아래 입술만 두꺼운 경우

- 큰 입술을 더 작아 보이게 하는, 위에서 설명한 기술을 이용한다.
- 더 큰 입술에 약간 더 어두운 립스틱을 바른다.
- 입술 꼬리가 쳐졌다면, 입술 꼬리에 립라이너를 위쪽으로 올려 그림으로써 입술이 쳐져 보이지 않게 한다.

얇은 입술

- 밝고 펄이 들어간 색을 선택한다.
- 입술을 더 작아 보이게 하는 어두운 색은 피한다.
- 원래 입술 선의 바깥 쪽으로 중간색의 립라이너를 사용한다.

작은 입

- 윗입술과 아래 입술 모두 입 꼬리 부분을 약간 연장시켜 라인을 그린다.

불균일한 입술

- 립라이너를 이용하여 새로운 입술 선을 그린다.
- 립스틱으로 채운다.

입 주위에 선이 있는 입술

- 원래 입술 선을 따라 립라이너를 한다.
- 매트한 크림 립스틱을 입술에 바른다(갈라진 선 속으로 스며들 수 있는 글로스는 사용하지 않는다).

화장품에 대한 알러지

화장품이나 피부 관리 제품에 대한 알러지는 다음과 같은 증상으로 알아내기 쉽다.

- 가려움
- 붉어짐 또는 홍반
- 부풀어 오름 또는 부종
- 피부 발진 또는 두드러기

가장 잘 알려진 자극원은 아래와 같다:

- 라놀린 — 양모에서 발견된다. 이것은 많은 화장품과 피부 관리 제품에 첨가된다.
- 에오신 — 립스틱에 함유된 색소
- 포름알데하이드 수지 — 매니큐어에 첨가되는 방부제
- 아세톤 — 매니큐어 리무버에 포함된 용제.
- 큐티클 리무버 — 수산화 칼륨이 부식성일 수 있다.
- 수산화 나트륨 — 비누에 사용된다. 알러지 반응을 일으킬 수 있다.
- 과산화 수소 — 색을 낼 때 사용된다.
- 암모니아 — 몇 몇 클린징 제품에 사용된다.
- 알코올 — 수렴 화장수에 사용된다.
- 향수/착색제 — 어떤 화장품에 첨가된다.
- 이산화 티탄 — 유럽의 많은 피부 파운데이션 제품에 사용된다.
- 알파 하이드록시 산 — 많은 새로운 피부 관리 제품에 첨가되는 과당.

고객과 함께 하는 메이크업 교육

- 가장 좋은 외양을 갖춘 고객을 지목한다.
- 그들이 현재 사용하고 있는 메이크업에 대해 토론한다.
- 당신이 고객에게 사용하는 색의 차트를 완성한다.
- 낮 메이크업을 시작하고, 그 다음 그것을 밤 메이크업에 적용한다.
- 고객이 거울에 정면으로 앉아 당신이 시연하는 기법을 볼 수 있게 하고, 그 다음 당신이 보는 앞에서 따라하게 한다.
- 각 메이크업 단계마다 고객을 칭찬하는 것을 잊지 않는다.
- 고객에게 사후관리와 재택관리에 대해 충분히 설명한다.
- 당신이 고객에게 사용한 제품을 구매하도록 고객을 북돋운다.
- 고객이 계속해서 새로운 제품과 기술에 대한 정보를 받아 볼 수 있게 한다.

위장(camouflage, 카모플라주) 메이크업

오늘날의 사회는 신체적인 아름다움을 상당히 많이 강조하고 있다. 우리가 그것을 좋아하든 아니든 상관없이, 우리 모두는 최선을 다해 최상의 외모를 갖추도록 하는 미디어 영향을 받고 있다. 어떤 경우에는 그것이 건강상 좋지 않은 방법일지라도 말이다.

선천적이나, 병이나 사고에 의해 남들과는 다른 외관상의 결함이 있는 경우에는 이러한 현상이 더욱 악화될 수도 있다. 어떤 사람들은 수술을 선택할 수 있지만, 다른 사람들에게는 그것이 가능하지 않거나, 불필요할 수도 있다. 그러나, 그들은 여전히 외부 세계에 맞닥뜨릴 때 마다 당황스러움을 감출 수 없다. 이것은 심각한 반향을 가질 수도 있어서, 어떤 경우에는 새로운 것이나, 새로운 사람을 만나는 것을 꺼리게 된다. 이로 인해 경력에도 문제가 되고, 인간관계 형성에도 문제가 된다.

카모플라주를 제공하고 소개하는 아티스트들은 개인의 삶의 질을 높이고, 엄청난 직업적 만족을 얻을 수 있다.

위장 메이크업 아티스트의 역할

위장 메이크업을 하는 아티스트들은 보통의 메이크업 코스와는 약간 다른 분야에 뛰어 들게 된다는 것은 말할 나위도 없이 당연하다. 물론 전기 분해 요법은 예외가 되겠지만. 이 분야의 업무에는 매우 조심성 있는 접근과 사려 깊은 태도를 갖춰야 고객이 부당한 스트레스나 불편함을 겪지 않게 된다. 관리사는 가능한 여러 유형의 외관상 결함에 대해 충분히 이해하고 있어야 하고, 고객의 요구와 예상되는 결과를 규명할 수 있어야 한다. 숙련된 관리사는 어떠한 결점이나 외관상 결함도 전문가적으로 다룰 수 있어야 하며, 가장 중요한 것은 어떻게 진행되는 지를 설명해 줄 수 있어야 하는 것이다. 이것은 항상 평화롭고 조용한 분위기에서 진행되어야 한다.

고객 상담

위장 메이크업이 성공하려면, 고객과의 올바른 상담이 얼마나 중요한 가를 아무리 강조해도 지나치지 않다. 그 첫째 목적은 고객과의 신뢰감을 형성하는 것이고, 아티스트의 능력에 대한 신뢰를 심어 주어, 결과에 대한 믿음을 주어 기꺼이 협조하도록 하는 것이다.

상담을 예약할 때, 흉터/외관상 결함에 대한 정보를 수집하려고 해야 한다. 그래야 일반 전문가의 노트가 필요할 때 준비될 수 있다. 상담할 때 고객에게 자신의 GP를 참조하게 하면, 당황하거나 좌절해서 잃어버린 습관을 기억해 낼 수도 있어 유용하다.

가장 중요한 것은 문제를 추정하지 말고 고객이 직접 말하도록 하는 것이다. 잘못된 평가는 이미 민감한 고객에게 크게 해로울 수 있고, 이것은 개인의 자아상에 심각한 장기적인 부작용을 초래할 수 있다.

고객과의 주의 깊은 상담을 통해 상세한 기록 카드가 완성되어야 한다. 카드의 뒷면에는 아래의 사항이 기록되어야 한다:

- 사용된 제품
- 크림의 색
- 사용 횟수/방법
- 결과

고객의 이름:	의사의 이름:
주소:	주소:
전화번호(낮):	전화번호:
전화번호(밤):	
추천인:	
흉터의 타입/연수:	
흉터의 부위:	
고객의 서명:	시술자의 서명:

위장 메이크업 상담 카드의 예

위장 메이크업 후에 사용된 제품과 사용법을 상세히 기록한 비슷한 카드를 고객에게 주어 참조하도록 한다. 어떤 경우에는 고객의 주치의에게 상담 카드의 복사본을 보내야 할 때도 있다. 특히, 동의가 필요하거나, 뒤따라야 할 의료적 치료가 있는 경우에 더욱 그러하다.

고객의 유형

다른 분야와는 달리, 의료용 위장에 종사하는 관리사는 다양한 고객을 다룰 수 있어야 한다; 남성, 여성 그리고 어린이까지. 클리닉에 처음인 사람, 현재 치료 중인 사람, 그리고 많은 사람은 상당히 예민해져 있을 것이다.

남성 고객에 대한 접근

위장 메이크업을 위해 클리닉을 찾은 남성은 여성보다 더 내성적인 경향이 있다. 그들이 관리실을 여성의 전유물로 여기거나, 특히 여성스러운 장식이 있는 경우, 화장품을 주로 여성만을 위한 물품으로 여기기 때문이다. 남성 고객을 대할 때, 주 목적은 위장 메이크업을 가능한 눈에 띠지 않게 하는 것이며, 적절한 환경을 만들어 주어야 한다.

여성 고객에 대한 접근

여성 고객은 화장품에 익숙한 경우가 많기 때문에 남성에 비해 덜 움츠러드는 경향이 있다. 그러나 남성보다 외양에 더욱 신경을 쓰기 때문에, 재차 안심을 시켜야 하며 보통의 화장품 사용법에 대한 도움과 지침도 주어야 한다.

어린이 고객에 대한 접근

위장 메이크업을 위해 어린이를 대할 때, 그들의 외관상의 결함이 이상하다고 느끼게 하지 않는 것이 중요하다. 종용하는 사람이 부모인 경우에는, 어린이는 그 전까지는 전혀 이상하다고 느끼지 않았던 것을 문제로 받아들여 주의를 기울이게 되는 경우가 있다. 어린이의 나이에 따라, 부모에게 위장 메이크업이 사용되는 방법을 가르치는 경우도 있다. 이러한 경우에는 나중에 어린이에게 전문가의 조언을 하게 된다. 또한 나이가 들면, 어느 새 어린 시절의 외관상 결함이 사라지는 경우가 있음을 언급해 주는 것도 좋은 일이다.

자가 검진

1. 상담 과정의 중요성을 설명한다.
2. 위장 메이크업이 필요한 어린이를 당신이 어떻게 다룰지 설명하시오.

위장 메이크업의 조건

색소 이상

가장 일반적인 색소 이상은 아래와 같다 :

갈색반

이것은 연하고 불규칙한 모양으로 갈색 색소 점이 생기는 것으로 호르몬을 자극하는 멜라닌 형성 세포의 생성이 증가하면서 나타난다. 임신이나 피임약을 복용하는 경우 더 자주 나타난다. 자외선에 노출되면 증세가 악화된다.

백반증(각반증)

이것은 피부의 작은 부위에 멜라닌 색소가 없어서 생기는데, 표피의 기반층에 멜라닌 형성 세포가 파괴되어 발생한다. 때때로 틈 부위가 이에 영향을 받아 작은 백반들이 그 속으로 흡수되기도 한다. 백반증의 다른 주요 특징은 멜라닌 보호성분이고, 감광성이기 때문에 자외선에 노출되면 화상을 입는다는 것이다.

멜라닌피부증

이것은 피부에 반점 모양의 색소침착이 일어나는 데 대한 일반적 용어이다. 멜라닌피부증에는 많은 원인이 있지만, 주된 원인은 피부에 사용된 제품에 대한 알러지 반응과 자외선에 대한 반응이다. 예를 들면, 향수.

반점의 유형

반점의 의학상 정의는 혈관 확장으로 인한 모반 또는 색소로 둘러 싸인 부위를 말한다. 다음과 같은 많은 형태의 반점이 있다:

- 딸기 반점. 이것은 보통 태어날 때부터 존재하거나, 생후 일시적으로 잠깐 발생하고, 처음에는 작은 붉은 점으로 시작해서 매우 빠르게 커진다. 대부분의 경우에는 시간이 갈수록 흐려져서 7세 정도가 되면 완전히 사라지고 붉은색 점만 남는다.
- 혈관종(포도주색 반점). 어두운 빨강 또는 자주색을 띠기 때문에 이렇게 이름 지어졌다. 이것은 외관상 매우 보기 안좋다. 이것은 확장된 모세혈관이 아주 많은 부위이며 주로 목과 얼굴에 나타난다. 태어나면서부터 나타난다.
- 거미모반(별모양 혈관종). 이것은 어떤 연령에도 나타날 수 있는 작고 붉은 점으로 거기서 뻗어 나온 방사 혈관을 가지고 있다. 신체의 어느 부위에서나 나타나지만, 일반적으로 얼굴과 뺨 위쪽에 잘 나타난다.
- 표피 양성 반점(검은 점). 검은 점은 신체의 어디에나 나타날 수 있으며 크기와 질감이 다양하다. 튀어나와 있을 수도 평평할 수도 있으며, 색소가 침착 되었을 수도 정상 피부색일 수도 있으며, 털이 있는 것도 있다. 대부분의 색소성 모반은 자외선에 노출되면, 그 간접적 결과로 표피 기반 층에 있는 멜라닌 형성 세포가 과잉으로 자라는 것이다.

흉터의 유형

> **유용한 정보**
>
> 얇고 '머리카락처럼 가는' 흉터에는 브러시를 이용하여 화장품을 사용하는 것이 좋다. 크림은 아주 넓은 부위에 잘 펴지지 않기 때문이다.

흉터란 어떤 형태의 상처로부터 치유된 후에 남는 자국이다. 많은 다른 종류의 흉터가 있으나, 주요 분류는 아래와 같다.

비대성 반흔

이것은 외양상 튀어 나오고 빛나는 보기 흉한 큰 흉터이다.

송곳 처럼 생긴 여드름 흉터

이름에서 알 수 있듯이, 이러한 타입의 흉터는 거칠고 구멍이 뚫린 것 같다. 일반적으로 여드름이 난 후에 생긴 것이다.

켈로이드 흉터

상처가 치유된 후에도 신체가 과잉 콜라겐의 생성을 계속하여 생기는 섬유성의 그리고 울퉁불퉁한 흉터이다. 켈로이드 흉터는 흑인의 피부 타입에 더 잘 생긴다.

진정된 흉터 조직

이 용어는 휴식 중이거나 치유된 흉터 조직을 뜻한다. 흉터의 치유 속도는 사람마다 다르다. 흉터가 치유되었다는 것을 알리는 일반적 표시는 아래와 같다.

- 염증의 근거가 남지 않았다.
- 만져도 아프거나 민감하지 않다.

- 고름이 나오지도 물기가 생기지도 않는다.

피부 질환

건선

이것은 비정상적으로 세포 재생 속도가 빠른 경우에 나타나는데, 때때로 세포가 각질층으로 도달하는데, 정상적인 28~30일이 아니고, 단 며칠 만이 걸릴 수도 있다. 이 결과로 세포 조각이 특이한 타원형의 탁한 붉은 색 반점으로 은백색의 비늘이 있는 경우도 있다.

그 원인은 명확하지는 않지만, 유전적 요인이 중요한 역할을 한다고 하며 스트레스로 인해 촉진된다고 생각된다.

주사

이것은 보통 30대 이상의 연령에서 나타나며, 폐경기의 여성에게도 종종 나타난다. 피부가 붉어지면서 나타나기 시작하는데, 스트레스, 매운 음식 그리고 알코올에 특히 잘 반응한다. 이 홍조는 그 부위의 혈관이 확장되면서 영구적이 된다. 이것은 피부의 온도를 높여 피지 생성을 자극하고, 결과적으로 종기, 사마귀가 되거나 모공이 넓어진다. 이것은 얼굴 혈관의 고질적인 질환이다.

피부 상태

문신

문신을 하는 것은 오랫동안 사람들 사이에서 유행이었다. 문신이란 영구적인 색소를 피부 속으로 침투시키는 것이다. 문신 제거가 오늘날에는 가능하기는 하지만, 불행히도 많은 사람들이 문신을 했던 것을 후회하며 산다. 왜냐하면 제거하는데 고통스럽기도 하고 비싸기 때문이다. 위장 메이크업은 이러한 자국들은 성공적으로 숨기는 대안이다.

요점

위장 메이크업은 일반적으로 건성 피부 타입일 때 더 오래 지속된다.

정맥류 혈관

정맥류 혈관은 특유의 불룩 튀어나온 형태를 가지며, 외관상 매우 좋지 않다. 유전적으로 정맥이 부실하고 또는 순환이 좋지 않으면 정맥 내의 혈관이 터지는 것이다.

위장 메이크업에 대해서 금기사항

메이크업 아티스트가 해서는 안되는 몇 가지 조건이 있다. 아래와 같은 예가 있다:

- 감염성 피부 질환
- 사마귀
- 자상/찰과상
- 피부 자극
- 부종

자가 검진

1. 위장 메이크업에 대한 금기 사항을 열거하고, 각각의 금기 이유를 설명하시오.
2. 4가지 유형의 흉터 조직을 설명하시오.
3. 성공적으로 위장하기 위한 위장 메이크업의 조건을 3가지 대시오.

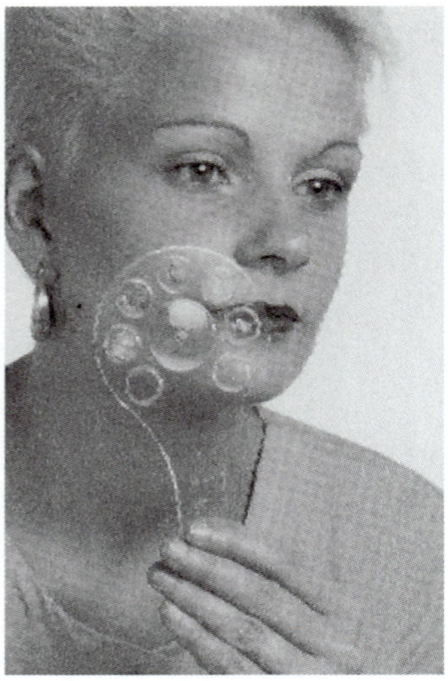
'블렌드-인(Blend-in)' 팔레트

위장 메이크업을 위해 필요한 장비

위장 메이크업 도구 셋트가 관리사에게 필요하며, 티 하나 없이 깨끗한 상태로 유지되어야 한다. 우선, 피부를 준비 시키기 위해 다양한 피부 관리 제품이 필요하다. 고객이 이미 약간의 메이크업을 하고 있을 수도 있지만, 그렇지 않다면, 땀, 피지 그리고 일반 먼지를 깨끗이 제거해야 한다. 클린징 제품의 잔여물을 제거하기 위해 토너가 사용되어야 한다. 그렇지 않으면, 위장 크림을 사용할 때 '미끄러지고', 안정되지 않는다. 보습제가 사용될 수도 있지만, 위와 같은 이유로 해서 결점이 있는 부위에는 사용을 피하시오.

두 번째, 여러 종류의 커버 크림을 갖추는 것이 필수적이다. 사용 가능한 제품은 다양하며, 그 선택은 개별 아티스트에게 달렸다. 위장 메이크업에 대해서 최근에 큰 발전이 있어 왔다. 많은 제조업체들은 자신들이 출시하는 모든 색을 포함하는 샘플 셋트를 생산하고, 가장 많이 사용되는 색에 대해서는 교체품이 포함된다. 고객이 즉시 사용하기 위해서 구매할 수 있도록 어느 정도의 재고를 가지고 있는 것이 중요하다.

이 도구 셋트 내에는, 셋팅 또는 고정 파우더가 있어야 한다. 어떤 제조업체들은 이러한 파우더를 생산하고, 다른 업체들은 투명 파우더를 사용하라고 권장한다. 고객이 소매 파우더를 구매할 수도 있어야 한다. 마지막으로, 다양한 스펀지와 좋은 품질의 검은색 브러시와 함께 어떤 형태의 혼합용 팔레트가 전문적 사용을 위해서 필요하다. 오늘날 어떤 팔레트들은 투명한 Perspex로 만들어 지는데, 중앙에 확대경이 있어서 아티스트가 크림을 섞고 피부에 대보아서 색상이 적합한지를 확인할 수 있게 해준다(이러한 유형의 팔레트의 일례는 리타 로버츠가 생산하는 것이다).

조 명

조명은 화장품의 색에 영향을 주기 때문에 조명의 공급원과 유형은 위장 메이크업을 실행하는데 매우 중요하다.

피부 내의 색소의 색상은 피부를 비추는 조명의 유형에 따라 다르게 나타난다. 천연 일광은 모든 색이 포함된 스펙트럼으로 구성되기 때문에, 얼굴을 분명히 보이게 한다. 인공 (흰색) 조명은 많은 휴(hues, 색상 colours)으로 구성될 수 있는데, 그 중 몇몇은 다른 것보다 더 강하기 때문에, 색이 있는 휴가 색소에 닿아 그 색을 반사하게 되면, 조명의 색이 보이는 것이다. 그러나, 색이 색소에 닿아서 빛을 흡수하면 그 색소의 색은 왜곡된다.

예 : 흰 조명이 붉은 립스틱에 닿으면, 그 제품 내의 색소가 붉은 빛을 반사하고 스펙트럼의 나머지 6가지 색을 흡수하기 때문에 립스틱이 붉게 보인다. 그러나, 순수한 파란 빛이 립스틱에 닿으면, 흡수된다. 그리고 반사할 붉은 빛이 없기 때문에 검정색으로 보인다.

실습 사항

메이크업에 있어서의 조명의 효과를 조사하시오.

위장 메이크업 크림

위장 메이크업의 범위를 선택할 때 다음을 고려하는 것이 중요하다:

- **색상 범위.** 가장 창백한 피부에서 가장 어두운 피부색까지 커버할 수 있는 넓은 범위의 색이

있어야 한다.

- **고른 지속력.** 제품은 피부에 닿으면 쉽게 발라져야 한다. 긁는 느낌이나 지나치게 끈적이는 느낌이 없어야 한다.
- **방수.** 사용자가 일상 활동에 참가할 수 있도록 방수 기능이 있는 제품이어야 한다. 예, 수영.
- **자외선 필터.** 흉터 조직은 민감하기 때문에, 커버 크림에는 자외선 필터가 함유되어 있어야 한다.

혼합 기술

위장 메이크업의 혼합에 숙련되려면, 관리사는 색의 원리를 잘 이해하고 실행할 수 있어야 한다.

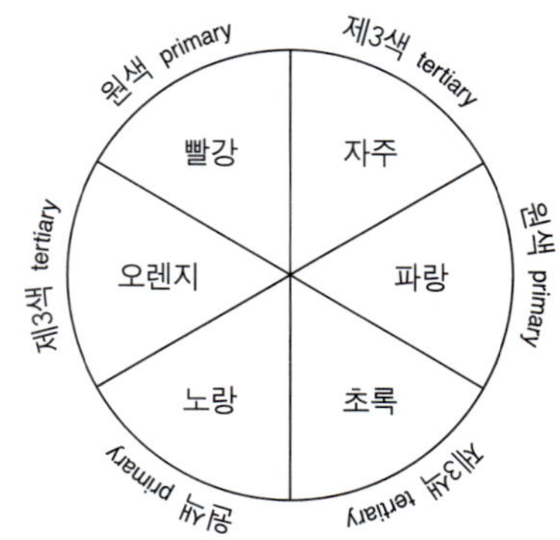

색상환

색상환

세 가지의 원색이 있다. 빨강, 파랑 그리고 노랑. 색을 만들기 위해서는 색상환 주위를 돌아야 한다. 예를 들면, 빨강 + 노랑 = 오렌지.

칼라링

피부 색은 기후, 병 그리고 특정 제품과 같은 다른 요소에 의해 영향을 받기 때문에 일상을 통해 바뀔 수 있다. 피부는 다양한 양의 멜라닌 색소를 함유하고 있어서, 유전적으로 부모에게서 자식에게 이어진다. 피부 색은 4가지 기본 카테고리로 분류된다.

- **백인 피부.** 모든 피부 타입 중에서 가장 약하기 때문에 햇볕에 손상되기 쉽고, 모세혈관이 터지기 쉬우며, 색소의 불균일도 일어나기 쉽다. 흉터가 분홍색 색소침착으로 남기 쉬운데 이것은 눈에 매우 잘 띈다. 원래 노랑이나 분홍이 기본 톤인 모세 혈관을 파랑이나 분홍 톤으로 보이게 한다. 자외선 노출과 유전적 요인에 의해서 아주 창백한 피부에서 깊은 태닝까지 다양하다.
- **동양인 피부.** 백인종 피부보다 더 탄력 있고, 톤이 일정한 경우가 가장 많다. 그러나 자외선에 노출되면 색소 변색이 일어날 수 있다. 이 타입의 피부는 멜라닌이 더 많기 때문에 한 가지 피부 톤을 주로 갖게 된다. 기본 톤은 노랑이다.
- **아시아인 피부.** 이 타입은 보통 강하며 환경에 잘 적응한다. 피부 색이 불균일한 경향이 많고 특히 눈 주위가 어둡다. 흉터는 어두운 색소로 자국이 남는데 서서히 엷어진다. 올리브색에서 매우 어두운 색까지 톤이 다양하지만, 항상 기본 톤은 노랑이다.
- **검은 피부.** 보호 멜라닌 색소가 가장 많은 피부 타입이라서, 노화의 표시도 가장 서서히 나타난다. 아시아인의 피부 타입에서는, 흉터가 어두운 색소로 자국이 남는데 서서히 엷어진다. 밝은 갈색에서 깊은 까만 색까지 톤이 매우 다양하다.

요점

보색은 서로를 중화시킨다. 예로, 초록색은 빨강색을 중화시킨다.

실습 사항

외관상 결함을 가진 고객에 대해, 가능하면 사진 근거를 보유하면서, 상세한 사례 연구를 완료하시오. 고객의 피드백을 포함하여 당신이 알아낸 것을 평가하시오.

피부 색에 맞추기(기본적인 사용 기술)

앞에서 언급했듯이, 위장 메이크업 도구 셋트를 구입할 때, 다양한 피부색에 맞추기 위해서 색의 깊이와 톤이 다양한 것을 선택하는 것이 필수적이다.

- 고객의 피부색의 깊이와 톤을 명확히 하고, 그에 따라 가장 가까운 색을 선택하는 것이 필요하다.
- 현재의 불균일함을 중화시킨다. 예를 들면, 초록색은 빨강을 중화하지만, 위장 메이크업의 원리는 고객의 피부색에 맞춰 색을 혼합하여 비정상을 감추는 것임을 기억한다.
- 색의 깊이와 톤을 섞는다. 치료 부위에 적용할 때, 고객의 피부 색과 섞이고 매치되기 때문이다.
- 올바른 색을 선택할 때, 고객의 피부가 2색의 중간이라면 2색을 같은 양으로 섞어서 정확히 매치시켜야 한다.
- 고객의 피부가 한 색에 가깝다면, 더 가까운 색의 두 부분을 덜 가까운 한 부분에 섞으면 정확한 매치를 만들어 낼 수 있다.
- 또 다른 중요한 점은 어떤 것을 섞었는지를 정확히 기록해 두어 잊지 않도록 하는 것이다.

요점

적셔진 화장용 스펀지는 가벼운 커버가 필요할 때 사용된다. 예를 들면, 주사를 자연스럽게 하기 위장 메이크업은 원래 피부 색이 보일 정도로 얇게 커버해도 된다.

일단 올바른 색을 섞었다면, 치료 부위와 가까운 곳에 크림을 테스트할 필요가 있다. 매치가 정확하다면, 외관상 결함이 있는 부위에 적용할 수 있다. 그러나, 색소가 깊게 침착된 곳에는 한 번의 커버로 충분하지 않을 수 있다. 이 경우에는 한 번 얇게 바르고 나서 파우더로 고정시킨 다음, 다시 한 번 바르고 고정시킨다.

위장 메이크업을 적용하는 방법은 많다. 그리고 어떤 방법을 선택하든 능숙해지려면 많은 연습이 필요하다. 아티스트가 준수해야 할 몇 가지 기본 원칙이 있다:

- 항상 메이크업 전에 클린징, 토닝 그리고 보습 과정을 통해 철저히 준비하고, 흉터에 보습제를 직접 대지는 않는다.
- 항상 외관상 결함 있는 피부의 색과 유형을 주의 깊게 연구한다.
- 항상 위장 크림을 나누어서 사용해야 좀 더 자연스러운 효과를 낼 수 있으며 옷에도 잘 묻지 않는다.
- 여러 겹으로 크림을 바르고, 사이 사이 고정시킨다(주변 부위에 토닝을 바르는 것처럼 추가 크림이 기본 색에 부가되는 경우는 제외된다. 이 경우에는 마지막에 파우더를 사용한다).
- 항상 제품이 제대로 고정되도록 몇 분간 두고 나서, 파우더를 아래 방향으로 브러시해서 털어 낸다.
- 메이크업 부위와 그 크기에 따라 브러시, 적셔진 화장 스펀지 또는 손가락으로 위장용 화장품을 바르되, 항상 위생에 신경을 쓴다.
- 위장 부위의 주변 가장자리의 경계를 없애기 위해서 가볍게 두드려 준다.
- 항상 고객에게 절차를 설명하고 집에서의 일반적 피부관리, 제거, 사용에 관한 재택관리에 대해 조언한다.
- 고객에게 다음 상담을 예약하도록 하여, 어떤 질문이라도 있다면 다루어지도록, 그리고 그들이 사용 기술을 얼마나 잘 진행하고 있는지 당신이 볼 수 있게 한다.

유용한 정보

- 손가락은 여러 가지 방법으로 사용될 수 있다: 문지르기, 누르기, 점 찍기, 이것은 당신이 모세 혈관에 대한 표면 자극을 조절할 수 있음을 의미하고, 이것은 어떤 경우에는 매우 중요한 요소가 된다.
- 위장이 필요한 부위에 가장 자연스러운 효과를 위해서 화장품을 포함하도록 하는 것을 기억한다.
- 짧게 깎은 수염 모양이 남성 고객에게 필요할 때가 있다. 이것은 회색 크림을 주의 깊게 점 찍어서 나타낼 수 있다.

실습 사항

동료와 함께, 주근깨, 흉터, 모반과 같은 외관상 결함을 위장하는 것을 연습하시오. 고객과 메이크업 아티스트의 역할을 맡아서 상세한 상담을 진행하시오. 당신이 알아낸 것을 평가하시오.

재택 관리에 관한 조언

- 위장 메이크업은 적절한 제품으로 완전히 지워져야 한다.
- 비누나, 비누를 기본으로 하는 제품을 사용할 때 주의해야 한다. 이들은 크림을 제거하는 경우가 있기 때문이다.
- 목욕이나 수영 후에 타월로 건조시킬 때, 항상 위장된 부위를 문지르지 말고 두드려서 말려야 한다.
- 열은 크림을 더 잘 무르게 하는 경향이 있으므로, 기후는 제품의 지속력에 영향을 미친다. 이러한 이유 때문에, 고객은 더운 환경에 있게 되면 매우 주의해야 한다.

요점

때때로 얼굴에 균형을 되찾기 위해서 인공 주근깨가 필요한 경우도 있다.

보형물

이것은 인체를 강조하거나 완성시키기 위해 사용되는, 제조된 첨가물을 설명하기 위해 쓰인다. 의족은 분명한 예에 포함되지만, 인조 손발톱과 속눈썹 또한 이 카테고리에 속한다. 그리고 필라멘트 인공기관도 위장 메이크업 아티스트에게는 유용하다.

실습 사항

사용 가능한 인공기관의 유형을 연구하시오.

자가-체크

1. 위장 메이크업 분야에서 만나게 될 주요 상태를 기술하시오.
2. 위장 크림을 선택할 때, 고려해야 할 중요한 3가지 포인트를 기술하시오.
3. 위장 메이크업을 실행할 때, 조명의 중요성을 설명하시오.
4. 피부색을 4가지로 분류하고, 각각에 대해 2가지의 특징을 설명하시오.

패션 메이크업과 사진용 메이크업

많은 관리사에게 유명한 메이크업 아티스트가 되는 것은 꿈이지만, 이 직업이 얼마나 어렵고 흥미진진하지 않을 때도 있다는 것을 아는 사람은 많지 않다. 메이크업 아티스트가 전날 오후에 한 메이크업을 다시 하기 위해서 다음 날 춥고 비 오는 아침 6시에 일에 몰두하고 있는 것도 드문 일이 아니다. 지치고 신경질적인 배우와 긴 시간 작업하는 경우도 있지만, 당신이 메이크업 아티스트로서 경력을 쌓겠다고 결심했다면, 힘든 일, 동기부여, 창조성, 많은 사람을 다루는 기법 등을 배울 필요가 있다.

이러한 업무는 전문가 니치 마켓이다. 이 책을 통해 당신에게 필요한 확실한 기술과 지식을 제공하기 위해, 우리는 미국과 영국에서 작업하는 자신의 입지를 굳힌 메이크업 아티스트, 자프 안사리의 지침을 참조하였다. 그는 프로파일 에스테틱 주식회사를 소유하고 있는데 이 회사는 메이크업과 훈련 프로그램을 제공하며, 수퍼커버 메이크업을 판매하고 있다. 그는 자신의 경험을 토대로 아래와 같은 정보를 제공해 주었다.

사진용 메이크업

요점

좋은 품질의 디지털 카메라는 5백만 화소 이상을 가지고 있다.

사진작가와 작업하고 상담하는 것과 조명의 상황을 이해하는 것이 메이크업 기술만큼 중요하다. 다음의 질문을 고려하는 것이 중요하다. 촬영이 실내에서 이루어지는가 실외에서 이루어 지는가? 어떤 타입의 사진이 사용될 것인가? 영화 필름인가? 비디오인가? 또는 디지털 카메라인가? 칼라인가 흑백인가? 이 모든 질문에 답한 후에야 효과를 생각해 보고, 그에 따라 조정하는 것이 가능하게 된다.

조명의 차이에 따른 메이크업 조정하기

요점

자프의 훈련 코스와 제품에 대한 정보를 얻으려면, 프로파일 에스테틱 주식회사, 0208 781 1311/0845 305 305로 연락하시오. 웹사이트로는 www.supercovermakeup.com 또는 www.profile.eu.com로 접속하면 된다.

디지털 카메라, 영화필름 그리고 사진은 피부, 옷 그리고 머리카락에서 더 많은 색을 잡아내어, 사용된 색을 거의 그대로 보여준다. 반면 일반 비디오와 카메라는 실제 색의 반 정도만을 잡아낼 뿐이데, 그 이유는 복숭아 색은 하얗게 나타나고, 자주색은 검정으로 보일 수도 있기 때문이다. 그래서 훌륭한 메이크업 아티스트에게는 조명과 사진 매개체를 완전히 이해하는 것이 결정적이다.

오늘날에는, 새로운 기술이 도입되어, 필름상의 사진을 포착하기 보다는 디지털 카메라를 이용하여 온라인 상에서 당신의 컴퓨터로 다운로드 받거나, 즉시 칼라 프린터로 프린트하는 것이 가능해 졌다. 만들어진 영상은 화소라고 알려진 미세한 사진 요소의 단위로 나타내어 진다. 화소수가 많을수록, 높은 품질과 선명한, 그리고 크기도 큰 사진을 얻을 수 있다. 이 새로운 기술을 이용하여 사진의 당신도 화장을 바꾸거나 불완전한 부분을 수정할 수 있다.

조명 효과

조명과 그림자의 양은 모델의 개성과 외양과 관계가 있다. 얼굴 사진에서는 조명과 눈에 띄지 않는 그림자를 이용하여 부드러운 피부로 보완해야 한다.

카메라는 사람의 눈보다 수 천 배나 더 잘 볼 수 있기 때문에, 당신이 하는 모든 메이크업 기술은 얼굴의 선과 주름을 부드럽게 완화시키는데 집중되어야 한다.

모든 사람은 어두운 그늘이 생기기 쉽다. 영화와 사진 스튜디오에는, 조명이 이미 설치되어 있다. 일반적으로 밤 메이크업에서는, 특히 나이가 많은 고객에 대해서는, 당신은 가능한 많은 하이라이트를 피부의 모든 그늘진 주요 부위에 사용하여 피부 질감을 고르게 빛나게 하고자 할 것이다. 클럽과 레스토랑의 절제된 조명에서는, 일반적으로 피부의 선과 주름이 더 깊고 어두워 보

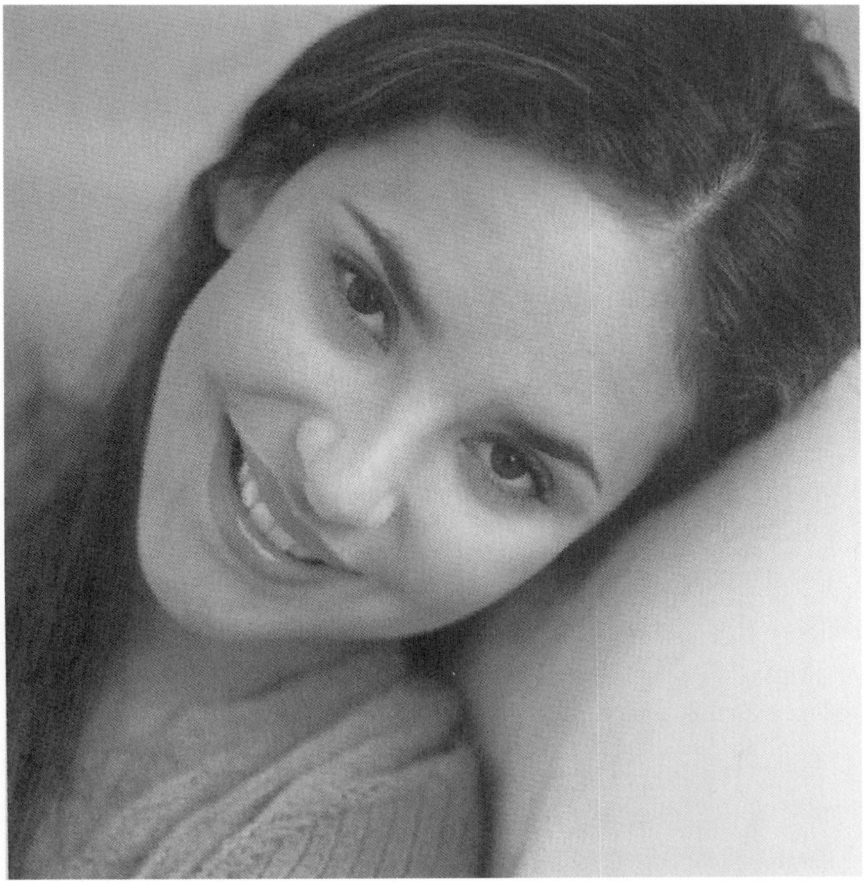

밝고, 자연스러운 낮 메이크업

여서 약 5~10년은 더 늙어 보인다.

칼라 사진 또는 흑백 사진

칼라 사진에서는 색상을 사용하는 반면, 흑백 사진은 회색 톤만을 사용한다(흰색, 회색, 그리고 검정). 흑백 사진을 위해서, 엷은 톤의 메이크업을 해야 얼굴의 선과 주름을 커버할 수 있다.

사진용 메이크업의 단계별 기술

1. 당신의 손을 닦고 건조시킨다. 휴대용 손 청결제로 당신의 손을 청결하게 한다. 이렇게 하면 당신 손과 손가락의 병균과 박테리아를 즉석에서 제거할 수 있다.
2. 모델을 메이크업 의자나 침대에 준비시킨다. 모델의 머리카락과 옷을 보호하기 위해서 흰색 케이프와 헤드밴드를 사용한다.
3. 모델에게 혹시 알러지 반응이 있는지, 콘택트 렌즈를 착용했는지 묻는다. 순한 천연 제품을 이용하여 클린징, 토닝, 그리고 보습을 함으로써 화장기 없는 피부가 되게 한다. 콘택트 렌즈를 착용한다면, 메이크업을 시작하기 전에 빼는 것이 좋다.
4. 메이크업 팔레트 위에 있는 주요 색에서 주걱으로 하나 또는 두 개의 피부색과 가장 가까운 파운데이션을 얼굴에 옮긴다. 화장품을 메이크업용 스펀지에 덜어 턱 선과 귀 뒤에 바름으로써 기초 파운데이션과 매치시킨다. 색은 피부와 목에 완전히 매치되어야 한다. (베

이스를 목까지 계속하지는 않는다.)

5. 색을 수정하기 위해서는, 작은 필버트 브러시 6번으로 파란색 뉴트럴라이져를 사용하여, 피부의 모든 갈색을 푸른 색 얼룩으로 만든다. 이제 깨끗한 필버트 6번 브러시로 빨간 뉴트럴라이져를 얼굴 전체, 목 등에 사용해서 모든 붉은 얼룩을 해결한다.
6. 당신의 화장용 스펀지를 잡고, 팔레트에서 원하는 양 만큼 메이크업 베이스를 스펀지에 던다. 얼굴 전체, 목 등에 두드려 바르고, 색의 수정을 원하는 부위에 스펀지로 베이스를 찍어 바른다. 메이크업을 섞어서 부드럽게 한다. 메이크업이 가능한 자연스럽게 보여야 한다.
7. 소량의 하이라이팅 크림과 섀이딩 크림을 또 다른 주걱과 팔레트에 덜어 낸다.
8. 원하는 메이크업 효과를 위해서 얼굴 전체에 하이라이트와 섀도우를 바른다. 예를 들면, 콧대 양쪽에 섀이딩 크림을 바르고, 빰의 푹 들어간 곳에 바로, 머리카락 선, 관자놀이 부위, 부은 눈 등에 바른다. 광대뼈, 콧대, 큐피드의 활 (역주 : 인중 맨 아래와 위 입술이 만나는 곳) 등에 하이라이트한다.
9. 볼의 붉은 부분에서 1/2인치 위에서 머리카락 선까지 크림 루즈를 바른다.
10. 전문가용 사이즈의 파우더 퍼프를 잡고 투명 파우더를 퍼프 위에 덜어내어, 메이크업 고정을 위해 사용한다.
11. 무색 파우더를 묻힌 퍼프의 깨끗한 쪽으로 아이 섀도우의 잔여물을 제거하기 위해 눈 밑에 바른다. 티슈를 이용할 수도 있다.
12. 아이 섀도우, 아이 라이너, 마스카라, 그리고 눈썹에 색을 칠한다.
13. 주된 색상의 블러셔, 립라이너, 립스틱을 사용한다(입술의 바깥쪽 선은 콜라겐 선이라고 불리는데, 이것을 립 라이너나 섀이딩 크림으로 커버하는 것이 중요하다. 사진에서는 좋지 않게 보이기 때문이다). 티슈로 입술을 찍어내고 다시 한번 립스틱을 바른다. 원한다면 립글로스를 사용해도 된다.
14. 필버트 18번 브러시를 살짝 물에 적셔 몸의 열기에 의해 생긴 선이나 주름을 부드럽게 한다.
15. 케이프와 헤드 밴드를 제거하고 모델을 일어서게 한다. 모델의 옷과 스타일을 보고, 가슴 부위, 목 뒤, 팔, 다리 등에 필요한 모든 피부의 질감을 결정한다.
16. 사진 찍을 각도에 대해 사진작가와 논의하고 카메라 렌즈를 통해 당신 자신을 본다.
17. 사진에 노출될 모든 부위에 가벼운 메이크업을 한 겹 하고 파우더로 고정시킨다. 이것은 사진상에서는 화장한 얼굴은 빛을 반사해서 밝아 보이고, 화장을 하지 않은 가슴과 목은 빛을 흡수해서 어두워 보이기 때문이다.
18. 이제 모델은 사진작가가 촬영에 들어갈 수 있도록 준비가 되었다. 가능하면 당신이 촬영 중에 머물면서, 필요한 부분의 메이크업을 손봐 줄 수 있다.
19. 파우더를 많이 사용해서 모델이 인공적으로 보이면 안된다. 미세한 스프레이를 뿌려서 이슬을 머금은 듯한 효과를 낼 수 있으며, 얼굴이나 몸의 어느 부위에도 스프레이를 하고 나서는 종이 타월로 살짝 찍어 내야 한다.
20. 때때로 비싸지 않은 폴라로이드 카메라를 지니고 다니면서 사진작가의 촬영에 앞서 사진이 어떻게 나오는지 당신이 메이크업을 수정할 곳이 있는 지를 확인하는 것이 좋다.

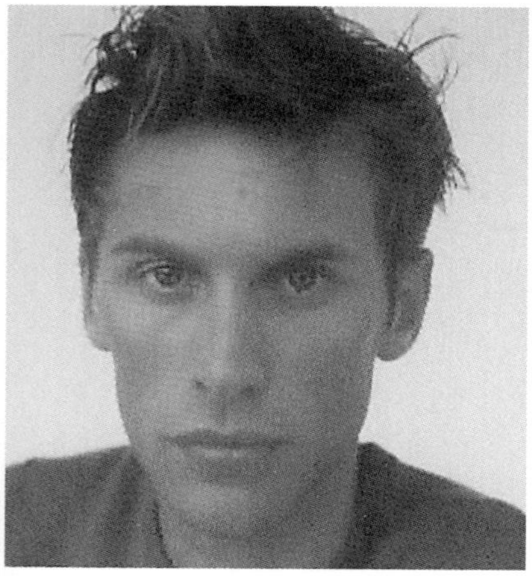
Clynol

남성 패션 모델

패션 메이크업 기술

패션 트렌드는 계속 변화한다. 계절적 색에 의해서 영향을 받으며, 동시에 스타의 립스틱이나 유명 인사의 아이 섀도우에 의해서도 영향을 받는다. 이것은 그 제품을 특정 스타와 대중매체 그리고 일반인의 관심을 모으게 된다. 사람들은 안지 어떤 유명인이 그 제품을 사용했다는 이유만으로 그 제품을 구입하기 위해서 몰려든다.

오늘날 메이크업을 이끄는 가장 주된 힘은 패션이다. 고급 잡지나 패션쇼 무대에서 선보인 색상과 메이크업 디자인이 모방된다. 매년 일반 대중이 화장품에 지출하는 비용이 수십 파운드에 달한다. 사람들은 대중매체를 통해 '세뇌된다'. 전문적 메이크업 아티스트는 패션과 개별적 필요에 의해 인도받는다.

단계별 패션 메이크업

1. 당신의 손을 닦고 건조시킨다. 휴대용 손 청결제로 당신의 손을 청결하게 한다. 이렇게 하면 당신 손과 손가락의 병균과 박테리아를 즉석에서 제거할 수 있다.
2. 모델을 메이크업 의자나 침대에 준비시킨다. 모델의 머리카락과 옷을 보호하기 위해서 흰색 케이프와 헤드밴드를 사용한다.
3. 모델에게 혹시 알러지 반응이 있는지, 콘택트 렌즈를 착용했는지 묻는다. 순한 천연 제품을 이용하여 클린징, 토닝, 그리고 보습을 함으로써 화장기 없는 피부가 되게 한다. 콘택트 렌즈를 착용한다면, 메이크업을 시작하기 전에 빼는 것이 좋다.
4. 메이크업 팔레트 위에 있는 주요 색에서 주걱으로 하나 또는 두 개의 피부색과 가장 가까운 파운데이션을 얼굴에 옮긴다. 화장품을 메이크업용 스펀지에 덜어 턱 선과 귀 뒤에 바름으로써 기초 파운데이션과 매치시킨다. 색은 피부와 목에 완전히 매치 되어야 한다(베이스를 목까지 계속하지는 않는다).
5. 색을 수정하기 위해서는, 작은 필버트 브러시 6번으로 파란색 뉴트럴라이져를 사용하여, 피부의 모든 갈색을 푸른 색 얼룩으로 만든다. 이제 깨끗한 필버트 6번 브러시로 빨간 뉴트럴라이져를 얼굴 전체, 목 등에 사용해서 모든 붉은 얼룩을 해결한다.
6. 당신의 화장용 스펀지를 잡고, 팔레트에서 원하는 양 만큼 메이크업 베이스를 스펀지에 던다. 얼굴 전체, 목 등에 두드려 바르고, 색의 수정을 원하는 부위에 스펀지로 베이스를 찍어 바른다. 메이크업을 섞어서 부드럽게 한다. 메이크업이 가능한 자연스럽게 보여야 한다.
7. 소량의 하이라이팅 크림과 섀이딩 크림을 또 다른 주걱과 팔레트에 덜어 낸다.
8. 원하는 메이크업 효과를 위해서 얼굴 전체에 하이라이트와 섀도우를 바른다. 예를 들면, 콧대 양쪽에 섀이딩 크림을 바르고, 뺨의 푹 들어간 곳에 바로, 머리카락 선, 관자놀이 부위, 부은 눈 등에 바른다. 광대뼈, 콧대, 큐피드의 활 (역주 : 인중 맨 아래와 위 입술이 만나는 곳) 등에 하이라이트한다.
9. 볼의 붉은 부분에서 1/2인치 위에서 머리카락 선까지 크림 루즈를 바른다.
10. 전문가용 사이즈의 파우더 퍼프를 잡고 투명 파우더를 퍼프 위에 덜어내어, 메이크업 고정을 위해 사용한다.
11. 당신 모델의 피부색보다 더 깊은, 약 3-4톤의 베이스를 턱 뼈에서 가슴 부위까지 바른 다

음, 파우더를 사용하여 고정시킨다.

12. 쇄골과 가슴골에 하이라이트와 섀도우 크림을 바른다.
13. 메이크업에서의 이 기술은 안면 분리라고 알려져 있다. 당신이 한 것은 얼굴에 놀라운 하이라이트를 주어, 얼굴이 신체의 다른 부분보다 훨씬 밝아 보이도록 한 것이다. 이 기술은 매우 일반적이며, 영화에서의 유명인의 얼굴과 텔레비전 메이크업 기술, 그리고 패션쇼 무대에서 사용된다.
14. 쉬머나 다른 반짝이는 메이크업 아이 섀도우를 묻힌 wet and dry 기법을 사용한다. wet and dry 기법은 젖었거나 물에 적신 브러시를 파우더 아이 섀도우에 사용하는 것으로서, 크림이나 액상처럼 피부에 사용할 수 있다. 이 기법을 사용하면 색의 강도를 훨씬 더 할 수 있다.
15. 당신의 메이크업으로 진정한 드라마를 창조한다. 파란색 또는 초록색의 액상 아이 라이너나 마스카라를 사용한다.
16. 패션 메이크업 컨셉에 항상 들어가는, 스모키하거나 무디한 아이 메이크업 효과를 창조한다.
17. 그러한 감각적인 모습을 연출하기 위해서 쉬머 블러셔와 글로시한 입술을 사용한다.
18. 광대뼈에 루스 쉬머 파우더를 사용한다 — 멋진 골드나 실버 색. 눈썹 밑에도 이것을 약간 브러시할 수 있으며, 원한다면 아래 입술에도 가능하다.
19. 마지막으로 개성을 살리는 것은 눈썹이다; 부드럽고 아른거리게 빛나는 아이 섀도우를 눈썹에 채워서, 패션을 따라간다.
20. 적절한 드레스 코드에 맞게 당신의 모델을 입힌다; 이제 쇄골과 가슴골에 미세한 루스 쉬머 실버나 골드 파우더를 바른다.

주요용어

당신은 이 단어와 문구의 뜻을 이해해야 한다. 뜻을 알아내려면 이 장을 복습하시오.

혼합 기술
고객 상담
화장품 위장
위장을 위해 필요한 도구
패션 메이크업
피부 색에 맞추기
사진용 메이크업
보형물
위장 메이크업의 조건

제 9 장

고객응대, 재고 관리 그리고 건강과 안전

이 장을 숙지하면, 다음과 같은 사항이 가능하게 된다:

- 다른 유형의 감염과 체내 침투를 열거한다.
- 비상 조치를 실행한다.
- 위험 요소를 규명하고 그 위험을 평가한다.
- 건강과 안전에 대한 위험을 줄인다.
- 고객 응대 구역에서 행해지는 활동들을 설명한다.
- 전화 메시지를 다룬다.
- 고객을 위한 많은 예약을 잡는다.
- 재고 조절의 목적을 이해한다.
- 상담의 목적을 설명한다.
- 얼굴과 몸에 대한 효과적인 상담을 실행한다.

관리실 내에서 일하는 전 직원이 개인이나 팀 단위의 역할을 안전하고 효과적인 방법으로 수행하는데 필요한 지식과 기술을 습득하게 되는 교육 프로그램을 갖게 되는 것은 매우 중요하다. 건강과 안전은 법적인 요구사항이며 어떤 잠재적 위험 요소라도 규명할 수 있고, 거기에 포함된 위험을 평가하며 줄이는 활동에 전 직원이 적극적으로 참가해야 한다. 관리실 환경에서는 많은 종류의 위험이 있을 수 있다. 예를 들면, 재료나 물질의 사용, 장비의 사용과 유지, 감염, 누출 그리고 파손 등.

요점

- 위험 요소란 손상을 유발할 수 있는 잠재성이 있는 것을 말한다. 사실상 어떤 것이라도 위험 요소로 인식될 수 있다. 예로, 무거운 상자.
- 위험이란 위험 요소가 현실화 될 수 있는 가능성을 말한다. 예로, 무거운 상자는 어떤 사람이 그것을 손을 들어 올린다면 그 사람에게는 위험이 된다.
- 위험을 평가하는 것은 위험의 수위가 낮은지 높은지를 알아내는 기술이다.
- 위험을 줄이는 방법은 그 상황에 직접 들어가서 위험이 발생하지 않게 방지하는 것이다. 예로, 손으로 들어올리는 훈련에 참가하면 그 사람은 자신이 안전하게 들 수 있는 것과 없는 것을 알게 되고, 올바르게 들어올리는 법을 알게 되어 손상을 방지할 수 있다.

위 생

관리사가 관리실을 최고 수준의 위생 상태를 유지하는 것은 매우 중요하다. 고객과 관리사는 매우 근접해 있기 때문에, 좋은 위생상태는 감염, 상호 감염 그리고 체내 침투를 방지하기 위해서는 기본적이다.

질병에 대한 방어

우리는 일생의 상당히 많은 부분을 흔히 '병균' 이라고 알려진 것에 둘러싸여 지낸다. 어떤 병균은 무해하고, 어떤 것은 유익하지만, 우리에게 질병을 유발하여 위험을 주는 것도 있다.

질병을 유발하는 병균은 일반적으로 아래와 같은 경로로 퍼진다:

- 더러운 손
- 오염된 도구
- 염증과 고름
- 코와 입에서의 분비물
- 타월과 컵 같은 것을 함께 사용하는 것
- 감염된 피부 세포에 근접하는 것
- 오염된 혈액과 체액

바이러스

바이러스는 가장 작은 병균이지만, 수 많은 인간의 질병에 대한 원인이기도 하다. 바이러스는 살아있는 세포에서만 살아 남는다. 다음은 바이러스성 감염의 예이다.

- 일반적인 감기 : 기침과 재채기에 의해 퍼지고, 공기를 통해 작은 물방울의 형태로 전달되고 감염된다.
- 단순 포진(입가에 나는 발진) : 바이러스는 점액성인 피부 막에 휴면 상태로 있다가 햇빛이나 일반적 심신의 허약에 의해 활성화 된다. 입가에 나는 발진은 침을 흘릴 때 퍼지는 경우가 많다.
- 사마귀 : 몇 가지 유형의 사마귀가 있다. 주로 발바닥에 나는 사마귀는 발바닥 사마귀라고 하며 접촉을 통하여 퍼진다.

박테리아

박테리아는 단세포 유기체로서, 이분화하면서 재생된다. 이들은 포자에서 자라게 되는데, 이 포자는 공격에 대해 매우 저항력이 강하고 매우 빨리 번식한다. 박테리아는 신체의 외부에서도 기생할 수 있기 때문에 신체 접촉이나 오염된 사물을 만져서 쉽게 옮겨 진다. 박테리아는 세포벽이 있어서 저항력이 있고 강하다.

어떤 박테리아는 질병을 유발하고 상처를 감염시킨다. 박테리아 감염의 예는 다음과 같다:

- 농가진 : 박테리아가 파손된 피부를 통해 신체로 들어가서, 진물이 나고 딱지가 생기는 물집을 유발시킨다. 이러한 조건은 매우 감염성이 높아서 더러운 도구에 의해서 넓게 퍼질 수 있

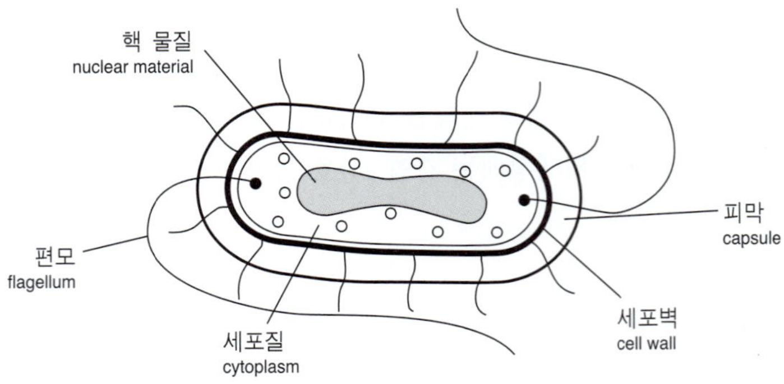

전형적인 박테리아 세포

다.

- 종기 : 이것은 표피가 긁히거나 감염된 사람과 접촉했을 때, 박테리아가 체모의 모포에 침투하여 발생할 수 있다.
- 생인손 : 손가락 살의 피부에 파손된 부분을 통해 박테리아가 침투하여 발생하는 것으로 가시에 의해 발병하는 경우도 있다.

곰팡이 균류

곰팡이 균류에는 효모와 곰팡이가 있다. 곰팡이는 모든 종류의 물질은 파괴하지만, 질병을 일으키는 경우는 거의 없다. 효모는 단세포 곰팡이 균류로서 질병을 일으킨다. 곰팡이 균의 감염을 신체 접촉이나 오염된 물체를 만짐으로써 매우 쉽게 전달된다. 다음은 곰팡이 균의 감염의 예이다;

- 족부 백선 (무좀) : 곰팡이는 발가락 사이, 때로는 발바닥의 따뜻하고 습기 찬 환경에서 자라난다. 최근에 감염된 허물이 있는 피부 세포와 직접 접촉함으로써 쉽게 전염된다.
- 조갑 백선 (손발톱의 백선) : 신체의 다른 부위에 있는 곰팡이 균과의 접촉에 의하여 발병한다. 예를 들면, 발톱은 무좀에 걸렸을 때 발을 건드려서 감염될 수 있다.

동물 기생충

동물 기생충은 피부를 침투하여 인간의 혈액이나 단백질에서 영양을 섭취하여 살면서 질병을 일으키는 작은 벌레이다. 동물 기생충에 의해 발병된 질병은 감염된 사람과의 오랜 접촉의 결과로서 나타난다. 다음은 동물 기생충에 의해 발생된 질병의 예이다.

- 옴 : 표피의 바깥 층을 뚫고 들어와 피부 표면 밑에 알을 낳는 작은 진드기이다. 가려운 증상이 나타나서, 발진과 종기를 유발한다. 특징적인 선 모양을 보면, 옴이 침투했음을 알 수 있다.
- 머리의 이 : 피부를 뚫고 피를 빨아 먹는 작은 기생충이다. 두피에 가까운 머리카락에 알을 낳는다. 부화되지 않은 알을 서캐라고 하며, 반짝이고 진주색이며 타원형이고, 머리카락에 붙어 산다.

질병의 확산을 막기 위해서는 아래의 조치를 취해야 한다:

- 각 고객에게 깨끗한 타월과 가운을 제공한다.
- 금기사항을 확인하기 위해서 치료 전에 상담을 실시한다.
- 깨끗하게 소독된 도구만을 사용한다.
- 고객에게 상처를 내기 않기 위해서 올바른 관리 기술을 사용한다.
- 각 관리 후에 적절한 방법으로 물을 버린다.
- 매번 관리 전에, 그리고 관리 중에도 필요한 때에 당신의 손을 씻는다.
- 높은 수준의 개인적인 위생을 유지한다.

실습 사항

박테리아, 바이러스 그리고 곰팡이 균의 감염에 의한 다양한 피부 상태를 연구하시오. 그들의 이름과 특징을 기술하시오.

유용한 정보

- 더러움과 박테리아는 갈라진 틈에 축적된다. 손상된 곳이 있는 도구는 효과적으로 소독될 수 없으므로 사용하지 않는다.
- 위생적으로 작업하는데 대하여, 당신 자신과 고객 그리고 당신의 동료와 모든 일에 대하여 책임이 있으므로, 감염의 확산을 피해야 한다.
- 모든 기구의 표면은 정기적으로 뜨거운 물과 세제로 닦아야 한다. 시술대, 운반대, 싱크대와 의자는 매일 업무가 끝나면 살균제 용액으로 닦아야 한다.
- 쓰레기를 만지거나 노출시켜서는 안된다. 관리 후에 생긴 쓰레기는 뚜껑이 있는 쓰레기통에 넣어 꼭 닫은 후, 업소의 다른 쓰레기와 함께 봉인되는 커다란 봉투에 넣어 버려야 한다.

멸균과 소독

멸균이란 모든 살아있는 유기체를 파괴하는 것이다. 멸균 상태를 유지하는 것은 매우 어렵다. 한 번 멸균된 것도 공기에 노출되면 더 이상 멸균 상태가 아니다. 멸균되어 위생적으로 단기간 저장된 물체는 고객에게 사용하기에 안전하다.

고압소독기

요점

보건안전청은 고압소독기에 온도와 압력을 조절할 수 있는 다이얼이 있어야 한다고 권장한다.

가장 효과적인 멸균 방법은 고압소독기 내에서 높은 압력으로 증기를 쐬는 것이다. 이것은 압력솥과 정확히 같은 원리로 작동한다. 증기는 수조에서 생성되며 최소한 121°C에서 15분간 고압에서 저장된다. 현대적인 고압소독기는 열 크롬 표시기를 사용하기 때문에 필요한 온도에 도달하면 색이 변한다. 이러한 방법으로 멸균하는데는 스테인레스 스틸이나 유리 제품이 적합하다. 일반적으로 고압소독기 내부에 여러 칸이 있어서 물건을 놓을 수 있게 되어 있다. 고압소독기에서 사용되는 온도는 121°C에서 134°C까지 다양하고, 올바른 시간 동안 열에 노출되면 모든 포자가 죽는다. 하지만 온도의 범위가 어떤 재질에는 영향을 줄 수 있다. 예를 들면, 부드러운 플라스틱 제품. 대부분의 딱딱한 플라스틱은 고압소독기에 노출되어도 되지만, 항상 멸균 처리 되

요점

- 자외선 빛은 램프의 바로 밑에서 가장 강하고, 앞에서는 더 약하다.
- 가위의 날과 같이, 장치의 그늘진 부분은 자외선 빛에 노출되지 않는다.

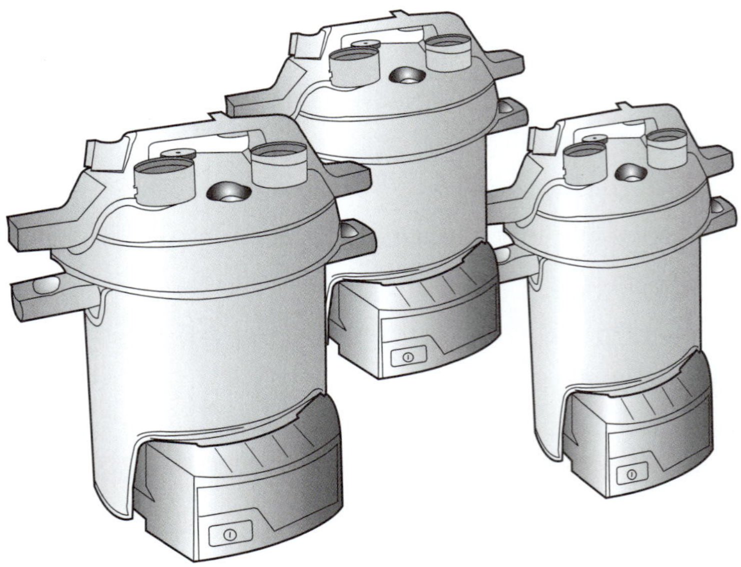

고압 소독기

어도 되는 재질인지 제조업체와 우선 확인해 보아야 한다.

살균기

살균기는 자외선 빛을 발산하는 장치에 의해 작동한다. 이것은 보통 모든 박테리아를 불활성화하지만, 모든 장치가 완전히 직접적으로 자외선 빛에 노출될 수는 없기 때문에, 이 장치는 멸균된 기구의 저장을 위해서만 사용하도록 권장된다.

유리 구슬 멸균기

유리 구슬 살균기는 모델에 따라 190°C에서 30°C(374~57°F) 사이의 온도까지 이른다. 사용되기 전에 이 온도가 30~60분간 지속되어야 한다. 이 기간 중에 추가 물체가 들어가게 되면, 구슬의 온도가 떨어지고 효과가 사라진다. 다시 시간 측정을 시작해야 한다. 유리 구슬 살균기는 아주 작은 물건만 넣을 수 있다. 예를 들면, 핀셋. 그리고 매우 열이 높기 때문에 품질이 좋은 스테인레스 스틸로 만든 것에만 적합하다. 그렇지 않으면, 변색이 나타난다. 그러므로 이것은 업소에서 사용하기에는 제한적이다.

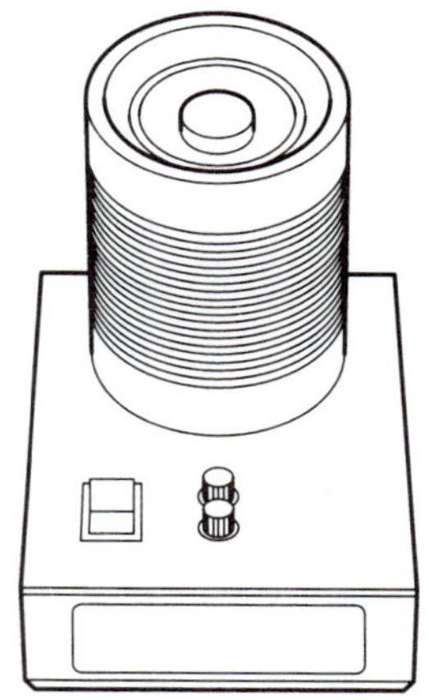

유리 구슬 멸균기

화학적 멸균 방법

고농도의 액체 화학 약품을 사용하기 위해서는 희석해야 한다. 어떤 화학 약품은 용액의 강도와 그 사용 시간에 따라 멸균제로 작용하기도 한다. 어떤 액체 화학 멸균제는 피부에 매우 유해하기 때문에 다룰 때 특히 주의해야 한다.

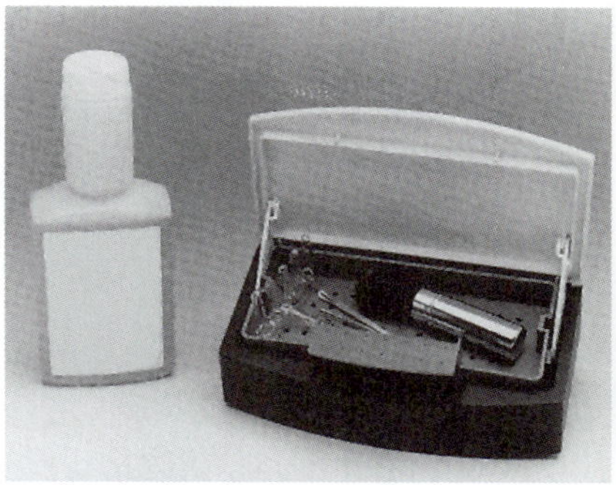

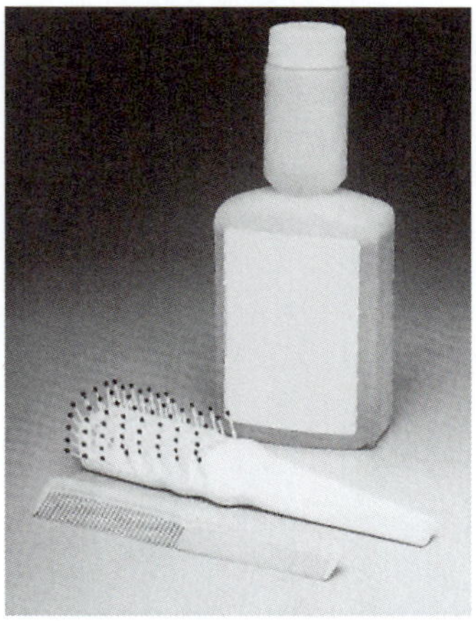

화학적 멸균 설비

유용한 정보

당신은 안전하고 효과적인 위생 절차를 실행하고 있다는 것을 확실히 해야 한다. 항상 화학 용제를 준비하고, 사용하고 폐기할 때, 주의 깊게 제조업체의 설명을 잘 읽고 준수해야 한다.

소 독

소독은 박테리아와 곰팡이 균에 대하여 작용하지만, 이것은 단지 오염을 제거할 뿐이고, 포자를 죽이지는 않는다. 소독제는 유기체의 수를 줄이는 역할만을 한다. 좋은 화학적 소독제의 예는 다음과 같다:

- 글루터알데하이드 : 2% 용액이 사용되면 14~18시간 지속된다. 그 시간이 지나면 폐기되어야 한다. 글루터알데하이드는 특히 금속 기구나 장비를 담그는데 유용하지만, 상당히 주의해야 한다(COSHH, 11장 참고).
- 알코올 : 알코올 소독제는 매우 효과적인 박테리아 박멸 효과가 있다. 단 한번만 사용하고 버려야 한다.
- 4가 암모니움 화합물 : 세균 발육을 억제하는 효과가 있는 세척 약품이다. 이것은 박테리아가 퍼지는 것을 막지만, 매우 저항력이 강한 유기체에 대해서는 그다지 효과적이지 않다.
- 하이포아염소산염 : 이 제품은 고염소화 나트륨이나 칼슘을 함유하고 있으며, 비교적 값이 싸기 때문에 일반적인 세척 목적으로 사용되기도 한다. 어떤 것은 부식성이기 때문에 금속 물체를 담가서는 안된다.

유용한 정보

- 기구들을 소독하거나 멸균하기 전에 항상 따뜻한 비눗물에 씻고 나서 깨끗한 물에 잘 헹궈야 한다. 이렇게 하면 방해물이 될 수 있는 찌꺼기 들이 사라지게 된다. 또한 소독이나 멸균을 위해 담가지는 용액이 오염되는 것을 막을 수 있다.
- 감염의 위험은 잠재 질병이 무엇인지 규명되고 즉각적으로 측정하여 관리의 전 과정을 통하여 도구와 장비를 빈틈없이 깨끗하게 유지하여야만 제거될 수 있다.

요점

암모니움 화합물은 비누를 불활성화 시킨다.

소독약

소독약은 특별히 피부에 사용하고 상처를 관리하는데 사용하는 소독제이다. 70% 이소프로필 알코올에 적셔진 시판 약솜이 간편할 때가 많다.

요점

'무균 상태' 란 감염을 피하도록 만들어진 환경을 말한다.

실습 사항

두 개의 관리실에서 사용되는 서로 다른 세정과 멸균 방법을 조사하시오. 사용된 화학적 소독제와 멸균제의 희석하고, 사용하고, 폐기하는 것에 대한 특별한 조치가 있는지 기록한다.

비상 시 응급 조치

관리실에서 때때로 발생하는 작은 사고의 상처나 예기치 못한 상황에 대처할 수 있게 응급 조치에 대한 기본적인 지식이 필요하다. 좀 더 심각한 상처, 예를 들면, 심한 통증이나 의식불명 또는 심한 출혈은 자격 있는 응급처치자, 의사 또는 간호사에 의해 다루어져야 한다.

구급함

보건 및 안전에 대한 규칙에 따르면, 관리실에는 언제라도 사용할 수 있는 구급함이 갖추어야 한다. 그 내용물은 세부적으로 나와있으며, 대부분의 응급 상황에 대처할 수 있어야 한다.

구급함에는 다음이 포함되어야 한다:

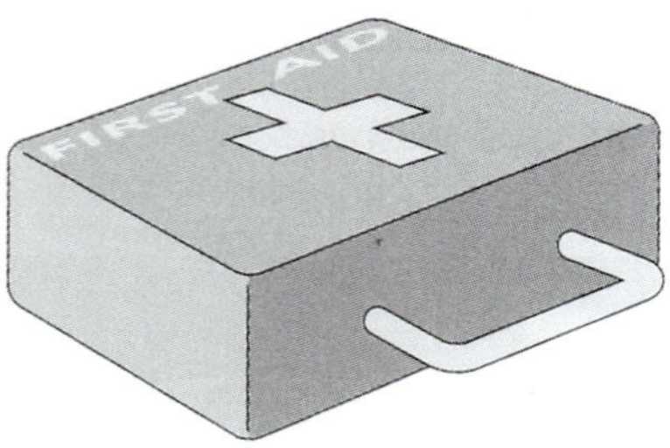

구급함

- 응급 처치 지침 카드
- 종류별 반창고(방수기능이 있는 것이 좋다.)
- 각기 다른 크기의 살균된 상처 처치 용품(역주* : 연고, 거즈, 탈지면 따위).
- 밴드
- 살균된 눈 가리개
- 가위
- 핀셋
- 안전 핀

이 목록에 첨가되면 유용한 것들:

- 수술용 반창고
- 방부용 클린징 제품, 예를 들면, 액체와 크림
- 세안 컵

- 거즈
- 압박 붕대
- 항히스타민 크림
- 의료용 손수건
- 탈지면

유용한 정보

- 오염된 탈지면과 반창고는 플라스틱 백에 버린 후 꽉 묶어야 한다.
- 관리실에서 발생하는 모든 사고는 사고 등록에 기록되어야 한다. 보건 안전청의 실천강령의 요건이다.
- 구급함에 이름, 주소, 인근 헬스 센터와 병원의 전화 번호를 기록한 카드가 있어야 한다.

모든 직원은 구급함이 어떻게 생겼는지 어디에 보관되어 있는지를 알고 있어야 한다. 박스는 초록색이고 그 위에 흰색 십자가가 있고 방진 처리되어 있으며 건조한 상태여야 한다.

냉동칸이 있는 냉장고가 있다면, 부풀어 오르는 상처에 대기 위하여 얼음 팩을 준비해 두는 것도 좋다.

피부가 벌어진 상처를 다룰 때를 대비해 일회용 장갑을 재고로 보유하는 것이 좋다. 이것은 AIDS나 B형 간염같이 전염성이 있는 경우에 방지용으로 사용된다.

요점

화학 약품을 저장 및 취급할 때 주의 깊게 COSHH 지침을 따라야 한다.

AIDS(후천성 면역 결핍증)

AIDS는 인체의 면역 결핍 바이러스(HIV)에 의해 발생한다. 바이러스는 인체의 타고난 면역 시스템을 공격하여, 다름 감염에 대한 저항력을 약화시켜서, 죽음으로 이어질 때도 있다. 어떤 사람들은 HIV 양성인 경우도 있는데, 이것은 그들이 AIDS의 증상이 없으면서 그 바이러스를 가지고 있다는 것을 의미한다. HIV 보균자는 그 바이러스를 감염된 혈액이나 체액을 통해 다른 사람에게 전염시킬 수 있다. 예를 들면, 자상이나 파열된 피부를 통해서, 이 바이러스는 신체의 외부에서는 오래 살지 못한다.

요점

혈액과 체액에 의해 운반되는 모든 질병에 대해 방어하는 것이 중요하다. 많은 사람들은 AIDS를 가장 두려워한다. 이것은 주로 대중 매체가 집중적으로 1993-94년 사이에 높은 사망률을 강조하였기 때문이다. 사실 HBV 바이러스는 저항력이 매우 강하고 인체의 외부에서도 오래 살아남기 때문에 B형 간염의 감염 위험이 훨씬 더 높다.

B형 간염

이것은 감염된 혈액과 체액을 전달하는 바이러스(HBV)에 의해 발생하는 간 질환이다. 이 바이러스는 매우 저항력이 강하고 신체의 외부에서도 오래 살아 남는다. B형 간염을 앓으면 오랫동안 매우 아플 수도 있다. 이것은 매우 사람을 쇠약하게 하는 질병이어서 치명적일 수도 있다. 업소에 B형 간염이 퍼지지 않도록 엄격한 위생 수칙을 지키는 것이 필수적이다.

실습 사항

동료와 함께, 다음의 경우에 대하여 비상 구급 절차에 대한 역할 바꾸기를 실시하시오.

a. 코피
b. 현기증
c. 눈에 이물질이 들어 갔을 때
d. 기절

관리사가 다루어야 할 위급 상황

문 제	우선순위	조 치
작은 자상	지혈	피에 붙지 않게 조심하면서 탈지면을 상처 부위에 대고 누른다.
심한 자상	지혈	깨끗한 타월로 누르면서 자격 있는 사람이 도착할 때까지 기다린다. 가능한 빨리 일회용 장갑을 낀다.
전기 쇼크	전기 공급원에서 떼어낸다.	감전된 사람이 전기 공급원으로부터 완전히 떼어질 때까지 그 사람을 만지지 않는다. 호흡이 멈췄다면, 자격 있는 사람이 인공 호흡을 실시해야 한다. 구급차로 전화한다.
현기증	머리에 혈액 공급을 정상화한다.	그 사람의 다리 사이에 머리를 놓게 하고 옷을 헐겁게 풀어 준다.
기절	머리에 혈액 공급을 정상화한다.	그 사람을 눕혀서 발을 쿠션 위에 올려 둔다.
코피	혈액 흐름을 막는다.	고객의 머리를 앞으로 구부리고 앉게 한다. 목 주위의 옷을 헐겁게 한다. 피가 멈출 때까지 코를 꽉 잡고 있는다. 이 동안 입을 통해서 계속 호흡을 하고 있는지 확인한다. 30분이 지나도 피가 멈추지 않으면, 의료진을 불러야 한다.
화상	피부를 차갑게 하여 파열을 막는다.	고통이 완화될 때까지 차갑고 흐르는 물에 덴 부위를 대고 있는다. 심한 화상은 멸균 반창고로 느슨하게 붙이고 의료진을 불러야 한다.
간질	자해를 막고 진정시킨다.	발작 중일 때에는 강압적으로 끼어들지 않는다. 부드러운태도로 자해를 막는다. 항상 입에 있는 거품을 깨끗이 닦아 제거해야 한다. 발작 후에는 정상화될 때까지 담요로 덮어서 따뜻하고 안심하게 한다.
눈에 이물질이 들어갔을 때	눈에 상처 없이 이물질을 꺼낸다.	이물질이 들어간 부위를 노출시키고, 탈지면을 적셔서 짠 다음 이물질을 살살 쳐서 눈 안쪽 가장자리로 오게 한다. 잘 되지 않을 때는, 깨끗하고 따뜻한 물이 담긴 세안 컵을 사용하도록 한다.
떨어졌을 때	척추에 손상이 갔는지 결정한다. 심하지 않을 때는 작은 상처에 대한 치료를 실행한다.심하지 않을 때는 작은 상처에 대한 관리를 실행한다.	떨어진 사람이 등이나 목에 통증을 호소할 때는, 그대로 놓고 옮기지 않는다. 따뜻한 담요로 덮고 즉시 의료진의 치료를 받도록 한다. 심하지 않을 때는 타박상, 자상, 삔 곳이나 가벼운 찰과상을 증상에 따라 치료한다.
타박상	고통을 완화시키고 붓지 않게 한다.	얼음 팩을 타월로 감싼 후 30분간 대고 있거나, 아주 차가운 수돗물을 대고 있는다. 반창고를 붙여 압박한다. 붕대가 마르면 교체한다.
가벼운 찰과상	상처를 깨끗하게 하고 감염을 방지한다.	탈지면을 소독약에 담가서, 상처 부위를 부드럽게 중앙에서 바깥 쪽으로 닦아낸다. 닦아내는 동안 정기적으로 탈지면을 교체한다. 멸균된 거즈 반창고를 사용하되, 되도록 부착성이 없는 것으로 해야 치료 시에 상처를 보호할 수 있다. 상처에 오염이나 이물질이 있을 경우에는, 파상풍을 치료할 수 있도록 의사에게 의뢰한다.
삔 곳	부기를 감소시킨다.	상처 부위에 차가운 압박을 가한다(타박상에 대한 치료 참고). 그리고 삔 관절을 붕대로 꽉 맨다. 의사에게 의뢰한다.

자가-체크

1. 다음의 각 감염에 대해 예를 들면, 보시오.
   a. 바이러스
   b. 박테리아
   c. 곰팡이 균
   d. 동물 기생충
2. 다음을 정의하시오.
   a. 멸균
   b. 소독
   c. 소독약
3. 피부가 벌어진 상처를 관리할 때, 일회용 장갑을 끼는 것이 권장되는 이유를 설명하시오.
4. 고객이 다음과 같은 경우에 처했을 때, 구급 대책을 서술하시오.
   a. 화상
   b. 코피
   c. 간질의 발작

고객 응대

고객응대는 관리실에 들어서는 고객 또는 관리를 받거나 예약을 위해 기다리는 고객을 포함한 모든 사람들이 지나가야 하는 곳이다. 모든 사람의 관련 스케쥴을 총괄하는 곳이 고객 응대 구역이다.

첫 인상이 매우 중요하기 때문에, 고객 응대 구역이 고객의 마음을 끌어야 하는 것이 가장 중요하다. 크고 쿵쾅거리는 팝 음악보다는 전문적인 음악이 대부분의 고객을 편안하게 하는데 도움이 된다. 버너나 팬을 통하여 상쾌한 아로마향의 공기와 함께 에센셜 오일을 사용하는 것도 좋다. 관리 전에 이완을 위해서 고객이 편안히 쉴 수 있는 의자가 마련되어야 한다. 인테리어 장식은 관리실이 지향하는 분위기와 고객의 기호를 반영해야 하며, 깨끗한 상태를 유지하기 위해서 지속적으로 새로워지고 단정하게 유지되어야 한다.

- 모든 표면의 먼지를 털어내고, 깨끗하게 해야 하며, 쓰레기통은 정기적으로 비워야 한다.
- 잔과 컵은 사용 즉시 치워야 한다.
- 관리실의 안내문이 찢어지거나, 날짜가 지나기 전에 교체되어야 한다.

유용한 정보

- 관리실에 들어선 고객이 들을 수 밖에 없는 상황이기 때문에, 고객 응대는 당신과 관리실을 마케팅하기에 이상적인 구역이다. 일반 피부 관리 제품을 광고하는 잡지를 구매 하는 대신, 당신과 관리실 그리고 당신이 판매하는 전문 제품을 광고하는 관리실 자체의 정기적인 인쇄물을 만든다.
- 음식과 운동에 대한 정보를 디스플레이하여 건강한 라이프 스타일을 강조한다.
- 커피와 차 등은 카페인 음료보다는 미네랄 워터와 과일 쥬스 같은 건강 음료를 고객에게 대접한다.
- 일상적인 읽을 거리와 함께 관심을 끌면서도 효과적으로 참고 자료들을 전시해 놓는다.

고객 응대자

어떤 관리실에서는 고객 응대자를 따로 고용하고, 다른 곳에서는 관리사가 그 역할을 같이 한

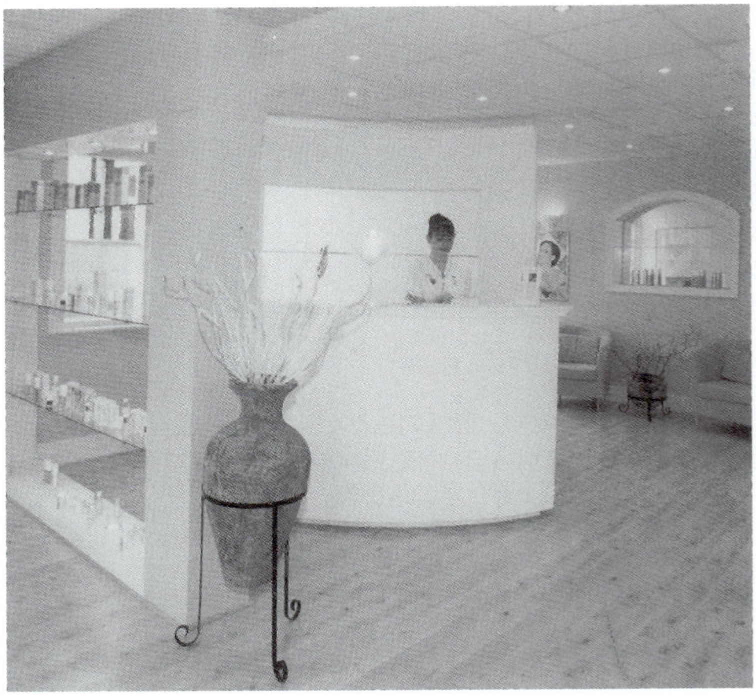

고객 응대 구역

다. 고객 응대자는 관리실을 찾는 고객과 방문객이 접촉하는 최초의 대상이다. 그러므로 고객 응대자가 관리실 업무에 대해 완전히 이해하고, 고객에게 접근하는 방법과 자신의 모습을 매우 전문적으로 유지하는 것이 필수적이다. 관리실에서 제공하는 관리와 소매 제품의 장점을 숙지하고 있으면, 고객 응대자에게 도움이 된다.

많은 고용주들이 자신의 직원이 관리실의 모든 관리를 경험하게 하고, 제품도 실비로 구입하게 해주어 설명을 잘할 수 있게 되는 장점을 충분히 인식하고 있다. 관리실의 이미지는 직원의 모습에 의해 반영된다. 이렇게 생각해 본다: 고급 매장에서 점원이 지저분한 옷을 입을 것을 본 적이 있는가?

유용한 정보

관리사가 자신이 근무하는 관리실에서 관리를 받아보고, 실제 고객처럼 관리를 받는 역할 바꾸기를 해보면서 고객 응대 구역이 어떻게 보이는지 그리고 고객 응대자와 관리사가 어떻게 서로 상호 작용하는 지를 알아보는 것이 도움이 된다.

고객 응대 구역은 아주 중요한 곳이다. 다음과 같은 일이 이루어진다:

- 예약 장부를 보유한다. 관리실의 중심 통제부이며, 모든 사람이 그 날의 활동을 이 장부를 중심으로 계획 세운다.
- 예약은 전화나 개별 방문으로 이루어 진다.
- 고객 응대자가 고객을 맞이하고 환영한다.
- 관리실을 찾은 고객과 방문자, 예를 들면, 화장품 회사 판매원이 기다리는 동안 주의를 기울여야 한다(그러나 직원이, 고객이 금전적 구매 상황을 듣게 되는 장소에서 사업적인 문제를 논하는 것을 금하는 것이 매우 중요하다).

- 관리기법, 제품, 이벤트 계획, 그 지역의 다른 관리실로의 이동 등과 같은 문제를 다룬다.
- 제품을 주문하고 받고 기록하며 가격을 매기고 전시하여 판매한다.
- 관리실에서 하는 서비스를 광고한다.
- 관리와 소매 제품에 대한 지불이 이루어 진다.

위에서 언급한 모든 업무는 고객 응대자가 일반적으로 관리하며, 주된 업무는 전화나 방문에 의해 이루어지는 정보를 받아서 기록하는 것을 포함한다.

고객, 방문자 그리고 응대에 대한 질문 다루기

고객 응대자가 관리실을 찾은 고객이나 방문객을 다루기 위해서는 다음의 업무를 완전히 이해해야 한다:

- 각 직원의 역할과 책임
- 관리실의 메커니즘 기록
- 제공하는 관리와 그 장점
- 판매하는 소매 제품

고객 응대자는 고객과 방문자 모두에게 항상 친절해야 하며 모두 동등하게 대해야 한다. 일반적으로 고객들은 예의 바르고 친절하다. 그러나 어떤 사람들은 많은 주의를 기울여야 하고, 때때로 공격적이고 거칠기도 하다. 고객 응대자는 차분하고, 진정되고 침착한 태도를 유지해야 한다. 고객 응대자는 관리실을 대표하며, 고객이나 방문객에게 관리실의 인상을 심어주는 최초의 상대이다.

친절한 미소와 목소리는 때때로 공격적이 성향의 방문객을 안정시키기도 한다. 우리 모두에게는 왠지 기분 나쁜 날이 있다. 그러나 서비스 업종에 종사할 때는 당신의 기분은 집에 두고 오는 것이 좋다. 고객과 방문객은 항상 이렇게 하지는 못한다. 그러므로 당신이 그들의 감정의 출구가 될 수도 있음을 기억한다. 그렇다고 그것이 개인적인 감정은 아니므로, 그렇게 받아들여서도 안된다.

기억할 사항

행동은 행동을 낳는다. 당신의 오빠나 언니가 당신에게 가장 최근에 소리쳤던 것을 기억하는가? 당신도 아마 맞받아 소리쳤을 것이다. 그 다음에는 웃으면서 조용한 목소리로 응답하면서 그들이 당신의 행동에 의해 부드러워질 때까지 노력했을 것이다.

전화 문의

전화는 사업적 연락 수단이다. 훌륭한 고객 응대자는 모든 전화는 고객으로부터 온 것이며, 그들이 잠재 고객이라는 것을 절대 잊지 않는다. 당신은 항상 아래와 같이 해야 한다:

- 즉각 응답한다 — 2~3번 벨이 울릴 때 받는다. 이렇게 하면 고객이 조바심 나기 전에 양쪽 모두에게 대화에 준비될 적당한 시간을 주게 된다.
- 친절하라 — 관리실의 이름과 당신의 이름을 말한다. 고객의 이름을 기록하여 대화 중에 사용할 수 있게 한다.
- 수화기를 들 때 미소 짓는다. 미소는 전화를 통해서 분명히 전달된다.
- 열정적이 되어라 — 전화건 사람을 어떻게 도울 수 있는지 묻는다. 열정은 전염성이 있어서 당신이 고객을 도와주는 것을 즐긴다는 것을 보여준다.
- 주의 깊게 들어라 — 당신이 전화 중에 다른 누군가에게 관심을 갖고 있음을 고객이 알게 되면 매우 불쾌해진다.
- 좋은 인상을 남긴다. 전화 건 사람에게는 당신이 관리실을 대표함을 기억한다. 논의 중인

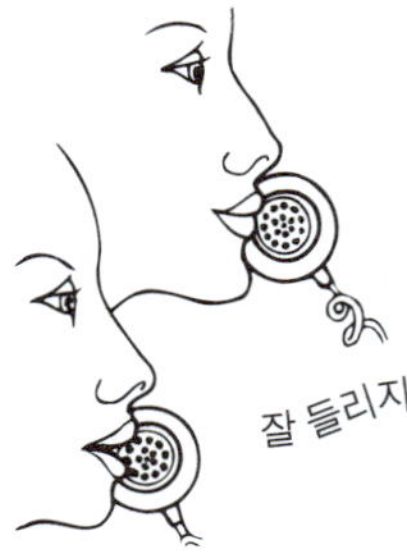
큰 소리로 말하지 않는 것이 더 좋다. 조용하지만, 분명하게 말한다.
잘 들리지 않는다면, 당신의 목소리에 음조를 바꾸고, 더 천천히 말한다.

전화이용의 포인트

중요한 요점을 그들에게 다시 확인하고 전화해주어 고맙다고 인사한다. 그들의 이름을 사용하는 것을 잊지 않는다.

> **요점**
>
> - 관리실의 전화는 영업용이기 때문에, 개인적인 수다를 위해서 사용해서는 안된다. 전화 연결이 되지 않은 고객은 포기하고, 다른 곳에 약속을 잡을 수 있다.
> - 자동 응답기를 설치하는 것은 좋은 생각이다. 업무 시간 이외에 온 메시지를 기록할 수 있으며, 특히 취소를 위해 전화하는 고객에게 유용하다.

메시지 받아 적기

모든 메시지를 정확히 기록하고 즉시 해결하는 것이 중요하다. 고객 응대자나 관리사는 누구에게 걸려온 전화인지, 전화한 사람이 누구인지, 전화한 사람에게 연락할 번호는 무엇인지, 그리고 메시지의 날짜와 시간, 그리고 실제 메시지를 기록하고, 전화건 사람에게 다시 전화해야 하는지, 그들이 다시 전화를 할 것인지, 아니면 지금 전화가 다시 하고 있는 것인지를 언급해 두어야 한다. 질문 사항이 있는 경우에는 메시지를 받아 적는 사람의 이름을 기입해야 한다.

________________에게	날짜:
__________________로부터	시간:
전화번호 :	전화받은 사람 :

메시지

전화에 응답하는 전화를 다시 하시오.

고객이 다시 전화할 것입니다.

당신의 전화에 응답하는 전화입니다.

모든 정보가 명확히 기록되고 즉시 전달되어야 함을 확실히 한다.

메시지 기록 용지의 예

예약 기록하기

예약을 기록하는 것은 고객 응대자의 가장 중요한 업무이며 모든 직원은 관리실에서 운영하는 예약 시스템을 이해하는 것이 필수적이다. 예약 용지는 항상 미리 만들어져 있어야 고객이 관리 코스를 예약할 수 있다.

고객 응대자가 해야 할 일은 아래와 같다:

- 안내 데스크에 예약 카드, 펜, 연필, 자, 그리고 지우개가 비치되어 있는지 확인한다.

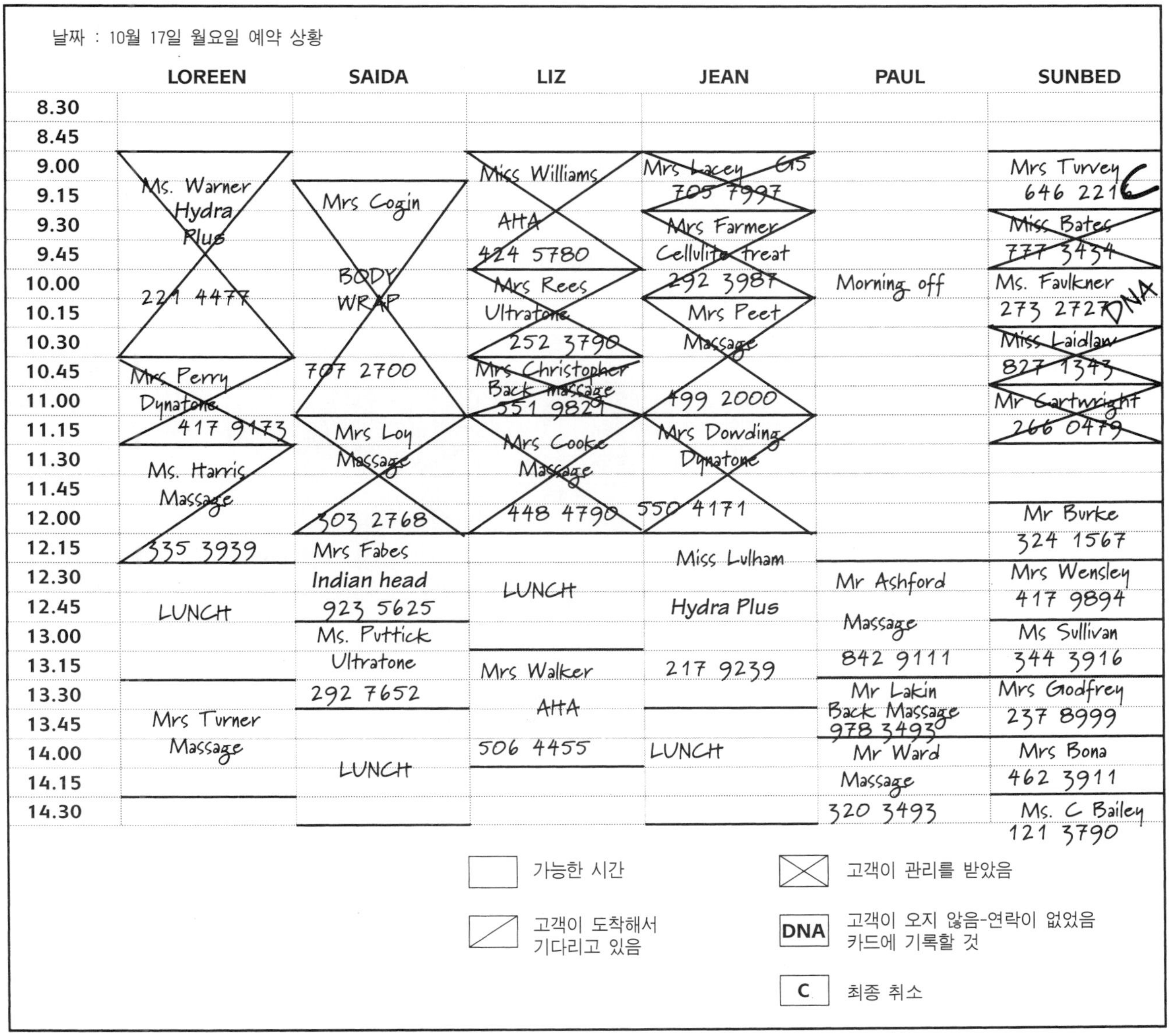

예약 상황이 적힌 예

- 어떤 날에 대하여 각 관리사가 가능한 시간을 보여주기 위해서, 최소한 6주 전에 예약 장부를 마련해 둔다.
- 예약이 잡히면, 예약 장부에 연필로 세부사항을 옮겨 적는다. 이 때 고객의 이름, 전화번호 그리고 필요한 관리를 언급한다.
- 고객용 예약 카드를 완성한다. 펜으로 세부사항을 기록하며 예약한 날짜, 요일, 시간, 관리사 이름과 치료를 적는다.
- 고객에게 예약 카드를 전달하기 전에 두 카드가 정확히 일치하는지 확인한다.
- 예약 장부의 세부사항 난에 연필로 대각선을 그려서, 고객이 관리실에 도착했음을 기록한다.
- 고객이 관리를 마쳤으면, 그들을 응대해야 함을 알릴 수 있도록 아까 그렸던 대각선과 반대로 대각선을 하나 더 그린다.

예약 없이 찾아온 고객도 관리사가 시간이 있으면 관리받을 수 있다. 고객 응대자는 예약 장부의 그 날짜의 예약이 가능한지 먼저 확인한 후, 고객의 상세한 기록을 한다.

어떤 관리실에서는 각 관리사에 대한 리스트를 마련하려 그들의 그 날의 스케쥴을 보여준다. 이것은 관리사가 보관하며 빨리 참조하는 데 유용하게 쓰인다.

유용한 정보

- 예약 장부를 깨끗하고 정돈되게 하는 것이 중요하다. 올바른 코드와 약자가 사용되어야 하며, 관리의 시작과 마침 시간이 명료해야 한다.
- 고객이 약속을 취소하거나 변경해야 할 때가 있다. 세부사항이 연필로 쓰여져 있으면, 깨끗이 지우고 다른 고객을 위해 다시 사용할 수 있다.

실습 사항

1. 고객 응대 역할을 맡아서 관련된 모든 업무의 기록을 해 본다.
2. 고객 응대 임무를 맡은 동료를 모니터하고, 그들의 장점과 개선해야 할 점을 찾아낸다. 정보를 기록하고 그것을 분명하고 논리적으로 나타낸다.
3. 동료들과 그룹으로 고객 응대자, 관리사 그리고 고객 (쾌활한 고객과 다루기 어려운 고객)을 맡아 역할 바꾸기를 해본다. 그 장면을 비디오로 촬영하고, 고객 응대자의 행동을 분석하고 기록하면서 그들의 장 · 단점을 지적한다.

재고 관리

재고란 자주 구매되고 소모되는 모든 제품에 사용되는 주요 용어이다. 이들은 사업을 하는데 있어서 중심점이 된다.

제품/소모품의 재고를 잘 관리하는 것이 사업을 효율적으로 운영하는데 중요한 역할을 한다. 재고를 너무 많이 보유하는 것과 부족하게 보유하는 것의 중간에 적당한 균형을 찾을 수 있다. 이 두 가지 상태는 모두 사업의 현금 흐름에 불이익을 가져온다.

높은 재고율

재고를 많이 보유하면, 다음과 같은 사업상의 효과가 있다.

단 점

- 새로운 장비나 더 넓은 범위의 제품에 투자할 수 있는 자금이 묶이게 된다.
- 유효 기간까지 소모해야 할 재고의 위험이 증가하여 자금의 손실이 발생한다.
- 다른 장비나 관리에 사용될 수 있는 공간이 저장을 위한 공간으로 묶인다.
- 보험료가 높아질 수 있다.

장 점

- 제품이 부족한 경우가 없다.
- 관리가 쉽다 — 항상 재고가 풍부하다.

낮은 재고율

재고를 적게 보유하면, 다음과 같은 사업상의 효과가 있다.

단 점

- 제품을 운영하는데 위험이 증가한다. 제품을 이용한 고객에 대한 치유나 판매가 원활하지 않다. 판매 기회 손실이라는 즉각적 효과가 있다.
- 고객의 불만. 고객이 다음 번에는 다른 곳에 가서 관리를 받고자 할 수 있다.
- 재고를 관리하는데 더 많은 시간과 노력이 필요하다.

장 점

- 빠른 시일 내에 제품 범위를 변경할 수 있다.
- 더 많은 공간을 활용할 수 있다.
- 효율적이고 유연성 있다.

그러므로 적정한 수준의 재고를 보유하는 것이 사업을 진행하는데 결정적이다:

- 너무 많은 재고 — 불필요하게 자금이 묶인다.
- 너무 적은 재고 — 상품이 모자라서 판매의 손실이 나타난다.

재고 관리

재고 관리에 접근하는 여러 가지 방법이 있다:

- 고정된 재주문 재고 수준
- 고정된 시간 재주문
- 경제적인 주문 수량(EOQ)
- 선입 선출법

고정된 재주문 재고 수준

이 재고 관리 방법은 재주문 수준이 정해져 있을 때 사용하는데, 재고가 이 수준에 이르면 재주문을 한다. 재주문의 정확한 양과 수준은 주문 시점으로부터 공급자에게서 제품이 도착하는데 걸리는 시간으로 결정된다. 단순하게 눈으로 확인 가능한 방법으로 재주문되어야 할 상품을 선정한다 — 재고 창고의 선반에 고정된 재주문 선을 표시하여 제품을 선반에서 빼내면서 그 선이 보이는 지를 확인하면 된다.

고정된 시간 재주문

제목을 보면 어떤 방법인지 알 수 있다. 매달 또는 매주 정해진 시간에 상품을 재주문한다. 사업상 반복적인 일과를 보여주고, 정기적으로 재고가 보충되기 때문에 좋은 방법이다. 그러나, 이것은 제품의 사용 비율에 따라 재고 수준이 약간씩 불안정함을 의미한다. 매우 주의를 기울이지 않으면 시스템으로서는 다소 유연하지 않다.

경제적인 주문 수량(EOQ)

제고로 보유할 수 있는 최대 수준이 있다. 정확한 수준은 상품에 따라 다르다. 각 제품에 대해 얼마만큼의 재고를 보유해야 하는지 올바로 결정하려면 개별적으로 분석을 해야 한다. 쟁점이 되는 것은 자주 재고를 주문하는 비용에 대비하여 제품을 재고로 보유하는 비용(묶이는 자금은 물론이고 공간도 고려한다)의 균형을 맞추는 것이다. 대량으로 주문하면 제품의 가격은 보통 더 낮아진다.

이 두 가지 조건 사이의 균형을 맞추는 재고 수준이 바로 경제적인 주문 수량인 것이다. 각 제품에 대한 최대 수준의 재고를 보유할 때는 비용이 최소화되어야 한다 — 이윤 극대화에 필수적인 중요한 조건.

선입 선출법

모든 제품에는 유효기간이 있기 때문에, 재고로 있는 상품을 적절히 순환시키는 것이 중요하다. 이 원칙은 FIFO(선입 선출법)이라고 알려져 있는데, 예를 들면, 먼저 구매한 제품을 먼저 파는 것이다.

최소의 노력으로 이 방법을 채택할 수 있는 길은 같은 제품을 일렬로 선반에 저장하고, 앞의 제품이 팔리면 전체적으로 뒤에서부터 앞으로 당겨지는 것이다.

재고 관리와 소매 구역

많은 관리실에서 재고를 관리하고 주문하는 것은 고객 응대자의 임무이다. 그러나, 관리사나 관리실 운영자가 그 업무를 맡기도 한다. 가장 중요한 것은 소매 제품이 접근이 쉬워야 하며, 알맞은 재고 수준이 유지되어야 하고, 판매 기회를 놓치지 않는 것이다.

고객 응대자가 업소의 재고에 대한 책임을 지고 있다면, 다음과 같이 해야 한다:

- 소매 구역을 깨끗하고 정돈되게 유지한다: 카운터, 선반 그리고 재고를 매일 먼지를 털어내고, 가능하면 디스플레이를 정기적으로 바꾸어 주어야 한다. 재고가 지저분하고 먼지가 많으면 그 가치를 잃는다.
- 고객에게 현재 진행 중인 판촉행사를 알린다: 고객 응대자는 고객으로부터 특별한 관심을 끌어내야 하며, 판촉 자료가 고객의 눈이 닿는 곳에 디스플레이 되어야 한다.
- 재고 점검을 한다: 재고 점검을 매주 실행하여, 각기 다른 제품이 잘 판매되고 있는지와 인기 있는 라인이 소진되기 전에 재주문을 결정할 수 있다.
- 소매 상품에 가격을 책정한다: 같은 제품에 다른 가격을 매겨서는 안된다. 가격표 점검은 정기적인 재고 점검의 일부로 실행되어야 한다. 오래된 가격표는 새로운 것을 붙이기 전에 제거되어야, 더 낮은 가격이 위장되지 않는다.
- 재고를 올바르게 저장하여 품질이 떨어지거나 손상을 입지 않도록 한다. 빨리 소진되는 제품을 앞에 놓고 느리게 판매되는 제품은 뒤에 놓는다. 재고 상자를 복도나 통로에 막아 놓지 않는다. 잠겨있는 벽장이나 안전한 방에 놓는다.
- 재고를 보기 좋게 디스플레이 한다. 디스플레이는 사업을 최소한으로 방해하도록 진열되어야 한다. 모든 소매 재고가 디스플레이 되어야 한다면, 가장 빨리 판매되는 라인을 위한 또 다른 공간이 필요하게 된다. 선반은 깨끗하고 안전하며 손상이 잘 되지 않고 디스플레이 되는 제품의 무게를 견딜 수 있을 만큼 강해야 한다. 포장도 제품과 함께 디스플레이 되어야 한다. 약한 포장에는 신경을 쓰고, 무더운 제품은 깨지기 쉬운 제품보다 더 아래에 쌓아 둔다.
- 정확한 재고 기록을 한다. 일단 제품 유효 기간이 지나면 그 품질은 보증될 수 없다. '유효기간'이 지나도록 저장되어 있는 상품은 싼 값에 판매해 버리거나, 폐기처분 해야 하는데, 후자가 더 이상적이다.
- 시원하고 어두운 곳에 재고를 저장한다.

기억할 사항

일렬로 재고를 저장하면 숫자를 세기가 쉽다.

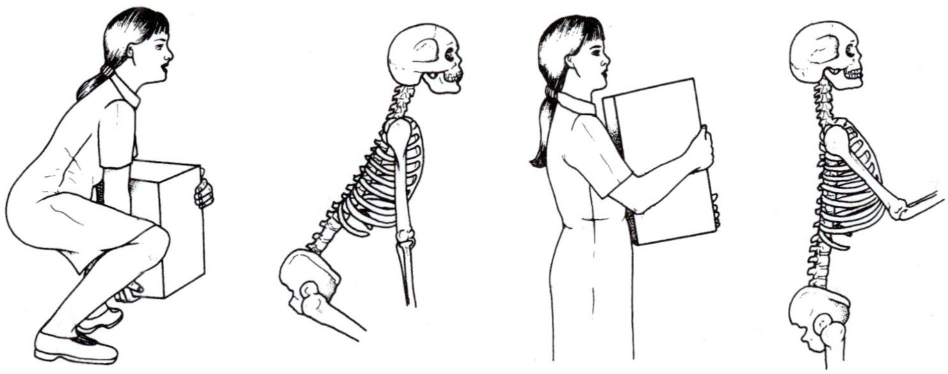

들어올리고 운반하는 올바른 자세

- 상자를 너무 높이 쌓지 않는다.
- 새로운 주문 상품이 도착하며, 오래된 재고를 앞으로 끌어내고 새로운 것을 뒤에 저장한다.

요점

- 밝은 조명아래 모형 재고를 사용한다. 이렇게 하면 상품의 색, 질감 그리고 향을 망치지 않을 수 있다.
- 재고의 포장을 뜯을 때 주의한다. 박스에 날카로운 스테이플의 걸쇠가 있는지 조심하고 칼을 사용하는 것은 피한다. 커다란 물건을 옮길 때는 당신의 몸 전체를 보호한다. 종이나 마분지로 된 포장은 버리기 전에 평평하게 펴야 한다.
- 싸게 팔아버리거나 폐기 처분한 오래된 재고에 대해서는 관리실이 금전적 손해를 본 것이다. 만기일이 가까워 가는 제품을 재고 점검 시에 선별하여 너무 늦기 전에 판매하도록 한다. 이것은 특별 판촉행사를 한다거나, 가격을 약간 낮추어 구매자에게 이익을 주는 것을 의미한다.
- 디스플레이를 철거할 때 주의한다. 장비를 손상되지 않는 곳에 놓고, 도구와 부속품을 상자에 넣어 보관한다.

이러한 저장 방법을 FIFO라고 한다. 예를 들면, 먼저 들어온 것을 먼저 판다.

재고표는 각 상품 라인 별로 재고의 수량을 나타낸다. 재고 점검의 세부사항은 재고 장부에 옮겨 적기 전에 재고표에 기록된다. 재고 장부는 재주문 수준과 재고의 영수증과 판매를 보여준다.

유용한 정보

- 재고 관리 시스템이 잘 운영되도록 하며, 필요한 재고의 항목, 크기 그리고 최소와 최대 재고 수준을 하이라이트한다.
- 시기적 요인, 프로모션 그리고 최근의 경향에 따른 변화와 같은 요소에 의하여 요구사항이 변동될 수 있으므로, 정기적으로 재고 관리 시스템을 검토한다. 이러한 경험이 많은 당신이 거래하는 제품 공급자로부터 조언을 구한다. 그들이 유용한 재고 관리 시스템을 제공해 줄 수도 있다.
- 재고가 사용 가능하지 않으면, 판매 손실이 일어남을 명심한다.

재고 운용

고객 응대자는 대부분의 납품이 이루어지는 관리실 내에서 가장 먼저 사람을 맞게 되는 지점에 있다. 주문한 상품이 도착하면, 고객 응대자/관리사는 수령에 대한 사인을 해야 한다. 대부분의 회사들은 모든 재고가 여기에 있으며 상태가 좋다는 것을 알리는 '세목' 을 가지고 있다. 사인한 제품의 수를 세거나 상태를 검사할 충분한 시간이 없다면, '수령 시에 검사하지 않았음' 이라고 표시해야 한다. 주문에는 납품 노트가 있어서, 개별 제품, 크기 그리고 양에 따라 주문을 항목별로 나누게 된다. 주문과 실제 상품과의 차이점이 있는 지를 확인하기 위해 가능한 빨리 주문이 진행되어야 한다. 제품을 납품 노트에 대비하여 확인하고 가격을 매긴 후 디스플레이 선반에 놓거나 재고 진열장에 놓되, 새로운 재고가 현재의 재고보다 뒤에 있게 놓아야 한다. 납품 노트와 원래 주문을 비교하여 그 차이점을 찾아내거나, 납품된 주문과 납품 노트나 그 제품의 상태와의 차이를 즉시 공급업체에 알리는 것이 매우 중요하다. 대부분의 공급업체에서는 관리실에서 납품 받은 물건의 손상이나 차이점을 납품 후 48시간 이내에 알아낼 것을 기대한다. 관리실이 한 주문과 납품된 상품이 다른 경우가 있다. 공급업체 자신이 재고를 일시적으로 가지고 있지 않을 때이다. 이런 경우에는, 공급업체가 당신에게 납품노트에 이 사실을 적어 알려야 하고, 공급물량이 준비되면 그것을 당신에게 보내고나 재주문 할 것을 당신에게 요청해야 한다. 일단 이렇게 진행이 되면, 새로운 재고가 재고 장부에 추가되어야 한다.

유용한 정보

- 누출된 것은 모두 즉시 치워져야 사고를 막을 수 있다.
- 주문된 상품을 열어본 후 제품이 깨졌을 때, 공급업체에게 바로 알려야 한다.
- 제품 가치 하락을 막기 위해 항상 설명대로 제품을 저장하고 있는지 확인한다. 예를 들면, 일정 온도 이하 또는 냉방장치가 있는 방. 그리고 그들의 유통기한을 점검한다.

실습 사항

동료와 함께, 다음에 대해 토론하고 당신의 답과 다른 동료의 답을 비교하시오.

a. 재고 점검을 할 때 있을 수 있는 차이점의 원인은 무엇인가?
b. 계절적 변화가 제품의 배치에 영향을 준다는 것에 대해 어떻게 생각하는가?
c. 디스플레이를 바꾸고 재고를 처리하는 적기는 언제인가?
d. 왜 재고의 빠른 회전율을 목표로 하는가?
e. 재고실을 준비할 때 고려할 것은 어떤 것들인가?

컴퓨터

컴퓨터로 기록을 보유하는 것에 대한 장점에 대한 사업상 인식이 점점 확산되고 있다. 고객의 세부사항, 예약, 재고 기록과 판매 실적을 포함한 모든 종류의 정보가 한 장의 디스크에 저장될 수 있다. 그 정보는 훈련 받은 사람에 의해 쉽게 재생될 수 있다. 어떤 제조업체에서는 관리실 소프트웨어를 생산한다.

당신이 컴퓨터를 사용한다면, 주 디스크에 손실이나 손상이 발생할 것을 대비하여, 기록된 정보를 백업으로 다른 디스크에 복사해야 한다.

이제는 많은 관리실들이 자신의 웹사이트를 가지고 있으며, 전문가에 의해 웹사이트를 정비하기도 한다.

유용한 정보

관리실에 보건안전 절차를 준비할 때는 항상 관련 규정을 참조하시오.

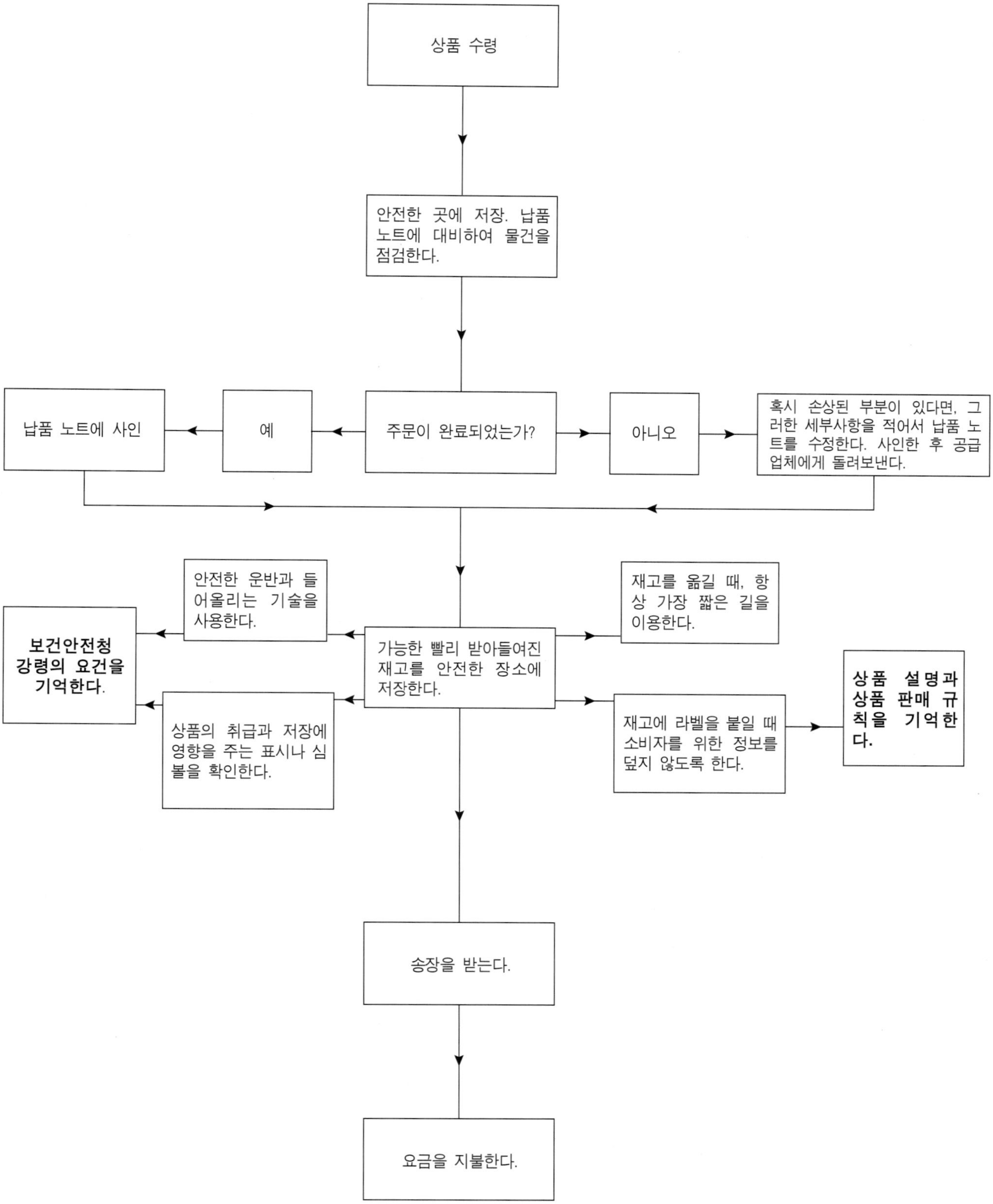
상품 수령
안전한 곳에 저장. 납품 노트에 대비하여 물건을 점검한다.
주문이 완료되었는가?
예
납품 노트에 사인
아니오
혹시 손상된 부분이 있다면, 그러한 세부사항을 적어서 납품 노트를 수정한다. 사인한 후 공급업체에게 돌려보낸다.
가능한 빨리 받아들여진 재고를 안전한 장소에 저장한다.
안전한 운반과 들어올리는 기술을 사용한다.
보건안전청 강령의 요건을 기억한다.
상품의 취급과 저장에 영향을 주는 표시나 심볼을 확인한다.
재고를 옮길 때, 항상 가장 짧은 길을 이용한다.
재고에 라벨을 붙일 때 소비자를 위한 정보를 덮지 않도록 한다.
상품 설명과 상품 판매 규칙을 기억한다.
송장을 받는다.
요금을 지불한다.

재고 유통

	재고 리스트	
1	분무기나 증기 캐비닛을 위한 아로마 오일	30ml
2	바디 마사지를 위한 아로마 오일	30ml
3	데신크러스테이션 젤	50g
4	이온토 젤 D	250g
5	이온토 젤 S	250g
6	이온토 젤 S	250g
7	이온토 젤 C	250g
8		
9		
10		

재고표의 예

번호	제품 코드	제품	재고 수준		날짜 5/8/04							날짜 5/8/04							
			최소	최대	판매대의 재고	재고실의 재고	전체 재고(1)	주문	수령	전체 재고(2)	판매	판매대의 재고	재고실의 재고	전체 재고(1)	주문	수령	전체 재고(2)	판매	
1	00070	분무기나 증기 캐비닛을 위한 아로마 오일 30ml	10	14	6	2	8	2	–	8	–	6	2	8	–	2	10	–	
2	00071	셀룰라이트 크림 150g	6	8	3	3	6	2	–	6	2	3	1	4	2	2	6	1	
3	000072	스크레치 마크 크림 250g	6	8	4	4	8	–	–	8	1	3	4	7	–	1	8	–	
4	000073																		
5	00074																		
6	00075																		

재고 장부의 예

위험 평가

1999년에, 안전보건경영 규칙이 수정되어 모든 사업자나 관리자들이 고용인과 고객 모두의 건강, 안전 그리고 안녕에 대한 위험 평가를 수행할 것을 요구하게 되었다. 업소에 5명 이상의 고용인이 있다면, 공식적인 위험 평가 기록을 보유해야 한다. 그러나 모든 고용주가 공식적 기록을 보유할 것이 권장된다. 이 규칙에 의하면, 특히 18세 이하의 고용인에 대해 주의를 기울여서, 고용주가 그들의 업무 활동의 위험 평가를 수행하고 그들이 노출될 수 있는 특정 위험 요소를 규명하여, 안전을 위한 조치를 취하도록 하고 있다. 3가지 주요 관점에서 잠재 위험 요소가 고려될 수 있다. 신체적, 생물학적, 그리고 기계적.

위험 평가를 수행하는데 포함되는 5가지 단계가 있다.

1. 관리실의 모든 구역에서의 잠재 위험 요소를 규명한다.
2. 누가 어떻게 위험에 처할 지를 확실히 알아낸다.
3. 이 위험들을 평가하고, 현재의 제어 메커니즘이 적절한지 여부와, 있을 수 있는 사고를 방지하기 위해 더 많은 조치가 필요한지를 결정한다.
4. 당신이 알아낸 것을 공식적으로 기록한다(P296-300 참고).
5. 정기적으로 위험 평가를 모니터하고 검토하며, 모든 직원이 이를 인지하고 있는 지를 확실히 한다.

위험 평가는 필수적인 관리 도구로서, 현재나 미래의 위험이 어떤 것이며, 고용주가 직원과 고객을 보호하기 위해 조치할 수 있는 제어도구이다.

기억할 사항

- 위험 요소란 상해를 야기시킬 수 있는 어떤 것의 잠재성이다. 예를 들면,관리실에서 사용될 수 있는 화학 약품.
- 위험이란 위험 요소에 노출되어 상해가 생길 수 있는 가능성이다. 예를 들면, 화학 약품을 다룰 때 보호복을 입지 않는 것.

유용한 정보

- 위험 평가는 직원 교육 프로그램의 일부이다. 그러나 거기에서 멈추지 말고 위험 평가를 지속적으로 모니터하고 검토하며 갱신하고, 모든 직원에게 상기시키는 것이 필수적이다.
- 관리실 내의 COSSH와 나란히 위험 평가 기록을 디스플레이 한다.

실습 사항

1. 당신의 관리실 환경에서의 모든 위험 요소의 리스트를 만들고 그들의 잠재 위험을 평가하시오. 당신이 규명한 잠재 위험을 줄일 수 있는 리스트를 작성하시오.
2. 관리실과 고객 응대 구역 내에서, 매일 당신이 준수하는 안전 업무 실행을 열거하시오.
3. 관리실 환경 내에서 건강과 안전에 관련하여 당신이 책임지고 있는 것을 말하시오.
4. 당신이 건강과 안전에 관한 문제를 보고할 사람의 이름을 대시오.
5. 장비와 제품에 대한 관리, 유지, 저장 그리고 사용에 대해서 제조업체나 유통업체의 설명을 따르는 것이 왜 필수적인가?

RISK ASSESSMENT - ACTION PLAN

ACTION	ACTION BY	TARGET DATE	DATE COMPLETED

위험 평가의 예

Warwickshire COLLEGE
ROYAL LEAMINGTON SPA & MORETON MORRELL

위험 평가

프로그램 영역/단위/부서 : 미용 관리 및 이용

논리적 평가 단위 : 고객 응대

작성자 : 돈 에드워드

날짜 : 2001년 05월 01일

검토 날짜 : 2001년 10월

검증한 사람 : 돈 워드

학교장 : 로안 모간

영향받는 인력 - 약자

직원 학생	ST S	민간인 계약자	P C	젊은 사람	YP

위험율

심각성		가능성	
사망	3	일어나기 쉬운	3
심한 상해	2	가능한	2
작은 상해	1	거의 일어나지 않는	1

활동	영향받는 인력	위험요소	위험 (심각성 X 가능성)	현재의 제어장치	미해결 위험 (심각성 X 가능성)	현재의 제어장치
좌석에서 고객을 맞이하기	P	한꺼번에 많은 사람이 몰림	1X2=2	절차에 서명함	1X2=2	
			1X2=2	보호가운 착용	1X2=2	
소매 제품 영역	"P, ST, S"	화학약품	1X2=2	저장용 금속 캐비닛 디스플레이된 모형	1X2=2	

위험 평가 기록의 예: 고객 응대 영역

Warwickshire COLLEGE
ROYAL LEAMINGTON SPA & MORETON MORRELL

위험 평가

프로그램 영역/단위/부서 : 미용 관리 및 이용

논리적 평가 단위 : 이용 M406/M408/M407

작성자 : 돈 에드워드

날짜 : 2001년 05월 01일

검토 날짜 : 2001년 9월

검증한 사람 : 돈 워드

학교장 : 로안 모간

영향받는 인력 - 약자

직원 학생	ST S	민간인 계약자	P C	젊은 사람	YP

위험율

심각성		가능성	
사망	3	일어나기 쉬운	3
심한 상해	2	가능한	2
작은 상해	1	거의 일어나지 않는	1

활동	영향받는 인력	위험요소	위험 (심각성 X 가능성)	현재의 제어장치	미해결 위험 (심각성 X 가능성)	현재의 제어장치
헤어드라이어 사용	S ST	전기	2X2 = 4	PAT 테스트/유지 학생을 감독 사용자가 케이블과 연결 조사	2X1 = 2	
가위/면도기 사용	S ST P	베임	2X2 = 4	학생을 감독 안전한 업무 연습	1X1 = 1	
화학약품 : 탈색/모발염색/퍼머	S ST P		2X3 = 6	학생을 감독 과산화수소 혼합에 대한 교육 저장용 금속 캐비닛/냉장고 모든 사용 전에 피부 테스트	1X1 = 1	
바닥위에서 머리 자르기	S ST P	미끄러짐	2X2 = 4	감독/교육 안전한 업무 시스템	1X1 = 1	
머리 감기	S ST P	뜨거운/찬 물 (엎지름)	1X2 = 2	학생 교육 안전한 업무 시스템	1X1 = 1	
스타일링 제품 : 젤 헤어스프레이 등	S ST P	가연성 제품	2X2 = 4	저장용 금속 캐비닛/냉장고 안전한 업무 시스템	1X1 = 1	

위험 평가 기록의 예 : 이용 부서 영역

Warwickshire COLLEGE
ROYAL LEAMINGTON SPA & MORETON MORRELL

위험 평가

프로그램 영역/단위/부서 : 미용 관리 및 이용

논리적 평가 단위 : 세탁실

작성자 : 돈 에드워드

날짜 : 2001년 05월 01일

검토 날짜 : 2001년 10월

검증한 사람 : 돈 워드

학교장 : 로안 모간

영향받는 인력 - 약자

직원 학생	ST S	민간인 계약자	P C	젊은 사람	YP

위험율

심각성		가능성	
사망	3	일어나기 쉬운	3
심한 상해	2	가능한	2
작은 상해	1	거의 일어나지 않는	1

활동	영향받는 인력	위험요소	위험 (심각성 X 가능성)	현재의 제어장치	미해결 위험 (심각성 X 가능성)	현재의 제어장치
타월 세탁 등	S ST	전기	2X2 = 4	PAT 테스트/유지 서비스 계약 사용자에게 교육	1X2 = 2	
회전식 건조기	S ST	전기	2X2 = 4	PAT 테스트/유지 사용자에게 교육	2X1 = 2	
		보풀제거	2X2 = 4	보풀 추출	1X1 = 1	
다림질	ST	전기	2X1 = 2	PAT 테스트 안전한 업무실행	1X1 = 1	
타월 세탁	ST	화학적 탈색	2X2 = 4	안전한 업무실행 화학약품을 금속 캐비닛안에 놓음 설명서에 따른 희석	1X1 = 1	

위험 평가 기록의 예 : 세탁실

Warwickshire COLLEGE
ROYAL LEAMINGTON SPA & MORETON MORRELL

위험 평가

프로그램 영역/단위/부서 : 미용 관리 및 이용

논리적 평가 단위 : 미용 M401/M403/M409/M502

작성자 : 돈 에드워드

날짜 : 2001년 05월 01일

검토 날짜 : 2001년 9월

검증한 사람 : 돈 워드

학교장 : 로안 모간

영향받는 인력 - 약자

직원 학생	ST S	민간인 계약자	P C	젊은 사람	YP

위험율

심각성		가능성	
사망	3	일어나기 쉬운	3
심한 상해	2	가능한	2
작은 상해	1	거의 일어나지 않는	1

활동	영향받는 인력	위험요소	위험 (심각성 X 가능성)	현재의 제어장치	미해결 위험 (심각성 X 가능성)	현재의 제어장치
멘디를 위한 헤어드라이어 사용	S ST	전기	2X2 = 4	PAT 테스트/유지 학생을 감독 사용자가 케이블과 연결을 조사	2X1 = 2	
멸균을 위해 고아소독기 사용	S ST	증기에 데임 뜨거운 장치를 조작	2X2 = 4	학생을 감독 안전한 업무실행	1X1 = 1	
전기 분해 요법	S ST P	바늘 삽입 바늘 제거	2X2 = 4	학생을 감독 안전한 업무 시스템 심의에 의한 안전한 폐기처분 (봉인된 쓰레기통)	1X1 = 1	
전기분해요법 혼합 기계	ST P S	갈바닉 화상	2X2 = 4	학생을 감독 안전한 업무 시스템	1X1 = 1	
갈바닉 바디 기계	S ST P	갈바닉 화상	2X2 = 4	학생을 감독 안전한 업무 시스템	1X1 = 1	
손톱 확장 기계	S ST P	위생/감염	1X2 = 2	학생을 감독 교육	1X1 = 1	

위험 평가 기록의 예 : 미용부서

Warwickshire COLLEGE
ROYAL LEAMINGTON SPA & MORETON MORRELL

위험 평가

프로그램 영역/단위/부서 :	미용 관리 및 이용
논리적 평가 단위 :	저장실
작성자 :	돈 에드워드
날짜 :	2001년 05월 01일
검토 날짜 :	2001년 9월
검증한 사람 :	돈 워드
학교장 :	로안 모간

영향받는 인력 - 약자

직원 학생	ST S	민간인 계약자	P C	젊은 사람	YP

위험율

심각성		가능성	
사망	3	일어나기 쉬운	3
심한 상해	2	가능한	2
작은 상해	1	거의 일어나지 않는	1

활동	영향받는 인력	위험요소	위험 (심각성 X 가능성)	현재의 제어장치	미해결 위험 (심각성 X 가능성)	현재의 제어장치
화학약품과 에어로졸 저장	ST	가연성	2X2 = 4	"가연성의 화학약품과 에어로졸을 위한 금속 캐비닛이 있는, 잠금장치가 있는 저장실"	1X1 = 1	
			2X2 = 4		1X1 = 1	
장비의 저장	ST		2X1 = 2	사용하지 않은 장비를 안전 사다리를 사용하여 닿을 수 있는 선반에 저장	1X1 = 1	

위험 평가 기록의 예 : 저장실

상 담

개별 고객에게 적합한 관리 계획을 세우기 위해, 고객의 요구와 스트레스에 대한 명확한 상황을 알기 위해 관리사가 철저한 상담을 하는 것이 필수적이다. 훈련생인 관리사에게 이것은 긴 절차일 수도 있으나, 시간과 연습을 통해서 이 과정이 더 쉽고 빨라질 것이다.

고객이 특정 관리를 위해 예약을 하는 많은 이유는 다음과 같다:

- 친구에게서 그 관리의 효과를 들어서 알고 있다.
- 잡지나 지역/전국 신문을 통해 그것을 읽었거나 그 광고를 본 적이 있다.
- 친척이나 친구가 선물로 예약해 주었다.
- 자신의 눈으로 문제를 실감한다. 예를 들면, 비만, 피부상태가 안좋음, 셀룰라이트, 스트레치 마크, 근육 긴장.
- 그들은 문제를 가지고 있으나, 그로 인해 필요한 관리를 예약할 자신감이 없다. 그래서 그들은 다른 유형의 관리를 예약하면서 관리사가 그들의 자신감을 북돋워주고, 적당한 관리 계획을 권장해 주기를 바란다.

상담 할 때, 관리사가 확인해야 할 수 많은 사항이 있다: 병력, 사적인 세부사항, 몸의 컨디션, 피부 분석.

병 력

고객의 과거와 현재의 의료 기록에 관한 정보는 관리사가 고객의 문제에 대한 근본적 원인을 알아낼 수 있게 해준다: 피임약 복용은 식욕을 증가시켜 몸무게가 늘게 된다; 천식 때문에 복용하는 스테로이드 처방은 몸무게가 늘게 한다; 최근의 흉터 조직으로 인한 제한된 이동성은 근육의 탄력을 잃게 한다; 과거의 여드름은 푹 패인 흉터를 남긴다; 출산은 배 근육의 탄력을 잃게 한다. 관리사가 상세한 병력을 알게 되면, 관리 시 가능한 금기사항을 규명할 수 있다.

주의 : 개별 관리에 대한 금기 사항은 각 장에서 다루어 진다.

사적인 세부사항

관리사는 고객 데이터베이스를 위해 이름, 주소, 전화번호와 같은 고객의 사적인 세부사항에 대한 기록을 할 것이다. 데이터베이스는 마케팅 용도와 같은 다양한 용도로 사용된다. 예를 들면, 고객에게 특별 제안, 새로운 상품/장비의 시작을 알릴 수 있다. 이것은 또한 긴급상황에서도 유용하다. 예를 들면, 관리사가 아플 때, 예약을 바꿀 것인지 그대로 할 것인지를 결정하는 데 사용된다.

상담 절차 중에 사적이고 의료적인 세부사항을 얻게 되면, 관리사는 고객과 전문가적인 관계를 확립할 수 있어서, 불안해 하는 고객을 편하게 할 수 있고, 개별 고객에 대한 상태를 선명하게 알 수 있다. 고객의 라이프 스타일과 직업에 대한 정보는 고객의 스트레스 (시간과 자금)를 분석하는데 도움을 주는데, 이것은 그 고객을 위한 관리 계획을 세울 때 고려할 사항이다. 또한 고객의 문제를 분석하는데도 도움을 준다. 예를 들면, 세일즈 업무를 하는 사람은 운전을 아주 많이 하기 때문에, 승모근의 긴장과 척추 후만증을 유발할 수 있다.

고객의 일반적 건강이 피부상태나 자세와 같은 여러 다른 면에 영향을 줄 수 있기 때문에 관리사는 자동적으로 이를 고려해야 한다. 또한 알코올, 커피, 차와 같은 것을 고객이 섭취했는가를 고려하는 것도 도움이 된다. 특히, 고객이 셀룰라이트나 체액 정체를 겪는다면 더욱 그러하다. 흡연은 일반적으로 건강에 해로운 습관일 뿐만 아니라, 피부의 탈수를 유발할 수 있다. 음식 섭취는 우리의 건강에 중요한 역할을 하기 때문에 이것도 고려할 대상이다. 잘못된 식습관은 많은 신체 기능과 시스템에 영향을 줄 수 있다. 물을 충분히 마시지 않으면, 변비를 유발할 수 있어서, 결국 피부 상태가 나빠진다.

여성 고객들은 월경 주기에 의해 '발병' 과 같은 피부 관련 문제를 겪을 수도 있고, 월경 전 증후군으로 고생할 수도 있는데, 이것은 일반적인 웰빙에 영향을 미치며 스트레스로 인한 피부 탈수와 같은 많은 문제를 야기하게 된다. 월경 주기는 호르몬 균형으로 인해 고객의 신체에 많은 변화를 초래한다. 한 달 동안의 월경 주기를 치료 전에 알게 되면 많은 도움이 된다. 예를 들면, 월경 전, 월경 후 또는 주기의 중간.

자외선에 대한 노출 또한 상담 과정에서 알게 되는데, 이것은 고객의 피부상태와 피부 민감도에 영향을 미친다.

- 월경 주기 전에 등에 약간의 통증을 느끼는 고객은 등 마사지로 이완을 하면 도움이 된다.
- 관리 부위에 있는 화상은 금기사항이다.
- 자외선에 노출되면, 피부의 탈수와 노화를 야기할 수 있다.
- 전문적인 관리사는 항상 고객을 개인으로 인식하여, 자신이 관리를 할 자격이 없는 경우, 다른 관리사를 추천해 줄 수 있다. 예를 들면, 고객이 임신으로 인한 호르몬의 변화로 체모가 너무 많아지면, 관리사는 전기-제모, 집중 파동 조명(PL) 또는 레이저 관리를 권장할 것이다.

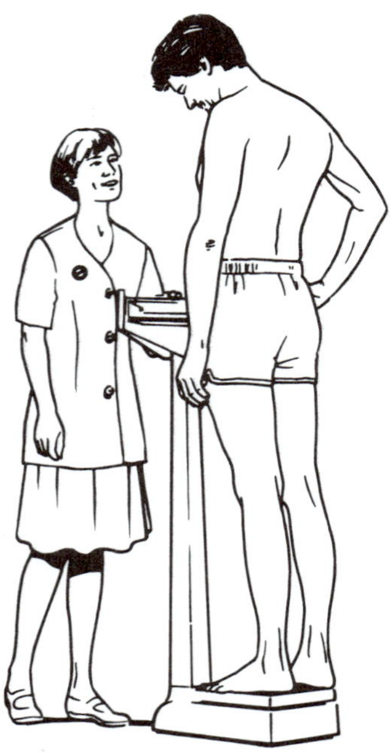

신체 상태

신체 상태

신체 관리에 대한 상담을 시작할 때, 관리사는 고객의 체중, 키, 체격 그리고 신체 타입을 알아내도록 한다. 예를 들면, 외배엽형/내배엽형/ 중배엽형/복합형. 상담 초기에 고객이 자신의 체중에 대해 너무 민감하다면, 관리사는 관리 계획을 세우기 위한 대략의 가이드를 확인하기 위해서 체중에 관해 다양한 질문을 고객에게 한다.

고객의 근육 강도 테스트를 통해 어떤 약한 부위가 있는지 알아낼 수 있다. 관리사는 또한 피하지방 조직의 타입도 알아낼 수 있다. 예를 들면, 셀룰라이트, 부드러운 조직 그리고 피하지방의 축적 부위와 함께 관리에 금기사항인 정맥류 혈관이나 파손된 모세혈관, 그리고 고객의 순환 상태 — 좋다, 나쁘다, 체액 정체 — 를 알 수 있다.

외양과 자세에 대한 전반적인 분석은 문제 부위를 알아내기 위해 실행되며, 고객이 관리를 하려는 이유가 기록된다. 이 모든 점은 관리사가 고객에 대한 실질적인 관리 계획을 세우기 위해서 고객의 필요에 대한 전체적인 양상을 알게 되는데 도움이 된다.

훈련생이 작성한 신체 관리에 대한 상담 카드의 예가 P303에 나와 있다.

<table>
<tr><th>의료적 세부사항</th><th>사적인 세부사항</th></tr>
<tr><td>의사 이름</td><td>고객 이름</td></tr>
<tr><td>현재 복용중인 약</td><td>주소</td></tr>
<tr><td>과거에 복용한 약</td><td></td></tr>
<tr><td>임신 횟수</td><td>집전화 : 직장전화 :</td></tr>
<tr><td>아이 나이</td><td>생일 :</td></tr>
<tr><td rowspan="3">수술 : 자궁절제술( ) 제와절개술( )
기타</td><td>라이프 스타일</td></tr>
<tr><td>직업</td></tr>
<tr><td>흡연자(예/아니오) 일주에 피는 담배 개수</td></tr>
<tr><td>금기사항 : 당뇨( ) 간질( ) 맥박조정기( ) 심장의 이상( )
천식( ) 혈전증/정맥염( ) 금속핀/판( )
피부이상/질환( ) 부종( ) 혈압(고혈압/저혈압)
최근 흉터(12개월까지)() 간염/혈액 감염(4개월까지)
자상/타박상( )</td><td></td></tr>
<tr><th colspan="2">몸의 컨디션</th></tr>
<tr><td colspan="2">키 : 몸무게 : 체격 (작다/중간 크다)</td></tr>
<tr><td colspan="2">신체 타입 (외배엽형/내배엽형/ 중배엽형/복합형)</td></tr>
<tr><td colspan="2">근육 강도(다음의 표시를 사용하시오 : +좋다, =중간, -나쁘다)</td></tr>
<tr><td colspan="2">이두근/삼두근( ) 복근( ) 외전근( ) 내전근( ) 둔근( ) 기타</td></tr>
<tr><td colspan="2">피하지방의 유형(딱딱함/중간/부드러움/셀룰라이트)</td></tr>
<tr><td colspan="2">피하지방 부위</td></tr>
<tr><td colspan="2">셀룰라이트 부위</td></tr>
<tr><td colspan="2">정맥류 혈관/파손된 모세혈관: 순환(좋다/나쁘다/체액 정체)</td></tr>
<tr><td colspan="2">외양/자세 분석 : 척추측만증( ) 척추후만증( ) 척추전만증( ) 기타</td></tr>
<tr><td colspan="2">치료 이유</td></tr>
<tr><th colspan="2">관리 계획</th></tr>
<tr><td>권장되는 소매제품/재택관리에 대한 조언</td><td>권장되는 기법</td></tr>
<tr><td>눈</td><td></td></tr>
<tr><td>얼굴</td><td></td></tr>
<tr><td>목</td><td></td></tr>
<tr><td>어깨</td><td>권장되는 기법</td></tr>
<tr><td>가슴</td><td>음식섭취/운동에 대한 조언</td></tr>
<tr><td>전신</td><td></td></tr>
<tr><td></td><td></td></tr>
<tr><td colspan="2">주의 : 이 카드의 뒷면은 체형 관리 프로그램을 할 때 고객의 신체 측정을 기록하는데 사용될 수 있다.</td></tr>
<tr><td colspan="2">보증 : 나는 내가 알고 있는 한 올바른 대답을 했으며, 어떠한 정보도 감추지 않았다.

서명: 고객 : 날짜:
관리사 : 날짜:</td></tr>
</table>

신체 관리에 대한 훈련생의 상담 카드의 예

요점

스트레스를 효과적으로 관리 하려면, 그 전에 관리사가 그 증상을 찾아 내야 한다.

- 스트레스에 대한 육체적 증상 : 긴장감에서 오는 두통 ; 소화불량 ; 근육 긴장 ; 입과 목이 마름 ; 피로 ; 월경 이상 ; 설사/잦은 소변 ; 변비 ; 어색함
- 스트레스에 대한 감정적 증상 : 빠른 감정 변화 ; 집중력 저하 ; 우유부단 ; 슬픈 느낌
- 스트레스에 대한 행동적 증상 : 수면 장애 ; 과식 또는 식욕 저하 ; 친구와 회사 동료들로부터 멀어짐 ; 흡연/음주 증가

기억할 사항

레티노이드는 여드름 관리를 위해 1960년대에 개발된 국부적인 피부 관리 제품이다. 이것은 각질층을 14세포 두께에서 4개로 줄임으로써 박피 효과를 가속화한다(6장 참고).

피부 분석

고객 피부의 상태와 팽압(강도)에 대한 분석을 통하여 관리사는 고객의 요구를 평가할 수 있다. 교육을 위해 사용되는 상담 카드에는, 표정 주름에 영향을 주는 주요 근육이나 부위의 목록이 열거되어, 교육생이 고객이 경험했을 수 있는 문제 — 면포, 각질 부위, 탄력이 없는 부위, 여드름, 주사 — 와 함께 주요 부위를 상기할 수 있게 도와준다. 여기에 관리사는 왁싱과 같은 관리에 대한 금기사항인 레티노이드와 같은 제품을 고객이 사용 했는지와 같은 부가 코멘트를 적을 수 있고, 이전에 사용했던 관리나 제품을 적을 수도 있다. 관리를 원하는 이유를 상담 과정 중에 알아 내어야 관리사가 효과적인 관리 계획을 세울 수 있다. 피부 분석에 대해 심도 있게 공부하려면, 넬슨 소언 출판사의 자넷 심스의 책을 보면 된다.

얼굴 관리에 대한 교육생의 상담 카드의 예가 반대편 페이지에 있다. 관리를 6번 한 후에 새로운 상담 카드를 완성하는 것이 권장된다.

기억할 사항

- 한 고객은 예약한 관리에 대해서 뿐만이 아니라, 그들의 피부와 신체 상태에 도움이 되는 모든 관리와 소매 제품에 대한 잠재 고객이다.
- 고객이 돈을 지불하는 것은 관리에 대해서 뿐만이 아니라, 당신의 전문적 조언과 경험에 대해서 이다. 그들이 당신의 조언을 받아들이느냐 여부는 그들의 선택에 달렸다. 그러나 당신은 조언을 항상 고객에게 제공해야 한다.

관리 계획

이제 관리사는 관리계획을 추천할 수 있으며, 고객을 위한 관리실 전용 제품이나 적당한 소매 제품을 알아낼 수 있고, 필요할 때 음식섭취와 운동을 보완하는 조언을 할 수 있다.

신체 관리 기록 카드의 예가 P305에 있다.

<table>
<tr><th>의료적 세부사항</th><th>사적인 세부사항</th></tr>
<tr><td>의사 이름</td><td>고객 이름</td></tr>
<tr><td>현재 복용중인 약</td><td>주소</td></tr>
<tr><td>과거에 복용한 약</td><td></td></tr>
<tr><td>임신 횟수</td><td>집전화 : 직장전화 :</td></tr>
<tr><td>아이 나이</td><td>생일 :</td></tr>
<tr><td rowspan="3">수술 : 자궁절제술( ) 제왕절개술( )
기타</td><td>라이프 스타일</td></tr>
<tr><td>직업</td></tr>
<tr><td>흡연자(예/아니오) 일주에 피는 담배 개수</td></tr>
<tr><td>금기사항 : 당뇨( ) 간질( ) 맥박조정기( )
심장의 이상( ) 천식( ) 혈전증/정맥염( )
금속핀/판( ) 피부이상/질환( ) 부종( )
혈압(고혈압/저혈압) 최근 흉터(12개월까지)( )
간염/혈액 감염(4개월까지) 자상/타박상( )</td><td>음주(일주당 회수) 알코올( ) 커피( ) 차( )
음식:
소화:
일반적인 건강 (좋다/나쁘다)
자외선에 노출/피부 상태</td></tr>
<tr><th colspan="2">피부 컨디션</th></tr>
<tr><td colspan="2">근육 강도(다음의 표시를 사용하시오 : +좋다, =중간, -나쁘다)</td></tr>
<tr><td colspan="2">어깨( ) 목( ) 하악골( ) 광대근( ) 윤근( )</td></tr>
<tr><td>피부 팽압(강도)</td><td>색소침착 부위</td></tr>
<tr><td>파손된 모세혈관 부위</td><td>색소침착 유형/혈관</td></tr>
<tr><td>피부 결</td><td></td></tr>
<tr><td>부종</td><td>콜라겐/탄력</td></tr>
<tr><td>넓어진 모공</td><td>면포(열림/닫힘/미세함)</td></tr>
<tr><td>구진</td><td>농포</td></tr>
<tr><td>사마귀</td><td>불필요한 체모</td></tr>
<tr><td>각질 부위</td><td>빛나는 부위</td></tr>
<tr><td>지루증</td><td>주사</td></tr>
<tr><td>여드름</td><td>피부염/습진</td></tr>
<tr><td>건선</td><td>스킨 태그</td></tr>
<tr><td>탈수</td><td>흉터</td></tr>
<tr><td colspan="2">피부 타입</td></tr>
<tr><td colspan="2">코멘트</td></tr>
<tr><td colspan="2">시술 이유</td></tr>
<tr><th colspan="2">관리 계획</th></tr>
<tr><td>권장되는 소매제품/재택관리에 대한 조언</td><td>권장되는 기법</td></tr>
<tr><td>눈</td><td></td></tr>
<tr><td>얼굴</td><td></td></tr>
<tr><td>목</td><td></td></tr>
<tr><td>어깨</td><td>권장되는 기법</td></tr>
<tr><td>가슴</td><td>음식섭취/운동에 대한 조언</td></tr>
<tr><td>전신</td><td></td></tr>
<tr><td></td><td></td></tr>
<tr><td></td><td></td></tr>
<tr><td colspan="2">주의 : 이 카드의 뒷면은 체형 관리 프로그램을 할 때 고객의 신체 측정을 기록하는데 사용될 수 있다.
보증 : 나는 내가 알고 있는 한 올바른 대답을 했으며, 어떠한 정보도 감추지 않았다.
서명: 고객: 날짜:
관리사 : 날짜:</td></tr>
</table>

얼굴 관리에 대한 교육생의 상담 카드의 예

신체 관리 기록 카드			
고객의 이름 ________ 주 소: ________ 집전화.: ________ ________ ________ 회사전화.: ________			
	날짜	관리, 제품과 장비	관리사
지난 번 관리에 대한 고객의 의견			

신체 관리 기록 카드의 예

주요용어

당신은 이 단어와 문구의 뜻을 이해해야 한다. 뜻을 알아내려면 이 장을 복습하시오.

AIDS
동물 기생충
소독약
고압소독기
박테리아
화학적 멸균 방법
상담
고객, 다루기와 고객 응대 질의
소독
비상시 응급 조치
곰팡이 균
유리 구슬 멸균기
위험 요소
B형 간염
소매 구역에 재고 관리하기
고객 응대
고객 응대자
위험
살균기
멸균
바이러스

자가 검진

1. 고객 상담 시에 다음을 고려해야 하는 이유를 설명하시오.
   a. 사적인 세부사항
   b. 의료적 세부사항
   c. 신체 상태
   d. 피부 분석
2. 관리 계획을 형성하는 두 가지 주요 영역은 무엇인가?
3. 다음의 3가지 예를 열거하시오.
   a. 스트레스에 대한 육체적 증상
   b. 스트레스에 대한 감정적 증상
   c. 스트레스에 대한 행동적 증상
4. 고객 기록 카드에 기록되어야 할 정보를 서술하시오.

제 10 장 사업환경과 관리실 운영

이 장을 숙지하면, 다음과 같은 사항이 가능하게 된다:

- 사업 착수에 포함되는 것이 무엇인지에 대해 더 잘 알게 된다.
- 고용 구조의 역할과 책임을 알 수 있다.
- 관리실을 운영하는데 필요한 인력의 유형과 인력을 효과적으로 배치하는 방법을 이해한다.
- 성공적인 사업을 운영하기 위한 관리 절차를 더 잘 이해하게 된다.

미용 관리는 많은 기회와 업무 영역을 제공하는 다양하고 흥미진진한 경력이다. 이렇게 많은 선택이 가능한 직업은 별로 없다. 관리실의 성공은 궁극적으로 효과적인 업무 실행에 달려 있기 때문에, 관리사가 초급 관리사이건, 관리자이건 자영업이든 상관없이 관리실 운영과 관련 법률을 잘 이해하는 것이 필수적이다.

사업 실무를 관장하는 법률은 나라마다 다르다. 이 장에서는 영국과 웨일즈에서의 사업 실무에 중점을 둘 것이며, 결정적인 것이 아니고 참조의 성격이 강하다.

사업의 분류 형태

법적으로 모든 사업은 다음의 카테고리 중의 하나에 속한다:

- 개인 사업자
- 파트너쉽
- 주식회사
- 프랜차이즈
- 협력회사

개인 사업자

이것은 가장 단순한 사업 조직이다. 한 사람이 재정과 결정을 통제한다. 법적인 관점에서 보면, 개인 사업자로서 사업을 착수하는데 필요한 것은 아무것도 없다.

장 점

- 쉽게 시작할 수 있다 — 시간이 오래 걸리는 법적 절차가 없다.
- 사업에 대한 전체적 통제
- 즉각적인 의사 결정
- 개인으로 과세
- 공급업체와 긴밀한 관계로부터 이익을 얻을 수 있다.
- 쉽게 종결할 수 있다.

단 점

- 모든 사업 손실에 대한 책임이 있다.
- 회사의 자산과 개인의 자산 사이의 법적 구분이 없다.
- 소유주가 아플 때는 관리의 지속성이 부족해질 가능성이 있다.
- 법률상의 지위가 없다.
- 확장을 위한 자금이 부족할 수 있다.

파트너쉽

정의상으로는 파트너쉽이란 둘이나 그 이상의 사람이 함께 사업을 시작하되, 주식회사나 협력회사로 등록하지 않는 것이다.

이런 형식의 사업 또한 법적인 절차 없이 시작할 수 있지만, 의견의 불일치가 심각하면 사업이 위기에 처할 수도 있으므로 권장할만 하지 않다. 모든 파트너의 역할과 책임을 상술한 공식적 파트너쉽 계약서를 작성하는 것이 훨씬 더 안전하다.

장 점

- 단독 자본보다 더 많은 자본이 필요한 사업을 시작하기에 좋은 방법이다.
- 더 넓은 범위의 상호 보완적인 기술과 지식.
- 사업 경영에서 오는 일반적 업무과중을 분담할 수 있다.
- 사업상 손실을 공유할 수 있다.

단 점

- 다른 파트너의 행동으로 야기된 부채에 대해서도 모든 파트너가 책임을 져야 한다.
- 파트너쉽 계약서를 작성하는데 법적인 비용이 든다.
- 한 파트너의 사망이나 파산은 자동적으로 파트너쉽의 해체를 뜻하게 된다(사전의 규칙이 없다면).
- 성격적인 충돌이 문제를 야기할 수 있다.

주식회사

주식회사는 최소한 두 명의 주주로 구성되며, 이 중 한 사람은 회사의 사장이 되어야 한다. 회사의 간사도 임명되어야 하지만, 그 사람은 외부인 이어야 한다.

이것은 사업 부채가 출자된 금액만큼으로 제한되는 회사이다. 그러므로 사업이 파산된다고 해도, 개인의 재산이 회사의 빚을 갚기 위해 차압될 수는 없다.

- 설립취지서 — 이것은 회사의 자본금은 물론이고 회사의 목적을 설명한다.
- 회사 정관 — 회사가 운영되는 추가적 규칙을 설명한다.

장 점

- 제한된 책임
- 주식을 판매하여 자본금을 늘릴 수 있다.
- 관리 구조에 대한 더 명확한 정의
- 어떤 주주의 사망이나 파산으로도 사업이 영향 받지 않는다.
- 법률상 지위가 높다
- 주주는 회사의 고용인이므로, 필요가 발생하면 DWP에게 이익의 권한이 부여된다.

단 점

- 시간이 오래 걸리는 절차가 있어서 시작하데 자금이 많이 든다.
- 사업은 그 이익을 공개해야 한다.
- 회사의 공용인으로서, 당신은 번 만큼 세금을 내야 한다(P 294 참고).

프랜차이즈

프랜차이즈는 프랜차이저(사업의 이름이나 방법의 소유자)와 프랜차이지(사업의 운영자) 간의 사업관계이다. 프랜차이지(역주* : 독점 판매권을 획득한 사람)은 사업의 이름과 사업하는 방법 등에 대해 일정 액수의 돈을 프랜차이저(역주* : 독점 판매권을 주는 사람이나 회사)에게 지불하는데 동의한다. 초기 비용을 내고, 차후에 판매에 대해 동의된 퍼센트 만큼을 프랜차이지가 프랜차이저에게 지불하는 경우도 있다.

장 점

- 시험되고 테스트된 형식
- 회사 이미지, 즉각적으로 알아 볼 수 있다.
- 보통 대부분의 사업 측면에 대하여 풍부한 지식이 활용 가능하다.
- 보통 백업 서비스가 제공된다.
- 광고 비용을 공유한다.

단 점

- 일반적으로 사업을 시작하기에 비용이 많이 든다.
- 사업이 절대 당신 소유가 아니다.
- 프랜차이저가 특정 요건을 요구할 수도 있다.
- 프랜차이저와 이익을 분배하는 것이 보통이다.

협력 회사

협력 회사란 그 회사에서 일하는 사람들에 의해 소유되고 통제되는 사업을 말한다. 그러므로, 모든 고용인에게 멤버쉽이 개방되어 있다. 이익은 각 개인이 출자한 금액에 비례하지 않고, 업무의 양에 비례하여 분배된다.

점포의 선택과 유형

요점

당신이 용도 변경을 허가 받기 전까지는 절대로 그 점포를 계약하지 않는다.

사업을 시작할 때, 당신이 가장 먼저 생각해야 할 것 중의 하나가 점포이다. 점포의 유형과위치가 매우 중요하므로, 철저히 조사해야 한다. 우선, 당신이 고려하고 있는 곳에 적당한 잠재 시장이 생길 것인지 확인해야 한다. 그 지역의 경쟁자들은 물론이고, 이웃의 사업 종류(당신 점포의 이웃이 도박판이 되는 것을 절대 원치 않을 것이다)와 주차 설비도 고려의 대상이다. 당신이 관심을 가지고 있는 점포가 상업용으로 사용되지 않고 있다면, 지역 의회에 용도 변경을 신청해야 한다.

그런 다음 당신이 그 점포를 살 것인지 빌릴 것인지를 경정해야 한다. 자금 상황이 당신의 최종 선택을 결정 지을 것이다. 그러나 때때로 큰 쇼핑몰은 큰 회사나 조합에서 소유하기 때문에 당신이 선택하기에 힘들다.

점포 구매하기

당신이 점포를 구매하기로 결정했다면, 즉시 변호사를 선임하여 관련된 계약을 처리하고 부동산에 대한 조사를 하도록 해야 한다. 이것은 점포의 소유권과 향후 개발 계획 등을 조사하는 것이다. 또한 당신은 그 점포가 자유 토지소유인가 — 이것은 점포를 구입할 경우 토지와 건물이 모두 당신의 소유가 됨을 의미한다 — 아니면 임차권인가 — 이것은 건물은 당신의 소유지만 그 건물이 지어진 토지는 제 3자에게 속해 있으므로 당신은 토지에 대한 대여료를 지불해야 한다.

점포 대여하기

단기임대 또는 장기임대는 잘 알려진 대로, 당신이 건물의 점유에 대해 동의하면 그 동의된 가격을 지불하는 것이다. 점포를 임대하기로 결정하는 경우에도 다음의 사항을 포함하는 임대 계약서를 작성하기 위해서 변호사의 서비스가 필요하다.

- 임대료는 얼마이며 지불 기간은 어떻게 되는가? (월세, 분기납 등)
- 지불된 임대료는 언제 재조사되는가?
- 임대 기간은 얼마나 되는가?
- 점포의 내부와 외부의 수리, 보수 그리고 장식에 대한 책임은 누구에게 있는가?
- 전대에 관한 규칙은 어떤 것이 있는가?
- 1954년의 임대차법에 대한 지식

점포 개조하기

당신이 점포를 소유했건 임대했건 상관없이, 점포의 개조를 원한다면, 다음과 같은 사항을 점검해야 한다.

- 허가 계획
- 건물과 화재에 관한 법규
- 1963년의 상점, 사무실 및 철도구내 안전보건법

요점

사업을 시작하기 전에 계획을 세우는 것이 필수적이다. 특히 재정적 지원이 필요한 경우에는 더욱 그러하다. 대부분의 은행과 금융기관은 소규모 사업을 위한 지침과 지원을 제공한다. 사업 계획에는 다음과 같은 사항이 포함되어야 한다:

- 사업 개요—이것을 읽는 사람이 다음 문서를 계속 읽고자 하도록 하는 '테스터' 이다.
- 전망/임무 보고서, 제품의 가치와 코드에 대해 나와있다.
- 개인적 세부사항
- 사업의 유형
- 사업의 시장
- SWOT 분석 (장점, 약점, 기회 및 위협) 그리고 그에 따른 적절한 전략
- 사업을 하게 될 시장과 환경에 대한 평가
- 마케팅과 판매 전략, 그리고 전망은 고객을 알아내는 방법과 고객에게 사업을 알리는 방법을 보여 준다. 여기에는 당신의 경쟁자와 고객, 당신만의 독특한 판매 포인트(USP), 제품과 서비스의 값을 매기는 방법을 규명하는 시장 조사도 포함된다.
- 적절한 관리가 어떻게 개발되고 얻어지는지를 보여주는 인력 확충 전략.
- 재정 전략. 여기에는 사업 개시 후, 2년 간의 손익과 현금 흐름에 대한 예측이 포함된다.

자가 검진

1. a. 사업 형태의 4가지 유형을 열거하시오.
   b. 각 사업형태의 2가지 장점과 2가지 단점을 서술하시오.
2. 사업의 점포를 찾아 볼 때, 고려해야 할 4가지 중요한 사항을 서술하시오.
3. 사업의 점포를 결정할 때, 구입할 때와 대여할 때의 선택을 비교하고 대조하시오.

직원과 채용

고용주의 역할

고용주는 자신이 사업에 직접적으로 참여하든 아니든, 효율적인 사업 운영과 웰빙에 대한 전반적인 통제를 가지고 있다.

매니저의 역할

작은 규모의 사업에서는, 이 역할을 고용주가 수행할 수도 있다. 이것은 쉽지 않은 업무여서, 상당한 기술과 판단력이 필요하다.

좋은 매니저가 되기 위한 개인적 소양은 아래와 같다:

- 사업과 그 분야에 대한 일반적인 열정
- 기꺼이 주의 깊게 듣고 배우는 태도
- 동시에 여러 가지 일을 처리하는 능력 ; 고객, 직원, 부기, 임금 등.
- 사업적 개인적 차원에서 직원과 고객의 문제를 해결하는 인내심과 요령.
- 새로운 경향에 대한 지식. 예를 들면, 전시회 참석, 사업관련 잡지 구독 등.
- 탁월한 개인적 그리고 대인관계 기술(재치, 외교술, 시간엄수, 좋은 의사 소통자, 팀의 일원으로서 업무)
- 청결한 외관

사업 세부사항
사업의 이름
사업의 주소

사업의 법적 지위
사업의 유형
전화
사업 개시 날짜 (이미 사업을 시작했다면)
사업 활동

개인적 세부사항
이름
주소

전화 (집) 전화(회사)
자격

생일
관련된 업무 경험

사업 경험

직원 세부사항 (만약 직원이 있다면)

이름	이름
직위	직위
주소	주소
생일	생일
자격	자격
관련된 업무 경험	관련된 업무 경험
현재 수입	현재 수입

최초 2년 동안 당신이 구매해야 할 기술은 무엇인가?

직원
최초 2년 동안 당신이 필요한 인력고용과 서비스 구매의 비용을 예측하시오.

인원 수	직무	월간 비용	연간 비용

(당신 자신의 임금과 혹시 필요하게 될 모든 인력에 대한 사항도 계산에 넣도록 하시오)

계속

사업 계획의 예

제품 서비스
제공될 제품/서비스의 유형에 대한 설명

전체 총매출액에 대한 개별 제품이나 서비스의 비율
제품 기여 비율

(이 줄의 숫자의 합이 100이 되어야 한다.)
원료 비용 명세 (만약 있다면)
제품 1
원료(포장, 라벨링 등도 포함) 비용

*제품 1에 대한 판매 가격
제품 2

*제품 2에 대한 판매 가격
제품 3

*제품 3에 대한 판매 가격
(*표시는 예상가이다.)
어떻게 이 예상가를 얻었는가?
원료 공급처

시장성
당신의 시장성을 설명하시오.

당신의 관리실의 위치는?

당신의 고객은 누구인가?

당신의 시장성은 성장 중인가, 정체 중인가, 아니면 쇠퇴 중인가?

경쟁 제품이나 서비스를 항목별로 분류하시오.
경쟁자 1의 이름
경쟁자의 제품/서비스
이름 가격
강점 약점

경쟁자 2의 이름
경쟁자의 제품/서비스
이름 가격
강점 약점

경쟁자 3의 이름
경쟁자의 제품/서비스
이름 가격
강점 약점

계속

사업 계획의 예 *(계속)*

당신의 제품이나 서비스가 특별한 이유는 무엇인가?

경쟁자에 대한 당신 제품이나 서비스의 장점
경쟁자 1

경쟁자 2

경쟁자 3

다음 기간에 해당하는 당신의 판매 예측은 어떠한가?

*최초 3달간? 전체 액수
치료/제품
*두 번째 3달간? 전체 액수
치료/제품
*세 번째 3달간? 전체 액수
치료/제품
*네 번째 3달간 전체 액수
치료/제품
(*표시는 단지 예측일 뿐이다.)

어떻게 이 예상치를 계산했는지 설명하시오.

이미 착수하고 있는 확실한 주문의 세부사항을 서술하시오.

마케팅
당신의 경쟁자는 어떤 종류의 마케팅을 하고 있는가?

경쟁자 1

경쟁자 2

경쟁자 3

당신이 하고자 하는 마케팅이나 광고는 무엇인가?
방법 비용

당신의 방법이 왜 당신의 시장에 적합하다고 생각하는가?

어떻게 당신의 예상치를 얻었는가?
방법 공급처

점포/장비/제품
어디에서 당신의 사업을 시작하고자 하는지, 그리고 그 이유는 무엇인가?

당신이 필요한 점포의 종류와 규모는 어떠한가?

장기 임대, 라이센스, 단기 임대, 임대료에 대한 세부사항은 무엇이며, 언제 다음 임대료가 재조사되는가?

계속

사업 계획의 예 *(계속)*

당신이 필요한 장비와 제품은 무엇인가?

장비를 구입할 것인가 대여할 것인가, 그리고 장비의 내구력의 유효 기간은 얼마나 되는가?

어떤 조건을 제품을 구매할 것인가?

기록
보유해야 하는 기록을 설명하고, 어떻게 갱신할 것인지 설명하시오.

목적
사업을 하는데 있어서의 당신의 개인적인 목적은 무엇인가?

단기

중기

장기

어떻게 이 목적을 달성할 것인가?

사업 자체에 대해 당신이 가지고 있는 목적은 무엇인가?
단기

중기

장기

어떻게 이 목적을 달성할 것인가?

자금
알고 있는 주문과 판매의 세부사항을 적으시오 (만약 있다면).
날짜 주문/판매 세부사항 납기
1
2
3
4
현재의 사업 자산의 세부사항을 적으시오 (만약 있다면).

항목	가치	예상치

계속

사업 계획의 예 *(계속)*

사업을 시작하여 첫 해를 꾸려가기 위해 구입해야 할 것은 무엇인가?
개시 시점

항목	액수

1년

항목	액수

이것에 대해 어떻게 비용을 지불할 것인가?	액수	날짜
보조금		
자체 자본		
대출		
채권자		

당신의 공급업체로부터 가능한 신용은 무엇인가?

공급업체	월간 주문의 예상가	신용대출 날짜 수

당신의 대출이나 당좌대월을 위한 요건에는 어떤 것이 있는가?

당신 자신은 얼마를 출자할 것인가?

당신은 어떤 대비책을 세울 수 있는가?

기타
회계사
주소

전화

변호사
주소

전화

부가세 등록
보험 계약

사업 계획의 예 *(계속)*

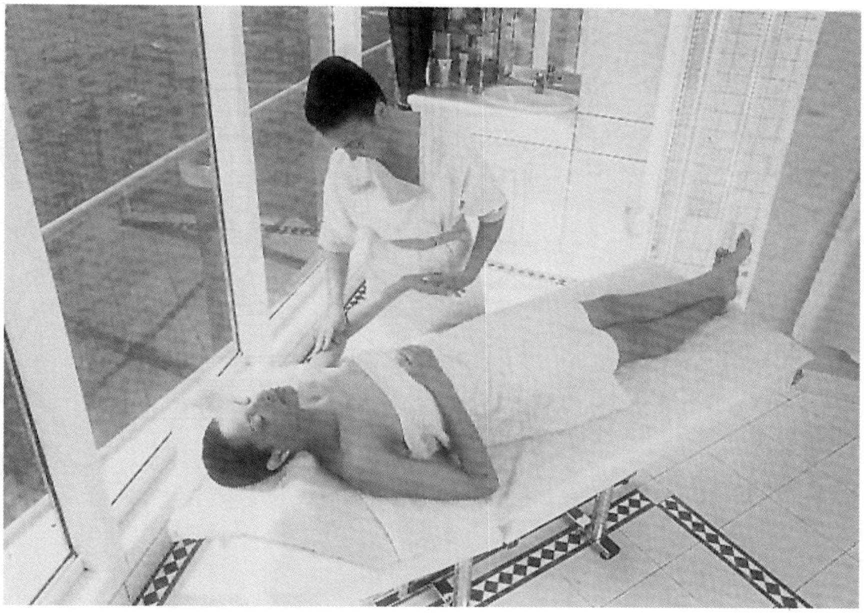

바다에 있는 업소

관리사의 역할

관리사가 제대로 교육을 받고 자격이 있어야 함을 당연한 일이다. 관리사는 자신의 일에 열정적이어야 하며, 기꺼이 기술을 배우고 개발해야 한다. 관리사는 유연한 태도를 가지고, 팀의 일원으로서, 때로는 다른 역할을 수행하면서 일하는 것에 즐거워야 한다. 관리사도 탁월한 개인적 그리고 대인관계 기술과 청결한 외관을 갖춰야 한다.

고객 응대자는 관리실을 대표하는 위치하기 때문에 사업상 매우 중요하다. 고객 응대 구역은 큰 규모의 관리실에서는 한 명 이상의 직원이 있어야 하며, 작은 곳에서는 관리사가 그 역할을 할 수도 있다. 그 업무를 수행하는 사람이 누구이건 간에, 고객 응대 구역에서 행해지는 업무에 대해 제대로 훈련을 받아야 한다. 그렇지 않으면 부적격한 고객 응대자로 인한 잠재적인 사업 기회가 손실될 수도 있다(9장 참고).

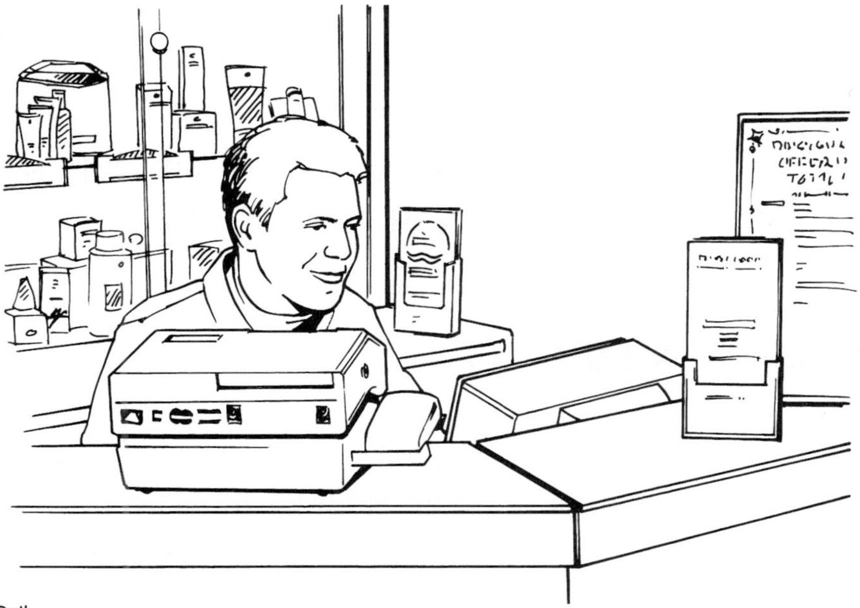

전산화된 응대

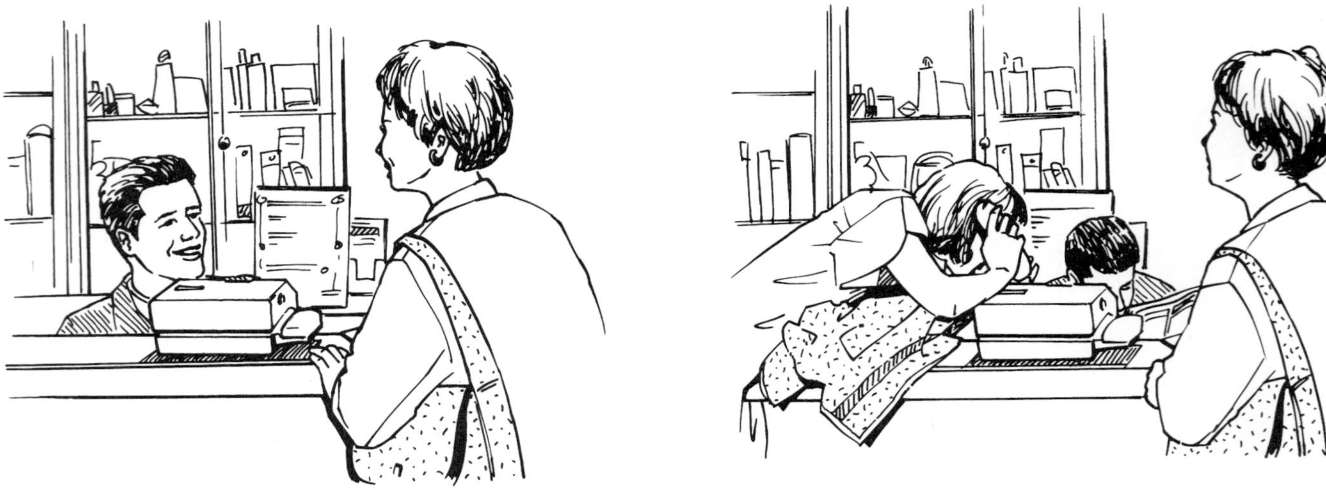

좋은 고객응대와 나쁜 고객응대

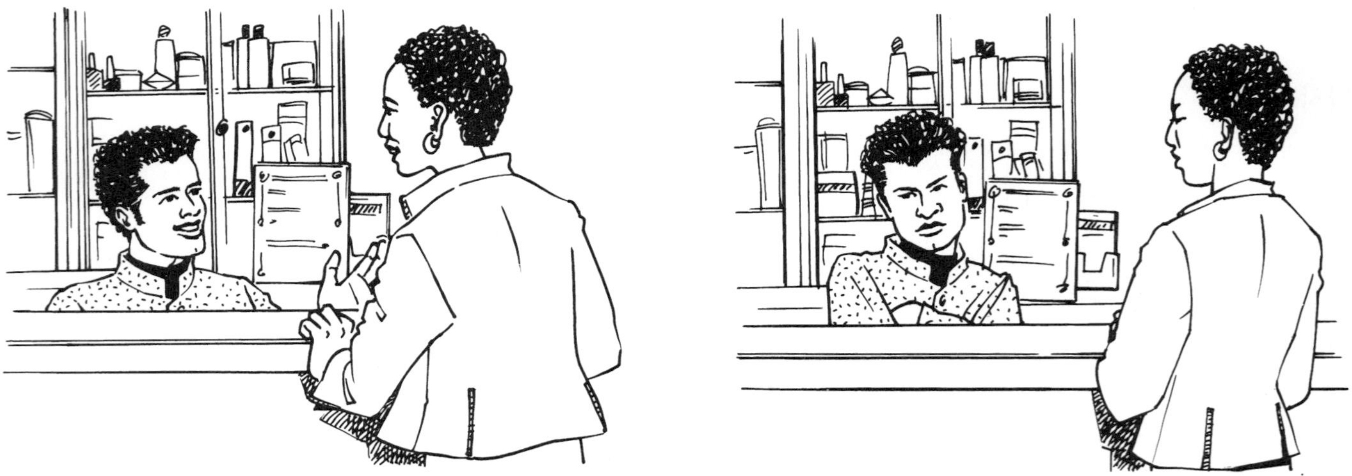

바디 랭귀지

지원 부서

큰 관리실에서는 청소, 세탁, 재고관리, 업무구역 준비 등을 지원 부서가 맡아서 하여, 관리실에서 제공되는 서비스의 전반적 효율성을 더 해준다. 그러나 관리실의 모든 사람이 이러한 영역을 다룰 수 있어야 지속성이 유지될 수 있다.

효율적이고 효과적인 직원 행동

의사소통

궁극적으로 성공적인 사업이 되려면, 모든 고용인간의 효율적인 의사소통이 중요하다. 이것은 직원에게 더 동기부여를 하게 되며 고객에 대한 친숙한 분위기를 제공할 수 있게 한다. 또한 직원들 사이는 물론이고, 고객과의 의사소통도 기분 좋은 분위기를 만드는 필수적인 역할을 한다.

- 정기적인 직원 회의를 통하여 모든 직원들이 현재 일어나고 있는 일에 대하여 알게 되고, 자신의 의견을 나타낼 수 있어야 한다.
- 직원들이 자신을 사업의 중요한 일부라고 느끼도록 해야 한다.
- 직원들이 관리실에서 사용되는 자원의 범위와 이들이 효율적이고 효과적으로 이용될 수 있는 방법을 알아야 사업이 재정적으로 건전할 수 있다.
- 직원들은 일을 잘 한 만큼 보답을 받아야 한다.
- 모든 고용인은 동등하고 공평하게 대우받아야 한다.
- 고객이나 동료에 대한 잡담을 삼가야 한다.
- 모든 고용인을 존중하는 마음으로 대해야 한다.

직원 개발

사업의 성공은 정체가 아닌 확장에 있다. 새로운 관리법과 아이디어가 주기적으로 도입되어 이익 창출을 증가시키고 새로운 고객을 끌고 변화에 뒤떨어지지 않도록 해야 한다. 직원들은 제품 지식, 새로운 기술 또는 자격증을 위해서 정기적으로 교육 코스에 보내져야 한다. 이것은 또한 동기부여를 높이하고 직원의 사기를 진작시킨다.

요점

- 관리실이 전형적으로 가지고 있는 재원은 ; 사람, 도구와 장비, 재고와 시간.
- 개인적 개발은 모든 사람의 업무에서 중요한 측면이다. 그러므로 고용주가 당신의 기술과 지식을 개발하도록 하게 하는 것도 중요하다. 관리사로서의 직업을 시작할 때, 졸업생 관리사가 개발해야 할 중요한 기술은 바로 시간 관리와 체계화된 기술이다.

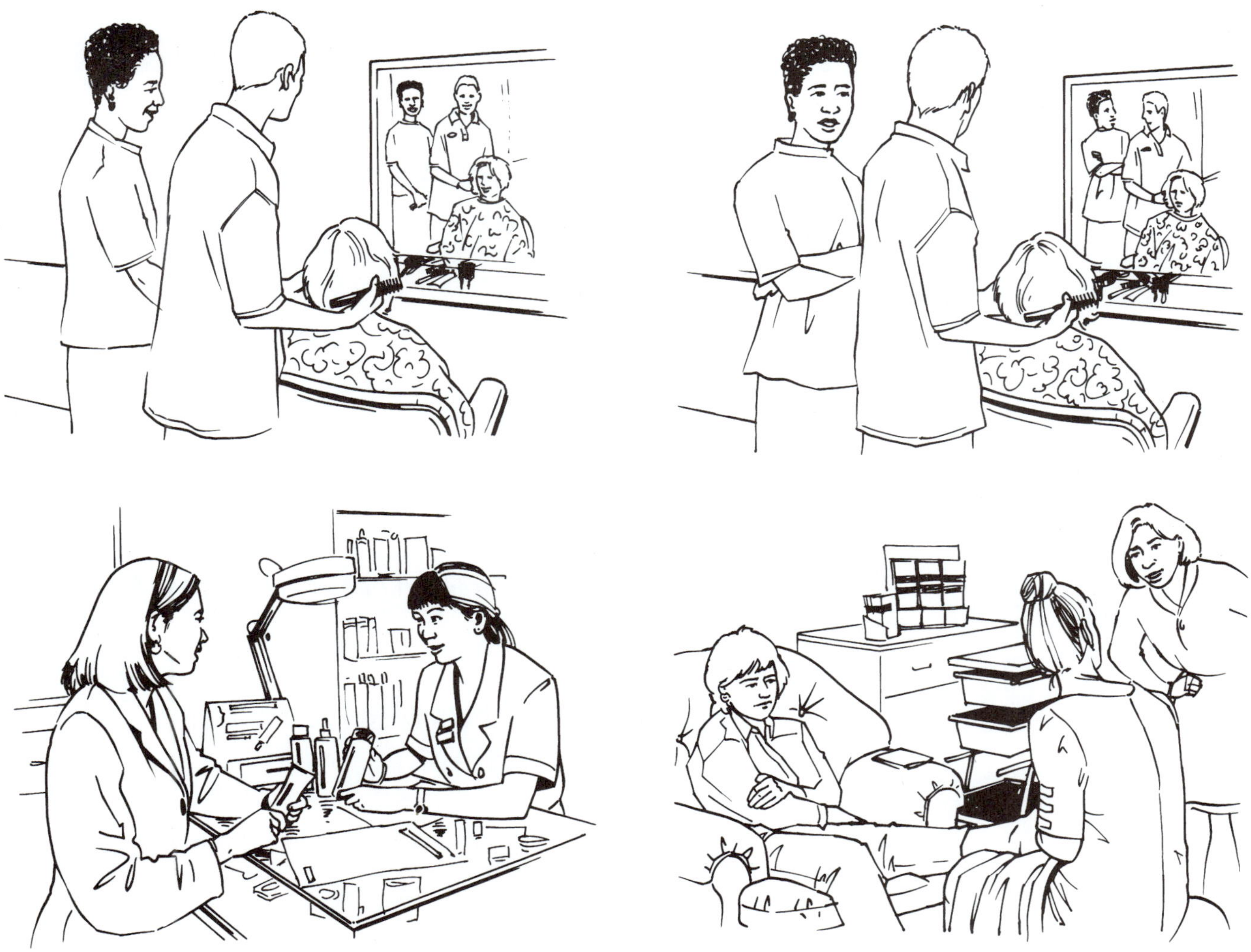

좋은 행동과 나쁜 행동

> **요점**
>
> 궁극적으로 평가 시스템은 고용주와 고용인이 서로를 더 잘 이해할 수 있게 만드는 긍정적인 시스템이어야 한다. 이것은 동기유발을 강화하고, 그 임무를 수행하지 않았다면 어려웠을 일이 해결된데 대한 보답을 기준으로 포상금을 주는 등이 해당된다.

평 가

평가란 일정 기간 동안, 보통 연간으로 고용인의 수행을 검토하는 용어이다. 평가 시스템을 운용하는 주된 이유는 직원들이 좀 더 효율적이 되도록 돕기 위해서이다. 이를 통하여 소유주/매니저는 고용인과 동의했던, 생산성(판매/관리) 목표와 개인적 개발 목표와 같은 목표를 검토하고 논의함으로써 사업의 효율성에 공헌할 수 있다. 그러나, 문제가 연간 평가에 남아 있어서는 안 되며, 확실히 규명되어 적절한 방법으로 해결되어야 한다.

평가는 보통 다음의 두 영역으로 분류된다.

- 검토. 해당 기간에 대해 되돌아보고, 그 직원의 업무가 무엇인지? 어떤 방법으로 변형되지는 않았는지? 효과적으로 수행되고 있는지? 문제는 없는지를 검토한다.
- 조치. 조치되어야 할 것이 무엇인가? 교육이나 개발이 필요한가? 더 많은 지원/지침이 직원에게 필요한가?
- 모니터. 조치가 취해지고 있는가? 목표가 성취될 것인가?

관리 비용

많은 관리실들은 자신의 서비스에 대한 비용을 제대로 산출해 내지 못하고 있다. 예약 장부는 꽉 차있는데도 적절한 이익이 나지 않고 사업이 제대로 되지 않는 이유를 궁금해 한다. 비용 산정은 매우 중요하므로, 원료, 공통경비, 임금 그리고 이익률을 모두 감안해야 한다.

다음은 등 마사지의 예를 설명과 함께 보여준다.

등 마사지 관리 시 (30분) 15,000원인 경우,

원료	1,000원
전기	800원
세탁	1,000원
공통경비	1,200원
임금	6,000원
이익 @ 50%	5,000원

- 사용된 원료에 해당하는 숫자는 그 제품을 이용한 치료의 횟수로 그 제품의 구매 가격을 나누면 된다.
- 전기와 공통경비 비용은 분기별 영수증을 나누어 시간 당 비용을 산정한 후, 다시 관리사의 수로 나누면 된다.
- 세탁비용도 같은 방법으로 계산된다.
- 이 경우의 임금은 관리사의 시간 당 임금 12,000원을 기본으로 계산된다.
- 이익은 전체적인 다른 비용의 50%로 계산된다.

> **실습 사항**
>
> 주어진 예를 통하여 관리실의 서비스 비용을 산정하시오.

자가 검진

1. 성공적인 사업을 수행하는데 필요한 법적인 중요 요건을 명시하시오.
2. 고용 계약의 주요 목적은 무엇인가? 그러한 계약이 다루어야 하는 중요한 포인트를 간략히 설명하시오.
3. 다음 사람들의 역할과 책임을 서술하시오.
   a. 고용주
   b. 매니저
   c. 관리사
   d. 고객 응대자
4. 당신이 이해하는 '평가' 라는 용어는 무엇인가?

마케팅과 판촉

많은 관리실의 소유자들은 최고 품질의 제품으로 숙련되고 능력 있는 직원들을 고용하여 최고의 서비스를 제공하고 있는데도 사업이 잘 되지 않는 이유를 궁금해 한다. 그 답은 아마도 자신을 충분히 마케팅 하지 않고 있다는 것에 있을 것이다.

마케팅이란 지역 신문에 광고를 내는 것만을 뜻하는 것이 아니고, 관리실이 창출하고자 하는 전체 제품과 이미지를 말한다. 미용 사업에서 이것은 가장 중요한 것으로서, 세부사항에 주의를 기울이는 것이 중요하다. 당신의 서비스와 적절한 피부 관리 제품을 올바른 고객에게 마케팅 한다는 것은 통찰력, 공감, 지식, 열정 그리고 위에서 말한 모든 것, 그리고 이해를 필요로 한다.

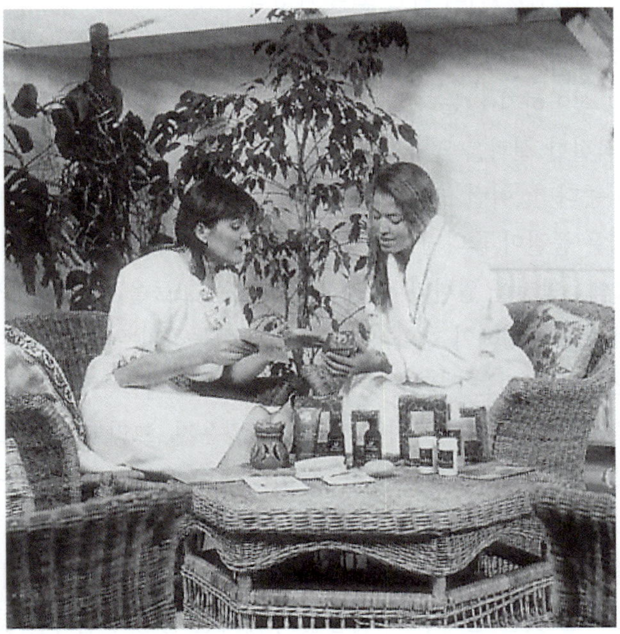

상담의 예

관리실에서의 판매

판매는 경영의 매우 중요한 측면이다. 제품과 서비스를 판매해서 생기는 이익은 사업을 성공으로 이끌고, 궁극적으로 모든 고용인에게 잠재적인 수입을 증가시키는 것이다.

관리실에서의 판매 기회 손실의 대부분의 원인은 관리사가 '판매' 는 자신의 업무가 아니라고 생각하는 것이다. 그러나, 전문가적인 관리사는 고객이 돈을 지불하는 것은 단지 서비스에 대해서만이 아니라 관리사가 제공하는 경험과 지식에 대해서도 마찬가지라는 것을 깨닫고 있다. 많은 고객들은 자신에게 필요한 제품과 관리가 어떤 것인지 관리사에게 묻기를 주저하지만, 그것을 매우 알고 싶어한다. 관리사의 업무 중 기본적인 부분은 고객에게 관리방법을 알려 주는 것이며, 여기에는 관리와 제품에 대한 조언도 포함된다. 관리사는 각 고객을 개별적으로 보아야 하며, 고객이 예약한 서비스에 뿐만 아니고, 고객의 라이프스타일에 적절한 관리와 제품을 연결시켜 주어야 한다. 예를 들면, 등 마사지를 예약한 고객이 관리사에게 자신이 9개월 후에 결혼한다는 것을 알린다면, 관리사는 얼굴 마사지, 왁싱, 매니큐어, 체형관리 그리고 체력강화 관리와 메이크업과 같은 관리에 연결시켜주어 결혼식을 준비하는데 도움을 줄 수 있다. 관리사는 오랫동안 교육을 받는다. 그리고 이 업계에서의 매 년의 경험이 교육에 더해져서 고객에게 제공할 수 있는 지식의 폭이 넓어짐을 기억해야 한다.

고객의 지적 특성

관리사가 개별 고객의 지적 특성을 규명하여 그들의 구매 욕구에 부합하는 것은 매우 중요하다. 고객에게 질문하고 반응을 경청하는 것으로써 이것을 평가할 수 있다. 그 다음 관리사는 고객의 필요에 맞는 제품을 선택해야 하며 구매에 대해 '예' 라는 대답을 얻기 위해 적절한 어휘를 선택해야 한다(고객의 지적 특성에 맞게). 사실 고객은 그 라이프 스타일에 맞는 몇 가지의 특성을 가지고 있다. 예를 들면, 직업을 위한 하나의 특성, 그리고 개인적 가정 생활을 위한 하나의 특성. 관리사는 그들 자신의 약점을 규명하고 강화하기 위해서 자신의 특성도 평가해야 한다.

연구를 통해 아래와 같이 4가지의 다른 고객 특성을 규명하였다.

1. **이성적 (지적, 기술적) 고객** : 입수 가능한 모든 정보를 하나 하나 분석하며 포장이나 제품의 질감은 알고 싶어하지 않는다. 그러나 성분과 그 효과에 대한 순수히 사실에 입각한 정보는 원한다. 적절한 결과를 얻을 수 있도록 당신이 정확한 정보와 올바른 제품과 성분을 고객에게 말해 준다면, 이런 고객에게 제품을 판매하는 것은 더 빠르게 진행될 것이다. 이런 유형의 고객은 품질이 좋다면 많은 돈을 지불할 것이다.
2. **자신이 없는 고객** : 안전을 원한다. 그래서 관리사는 그들을 재차 안심시키고, 극도로 참을성 있으며 단계별로 진행해야 한다. 이런 고객을 설득하기 위해서는 많은 문서가 필요하다(입으로 전하는 정보보다는 서면을 통해서 안심한다). 이들은 이 제품의 브랜드가 얼마나 오래된 것인지, 이것을 사용하는 나라가 얼마나 많은지, 그리고 테스트되었는지 등을 알고 싶어 한다. 예를 들면, 병원에서의 사용 등. 이러한 고객은 관리실에 들어서기 전에 심리적 예산을 가지고 있으며, 자신이 지출할 수 있는 액수가 얼마인지를 알고 있다.
   항상 이런 유형의 고객을 재차 안심시켜야 한다: 그들에게 천천히 단계별로 그들이 선택을 올바르게 잘 했다는 것을 말해주고, 제품을 구매하면 분명히 만족할 것이라고 말해주어야 한다. 이러한 고객은 인쇄물과 팜플렛을 통해 샘플을 받아 보아야 한다. 그러나 무의식 중에 고객을 잘못 인도하지 마시오. 판매에 시간이 걸리기는 하지만, 일단 당신이 신뢰와 확신을 확립하면, 이런 고객은 당신에 대한 신뢰를 유지한다.
3. **'고유의' (예술가) 고객** : 가장 최신의 제품을 원하고 그것을 사용하는 유일한 사람이 되기를 원한다. 이러한 고객의 상상력을 자극하는 것이 중요하다. ; 이들은 디자이너 '상표' 를 따르고 위험을 감수하기를 즐기기 때문에 기술적인 정보는 원치 않는다. 당신이 잘못 인도

하지 않는 한, 다음과 같은 문구를 사용할 수 있다: '이 제품은 혁신적이다', '특이하다', '눈에 띤다' 또는 '독특하다', '바로 당신을 위한 것' 이라는 표현이 더 좋다. 이러한 고객에게 판매하는데 시간은 오래 걸리지 않는다. 그들은 고정된 예산을 염두에 두지 않는다.

4. **감정적인 고객** : 매우 수다스럽고, 당신의 친구가 되고 싶어 하고, 당신과 똑같이 하고 싶어 한다. 이런 고객은 일반적으로 매우 감정적이어서, 자신의 배우자, 아이들, 조부모, 동물 등에 대해 얘기하고 싶어 한다. 신경을 많이 써주고, 그들의 생일이나 좋고 싫음 등과 같은 사소한 것에 특별히 주의를 기울이는 것이 중요하다. 고객이 자신의 다음 가족 휴가에 대해 얘기한다면, 예를 들면, 당신은 그들이 대화하기 즐기는 제품의 질감, 색 그리고 아로마에 대해 얘기하면서, 일광에서 사용하기에 좋은 피부 관리 제품의 구매와 연결할 수 있다. 이러한 고객에게 판매하는데 시간은 오래 걸리지만, 그들은 심리적인 예산에 구애 받지 않고 당신의 조언을 신뢰할 것이다.

판매에 대한 거부

판매에 대해 배울 때, 관리사는 판매에 대한 다양한 거부가 일어나는 이유와 거부 발생 여부는 오해로 인한 것임을 이해해야 한다. 관리사는 거부의 이면에는 무엇이 있는지 그리고 그것이 근거가 있는 것인지를 확인하기 위해 '발견 단계'를 밟아야 한다. 이렇게 하려면 관리사와 고객은 눈을 마주보아야 관리사가 고객으로부터 거부의 진짜 이유를 알아낼 수 있다. 그것이 '진짜' 거절이라는 것은 고객의 비언어적 의사소통을 통해 증명될 수 있다 — 그들의 바디 랭귀지는 질문에 대답하면서 긴장이 풀릴 수 있다. '가짜' 거부를 하는 고객은 긴장이 덜 풀렸을 수 있고, 자신의 얼굴을 자주 만지는 것을 보면 재확인을 구하는 것임을 알 수 있다. 관리사는 이러한 거부에 맞닥뜨릴 때 오해가 있는지 알아내려 노력하고, 차분함을 유지하고 공격적이 되지 않으면서, 고객의 바램과 필요를 존중하는 태도로 긍정적인 접근을 해야 한다.

구매에 대한 일반적인 몇 가지 거절 이유가 있다.

- **비용.** 당신은 고객이 제품이 비싸다고 생각하는 이유를 그들이 현재 사용 중인 제품이 무엇인지를 물어보면서 함께 물어볼 수 있다. 아마도 현재 사용 중인 제품보다 이 제품이 비쌀 것이다. 그러므로 당신이 추천하고 있는 제품의 활성화 성분을 비교하거나 더 짧은 시간 내에 더 나은 효과가 있을 것이라고 얘기해야 한다. 절대 경쟁자를 평가절하 하지 않되, 분명히 얘기한다. 예를 들면, 고객이 사용하는 제품을 당신이 잘 알고 있다면, 당신은 현재 고객의 피부의 수분이 부족하기 때문에 그 제품이 덜 적합하다고 말해 주어야 한다. 고객에게 피부에 대해 물어보고 피부에 개선 효과가 있는지 물어본다. 왜냐하면 보통 소매점에서는 일단 판매한 후에는 효과를 확인하지 않기 때문이다. 그러나 당신은 전문적인 서비스를 제공할 수 있고, 매달 재택관리를 평가하고 검토할 수 있으며, 전문 관리사가 미리 설명한 활성화 성분이 들어있는 고품질의 전문 제품을 추천할 수 있다. 고객에게 가격이 문제가 된다면, 여러 가지를 한꺼번에 권하지 말고 가장 필요한 단 한가지만 권해야 함을 기억하시오.
- **시간.** 고객이 생각하는 오랜 시간이 얼마인지를 물어보면서 왜 피부관리를 위해 투자할 시간이 없는 지를 확인한다. 피부의 젊음을 유지하는 기초 피부관리를 위해서 하루에 5~10분만 투자하면 된다고 응대한다.
- **효율성.** 일반적으로 거부의 이유로 효율성을 거론하는 고객은 '이성적인' 특성이나 '자신이 없는' 특성 중의 하나를 가졌을 것이다. 그러므로 관리사는 적절한 어휘를 사용하여 재차

안심을 시키도록 해야 한다. 그들이 생각하는 '효율적이지 않다'는 것이 어떤 것인지 물어보고, 제조업체가 실행했던 효율성에 대한 과거의 사례 연구나 데이터를 인용하는 등 적절한 정보로 대응한다.

- **질감/향기.** 고객이 이러한 이유를 지적한다면, 이것은 관리사의 실수이다. 왜냐하면 제품을 추천하기 전에 고객이 좋아하는 질감과 향을 기록할 때, 고객의 선호에 대해 제대로 경청하지 않았기 때문이다.
- **민감성.** 고객이 자신이 그 제품에 민감하다고 한다면, 관리사는 그 민감하다는 것의 의미를 결정해야 한다. 그들이 민감한 성분이 어떤 것인지 논의하고, 제조업체가 실행했던 피부과 테스트 결과를 보여주는 정보를 가지고 응대한다. 항상 이러한 고객에게는 샘플을 제공하고 (이것은 판매를 위한 선물이 아니고, 고객을 안심시키기 위한 알러지 테스트용 시도이다) 그 고객의 기록 카드에 이것을 기록하고 다음 방문 시에 효과를 확인하도록 한다.

관리사의 바디 랭귀지, 목소리의 크기와 속도, 모습과 향기, 그리고 관리실 환경 (온도, 조면, 향기 등)은 고객과의 전문적 관계를 확립하는 데 중요한 역할을 한다. 그러므로 이것은 궁극적으로 관리와 판매로 인한 관리실 내의 전체 수입에 영향을 주는 것이다.

> **요점**
>
> 팀으로 업무 하면서 관리실의 제품과 서비스를 갱신하는데 책임을 공유하고, 최신의 치료와 서비스에 대해 모든 직원이 교육 받을 시간을 내는 것이 필수적이다.

고객으로부터 정보를 얻어내기 위해서, 관리사는 고객이 반응하게 하려면 개방형 질문을 정보 확인이나 질문에 대한 '예'라는 답을 얻기 위해서는 닫힌 질문을 해야 한다. 예를 들면, 고객이 효과적인 체중 감량 크림 구입을 원한다고 말하면, 관리사는 고객이 말하는 '효과적'이라는 것이 무엇을 의미하는지 물어서 확인해야 한다. 고객의 대답은 관리사가 또 다른 개방형 질문을 하게 하거나 판매를 향해 더 나아갈 수 있는 닫힌 질문을 하도록 하는 지침이 될 것이다. 몇 번의 '예'라는 대답을 얻은 후에, 관리사는 고객에게 오늘 제품을 구매하고 싶은지를 질문함으로써 판매를 종료해야 한다.

유용한 정보

- 각 고객에게 당신이 판매와 관리법에 대한 조언을 제공하는 것을 확인한다.
- 고객의 말을 경청하여 그들의 특성을 파악하고, '예'라는 대답을 얻기 위해 적절한 어휘를 선택한다.
- 시중에 나와 있는 모든 광고와 전문 제품에 대한 정보를 빠뜨리지 않는다.
- 각 고객의 기록 카드에 모든 판매와 샘플을 기록하고, 다음 방문 시에 그 효과를 평가하고 검토한다.

관리실에서 가능한 모든 관리와 제품에 대한 충분한 이해를 하는 것이 중요하다. 많은 피부관리 회사들은 제품 지식에 대한 워크샵을 열어 관리사들이 그들이 제공하는 제품과 방법에 익숙해 지도록 한다. 이것이 가능하지 않다면, 당신이 판매하려고 하는 제품에 관한 모든 가능한 정보를 읽어야 한다.

성공적인 판매를 위한 조언

1. 고객이 필요한 것이 무엇인지 정확히 알아낸다. 이것은 질문을 하고 대답에 경청하는 것을 의미한다. 짧고 다음단계로 나아가는 대답(일반적으로 예 또는 아니오)을 얻으려면 닫힌 질문을 사용한다. 이것은 정보와 아이디어를 확인하거나 제거하는데 도움이 된다. 좀 더 많은 상세한 답을 얻기 위해서는 열린 질문을 이용한다. 열린 질문은 대화를 발전시키고, 더 많은 개인적 정보를 제공하는 데 도움이 된다.

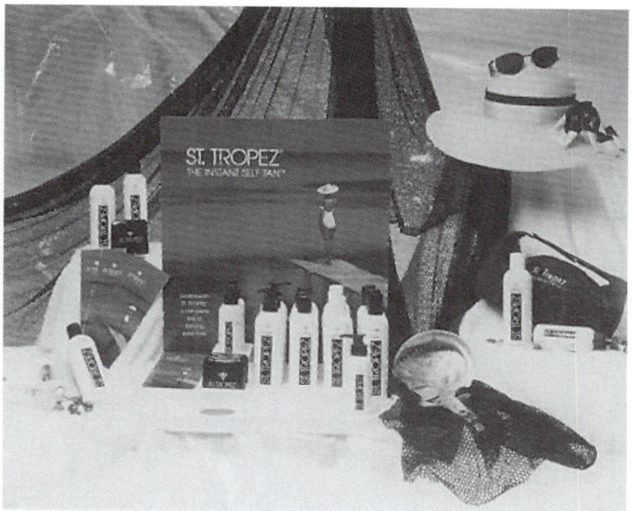

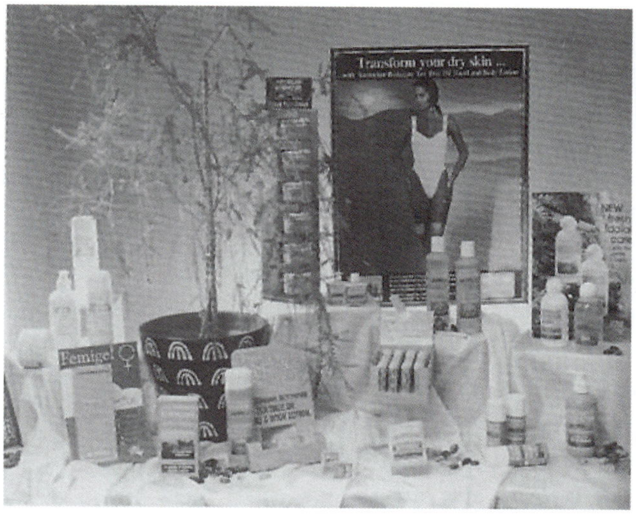

판촉용 전시 모델

2. 고객에게 조언을 제공한다. 항상 특별히 그 고객과 그 제품의 장점을 연결시킨다.
3. 항상 미소 짓고 당신이 선택한 제품에 대해 확신 있고 긍정적으로 말한다. 가능한 지점에서 당신이 그 제품을 사용한 개인적 경험을 고객에게 말해 준다.
4. 제품이 어떻게 사용되는지 설명한다. 가능하면 고객이 직접 제품 발라보고, 냄새를 맡아보고 잡아보도록 한다. 고객이 그 제품을 만지거나 가격을 물어보면, 그 제품은 실질적으로 팔릴 것이라는 것을 기억한다.
5. 판매를 종료한다. 고객이 당신의 조언을 받아들여 제품을 구매하기로 결정했다는 것을 보여주는 표시를 찾아 본다; 동의의 의미로 고개를 끄덕이거나 미소 짓고, 친절하게 눈을 맞추는 것은 긍정적인 구매 의사이다.
6. 가능한 지점에서, 그 제품의 다른 사이즈의 장점에 대해 설명한다. 일반적으로 이것은 가격과 관련이 있다. 가격에 대한 언급을 주저하거나 꺼려하면, 고객은 당신이 그 제품의 가격이 비싸다고 생각한다고 여길 것이다.
7. 고객의 동의를 얻어낸다. 이것은 즉시 얻어낼 수도 있고, 잠깐 '생각할' 시간이 지난 후일 수도 있다. 이 단계에서는 침묵을 걱정하지 않는다. 고객이 결정을 내리도록 조용히 참을성 있게 기다리면 된다. 판매와 관계없는 당신 자신에 대한 얘기를 하지 않는다.
8. 같은 범위에 있는 보완 제품을 구매하도록 연결 판매를 이용한다. 예를 들면, 클렌저와 토너, 바디 박피제와 로션 등.
9. 일단 당신이 제품을 팔았다면, 그것을 포장하고 지불 절차를 진행한다. 제품을 건넬 때, 다시 한번 고객이 그 사용법을 이해했는지 확인한다.
10. 고객 카드에 구매 세부사항을 적고, 고객이 그 제품을 어떻게 알게 되었는지를 확인한다.

요점

- 고객은 관리사로부터의 '완전한 서비스'에 대해 돈을 지불한다. 여기에는 '실제 관리' 뿐만 아니라, 제품에 대한 적당한 조언과 고객에게 도움이 되는 다음 관리에 대한 조언도 포함된다. 이러한 조언을 제공하지 않는 것은 고객에게 거스름 돈을 덜 주는 것과 같다.
- 대부분의 관리사들은 판매를 효과적으로 하지 못한다. 그 이유는 그들은 일반적으로 거절을 두려워하기 때문이다. 권장하는 제품을 고객이 구매하지 않는다고 해도 '별 문제 아니다'. 최소한 당신은 그들을 도우려 했고 당신의 경험에서 나온 지식을 그들에게 제공한 것이다.

실습 사항

여름 휴가를 갈 고객을 위해 적당한 관리 계획을 새우고, 그 계획을 위한 판촉 인쇄물을 디자인 해본다.

판매와 판매 주안점

- 판매를 성사시키기 위하여 불안해 하는 고객에게 샘플을 지급한다.
- 한 제품을 구매한 고객에게 그 제품과 같은 범위에 있는 추가 또는 보완 제품을 소개하기 위해서 샘플을 지급한다.
- 고객 추천 제도를 관리실에 도입한다 — 정기적인 고객이 친구를 소개하면, 디스카운트와 같은 인센티브를 제공한다.
- 다른 전문 관리실과 연계한 추천 제도를 도입한다 — 이용 업소나 헬스 클리닉과 같이 고객을 추천할 수 있는 공급처에 인센티브를 제공한다.
- 관리사가 출산 휴가로 자리를 비우면, 그 관리사의 정규 고객에게 그 사실을 알리는 카드를 보내고, 다시 돌아 올 때까지 다른 관리사에게 관리를 받는 것에 대해 디스카운트를 제공한다.
- 모든 고객의 생일을 알고 있다 — 생일이 있는 달에 각 고객에게 관리실 방문을 유발하는 인센티브를 제공한다.
- 새로운 관리 판촉을 계획한다.
- 새로운 관리 정보를 인쇄하여 모든 고객에게 배포한다.
- 특별 관리 패키지를 제공한다 — 휴가, 크리스마스, 등
- 매우 정기적으로 디스플레이를 변화시킨다.
- 매년 관리실의 가격 목록을 바꾸고 날짜를 적는다.
- 정기적으로 관리실의 장식을 바꾼다.
- 매주 한 제품을 판촉 하면서, 그 제품의 장점, 효과 그리고 성분을 알린다(당신은 곧 모든 범위의 제품을 매우 철저히 알게 될 것이다).
- 매년 관리실의 창립 기념일 행사를 열어 그 지역의 언론사를 초청한다.
- 한 주 중에 '고객이 가장 없는' 날을 정하여 특매품을 만든다 — 이름을 짓고 그날 예약을 하는 사람에게 인센티브를 제공한다.
- 당신 자신의 이미지를 정기적으로 바꾼다.

유용한 정보

- 관리코스를 판촉할 때, 당신의 장점에 대하여 계절을 이용하고, 그 관리의 계절적 효과를 고객에게 부각시킨다. 예, 여름철 노출에는 해독 관리코스.
- 정기 간행물은 고객에게 현재의 관리를 상기시키는 것은 물론이고, 당신의 서비스와 직원에 대해 최신 정보를 제공하는 방법이다.
- 전문적 경연 대회에 참가하여, 이를 판촉을 위해 사용한다.
- 출산 전 · 후의 고객에게는 많은 관리와 주의가 필요함을 기억한다. 그들이 모든 관리에 금기대상이라고 생각하지 않는다. 출산 전 긴장 이완과 피부/손톱 관리에서부터 출산 후 체중감량, 근력 강화 그리고 긴장 이완까지 아주 많은 관리가 그들에게 도움이 될 수 있다.

과 세

세금이란, 모든 사람이 사용하고 공유하는 공공 서비스를 지원하는 수입을 올리기 위하여, 정부가 부과하는 강제적인 재정 분담금으로 정의된다. 많은 형태의 세금이 있다 — 개인의 소득에 대하여, 사업상 이익에 대하여, 부가 가치세(VAT) 그리고 국민 보험 제도(NI). VAT와 NI는 아

래에서 간단히 설명된다.

부가가치세(VAT)

이것은 '과세할 수 있는 공급자' 로서 알려진 대부분의 사업 관계에 대해 정부가 부과하는 세금이다. 사업상 과세할 수 있는 총 매출액이 특정 액수(현재의 수준에 대해서는 지역의 세무서에 문의한다)보다 클 때, 이것은 VAT 사무실에서 발급된 적절한 양식에 기입하여 VAT로 등록되어야 한다. 그 다음 등록 번호가 발급되고 모든 사업 거래에 대하여 상세한 기록이 유지되어야 한다. 관리실의 소유자는 제공된 서비스와 판매된 제품에 대해 VAT를 내야 하며, 현재의 비율은 1.5%인데 VAT 등록된 회사로부터 구매한 장비와 제품에 대한 VAT도 지불할 책임이 있다. 이것은 각각 매출과 매입으로 간주된다. 세 달마다(VAT 세금 기간), VAT 신고라는 양식에 기재해야 한다. 매출세액이 매입세액을 초과할 때, 그 차이가 세무국에 징수되어야 한다. 그리고 그 반대로 매입세액이 매출세액보다 클 경우에는 — 그 차이를 세무국으로부터 반환 받아야 한다.

VAT 매출/매입 세금 산정의 예

매입 세액		매출 세액	
구매		판매	
치료를 위한 제품	£ 8.00	챠크라 여행 판매 가격	£ 60.00
순 비용	£ 8.00		
더하기 VAT @17.5%	£ 2.80	더하기 VAT @17.5%	£ 10.50
총 사업 비용	£ 10.80	고객이 지불한 비용	£ 70.50

요점

작은 사업체에 VAT 회계에 대한 선택적 거래 기준을 제공하는 균일 비율 제도는 2003년에 도입되었다. 이것은 연간 총 매출액이 150,000프랑을 초과하지 않는 사업체에 대하여 VAT 회계 방법을 단순화하기 위한 것이 그 목적이다. 최근의 세부사항에 대해서는 세무국 웹사이트를 방문하면 알 수 있다. VAT 신고서를 늦게 제출하거나, 제출하지 않은 사업체에는 벌금을 부과하게 된다.

PAYE(번 만큼 지불한다)

모든 고용된 직원은 각 지방 세무국에 등록해야 한다는 것이 법적 요구사항이다. 직원 등록을 마치면, 세무국에서 고용주에게 조회 번호와 CD와 세금 공제표, 그리고 국민 보험 분담금에 대한 세부사항을 보낸다.

국민 보험 분담금

이것은 직업을 가진 모든 사람이 국세청에 공공 서비스, 무직자를 지원하고, 노인 연금 지불을 돕기 위해 내는 세금이다. 고용인일 경우에는 고용주가 이 분담금을 모으게 된다.

급여 지급 시스템

모든 사업체는 직원과 내국세청에 대한 지불과 기록을 위해서 급여 지급 시스템이 필요하다.

기술 주도적인 오늘날의 세계에는 급여 지급 시스템이 온라인을 통해 실행되는 경향이 있다. 물론 어떤 사람들은 아직도 손으로 기록하는 것을 더 좋아하기도 한다. 이 시스템을 정착시키려면 고용주는 다음을 준비해야 한다:

- 각 고용인에 대한 P11 업무 기록. 이것은 고용인의 이름, 국민 보험 번호, 세금을 낸 날짜와 급여가 지급된 날짜가 기록된다. 고용인이 급여를 받을 때마다 정확하게 갱신되어야 함이 중요하다.
- 고용인의 총 급여액을 보여주는 급여 명세서; 총 급여가 계산된 방법, 예로, 기본급, 초과근무수당, 수수료 등 ; 공제액, 예로, 세금, 국민 보험, 연금 등 ; 그리고 실수령액.
- P32 고용주의 지불 기록 양식. 고용주가 국세청에 지불한 전체 금액을 기록한다.
- P14 연말 요약 양식, 사업체의 각 고용인과 그들에게 지불된 모든 비용과 함께 월급에서의 공제액을 항목별로 구분한다.
- P35 고용주의 연간 신고 양식. 그 해에 대한 고용주의 모든 PAYE 공제액을 열거한다.

요점

학생 대출, 의료 보험, 법원 명령—자녀 부양비—과 같은 공제액은 출산에 대한 여성/남성의 세부사항 또는 병가수당의 세부사항과 같이 급여명세표에 나타난다.

요점

- P14와 P35 양식은 내국세청 웹사이트에서 온라인으로 고용주가 완성할 수 있다.
- 내국세청은 많은 형태의 지불을 인정한다. ; BACS와 같은 직접 온라인 이체; 인터넷을 통한 부채 카드; 우체국 수표; 우체국에서의 현금 지불; 고용인의 지자를 통한 우체국이나 은행 지로로 하는 수표 지불.

기본적인 사업 용어

은행 업무

은행 예금 내역서

은행 예금 내역서는 계좌를 가지고 있는 모든 사람에게 일정 기간 동안 일어난 모든 내역을 보통 월간으로 보여주는, 은행이 발행하는 문서이다. 이것은 계좌에 얼마가 있는지, 얼마가 입출금되었는지를 상세히 보여준다.

현금 흐름

이것은 사업상 들어오고 나간 돈의 흐름으로 정의된다. 현금 흐름 보고서는 모든 대형 회사에 필수적이다.

수표 보증 카드

은행이 이 카드에 적혀진 액수만큼을 판매자에게 보증하기 때문에 수표에 서명할 때마다 이 카드가 요청된다. 카드 한계가 50.00프랑이면, 은행은 그 액수나 그 이하의 액수에 해당하는 수표만을 책임진다.

신용 카드

신용 카드는 현금 없이 상품이나 서비스에 대해 돈을 지불하는 방법이다. 이것은 신용의 형태로 사용되거나(이 경우에는 이자가 지불된다), 카드 사용 명세서가 매달 정확한 세부사항과 함께 발송된다.

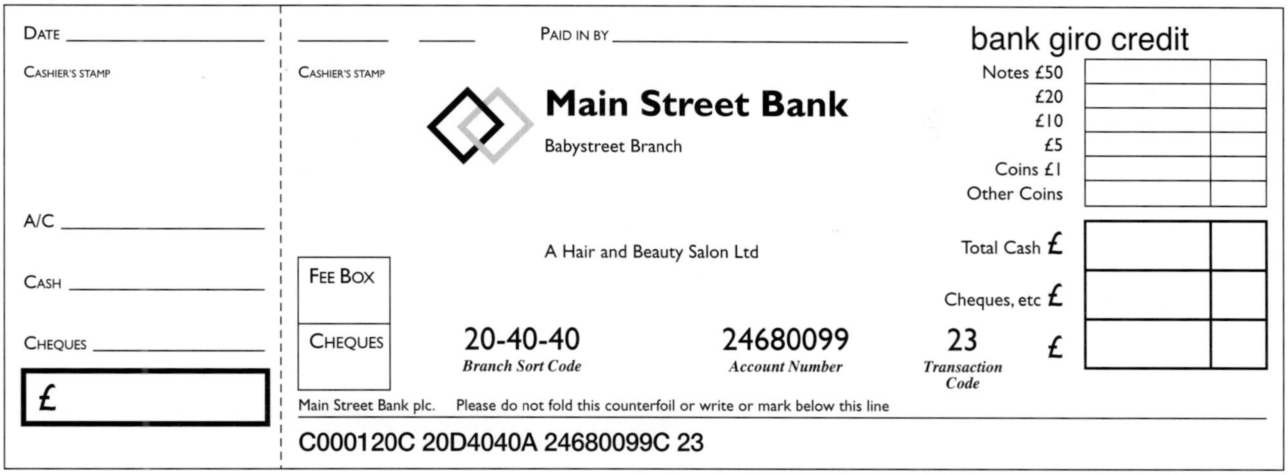
DATE
CASHIER'S STAMP
A/C
CASH
CHEQUES
£
CASHIER'S STAMP
PAID IN BY
Main Street Bank
Babystreet Branch
A Hair and Beauty Salon Ltd
FEE BOX
CHEQUES
20-40-40
Branch Sort Code
24680099
Account Number
23
Transaction Code
bank giro credit
Notes £50
£20
£10
£5
Coins £1
Other Coins
Total Cash £
Cheques, etc £
£
Main Street Bank plc. Please do not fold this counterfoil or write or mark below this line
C000120C 20D4040A 24680099C 23

예금 입금표

신용 카드 보고서

이것은 매월 행해진 구매, 받은 액수, 이자, 빌린 돈, 최소 상환과 그 나머지에 대해 상세히 보고한다.

당좌 계정

전통적으로 은행은 여기에 예치된 금액에 대해서는 어떠한 이자도 지불하지 않는다. 그러나 수취인에게 수표책과 수표 보증 카드를 제공하여 그 계좌에서 인출할 수 있게 해준다.

예금 계좌

은행은 여기에 예치된 금액에 대해서 이자를 지급한다. 예금 인출에 대해 이자 삭감 없이 얼마나 많은 통지서가 제공되는 지에 대한 조항이 첨부될 수도 있다.

자동 이체

청구서와 같이 정기적인 지출에 대해 돈을 지불하는 방법이다. 당신이 돈을 지불할 사람과 그 은행의 세부사항 그리고 지불 액수를 표시하는 양식에 기입해야 한다. 은행에 다른 통보를 하지 않는 한, 정기적으로 그 만큼의 액수가 자동 이체된다.

은행 자동 납부

이것은 자동 이체와 비슷하지만, 여기에서는 계좌에서 인출할 돈을 은행에 요구하는 것이 사람이다. 당신은 그 요청을 승인하는 양식에 기입해야 한다. 은행 자동 납부는 월별로 인출 액수가 변하는 경우에 매우 유용하다.

초과인출

예금주와 은행은 유연한 방식으로 인출될 수 있는 금액의 한계에 동의한다. 이자는 인출된 액수에서 지불된다.

대 출

대출은 은행이나 금융기관이 동의한 기간 동안 동의한 액수를 예금주에게 빌려주기로 하는 공

실습 사항

은행과 기타 금융 기관으로부터 그들이 제공하는 서비스에 대해 정보를 수집하시오.

Wholesale Suppliers and Consultants to the Beauty and Hairdressing Professions

INVOICE/DELIVERY NOTE

ELLISONS

Leading the way

CRONDAL ROAD,
EXHALL,
COVENTRY. CV7 9NH
TEL: 02476 361619/362518
FAX: 02476 644010

VAT No: 487 6585 77

PRO-FORMA INVOICE

DELIVERY TO:
The Beauty Spot
18 Greensleeves Close
Whitmore Park
Coventry
CV6 4EP

INVOICE TO:
The Beauty Spot
18 Greensleeves Close
Whitmore Park
Coventry
CV6 4EP

INVOICE No.	ACCOUNT REFERENCE	ORDER No.		DATE
MP155428	THE4571	TJB	Page 1	13/01/05

CODE No.	DESCRIPTION	QTY	PRICE	DISCOUNT	VAT	TOTAL
EST990	Esthetix Electrolift Facial Therapy	1	795.00		S	795.00
EST990	Promotional Pack for EST990	1			S	
EST910	Esthetix 3 Tier Trolley Standard	1	125.00		S	125.00
EST918	Esthetix Multi Posture Stool	1	85.00		S	85.00
PHD01S	PhD Intro Kit With Small Gloves	1	160.00		S	160.00
DS977	Embossed Cotton Discs (500)	1	3.25		S	3.25
PE524	Galvanic Gel 5 Normal/Dry Skin	1	12.25		S	12.25
AM011	Pint Measuring Jug	1	0.80		S	0.80
AM008	Plastic Circular Bowl 6	1	0.70		S	0.70
BO924	Mask Brush	1	1.95		S	1.95
GL035	Precious Touch Eye Gel 15ml	1	4.05		S	4.05

GOODS	CODE	RATE	VAT
1188.00	S	17.50	197.51

Settlement Discount 59.40

GOODS	1188.00
CARRIAGE	0.00
VAT	197.51
TOTAL	1385.51

PLEASE CHECK YOUR ORDER CAREFULLY,
CLAIMS MUST BE NOTIFIED WITHIN 3 DAYS.

Goods remain the property of E.A. Ellison & Co Ltd until full payment is received.

CUSTOMER ADDRESS
The Beauty Spot
18 Greensleeves Close
Whitmore Park
Coventry
CV6 4EP

REMITTANCE ADVICE
CHEQUE ENCLOSED
PLEASE CHARGE TO MY CREDIT CARD/ACCESS/VISA No:
EXPIRY DATE SIGNATURE

INV. No.	ACCOUNT REF.	DATE
	THE4571	13/01/05

AMOUNT DUE	1385.51
IF PAID WITHIN 7 DAYS DISCOUNTED AMOUNT DUE	1326.11

LATE PAYMENT WILL NOT QUALIFY FOR DISCOUNT PLEASE SEND YOUR CHEQUE BY RETURN

견적 송장의 예

식적 절차이다. 보통 초과인출보다 더 긴 기간에 사용된다.

주 문

통지서

이것은 상품이 배달되는 시기를 알리기 위해 공급자가 보내는 문서이다.

입금필 통지서

이것은 결함 있는 상품의 반환에 대해 공급자가 제공하는 것으로, 보통 다음 송장에서 상쇄된다.

납품 인수증

이 서류는(동일한 3통의 문서가 작성되는 경우가 있다) 상품의 주문이 이루어지고 모든 상품을 분류하여 배달을 위해 포장이 되었을 때 발행된다. 운전자가 물건을 배달할 때, 당신은 서류에 서명하여 수령을 확인해야 한다. 복사본 하나는 보통 당신에게, 또 하나는 공급자가 그리고 나머지 하나는 운전자가 보유한다.

견적 송장

이 서류는 특별히 새로운 고객의 신용 가치를 아직 모르는 경우에 발행된다. 물건이 발송되기 전에 상품에 대한 지불을 요구하게 된다.

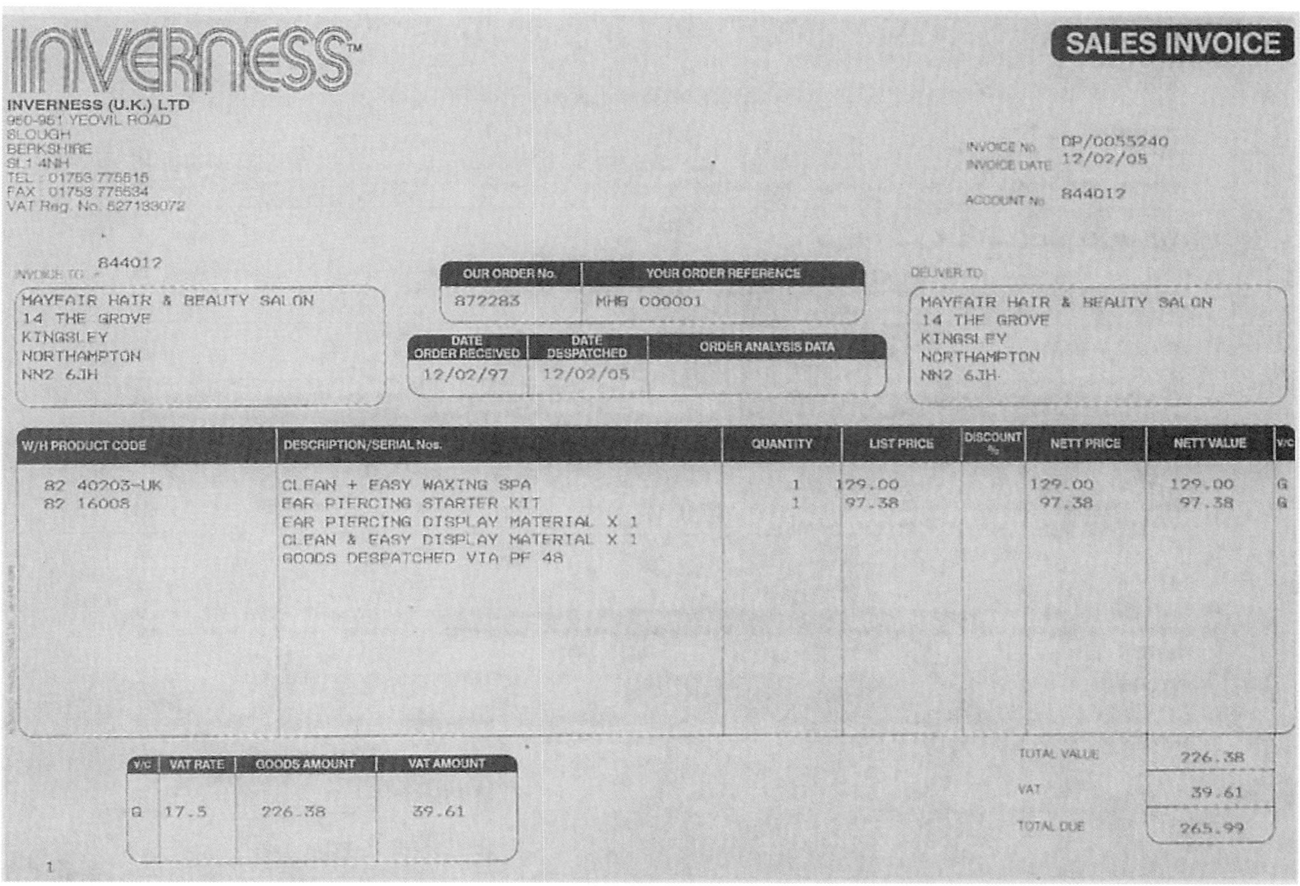

SALES INVOICE

INVERNESS (U.K.) LTD
950-951 YEOVIL ROAD
SLOUGH
BERKSHIRE
SL1 4NH
TEL : 01753 775515
FAX : 01753 775534
VAT Reg. No. 527133072

INVOICE No. DP/0055240
INVOICE DATE 12/02/05
ACCOUNT No. 844012

INVOICE TO 844012
MAYFAIR HAIR & BEAUTY SALON
14 THE GROVE
KINGSLEY
NORTHAMPTON
NN2 6JH

OUR ORDER No.	YOUR ORDER REFERENCE
872283	MHB 000001

DATE ORDER RECEIVED	DATE DESPATCHED	ORDER ANALYSIS DATA
12/02/97	12/02/05	

DELIVER TO
MAYFAIR HAIR & BEAUTY SALON
14 THE GROVE
KINGSLEY
NORTHAMPTON
NN2 6JH

W/H PRODUCT CODE	DESCRIPTION/SERIAL Nos.	QUANTITY	LIST PRICE	DISCOUNT %	NETT PRICE	NETT VALUE	V/C
82 40203-UK	CLEAN + EASY WAXING SPA	1	129.00		129.00	129.00	G
82 16008	EAR PIERCING STARTER KIT	1	97.38		97.38	97.38	G
	EAR PIERCING DISPLAY MATERIAL X 1						
	CLEAN & EASY DISPLAY MATERIAL X 1						
	GOODS DESPATCHED VIA PF 48						

V/C	VAT RATE	GOODS AMOUNT	VAT AMOUNT
G	17.5	226.38	39.61

TOTAL VALUE 226.38
VAT 39.61
TOTAL DUE 265.99

1

송 장

부기와 컴퓨터화된 회계 시스템

사업을 시작할 때 모든 거래에 대한 상세하고 공식적인 기록이 필요하다. 이것은, 첫째 사업의 금융 상태를 기록하기 위해서, 둘째 결과를 분석하기 위해서 필요하다. 일이 제대로 진행되지 않는 이유를 확인하고 그에 대응하는 것이 중요하다. 'off the shelf' 부기 시스템을 구입하는 것이 가능한 경우가 있는가 하면, 이런 분야에 익숙하지 않은 많은 사람들은 전문가에게 의뢰하게 된다.

당신이 스스로 부기의 역할을 하고자 한다면, 사업 문서와 정보가 '장부'라고 알려진 것에 포함되어야 한다.

3가지의 장부가 있다:

- 판매 장부 — 이것은 채무자에 대한 회계를 보여준다(신용 거래 고객).
- 구매 장부 — 이것은 채권자에 대한 회계를 보여준다(신용 거래 공급자).
- 일반 장부 — 이것은 판매, 구매, 보상, 수입과 지출, 자산, 그리고 채무에 대한 회계를 보여준다. 현금과 은행 회계로 구성되는 현금 출납부는 때때로 다른 칸에 따로 기입된다.

판매 장부 작성하기

모든 사업체는 각 고객 또는 일명 채무자에 대한 회계를 보유해야 한다. 이용과 미용 산업에서는 보통 관리가 끝난 후에 지불되기 때문에 많은 고객이 지불을 미루는 경우가 생겨서는 안된다.

고객의 부채 - 판매 송장을 증가시키는 항목

고객의 부채- 지불, 디스카운트, 상환을 감소시키는 항목

부채와 신용의 차이 - 보통 부채 차액이라고 한다.

증정용 관리 클리닉

날짜	세부사항	부 채	신 용	차 액
3월 1일	차이 내역			200.00 Dr
3월 5일	판매 송장 13301	94.00		294.00 Dr
3월 18일	은행		190.00	
	디스카운트		10.00	94.00 Dr
3월 22일	입금필 통지서45 환입		14.00	80.00 Dr

판매 장부

구매 장부 작성하기

매니저는 사업체가 공급업체(채권자)에 빚지고 있는 것이 무엇인지를 알아야 한다. 월간 보고서가 기록된다고 해도, 사업체의 소유주가 기록을 갱신하여 보유하는 것이 중요하다. 판매 장부의 항목과 반대라고 생각하면 된다.

우리의 부채—지불, 상환, 디스카운트를 감소시키는 항목

우리의 부채—구매 송장을 증가시키는 항목

부채와 신용의 차이—보통 신용 차액이라고 한다.

Hairworks

날짜	세부사항	부채	신용	차이
5월 1일	차이 내역			1,000.00 Dr
5월 3일	구매 송장 434		300.00	1,300.00 Dr
5월 17일	은행 수표 번호 12233	900.00		
	디스카운트	100.00		300.00 Dr
5월 25일	입금필 통지서 123 환출	50.00		250.00 Dr

구매 장부

일반 장부 작성하기

매니저는 사업상 거래의 연간 전체 판매, 구매 그리고 상환에 대해 알고 있어야 한다. 이러한 정보는 송장과 입금필 통지서를 통해 얻을 수 있다. 첫째, 송장, 입금필 통지서, 수표, 소액 현금 영수증, 예금 전표, 영수증, 월급 명세표 등이 일일 장부에 기록되어야 한다. 일일 장부에서 전체 상황을 파악하여 매 달 일반 장부로 해당 회계에 기입해야 한다.

현금출납부 회계

현금출납부 회계는 두 편이 있는데, 왼쪽 줄은 수령(부채)을 기록하고, 오른쪽 줄은 지불(신용)을 기록하게 되어 있다. 현금출납부를 기재할 때 다음과 같은 사항을 고려해야 한다.

- 거래가 이루어진 날짜
- 돈의 출처와 쓰인 곳(가능하면 그 이름). 수표 번호, 회계 참조 등도 필요하다.
- 돈이 회사에서 지출되었는가 아니면 지불 받았는가?

현금출납부는 정기적으로, 매달, 균형을 맞추어야 한다. 이것은 채권자와 채무자의 회계의 차이가 산출되어야 함을 의미한다. 현금출납부는 들어오고 나간 액수의 차이를 보여준다.

단식 부기 시스템

단식 부기 시스템은 하나의 열로 된 표준 방법으로서 현금출납부와 소액 현금출납부에 있는 열을 분석하게 된다. 돈이 들어오고 나간 공을 쉽게 알아 볼 수 있고, 수입과 지출의 합을 내기가 쉽다. 이 정보를 통해 이익과 손해액을 쉽게 알 수 있다.

복식 부기 시스템

복식 부기 시스템은 두 장부 회계 사이에서 발생하며, 한 회계에 있는 채무는 다른 회계의 해당 신용에도 반드시 있어야 함을 명확히 보여주어야 한다. 복식 부기 시스템은 모든 거래에 대한 양 쪽의 상황을 나타내며 매 번 두 개의 열이 만들어진다.

부기 시산표

부기 시산표는 장부에 있는 채무와 신용을 점검하여 계산되는 차이의 목록에 대한 이름이다. 복식 부기 시스템에서의 모든 신용 항목에 대한 채무 항목이 있다면, 채무와 신용 항목의 전체 액수가 같아야 한다. 이렇게 해서 이것이 시산표로 알려지며, 전체 채무와 신용 항목이 같지 않다면, 그것은 부기 절차에서 실수가 있었음을 말해주는 것이다.

최종 차이

시산표에 의해 얻은 숫자는 회계 연도 말에 최종 회계를 작성하는데 사용된다. 최종 회계는 손익계산서와 대차 대조표로 구성된다. 손익계산서는 거래 기간 동안의 손실에 대한 이익을 보여주고, 발생된 총 판매액 마이너스 총 지출액을 계산함으로써 얻어진다. 대차대조표는 회계 연도 말에 사업의 가치를 보여주는 것으로서, 자산, 채무와 자본에서 계산된다.

최종 회계는 궁극적으로 사업의 최종 성과에 대한 정보를 제공하고, 향후의 재정을 안전하게 하고 유지하기 위해서 사용될 수 있으며, 사업에 대한 투자이익을 얻는 사람들과 사업 결과를 모니터 하는데도 사용된다.

대차대조표

이것은 사업의 모든 자산과 부채를 상세히 나타내는 보고서이다.

현금 출납부

이것은 은행에의 입금과 출금과 더불어 매일 발생한 모든 지출과 수령을 기록하는데 사용된다. 은행예금 내역서와 대조하여 정기적으로 검토되어야 한다.

총 이익

필요한 공제액이 차감되기 전의 모든 이익을 나타내는 용어이다.

순 이익

모든 필요한 공제액이 차감된 후의 최종 이익을 나타내는 용어이다.

소액 현금 출납부

모든 소액 현금 거래와 더불어 그 현금이 사용된 날짜, 액수와 그 거래의 목적이 이 장부에 기록된다.

손익계산서

이 서류는 일정 기간(보통 1년) 동안한 발생한 모든 사업 거래를 요약한다.

구매 일일 장부

이것을 통하여 당신은 구매에 관련하여 지불한 모든 돈에 대한 기록을 보유할 수 있다. 또한 물품이 공급된 날짜와 대금 지불 기한도 나타낼 수 있다.

임금 장부

이것은 모든 직원의 임금/월급 세부 내역에 대한 기록으로서, NI 번호, PAYE 번호, 연금 및 기타 공제를 비롯한 개인 정보를 포함하기도 한다.

실습 사항

당신의 지역에서 성공한 사업을 조사하고 그 이유를 정의해 보시오.

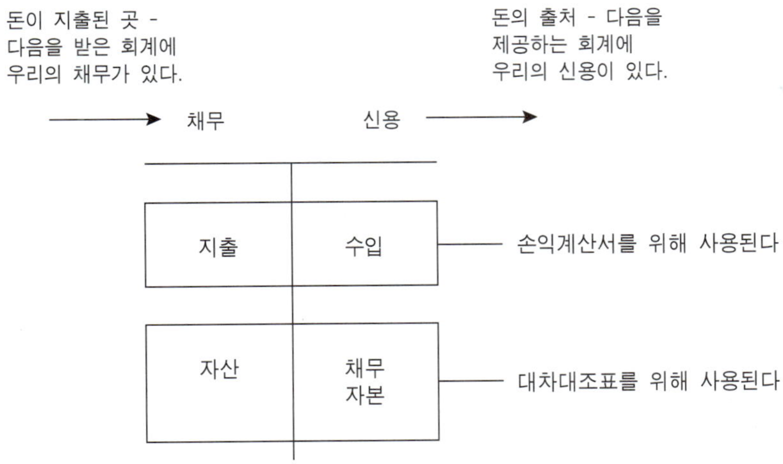

2004년 12월 31일의 대차대조

	£	£
현금	294.00	
은행	2 883.70	
소액 현금	40.00	
차변	1 061.50	
대변		178.60
교통비	8.40	
문구류	5.96	
조명 *열	157.00	
임금	280.00	
일반비	17.64	
구매	460.00	
판매		2 100.00
환입	98.00	
환출		114.00
공제된 디스카운트	25.00	
수령한 디스카운트		9.70
VAT		28.90
자본		34 000.00
수표 발행	250.00	
점포	30 000.00	
사무 기구	850.00	
총계	36 431.20	36 431.20

선택적인 단식 부기 예 :

2004년 12월 31일의 부기 시산표

	£
현금	294.00
은행	2 883.70
소액 현금	40.00
차변	1 061.50
대변	(178.60)
교통비	8.40
문구류	5.96
조명 * 열	157.00
임금	280.00
일반비	17.64
구매	460.00
판매	(2 100.00)
환입	98.00
환출	(114.00)
공제된 디스카운트	25.00
수령한 디스카운트	(9.70)
VAT	(28.90)
자본	(34 000.00)
수표 발행	250.00
점포	30 000.00
사무 기구	850.00
총계	0

신용 차액은 마이너스 숫자로 기입된다.

총계가 0인 것은 채무와 신용이 같다는 것을 뜻한다. 즉, 균형을 이루었다는 뜻이다.

부기 시산표

자가 점검

1. 업소에서의 마케팅과 판촉의 중요성을 설명하시오.
2. 당신이 이해하는 '부가가치세' 란 무엇인지 설명하시오.
3. 사업을 시작하는데 포함되는 주요 원칙을 열거하시오.

지불 불능

이것은 사업체나 개인이 자신의 채무를 갚지 못할 때 사용되는 용어이다. (파산)

청 산

이것은 부채를 갚기 위해서 사업을 정리하는 것을 말한다.

전문적 기준(도덕성)

모든 직업에는 행동 규율이 있고, 미용 관리도 예외는 아니다. 이 규율은 관리사 자신이 높은 전문적 기준을 얻기 위해서 어떻게 행동해야 하는가에 대하여 규명한다.

의료적 문제

- 어떠한 의료적 치료도 행하지 마시오.
- 주입하지 마시오.
- 어떤 방법으로도 피부를 베거나 절단하지 마시오.
- 경구용 약을 처방하지 마시오.
- 의사의 치료를 받는 환자는 그 의사의 승인 없이는 절대 치료하지 마시오.
- 의사가 행하는 어떠한 치료도 비난하지 마시오.
- 당신이 고객에게 의료적 문제가 있다고 생각하면 항상 의사에게 의뢰하시오.
- 당신의 지역 전문의와 좋은 관계를 유지하도록 노력하시오.

매 너

- 성, 종교, 정치 또는 잠재적으로 고객과 논쟁의 여지가 있는 어떤 다른 주제에 대해서도 논의하지 마시오.
- 절대 어떤 고객에 대해서 다른 고객과 얘기하지 마시오.
- 당신이 확실히 들은 정보를 반복하지 마시오.
- 다른 관리사나 관리실에 대한 나쁜 평판을 같이 하지 마시오.
- 그 직업의 평판을 나쁘게 하는 방법으로 행동하지 마시오.

광 고

- 절대 잘못된 청구를 하지 마시오.
- 가격을 내리지 마시오.
- 광고를 할 때,다른 관리실과 당신의 관리실을 비교하지 마시오.

주요용어

당신은 이 단어와 문구의 뜻을 이해해야 한다. 뜻을 알아내려면 이 장을 복습하시오.

기본적인 사업 법률
기본적인 사업 용어
사업 계획
점포의 선택과 유형
경쟁
개발 목표
사업 전개의 형태
마케팅과 프로모션
개인적 학습
생산성 목표
재원
직원과 채용
과세

제 11 장
관련된 사업 법률

이 장을 숙지하면, 다음과 같은 사항이 가능하게 된다:

- 성공적인 사업 운영에 영향을 주는 다양한 법률을 이해한다.
- 성공적인 사업을 실행하는데 필요한 중요한 법률적 요건을 규명한다.
- 법과 법률에 대한 최신 정보 입수의 중요성을 이해한다.

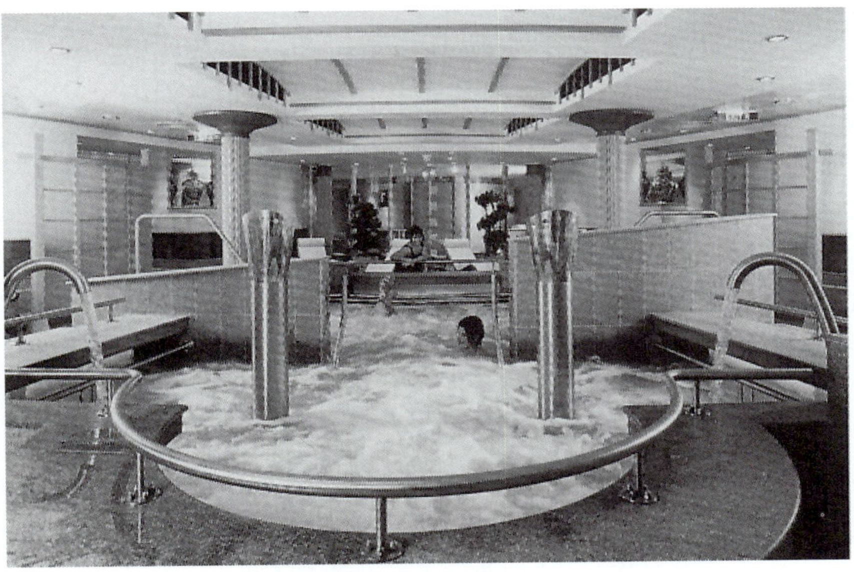

해수 스파

기본적인 사업 법률

1968년과 1972년의 무역 설명 법령

이 법령은 상품을 사실과 다르게 설명하고, 그렇게 설명된 상품을 팔거나 제공하는 것을 형사 범죄로 규명한다. 여기에서는 광고, 디스플레이 카드 그리고 구두 설명을 포함하는 많은 것은 다루고, 상품의 품질, 양, 목적에의 적합성, 그리고 가격에도 적용된다. 1972년에 통과된 법령의 일부는 원산지 라벨을 붙이는 것을 다룬다; 상품에는 그것이 만들어진 곳을 소비자가 알 수 있는 라벨이 명확히 부착되어야 한다.

1954년의 임대차 법령

이 법률은 점포 보유에 대한 차용인의 안전을 제공한다. 이것은 집주인이 정당한 이유(임대료를 지불하는 것은 해당되지 않는다) 없이 당신이 임대하고 있는 점포에서 당신을 나가게 할 수 없음을 의미한다. 집주인이 점포를 팔려는 목적으로 당신이 나가기를 원한다면 당신은 보상을 청구할 권리가 있다.

관련된 건강 및 안전 법령

1963년의 상점, 사무실 및 철도구내 안전보건법

이 법령은 점포의 위생, 건강 그리고 안전에 특히 관련이 있으며, 다음과 같은 것을 다룬다.

- 세척 기구
- 남성용 화장실, 여성용 화장실, 그리고 고객용 화장실

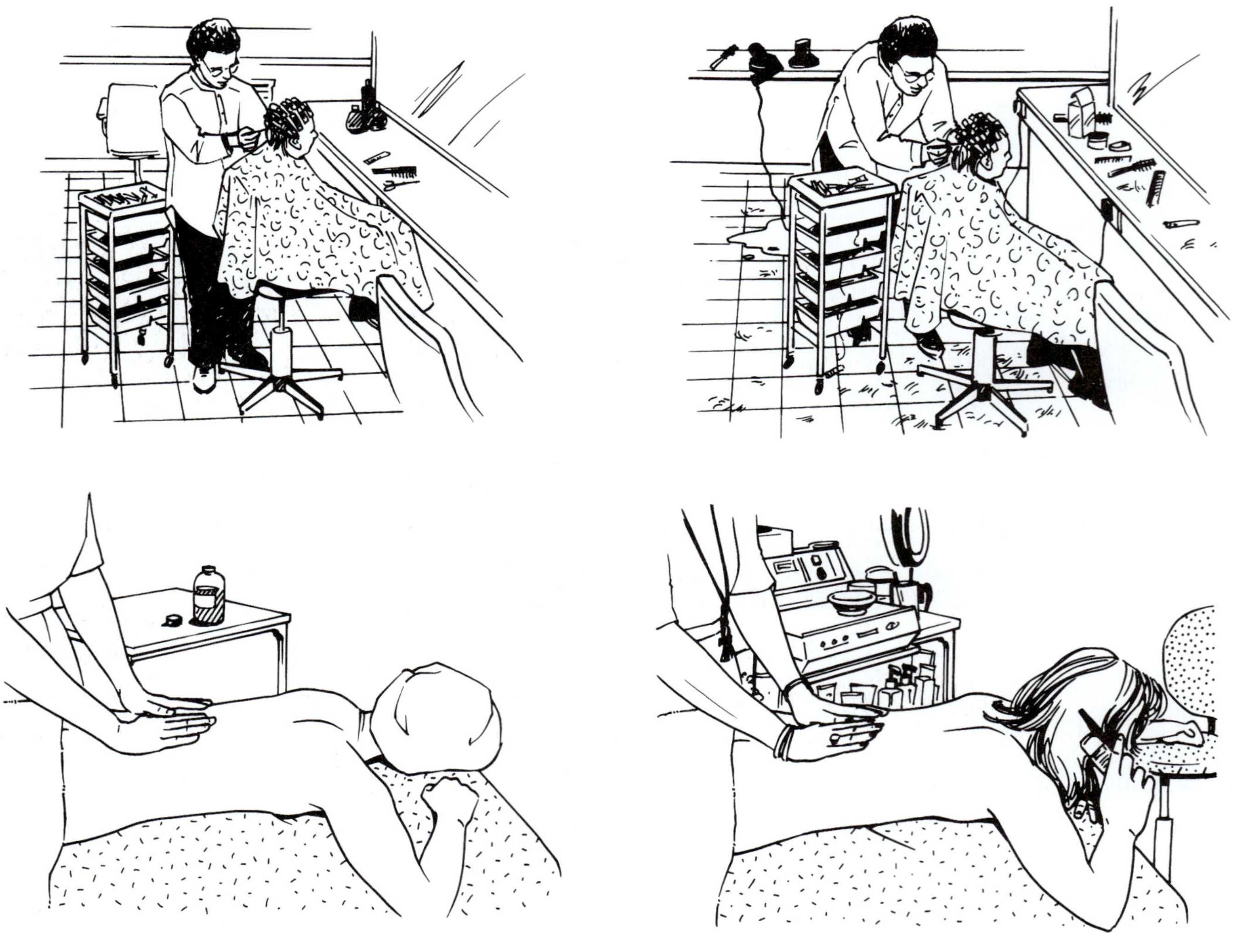

훌륭한 기준과 나쁜 기준의 예

- 위생 설비
- 계단의 안전
- 직원이 휴식 시간에 점포에 머무를 때 필요한 식음료 설비
- 각 고용인에 대한 적절한 공간(천정이 10피트 높이 일 때, 최소한 400평방 피트)
- 화재 비상구와 절절한 화재 진압 장비

1999년의 사업장에서의 건강 및 안전 관리에 대한 규칙 강령

1999년에 사업장에서의 건강 및 안전 관리에 대한 규칙이 수정되어, 모든 사업체 소유자나 매니저는 고용인과 고객 모두에 대해 건강, 안전 그리고 복지를 위한 위험 평가를 수행하도록 되었다. 업소의 직원이 5명 이상이면, 공식적 위험 평가 기록이 필요하다고 규정되어 있기는 하지만, 사실은 모든 고용주가 이 공식적 기록을 보유하는 것이 권장된다. 또한 이 규칙에 의하면, 특히 18세 이하의 고용인에 대해 주의를 기울여서, 고용주가 그들의 업무 활동의 위험 평가를 수행하고 그들이 노출될 수 있는 특정 위험 요소를 규명하여, 안전을 위한 조치를 취하도록 하고 있다.

위험 평가 기록에 대한 더 많은 세부사항과 기록에 대해서는 이 책의 9장에 나와 있다.

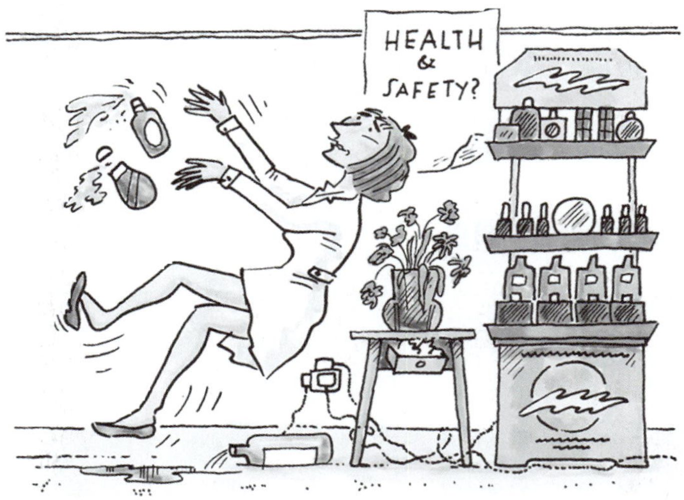

사고는 언제라도 일어날 수 있다.

요점

- 보건안전청 (HSE)의 감독관은 합당한 시간에 어느 사업체든 방문하여 건강과 안전에 대한 안전하지 못한 행위를 조사할 수 있다. 만약 잘못을 발견하게 되면, 감독관은 개선 통보를 내릴 수 있는 권한이 있고, 잘못을 바로 잡도록 주어진 시간 제한은 일반적으로 21일 이다. 발견된 잘못이 개인의 안전을 위협하는 것이라면, 감독관은 고용주가 그 활동을 즉시 중지하거나 형사 소추를 하도록 금지 통보를 내릴 수 있다.
- 건강과 안전에 대한 통계는 때때로 HSE에 의해 발행된다.

기억할 사항

- 위험 요소란 상해를 야기시킬 수 있는 어떤 것의 잠재성이다. 예를 들면, 관리실에서 사용될 수 있는 화학 약품.
- 위험이란 위험 요소에 노출되어 상해가 생길 수 있는 가능성이다. 예를 들면, 화학 약품을 다룰 때 보호복을 입지 않는 것

1997년의 보건안전 규칙

이 규칙은 1992년의 작업장 보건안전 관리 규칙을 수정한 것이다. 이 규칙은 18세 이하의 사람을 고용하는 고용주에게 새로운 책임을 부과한다. 이 규칙에 따르면 고용주는 모든 젊은 고용인이 업무를 시작하기 전에 위험이 될 수 있는 요소에 대하여 위험 평가를 실시해야 한다. 그 목적은 어떠한 젊은이도 그들의 육체적 생리학적 능력 밖의 의무가 부과되도록 고용될 수 없도록 하는 것이다.

1997년의 작업장 화재 대책

이 규칙은 작업장에 최소한의 안전 기준을 정하여 작업장에서의 화재 위험을 평가하고, 조치를 취하는 것이다. 5명 이상의 고용인이 있는 곳에서는 위험 평가가 공식적으로 기록되어야 한다.

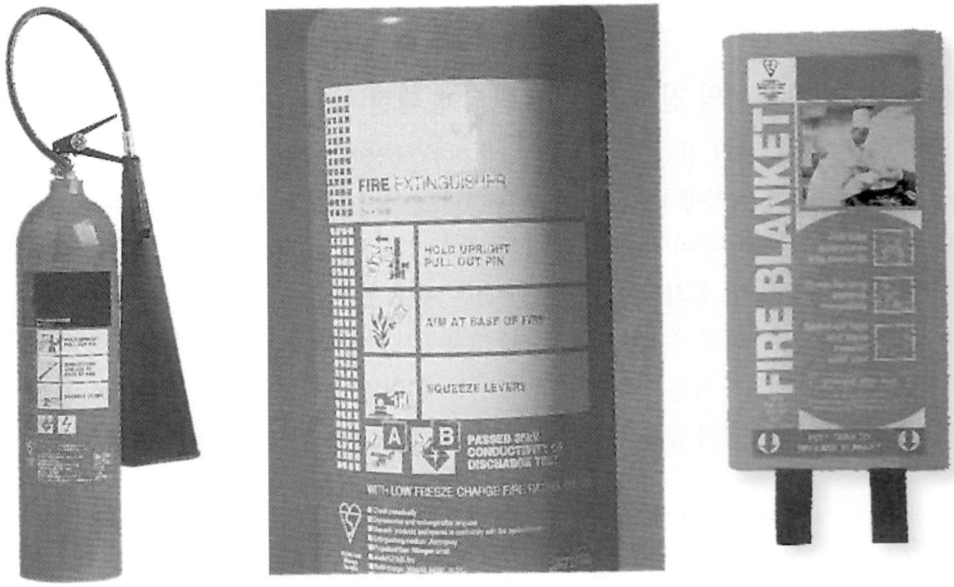

화재 진압 기구

1997년의 안전대표와 안전위원회 규칙

이것은 고용주가 알고 있는 노동 조합에서 안전대표를 임명 하도록 하여 보건안전에 관련된 문제에 대하여 고용인들과 상담하도록 하는 것이다. 대표의 수는 직종의 다양성, 천제 고용인 수 그리고 부과된 활동의 다양한 유형을 반영한다. 임명된 대표는 그 업무에 적절하다고 간주되는 교육에 참석하기 위해 근무를 하지 않을 권리가 있다.

1996년의 보건안전(고용인과 상담) 규칙

이 규칙에 따르면 고용주는 노동조합에 속한 어떤 그룹의 일원도 아닌 고용인과 보건안전에 대해 상담해야 한다.

1995년의 산업재해, 직업병 및 위험발생 보고 규칙

이 규칙은 보통 RIDDOR라고 불린다. 이것은 업무 활동의 결과로서 나타난 상태나 상해로 인해 고통 받는 모든 고용인을 다룬다. HSE는 강제적 기구로서 작용하며, 산업재해로 인해 3 일 이상 계속해서 결근을 하는 모든 사건은 10일 내에 보고되어야 한다. 2001년 4월에 HSE는 새로운 사고처리센터(ICC)를 설립하여 RIDDOR하에서 보고될 수 있는 모든 사건을 다루도록 하였다.

1992년의 보건안전 법률— '식스 팩'

작업장에서의 새로운 보건안전 법률로서 보통 '식스 팩' 이라고 불리며 유럽 연합의 지시문서를 충족시키기 위해 도입되었다. 이것은 다음의 6개의 규칙으로 이루어진다.

1. 1992년의 작업장에서의 보건안전 관리 규칙

이것은 보건안전 관리가 제대로 운영되고, 통제되며 모니터 되도록 하기 위한 것이다. 이 규칙에 따라 고용주는 아래의 의무가 있다:

- 그 사업 점포에 들어서는 고용인, 고객과 기타 방문객에 대한 보건안전 위험을 평가한다.
- 예방 조치를 계획, 실행, 그리고 검토한다.
- 정확한 보건안전 기록을 보유한다. 예를 들면, 장비의 서비스와 수리
- 화재 진압 절차와 구급 처치를 수행할 적절한 사람을 선택하여 임명한다.
- 모든 고용인에게 그 회사의 보건안전 절차에 대한 상세한 정보를 제공하고, 이에 대해 절절한 교육과 갱신이 되도록 한다.

2. 1992년의 작업 장비의 준비와 사용 규칙

이 법률의 목적은 장비와 관련된 많은 규칙을 명확히 하고 통합하는 것이다. 이 법률에 의하여 모든 장비는 새것이든 중고이든, 알맞게 유지되어야 하고, 모든 고용인은 그것을 사용하고 유지하는 방법에 대해 올바르게 교육받아야 한다. 또한 그 유지에 대한 서면 기록은 정확하게 보관되어야 한다.

3. 1992년의 인력운반작업 규칙

이것은 고용주가 관리실 내에서 물건을 사람이 처리할 때 적절한 절차를 따르도록 하여 반복적인 긴장, 등의 상처, 염좌, 그리고 피로 등을 방지하도록 하는 것이다. 예를 들면, 간혹 산업재해를 일으키는 무거운 물건 들기 등.

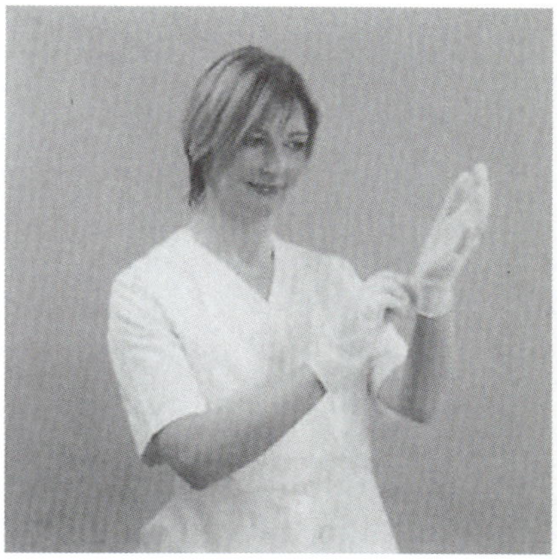

일회용 장갑 착용

4. 1992년의 작업장 (보건 안전 복지) 규칙

이것은 작업장 환경, 안전 설비 그리고 '사무소 관리'에 대한 기존의 법률을 명확히 하고 통합하는 것이다.

5. 1992년의 작업장 개인용 보호 장비 규칙

이것은 개인용 보호 장비의 사용, 유형 그리고 저장을 포함하는 기존의 법률을 명확히 하고 통합하는 것이다. 건강상의 위험이나 상해에 노출되는 위험에 있는 모든 고용인이 무료로 적절한 보호 장비를 제공받게 하는 것은 고용주의 책임이다. 그러한 장비는 제대로 작동하도록 유지되어야 하며, 모든 고용인은 그 사용에 대해 교육받아야 한다.

6. 1992년의 보건안전 (디스플레이 스크린 장비) 규칙

이것은 디스플레이 스크린 장비를 사용하는 고용인의 건강과 안전을 보호하기 위한 규율과 규칙을 명확히 정의하기 위한 것이다. 사업에서의 컴퓨터 사용이 급속히 확산되고 있기 때문에, 이러한 규칙을 통해 고용인들이 눈의 피로와 근육통 등으로부터 보호받도록 해야 한다. 이 규칙은 새로운 장비와 중고 장비 모두에 적용되며, 고용주가 작업장과 장비를 평가하여, 고용인에 대한 긴장과 상해의 위험을 방지하고, 적절한 교육과 함께 적합한 책상, 의자, 그리고 필요하다면 안경을 제공하도록 하고 있다.

유용한 정보

많은 업체는 장비 제공 업체나 그 지역 회사와 계약하여, 전기 장비의 테스트와 유지 업무 대행하게 한다. 만약 업체 선정이 불안하다면, 지역의 무역 소매자에게 적당한 사람의 추천을 부탁해도 된다.

1990년의 작업장 전기관련 규칙 법령

이 법률에는 작업장의 모든 전기 장비가 매 년 자격이 있는 전기전문가에 의해 점검되어야 한

다고 언급된다. 특히, 파손되었거나 상처 난 장비, 전선이 노출된 디스플레이나 닳은 코드, 또는 금이 가거나 파손된 플러그가 있는 모든 장비의 사용을 중단해야 한다.

또한 소켓이 과부하 되지 않도록 주의를 기울여야 한다. 건강과 미용, 그리고 이용 사업에서는 아주 많은 이동성 장비, 예를 들면, 헤어드라이어, 제모기 등 이러한 사업에 꼭 필요한 전기 장비들이 많게 되는데, 이것들은 매년 테스트되어야 한다.

1988년의 국제유해물 관리법(COSHH)

이 규칙은 건강에 해롭다고 간주될 수 있는 물질을 사용하고 저장하는 방법을 규정하고 있다. 고용주는 위험물질의 위험을 평가하고, 이를 줄일 조치를 결정하는 데 책임이 있다. 대부분의 제조업체들은 이 규칙에 속하는 제품을 다루는데 대한 분명한 설명서를 발행한다. 모든 고용인은 이렇나 물질의 위험을 인지해야 하며, 필요한 곳에서는 그 분야에 대한 교육을 받아야 한다. 고용인들은 항상 안전 지침을 준수하여 고용주가 규정하는 안전 대책을 따라야 한다.

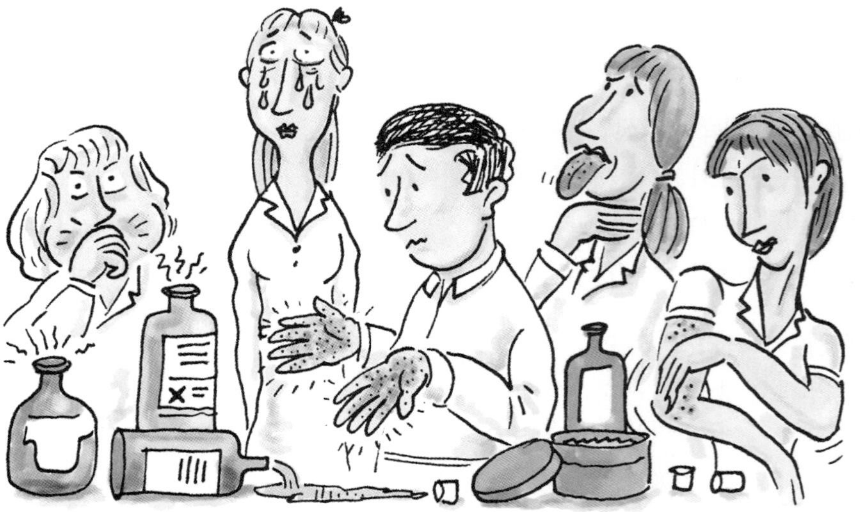

잠재적으로 위험한 물질로부터 자신을 보호하기 위한 방법을 알아야 한다.

건강, 미용 또는 이용 사업 환경에서 발견될 수 있는 위험 물질의 몇 가지 예가 다음의 카테고리 아래에 열거되어 있다: 가연성이 높고, 폭발성이 있고, 해로운/자극성인 제품.

높은 가연성

가연성이 높은 물질, 예를 들면, 아세톤과 솔벤트, 은 건강에 해로운 것으로 간주된다. 왜냐하면 그들의 증기가 화염이나 다른 형태의 고열에 노출되면 점화가 되기 때문이다.

권장되는 저장법

이 제품들은 봉인되어 시원한 곳에 저장되어야 한다. 화재의 경우에 큰 폭발이 일어날 수 있기 때문에 많은 양을 한꺼번에 저장하지 말아야 한다.

또한 어떤 제품들은 다른 것보다 더 가연성이 높다는 것을 알아야 한다. 예를 들면, 에탄올을 기본으로 하는 위치 헤이즐 같은 제품은 아세톤을 기본으로 하는 매니큐어 리무버 보다 훨씬 가연성이 낮다.

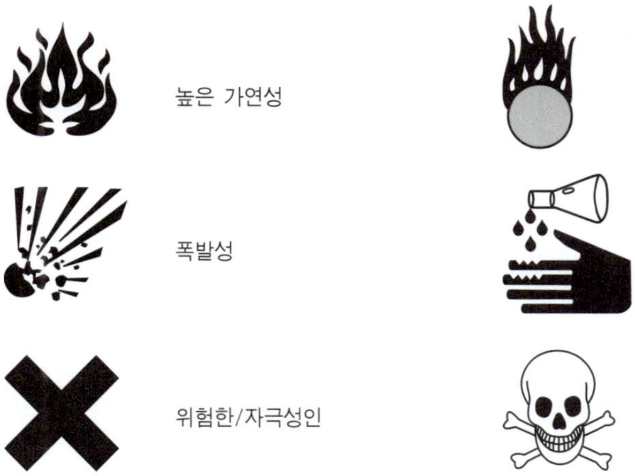

건강에 해로운 물질에 대해 사용되는 일반적 심볼

권장되는 관리와 사용법

가연성 제품은 통풍이 잘되는 곳에서 사용하고, 화재의 위험이 있는 곳에는 버리지 말아야 한다. 예를 들면, 누군가 흡연하고 있는 곳, 노출된 불꽃 가까운 곳, 그리고 너무 열이 심한 곳. 이러한 제품을 폐기물 통으로 옮길 때는 라벨이 명확하고 올바르게 부착되어 있도록 각별한 주의를 기울여야 한다. 또한 제품 사용 시, 지나치게 흡입하고나 눈과 피부에 닿지 않도록 주의해야 한다.

눈이나 피부에 제품이 닿았을 경우에는, 물로 헹궈내는 긴급 조치를 즉시 취해야 한다.

부상자가 계속해서 고통을 호소하면, 의사의 조언을 구해야 한다. 제품이 눈에 닿거나 이를 복용했을 때는 반드시 의사의 조언을 구해야 한다. 흡입을 한 경우에는, 신선한 공기가 있는 곳으로 이동해야 한다.

권장되는 폐기법

이러한 유형의 제품은 환경 오염을 일으키기 때문에, 공중위생 시스템을 통하여 폐기되어서는 안된다. 폐기에 대한 조언은 그 지역의 환경 보건과 무역 기준 부서에 문의해야 한다.

권장되는 조치

화재 시에는, 점포를 비우고 소방서에 가연물질이 저장된 위치를 알려야 한다.

요점

- 아세톤은 매니큐어 리무버에 함유된 용제로 사용된다. 이것은 손톱이 갈라지고 껍질이 벗겨지게 하며, 손가락과 손에 발진을 일으킬 수 있다. 아세톤을 흡입하면 폐에 손상을 줄 수도 있다.
- 알킬 황산 나트륨은 세정력이 좋고 머리를 헹구기 쉽기 때문에 샴푸에 사용된다. 피부를 자극할 수도 있다.
- 에탄올은 무색, 투명하고 매우 가연성이 높은 화장품 원료이다. 이것은 구강세척, 액상 립 루즈, 매니큐어, 아스트린젠트 등에 항균성 약제로 사용된다. 이것은 또한 치료용으로 국부적 소독약, 혈관 확장제, 그리고 진정제로도 사용된다.
- 라우르산의 에탄올아마이드는 합성세제 샴푸와 부드러운 피부 자극제로 사용된다.
- 에테르는 매니큐어의 용제로 사용된다. 부드러운 피부 자극제로도 사용된다.
- 에톡시에탄올은 매니큐어의 용제와 가소제로 사용된다. 피부에 직접 닿으면 독성이 있다.
- 과산화수소는 그 산화와 탈색 능력을 이용하여 속눈썹과 눈썹용 화장품, 피부 탈색, 머리카락 탈색, 퍼머의 색상, 그리고 콜드퍼머넌트웨이브에 색을 내는데 사용된다. 희석하지 않고 사용하면 피부화상을 일으킨다.
- 살리실산은 스위트자작, 윈터그린 잎 그리고 다른 식물에서 얻을 수 있다. 얼굴 마스크, 헤어 토닉, 머리 염색 리무버, 탈취제, 선탠로션 등과 같은 화장품에 미생물을 방지하는 방부제로 사용된다. 약에서는 연고, 깁스, 파우더 그리고 로션 등에 많은 양이 사용된다. 피부를 통해 흡수되면, 피부 발진, 구토, 호흡기와 배의 통증을 증가시킬 수 있다.

실습 사항

1. 욕실에서 사용하는 10가지의 화장품을 선택하여 그 성분을 열거하고 각 성분의 효과를 조사하시오.
2. 성분 때문에 직사광선을 피해야 하는 제품을 열거하시오.

폭발성

에어로졸, 예를 들면, 헤어스프레이, 손톱 드라이 스프레이, 탈취제 그리고 방향제는 어느 정도의 열이 가해지는 조건에서는 가연성과 폭발성이 있기 때문에 건강에 해롭다고 간주된다.

권장되는 저장법

직사광선을 피해서 건조하고 시원한 곳에 보관해야 한다.

권장되는 관리와 사용법

가연성이 있다고 간주되는 모든 제품은 통풍이 잘 되는 곳에서만 사용되어야 한다. 눈에 들어가지 않도록 취급에 주의를 기울여야 한다.

에어로졸/스프레이를 사용할 때, 용기에 열을 가하거나 작동장치를 두드리지 않도록 주의해야 한다. 이러한 제품을 과다 흡입하지 않도록 주의해야 하며, 불꽃 위나 가까이 또는 아주 뜨거운 표면에 버리지 않도록 주의해야 한다. 그렇지 않으면 폭발하여 화재가 발생한다.

권장되는 폐기법

제품이 엎질러진 경우에는, 공기를 환기시키고 일회용 장갑을 낀 후, 천이나 티슈를 사용하여 즉시 닦아낸다.

일반적인 방법으로 적은 양을 버려도 된다는 제조업체의 설명이 없다면, 용기에 구멍을 내거나 뜨거운 열에 놓지 말도록 한다.

권장되는 조치

화재 시에는, 점포를 비우고 소방서에 가연물질이 저장된 위치를 알려야 한다.

요점

- 압력이 가해진 에어로졸 제품이 열에 과잉 노출되면, 예를 들면, 강한 직사 광선에 노출되면, 폭발하여 터져서 불이 날 수 있다.
- 용기에 구멍을 내거나 불에 태우지 않도록 주의한다.

위험한/자극성인 제품

과산화수소와 같은 제품은 접촉, 흡입 또는 흡수를 통해서 자극을 일으킬 수 있기 때문에 건강에 해롭다고 간주된다.

권장되는 저장법

이 제품은 점포 내의 시원한 장소에 주의 깊게 보관하여 불필요한 노출과 자극의 가능성을 피할 수 있다. 제품에는 뚜껑과 라벨이 있어야 한다.

권장되는 관리와 사용법

위험한 제품을 취급할 때는 장갑 착용은 물론이고, 주의를 기울여야 손을 보호할 수 있다. 엎질러지면, 즉시 닦아내야 한다.

권장되는 폐기법

헬스, 미용 그리고 이용 분야에 사용되는 이러한 제품의 대부분은 일반적인 방법으로 폐기될 수 있다. 제조업체의 설명을 따르고, 필요하다면 그 지역의 환경보건 사업 기준 부서의 조언을 구하는 것이 중요하다.

요점

최근의 법률을 준수하는 것이 중요하다, 특히 1982년의 지방자치법(기타 조항)은 침술, 전기분해 요법 그리고 귀 뚫기와 같은 치료를 위해서 전문가가 사용한 바늘과 같은 장치를 사용하고 폐기하는 것에 대한 조항을 가지고 있다.

권장되는 조치

제품이 눈이나 피부에 닿았거나, 흡입 또는 복용했을 때는 표준 구급 처치 절차를 준수해야 한다.

1981년의 보건안전 (구급처치) 규칙

이 규칙은 작업장에서의 구급 처치 조항에 대해 최소한의 요건을 지정하고 있다. 이 요건은 고용인의 수, 사업장내에서 수행되는 업무의 유형에 따라 분명히 다르다. 구급처치 교육을 받고, 그 기술을 계속 갱신하는 고용인이 최소한 한 명은 있어야 한다. 예를 들면, 세인트 존 응급 처치 자격증은 매 3년마다 갱신되어야 한다.

표준 구급함의 내용물은 9장에 열거되어 있다. 규칙이 때때로 바뀌어 갱신될 수 있음을 알아야 한다. 최근의 규칙에 따르면 용기에는 정확히 라벨이 붙어있어야 한다.

1977년의 작업장에서의 보건안전 법령(HASAWA)

이 법률에 의하면, 고용주와 고용인 모두에게 권리가 있다. 고용주는 다음을 제공해야 한다:

- 안전하고 건강한 작업장. 개점 후 16℃ 이상의 이상적인 작업 온도를 유지하고, 효율적인 통풍, 적절한 조명과 습도 수준, 그리고 적합한 화장실과 세면 설비가 포함된다.
- 적절한 안전 절차 — 비상구, 통보, 훈련, 사고의 취급과 기록 등.
- 정기적으로 정비되는 안전 장비
- 안전 절차에 대해 모든 직원을 적절히 교육
- 서면 작성된 지역 보건안전 정책에 접근

고용인이 준수할 사항:

- 보건 안전 절차를 따른다.
- 자신과 타인을 보호하기 위해 행동한다.
- 모든 장비를 적절히 취급하고 어떤 실수/잘못이라도 보고한다.

1971의 화재대책 법령

이 법률은 모든 고용인이 응급/화재 탈출 절차에 대해 인지하고 훈련 받아야 한다고 언급한다. 다음과 같은 사항이 여기에 포함된다:

- 가장 가까운 비상구(열려있는 상태여야 하고, 관리 중에 확실히 접근할 수 있어야 한다)
- 건물이 비워지고 나서 한꺼번에 모든 사람이 만나기로 한 적절한 집합 지점.
- 화재가 발생하면, 엘리베이터는 사용될 수 없다.
- 가능하면 점포를 떠날 때, 모든 창문과 문을 닫아야 한다.
- 점포를 떠날 때, 모든 개인 사물은 놓고 빨리 탈출해야 한다.
- 점포에 있는 사용 가능한 화재 진압 장비의 위치와 유형에 대해 알고 있어야 한다.

유용한 정보

화재 시, 고용인과 고객의 안전에 대해 완전한 준비를 확실히 하기 위해서 각 사업장에서는 정기적인 화재 교육을 실시해야 한다.

기억할 사항

관리실의 구급함의 내용물에 대해서 최근의 규칙을 항상 참조한다.

요점

관리실에서의 응급처치 요건에 영향을 주는 요소는 아래와 같다:

- 고용인의 수
- 관리실 내에서 행해지는 업무의 특징
- 점포의 크기와 레이아웃
- 고용주의 응급처치 방침

요점

불행히도, 관리실 내에서의 사고를 방지하려는 법률과 고용주의 노력에도 불구하고, 사람의 실수나 환경적 원인에 의해서 사고는 발생하게 된다. 그러므로 사고 발생 시에 직원의 역할을 교육에 포함하는 것이 중요하다. 위험 평가, 있을 수 있는 사고의 처리, 응급처치자의 이름, 구급함의 위치에 대한 정보, 그리고 그러한 발생에 대한 기록이 사업 사고 장부에 기록되어야 한다.

다양성과 평등성에 관계된 법률

2003년의 고용 평등 법칙

이 규칙에는 두 가지가 있다. 2003년의 고용 평등(성적 경향에 대한) 규칙과 2003년의 고용 평등(지역이나 종교에 대한) 법칙. 이들은 성적 경향, 지역 또는 종교적 배경을 기준으로 고용이나 업무 교육에 있어서 어떤 형태로든 차별 대우를 하는 것을 금지하는 것이다.이 규칙들은 성적 경향, 지역 또는 종교로 인해 한 사람이 다른 사람보다 덜 공정하게 대우받는 직접 차별대우는 물론이고, 특정한 성적 경향, 지역 또는 종교가 있는 사람에게 조항, 기준 또는 실무에 있어서 불이익을 주는 간접적 형태의 차별대우를 다루고 있다. 또한 개인이나 그룹을 괴롭히거나, 희생시키는 것도 다룬다.

출산과 육아 휴가 규칙

모성 권리

영국과 웨일즈에서는 해당 조건의 자격을 갖춘 여성 고용인은 다음과 같은 법률상 권리를 가진다:

요점

- 여성 해고의 유일한 또는 주요 이유가 임신이나 임신과 관련 있는 다른 이유인 경우에, 그 여성은 자동적으로 부당하게 해고된 경우에 해당된다.
- 고용주는 임신한 여성에 대한 위험 평가를 수행해야 한다.

- **산전 관리를 받기 위한 유급 휴가.** 적절한 자격을 갖춘 사람에 의해 산전 클리닉에 갈 것을 권고 받은 여성은 그 예약을 지키기 위해서 업무 시간 중에 자리 비우는 것을 부당하게 거절당하지 않을 권리가 있다.
- **산후 수당.** 임신으로 인해 휴가를 갖는 여성에게 26주간 급여를 지급하는 것이 현재의 규칙이다(특정 자격 조건이 있다).
- **출산 후에 업무에 복귀할 권리.** 산휴 기간이 끝나기 전 어느 때라도 업무로 복귀할 권리가 있다.

출산된 아이의 아빠도 2주간의 휴가와 법적인 산휴 수당을 받을 권리가 있다.

입양을 하는 부모들도 휴가와 법적인 입양 수당을 받을 권리가 있다.

1999년 12월 15일 이후로, 고용주를 위해 일 년간 근무한 고용인은 이후로 태어나거나 입양된 각 아이에 대해 13주간의 육아 휴가를 얻을 자격이 있게 된다. 이 휴가는 아이의 5번째 생일 또는 입양의 경우에는 입양한 후 5년이 경과할 때까지 연장될 수 있다. 장애아의 부모는 아이의 18번째 생일까지 더 긴 휴가를 사용할 수 있다.

1995년의 장애인 차별 금지법

이 법령은 장애를 가진 모든 사람을 다루고 있다. 사람이 가진 장애는 이 법령에서, 보통 일상 활동으로 여겨지는 일을 수행할 개인적 능력에 대한 장기적인 심각한 영향을 주는 육체적 또는 정신적 손상으로 정의된다. 이 법령은 접근, 고용, 상품 및 서비스, 그리고 교육과 관련된 네 가지 부분으로 구성되는데, 두 명 이상의 직원을 가진 고용주가 장애와 관련된 이유로, 현재나 미래의 고용인 또는 고객에게 차별대우를 하는 것을 불법으로 하는 것이 그 내용이다. 또한 고객에게 제공된 상품 및 서비스에 쉽게 접근할 수 있도록 하는 권리도 부여한다. 고용주의 책임에는 업무 환경과 일반 고용에 합당한 변화를 주는 것 같은 일에도 장애가 있는 고용인/고객이 다른 어떤 사람에 대해서도 차별대우를 받지 않도록 하는 것도 포함된다.

요점

- 2006년까지는 나이를 근거로 차별대우 하는 것도 불법이 될 것이다.
- 게이와 레즈비언의 권리는 현재 인권법에 의해 보호된다. 2003년 12월부터 개인의 성적 선호도를 근거로 차별대우 하는 것이 불법이 되었다. 같은 달에 개인의 지역이나 종교를 근거로 차별대우 하는 것도 불법이 되었다.
- 인종관계 수정법과 장애인 차별 금지법은 모두 대리적이다. 이것은 고용인이 교육을 받지 못했을 경우, 그 고용인의 행동에 대한 책임이 고용주에게 있다는 것이다.

1975년의 성차별 금지법과 1976년의 인종관계법

이것은 인종, 성별 또는 군복무를 근거로, 업무에 지원한 지원자를 직간접적으로 차별대우하는 것을 금지하는 것이 그 목적이다. 기회평등위원회는 상기한 이유에서 생긴 불평을 조사할 것이고, 직무 광고를 모니터하기도 할 것이다.

요점

고용인은 고용 기간과 상관없이 산업 재판소를 통하여 성차별을 근거로 한 부당 해고를 조사할 수 있다.

1970년의 평등 급여법

이 법령의 목적은 같은 업무를 하는 사람은 같은 조건과 급여로 고용되어야 한다는 것이다.

고용인의 법적 권리와 관련된 법률

1972년의 고용 계약법

이것은 고용주가 새로운 직원을 임명할 때 작성하는 법적 구속력이 있는 문서이다. 이러한 문서를 작성하는 이유는 고용주와 고용인 모두에게 어느 정도의 보호와 안전을 제공하고 특정 포인트를 공식화하기 위함이다. 이 법률에 따르면, 주당 16시간 이상 일을 하는 사람은 누구나 업무 개시일 이후 8주 이내에 고용계약을 체결해야 한다.

계약에는 다음 사항이 포함되어야 한다:

- 회사와 고용인의 이름
- 고용이 시작된 날짜
- 업무 설명
- 근무 시간
- 호봉, 지불 방법과 간격(주급, 월급 등)
- 휴가 수혜자격
- 연금 상태
- 질병과 병가수당 조건
- 고용인이 주고 받을 권리가 있는 통보의 기한
- 징계 절차

다른 지점에서의 근무, 기밀성, 건강 진단 등 추가될 다른 조건도 있고, 이들은 별개의 직원 입문서에 나타나 있다.

1998년의 국민 최저 임금법

이 법령은 1999년 4월 1일부터 발효되며, 다음 임금율을 집행한다.

- 22세 이상의 근로자에 대한 시간당 최소 4.85프랑
- 18~21세의 근로자 그리고 6개월간 직업 훈련을 받은 22세 이상의 근로자에 대한 시간당 개발 임금율 4.10프랑

국민 최저 임금에서 제외되는 근로자는 다음과 같다:

- 자영업자
- 18세 미만
- 무보수의 자원 근무자
- 서로 공평한 조건
- 어업 종사자 (역주* : 어업에 종사하면서 어선에서 생기는 이익을 나누어 가짐)
- 일부 초보자와 훈련생
- 대학생이 학과 과정의 일부 과정으로 근무하는 경우

요점

고용주는 법적으로 고용인 책임 보험을 들어야 한다.

근로시간법(1998년)

1998년 10월 1일에 유럽 근로시간 지시 문서를 수행하기 위한 규칙이 발효되었다. 다음의 새로운 권리가 이 규칙에 포함된다.

- 근로자에게 근무를 요구할 수 있는 시간에 대한 제한. 주당 평균 48시간 근무를 기준으로 하고, 어떤 사람은 더 오래 일하도록 선택할 수 있다.
- 일 년에 4주의 유급 휴가에 대한 권리
- 24기간 중에 11시간을 연속해서 휴식할 권리
- 근무시간이 일일 6시간 보다 긴 경우에, 업무 중 휴식을 취할 권리
- 매주 하루를 쉴 수 있는 권리
- 야간 근로자가 24시간 중 평균 8시간 근무하고, 정기적 건강검진을 받을 권리.

1996년의 고용권리법

이 법령은 1993년의 노동조합과 고용 권리 법의 몇 가지 사항에 대해 우선한다. 이것은 모든 여성 고용인에게 회사에 대한 근무 기간과 상관없이 14주의 출산 휴가를 가질 권리를 준다. 또한 모든 고용인은 일정 기간 후에, 서면으로 된 고용 조건과 조항을 제공받게 되며, 부당한 해고에 대해 항의할 수 있다.

1996년의 고용 권리법에 따르면 고용인은 고용된 지 한 달 후에 고용의 조건과 조항에 대한 서면 보고서를 요청할 권리가 있다. 그리고 고용 시작 후, 두 달이 만료된 후에 이를 받을 권리가 있다. 이 법령은 고용 계약서를 참조하지는 않지만, 고용주에게 월급이나 임금, 근무시간, 통보 권리와 의무, 휴가 권리, 고용 개시일, 업무 설명 및 작업장 위치를 상세히 설명하는 서면 보고서를 공급할 법적 의무를 지운다. 고용법에서는 고용주가 업무를 제공하고 고용인이 받아들이는 것이 법적인 구속력이 있는 관계를 시작하려는 의도를 나타내는 경우에, 고용인이 고용 계약을 갖게 되는 것으로 간주하기는 하지만, 이 법령은 고용주에게 문서에 계약이라는 제목을 붙이게 요구하지는 않는다.

요점

- 고용의 조건과 조항에 대한 서면 보고서를 요구하는 중에 해고된 고용인은 고용의 기간과 관계없이 부당 해고 보호법에 호소할 수 있다.
- 2000년의 비정규직 근로자법은 2000년 7월 1일부터 발효되어, 비정규직 근로자가 정규직 근로자에 비해 덜 호의적인 대우를 받지 않게 하고 있다.

고용주가 서면 보고서를 제공하지 않는다면, 고용인은 산업 재판소를 고용주에게 서면 문서를 작성하도록 요구할 권리가 있다.

고용 계약서

날짜의 이 계약서는 아래 두 ______________________
당사자들 간에 작성된다.

(1) 관리실의 이름______________________ "회사"

(2) 고용인의 이름______________________ "고용인"

1. 정 의

"사업" 위에 거명된 회사 이름에 의하여 때때로 수행되는 사업

"기밀 정보" 모든 거래 비밀 또는 회사와 관련된 기타 기밀 정보(회사의 고객이나 회사와 관련된 다른 사람과 관련된 정보 포함)

"고용" 이 계약서에 따른 고용인의 영구적 고용

"무능력" 고용인이 고용된 업무를 적절히 수행할 수 없게 하는 질병 또는 유사한 이유

"경영자" 그 회사의 경영자 또는 때때로 회사에 대한 통제권을 가진 사람. 이 계약의 시점에 경영자는 ______________ 이다.

____

2. 직위와 고용 기간

2.1 1978년의 고용보호법(통합)에 따라 고용인은 부당한 해고의 대가로서의 명예 퇴직 수당과 어떠한 청구에 대한 권리도 포기할 것을 동의한다.

2.2 회사는 고용인을 미용 시술자로 고용할 것에 동의한다. 날짜 : ______________________

2.3 고용은 아래와 같이 종료될 것이다.

2.3.1 일방이 서면 통보를 상대방에게 보낸 경우 또는

2.3.2 15 조항에 따라 회사에 의하여

2.4 이전 고용주와의 고용은 현재 회사와 고용에 연속적인 일부가 아니다.

3. 의 무

고용인의 의무 :

3.1 회사를 향상시키고 개발하고 확장시키기 위해 자신의 전력을 다한다.

3.2 경영자의 지시에 부합한다.

3.3 경영자가 (합당하게) 요구하는 어떤 장소에서도 근무한다.

4. 업무에 전념한다.

4.1 고용인은 (무능력에 의해 방해 받지 않는 한) 자신의 모든 시간과 관심을 회사에 전념한다.

4.2 고용인은 경영자의 사전 승인 없이, 회사와 비슷하거나 경쟁관계에 있는 다른 사업에 참여하거나 이해관계가 있어서는 안 된다.

5. 지 불

회사는 고용인에게 날마다 발생하는 고정된 급여를 년 ____ 프랑의 기본 비율로, 매달 (주, 분기) __________ 일에 매월(주, 분기) 동일하게 지급할 것에 동의한다.

6. 수수료

6.1 고객에게 개별 치료 코스를 판매한 경우, 수수료는 고용인에게 지불될 것이다. 치료의 전체 가치는 일정 기간 안에 이루어진 판매를 근거로 계산될 것이며, 수수료는 다음의 비율로 지불될 것이다.__

(a) 여기에 기입된 수수료 비율

6.2 고용인은 회사가 공급하는 제품을 직접 판매한 것에 대해 수수료를 받을 것이다.

6.3 수수료는 부가가치세를 포함한 제품의 판매 가격을 기본으로 할 것이며 다음과 같은 비율로 지불된다:__

(a) 여기에 기입된 수수료 비율

6.4 수수료는 정해진 월별 (주별, 분기별) 로 고용인이 직접 공헌한 판매에 대해서 계산되며, 수수료 지급일은 기본급이 지급되는 날과 같다.

계속

고용 계약서의 예

7. 교육 코스

고용인은 기술과 제품 지식을 갱신하기 위해서 정기적인 교육 코스를 받아야 한다.

7.1 고용인이 교육코스 중 한 달 내에 회사와의 고용을 종료한다면, 고용인은 회사에 의해 발생한 교육 비용 및 지출의 100% 를 회사에 환급해야 한다.

7.2 고용인이 교육코스 중 3달 내에 회사와의 고용을 종료한다면, 고용인은 회사에 의해 발생한 교육 비용 및 지출의 50%를 회사에 환급해야 한다.

7.3 고용인이 교육코스 중 6달 내에 회사와의 고용을 종료한다면, 고용인은 회사에 의해 발생한 교육 비용 및 지출의 25%를 회사에 환급해야 한다.

7.4 경영자가 고용인의 고용을 종료하는 경우에는, 고용인은 교육 비용 및 지출을 환급할 필요가 없다.

8. 지 출

8.1 회사는 업무의 수행 중에 고용인에 의하여 발생한 모든 합당한 지출을 전체적으로 배타적으로 지불할 것에 동의한다.

8.2 고용인은 영수증이나 그 지출에 대한 다른 증거를 제공해야 한다.

9. 휴 가

9.1 회사의 휴가는 ________ 부터 _________ 까지 이다.

9.2 고용인은 사업에 편할 때, 매년 휴가 기간 (일반적인 공휴일에 추가됨) 중 _______ 일의 휴가를 얻을 권리가 있다.

9.3 고용인은 경영자의 승인 없이 당 해에 사용하지 않은 자신의 휴가를 다음에 사용할 수 없다.

9.4 고용인은 몇 몇 법정 공휴일에 근무해야 할 수도 있으며, 공휴일/법정 공휴일 근무에 대한 요구 통보를 7일 전에 받아야 하고, 대신 그 만한 비율의 휴가를 얻을 수 있다.

☐
☐
☐
☐
☐

10. 근무 시간

매 주 근무 시간의 세부사항이 이 계약서의 이 지점에서 언급되어야 한다.

고용인은 경영자의 요구에 따라 동료의 장기 결근을 대신하여 근무할 필요가 있으며, 결근한 동료를 대신한 고용인은 그 대리로 수행한 업무에 대한 비율만큼의 휴가를 얻을 것이다. 선택적으로, 경영자의 요구에 따라 동료의 장기 결근을 대신하여 추가 시간을 근무한 고용인은 그 업무를 맡기 전에 경영자와 동의한 비율로 그 시간에 대해 돈으로 지불 받을 수 있다.

11 . 연 금

회사는 고용인에게 제공하는 어떠한 연금 체제도 가지고 있지 않으며, 가능한 경우에는 회사 연금 제도의 세부사항을 포함한다.

12. 고용 기간 중의 기밀성

12.1 고용인은 고용 기간 중에 기밀 정보를 제공받거나 접하게 될 수 있다는 것을 알아야 한다.

12.2 고용인은 어떤 기밀 정보도 누설하거나 사용해서는 안 된다(자신의 임무에 맞는 적절한 절차를 통한 것은 제외).

12.3 고용인은 기밀 정보의 누설을 방지하기 위해서 최선을 다 해야 한다.

12.4 고용 기간 중에 고용인이 획득하거나 만들어낸 기밀 정보의 모든 기록은 회사의 재산이다. 고용기간이 종료되었을 때 (경영자가 그렇게 요구한다면, 고용 기간 중에 어느 때라도), 고용인은 이 기록을 받도록 경영자가 정식으로 권한을 부여한 누군가에게 넘겨 주어야 한다.

13. 고용 기간 후의 기밀성

고용 기간이 종료된 후에, 고용인은 어떠한 사업상 거래 비밀이나, 거래 기밀 만큼의 기밀성 정도가 있는 기타 정보도 누설하거나 사용해서는 안된다.

계속

고용 계약서의 예 *계속*

14. 고용 종료 후의 불공정한 경쟁

14.1 회사는 자신의 기밀 정보, 평판 그리고 거래 관계를 고용인에 의한 모든 불공정한 경쟁으로부터 보호할 권리가 있다. 그러므로 :

14.1.1 고용 종료 후 6개월간 고용인은 다음의 금기사항에 동의한다 :

(a) 고용 종료 전 6개월 전의 어느 때에 회사의 고객이 되었거나, 고용인이 개인적인 관계를 가지고 있는 사람이나 공장 또는 회사와의 사업을 도모할 수 없다.

(b) 고용 종료 전 12개월 전의 어느 때에 회사에 의해 고용된 어떤 사람에게도 회사를 떠나도록 종용할 수 없다.

관리실의 이름을 기입한다. ______________________

____

____

(c) 마지막 18개월의 고용 기간 중 최소 6개월 간 고용인이 고용되었던 점포에서 3마일 이내에서 일하지 않는다.

15. 무능력

15.1 고용인이 무능력 때문에 일할 수 없는 경우, 경영자에게 즉시 알려야 한다. 고용인은 무능력의 특성과 예상 기간에 대한 의사의 진단서를 결근 시작 4일 후에 제출해야 하며, 그 후에는 매 주 제출해야 한다.

15.2 고용인은 합법적인 무능력 병가 수당을 통해서 결근 중에도 임금을 받을 것이다.

16 고충 처리 절차

고용인이 고용에 대한 질문이나 고충이 있을 때 :

16.1 처음에는 직속 상관과 비공식으로 그 문제에 대해 논의한다.

16.2 문제가 아직도 해결되지 않았거나, 고용인이 자신이 계속해서 부당한 대우를 받는다고 생각하는 경우에는 비공식적 논의 이후, 7일 이내에 서면으로 항의해야 한다.

17. 교육 절차

고용인에게 영향을 미치는 교육 절차의 최신판을 언제라도 경영자로부터 받아 검토할 수 있다.

18. 고용 종료

다음과 같은 경우에 회사는 통보 없이 또는 통보 대신에 돈을 지불하여 고용을 종료시킬 수 있다.:

18.1 고용인이 이 계약서에서 규정한 의무를 심각하게 또는 반복적으로 위반한 경우(또는 고용인이 그렇게 했다고 회사가 믿는 타당한 배경이 있는 경우) 또는

18.2 고용인이 다음과 같은 경우

18.2.1 파산한 경우 또는

18.2.2 1986년의 지불 불능법에 자발적으로 속하게 된 경우

18.2.3 1983년의 정신건강법에 의거하여 건강치 못한 정신상태이거나 환자가 된 경우

18.2.4 고용인이 무능력 때문에 2년 중에 어느 기간에 26주 간 (계속해서 또는 합쳐서) 결근한 경우.

19. 고용 종료의 효과

19.1 회사가 이 계약서에 대해 위반한다 해도, 고용인은 계속해서 이 계약서의 12, 13, 14조항에 따르는 자신의 의무를 다해야 한다. 그러나 심각한 위반이라면,

19.2 고용 종료 전에 이 계약서에 대한 위반 때문에 발생한, 고용인에 대한 회사의 권리에 (또는 회사에 대한 고용인의 권리) 대하여 고용 종료는 아무런 영향을 주지 않는다.

서명 : ______________________

날짜 : ________ 월 ____________ 일

고용 계약서의 예 *계속*

심원 호튼은 1997년 6월 1일에 하이 스트리트, 쉐필드에 있는 헤어워크의 경영자인 델비스 보나와 헤어스타일리스트로서 고용하였다.

의 무

헤어스타일리스트로서, 당신은 모든 연령의 남성과 여성고객에 대하여 모든 서비스(커팅, 칼라링, 퍼밍, 릴렉싱, 셋팅 그리고 드라이)를 수행해야 하며 관리실의 정돈을 유지하는데 도와야 한다.

근무지

당신의 주요 근무지는 쉐필드 관리실이 될 것이다. 그러나 때때로 판촉을 위해서 쉐필드 주위의 다양한 장소에서 대중을 상대로 하는 시연을 부탁 받을 수도 있다.

월 급

당신의 기본급은 주당 145프랑이며, 모든 소매 판매에 대한 5%의 수수료와 모든 서비스에 대하여 145프랑이 초과하는 지점부터, 10%의 수수료를 더 받게 된다. 당신의 월급은 매달 1일에 (1997년 7월 1일부터 시작) 당신의 은행으로 직접 송금될 것이다. 당신이 업소 밖에서 시연과 같이 업소를 위한 지출을 한 경우에는 언제라도 1 마일 당 33파운드의 비율로 출장비가 지불될 것이다.

시간/휴가/병가 휴가/지불/연금

당신의 근무 시간은 아래와 같게 된다:

화요일~목요일	9:00 – 5:30
금요일	11:00 – 8:30
토요일	9:00 – 4:00

당신은 연간 14일의 휴가에 더하여 법정 공휴일의 휴가를 갖게 된다. 병가 휴가와 수당은 법적 병가 수당에 따른다.

회사 연금 제도는 없다.

통 보

당신에 대한 해고 통보로 한 달이 주어질 것이며 당신 또한 우리에게 통보 후, 한 달의 시간을 주어야 한다. 당신의 고용은 법률에 의거하여 일반적인 종료 권리에 따라 영구적이다.

징계/고충처리 절차

당신은 이 문서에 포함된 회사의 교육 절차를 참조해야 한다.

징계 절차

1. 다음의 규칙을 위반하게 되면, 관리실의 관리자 둘 중의 어느 한 사람의 결정에 의하여 경고 없이 즉시 해고를 할 수 있다:-
   - **1.1** 고용으로 얻게 된 우리 회사나 고객에 대하여 당신이 알게 된 정보를 부적절하게 획득하여 사용하거나, 누설하는 행위.
   - **1.2** 관리자의 생각에, 성실성과 평판을 저해하는 어떠한 행동.
2. 매니저가 당신의 업무, 행위, 시간엄수 또는 당신의 고용에 대한 다른 측면에 대해 불만을 가지는 경우에, 관리실의 관리자나 그 대리인을 통하여 불만을 일으키는 문제에 대해 구두로 당신에게 경고를 할 수 있다. 합당한 시간이 경과한 후에도 매니저가 여전히 불만스럽게 생각한다면, 그 문제가 관리자에게 제기되고 서면으로 당신에게 경고가 전해진다. 계속해서 매니저가 불만스럽게 여기면, 다시 한번 관리자에게 문제가 제기되고, 당신에게는근무 기간에 의해서 해고 에 대한 최소한의 법적 통보를 받게 된다.
3. 당신의 고용 기간 중에 2항에 근거하여 하나 혹은 그 이상의 문제에 대하여 한 번 이상의 구두 경고를 받는다면, 그 문제로 또 다시 구두 경고를 받게 된다면, 당신이 해고 될 것이라는 최종 서면 경고를 받게 될 것이다.
4. 관리자가 당신의 경우를 조사할 때까지는 어떠한 징계 조치도 취해지지 않는다. 당신에 대한 어떠한 징계 결정이 내려진다면, 또는 당신이 고용에 대한 어떠한 고충을 가지고 있다면, 그러한 결정이나 고충의 근거가 생긴 지 14일 이내에 관리자에게 서면으로 항의하고, 관리실에서 당신이 선택한 한 명의 고용인과 함께 할 수 있다.

고용에 대한 서면 보고서의 예

1978년의 부당 해고 — 고용보호법(통합)

1978년의 고용보호법에 따르면, 고용인은 고용주가 불법적인 방법으로 해고했다는 것을 증명할 수 있다면 부당 해고로 고소할 수 있다. 고용인은 그 회사에서 최소한 일년 근무한 상태여야 한다.

다음과 같은 경우에는 근무 기간과 상관없이 부당 해고로 고소할 수 있다.

- 임신
- 개인의 성별, 인종, 지역 또는 종교, 성적 경향 또는 군복무로 인한 차별.

이러한 모든 권리는 고용 계약에 서명한다고 해서 영향을 받는 것은 아니다. 왜냐하면 고용 계약서에는 '이 계약은 당신의 법적 권리에 영향을 주지 않는다' 라고 일반적으로 써있기 때문이다.

1967년의 부실표시법

이 법률은 계약을 시작하는 사람을 보호하고, 그 사람에게 손해를 겪게 하는 용어의 부실표시에 대해 클레임을 제기할 기회를 마련하는 것이다.

법적 권리

고용인의 법적 권리에는 일반적으로 다음이 포함된다.

- 지급된 급여가 무엇이며, 무엇이 공제되었는 가를 보여주는 상세한 급여 명세서
- 차별대우 받지 않을 권리
- 같은 업무에 대한 같은 급여
- 두 달 동안 근무 한 경우라면, 최소한 1주일 전에 해고 통보를 주어야 한다.
- 법적인 병가 수당
- 법적인 출산 수당
- 건강하고 안전한 업무 환경
- 한 회사에 2년 이상 근무한 후에는, 퇴직 수당을 받을 권리가 있다.
- 부당하게 해고되었다고 느낄 때 산업 재판소에 청원할 수 있는 권리
- 사업이 다른 회사로 인수되는 경우에, 같은 조건으로 고용을 유지할 권리
- 노조의 일원이 될 권리

이러한 권리들은 고용계약에 서명한다고 해서 영향을 받지 않는다. 고용계약서에는 일반적으로 '이 계약은 당신의 법적 권리에 영향을 주지 않는다' 라고 언급한다.

법적 병가 수당(SSP)

16세 이상의 모든 고용인은 아파서 4일간 결근하게 되면, 고용주로부터 법적인 병가 수당(SSP)를 받을 권리가 있다. 법률에 의거하여 고용주는 고용인에게 최소한의 금액을 지불해야 하며, SSP와 그 질병의 기록을 보관하여 사회안전청(DWP)에서 조사할 수 있게 해야 한다. 이 기록에는 아파서 결근한 날짜와 고용인이 보통 근무하는 날에 대한 상세한 기록이 포함되어야 한다. 예를 들면, 법률상 적합한 근무일은 월요일부터 금요일까지가 일반적이지만, 건강, 미용 그리고 이용 업계에서는 다른 경우가 매우 많다.

유용한 정보

- 계약과 계약서에 대해 항상 전문가의 조언을 구하시오.
- 당신의 고객, 공급업체, 그리고 후원자와 항상 조건과 조항을 동의하시오.

요점

유용한 웹사이트 :

- www. usinesslink.gov.uk
- www.dti.gov.uk
- www.acas.org.uk
- www.disability.gov.uk

기억할 사항

연속적으로 4일 이하의 결근을 한 경우에는, SSP를 지급받지 않는다.

징계 절차

모든 고용인은 고용 계약서와 함께 그 회사의 징계 절차에 대한 복사본을 한 부 받아야 한다. 여기에는 잘못된 행위하고 판단되는 일을 처리하는 회사의 방침이 상세히 나와 있다. 고용인은 잘못된 행위의 범위에 대해 분석한 것을 받아야 한다. 또한 징계 조치에 대한 설명도 있어야 한다. 예를 들면, 구두 경고, 서면 경고 등 . 이러한 경우에 해당되는 관리 수준과 더불어 항의 절차도 설명된다.

대부분의 고용주들은 잘못된 행위에 대해 한번의 구두 경고를 한 후, 한 번의 공식적(구두와 서면) 경고를 하고 마지막 서면(구두와 서면)경고를 한 후, 해고를 하는 것을 규정하고 있다. 절도와 같은 심각한 행위가 발생한 경우에는 즉각적 해고를 결정할 수 있다.

요점

- 규모가 큰 회사들은 자체의 명확히 정의된 고충처리와 징계 절차를 가지고 있는 경우가 많다.
- 통상부는 고용인의 개인적 권리라는 제목의 책자를 발간하여 직업센터에 구비하고 있다.

유용한 정보

서면으로 된 징계 절차에는 다음이 나타나야 한다:

- 징계 대상자
- 신속한 조치를 취할 수 있다.
- 징계 조치의 단계를 명확히 설명한다.
- 징계 절차에 책임이 있는 매니저급 직원이 누구인지 명확히 언급한다.
- 고용인이 자신에 대해 발생한 불만에 대해 통보를 받도록 허락한다.
- 고용인이 자신의 경우를 문제화 할 수 있다.
- 고용인은 대리인과 동반할 수 있다. 예를 들면, 노동조합 출신 대리인, 또는 또 다른 고용인.
- 징계 조치가 취해지기 전에 완전한 조사가 이루어진다.
- 고용인은 항의할 권리가 있다.

고용의 종료와 퇴직금

매니저는 그들의 근무 기간 중에 고용인의 고용에 대해 조치를 취하거나, 종료를 시켜야 할 경우가 있다. 부당 해고와 같은 법적인 분규에 대해 주의 깊게 고려해야 하며, 고용주와 고용인의 권리를 충분히 준수해야 한다. 최근의 법률과 정보를 알아보려면, 그 지역의 조정중재기구(ACAS)에 연락하는 것도 좋은 방법이다.

유용한 정보

- 고용 계약에 견습 기간과 수행 목표가 포함되어 동의되고, 완수되지 못하는 경우에는 고용 계약이 고용주에게 유리할 수 있다.
- 매니저는 고용 법률에 대해 항상 최신의 변화를 따라 가야 한다. 작은 회사의 경우에는 제한된 법적 지식 때문에 법적 사업 조언가로부터 조언을 구할 수도 있다.

요점

자신이 부당하게 해고되었다고 생각하는 고용인은 자신의 경우를 산업 재판소에 기소할 수 있다. 이 법률 기관은 그 경우에 해당되는 양 쪽의 얘기를 듣고 적절한 조치를 취한다.

유용한 정보

고용주의 의무 :

- 잘못된 행동으로 여겨지는 일을 항상 조사한다.
- 관련된 모든 당사자들을 포함시킨다.
- 다음 단계로 나아가기 전에 행동을 개선할 시간을 준다.
- 아주 심각한 문제를 일으키지 않은 한, 어떤 고용인도 첫 번째 잘못에 대해 해고되지 않는다.
- 조치를 취하기 전에 해고는 공정하다는 것을 확실히 한다.

실습 사항

규모가 큰 이미용 체인점에 적합한 고충처리/징계 절차를 고안하고 다음의 사항을 고려하도록 하시오.

- 회사의 물리적 인적 자원에 대한 보호와 존중
- 정확하고 믿을만한 기록을 완성. 예를 들면, 예약, 시간 준수, 재고 처리, 등
- 고용인의 출근. 예를 들면, 시간 준수, 질병 등.
- 기밀성
- 식음료에 관한 규율과 규칙

치료와 소비자 관련 법률

이 법률은 회사와 그 환경 내에서 제공되는 서비스와 관련된 것이다.

바디 마사지에 관한 지역의 조례

영국과 웨일즈에서는 지방 당국이 라이센스에 대한 통제권을 가지고 있다. 바디 마사지를 제고하려고 하는 클리닉을 시작하려는 사람은 회사가 있는 나라의 지역에 따라 마사지 관리에 대한 라이센스를 필요로 한다. 이 라이센스는 환경보건 및 거래 기준 기관(EHTS)를 통하여 지방 당국이 발급한다. 그러한 라이센스를 받을 수 있는 자격을 위해서, 지원자는 보통 그 점포, 직원과 자격에 관한 정보를 제출한다. 그리고 나서 점포에 대한 조사가 이루어 지고, 일단 당국에 의해서 승인을 얻으면, 당국 별로 다르지만, 일년 간의 요금을 지불하게 된다.

1982년의 지방 정부(기타 조항)법

이 법령은 지역의 환경보건 및 거래 기준기관을 통해서 모니터된다. 침술, 제모, 전기분해요법, 콜라겐주입, 반영구적 메이크업 또는 귀를 뚫는 것과 같은 치료에 바늘을 이용하는 전문가는 이 법령에 따라 라이센스에 지원해야 한다. '날카로운' 기구의 저장, 사용 그리고 폐기에 대하여 올바르고 위생적인 실행을 확실히 하기 위함이다.

1994의 상품의 판매 및 공급 법령

이 법령은 1982년의 상품 및 서비스의 공급법과 1979년의 상품의 판매법을 대체한다. 이것은 구매처와 상관없이 음식을 포함한 모든 상품과 관련이 있다. 이 법령에 따라 판매자는 상품에 대해 다음과 같은 요건을 맞게 해야 한다:

- 만족스러운 품질 : 이것은, 적합한 사람이 상품의 설명과 가격 및 해당 환경을 고려했을 때 만족스럽다고 간주하는 기준으로 정의된다.
- 합당한 적합성 : 상품은 판매자가 광고하는 모든 면에 부합할 수 있어야 한다. 예를 들면, 언급된 시간 내에 차는 시간당 0~60마일에 도달해야 한다.

일단 판매자와 구매자 사이에 계약이 체결되면, 이 법령은 효력을 발휘할 수 있다. 구두와 서면 계약 모두 유효한 계약으로 분류되고, 계약이 파기될 경우 구매자는 환불 받거나 상품을 되돌려줄 권리를 가진다.

공정 거래소(OFT)

공정 거래소(OFT)는 영국의 경쟁 정책의 운영에 대한 책임이 있다. 독점, 기업 합병 그리고 소비자 보호 등을 통제한다. 예를 들면, 부정확한 상품 설명에 대한 소비자의 불평을 조사한다.

1968, 1972년의 상품설명법

이 법령은 상품을 허위로 설명하고, 그렇게 설명된 상품을 판매하거나, 판매를 위해 제공하는 것을 형사 범죄로 규정하는 것이다. 광고, 디스플레이 카드, 구두 설명이 여기에 포함되며, 품질, 수량, 목적에의 적합성 그리고 가격에 적용된다. 1972년에 통과된 이 법령의 일부는 원산지 라벨을 붙이는 것을 다룬다. 소비자가 그 제품이 만들어진 곳을 알 수 있게 하기 위해서 정확하게 라벨을 붙여야 한다.

1974년의 소비자 신용법

이 법령에 의하면, 신용 설비에 부과된 실제 이자율을 차용인에게 부각시켜야 한다는 것이다.

1974년의 가격법

이 법령에 의하면, 잠재 구매자에게 잘못된 인상을 주지 않기 위해서 가격이 표시되어야 한다.

1964, 1976년의 소매가격법

이 법령은 제조업체가 제품의 소매상에게 특정 가격을 부과하지 못하도록 하는 것이다. 그러나, 권장된 소매 가격으로 공급하는 것을 막는 것은 아니다.

1978년의 소비자 안전법

이 법령은 법적인 안전 기준을 규명하여 잠재적으로 위험하거나 해로울 수 있는 제품이 고객에게 끼칠 수 있는 위험을 감소시키는 것이다.

1987년의 소비자 보호법

이 법령은 세 가지의 주요 주제를 다룬다: 제품에 대한 책임, 일반 안전 요건 그리고 잘못된 가격. 이것은 불안전한 제품으로부터 소비자를 보호하기 위해서 지시문서를 따른다.

환경보건 및 거래 기준 기관(EHTS)

거래 기준 사무관은 지방 당국에 의해 고용되고, 그들의 의무는 회사에 대한 소비자의 불만을 조사하는 것이다. 그 불만을 조사한 후에, 사무관은 그러한 불만의 재발을 방지하기 위해서 그 회사를 법정에 서게 할 수 있다.

영국 규격협회(카이트 마크와 안전 표준)

영국 규격협회(BSI)는 책임과 품질에 대한 자발적 규격을 정하는 독립적 기관이다. 그 목적은 아래와 같다.

(a) (b) (c) INVESTORS IN PEOPLE

품질 표시 (a) 유럽 품질 표시 (b) BSI 카이트 마크 (c) 인적 관리인증

- 품질 규격을 확립한다.
- 건강과 안전을 도모한다.
- 환경을 보호한다.

제조업체는 자신의 제품을, 안전성, 품질, 강도 등과 같은 테스트를 위해 자발적으로 제출한다. 이 기구의 카이트 마크는 많은 회사들이 도입하여, 소비자에게 그 회사가 기관으로부터 인정을 받았음을 보증하고, 제품이 테스트를 통과하여 인증 받았음을 나타낸다. 이러한 품질 표시의 예는 BSI 카이트 마크, 영국 가스 서비스 인증, 그리고 인적 관리인증 등이 있다.

1984년의 정보 보호법

자신의 고객에 대한 개인적 데이터를 저장하기 위해 컴퓨터를 사용하는 전문가는 데이터 보호 등록기를 사용하여 등록하는 1984년의 정보 보호법에 부합해야 하며 그렇지 않으면, 기소에 응해야 한다. 이 법령은 살아있는 사람에 대해 저장된 컴퓨터 정보에만 적용된다. 소비자 신용법에 따라 만들어진 것이 아니라면, 손으로 저장한 기록에는 이 법이 적용되지 않는다.

이에 관한 정보와 양식은 우체국에 가면 구할 수 있고, 3년간의 라이센스에 대한 요금이 있다. 그러나 작은 회사는 간소화된 등록 양식을 완성해도 된다. 이것이 적용되려면, 컴퓨터에 무엇이 저장되었는지와 그 용도, 출처 그리고 그 정보가 누구에게 공개될 것인지에 대한 정보가 필요하다.

개인적으로 컴퓨터에 저장된 자신의 정보가 동의 없이 손실되거나, 정보가 틀리거나 누출되는 것에 의해 영향을 받았다고 느끼는 사람은 누구나 등록기에 대해 클레임을 제기할 수 있다. 그들은 자신에 대한 정보를 가지고 있는 사람이 누구인지 들을 수 있고, 아주 적은 요금으로도 요금을 지불한 후 40일 내에 이러한 기록을 볼 수 있는 권리가 있다. NB고객의 기록을 완료하면, 주의 깊게 사용된 용어를 고려해야 한다.

유용한 정보

건강과 안전에 관련된 인쇄물 자료를 얻으려면 보건안전청의 공공 질의 부서에 연락하면 된다.

관리실 내의 엔터테인먼트

많은 이·미용실에서는 자신의 업소에 적합한 분위기를 만들기 위해서 배경 음악을 튼다. 미용과 건강 클리닉에서는 편안한 환경을 만들려고 의도하는 경우가 많지만, 이용실에서는 음악이 훨씬 더 활기차다. 관리실 소유자가 녹음된 음악을 틀고자 한다면 요금을 내야 하는 반면, 텔레비전이나 라디오 방송을 사용하고자 한다면 라이센스를 구입해야 한다.

요점

제품의 성분을 나타내어야 한다는 EU 지시문서는 1997년 1월 1일부터 발효되었다.

보 험

보험은 예기치 못한 상황에 대해 사람과 재산을 보호하는 방법이다. 프리미엄이라고 불리는 액수의 돈을 지불하면 거의 모든 위험에 대해 보험을 들 수 있다. 이 지불에 대한 결과로, 당신이 보험을 든, 발생 가능한 위험에 대해 그 손실을 변상하기 위한 보상을 받는 것이다(그 손실 이전의 상태로 돌아가기 위해).

사업을 운영할 때는, 법률에 의해 강제적으로 들어야 하는 특정 형태의 보험이 있다.

다음과 같은 보험이 이에 속한다:

일반 손해 보상 책임보험

이 보험은 제3자(고객)의 재산에 대한 피해, 질병 또는 손상에 관련된 클레임을 다룬다. 이것은 판매되거나 공급된 상품으로 인해 발생하는 책임을 커버하기 위해서, 또는 사업이 점포로부터 먼 곳에서 이루어지는 경우에 대해서도 확장된다.

많은 전문적 미용 기관은 일반적으로 다른 장점을 내포하는 회원 요금 형태에 속하는 그룹 커버를 실행할 수 있다. 관리실에서 발생하는 모든 상해에 대하여 1백만 프랑의 보상을 갖는 보험을 드는 것은 현명한 일이다.

고용주 책임 보험

직원을 고용하는 모든 형태의 사업체는 법적으로 이 형태의 보험을 들어야 할 의무가 있다. 작업장에서 고용인이 상해를 입었다면, 그것이 개인적인 실수이건 아니건 상관 없이, 그 책임은 고용주에게 있다. 보험 증서가 눈에 뜨는 곳에 전시되어야 한다. 발생한 모든 상해는 사건 장부에 기록되어야 한다.

법률에 의해 강제적인 것은 아니지만, 다음을 커버하는 보험을 드는 것이 현명한 일이다.

- 절도
- 화재, 홍수 등에 의한 점포, 재고 그리고 장비에 대한 손상
- 점포의 손상을 통한 이익의 손실
- 성실 보험(고용인의 거짓에 대하여 보호하기 위한 보험)
- 개인 사고 보험
- 생명 보험

주요용어

아래의 단어와 구절의 의미를 알아 두어야 한다. 뜻을 알아내기 위해서 이 장을 되짚어 보아도 된다.

COSHH
무능력 차별
징계 절차
고용 법
화재 대책
성차별
고용의 종료
'식스 팩'
치료와 소비자 법률
부당 해고

실습 사항

레이아웃 계획에 대한 초안을 작성하고, 업소의 유형과 고용할 직원의 수를 결정한다. 건강, 안전, 위생 그리고 법률에 각별한 주의를 기울인다.

제 12 장

해부학과 생리학

이 장을 숙지하면, 다음과 같은 사항이 가능하게 된다:

- 인체의 구조와 기능에 대해 더 잘 알 수 있다.
- 신체의 다양한 시스템의 구조와 기능에 대해 간략한 설명을 할 수 있다.
- 이 지식을 적절한 곳에서 실제 상황에 적용한다.
- 다음 골격 구조의 위치와 기능을 설명한다.
  - 두개골과 안면
  - 팔과 손
  - 아래 다리와 발
- 안면과 목의 표면 근육의 위치와 기능을 설명한다.
- 다음 신경의 위치와 기능을 설명한다.
  - 5번 뇌신경
  - 7번 뇌신경
  - 11번 뇌신경
- 안면과 목의 근육 운동점의 위치를 알아낸다.
- 순환기와 혈액의 구성을 이해한다.
- 머리와 목의 동맥과 정맥의 위치를 설명한다.
- 림프계의 구성과 기능을 이해한다.
- 안면과 목의 림프절의 위치를 설명한다.

관리사가 개별 고객의 요구에 맞는 효과적인 관리 프로그램을 계획하고 수행하기 위해서는 신체의 구조와 기능을 이해하는 것이 중요하다. 이 장은 해부학과 생리학에 대해 이미 지식이 있는 관리사를 위해 그 개요를 제공하기 위해 고안되었으며, 전문적인 심화 학습이 추천된다.

세포와 조직

인간의 몸은 난자와 정자의 결합에서 생긴 접합자라고 불리는 하나의 세포에서 발전한다. 세포 증식이 진전되고, 태아가 자라면서 각기 다른 구조와 기능적 특성이 발전한다. 그러나 모든 세포는 초기의 접합자와 같은 유전적 '청사진'을 가지고 있다.

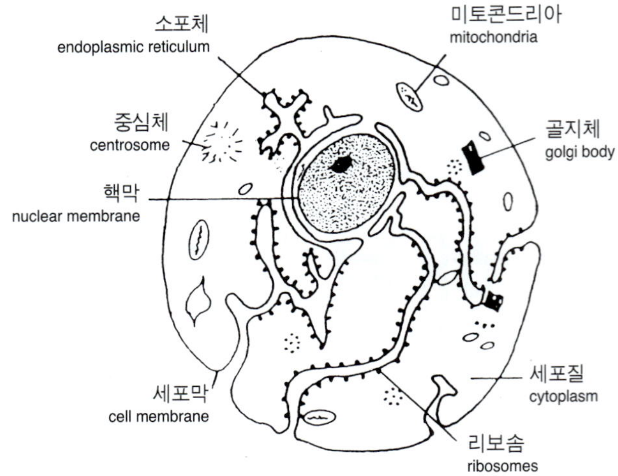

동물 세포

세포의 구조

모든 동물 세포는 다음의 기본 구조로 구성되어 있다.

세포막

이것은 사실은 세포벽이고, 세포 내용물을 불활성화 상태로 유지시킨다. 물질이 이 막을 통과하여 세포를 드나들 수 있다. 이것은 유연한 구조를 가지며 모양을 바꾸기도 한다.

세포액

세포질이라고 알려진 세포액은 젤리 같은 물질로서 모든 세포 내용물을 띄운다. 세포액 내부에는 소포체라고 알려진 튜브를 형성하는 접힌 막이 발견된다. 운송 경로의 기능을 수행한다.

세포막의 내부 시스템에 더하여, 세포질 내부에는 다른 구조가 있다.

미토콘드리아

설탕과 같은 영양 물질은 미토콘드리아 내에서 화학적으로 분해되어 세포의 반응을 관장하는 데 필요한 에너지를 발산한다.

리보좀

리보솜은 모든 세포와 조직이 생성되는 단백질을 합성하는 역할을 한다.

골지체

골지체는 핵 가까이에서 발견되는 특별한 구조이다. 그 주요 기능은 세포 단백질에 탄수화물을 첨가하는 것이다.

요점

염색체는 매우 긴 디옥시리보핵산(DNA)으로 구성되어 있다.

핵

핵은 세포에서 가장 중요한 부분이다. 이것은 커다란 구체로서, 원형질이라고 불리는 특수한 세포액에 둘러싸여 있으나, 핵막에 의해 분리되어 있다. 핵에는 염색체라고 하는 실같이 생긴 수 많은 것들이 있다. 모든 인간 세포에는 46개의 염색체가 각각 쌍을 이루고 있는데, 이 쌍의 하나는 아버지에게서 또 하나는 어머니에게서 유전된 것이다. 염색체는 머리카락과 눈의 색, 뼈와 치아의 구조등과 같이 개인의 특성 및 인상을 결정짓는 기본적 유전 정보가 포함되어 있다.

세포의 유사 분열

세포의 유사분열이란 일생 동안 일어나는 세포의 증식과정으로서 이를 통하여 죽은 세포를 대체하는 새로운 세포가 나타난다. 세포 분열은 4가지 단계로 나뉘어진다.

1. 전기

중심체라고 불리는 구조는 2개의 소체로 나뉘어 지는데, 이것은 각각 세포의 양 쪽으로 옮겨지게 된다. 이 단계에서는 세포가 실같이 생긴 방추체에 의해 아직 연결되어 있는 상태이다.

2. 중기

핵막이 사라지고 염색체가 중심으로 배열된다. 염색체가 소체의 방추체에 부착된다.

3. 후기

염색체를 쌍으로 연결하는 구조인 동원체가 나뉘어져서, 똑 같은 염색체가 서로 분리되고, 방추체 구조가 깨진다.

4. 말기

염색체의 두 그룹 주위의 핵막이 사라면서 방추체도 완전히 사라진다. 세포의 몸체 중앙에서 분열이 일어나서 결국에는 세포가 완전히 둘로 나뉜다. 이렇게 나뉘어진 2개의 세포를 딸세포라고 한다.

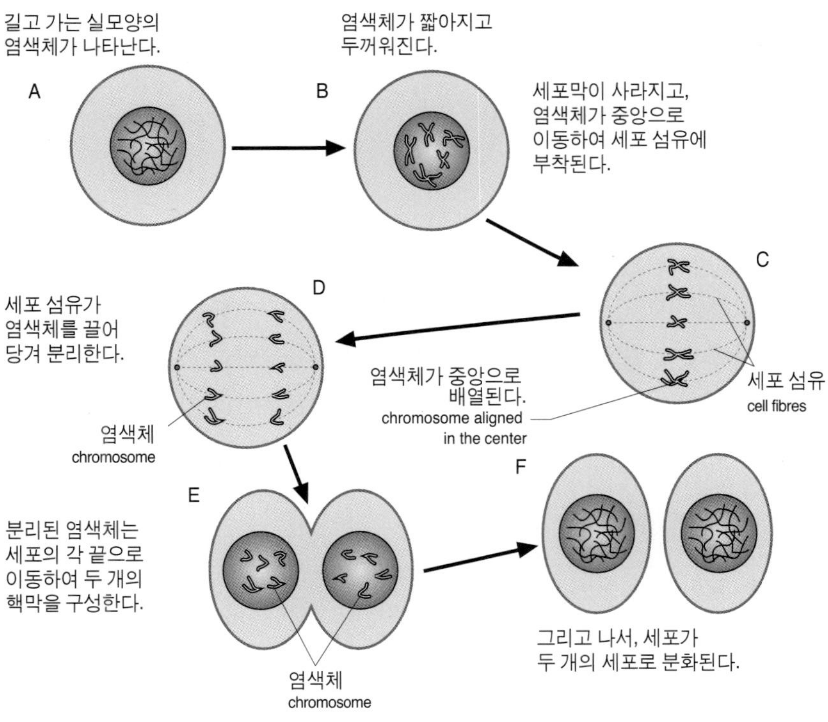

세포의 유사 분열에 의한 세포 분열

조직의 유형

세포가 모여서 체내의 조직을 구성한다. 여기에는 4가지의 주요 유형이 있다.

- 상피조직
- 연결조직
- 근육조직
- 신경조직

상피조직

이것은 가장 단순한 형태의 조직으로서 단순한 상피 조직의 경우에는 한 겹의 세포로 구성되고, 층이 있는 상피조직의 경우에는 2개나 그 이상의 겹으로 구성된다. 이것은 피부를 형성하고, 특정 기관 내에서 발견된다.

연결조직

신체 내에는 많은 형태의 연결 조직이 있다. 피하지방, 뼈 그리고 섬유 조직 등이 그 예이다. 연결 조직은 일반적으로 다른 조직들을 통합하고 지탱해주는 조직으로 생각된다.

근육조직과 신경조직

근육 조직에 대해서는 페이지 336~341, 신경 조직에 대해서는 페이지 347~350을 참조하시오.

실습 사항

상피조직, 연결조직, 근육조직 그리고 신경조직의 다른 유형을 조사하시오.

자가 검진

1. 상피 조직을 설명하시오.
2. 세포의 유사분열에 의한 세포의 분화를 간략히 설명하시오.

피 부

인간의 피부는 신체에서 가장 큰 기관으로서 약 1.2~2평방 미터를 덮을 만큼 넓다. 그 주요 목적은 보호이다. 인체의 내부 구조를 덮고 손상되지 않게 유지하여, 일상의 땀과 눈물에 견딜 수 있게 해준다. 또한 박테리아, 화학약품 및 기타 외부 물질로부터의 침투에 대하여 신체를 보호한다.

피부의 구조

피부는 3가지의 주요 층으로 구성된다.

- 표피
- 진피

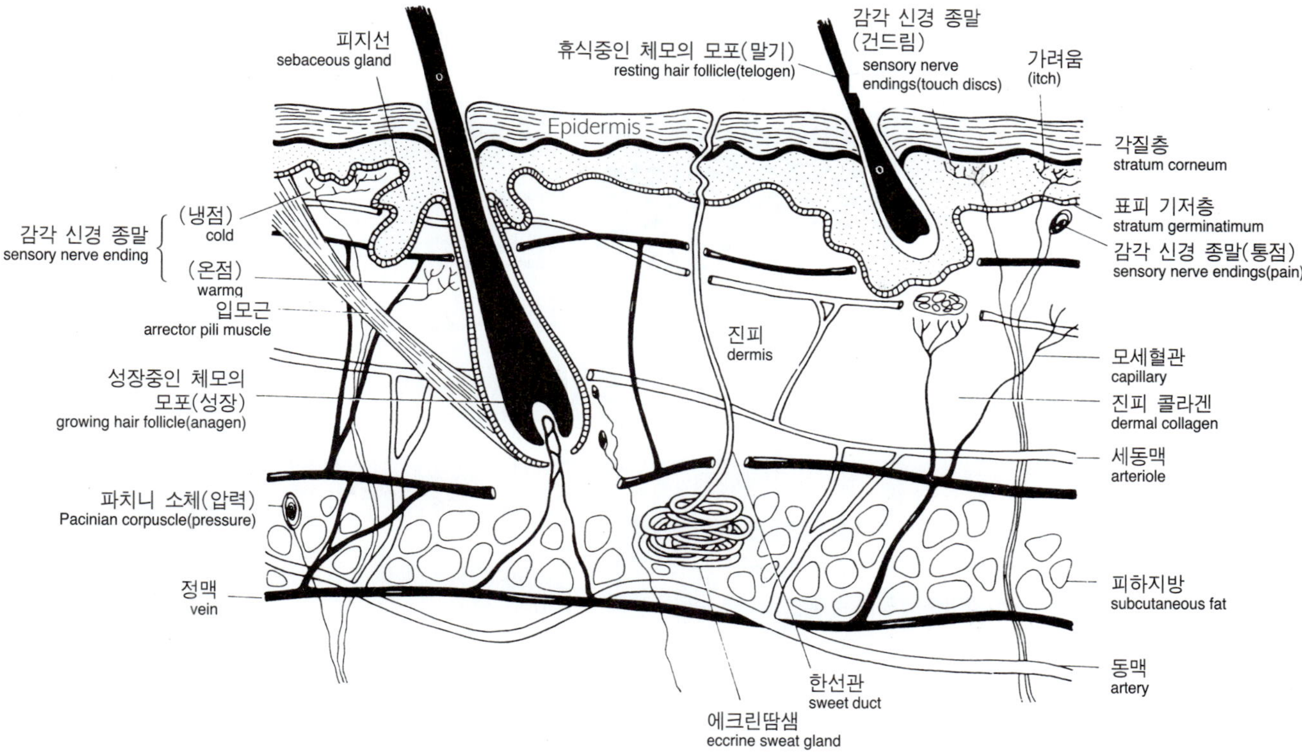

피부의 단면도

- 피하조직

표 피

이것은 피부의 바깥 쪽, 눈에 포이는 층이며, 다섯 개의 층으로 구분된다. 이 층이 재생되는 데 약 30일이 걸리며, 신체의 부위에 따라 두께가 다르다.

표피의 5가지 층은 아래와 같다:

1. **종자층**(기저층이라고도 한다) 이것은 표피의 가장 깊은 층으로서, 세포분열로 활성화되는 원통세포이다. 종자층에서 세포의 유사분열로 생성된 새로운 세포는 피부의 다음 층으로 계속적으로 밀려 올라간다. 멜라닌 형성 세포가 이 층에 존재하며 멜라닌 새고의 형성을 책임지고 있다.
2. **극세포층**(가시 세포 층이라고도 한다.) 이것은 기저층의 바로 위에 있으며 서로 연결된 가시같이 생긴 보호막을 유지하는 세포로 구성된다. 이들은 살아 있는 세포이며, 각각 핵을 가지고 있다.
3. **과립층.** 이것은 납작한 세포가 나열되어 구성되며, 과립모양의 원형질을 가지고 있다. 여기에 존재하는 어두운 색의 과립이, 각질화의 첫 단계에 포함되는 과립세포이다.
4. **투명층.** 이것은 엘라이딘이라는 방울처럼 생긴 물질이 포함된, 약간의 침투성이 있고 투명한 세포로 구성된다. 엘라이딘은 과립세포로 구성되어 각질로 변형된다.
5. **각질층.** 이것은 눈에 보이는 표피층이다. 이 층의 세포는 완전히 납작하고 핵이 없는 각질화된 구조를 가지고 있다. 세포는 각질층으로부터 떨어져 나오고, 지속적으로 대체된다. 각질층은 일반적으로 많은 납작한 세포로 구성된다.

요점

나이가 들수록 세포 생산은 감소된다.

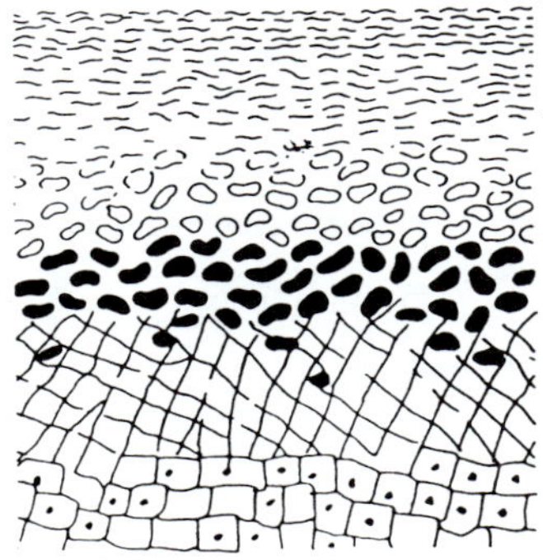

표피의 층

요점

- 종자층의 수분 함유량은 평균 83% 이다.
- 각질층의 수분 함유량은 평균 9~16%로 다양하다.
- 각질층의 평균 두께는 조직의 두께에 비례될 수 있다.
- 자외선은 각질층을 두껍게 하여 피부가 스스로를 보호하게 한다. 이것으로 인하여 피부 표면이 불균일해질 수 있다.
- 신체는 하루에 평균 5십억 개의 죽은 피부 세포를 손실한다.

기억할 사항

체모는 세 개의 층으로 구분된다. 큐티클층, 피질 그리고 골수

진 피

진피는 표피 바로 밑에 있으며, 피부에서 가장 두꺼운 층이다. 이것은 유두층과 그물층으로 알려진 2개의 주요 층으로 구성된다. 다음과 같은 구조가 진피 내에서 발견된다.

- **콜라겐과 엘라스틴 섬유.** 콜라겐은 단백질 구성성분이며 피부에 탄력을 준다. 엘라스틴은 연결조직에서 형성된다. 노란 색의 엘라스틴 섬유는 피부에 유연함을 공급한다. 콜라겐과 엘라스틴은 모두 자연적인 노화 과정과 함께 감소한다.
- **체모와 모포.** 체모의 모포는 진피 내에 자연적으로 움푹 패인 곳으로서 표피 세포가 아래 방향으로 확장된 것이다. 이것은 연결 조직의 외피로 둘러싸인 내부 뿌리의 외피와 외부 뿌리의 외피로 구성되어 있다. 이 외피는 그 위에 있는, 헐겁게 싸여진 유두 세포 그물을 가지고 있는데, 여기에는 군데군데 신경과 혈액 모세관이 있다. 모포의 기저부에는 진피 유두라고 불리는 세포 집단이 있는데, 이것이 체모에 유일한 영양 공급원이다.
- **땀샘.** 이것은 진피 내에서 많이 발견되며, 표피조직 세포로 구성되어 있다. 이것은 땀과 같이 물을 함유한 물질을 생성하며, 관을 타고 피부의 표면으로 운반되어 모공을 통해 나가고, 또는 모포로 열려져 있다. 두 가지의 주요 땀샘이 있다; 에크린샘과 아포크린샘이다. 후자는 사춘기에만 활성화된다. 두 가지 모두 인체의 열을 통제하는 역할을 한다.
- **피지선.** 이것 또한 진피 내에서 많이 발견되며, 분비기관의 표피 세포로 구성된다. 피지라고 불리는 지방 물질을 생성하고, 보통은 체모의 모포 속으로 열려 있다. 피지는 체모를 매끄럽게 유지하고 피부 표면에 약간의 보호역할을 한다.
- **입모근.** 이것은 아주 작은 불수의근으로서 체모의 모포에 붙어있다. 이 근육은 추위나 공포에 반응하여 모포 내의 체모를 수축시켜 곤두서게 하고, 피부에 소름이 끼치게 한다.
- **감각 신경 종말.** 진피 내에 고통, 압력, 열, 추위 그리고 접촉에 반응하는 신경 종말이 있다.

요점 정보

고통은 전기화학적인 구조요청이다. 뭔가 잘못되었는데 그냥 무시하고 지나칠 수 없는 것에 대해 당신에게 경고하는 것이다.

신경은 자극을 뇌로 운반한다. 감각 신경 종말이 자극에 반응을 하지 않으면, 심각한 물리적 손상이 피부와 몸 전체에 발생할 수 있다.

- **림프관.** 이것은 진피 전체에서 많이 발견된다. 림프관은 과잉 체액 배출을 돕는다.

요점

- 체모를 태우면, 유황의 자극성 냄새를 맡게 된다. 손톱과 피부의 경우에도 마찬가지이며, 이것은 신체 필수아미노산의 기초 성분이다.
- 피부는 신체에서 가장 큰 조직이다. 이것은 약 2평방 미터의 넓이를 덮을 수 있고, 스스로 재생한다.
- 손톱은 3달에 1cm 정도 자란다. 발톱은 1cm 자라려면 9달이 걸린다.

피하조직

피하조직은 피부의 세 번째 층으로서, 연결조직의 유형에 속하여 진피를 근육층과 분리한다. 여기에는 풍부한 혈액이 공급되며 감각 신경 종말도 약간 분포되어 있다. 이 층에 있는 대부분의 세포는 지방 세포로서, 내부 조직을 외부 손상으로부터 보호하는 완충제 역할을 하고, 또한 열의 손실을 막는 절연 역할도 한다. 피하조직의 두께는 신체의 부위에 따라 다르다. 예를 들면, 이마보다 둔부가 더 두껍다. 일반적으로 여자가 남자보다 두껍다.

요점

피부 박리는 표피의 각질층으로부터 피부가 떨어져 나가는 자연스러운 과정이다. 새로운 세포가 종자층에서 생성되므로, 오래된 세포는 피부 표면으로부터 떨어져 나간다.

자연적인 보습 인자

피부에는 세포재생과 피부 산성막에서 생성되는 자연적인 보습 인자가 있어서, 표피로부터 수분이 손실되는 것을 막는다. 세포가 피부 표면을 향해서 위로 이동하면서, 수분이 세포 내부에서 바깥으로 밀려 나감으로써 각 세포를 끈적거리는 세포간 접착제로 감싸게 된다. 이것은 각질층을 함께 뭉치는 효과가 있다.

피부의 기능

피부는 많은 기능을 수행한다. 주요 기능은 아래와 같다:

- 분비
- 열 통제
- 흡수
- 보호
- 제거
- 감각

분 비

피부가 분비하는 두 가지 주요 물질은 피지와 땀이다.

피지는 진피에 있으며, 모포의 각도와 입모근의 사이에 있는 피지선에 의해 생성된다. 피지는 지방성 물질이어서 피부 표면과 체모를 매끄럽게 한다. 또한 피지는 살균역할을 하기 때문에 박테리아 감염을 방지한다.

땀은 진피에 있는 꼬여있는 작은 관인 땀샘에 의해서 생성된다. 땀샘은 작은 관(한선관)과 모공을 통해서 피부 표면으로 열려져 있다.

땀샘에는 2가지 유형이 있다:

- 에크린샘은 몸 전체에 걸쳐 많이 발견된다. 투명하고 물이 많은 체액을 분비한다.
- 아포크린샘은 팔(겨드랑이)과 서혜부(샅)에서 발견된다. 우유 같은 체액을 분비한다. 아포크린샘은 사춘기부터 활성화 되기 시작해서 계속 진행한다.

열 통제

건강한 상태의 체온은 36.9℃이다. 이 온도를 유지하기 위해서 열의 손실/생성 균형이 유지되어야 한다. 항상성이라고도 불린다.

열 손실은 다음의 두 가지 요소에 의해 영향 받는다. 모세관에 순환되는 혈액의 양, 그리고 형성된 땀의 양과 그 증발율.

체온이 상승하면 다음과 같은 효과가 있다:

- **혈관 확장.** 피부 표면에 가까운 모세혈관이 확장되어 표면에 더 가까운 곳에서 더 많은 혈액순환이 일어나고, 여기에서 복사와 대류를 통해 열 손실이 일어난다. 피부가 붉어 보인다.
- 땀의 생성이 많아진다. 피부 표면에서 증발하기 때문에 시원해지는 효과가 있다.

체온이 감소하면 다음과 같은 효과가 있다:

- **혈관 수축.** 피부 표면에 가까운 모세혈관이 수축된다. 표명에 가까운 곳의 혈액 흐름이 적어져서 혈이 손실을 막게 된다.
- 땀 생성이 줄어든다.

흡 수

피부의 수요 기능의 하나가 외부 물질의 침입으로부터 방어하는 것이기 때문에, 피부는 흡수를 많이 하지 않는다. 아주 작은 양의 물과 지용성 물질이 흡수된다.

그러나 피부가 빛을 흡수한다고 말할 수 있는데, 특히 자외선이 그러하다. 자외선은 피부를 관통하여 피부의 피하조직에 존재하는 에르고스테롤이라는 물질에 작용하여 비타민 D를 생성한다.

요점

- 땀의 구성은 다음과 같다: 99.4%의 물, 요소와 소금같이 수용성 물질 0.4%, 소량의 무기질 0.2%, 7.3의 pH.
- 피지의 구성은 다음과 같다: 체액(오일과 지방—주로 스쿠알렌, 글리세롤 그리고 콜레스테롤), 탄수화물 그리고 물, 4.5의 pH.

보 호

피부는 몇 가지의 보호 메커니즘이 있다:

- 표피의 각질층(딱딱한 층)은 각질화된 세포가 있어서, 완충제로서의 역할을 하고 대부분의 물질에 대해 손상되지 않는다.
- 땀은 산성이어서 미생물 성장을 억제하는 효과가 있다.
- 피지는 살균성이 있을 뿐만 아니라, 피부 표면의 갈라짐을 막는 윤활유 역할을 한다. 또한 박테리아의 침투를 막는다.
- 피하조직에 있는 피하지방 조직은 신체를 절연시켜서 충돌과 타격으로부터 피부 아래의 구조를 보호한다.
- 피부에 있는 신경 감각 종말은 고통을 주는 자극원에 반응하여 물리적 환경적 손상으로부터 신체를 보호한다.
- 멜라닌은 자외선에 반응하여 피부에서 만들어 진다. 어떤 유형의 자외선은 피부에 노화를 촉진시키거나, 피부암과 같은 손상을 준다. 멜라닌은 이러한 손상을 제한하기 위해서 생성된다.

제 거

앞에서 언급했듯이 피부는 땀과 피지를 분비한다. 여기에는 신체에서 제거되어야 할 노폐물이 포함되어 있다.

감 각

진피 내에서 발견되는 감각 신경 종말은 고통, 압력, 열, 추위 그리고 접촉에 반응함으로써, 심각한 환경적 물리적 손상으로부터 신체를 보호한다.

피부의 pH

pH는 산성과 알칼리성을 측정하는 단위이다. pH 단계는 7을 중성으로 하여 0~14까지의 범위가 있다. 숫자가 낮을수록 더 산성이고, 숫자가 높을수록 더 알칼리성이다. 피부는 4.5에서 6의 pH를 가지고 있어서 산성이다.

요점

피부의 pH는 완충된다. 이것은 피부의 pH가 쉽게 변하지 않는다는 것이다. 완충제는 산과 소금이다. 피부에는 유산과 유산염이 있다.

실습 사항

피부 마사지의 생리학적 효과를 설명하시오.

자가 검진

1. 표피를 이루는 층의 이름 말하고, 각 층에 대해 간단히 설명하시오.
2. 피부의 주요 기능을 열거하시오.

골격계

2가지 유형의 골격계가 있다:

- 외골격계 — 주로 신체의 외부에서 딱딱한 물질이 형성된다.
- 내골격계 — 부드러운 조직 내부에 골격이 형성된다. 이 골격은 인간과 마찬가지로 뼈와 연골로 만들어진다.

골격의 기능

주요한 4가지의 기능이 있다.

- 지탱
- 보호
- 근육 부착
- 운동 (이동)

지 탱

골격은 신체를 지탱하고 땅 위로 올라서게 하여 움직일 수 있게 한다. 생명유지에 필요한 기관들이 골격에 붙어서 서로 밀쳐내지 못하게 한다.

보 호

골격은 내부 기관을 보호하기 이해서 독톡하게 디자인되었다. 특히,

- 뇌를 보호하기 위해서, 두개골에 싸여 있다.
- 척수를 보호하기 위해서, 척추에 싸여 있다.
- 심장과 폐를 보호하기 위해서, 흉곽으로 둘러 싸여 있다.

골격은 외부 충격의 압력과 상처 때문에 기관이 망가지는 것을 막는다.

근육 부착

골격은 수의근계를 위한 테두리로서의 역할을 한다. 운동이 일어나려면, 근육이 제자리에 있어야 하는데, 한 쪽은 견고하게(이것은 근육의 시작점으로 알려져 있다) 그리고 다른 한 쪽은 자유롭게(이것은 근육의 착생점으로 알려져 있다) 움직일 수 있어야 한다. 신체 근육의 대부분의 시작점과 착생점은 모두 골격의 뼈에 위치해 있다.

운동(이동)

많은 골격 뼈는 지렛대처럼 움직인다. 근육이 이 지렛대를 끌어 당기면, 턱의 저작 운동과이두근의 수축, 그리고 갈비뼈의 호흡처럼, 움직임이 발생한다. 이러한 모든 운동은 관절계와 근육 부착을 필요로 한다.

골격의 구성

성인의 골격은 약 204개의 뼈로 구성되어 있다.

- 두개골에 22개
- 흉곽에 25개
- 척추에 33개
- 팔 다리에 120개
- 골반에 4개

> **요점**
>
> 뼈는 건조한 상태이며, 조직은 다음으로 빽빽이 구성되어 있다.
>
> - 25% 물.
> - 30% 유기 섬유 물질.
> - 45% 미네럴들.

뼈 조직의 유형

두 가지 유형의 뼈 조직이 있다. 치밀한 뼈와 다공질 뼈.

치밀한 뼈

이 뼈에는 하버스계라고 불리는 구조가 많이 있다. 하버스계는 혈액, 림프 그리고 신경에 많은 하버스관이라고 불리는 세로 관이 중앙에 있고, 그 주위를 라멜라라는 판 모양의 뼈가 집중적으로 배치되어 둘러 싸고 있다. 라멜라 사이의 공간은 골세포 또는 라쿠나라고 불리는 뼈세포를 포함하고 있다. 하버스계는 골막이라고 불리는 질긴 섬유 판으로 덮여 있다. 이 원통 형태는 이러한 유형의 뼈를 강하고 휘지 않게 만든다.

다공질 뼈

다공질 뼈는 치밀한 뼈보다 좀더 '스펀지' 처럼 보인다. 이것은 라멜라가 더 적고 하버스관은 더 크며, 격자 모양을 하고 있다. 다공질 뼈는 붉은 골수를 가지고 있다.

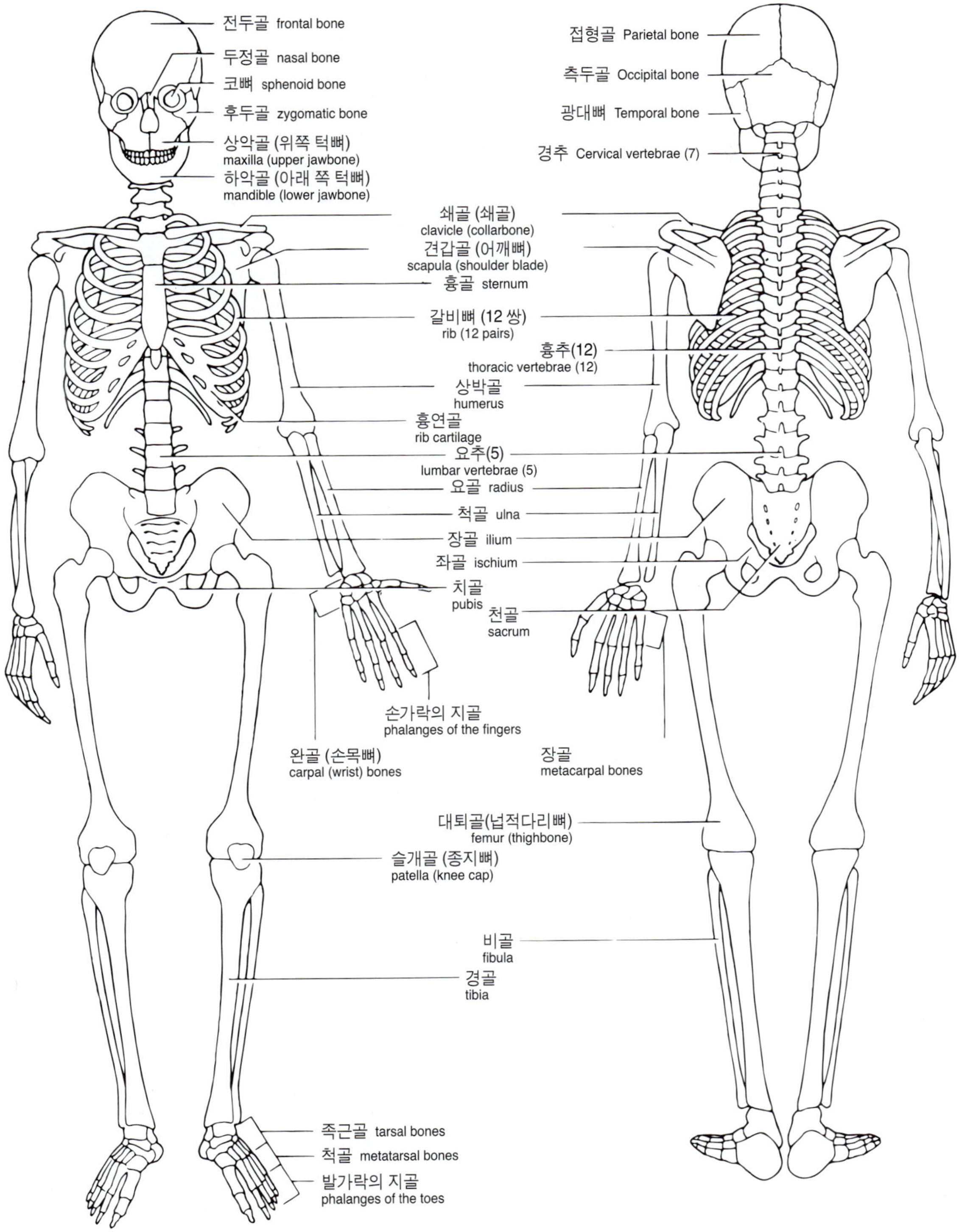

골 격

골 막

골막이란 뼈의 표면을 덮는 섬유판이다. 이것은 두 겹으로 구성되는데, 안쪽층은 뼈의 성장을 위한 새로운 세포를 만들고, 바깥 쪽의 섬유층은 혈관 공급이 풍부하다.

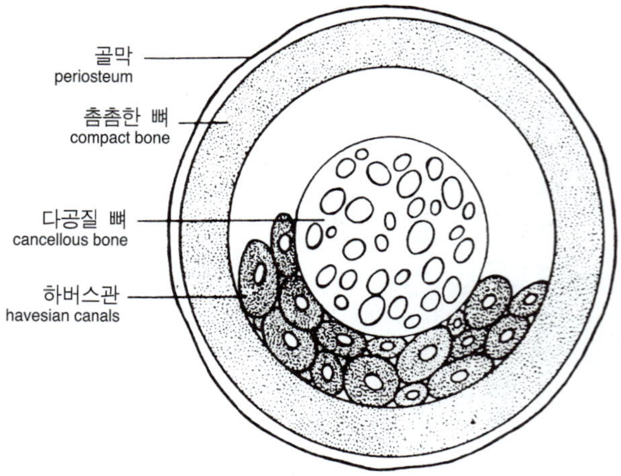

장골의 횡단면

뼈의 분류

장 골

골격에서 가장 강한 뼈인, 장골은 뼈대(장골)와 두 개의 끝(골단)으로 구성되어 있다. 장골은 치밀한 뼈로 구성되어 있는 반면, 골단은 내부에는 다공질 뼈가 있고 그 바깥을 치밀한 뼈가 덮고 있다. 대퇴골이 장골의 한 예이다.

단 골

단골은 손목과 발목에서 나타나는 짧은 뼈이다. 치밀한 뼈로 된 상대적으로 얇은 바깥 층과, 내부의 다공질 뼈로 구성되어 있다. 척골이 단골의 예이다.

편평골

편평골은 두 개의 얇은 치밀한 뼈 층으로 구성되며 이들은 다공질 뼈 층으로 결합되고 골막으로 덮여 있다. 이 뼈를 두 쌍의 혈관이 통과하면서 스폰지 조직과 치밀한 조직에 혈액을 공급한다. 편평골의 예로는 전두골과 두정골이 있다.

불규칙형골

불류칙형골은 다공질 뼈의 뭉치로 구성되고, 이것은 얇은 치밀한 뼈 층으로 덮여 있고 골막으로 싸여 있다. 불규칙형골의 예는 척추가 있다.

종자골

종자골은 어떤 힘줄에서 발견되는 뼈 조직의 둥근 뭉치이다. 가장 좋은 종자골의 예는 슬개골이다.

관 절

두 개 혹은 그 이상의 뼈가 만나는 곳에서 관절이 형성된다. 관절을 크게 세 가지로 분류할 수 있다. 연골관절, 섬유관절 그리고 윤활관절.

연골관절은 약간 움직일 수 있는 관절이다. 강한 인대가 이 관절을 함께 묶는다. 뼈는 하얀색의 섬유-연골판에 의해 분리되는데, 섬유 연골 판이 압축될 때 약간의 움직임이 생긴다. 천장관절과 결합치골이 이러한 유형의 관절의 예이다.

섬유관절은 고정된 관절이다. 이들은 전혀 움직임이 없다. 섬유 조직은 이 관절에 있는 뼈 사이에서 발견된다. 섬유 관절의 예는 두개골 뼈 사이에 있는 봉합선이다.

윤활관절은 자유롭게 움직일 수 있는 관절이다. 이 관절은 상당히 많이 움직일 수 있다. 이 관절은 인대로 지탱되는 섬유 캡슐에 싸여 있다. 이 캡슐은 윤활액을 캡슐로 분비하는 윤활막에 해 정렬된다. 부드러운 움직임을 위하여 유리 연골에 덮여 있는 관절의 표면 사이에서 마찰을 방지하기 위한 것이 윤활액이다.

요점

여성이 남성보다 3배 가량 류마티스 관절염에 걸린다.

윤활관절의 유형은 아래와 같다:

- 구상 관절
- 경첩 관절
- 활차 관절
- 활주 관절

윤활관절은 다음과 같은 움직임이 가능하다:

- 신전 — 팔다리가 신전되면, 팔다리의 두 부분이 서로 반대 방향으로 당겨진다.
- 굴곡 — 팔다리가 굴곡되면, 팔다리의 두 부분이 서로를 향해 당겨진다.
- 외전 — 팔다리가 몸의 정중선(2등분선)에서 각각 멀어진다.
- 내전 — 팔다리가 몸의 정중선의 안쪽을 향해서 당겨진다.

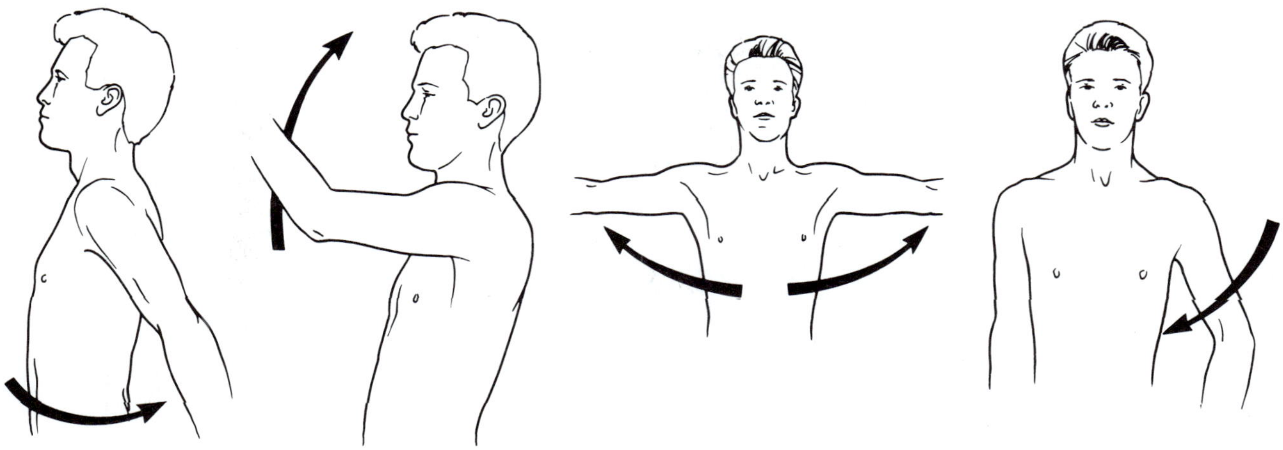

(a) 신전 (b) 굴곡 (c) 외전 (d) 내전

인대 위쪽의 움직임

- 회선 — 신전, 굴곡, 외전, 내전의 복합
- 회전 — 뼈의 긴 축을 주위로 도는 움직임
- 회내 — 손바닥을 손등으로 돌릴 때
- 회외 — 손바닥을 앞을 보게 돌릴 때
- 내번 — 발바닥을 안을 보게 돌릴 때
- 외번 — 발바닥을 밖을 보게 돌릴 때

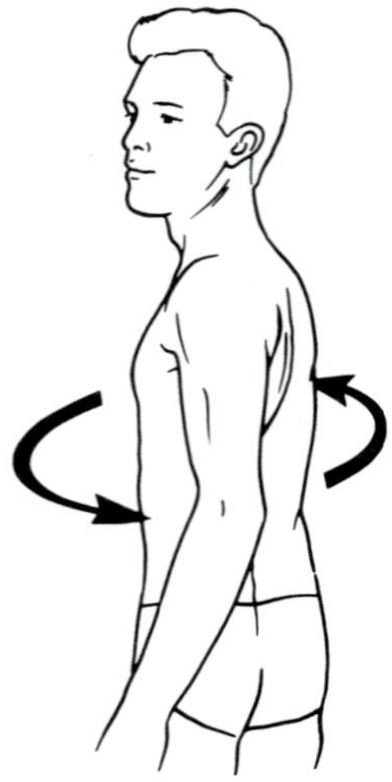

회전

구상 관절

이 관절은 굴곡, 신전, 외전, 내전, 회전 그리고 회선이 가능하다. 예를 들면, 엉덩이와 어깨.

경첩 관절

이 관절은 굴곡과 신전이 가능하다. 예를 들면, 무릎, 팔꿈치, 발목 그리고 머리에 있는 제1경추와 후두골 사이의 관절.

활차 관절

이 관절은 회전만이 가능하다. 예를 들면, 요골과 척골, 그리고 머리의 제2경추 관절.

활주 관절

이 관절에서는 관절 표면이 서로 미끄러진다. 예를 들면, 발목의 족근관절과 손목의 완골.

실습 사항

동료와 함께, 다음의 활동을 하면서 어떤 뼈와 관절이 사용되고 있는지 기록하시오.

a. 계단 오르기
b. 공 잡기
c. 머리 돌리기

요점

평발은 발의 문제가 아니라, 다리 아래 쪽 근육이 약하기 때문이다.

자가 검진

1. 골격의 기능을 설명하시오.
2. 관절의 두 가지 분류를 말하시오.

근육계

인체의 약 1/5은 근육으로 만들어진다. 인체의 살을 형성하고 골격의 도움을 받아 몸을 움직이게 하는 것은 근육이다. 대부분의 근육이 뼈에 붙어 있는데, 머리덮개넓힘줄과 같은 예외도 있다. 머리덮개넓힘줄의 양 끝은 피부에 붙어 있다. 이 근육은 눈썹을 찡그리고 올리는 것과 같은 움직임을 하게 한다.

근육의 이름을 짓는 것은 복잡하다. 다음과 같은 기준으로 이름 지을 수 있다:

- 기능. 예: 굴근 또는 신근, 내전근 또는 외전근, 회외근 또는 회내근.
- 부착. 예: 흉쇄유돌근
- 모양. 예: 승모근
- 형성. 예: 이두근(두 개의 머리), 삼두근(세 개의 머리), 사두근(네 개의 머리)
- 위치. 예: 늑간근(늑골 사이)

근육조직의 유형

3가지 유형의 근육조직이 있다. 수의근, 불수의근, 그리고 심장계 근육

수의근 조직

수의근은 줄이 있는 근육이라고도 불리며, 팔다리와 몸통의 살을 형성한다. 이것은 다핵 세포로 만들어진 길다란 섬유로 구성되는데, 개별적 근육에 따라 길이가 상당히 다양하다. 각 섬유는 근원섬유라고 불리는 실 같은 구조를 수없이 많이 가지고 있다. 근원섬유는 밝은 색과 어두운 색이 한 줄씩 교차되는데, 이것이 줄이 있는 근육으로 불리는 이유이다. 근육 섬유는 근섬유막이라는 막으로 둘러싸여 있다. 섬유는 섬유속이라는 섬유 다발로 뭉쳐져 있으며, 근주막이라는 외피로 둘러싸여 있다. 섬유속은 다시 근외막이라는 외피로 둘러싸인 더 큰 섬유 다발을 형성하고, 궁극적으로 개별 근육을 형성하게 된다.

이름이 제시하듯이, 수의근은 의식적으로 조절할 수 있다. 이것은 신경 자극에 의한 자극을 받으면 빨리 수축했다가 또한 빨리 지친다.

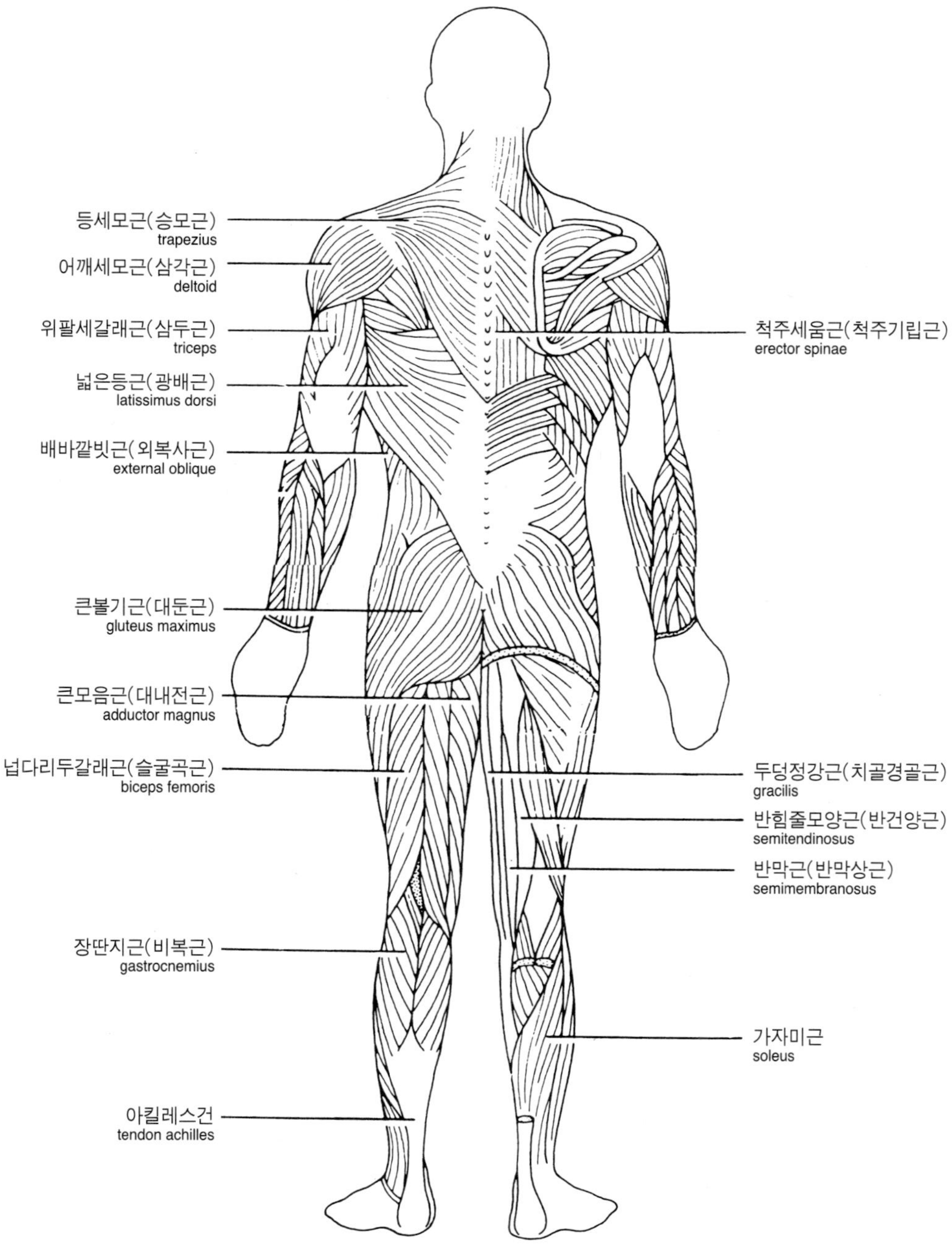

인체의 근육 - 뒷면

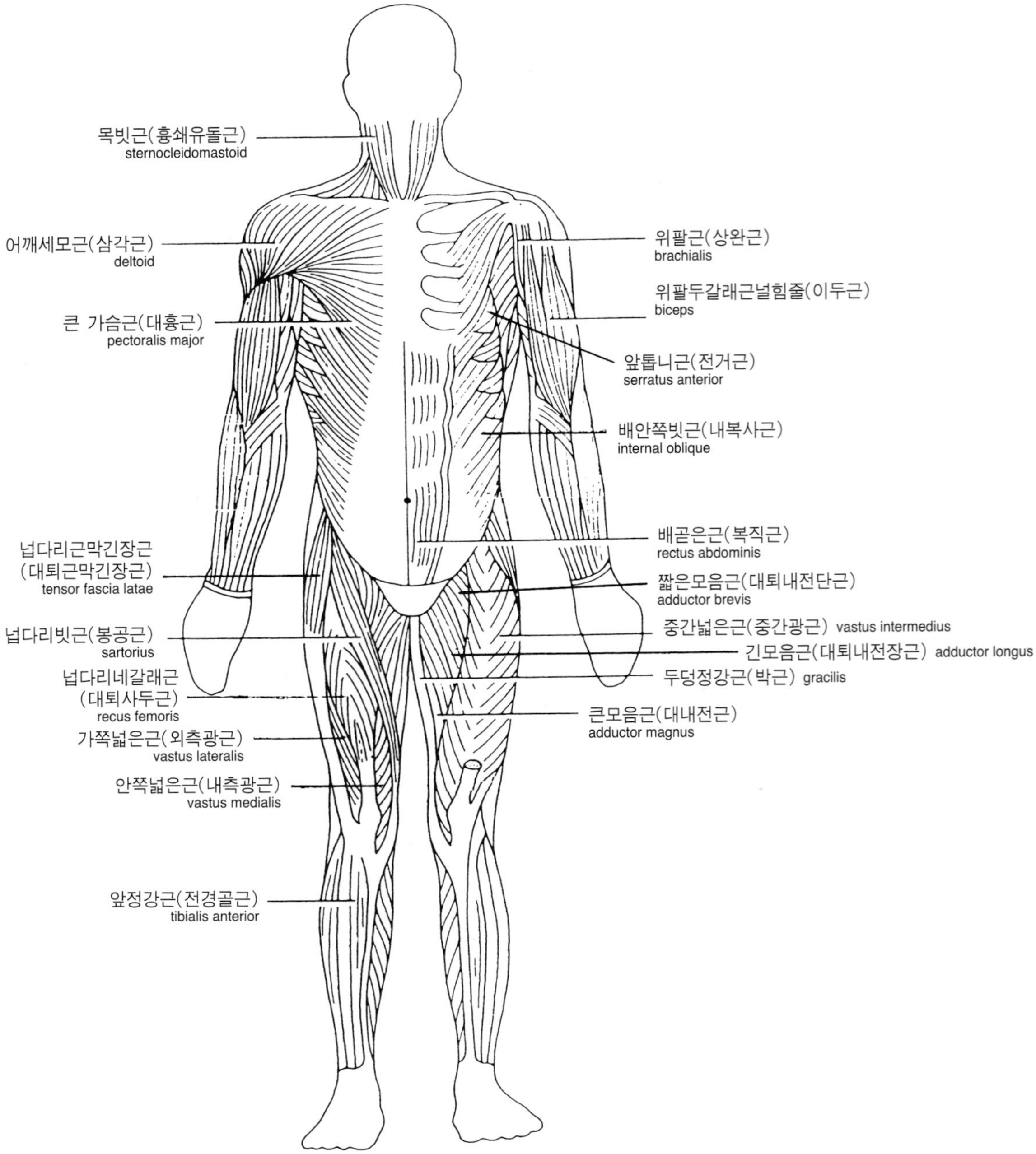

인체의 근육 - 앞면

불수의근 조직

이 유형의 근육은 내부 기관의 벽에서 발견된다. 예를 들면, 위, 장, 자궁 등. 이것은 방추 모양의 세포로 구성되는 데, 그 세포의 각 각은 핵을 가지고 있다. 이 세포들은 줄이 없으며 외피도 없으나, 연결조직으로 함께 뭉쳐 있다. 이 근육은 의지로 통제할 수 없으며, 긴 기간에 걸친 느린 수축을 하도록 되어 있다. 그러므로 불수의근은 쉽게 지치지 않는다.

심장 근육

이것은 심장 벽에서만 볼 수 있고, 불수의근인 동시에 불규칙적인 줄이 있다. 이것은 짧고, 원통형의 가지 모양을 한 섬유로 구성되는데 이 섬유의 가운데에는 핵이 있다. 심장근육에는 외피가 없지만 연결 조직으로 함께 뭉쳐있다. 이것은 의지로 통제할 수 없으며, 일생을 통해 리드미

컬하게 수축된다. 이 수축율은 행동을 빠르게 하거나 느리게 하는 신경에 의해 조절된다. 이것은 신체 내에서 가장 강한 근육 조직이다.

근육 조직의 특성

근육은 4가지의 특성을 가지고 있다:

- 수축력
- 탄성
- 피로
- 근긴장도

수축력

수의근은 신경계로부터 자극을 받으면 수축하며, 많은 신경이 근육에 자신의 신경 종말을 가지고 있다. 뇌에서 신경으로 내려오는 메시지는 근육에 닿을 때 근육을 수축시킨다. 전기 전류 같은 다른 자극은 직접 근육에 작용하거나 그 신경이 수축을 일으킨다.

탄성과 피로

근육이 수축할 때, 주로 글루코스 호흡에서 얻어지는 에너지를 사용한다. 글루코스는 혈액을 통해 근육으로 공급된다. 혈액은 또한 근육이 글루코스를 '연소' 시킬 때 필요한 산소를 운반한다. 정상적인 활동 중에는 글루코스가 산소를 필요로 한다. 글루코스는 분해되어 물과 이산화탄소가 된다. 물과 이산화탄소는 근육으로부터 제거되고 지치게 하지 않는다.

힘든 운동 중에는 글루코스가 산소를 필요로 한다. 산소를 필요로 하는 호흡은 유산을 생성하고, 이것이 궁극적으로 이산화탄소와 물로 분해된다. 그러나 유산은 그다지 빠르게 분해되지 않는다. 몇 번의 수축 이후에, 유산이 근육에 축적되기 시작한다. 그 다음 근육은 지치게 되고 같은 정도의 효율로 수축할 수 없게 된다. 이것은 근육 탄성에 영향을 주어 결국에는 피로하게 만든다.

신체의 주요 근육

	위치	시작점	착생점	행동
목과 등의 근육				
흉쇄유돌근	목 앞쪽	흉골과 쇄골	유상 돌기	따로 사용되면, 머리를 반대쪽으로 돌린다. 함께 사용되면 목을 구부린다.
승모근	목과 흉부의 뒤	후두부와 흉추의 척추	견갑골의 척추와 쇄골	견갑골을 뒤로 끌고, 어깨를 버틴다; 후두부를 끌어당기고, 목을 늘인다.
활배근	허리 부위에서 어깨까지 등을 가로지름	요추, 천골 그리고 장골의 뒤	상완	어깨의 내전, 팔을 뒤로 아래로 끌어 당긴다.
척추기립근	척추의 횡돌기와 극돌기 사이	천골	후두골	몸을 똑바로 서게 하고, 척추가 신장되게 한다.

계속

신체의 주요 근육 *계속*

	위치	시작점	착생점	행동
전거근	가슴의 외벽	위쪽 아홉개의 갈비뼈	견갑골의 척추 경계	어깨를 앞으로 끌어당기고 견갑골을 회전시킨다.
흉부의 근육				
대흉근	가슴의 앞쪽	흉골과 쇄골	상완, 이두근 홈의 바깥 가장자리	어깨의 내전, 팔을 흉부를 가로질러 당김
팔의 근육				
이두근	팔의 앞쪽	견갑골에서 나온 두 개의 갈래(오구돌기와 관절오목 위)	방사상의 융기	팔꿈치와 어깨의 굴곡; 손바닥이 위로 오게한다.
삼두근	팔의 뒤쪽	견갑골에서 나온 한 개의 갈래와 상완의 대에서 나온 두 개의 갈래	척골의 주두돌기	팔꿈치와 어깨의 신장
어깨의 삼각근	어깨 위쪽	견갑골과 쇄골의 척추	상완의 삼각결절	어깨를 오른쪽 각도로 외전
상완근	팔꿈치의 앞면을 가로지름	상완	척골	팔꿈치의 굴곡
배의 근육				
복직근	복벽의 앞	치골의 위 경계선	5,6,7번째 늑연골과 칼돌기	척추를 굴곡시키고, 호흡을 도움
외복사근	복벽의 옆 외부 덮개를 형성	아래 갈비뼈	장골	내복사근과 함께 몸통을 굴곡시킴
내복사근	복벽의 옆 두번째 덮개를 형성	장골	아래 갈비뼈와 복직근의 근막	외복사근과 함께 몸통을 굴곡시킴. 반대면의 외복사근과 함께 사용될 때 회전을 만듬
골반부의 근육				
대둔근	둔부를 두드러지게 하는 커다란 사변형의 근육	장골의 외부표면, 후두골과 미골	대퇴골의 위쪽 끝	골반 관절을 신장하고, 외부로 회전시킴
중둔근	대둔근의 아래	장골의 둔부 표면	대퇴골의 더 큰 전자	골반 관절의 외전
엉덩이와 다리 위쪽 근육				
사두근	이 커다란 근육은 허벅지 앞쪽의 근육 뭉치를 형성하고, 여기에서 4개의 개별 근육으로 나뉜다: 대퇴직근, 외측광근, 내측광근, 중간광근			
대퇴직근	허벅지 앞	장골	슬개골의 위 경계선	골반 관절을 굴곡시킴
외측광근	대퇴골 바깥 옆	대전자와 대퇴골 조선	경골 결절	무릎 관절을 신장시킴

계속

신체의 주요 근육 *계속*

	위치	시작점	착생점	행동
내측광근	대퇴골의 안	대퇴골의 소전자	경골 결절	무릎 관절을 신장시킴
중간광근	대퇴골의 앞	대퇴골의 위 쪽 끝	경골 결절	무릎 관절을 신장시킴
엉덩이의 외전근	허벅지의 바깥 옆	장골의 앞	대퇴근막의 두 층 사이	골반을 외전시킴
엉덩이의 내전근 (치골근, 대퇴내전단근, 대퇴내전장근, 대퇴내전근, 박근)	허벅지의 앞면	치골	대퇴골의 조선	대퇴골을 내전시킴
슬굴곡근 (대퇴이두근, 반막양근, 반건양근)	허벅지 뒤	좌골결절과 대퇴골	무릎의 경골과 비골	골반의 신장과 굴곡
봉공근	허벅지 앞을 가로질러 있음	앞, 위의 장골 돌기	경골의 위 부분	골반과 무릎 관절의 약한 굴근
대퇴근막긴장근	위 허벅지의 바깥 면	장골의 바깥 부분	대퇴근막	대퇴근을 외전하고 회전시킴. 무릎을 신장시킴
다리 아래 쪽 근육				
외극광근	다리 앞 쪽	경골의 위쪽 끝 바깥 표면	설상골의 중간	발의 굴곡과 내반
비복근	종아리 뒤 쪽	대퇴골의 관절구	설상골	발의 굴곡
넙치근	종아리 뒤 쪽	경골과 비골의 머리와 위 부분	설상골	발의 굴곡

근긴장도

근육이 쉬는 것처럼 보일 때도 근육은 항상 부분적으로 수축되어 있기 때문에 즉각적인 행동을 취할 수 있다. 이러한 부분적 수축 상태를 근긴장도라고 한다.

힘 줄

힘줄은 질기며, 섬유로 되어 있고, 비탄력적이다. 근육의 끝에서 발견되며 주 목적은 뼈에 결합을 제공하는 것이다.

인 대

위에서 말한 힘줄과 마찬가지로, 인대는 강하고, 섬유로 되어 있으며 늘어나지 않는다. 기능은 뼈를 함께 연결하는 것이다.

요점

뇌성마비란 유아기나 초기 아동기 중에 다양한 정도의 마비 증세가 나타나는 상태를 묶어서 이름 붙인 것이다. 이것은 태어날 때 뇌에 손상을 입어서 나타나는 것이고, 2,000명의 아기 중 한 명 정도가 이 병을 앓고 있다. 증세는 경련성마비의 전형적인 근육 경직과 무의식적인 움직임이다.

실습 사항

자전거를 타거나 걷는 등, 일상적인 활동을 하고 있는 사람들의 사진을 잡지에서 잘라내어, 어떤 근육을 또는 사용하고 있는지 또는 사용하고 있는 주요 근육 그룹이 무엇인지 말하시오.

자가 검진

1. 신체의 주요 근육 그림을 그리고 이름을 붙이시오.
2. 근육조직의 네 가지 특징을 말하시오.

순환계

순환계는 아래로 구성된다:

- 심장
- 혈액
- 혈관
- 림프
- 림프관

심 장

심장은 심장근육으로 만들어진 벽을 가진, 속이 텅 빈 기관이다. 약 10 cm이고, 무게는 여성은 225 g 정도, 남성은 240 g 정도이다. 심장은 흉곽에 의해 보호되는 흉강 안에 있으며, 왼쪽으로 비스듬히 누워있다.

심장은 다음의 3가지 층으로 구성된다.

1. **심낭.** 이것은 부드럽고 막으로 되어 있는 외피인데 바깥 쪽의 섬유로 된 층과 안쪽의 장액성의 막으로 구성된다. 이 두 층 사이에 장액이 분비되어 두 층 사이의 운동을 쉽게 해 준다.
2. **심근.** 이것은 심장의 근육 층으로서, 특별한 불수의근 조직으로 형성된다. 이 심장근육은 예외적으로 강하다. 섬유들은 가지의 형태로 서로 묶여 있으며 일생을 통해 리드미컬하게 수축할 수 있어야 한다.
3. **심내막.** 이것은 심근의 안쪽 라이닝 막 층이다. 이것은 매우 얇고 납작해진 표피세포로 구성된다.

심장의 내부 구조

심장은 격막이라고 불리는 심근 층으로 오른쪽과 왼쪽으로 나뉜다. 각각은 또 다시 두 개의 방으로 나뉜다. 전체적으로 4개의 방이 있다. 좌우 심방과 좌우 심실.

판막이 심장의 양쪽으로 방을 나눈다. 오른쪽 심방과 심실을 나누는 판막을 3첨판이라고 한다. 오른쪽 심방과 심실을 나누는 판막을 2첨판 또는 승모판이라고 한다. 이 판막들은 방 내부의 압력이 변할 때 열렸다 닫혔다 한다.

심장근육이 수축될 때, 혈액이 심장 밖으로 나와서 심방으로 들어가 인체의 모든 부분으로 운송된다. 심장근육이 이완되면, 심장은 정맥으로부터 들어온 혈액으로 가득 찬다. 이 수축과 이완 메커니즘은 심장박동으로 알려져 있다.

> **요점**
> 휴식 중인 심장은 대략 1분에 60~70번 뛴다. 이 때 심장은 온몸으로 약 5리터의 혈액을 뿜어낸다.

> **요점**
> 이식을 위해 기증된 심장은 4℃의 찬물로 이동된다. 심장 이식의 생존률은 2년 경과 후에 80이다. 5년 후에는 약 6 %이다.

심장을 통한 혈액의 흐름

탈산소화된 혈액은 인체의 가장 큰 정맥과 상대정맥, 그리고 하대정맥을 통하여 몸으로부터 심장의 우심방으로 돌아 온다. 그 다음 혈액은 삼천판을 통하여 우심실로 밀려 들어가는데, 이

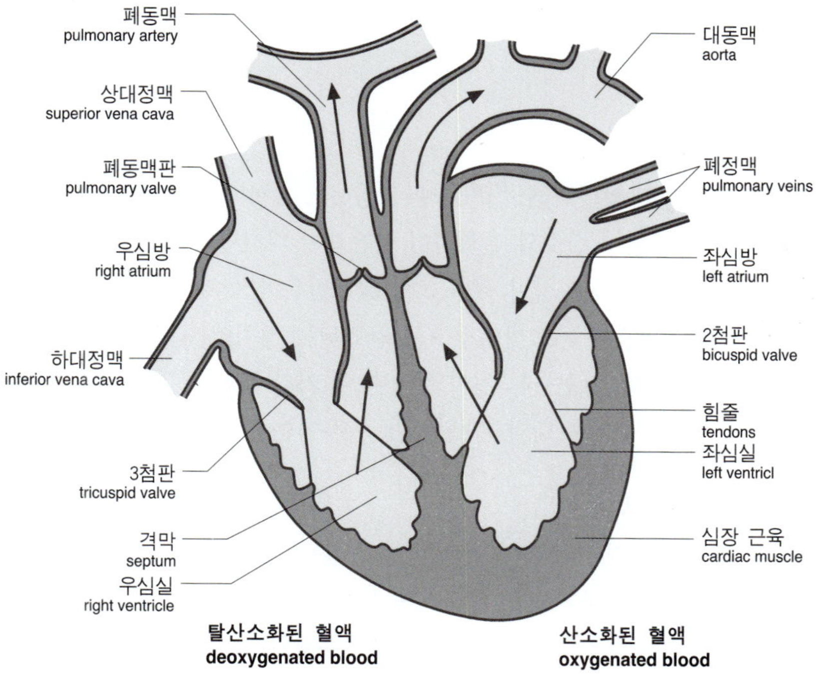

심 장

곳에서 탈산소화된 혈액을 폐로 보내는 폐동맥을 통하여 밀려 나간다. 가스 교환은 폐에서 혈액과 공기 사이에 일어난다. 이산화탄소는 배출되고 산소가 흡수된다. 이제 산소화된 혈액이 폐정맥을 통하여 심장의 좌심방으로 돌아간다. 이것은 2첨판을 통하여 좌심실로 들어간 다음, 인체의 가장 큰 동맥인 대동맥으로 흘러 들어가 산소화된 혈액을 인체의 나머지 부위에 밀어 넣는다.

요점

- 정맥은 혈액을 심장으로 운반한다. 보통은 탈산소화된 혈액을 운반하지만, 하나의 예외가 있는데 폐정맥이다. 이것은 산소화된 혈액을 폐로부터 심장으로 운반한다.
- 동맥은 혈액을 심장 밖으로 운반한다. 보통은 산소화된 혈액을 운반하지만, 하나의 예외가 있는데 폐정맥이다. 이것은 탈산소화된 혈액을 심장으로부터 폐로 운반한다.
- 심장의 왼쪽이 약간 더 근육이 많다. 그것은 대동맥을 통해 혈액을 온몸으로 밀어내기 위함이다.

심장 주기

심장의 수축과 이완을 심장 주기라고 부르며 두 단계로 나뉘어 진다:

- **이완기** — 혈액이 정맥에서부터 심방으로 통과하여 심실로 들어갈 때. 심장근육이 이완된다.
- **수축기** — 수축기 동안에는 심실이 수축되고 심장 판막이 눌려져서 동맥 내의 압력을 증가시킨다. 심박이 나타난다.

혈 액

혈액의 구성성분은 아래와 같다:

- 적혈구(붉은 혈액 세포)

- 백혈구(흰색의 혈액 세포)
- 혈소판
- 원형질

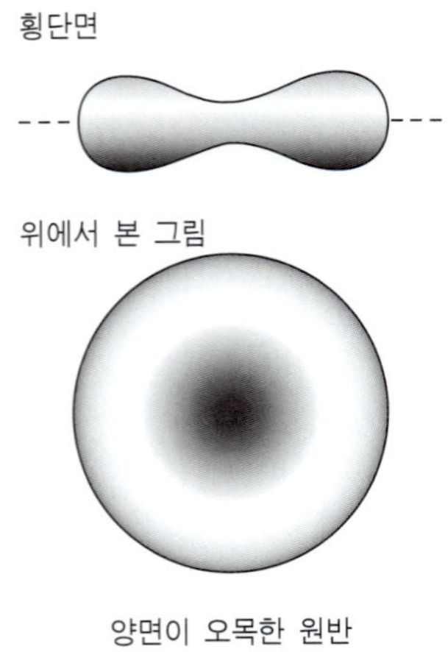

적혈구(붉은 혈액 세포)

적혈구(붉은 혈액 세포)

적혈구는 아주 미세하며, 양면이 오목한 원반 모양이고, 탄성 막으로 둘러싸인 스폰지 세포질로 만들어 진다. 헤모글로빈이 산소와 결합하여 붉은색이 나타난다. 헤모글로빈은 철을 함유한 단백질이며 산소와 자연적인 친화성이 있다. 헤모글로빈은 산소와 결합하여 산화헤모글로빈을 형성한다. 이 붉은 혈액 세포는 산소가 온몸으로 운반되는 장치이다. 붉은 혈액 세포는 붉은 골수에서 만들어진다. 세포 형성에는 약 7일이 걸리며 이 기간 동안 핵은 사라지고 진짜 세포로서의 기능은 끝이 난다. 생명 주기는 대략 4개월이며, 이후에는 간이나 비장에서 파괴된다.

백혈구 (흰색의 혈액 세포)

백혈구는 핵을 가진 무색의 세포이다. 인체에는 붉은 세포보다 흰색 세포의 수가 훨씬 적다. 600 대 1 정도의 비율이다. 흰색 세포의 주된 기능은 감염에 맞서 싸우고, 바이러스와 독소 그리고 박테리아로부터 인체를 보호하는 것이다. 다양한 유형의 백혈구가 있으면 체내에서 다양한 기능을 가진다.

과립백혈구가 전체 백혈구 수의 약 75%를 형성한다. 이것은 박테리아를 감싸서 서서히 소화시킨다 — 이를 식세포작용이라고 한다. 과립백혈구는 약 일주일의 생명 주기를 가지며 골수에서 만들어 진다.

림프구는 전체 백혈구 수의 약 23%를 형성한다. 이들은 림프절에서 만들어지며 외부 단백질을 죽이는 항체를 생성한다. 100일까지 살 수 있다.

단핵백혈구는 전체 백혈구 수의 약 2%를 형성한다. 이들은 혈액 내의 외부 단백질을 섭취한다.

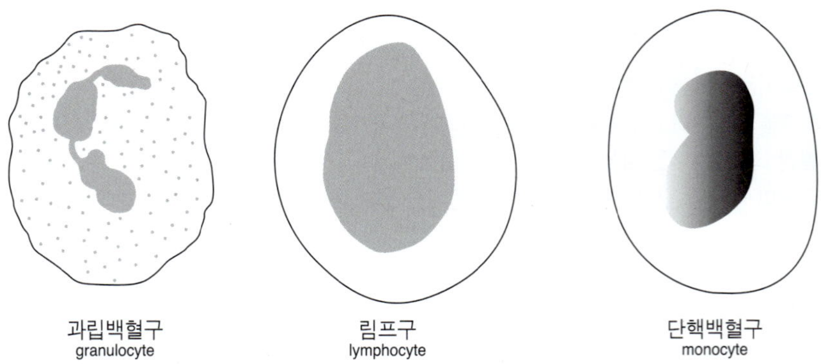

백혈구 (흰색의 혈액 세포)

혈소판

혈소판은 붉은 골수에서 형성되며, 붉은 혈액 세포의 파편이다. 이들은 혈액 응고에서 중요한 역할을 한다.

원형질

원형질은 약한 알칼리의 노란색을 띤 액체인데 여기에서 혈액 세포들이 부유한다. 이것은

96%의 물과 아래와 같은 다른 중요한 성분이 결합된 것이다.

- **단백질.** 예를 들면, 알부민, 피브로겐, 글로불린.
- 항체
- **가용성 소금.** 예: 염화나트륨, 염화칼륨, 인산칼슘.
- **음식 물질.** 예: 아미노산, 글루코스, 지방산, 글리세롤
- **노폐물.** 예: 요소, 이산화탄소

혈액의 기능

- 폐에서 신체 조직으로 산소를 이동
- 신체 조직에서 폐로 이산화탄소를 이동
- 배설물의 이동
- 소화된 음식의 이동
- 호르몬의 분배
- 열의 분재
- 혈액의 응고과정(이것은 상처로 인한 혈액의 손실을 막기 위해 발생하는 현상이다)

손상된 조직의 혈액 응고 과정

혈소판은 프로트롬빈(이것은 이미 혈액 속에서 순환하고 있다)에 작용하는 트롬보키나제라는 물질을 생성한다. 트롬빈은 피브리노겐 — 상처 부위에 퍼져서 붉은 세포와 흰 세포를 혈소판과 엉키게 하는 단백질 섬유 — 을 생성하는 혈액 속의 칼슘 이온과 반응한다. 이를 통하여 혈액의 손실을 막을 수 있다.

동맥과 정맥

동맥과 정맥은 심장에서 뿜어져 나온 혈액을 온몸으로 전달하는 속이 텅 빈 탄성 튜브이다. 이 둘은 구조가 약간 다르다.

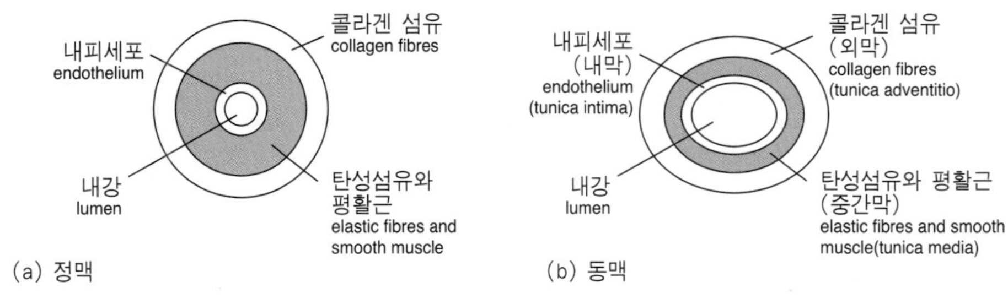

동맥과 정맥의 횡단면

정맥 :

- 동맥보다 더 얇은 벽을 가지고 있다.
- 혈액의 역류를 방지하기 위한 판막을 포함한다.
- 탈산소화된 혈액을 운반한다(먼저 언급했던 폐정맥 제외).
- 세 겹으로 구성된 벽이 있다 — 내막, 중간막, 외막

동맥 :

- 정맥보다 더 두꺼운 벽을 가지고 있다.
- 판막을 포함하지 않는다.
- 산소화된 혈액을 운반한다(먼저 언급했던 폐동맥 제외).
- 정맥과 같이 세 겹으로 구성된 벽이 있지만, 정맥보다 더 두껍다.

혈 압

혈압이란 혈액이 동맥을 지나면서 가해지는 압력의 양을 말한다. 혈압계를 이용해서 수은밀리미터(mmHg) 단위로 측정된다.

림프계

림프계는 조직액을 배출하는 보조적인 혹은 2차적인 순환계이다. 신체 대부분의 조직을 통해 퍼져있는 가늘고, 끝이 막힌 모세관으로 시작하는, 체액으로 가득찬 여러개의 튜브로 구성된다. 이들은 마지막에는 목의 대정맥으로 배출되는 더 큰 림프관을 통과한다. 림프계의 주된 기능은 체내의 감염 물질과 싸우는 것이다.

림프액

림프란 투명한 담황색 액체로서 혈액의 원형질과 비슷한 구성을 가지고 있다. 주 성분은 물이며 약간의 단백질, 지방, 호르몬 그리고 소금이 들어있다. 흰색의 세포, 주로 림프구와 함께 노폐물이 포함되어 있는데, 이 노폐물은 림프계에 의해 특정 시간에 처리된다. 예: 죽은 세포, 미생물.

림프의 형성

림프는 신체 조직에서 형성된 혈액 원형질의 파생물로 세포간 체액이라 불리는 것을 형성하기 위해서 모세관으로부터 나오게 된다. 세포간 체액의 잉여분은 림프라고 알려진 림프 모세관으로 배출된다.

림프 모세관

림프 모세관은 가늘고, 속이 텅 빈, 끝이 막힌 탄성 튜브로서, 구조면에서 혈액 모세관과 비슷하지만, 형태에 있어서는 더 넓고 덜 균일하다. 이들은 한 층의 표피조직으로 구성된다. 예를 들면, 이 벽은 두껍고 연결조직과 묶여 있는 단일 세포이다. 이러한 이유로, 림프 모세관은 혈액 모세관보다 더 침투성이 있어서, 더 큰 물질이 벽을 통과할 수 있다. 림프는 조직액으로부터 림프 모세관으로 배출된다.

림프관

림프관은 림프 모세관으로부터 목의 대정맥으로 림프를 운반한다. 이것은 표피세포로 덮힌 연결조직으로 구성되며, 역류를 방지하기 위한 판막이 있어서 림프가 조직으로부터 멀리 흘러가게 한다.

림프절

림프가 혈류 속으로 배출되기 전에, 최소한 한 개의 림프절을 통과한다. 림프절은 온 몸에 다

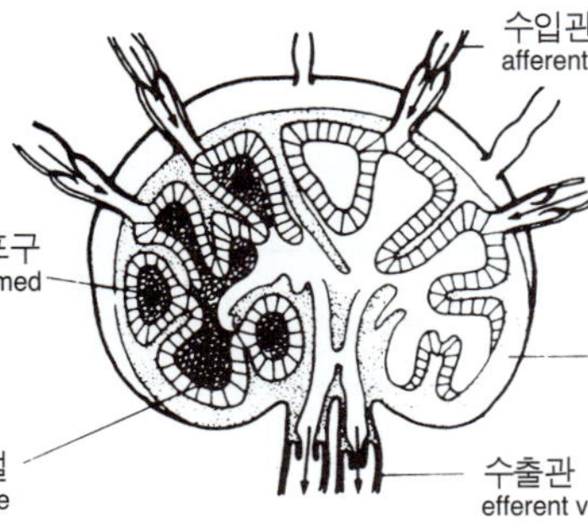

림프절의 횡단면

발을 이루며 산재해 있는데, 세균을 잡아먹는 대식세포를 포함하는 특수 세포로 구성된다. 예를 들면, 독소의 림프를 걸러냄으로써 외부 입자를 잡아 먹는다. 림프절의 대부분은 머리와 목, 팔밑 (겨드랑이), 가슴부위, 배 그리고 서혜부에 있다. 체내에 감염 물질이 자리잡으면, 그 부위의 림프절이 독소를 먹어버리기 때문에 부풀어 오른다.

목의 대정맥

앞에서 언급했듯이, 림프는 혈류로 배출되기 전에 최소한 한 개의 림프절을 지난다. 림프를 혈류로 다시 들어가게 하는 관을 다음과 같이 부른다:

- **오른쪽 림프관.** 이것은 목 아래 쪽에 위치하는 확장된 관으로서 오른쪽 쇄골 하정맥으로 흘러 든다. 이것은 머리와 목, 가슴부위의 오른 쪽과 오른 팔로부터 림프를 배출한다.
- **흉관.** 이 관은 처음 두 개의 요추의 앞에서 발견되는 특수한 림프낭인 유미조에서 시작한다. 이것은 목 아래에 있는 왼쪽 쇄골 하정맥으로 연결된다. 이것은 머리와 목의 왼쪽, 왼팔, 가슴의 왼쪽, 양 다리로부터 림프를 배출한다.

비 장

비장은 림프계 조직에서 가장 큰 절로서, 진한 자주색이 도는 빨간 색이다. 이것은 위의 뒤쪽, 복부의 좌측 상부에 위치한다. 비장의 기능은 아래와 같다:

- 림프구의 형성
- 혈액 저장소
- 항체와 항독소를 형성
- 기능을 다한 적혈구를 파괴

실습 사항

혈액 분류의 ABO시스템을 조사하시오.

자가 점검

1. 순환계의 주요 세포의 이름을 말하고 설명하시오.
2. 심장을 통과하는 혈액의 흐름을 설명하시오.
3. 림프계의 주된 기능은 무엇인가?

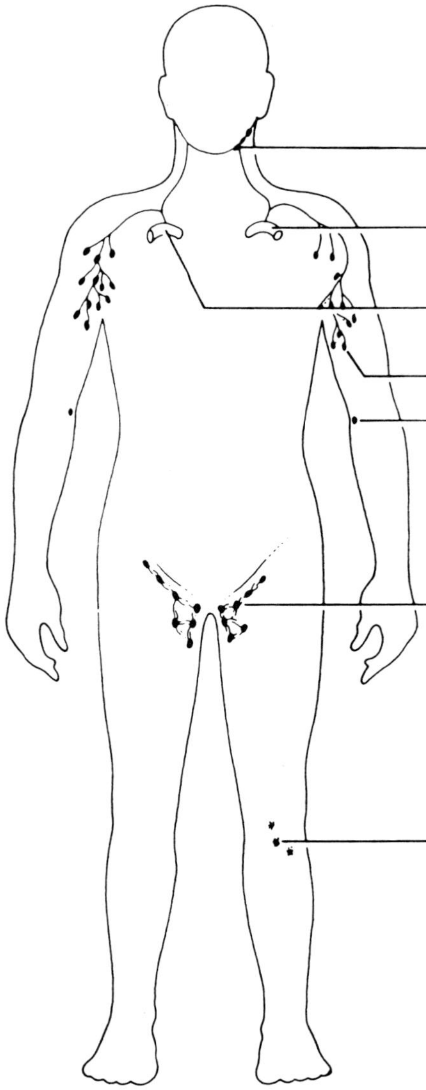

신체의 림프절

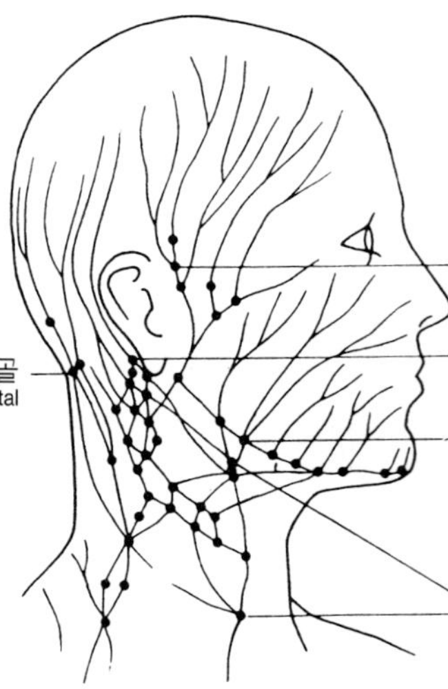

얼굴의 림프절

신경계

신경계는 뇌에서 모든 다른 신체 부위로 메시지를 전달하는데 속하는 시스템이다.
다음의 3가지로 주로 구분된다:

- 중추신경계
- 말초신경계
- 자율신경계

중추 신경계

중추 신경계는 뇌와 척추로 구성되며 신경계의 중심에 있다.

뇌

뇌는 전체 신경계에서 가장 중요한 부분이다. 이것은 자극을 받고 저장한다. 또한 자극을 모든 신체 부위에 전달하여 기관을 자극함으로써 신체를 움직이게 한다.

성인의 뇌는 약 1.5 kg이며, 수백만 개의 뉴런을 포함한다. 각 뉴런은 구성 면에서, 핵을 포함하고 세포질로 둘러싸여 있다는 점에서 다른 동물 세포와 비슷한 세포로 구성된다. 그러나, 축색돌기라는 긴 꼬리를 가지고 있다는 점에서 다르다. 축색돌기의 목적은 자극이 세포로부터 멀리 있도록 통제하는 것이다. 수지상 돌기라는 작은 섬유가 세포에 붙어 있으면서, 세포 속으로 자극을 운반한다. 뉴런의 덩어리가 함께 신경이라고 불리는 것을 형성하여 자극이 신경을 따라 축색돌기로부터 다음의 수지상돌기로 움직이게 한다. 축색돌기와 수지상돌기는 시냅스라는 곳에서 만난다.

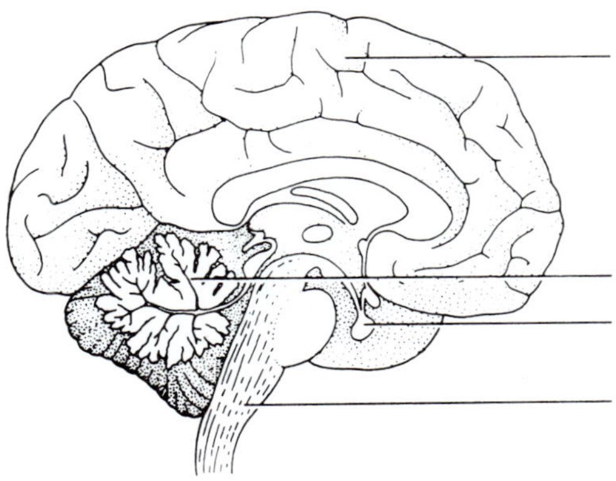

뇌의 횡단면

뇌에서 뉴런이 손상되지 않고 유지되려면 잘 보호되어야 하는데, 이것은 먼저 두개골에 의하여 — 단단한 바깥 쪽의 뼈 — 그리고 다음에는 뇌수막이라는 특수층에 의해 보호된다.

뇌수막은 다음의 3가지로 구분되는 층을 가지고 있다:

- 경막 — 두개골의 내부와 뇌와의 충격을 완화해 주는 질기고 섬유상인 외막.
- 거미막 — 중간층으로 훨씬 더 섬세하다.
- 유막 — 뇌의 복잡한 표면 속으로 접혀 들어가는 안쪽층

거미막과 유막 사이에는 특수한 체액이 발견되는데, 이것은 더 좋은 완충제 역할을 한다. 뇌척수액이라고 불린다.

뇌는 3가지 부위로 나뉜다.

- **대뇌.** 뇌에서 가장 큰 부위로서, 돔 형태의 신경 조직이 대뇌 반구로 둘로 나뉜 것이다. 대뇌의 표면은 회색질이라 불리는 것으로 만들어 진다 — 이곳이 바로 대뇌의 주된 기능이 수행되는 곳이다. 이 기능은 모든 형태의 인지 활동을 포함한다. 수의근 움직임의 통제, 감정, 추론의 능력 그리고 기억이 모두 대뇌에서 처리된다.
- **소뇌.** 이 부위는 귀에 있는 반원형 관과 근육의 신장 수용기로부터의 자극을 받아들인다. 이러한 정보를 처리하여 근긴장도와 균형 잡힌 자세를 유지하게 한다. 또한 걷기, 달리기, 춤추기 같은 활동 중에 근육의 조화를 이루게 한다.
- **연수.** 이 부위는 뇌간이라고 불릴 때도 있으며, 생명중추라고 알려진 회색질 덩어리를 포함한다. 이것은 의지의 통제를 받지 않는 신경계의 일부를 통제한다. 예를 들면, 혈압 조절, 자율 신경계. 이것은 자율신경계와 연결되어 이러한 기능을 수행한다. 또한 연수는 뇌를 척수와 연결하는 신경 섬유를 포함한다.

척 수

언급했듯이, 척수는 연수와 연결되어 있고 등뼈를 통해 아래로 뻗어서 요추에서 끝난다. 이것은 뇌와 마찬가지로 뇌수막과 뇌척수액으로 보호된다. 등뼈의 각 절에 해당되는 12쌍의 뇌신경과 31쌍의 척추신경이 척추로부터 뻗어 나간다. 뇌신경과 척추신경은 말초신경계의 일부가 된다.

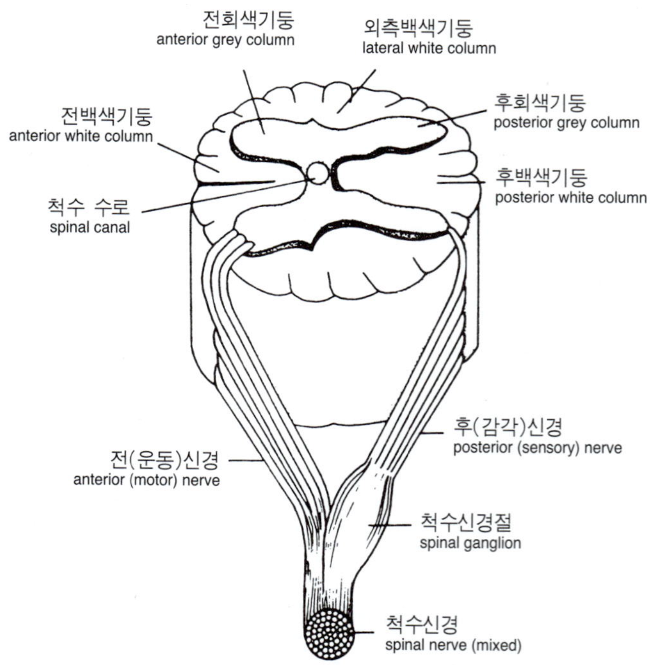

척수의 횡단면

말초신경계

이 부분의 신경계는 중추신경계의 외부에 있는 모든 신경으로 구성된다.

말초신경계에는 3가지 유형의 신경 세포가 있다.

- **운동 (수출) 신경.** 이 신경은 자극을 뇌로부터 척수를 통하여, 골격근, 분비기관 그리고 평활근 조직 (효과기관)으로 전달한다.
- **감각 (수출) 신경.** 이 유형의 신경은 자극을, 기관에 있는 감각신경 말단으로부터 뇌와 척수로 전달한다.
- **혼합 신경.** 이것은 운동신경 섬유와 감각신경 섬유로 구성되어 있다.

말초신경계는 31쌍의 척추신경과 12쌍의 뇌신경으로 구성되어 있다.
척추신경은 아래와 같다:

- 8쌍의 경부신경
- 12쌍의 흉부신경
- 5쌍의 요추신경
- 5쌍의 천골신경
- 1쌍의 미골신경

12쌍의 뇌신경은 아래와 같다.

- 후각 신경
- 시신경
- 동안 신경
- 활차 신경
- 삼차 신경
- 외선 신경
- 안면 신경
- 청각 신경
- 설인 신경
- 미주 신경
- 부신경
- 혀 밑 신경

자율신경계

신경계의 자율적인 부분은 의식적인 통제가 불가능한 신체 부위를 제어한다.
이것은 다음의 두 부분으로 나뉜다.

- 교감신경계
- 부교감신경계

교감신경계

교감신경계는 척추의 앞쪽 표면 중 한 면에 위치하는 신경절이 있는 줄로 구성되어 있다.
이것은 신경층이라고 하는 엇갈리는 신경 구조로 구성된다. 교감신경계의 주요 신경층은 아래와 같다:

- 태양신경층 — 복부내장을 공급한다.
- 심장신경층 — 흉부내장을 공급한다.
- 하복부신경층 — 골반 부위를 공급한다.

부교감신경계

이것은 주로 전 뇌신경에 대해 가장 큰 분배력을 가진 미주신경으로 구성되어 있다. 이것은 연수의 신경세포에서 시작하여 목을 통과하여 흉부와 복부로 들어간다.

모든 내부 기관은 실제로 2개의 신경공급을 받게 되는데, 그 하나는 교감신경계로부터, 또 하나는 부교감신경계로부터 받는 것이다. 이 두 신경계는 반대로 작용한다. 교감신경계는 신체 활동을 증가시키고 부교감신경계는 감소시킨다.

자율신경계가 속하는 다른 영역은 반사 행동이다. 이것은 불수의 동작으로 심각한 손상으로부터 신체를 보호하기 위한 것이다. 뜨거운 표면을 만질 때 정상적인 방법으로 고통을 받아들이기 전에 반사 행동이 저절로 손가락을 치우게 하는 것이 바로 좋은 예이다.

실습 사항

이 장에서 열거한 근육에 대해 각각의 신경 공급을 연구하시오.

자가 검진

1. 신경계의 주요 구분의 이름을 말하고 간략히 설명하시오.
2. 척추 신경을 열거하시오.

내분비계

내분비, 또는 호르몬계는 호르몬(화학적 전달자)을 분비하는 관이 없는 분비기관이며, 그것이 생성되는 곳이 아닌 다른 신체 부위에서 작용한다. 호르몬은 혈류를 타고 운반되며, 신체의 많은 활동에 영향을 준다.

신체의 주요 내분비선은 다음과 같다:

- 뇌하수체
- 갑상선
- 부갑상선
- 부신
- 췌장 — 랑게르한스 섬
- 난소(여성만 있음)
- 고환(남성만 있음)

뇌하수체

뇌하수체는 지배자선으로 불릴 때도 있는데, 그 이유는 뇌하수체가 분비하는 모든 호르몬이 내분비계의 모든 다른 분비기관과 관계가 있기 때문이다. 이것은 머리에 있는데, 시상하부 밑에 있는 접형골의 뇌하수체 구멍에 위치하면서 협부에 의해 시상하부에 부착되어 있다. 이것은 후

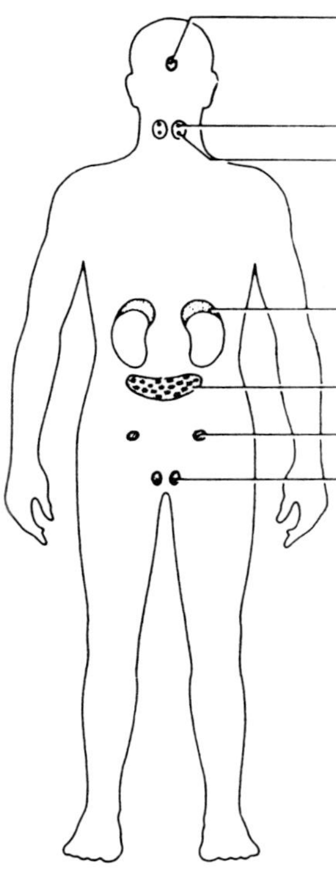

내분비선

엽과 전엽으로 구성된다.

전 엽

뇌하수체의 전엽은 총 8개의 호르몬을 분비하는데, 모두 음성 피드백 기전에 의해 통제된다. 이것은 혈액 속에서 어떤 특정 호르몬의 수치가 낮아서 시상하부를 공급하게 되면, 뇌하수체의 전엽을 자극하여 그 호르몬의 생성을 더 많게 하는 타겟 내분비선을 자극하는 호르몬을 적절히 배출하게 한다는 것을 의미한다.

뇌하수체의 전엽에서 분비하는 8가지 호르몬과 그 기능은 아래와 같다:

- 부신피질자극호르몬(ACTH) — 부신피질을 자극하여 코르티졸을 분비하게 한다.
- 갑상선 자극 호르몬(TSH) — 갑상선의 활동과 성장을 자극한다.
- 프로락틴 — 출산 직후 여성의 가슴에 직접 영향을 주어 모유분비를 시작하게 하고 유지시킨다.
- 모포 자극 호르몬(FSH) — 난소에 있는 난포의 성숙을 조절한다.
- 황체형성 호르몬(LH) — 생식선의 활동을 조절한다.
- 멜라닌 형성세포 자극 호르몬(MSH) — 피부의 멜라닌 생성을 자극한다.
- 성장호르몬(HGH) — 인간의 성장 호르몬으로도 알려져 있으며, 모든 조직의 성장과 회복에 대한 단백질 합성을 촉진한다.
- 간질 세포 자극 호르몬(ICSH) — 생식선 활동을 조절한다.

후 엽

뇌하수체의 후엽은 두 가지의 호르몬을 분비한다. 옥시토신과 항이뇨호르몬.

옥시토신은 자궁근육의 수축을 촉진하고 젖을 분비하는 가슴에 있는 세포를 자극하여 모유를 유두 뒤에 있는 큰 관으로 압박한다.

항이뇨호르몬 (ADH)은 두 가지 주된 기능이 있다.

- 항이뇨 효과는 물리 신장으로부터 손실되는 것을 막으며, 순환되는 혈액의 압투압에 의해 영향을 받는다.
- 많은 양의 ADH가 사용되면, 평활근의 수축을 자극하는데 특히, 혈관벽을 자극하여 혈압을 높이게 된다. 이것을 혈압상승 효과라고 한다.

갑상선

목 아래 쪽에 위치하는 갑상선은 호흡관의 양쪽에 협부로 연결된 우엽과 좌엽으로 구성된다.

갑상선에서는 두 가지 호르몬이 분비된다:

- 티록신 — 조직의 신진대사율, 성장 그리고 변이, 그리고 정신적 기능과 피부 및 체모의 상태를 조절하기 위해 필요하다.
- 칼시토닌 — 뼈로부터 칼슘의 흡수를 막아 혈액의 칼슘 수준을 낮춘다.

부갑상선

부갑상선은 네 개의 작은 분비기관으로서, 두 개는 갑상선의 각 엽의 전면에 있다. 이들은 부갑상선호르몬이라는 호르몬을 분비하는데, 이것이 혈액의 칼슘 농도를 정상 수준으로 유지시킨다. 이것은 혈액의 칼슘 수준을 조절하기 위해서 칼시토닌과 함께 작용한다.

부 신

2개의 부신이 있는데, 하나는 신장근막에 싸여있는 각 신장의 윗면에 위치한다. 이것은 2개의 층으로 구성된다. 부신피질과 부신수질.

부신피질

부신피질은 3가지의 호르몬을 생성한다.

- 글루코 코르티코이드 — 탄수화물 신진대사의 조절에 영향을 미칠 뿐만 아니라, 간 글리코겐의 형성을 돕고 글루코네오제네시스 (혈당 수치를 높인다)를 돕는 호르몬. 이것은 신체의 염증성 반응과 알러지 반응을 억제한다. 그리고 세뇨관으로부터의 나트륨과 물의 재흡수와 관계가 있다.
- 미네랄 코르티코이드 — 신체의 전해질 균형의 유지에 관련된 호르몬. 신장에 의한 나트륨의 재흡수를 자극한다.
- 고나도코르티코이드 — 성호르몬. 고나도코르티코이드는 안드로겐(남성 호르몬)이며, 난소/고환에 의한 성호르몬의 생성에 비하면 부신 생성은 별로 중요하지 않다.

부신수질

부신수질은 피질에 의해 완전히 둘러싸여 있다. 이것은 신경계와 같은 곳에서 시작된 조직의 연장이다. 그리고 자율신경계의 교감신경 부분과 밀접하게 연결되어 있다.

부신수질은 두 가지의 호르몬을 분비한다.

- 아드레날린(에피네프린) — '싸우거나 피해버리기' 위한 상태와 관련이 있다. 신체가 즉각적인 행동을 할 수 있게 한다. 이것은 말초혈관의 수축과 근육섬유의 확장, 에너지(음식과 산소)가 가장 필요한 곳으로 전달되도록 한다. 또한 글리코겐의 글루코스로의 전환을 가속화한다.
- 노르아드레날린(노르에피네프린) — 혈관수축을 야기하고 최고 최저 혈압을 모두 상승시킨다.

췌 장

랑게르한스 섬이라고 불리는 세포 무리에 의해서 췌장에서 호르몬이 생성되어, 이 기관 전체에 불균일하게 분배된다. 랑게르한스 섬에는 세 가지의 주요 유형의 세포가 있다. 이들 중 하나가 세포로서, 글루카곤과 함께 혈액의 글루코스의 수치에 영향을 주는 인슐린 호르몬을 분비한다. 인슐린의 효과는 글루카곤의 효과의 균형을 맞추는 것이다. 인슐린이 혈당수치를 낮추는 반면 글루카곤은 수치를 높인다.

> **요점**
>
> 인슐린은 다음 과정에서 중요한 역할을 한다.
> - 간과 근육에서 글루코스가 글리코겐으로 전환하는 과정
> - DNA와 RNA의 합성
> - 단백질과 지방 파괴를 억제
> - 피하지방 조직에 지방을 저장

난 소

난소는 여성의 생식선 또는 성선이다. 골반 바깥 벽에 있는 얕게 파인 곳에 위치한다. 난소는 피질과 수질로 구성된다.

난소 피질은 수질을 둘러싸고, 난포를 가지고 있는데, 각 난포는 난자를 가지고 있다. 가임기간 동안 하나의 난포가 성숙하고 파열되어 매 월경 주기마다 난자를 탄생시킨다. 난소 수질은 난소의 중앙에 위치하는데 섬유조직, 혈관 그리고 신경으로 구성된다.

난소에 의해서 생성되는 호르몬은 두 가지이다:

- 에스트로겐 — 월경 주기에 영향을 준다. 수정이 일어나면, 이것은 자궁 내벽을 두껍게 하여 착상을 위해 준비되도록 한다. 이것은 또한 가슴의 발달에도 부분적으로 영향을 준다 — 가슴에 있는 모유 관의 성장. 또한 뼈의 건강과 성장, 피하지방 분배 그리고 피부 상태에 영향을 준다.
- 프로게스테론 — 태반의 발달과 임신의 유지와 관계가 있다. 젖이 나오게 하기 위해서 유선을 준비시킨다.

고 환

고환은 남성의 생식선이다. 생식 표피세포로 구성된 200에서 300개의 소엽으로 구성되어 있다. 이들 소엽 사이에는 간세포가 있는데, 이것이 주요 남성 호르몬인 테스토스테론을 분비한다.

테스토스테론은 사춘기 남성에게 나타나는 2차 성징의 원인이 된다. 2차 성징에는 다음과 같은 것이 포함된다:

- 체모의 증가
- 목소리가 깊어짐
- 근육이 넓어짐

자가 검진

1. 내분비계의 중요성을 설명하시오.
2. 내분비계의 주요 질환을 조사하시오.

호흡기계

호흡기계는 체내로 산소를 받아들이고, 체내에서 이산화탄소를 제거하는데 관련이 있다. 이 과정은 수 많은 특수한 기관과 조직을 통해 이루어 진다.

호흡기계는 다음과 같이 구성된다:

- 코
- 인두
- 후두
- 호흡관
- 두 개의 기관지
- 허파꽈리
- 두 개의 폐
- 늑간근
- 횡경막

코

코의 기능은 공기를 따뜻하게 하고 여과하며 수분을 주는 것이다. 이 기능은 미세하고, 솜털을 가진, 원주 상피에 의해 얻어지는데, 이것이 박테리아와 먼지를 잡는다. 이것은 목으로 들어가는 박테리아와 먼지를 억제하는 점착성의 매개물일 뿐만 아니라, 공기에 습기를 주는 점액을 분비한다. 일단 코를 통과한 공기는 인두로 이동한다.

인 두

인두는 호흡기와 소화기의 기능을 모두 가지고 있다. 인두의 호흡기 기능은 코의 기능과 유사하다 — 후두라고 불리는 다음 공기 통로로 넘어가기 전에 공기를 더 따뜻하고 습기 있게 해준다.

후 두

후두의 맨 위에는 후두개라고 하는 조직 절편이 있어서 삼키는 동안 음식이 또 들어가지 않도록 닫힌다. 공기가 후두 내에 있는 성대를 지나면서 목소리가 만들어 진다.

호흡관

숨통이라고도 불리는 호흡관은 C-모양의 연골 링에 둘러싸여 있는 튜브로 구성되어 있다. 이 연골 링은 목이 구부러져 있을 때에도 호흡관이 열려있게 유지시켜 준다. 호흡관은 점액을 분비하는, 솜털이 있는 표피로 싸여 있다 — 공기 여과 시스템

기관지

기관지는 2개가 있다. 왼쪽 기관지와 오른쪽 기관지. 기관지는 왼쪽과 오른쪽 폐에 공기를 공급하는 호흡관의 가지이다. 오른쪽 기관지가 왼쪽 보다 더 넓고 더 수직이다. 둘 다 더 많이 분화되어서 세기관지라고 불리는 더 좁은 통로의 네트워크가 된다.

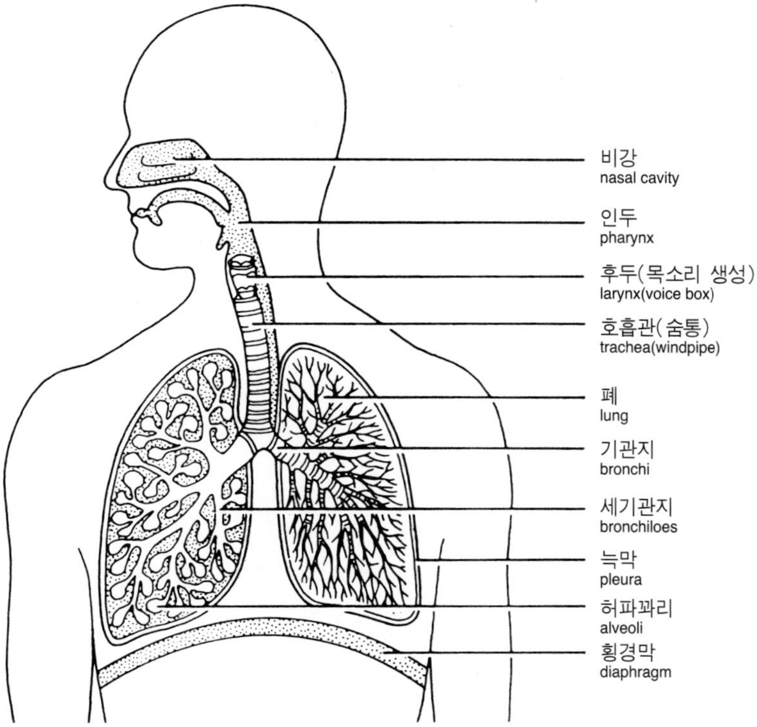

호흡기계

세기관지

위에서 언급했듯이, 세기관지는 기관지에서 나온 가지인, 좁은 통로이다. 이들은 여러 번 분화되어 결국에는 허파꽈리라는 아주 작은 공기 주머니가 된다.

허파꽈리

허파꽈리는 매우 작고, 얇은 벽이 있는, 탄성 있는 공기 주머니이다. 이들은 평평한 표피에 의해 싸여있고 폐모세혈관으로 둘러싸여 있다. 허파꽈리 안의 가스와 혈관 안의 혈액 사이의 경계선은 아주 얇아서 산소와 이산화 탄소가 통과할 수 있다.

폐

폐는 한 쌍의 원뿔 모양의 기관으로서, 각기 늑막이라는 특수한 막에 의해 둘러싸여 있다. 늑막은 림프와 흡사한 특수한 체액에 의해 적셔져 있는 두 개의 층으로 구성되어 있는데, 이 체액은 호흡하는 동안 이 두 개의 표면이 서로 미끄러지게 하는 윤활제의 역할을 한다.

늑간근

외부 늑간근과 내부 늑간근이 있다. 둘 다 흉골 사이에 위치한다. 이들은 흡입(숨을 들이 마심)과 호기(숨을 내쉼) 동안 가슴을 올렸다 내렸다하게 한다.

횡경막

횡경막은 복부에서 흉부를 나누는 근육 막이다. 수축될 때 평평해지고, 이완될 때 돔 모양이 된다는 점에서 약간 특이하다. 근육은 흉골의 끝, 낮은 흉골 그리고 척추의 연골에서 시작하여 중앙 건막(납작해진 힘줄)으로 들어간다. 횡경막에 있는 세 개의 출구가 식도, 대동맥, 그리고 대정맥을 위한 통로이다. 횡경막이 납작해 지면 흉강의 부피가 증가해서 흡기를 돕는다. 횡경막이 이완되면, 흉강의 부피가 줄어들어 호기를 돕는다.

호흡기계가 작용하는 방법

호흡절차는 다음과 같은 네 부분으로 요약될 수 있다:

- 공기가 폐로 들어오고 나가는 움직임
- 공기가 아래로 내려가는 자유로운 움직임
- 가스 교환
- 호흡 조절

공기가 폐로 들어오고 나가는 움직임

숨을 들이마시는 동안 늑간근은 수축되고, 흉곽이 위아래로 움직이며, 횡경막이 아래로 내려가 수축되어 점 더 평평해진다. 이로 인하여 흉강이 부피가 증가하고 흉강의 압력은 감소한다. 폐의 내부와 회부의 압력 차가 커진다. 공기가 더 높은 압력 지역에서 (폐의 외부) 더 압력이 낮은 지역으로 (폐의 내부) 압력 차가 없어질 때까지 이동한다.

숨을 내쉬는 동안, 횡경막과 늑간근은 이완되고 흉곽은 정상 위치로 되돌아 간다. 이것은 흉곽 내의 부피를 줄이고, 폐의 압력을 높여서 공기가 폐 밖으로 나가게 한다.

공기가 아래로 내려가는 자유로운 움직임

코를 통해서 공기를 들이 마실 때, 콧속의 털과 점액을 지나면서 여과되고 공기가 따뜻해진다. 공기는 다시 여과되고 따뜻해지는 비인두를 통해 인두로 이동하여 호흡관으로 내려간다. 호흡관 또한 점액을 분비하는 솜털이 많은 세포를 가지고 있는데 이것이 아직 처리되지 못한 찌꺼기를 흡입된 공기로부터 제거한다. 그 다음 공기는 기관지 나무로 들어가 기관지와 세기관지를 통하여 허파꽈리에 도착한다.

호기를 통하여 공기는 이 여행을 역으로 하게 된다.

요점

공기는 대략 다음과 같이 구성된다.

- 질소, 78%
- 산소 21%
- 불활성 가스, 0. 7%
- 이산화 탄소 0.0 %(달라질 수 있음)
- 수증기 (달라질 수 있음)

가스교환

폐에서는 허파꽈리 내의 흡입된 공기에서 산소가 폐포막과 모세혈관벽을 통과하여 붉은 혈액 세포 속의 헤모글로빈과 결합한다. 동시에 이산화탄소는 혈액에서 폐포 속으로 발산되어, 공기와 함께 발산된다.

호흡조절

호흡조절은 화학적 방법과 신경학적 방법 모두를 통해 얻어진다. 호흡은 호흡중추라고 알려진 연수에 있는 신경세포에 의해 조절된다. 호흡은 대동맥과 대정맥의 벽에 있는 화학 수용기에 의해 또 조절된다. 대동맥과 대정맥은 혈액 내의 산소와 이산화 탄소의 농도에 민감하기 때문이다.

자가 검진

1. 공기의 성분을 말하시오.
2. 호흡의 메커니즘을 간략히 설명하시오.

소화기 계통

소화기 계통은 음식을 섭취하고 분해하는 것과 관련이 있다. 소화에는 기계적과 화학적 두 단계가 있다.

소화기계통은 소화기나 소화관, 그리고 음식물에 작용하는 소화액을 분비하는 분비기관으로 구성된다. 소화관은 입에서 직장까지 이르는 9 m가 넘는 긴 통로이다. 이것은 소화기계통에 윤활제 역할을 하는 점액을 분비하는 막으로 전체가 안이 둘러 싸여 있다. 근육벽은 섭취한 음식물에 작용하여 소화관을 통과하도록 돕는다. 소화관의 구성은 아래와 같다:

- 입
- 인두
- 식도
- 위
- 소장
- 대장

분비기관은 :

- 침샘 — 입안에 타액을 분비함
- 위샘 — 위에 위액을 분비함
- 췌장 — 십이지장에 췌액을 분비함
- 간 — 십이지장에 답즙을 분비함
- 장샘 — 소장에 장액을 분비함.

입

소화는 입에서 치아와 침샘이 각자 움직이면서 기능적 · 화학적으로 시작된다. 성인의 입에는 네 가지 유형의 32개의 영구치가 있다. 각 유형의 치아는 음식을 분쇄하는데 특정 기능을 한다. 앞니는 음식을 부수고, 송곳니는 고기를 찢고, 앞 어금니와 뒤 어금니는 갈고 씹는 작용을 한다.

혀 또한 기능적인 소화 역할을 한다. 혀는 줄이 있는 수의근으로 구성되는데, 이 근육은 주로 하악골과 설골에 붙어 있으면서, 음식을 적당한 크기의 공이나 알약 모양으로 만들어 삼기는 것을 돕고, 입 뒤에 있는 식도로 움직이는 것을 돕는다.

입 안의 침샘은 화학적 소화를 시작한다. 두 개의 이하선, 두 개의 턱밑선, 그리고 두 개의혀밑샘이 있다(이름을 보면 입 안에서의 그 위치를 알 수 있다). 이들은 침이라고 하는 물기가 많은 물질을 분비하는데, 침은 소화 효소인 프티알린(아밀라아제)를 포함하고 있어, 탄수화물 소화의 첫 단계에 속하게 된다.

인두

입의 뒤 쪽으로 13 cm 길이의 인두가 있다. 이것은 세 부위로 구성된다 — 비인두, 구인두 그리고 후두인두. 구인두에는 음식과 공기가 함께 있고, 후두인두는 식도와 합쳐진다. 음식이 삼켜질 때, 인두는 음식을 아래로 밀어서 식도로 들어가게 하기 위해 수축된다.

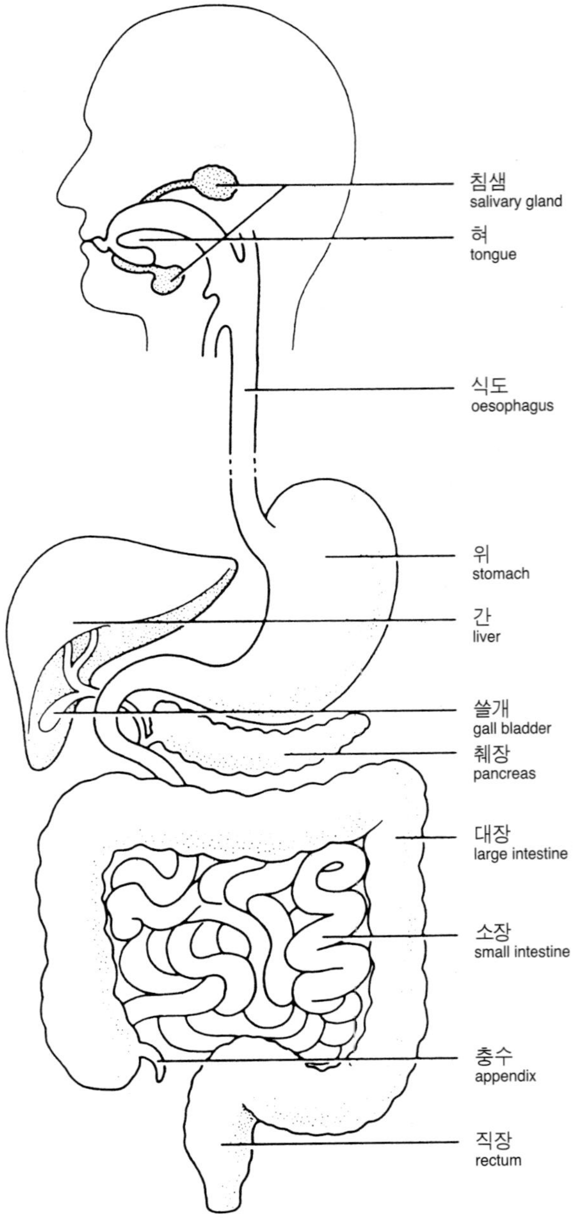

소화기 계통

식도

식도는 인두에서 위에 이르는 25~30 cm에 이르는 근육 튜브이다. 이것은 수의근과 불수의근으로 이루어 지는데, 연동운동이라고 불리는 물결 같은 움직임을 만들어 내어 음식이 위로 들어가게 한다.

위

위는 주머니 모양의 근육 기관으로서, 횡경막 밑의 복강의 왼쪽에 있다. 위의 양 끝은 괄약근이라 불리는 관으로 되어 있어서, 음식이 위로 들어오고 나가는 움직임을 허락하거나 통제한다. 심장 괄약근은 식도와 위의 꼭대기 사이에 있고, 유문 괄약근은 위의 아래 부분과 십이지장 사이에 있다.

위는 몇 개의 구분되는 층을 가지고 있다. 가장 바깥 층은 복막이라 불리고, 그 주요 기능은 복

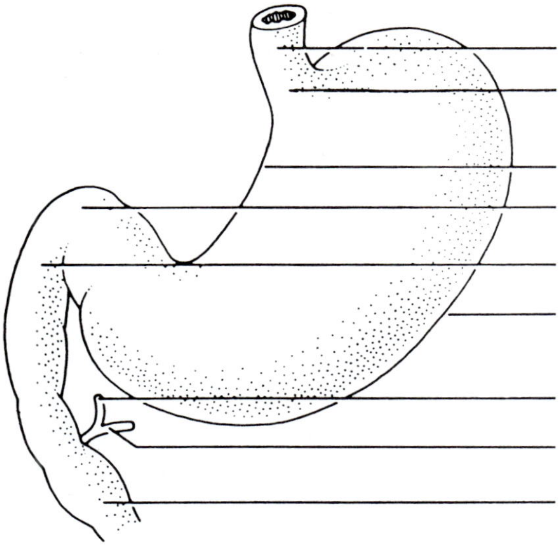

위

요점

위의 또 다른 중요한 기능은 골수에서의 혈액 세포 형성을 조절하는 빈혈 방지 성분을 생성하는 것이다.

강내의 다른 기관과의 마찰을 방지하는 것이다. 복막은 장액을 분비하는 막인데, 윤활제 역할을 하는 혈청이라는 체액을 만들어 내는 것이 바로 이것이다. 다음은 근육 층인데, 이것은 연결 조직으로 구성되어 있으며 혈관이 많이 분포되어 있다. 위의 안 쪽을 감싸고 있는 것은 점막이다. 위의 이 3개 층은 섭취한 음식의 양에 따라 늘었다가 줄었다 하는 기능을 가지고 있다. 위의 안 쪽은 둘둘 말려 있다. 이러한 모양으로 인해 최대의 표면적을 가지게 되어 산성 위액이 분비되어 음식에 작용하게 된다. 음식은 액화되고 부분적으로 소화될 때까지 위 속에 머문다.

화학적 소화는 위에서도 계속된다. 단백질 소화가 시작된다. 단백질은 펩톤으로 분해된다. 위액에는 염산과 펩신효소, 그리고 레닌 효소가 포함되어 있다. 산은 살균작용을 하고 소화액이 제대로 작용하도록 돕는 매개체 역할을 한다. 음식은 근육의 강한 운동에 의해 세게 휘저어 지고 남은 조각은 위 속에 머문다. 섭취된 음식의 일부는 위에서 바로 흡수되기도 한다. 물, 알코올 그리고 글루코스가 그 예이다.

소 장

소화기에서 이 부분은 위에서 대장 사이에 있으며 길이는 6~7.4 m에 달한다. 주된 3가지의 부분이 있다. 십이지장, 공장 그리고 회장.

십이지장은 소장의 첫 부분으로서 복막에 의해서 복부 벽 뒤에 붙어 있다. 약 24 cm이며 C 모양처럼 굴곡져 있다. 췌장이 이 굴곡 안에 있다.

공장과 회장은 소장의 전체 길이의 대부분을 형성하고, 복강의 앞에 있다. 소장의 구조는 외부적으로는 위장과 비슷하지만, 내부적으로는 접혀있고 융모라고 불리는 머리카락 같은 물질로 덮여 있다. 이것으로 인해 소장의 표면적이 넓어진다. 소화된 물질은 융모 속으로 흡수된다.

소장 내에는, 단백질, 탄수화물 그리고 지방이 있다. 3가지 유형의 소화액에서 나온 효소 — 췌장에서 췌액, 간에서 담즙, 소장에서 장액 — 는 소화에 영향을 준다. 위에서 나온 펩톤은 폴리펩타이드로 분해되어 최종적으로 아미노산이 된다. 단수화물은 분해되어 단당이 된다. 예를 들면, 글루코스. 지방과 기름은 분해되어 지방산과 글리세롤이 된다. 지방산과 글리세롤은 흡수된 후에 근육운동을 위한 에너지로 사용되거나 저장된다.

대 장

대장은 소화기의 가장 마지막 단계이다. 회장에서 시작하여 직장에서 끝난다. 길이는 1.5미터 정도이며 세 부분으로 나뉘어 진다. :

- 상행 결장
- 횡행 결장
- 하행 결장

상행 결장의 첫 부분은 맹장이라 불리는 주머니로 구성되는데, 이 맹장에서 충수가 연장된다. 여기에는 회맹판이라는 것이 있어서, 장 내용물의 순행을 하게하고 역류를 방지한다. 소화되지 않고 남은 음식은 섬유질과 흡수되지 않은 소화액과 함께 액체의 형태를 띠며 소장에서 대장으로 통화한다. 여기에서 물이 다시 흡수되고 대변이 고체로 형성된다.

소화기 계통의 분비기관

간

간은 신체에서 가장 큰 분비기관인데, 무게가 1~2.3 kg정도이고 복강의 위쪽에 위치하고, 4개의 엽으로 구성된다. 영양분이 많은 혈액이 간문맥을 통해서 간으로 공급되는데, 이 간문맥은 위, 비장, 췌장 그리고 장에서 나온 혈액을 운반한다. 동맥혈은 간 동맥을 통에 간으로 공급된다. 오른쪽과 왼쪽 간관은 담즙을 간에서부터 쓸개로 운반한다. 간의 주요 소화기능은 아래와 같다:

- 담즙의 생성, 담즙은 췌장에서 나온 리파아제와 함께 지방 소화의 첫 단계를 시작한다.
- 케로틴으로부터 비타민 A 합성
- 비타민 B12, A, D, E, K와 철분 합성

췌 장

요점

췌장은 호르몬을 분비하면서(페이지 353을 보시오) 소화기능도 가지고 있기 때문에 내분비선인 동시에 외분비선이다.

췌장은 연한 회색의 분비기관인데 무게가 약 60 g정도이다. 이것은 위 뒤에 복강의 왼쪽 위에 있다. 췌장은 작은 허파꽈리로 만들어진 많은 엽으로 구성되어 있는데, 이들은 리파아제 트립신, 키모트립신 그리고 아밀라제 효소를 포함하는 췌액을 분비한다. 리파아제는 지방을 모노글리세리드, 디글리세리드, 그리고 지방산으로 변화시킨다. 트립신과 키모트립신은 펩톤(단백질)을 폴리펩타이드로 변화시킨다. 아밀라제는 탄수화물을 (전분) 말토즈로 변화시킨다.

자가 검진

1. 소화과정을 간략히 설명하시오.
2. 간의 주요 기능은 무엇인가?

생식기 계통

생식기 계통은 다음과 같이 구성된다:

- 신장
- 요관
- 방광

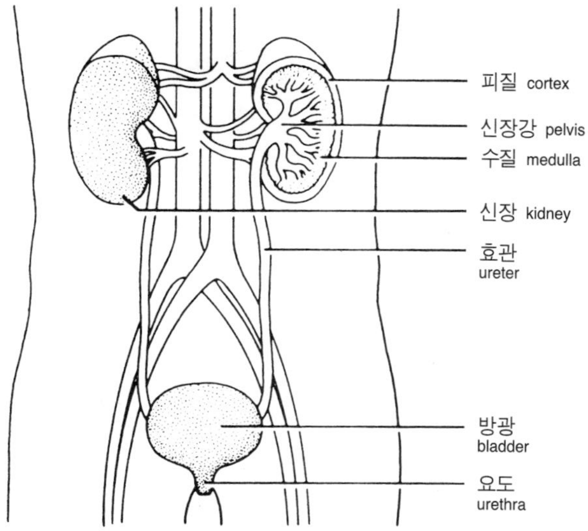

생식기 계통

- 요도

신 장

신체에는 2개의 신장이 있는데, 각 길이가 11 cm 정도이고 폭은 6 m 정도이다. 이들은 복부의 뒷벽 위에 위치한다. 각 신장은 바깥층은 피질이라는 섬유로 된 피막, 안쪽은 신장 피라미드를 포함하는 수질, 그리고 신장강으로 구성되어 있다. 각 신장은 신장 동맥을 통하여 매우 높은 압력의 혈액을 공급받는다. 일단 신장으로 들어온, 동맥은 더 작은 모세관으로 나뉘어 지는데, 이 모세관은 혈액을 작은 컵 모양의 구조를 가진 사구체낭이라는 곳으로 운반한다.

소변의 형성

각 사구체낭 내부의 모세관은 아주 작은 뒤엉킨 혈관의 묶음인 사구체로 나뉜다. 이 부위의 혈압은 매우 높아서 체액이 사구체낭 안의 공간으로 모세관벽을 통해 나오게 된다. 이 체액을 사구체 여과액이라고 한다. 여기에는 신체에 꼭 필요한 많은 유용한 물질(예를 들면, 글루코스, 아미노산, 무기염, 비타민과 많은 양의 물)과 함께 배설된 요소가 포함된다. 이 물질들은 네프론에 다시 흡수된다.

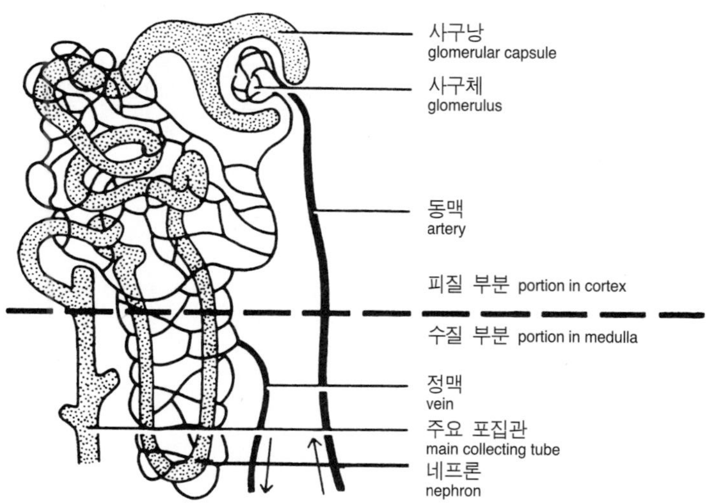

신장의 내부 구조

재흡수

사구체 여과액은 사구체낭에서 각 네프론의 튜브 부분으로 흘러 들어간다. 재흡수가 일어나는 곳이 이곳이다. 네프론의 벽은 여과를 통해서 유용한 물질을 추출하고, 이들은 네프론을 둘러싼 모세관을 통해서 흐르는 혈액 속으로 들어간다. 이제 남은 것은 소변이다. 이것은 요소와 같은 노폐물 그리고 소량의 무기염으로 구성되어 있다.

요관, 방광 그리고 요도

요관이라 불리는 얇은 관은 각 신장의 오목한 면에 붙어 있는데, 소변을 방광이라고 하는 하나의 커다란 주머니로 운반한다. 방광은 출구가 하나뿐인데, 이것을 요도라고 한다. 요도는 신체 표면으로 연결된다. 요도의 끝은 괄약근으로 닫혀 있다. 소변은 신장으로부터 요관으로 계속 배출된다. 요관은 물결 같은 수축 운동을 하면서 소변을 방광으로 내려가게 한다. 방광은 소변이 차게 되면 늘어나고 팽창된다. 방광이 가득 차면, 늘어난 느낌이 방광벽에 있는 감각신경 종말을 자극하여 자극을 뇌에 전달함으로써, 당신이 방광을 비워야 한다는 것을 알게 한다. 요도 주위의 괄약근은 의지에 의해서 이완되어 소변이 방광으로부터 요도를 통해 몸 밖으로 배출되게 한다.

자가 검진

1. 소변이 어떻게 생성되는지 간략히 설명하시오.
2. 신장의 모양을 설명하시오.

여성의 가슴에 대한 해부학

요점

섬유조직의 형태로 붙어있는 인대는 가슴을 단단한 형태로 고정시켜 준다. 단단한 모양은 나이가 들면서 감소한다. 그러므로 항상 좋은 품질의 몸에 딱 맞고 지탱해 주는 브라를 착용하는 것이 중요하다.섬유조직의 형태로 붙어있는 인대는 가슴을 단단한 형태로 고정시켜 준다. 단단한 모양은 나이가 들면서 감소한다. 그러므로 항상 좋은 품질의 몸에 딱 맞고 지탱해 주는 브라를 착용하는 것이 중요하다.

가슴은 여성의 생식 계동의 부속샘이며 지방이 많은 섬유로 된 분비 조직이다. 가슴은 여성 호르몬인 에스트로겐과 프로게스테론의 영향을 받아 사춘기 여성에게서 성숙된다.

가슴은 모유 공급을 위해서 각기 15~20개의 분비조직의 엽으로 구성되는 조직을 가지고 있다. 이들은 소엽으로부터 형성되며, 소성조직, 혈관과 관에 의해 연결되어 있다. 각 소엽은 소포라는 아주 미세한 주머니로 만들어지는데, 이 소포는 젖을 분비하는 관을 집합적으로 형성한다.

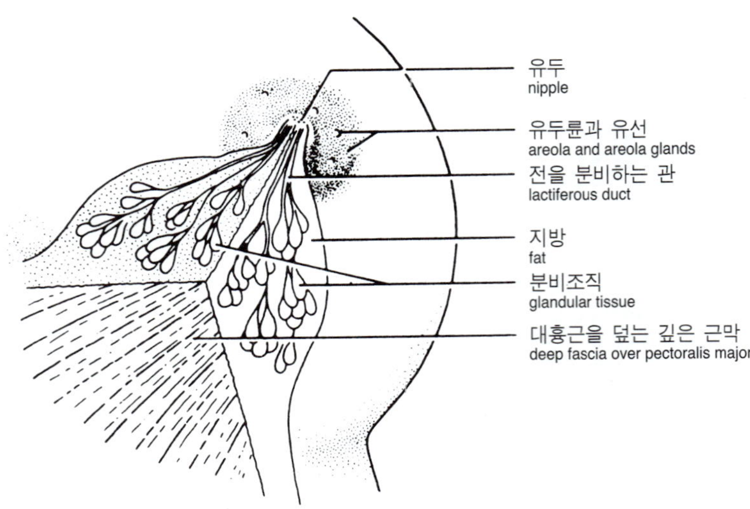

가슴의 단면

이들 관은 유두(또는 유두륜)를 향해 집중되어 있는데, 이곳에서 젖을 분비하는 우묵한 곳이 생기게 되며 모유 수유를 하는 경우에 모유를 저장하는 역할을 한다.

지방조직은 가슴 표면 전체를 덮는 반면, 섬유조직은 가슴 벽 바로 밑에 있는 흉부 근육과 연결되어 가슴을 지탱해 준다.

자가 점검

1. 여성의 가슴의 주된 역할은 무엇인가?
2. 흉근의 중요성을 설명하시오.

마사지와 관련된 해부학

뼈

안면 마사지를 할 때, 당신은 당신의 손 밑에 있는 뼈를 느끼게 될 것이다. 뼈는 인체에서 가장 단단한 구조이다. 그것은 그 밑에 있는 구조를 보호하고 신체의 모양을 형성하며 근육이 붙게 하여 움직임을 가능하게 한다. 뼈는 기능에 따라 다른 모양을 하고 있다. 어떤 것은 상대 뼈에 대하여 움직일 수 있게 표면을 가지고 있다. 두 개 혹은 그 이상의 뼈가 모이는 것을 관절이라고 한다.

머리뼈

머리를 형성하는 뼈를 총칭하여 두개골이라고 한다. 두개골은 얼굴과 뇌의 두 부분으로 나뉘어 지는데, 합쳐서 22개의 뼈로 구성되어 있다:

- 얼굴에 있는 14개의 안면 뼈
- 머리의 나머지 부위에 있는 8개의 뇌 뼈

안면 뼈는 얼굴의 형태를 형성할 뿐 아니라, 눈과 치아 같은 다른 구조도 지탱해 준다. 코뼈와 같이 어떤 것은, 연골로 만들어져서 뼈보다 더 부드러운 조직이다.

머리 뼈는 뇌를 감싸고 보호한다. 이 뼈는 얇고 약간 굴곡이 있어서 연결 조직으로 함께 묶여 있다. 유년기를 지나면, 이 뼈의 관절은 움직일 수 없게 되어 봉합선이라고 불린다.

팔

팔은 세 개의 뼈로 만들어진다. 위쪽 팔은 상박골이라고 한다. 이 뼈의 위쪽은 어깨에 구상관절로 연결되어 있다. 상박골의 아래 끝은 두 개의 뼈와 연결되어 있다 — 팔꿈치에 있는 척골과 요골 — 경첩관절.

손목과 손

손목은 척골과 요골에 연결되어 있다. 이 뼈들은 팔뚝과 손을 회전하게 해 준다. 완골은 손목을 구성하는 8개의 뼈이다. 이것은 척골과 요골, 그리고 장골 사이에 있다. 이 부위는 손목이라고 한다. 이 부위를 이루는 뼈는 다음과 같다:

- 유구골

- 유두골
- 다각골(능형골)
- 대다각골(능형골)
- 주상골(주상골)
- 월상골
- 삼각골
- 두상골

손바닥에는 장골이라는 5개의 뼈가 있다. 4개의 손가락은 3개의 지골을 가지고 있고, 엄지 손가락은 지골이 2개 뿐이다. 유연성 있는 인대가 이 모든 뼈를 연결하고 있다.

- 장골 — 손목과 손가락 사이의 뼈
- 지골 — 손가락 뼈

다 리

다리는 팔과 같은 구조로 되어 있는데, 신체에서 가장 강한 뼈와 근육을 포함한다. 위쪽 뼈는 대퇴골이라 한다. 이 뼈의 위는 구상관절로 엉덩이와 연결되어 있고, 아래는 2개의 아래 다리 뼈 중 더 큰 것과 연결되어 있는데, 이것은 무릎 관절의 경골(정강이뼈)라고 한다. 다른 하나는 비골로서 무릎 바로 밑에서 경골과 연결되어 있다.

무 릎

무릎관절은 신체에서 가장 복잡한 관절이다. 팔꿈치와는 다르게, 단순한 경첩관절 이상이다. 일단의 외부 인대와 내부 연결 인대가 구조적으로 무릎을 강하게 하여, 언제라도 복잡한 회전과 굴곡 운동을 통에 무게를 지탱하게 한다. 슬개골, 또는 무릎뚜껑은 무릎관절의 내부를 보호한다.

발 목

발목 관절은 경골과 비골의 아래 부분 사이에 있는 경첩관절이다. 그리고 발 위에는 복사뼈라는 뼈가 있다. 복사뼈 밑에는 발꿈치 뼈, 또는 종골이 있는데 실제로 몸의 무게의 대부분을 운반한다. 복사뼈, 종골 그리고 발 위의 다른 뼈들을 족근골이라고 한다.

족근골은 발목, 또는 부골, 그리고 발꿈치를 단단히 묶는 7개의 뼈로 구성된다. 이들 족근골은 주상골, 3개의 설상골, 주사위뼈, 복사뼈 그리고 종골 (발꿈치를 형성한다)를 포함한다. 이들 족근골은 일반적으로 두 줄로 배열되어 있다. 중앙에 가까운 (몸에 더 가까운) 줄과 중앙에서 먼 (발가락에 더 가까운)줄. 중앙에서 먼 족근골은 5개의 척골로 연결되어 있다.

발

발은 손과 매우 흡사하게 구성되어 있으나, 훨씬 더 강하여 신체의 무게와 충격을 견딜 수 있다. 발의 뼈와 관절은 강한 힘줄과 인대로 함께 묶여 있다. 발목을 구성하는 7개의 뼈를 족근골 구조라고 한다. 여기에는 발꿈치 뼈와 발의 아치의 위 부분을 형성하는 뼈가 포함된다.

5개의 장골은 발에서 가장 긴 뼈인데, 발가락을 발목에 연결한다. 이 뼈들은 발바닥의 아치 구조의 나머지 부분을 구성한다. 지골 또는 발가락 뼈는 손가락의 지골과 비슷하다. 14개의 뼈가 있

머리, 목 그리고 팔의 뼈			
뼈	수	위치	기능
코뼈	2	코	콧대를 형성한다.
서골	1	코	코를 나누는 뼈 벽을 형성한다.
구개골	2	코	코의 바닥과 벽을 형성하고, 입 천장을 형성한다.
비개골	2	코	코의 외벽을 형성한다.
누골	2	안와	안와의 안쪽 벽을 형성한다. 누관을 위한 작은 홈을 가지고 있다.
광대뼈(협골)	2	뺨	광대뼈를 형성한다.
상악골	2	위 턱	두 뼈가 맞물려 위 턱을 형성하고, 위 치아를 잡고 있는다.
하악골	1	아래 턱	얼굴 뼈 중에서 가장 크고 강하다 : 아래 치아를 잡고 있는다.
두개골			
후두골	1	두개골의 아래 쪽 뒤	대후두공이라는 큰 구멍을 포함한다. 이 구멍을 통해서 척수, 신경, 혈관이 통과한다.
두정골	2	두개골의 양옆	함께 맞물려 머리의 양 옆과 위를 형성한다(왕관)
전두골	1	이마	이마와 완와의 위쪽 벽을 형성한다.
관자놀이	2	머리의 양 옆	2개의 근육이 붙는 지점이다. 유양돌기와 협골돌기
사골	1	안와 사이	비강의 일부를 형성한다.
접형골	1	두개골의 기저부로서, 안와의 뒤 쪽	박쥐모양의 뼈로서, 두개골의 모든 뼈를 한데 묶는다.
목과 팔의 뼈			
경추	7	목의 추골	이 추골은 척추의 맨 위에 있다. 1번 경추는 첫 번째 추골로서 두개골을 지탱한다. 2번 경추는 두 번째 추골로서 머리가 회전할 수 있게 한다.
설골	1	목의 앞에 있는 U모양의 뼈	혀를 지탱한다.
쇄골(Clavicle)	2	어깨의 기저부에 있는 길고 가는 뼈	일반적으로 쇄골(collar bone)이라고 함. 흉골과 견갑골을 연결하는 관절을 형성한다. 목이 움직이게 해준다.
견갑골	2	위쪽 등에 있는 삼각형 뼈	보통 어깨뼈라고 한다. 여기에는 팔을 움직이게 하는 근육이 붙어 있다. 어깨에서 움직임을 관장하는 견갑대는 쇄골과 견갑골로 구성된다.
상박골	2	팔의 위쪽 뼈	견갑골과 함께 구상관절을 형성한다. 이 관절은 팔이 어느 방향으로든 움직이게 한다.

는데, 4개의 발가락에 각각 3개씩 엄지 발가락에 2개가 있다. 잘 맞지 않는 크기의 신발을 오랫동안 또는 계속 신게 되면, 발 구조의 변형이 일어난다.

근 육

근육은 신체 각 부위의 운동을 책임진다. 각 근육은 근막이라는 막으로 한데 묶여 있는 한 다발의 탄성 섬유로 구성된다. 이 섬유들이 수축될 때 움직임이 일어난다. 대부분의 근육은 일반적으로 강한 힘줄에 의해서 뼈에 붙어 있는데 이 곳을 근육의 시작점이라고 한다. 마찬가지로 근육은 다음 뼈에 붙게 되는데, 이 경우에는 근육의 착생점이라고 한다. 움직임이 일어나는 것은 바로 이 두 번째 뼈이다. 근육이 수축하여 이 두 뼈를 서로 잡아 당긴다. 뼈의 다른 면에는 다른 근육이 반대의 효과를 가진다. 모든 근육에 뼈에 붙어있는 것은 아니다. 어떤 근육은 인접한 근육에서 끝나고 또는 피부자체에서 끝나기도 한다.

안면 근육

요점

나이가 들수록, 피부의 엘라스틴과 콜라겐 섬유가 감소하여 노화의 표시가 된다.

안면에 있는 많은 근육은 매우 작고 또 다른 작은 근육이나 얼굴의 피부에 붙어 (착생)있다. 근육이 수축할 때, 특정 방향으로 얼굴의 피부를 당긴다. 얼굴의 표정을 만드는 것은 바로 이런 움직임이다. 나이가 들수록, 우리가 매일 만드는 이러한 얼굴의 표정이 피부의 주름이 된다—표정 주름. 근육의 강도나 늘어나는 양도 나이가 들수록 줄어 든다. 얼굴 마사지를 할 때의 목적은 얼굴 근육의 일반적 강도를 향상시키는 것이다.

얼굴 표정의 근육

근육	표정	위치	행동
전두근	놀람	이마	눈썹을 올린다.
추미근	찡그림	눈썹 사이	눈썹을 한꺼번에 모은다.
안륜근	윙크	눈 주위	눈꺼풀을 닫는다.
소근	미소	입의 양 꼬리에서부터 대각선으로 확장됨	입술 꼬리를 바깥으로 끌어 당김
협근	불기	빰 안쪽	빰을 누른다.
관골근	미소, 웃음	입의 양 꼬리에서부터 대각선으로 확장됨	입술 꼬리를 바깥으로 위로 올림
상구륜근	입내밀기, 키스, 의심	입 주위	입술을 오므리면서 입을 닫는다.
삼각근	슬픔	아래 입술의 꼬리가 턱으로 연장됨	입 꼬리를 아래로 끌어 내린다.
터끝근	의심	턱	아래 입술을 올리고 턱을 주름지게 한다.
아랫입술내림근	실쭉거림	아래 입술을 턱 위로 연장함	입 꼬리를 아래로 끌어 내린다.
광경근	두려움, 공포	목과 턱의 양 쪽	입 꼬리를 아래로 뒤로 끈다.
윗입술올림근	미소, 웃음	윗입술을 눈을 향해 연장함	윗입술을 올리기 위해 입 꼬리를 끈다.

저작 근육이라고 불리는 경우는 근육이 아래 턱뼈 (하악골)의 운동을 하는 경우이다.

저작 근육		
근육	위치	행동
교근	뺨 부위: 관골에서 하악근까지 연장됨	이를 꽉 문다. 아래 턱을 닫고 올린다.
관자근	머리 옆에 있는 관자놀이에서부터 하악근까지 연장	씹을 때 턱을 올리고 뒤로 당긴다.

머리를 움직이는 근육		
근육	위치	행동
흉쇄유돌근	흉골에서부터 쇄골과 측두골까지	목을 구부린다. 머리를 돌리고 인사한다.
승모근	커다란 삼각형의 근육으로, 목 뒤와 등 위쪽을 덮는다.	머리를 뒤로 젖히고 어깨 위로 움직이게 한다.

상 박

상박의 모든 근육은 어느 정도 표면적이다. 팔 전체는 근육을 뼈에 붙은 깊은 조각 속으로 넣는 근막에 의해 덮여있다. 근막은 신근으로부터 굴근을 나누고, 표면을 자극하여 단 두 군데에만 표면을 형성하게 한다. 굴근은 팔의 앞(손바닥을 위로 하는 위치)에 있고 신근은 뒤에 있다. 전체 팔에 대해서, 시작점은 위에 있고 착생점은 아래에 있다.

형태와 기능에 대한 설명은 손바닥을 앞으로 한 상태의 팔에 기초한다.

부리상완근 — 가장 작은 근육

- 시작점 : 오구돌기
- 착생점 : 상박골의 안쪽에서 아래로 가는 중간 정도.
- 기능 : 팔을 위로 올리게 한다. 팔을 옆으로 끌고 (내전시킴) 안으로 팔을 돌린다.
- 형태 : 팔이 옆에 있을 때는 다른 근육에 의해서 대부분이 덮인다 — 팔이 올려졌을 때는 확실히 보인다('십자근').

전상완근

- 시작점 : 부리상완근의 오른쪽 아래 착생점 — 상박의 아래 쪽 반 전체와 팔의 앞쪽을 덮는다.
- 착생점 : 척골의 오구돌기.
- 기능 : 굴근 — 수축될 때 척골을 상박골을 향해 끈다.
- 형태 : 상과를 완전히 덮지는 않는다 — 상박의 바깥쪽의 아래 부분의 겉을 덮는다.

이두근 — 두 개의 갈래 : 길고 짧음

- 긴 갈래 시작점 : 견갑골의 관절와
- 긴 갈래 착생점 : 힘줄이 상완의 갈래 위를 지나, 이두근 구를 통과하여 아래로 내려가서 근육의 일부가 된다.

- 짧은 갈래 시작점 : 오구돌기
- 짧은 갈래 착생점 : 하나의 힘줄에 의해서 주요 근육이 방사상의 융기에 연결된다.
- 이두근의 기능 : 굴근. 팔꿈치를 굴곡시킨다. 시작점이 견갑골이기 때문에, 이두근은 어깨의 굴근으로 기능을 할 수도 있다. 외전을 돕는다. 완전히 굴곡되어 외전되었을 때, 이두근은 가장 두꺼워 진다. 뼈가 내전하여 회전하고 늘여진 형태일 때, 굴근은 아래로 당겨진다. 굴근은 상박의 앞면 전체의 윤곽을 형성한다. 이것은 팔의 앞면 전체의 두께를 형성한다.

삼두근

삼두근은 상박의 뒤에 위치한 큰 근육이다. 팔의 주요 움직임은 삼두근에 의해 조절된다. 삼두근은 세 개의 갈래와 한 곳의 착생점이 있다.

가쪽 갈래와 안쪽 갈래

- 시작점 : 상완
  가쪽 갈래는 바깥 쪽에 있는 상완의 갈래 바로 밑에 위치한다.
  안쪽 갈래는 안 쪽에 있는 상완의 갈래 바로 밑에 위치한다.
- 착생점 : 주두 돌기에 부착된 넓고 평평한 줄과 함께 보통 인대 속에서 끝난다. 힘줄은 팔꿈치 위의 상완의 뒤에 있는 특징적인 평평한 부위에 있다.

긴갈래

- 관절와 밑 오른쪽 견갑골에 있음. 안쪽 갈래보다 더 두껍고 팔 위로 불룩하게 튀어나온 것이 특징적이다.
- 착생점 : 주두 돌기
- 기능 : 긴 갈래는 팔을 내전시키고, 뒤로 잡아 당긴다. 3개의 갈래가 한꺼번에 전완으로 연장된다. 등 근육이 몸통의 앞 쪽 바깥선을 형성하듯이, 팔 뒤의 근육은 팔 앞쪽 바깥 선의 대부분을 형성한다.

팔꿈치(전완)의 신전근

- 시작점 : 상완의 바깥 상관골 뒤.
- 착생점 : 주두 돌기와 부분적으로는 척골 융기
- 기능 : 팔꿈치 뒤에 특징적인 V 모양을 형성하는 것을 도움.

전완의 근육

전안의 근육은 매우 많고 복잡하여, 내전과 외전은 물론이고 굴곡과, 손목과 손가락의 신장도 관장한다. 손가락의 굴근은 깊은 근육이다. 손목의 굴근과 신근은 더 표면에 가깝다.

기능과 위치에 따라 명명된 두 개의 주요 그룹

손과 팔의 분할은 팔이 외전되어 있는 상태로 손바닥이 정면을 보게 된 상태를 기본으로 한다.

- **내부** — 전면/굴근-내근 그룹. 이들은 모두 상완의 내부 또는 중간 상완골에서 출발한다. 전면-내부 그룹의 네 개의 근육은 손목/손의 굴곡을 관장한다. 이 그룹에 있는 근육 중의 하나는 안쪽 상완골로부터 요골로 가로지른다. 수축되면 팔을 내전시킨다(원회내근). 이 네

개의 근육은 위는 굵고 아래는 가는 내부-전면-굴근-내근 그룹을 형성한다.

- **외부** — 후면/신근-외근 그룹. 이들은 상완의 외부 상완골에 있는 팔 뒤에서 시작한다. 대부분이 손목을 지나 손가락과 손등의 힘줄로 간다.

  이들 근육은 손을 신장시킨다(신근).

  이 근육 중의 하나는 상완의 외측 상완골 융기에서 시작하여 요골에서 끝난다. 팔이 굴곡될 때 완전히 외전된다(상완요골근).

상완의 굴근-내전근 그룹

굴근 근육은 몸체가 짧고 나머지는 힘줄이 지탱한다.

원회내근

- 시작점 : 상완의 내부 상완골
- 착생점 : 바깥 쪽에 있는 요골의 중간 아래 부분
- 기능 : 상완을 내전하고 굴곡시킨다.

요측수근굴근

- 시작점 : 상완의 내부 상완골
- 착생점 : 첫 번째와 두 번째 손가락의 장골의 기반
- 기능 : 팔을 내전시키고, 손을 굴곡/외전 시킴.

장장근

- 시작점 : 상완의 내부 상완골
- 착생점 : 힘줄이 퍼져나가서 손바닥의 근막으로 들어감(수장 건막).
- 기능 : 전완을 내전 시키고 손을 굴곡시킨다.

척측수근굴근

- 시작점 : 상완의 내부 상완골
- 착생점 : 팔 뒤면의 주위를 감싸고, 척골 능선을 따라 아래로 내려가 새끼 손가락의 손목뼈 몸체에 다다른다.
- 기능 : 손을 굴곡시키고 내전시킨다.

  상완의 신근-외전근 그룹 — 신근은 더 길고 가늘다.

척측수근신근

- 시작점 : 외측 상완골, 신전근을 살짝 위로 통과함.
- 착생점 : 다섯 번째 장골(새끼 손가락)의 기반
- 기능 : 손을 내전시키고, 약간 신장시킨다.

신전 디지토리움(코뮤니스)

- 시작점 : 외측 상완골

- 착생점 : 손가락의 지골 (등쪽 표면)
- 기능 : 손과 손가락을 신장시킨다. 손가락을 서로 벌어지게 편다.

단요측 수근신근

- 시작점 : 상완의 외측 상완골
- 착생점 : 가운데 손가락 장골의 기반
- 기능 : 손을 신장시키고 외전시킨다.

다음의 두 근육은 팔의 위 아래 사이에서 강하고 눈에 보이는 육체적 연결을 형성한다. 둘 다 상완의 관절융기 능선에서 시작한다.

장요 수근 신근

- 시작점 : 상완의 관절융기 능선
- 착생점 : 검지 (두 번째 손가락)의 장골 기반
- 기능 : 전완을 굴곡시킨다. 신장된 상태로 전완을 외전한다. 굴곡된 상태로 팔을 내전한다; 손을 외전하고 신장한다.
- 형태 : 상완요골근을 따라, 상완과 전완 사이의 눈에 보이는 연결을 형성한다.

상완요골근 (장회외근)

- 시작점 : 상완의 관절융기 능선, 삼두근과 상완근의 사이
- 착생점 : 장골의 경상돌기
- 기능 : 전완을 굴곡시킨다. 신장된 상태로 전완을 외전한다. 굴곡된 상태로 팔을 내전한다.
- 형태 : 장요 수근 신근을 따라, 상완과 전완 사이의 눈에 보이는 연결을 형성한다.

손

장골과 새끼 손가락 바깥쪽 사이에 두 그룹의 뼈 사이에 있는 근육이 있다. 한 그룹은 손등에, 다른 한 그룹은 손바닥에 있다. 가장 큰 근육은 엄지 손가락의 장골과 손가락 사이에 있다. 이들은 삼각형 모양을 하고 있으면, 엄지 손가락이 내전될 때 툭 튀어 나온다. 다른 그룹은 새끼 손가락 면에 있는데, 그 부위를 두툼하게 만드는 부분적 요소이기도 하다. 이들은 손목뼈 자체를 덮지는 않지만, 오히려 손목뼈에 피하지방을 남긴다.

손등에는 근육은 없다(힘줄만 있다) — 손바닥에는 두툼한 근육이 있다.

엄지 손가락의 신근

이들은 전완 후면의 나선형 효과를 연결한다.

- 시작점 : 요골과 척골의 중간 위 부분
- 착생점 : 엄지 손가락의 기반
- 기능 : 엄지 손가락을 신장하고 외전한다.
- 형태 : 요골의 거친 선(두 개의 근육)에 약간의 부드럽게 하는 효과 : 한 근육은 엄지 손가락이 굴곡될 때 움푹 패이게 하는 힘줄을 가지고 있다.

엄지 두덩

위의 두 개의 근육 중 가장 큰 것.

- 시작점 : 엄지 손가락의 완골과 세 번째 장골(손바닥의 거의 반을 덮는다)
- 착생점 : 엄지 손가락의 첫 번째 지골의 기반
- 기능 : 손바닥을 가로질러 엄지 손가락을 끌어 당긴다.
- 형태 : 손바닥 내부에 있으면 매우 둥글다.

새끼 두덩

새끼 손가락 면에 위치하며, 이 근육은 더 길고 더 평평하다. 엄지 두덩보다 약간 더 높은 손목뼈에서 시작한다. 새끼 손가락에서 뼈 사이에 있는 근육과 합쳐져서, 그 부분을 두툼하게 한다.

손바닥에서 볼 때, 손가락 사이의 물갈퀴 같은 모양이 첫 번째 지골의 중간 아래쪽까지 신장되기 때문에, 손등에서 보면 손가락이 더 길어 보이다.

혈액 공급

건강한 근육은 신경을 공급받아서 활성화됨으로써 운동을 하게 된다. 필요한 산소와 영양분은 혈액을 통해서 운반된다. 혈액은 다양한 물질은 온 몸에 운송한다.

- 혈액은 폐에서 산소를, 우리가 소화한 음식에서 영양을 운반하여 에너지를 공급한다 — 이것을 통해서 세포가 발전하고 분화하며, 근육이 기능을 하게 된다.
- 혈액은 신체에서 제거되어야 할 노폐물과 이산화탄소를 운반한다.
- 혈액은 다양한 세포와 물질을 운반하여 신체가 질병을 방지하거나 싸우게 한다.

혈액의 주 성분

- 원형질. 담황색 액체이며 주로 물로 되어 있고 소량의 음식과 이산화탄소가 포함되어 있다.
- 붉은 혈액 세포(적혈구). 이 세포는 헤모글로빈을 포함하기 때문에 붉게 보인다. 폐에서 온몸의 세포로 산소를 운반하는 것이 바로 이것이다.
- 흰색 혈액 세포(백혈구). 몇 가지 유형의 흰색 혈액 세포가 있다. 이들의 주된 역할은 신체를 방어하는 것이다. 외부 물질과 죽은 세포를 파괴하고 찌꺼기를 배출한다(식균작용).
- 혈소판(혈소판). 피부에 상처가 났을 때처럼 혈액이 공기에 노출되면, 이 세포들이 한데 뭉쳐서 딱지를 형성한다.
- 다른 화학성분. 호르몬도 혈액을 통해 운반된다.

혈액의 기능

혈액은 액체 조직으로서 다음과 같은 3가지 주요 기능이 있다.

- 운반 — 혈액은 물질을 신체의 모든 세포 안으로 밖으로 운반한다. 세포가 생성한 노폐물은 혈액을 타고 노폐물을 제거하는 기관으로 보내진다.
- 조절 — 혈액은 조절기로서의 역할을 한다. 혈액은 신체의 따뜻한 부위에서 열을 흡수하여 시원한 부위에 열을 발산한다. 일반적으로 혈액은 일정한 pH와 물의 균형을 이루게 한다.
- 보호 — 혈액은 신체를 보호한다. 이것은 질병에 대하여 신체를 방어하는 특수 세포와 화학성분을 포함한다. 혈액은 딱지를 만들어 신체가 상처로 인해 많은 양의 혈액을 손실하는 것

을 막는다.

순환

혈액은 체온을 36.8℃로 유지하도록 돕는다. 피부 표면에 가깝게 흐르는 다양한 혈액의 흐름은 열 손실을 증가시키기도 하고 감소시키기도 한다. 혈액 순환은 근육 기관인 심장의 통제하에 있는데 심장은 혈액을 온 몸 구석 구석으로 내 뿜는다. 혈액을 압력하에 경동맥을 통해 내뿜으면 목에서는 파동처럼 느껴진다. 흉쇄유돌근 위치의 안 쪽에 있는 목을 살짝 눌러 본다. 심장을 떠나는 혈액은 동맥이라고 불리는 크고 탄력 있는 관을 타고 운반된다. 머리고 가는 혈액은 경동맥을 통해 도착하는데 이 경동맥은 다른 주요 동맥을 통해서 심장에 연결된다. 두 개의 주요 경동맥이 있다. 목의 양 옆에 각각 있다. 이 동맥들은 더 작은 가지로 분화되어 내경동맥과 외경동맥이 된다. 내경동맥은 측두골을 통과하여 머리로 들어가서 뇌에 혈액을 공급한다. 외경동맥은 두개골의 외부에 머물면서 다시 가지로 분화된다.

- 후두엽 가지는 머리의 뒤와 두피에 혈액을 공급한다.
- 측두 가지는 얼굴의 양 옆, 머리, 두피와 피부에 혈액을 공급한다.
- 안면 가지는 얼굴의 근육과 조직에 혈액을 공급한다.

폐순환

폐순환 회로는 산소와 이산화탄소가 폐로 드나드는 과정을 설명해 준다. 산소가 결핍된 혈액은 상 · 하 대정맥을 통해서 우심방으로 들어가서, 우심실로 들어간다. 우심실은 계속해서 혈액을 폐동맥으로 내뿜는데, 폐동맥은 오른쪽과 왼쪽의 폐로 가지를 뻗친다. 폐동맥은 세동맥에 도달하고 나서 모세관에 도착할 때까지 세분화된다. 가스 교환이 있은 후에, 모세관은 다시 합쳐져 세정맥과 정맥을 형성한다. 궁극적으로 2개의 오른쪽 폐정맥과 2개의 왼쪽 폐정맥은 산소다 풍부한 혈액을 심장으로 보내서, 대동맥/체순환을 통하여 신체의 나머지 부위에 분배되게 한다.

모세관

조직에 충격을 주면 모세관 벽의 강도는 손상될 수 있다. 또한 이 동맥들도 아주 미세한 혈액 모세관을 형성할 때까지 점점 더 작아지면서 분화를 반복한다. 이 모세관은 세포 하나 정도의 두께밖에 되지 않으며, 혈액을 타고 운반된 물질이 이 모세관을 통해, 다양한 신체 조직의 세포를 적시고 영양을 공급하는 조직액으로 들어간다. 혈액 모세관은 다시 합치기 시작하여 우선 세정맥이라고 불리는 작은 혈관을 형성하고, 그 다음에는 정맥이라는 더 큰 혈관을 형성한다. 이들은 혈액을 다시 심장으로 되돌아 가게 한다. 정맥은 동맥보다 탄성이 더 적고 피부 표면에 더 가깝다. 이 경로를 따라서 판막들이 있어, 혈액의 역류를 방지한다.

주된 정맥은 외경정맥과 내경정맥이다. 내경정맥과 그 주요 가지 그리고 안면 정맥은 얼굴과 머리로부터 혈액을 얼굴과 머리로부터 운반한다. 외경정맥은 두개골로부터 혈액을 운반하며, 두 개의 가지를 가지고 있다. 후두엽 가지와 측두골 가지. 세정맥은 합쳐져서 쇄골 위에 있는 쇄골하정맥으로 들어간다.

혈액은 심장으로 되돌아가 폐로 들어가서, 붉은 혈액 세포가 신선한 산소를 얻게 되고, 혈액 중의 이산화탄소가 추출된다. 혈액은 다시 심장으로 돌아오고 온 몸을 도는 다음 여행을 시작하게 된다.

머리와 목에 혈액 공급

전경부삼각에 있는 대부분의 동맥은 총 경동맥이나 외경동맥의 가지 중 하나에서 나와서 뇌에 혈액을 공급한다. 전경부삼각에 있는 대부분의 정맥은 경뇌막의 정맥동을 위한 큰 내경정맥의 지류이다.

총 경동맥

- 오른쪽 총경동맥은 오른쪽 흉쇄관절 뒤에 있는, 상완두동맥줄기의 분기점에서 시작한다.
- 왼쪽 총경동맥은 대동맥궁에서 시작하여 왼쪽 흉쇄관절 뒤에 있는 목으로 올라간다.
- 각 총경동맥은 경동맥초 내부에 있는 목으로 올라가서 갑상선 연골의 위 쪽 경계선까지 이른다.
- 여기에서 외, 내경동맥으로 분화되면서 총경동맥이 끝난다.

내경동맥

- 이것은 총경동맥의 직접적인 연장선이며, 목에는 가지를 가지고 있지 않다.
- 이것은 두개골 안 쪽의 구조에 혈액을 공급한다.
- 내경동맥은 뇌에 혈액을 공급하는 네 개의 주요 동맥 중의 두 개이다.
- 각 동맥은 갑상선 연골의 위 쪽 경계선 상에 있는 총경동맥에서 시작한다.
- 교감신경 섬유 망이 내경동맥에 합류한다.

외경동맥

- 이 혈관은 갑상선 연골의 위 쪽 경계선 상에 있는 총경동맥의 분기점에서 시작한다.
- 이것은 두개골 외부 구조에 혈액을 공급한다.
- 이것은 상악동맥과 얕은측두동맥의 두 가지로 나뉘면서 끝이 난다.
- 외경동맥의 6개의 가지 중 대부분의 줄기가 경동맥 삼각에 있다.

상 갑상선 동맥

- 이것은 외경동맥의 3개의 앞 가지 중에서 가장 안 쪽에 있는 것이다.
- 이것은 혈골에서 가장 큰 부분 바로 밑에 있는 혈관의 시작점에 가까운 곳에서 시작한다.

설동맥

- 이것은 인두의 중간 괄약근에 있기 때문에 외경동맥에서 시작한다.
- 이 근육의 안 쪽 경계선에서 설동맥이 돌아 나오고 깊은 설골이 되면서 끝난다.

안면동맥

- 이것은 일반적으로 설골이나 바로 설골 위에 있는 경동맥에서 시작한다.
- 목에는 안면동맥이 중요한 편도선 가지를 분화하고, 입천장과 턱밑샘으로 가지를 낸다.
- 이것은 앞으로 고리모양을 이루며 감겨서 턱밑샘에 있는 깊은 홈으로 들어간다.
- 안면동맥은 하악골의 아래 경계선 주위를 걸고 얼굴로 들어간다. 여기에서 이 동맥의 파동이 느껴진다(교근의 앞쪽) — 상행 인두 동맥
- 이것은 외경동맥의 첫 번째 혹은 두 번째 가지이다.
- 이 작은 혈관은 인두에서 내경동맥의 깊은 곳까지 올라간다.

후두엽 동맥

- 이것은 안면동맥 근처의 외경동맥의 뒤면에서 시작된다.
- 이것은 두개골의 뒤 면에서 끝난다.
- 이 경로 동안, 이것은 내경동맥과 3개의 뇌신경보다 위에 있다.

후 이개 동맥

이것은 외경동맥의 작은 뒤 가지이다.

내경정맥

- 이것은 목에서 가장 큰 정맥이다.
- 내경정맥은 뇌에서, 그리고 얼굴과 목의 표면 쪽에서 혈액을 배출한다.
- 이 경로는 외이도 바로 밑의 지점에서부터 쇄골의 중간에 까지 이르는 선에 맞닿는다.
- 이 큰 정맥은 에스상정맥동의 직접적 연장선으로서, 후두 개와에 있는 경정맥공에서 시작된다.
- 쇄골 하정맥의 판막과 비슷한 이첨판을 가지고 있는 경정맥의 내부 구체가 이 내경정맥이 거의 끝나는 곳이다.
- 목 깊은 곳의 림프절은 내경정맥의 경로와, 대부분의 외경정맥과 후경정맥의 경로에 있다.

내경정맥의 지류

이 큰 정맥은 그 시작점에서, 하암석정맥동, 안면정맥, 설골, 인두강, 갑상선 정맥의 위와 중간, 대로는 후두엽 정맥과도 합쳐진다.

신경 공급

모든 근육은 신경을 통해 전달되는 전기 자극에 작동하도록 만들어졌다. 근육은 뇌와 척수와 함께 신경계를 형성한다. 신경세포는 재생되지 않는다. 손상되면, 제한된 복구만이 일어날 뿐이다.

신경의 종류

2가지 유형의 신경이 있다. 감각 신경과 운동 신경. 둘 다 피막에 싸인 흰색 섬유로 구성되었다.

- 감각 신경. 이들은 정보를 받아 그것을 뇌에 전달한다. 이들은 피부 표면 가까이에서 발견되고 접촉, 압력, 온도 그리고 고통에 반응한다.
- 운동 신경. 이들은 근육 조직에 위치하며 뇌에서 받은 정보에 작용하여, 특정 반응, 전형적으로 근육 운동을 야기시킨다.

적절한 마사지는 얼굴에 한다고 해서, 신경을 자극하거나 이완시키는 효과가 있다.

얼굴과 목의 신경

이 신경들은 머리, 얼굴 그리고 목의 근육과 함께 뇌에 연결되어 있다. 12쌍의 뇌신경이 있다. 관리사가 안면 마시지를 할 때, 관련되는 신경은 다음과 같다 :

- 5번 뇌신경, 또는 3차 신경
- 7번 뇌신경, 또는 안면신경
- 11번 뇌신경, 또는 부신경

5번 뇌신경

이 신경은 피부, 치아, 코 그리고 입의 감각신경으로부터 뇌로 메시지를 전달한다. 또한 운동신경을 자극하여 음식물 섭취 시 씹는 운동을 하게 한다. 5번 뇌신경은 3개의 가지를 가지고 있다.

- 안신경은 눈물샘, 이마 피부, 그리고 위 빰을 관장한다.
- 상악신경은 위 턱과 입을 관장한다.
- 하악신경은 아래 턱 근육, 치아 그리고 씹는 운동에 관련된 근육을 관장한다.

7번 뇌신경

이 신경은 측두골을 통과하고, 귀 뒤를 통과하여 분화된다. 이것은 귀 근육과 얼굴 표정 근육, 혀 그리고 입천장을 관장한다.

7번 뇌신경은 5개의 가지를 가지고 있다.

- 측두신경은 안륜근과 전두근을 관장한다.
- 협골신경은 눈 근육을 관장한다.
- 볼신경은 윗입술과 코의 양 옆을 관장한다.
- 하악신경은 아래 입술과 턱의 턱끝근을 관장한다.
- 경신경은 목의 광경근을 관장한다.

11번 뇌신경

이 신경은 목의 흉쇄유양근을 관장한다.

림프계

림프계는 혈액계와 밀접한 관련이 있으며, 혈액계를 보완하는 역할을 한다고 생각된다. 림프계의 주요 기능은 방어이다. 박테리아와 외부 물질을 제거함으로써 감염을 막는다. 과잉 체액을 인체에서 제거하기 위해 배출하기도 한다.

림프계는 림프액, 림프관, 그리고 림프절(림프선)으로 구성된다. 당신은 몸이 아플 때, 목의 림프절이 붓는 경험을 한 적이 있을 것이다. 혈액 순환과는 달리, 림프계에는 심장에 해당하는 근육성 펌프가 없다. 대신, 림프는 큰 근육의 수축과 같은 움직임으로 인하여, 림프관을 통해 온몸으로 움직인다. 안면 마사지는 이 림프액의 흐름을 돕는데 중요한 역할을 하기 때문에 림프에 전달된 노폐물을 제거하는데 효과가 있다.

림프

림프란 혈액 원형질로부터 나온 담황색의 액체로서, 모세관 벽을 통해 여과된다. 림프의 구성은 혈액의 구성과 비슷하지만, 산소와 영양분이 더 적다. 혈액 모세관이 없는 세포 사이의 공간에는, 림프가 영양을 제공한다. 또한 림프구(흰색 혈액 세포의 한 유형)를 운반하기도 한다. 림프는 한 방향으로만 움직인다. 신체 조직으로부터 심장으로.

림프계의 기능

림프계는 3가지의 주된 기능을 가지고 있다.

- 과잉의 간질액을 혈액으로 돌려보낸다. 모세관을 떠나는 체액 중 약 90%가 되돌아 온다. 돌아오지 않는 1%는 조직 세포를 둘러싸는 간질액의 일부가 된다. 작은 단백질 분자가 모세관 벽을 통해 '샐 수도' 있어서 간질액의 삼투압이 높아진다. 나아가서는 체액이 모세관으로 돌아가는 것을 막고 체액이 조직 공간에 축적되는 경향이 있다. 이러한 현상이 계속되면, 혈액의 부피와 압력이 심각하게 감소하여 조직액의 부피가 증가하여, 부종(종기)이 생길 수도 있다. 림프 모세관은 과잉의 간질액과 단백질을 잡아내어 정맥에 흐르는 혈액으로 되돌아 가게 한다. 체액이 림프 모세관으로 들어간 후에, 이것을 림프라고 부른다.
- 림프는 소화기계통으로부터 지방과 지용성 비타민을 흡수하고 이 물질들을 정맥 순환으로 이동시킨다. 소장의 안을 둘러싸고 있는 점막은 융모라고 불리는 손가락같이 생긴 돌기로 덮여있다. 각 융모의 중앙에는 혈액 모세관과, 유미관이라 불리는 특수한 림프 모세관이 있다. 혈액 모세관이 대부분의 영양을 흡수하지만, 지방과 지용성 비타민은 유미관에 의해 흡수된다. 유미관에 있는 림프는 지방 농도가 높기 때문에 우유와 같이 보이며 유미라고 불린다.
- 림프는 미생물과 질병의 침투를 막는다. 림프절과 기타 림프계 기관은 림프를 여과하여 미생물과 다른 외물 입자를 제거한다. 림프계 기관은 림프구를 포함하며, 신체를 침투하는 유기체를 파괴한다.

림프관

림프관은 정맥에 매우 가깝게 흐르는 때가 있어서, 온 몸에 걸쳐 광대한 네트워크를 형성한다. 림프는 매우 느리게 움직이므로 림프의 역류를 방지하기 위하여 림프관을 따라 판막이 있다.

림프관은 합쳐져서 큰 림프관으로 형성되며, 이것은 나중에 하나 혹은 두 개의 큰 림프계 관으로 흘러 든다. 흉관(또는 왼쪽 림프관)과 오른쪽 림프관. 흉관은 머리, 목, 가슴, 배 의 왼쪽과 인체의 하반신의 림프를 받는다. 오른쪽 림프관은 머리와 상반신의 왼쪽에서 림프를 받는다.

림프관의 이러한 원리에 의해서 그 내용물이 목의 아래에 있는 정맥으로 들어가고 결국에는 대정맥으로 흘러 든다. 림프는 심장으로 되돌아가므로, 정맥 혈액으로 들어가 섞인다.

림프절

림프절 또는 림프선은 미세한 타원형 구조를 가지고 있으며 림프를 여과하고, 독소와 고름 및 박테리아를 추출함으로써, 유해한 유기체를 파괴하여 신체를 감염으로부터 보호한다. 림프절에서 발견되는 림프구는 미생물의 침투로부터 인체를 저항하게 하는 항체를 생성하는 특수한 세포이다.

마사지를 실행할 때, 림프가 가장 가까운 림프절로 가는 방향으로 압력을 줄 때 손이 사용된다. 이 동작을 통해서 노폐물의 제거가 가속화된다. 림프절의 다양한 그룹이 머리와 목의 림프를 배출한다.

머리의 림프절

- 볼의 그룹은 눈꺼풀, 코와 얼굴의 피부의 림프를 배출한다.
- 하악 그룹은 턱, 입술, 코와 뺨의 림프를 배출한다.
- 유상돌기 그룹은 귀와 관자놀이 부위 피부의 림프를 배출한다.
- 후두 그룹은 두개골의 뒤와 윗목의 림프를 배출한다.

- 턱끝밑 그룹은 턱과 아래 입술의 림프를 배출한다.

목의 림프절

- 외부 경부 그룹은 귀 밑에 있는 목 부위의 림프를 배출한다.
- 상부 심경 그룹은 머리와 목 뒤의 림프를 배출한다.
- 하부 심경 그룹은 두개골과 목 뒤 부위의 림프를 배출한다.

가슴과 팔의 림프절

- 겨드랑이 부위의 림프절은 팔과 가슴의 다양한 부위의 림프를 배출한다.

주요용어

아래의 단어와 구절의 의미를 알아 두어야 한다. 뜻을 알아내기 위해서 이 장을 되짚어 보아도 된다.

혈액순환과 림프순화
세포와 조직
진피
소화기계통
내분비선
표피
여성의 가슴
심장
신장
신경계
호흡기계통
골격계
피하조직
근육조직의 유형

제 13 장

기초 과학

이 장을 숙지하면, 다음과 같은 사항이 가능하게 된다:

- 물질의 다른 상태를 열거한다.
- 화합물과 원소의 차이를 말한다.
- 주전원과 배터리 전기의 차이의 개요를 알 수 있다.
- 전기 전류의 효과를 설명한다.
- 관리에 사용되는 다른 전기 전류의 예를 들 수 있다.

관리사가 기초 과학을 이해하는 것은 유용하다. 특히, 전기 관리를 공부하기 전에는 더욱 좋다. 이 책 전체가 이 주제를 기본으로 하는데, 많은 관리사들이 이 주제가 매우 흥미롭다는 것을 알게 될 것이고, 더 심도 있게 공부하기를 원할지도 모른다. 효과적인 전기 관리 프로그램을 수행하기에 도움이 되는 많은 책과 논문들이 있으므로 더 깊이 공부할 수 있다.

물질의 형태

물질이란 공간을 점유하고 질량을 가지는 어떤 것을 말한다. 모든 물질은 다음의 세 가지 물리적 상태로 존재한다.

- 고체
- 액체
- 기체

고체는 일정한 모양과 명확한 경계선을 가진다. 예를 들면, 얼음, 머리카락. 고체 내의 입자는

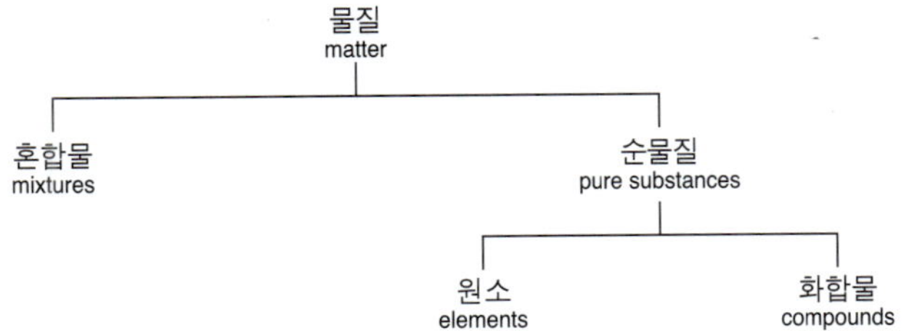

물질의 형태

요점

기체 내의 분자가 서로 멀리 떨어지면, 서로 가깝게 하도록 힘을 작용할 수 있다. 예로, 기체는 쉽게 압축된다. 반면 액체와 고체의 분자는 이미 가깝게 뭉쳐 있기 때문에 더 가까이 할 공간이 적다. 예로, 압축하기 힘들다.

서로 가깝게 몰려 있고 일정한 위치를 유지한다.

액체는 일정한 부피를 가지며 그 용기의 형태를 갖는다. 액체 내의 입자는 서로 가깝게 몰려있으나 주위로 움직일 수 있게 약간의 자유가 있다.

기체는 그 용기의 모양과 부피를 갖는다. 기체 내의 입자는 서로 간의 공간이 크기 때문에 자유롭게 움직인다(이것이 방 저편에 있는 병의 향기를 우리가 맡을 수 있는 이유이다).

모든 물질은 미세한 입자로 구성된다. 고체에서는 이 입자가 일정한 위치에 있고, 그 위치에서 진동하기는 하지만, 그 고체의 한 부분이 다른 부분으로 움직이지는 않는다. 물질의 상태는 그 물질이 포함하는 에너지에 따라 변한다. 고체가 가열되면, 내부 에너지가 증가하여 입자가 더 심하게 진동하면서 결국 녹아서 액체가 된다.

물질의 상태는 온도와 압력에 영향을 받는다. 예를 들면, 얼음과 같은 고체가 뜨거운 온도에 놓여지면, 그 융점을 넘어서 가열하게 되면 액체가 된다. 물이 융점을 너머 가열되면 기체인, 수증기가 된다. 이렇게 액체인 물에서 기체인 증기로 변화하는 상태 변화가 업소환경에서는 관리사가 증기 캐비닛을 사용할 때 활용된다.

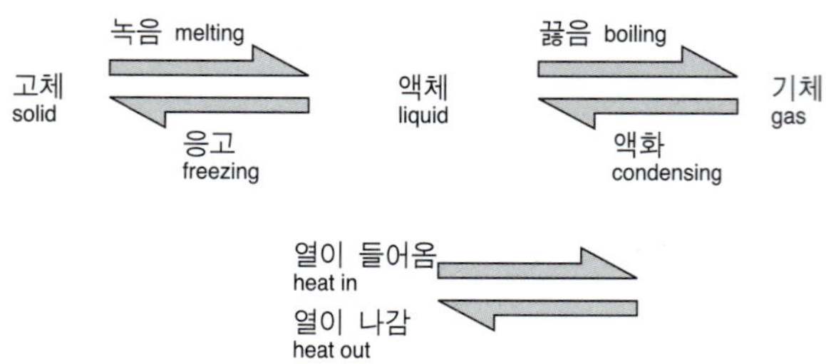

변화하는 상태

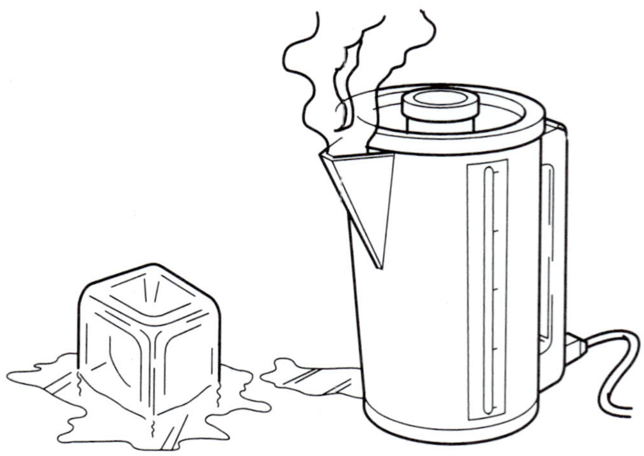

물의 3가지 상태 : 얼음, 물, 증기 원자

물질은 원자라고 불리는 작은 개별 입자로 구성된다. 원자는 생성될 수도 파괴될 수도 없다. 다양한 이유에 의해서, 원자는 서로 잡아 당겨서 분자를 형성한다. 분자는 혼자 존재할 수 있는 최소 단위의 원소나 화합물이다. 정상적인 상태에서, 기체인 원소는 거의 단독 원자로는 존재하지 않는다. 원자는 쌍을 이루어 합쳐져서 분자를 형성한다. 예를 들면, 질소.

질소 원자 + 질소 원자 = 질소 분자

원자 구조

원자는 양자라는 작고 밀집된 덩어리를 회전하는 전자 구름(동심원 또는 껍질로 알려져 있다)과, 원자의 핵을 형성하는 중성자를 가지고 있는 물질의 입자이다.

- 전자는 음성 전기력을 가지고 있다.
- 양자는 양성 전기력을 가지고 있다.
- 중성자는 전기력을 가지고 있지 않다.

원자는 같은 양의 전자와 양자를 가지고 있으므로, 양극과 음극의 전기력이 똑 같다. 그러므로 원자는 중성이 된다.

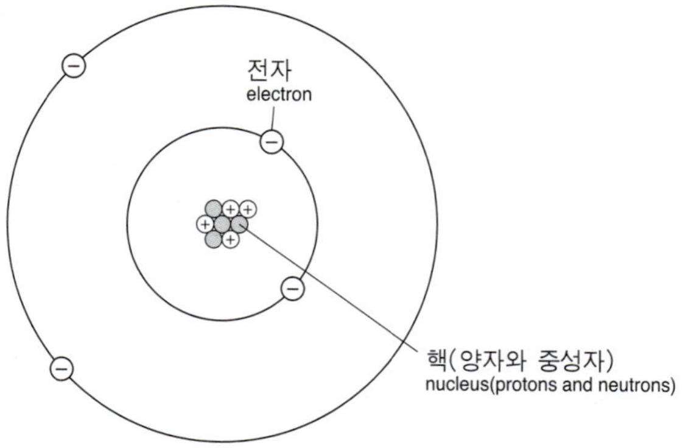

원자

전자는 규칙적으로 핵 주위를 채운다. 첫 번째 껍질은 두 개의 전자를, 두 번째 껍질은 8개의 전자를, 세 번째 껍질은 18개의 전자를 가지고 있다. 원소들은 결합이라는 힘으로 함께 묶이게 된다. 이 결합을 만들거나 깨뜨리기 쉬운 것을 화학 반응성이라고 한다. 이온 결합은 한 원자로부터의 하나 혹은 그 이상의 전자가 다른 한 원자로 완전히 이동함으로써 이루어지는데, 그 결과 이온이라고 불리는 전기를 띤 입자가 형성된다.

이온은 전기력을 얻거나 손실한 원자나 분자를 말한다. 전자를 얻으면 원자나 분자가 음성의 전기력을 띠게 된다. 말하자면, 전자의 음성 전기력을 얻으면, 음이온이라는 것이 된다. 전자를 잃은 원자나 분자는 양성의 전기력을 얻는다. 말하자면, 전자의 음성 전기력을 잃으면, 양이온이라는 것이 된다.

관리사가 전기 갈바닉 치료나 제품을 사용할 때, 효과적인 치료를 수행하기 위해 그 제품에 해당하는 이온의 전기력에 대해 알아야 한다(5장 참고).

원소와 화합물

원소란, 지금까지 알려진 화학적 방법으로는, 두 개나 그 이상의 더 단순한 물질로 나뉘어 질 수 없는 물질로 정의된다. 원소는 더 이상 나누어 질 수 없는 원자의 한 유형이다. 예를 들면, 탄소 원자는 원소를 만들고, 산소 원자도 원소를 만든다. 원소들이 화학적으로 결합할 때, 말하자면 서로 반응할 때, 물질이 형성된다. 이 물질이 화합물이라고 알려진 것이다. 예를 들면, 염화나트륨(먹는 소금)은 나트륨 이온과 염소 이온으로 구성된 화합물이다.

화합물이란 두 개나 그 이상의 원소가 화학적으로 결합하여 형성된 순물질이다. 염화나트륨,

요점

화장품은 같은 상태의 물질로 유지되기 위해서 온도 테스트를 받는다. 극한 기후에서 사용될 제품을 구매할 때 이것은 매우 중요하다.

기억할 사항

- 음이온은 음성 전기를 띤 이온이다.
- 양이온은 양성 전기를 띤 이온이다.

요점

산화구리와 이산화질소는 모두 화합물이다.

기억할 사항

- 원소의 구성성분, 말하자면 원자는 더 이상 작은 것으로 나뉠 수 없다.
- 화합물은 화학적인 방법에 의해서만 둘 또는 그 이상의 원소로 나뉠 수 있다.
- 분자는 혼자 존재할 수 있는 원소나 화합물의 가장 작은 부분을 말한다.

과산화수소, 케라틴 등이 바로 화합물이다. 화합물은 고정된 구성을 가지고 있으며, 그 외양과 특성은 일반적으로 그 화합물을 구성하는 원소의 외양과 특성과는 다르다.

가열되면, 질산구리는 갈색의 기체와 산소를 발산하고 검은 고체 잔여물을 남긴다. 이것은 질산구리가 최소한 세 개의 단순 물질로 구성되어 있음을 말해 준다. 검은 고체와 갈색 기체는 더 이상 나누어 질 수 있다. 갈색 기체(이산화 질소)는 질소와 산소로 나뉠 수 있다. 검은 고체(산화구리)는 구리와 산소로 나뉠 수 있다. 질소구리는 구리, 질소 그리고 산소로 구성된 것이다. 구리, 산소 그리고 질소는 모두 원소이다. 1백개가 넘는 원소가 있는데 그 중 대부분이 지각에 존재하며, 자유로운 상태이거나 화합물 내의 다른 원소와 결합한 상태로 있다.

혼합물

혼합물에는 기계적으로 결합된 원소나 화합물인 두 개 혹은 그 이상의 물질이 들어 있다. 혼합물의 구성 성분은 서로 화학적으로 반응하지 않는다. 피부에 사용되는 수 많은 제품들은 혼합물이다. 예를 들면, 칼라민로션, 마스카라 그리고 크림은 지방 물질과 물의 혼합물이다. 혼합물은 물리적 방법에 의해서 그 구성성분으로 다시 나뉠 수 있다.

자가 검진

1. 물질의 3가지 상태를 열거하시오.
2. 물질의 상태에 영향을 주는 2가지 요소는 무엇인가?
3. 전자 구조를 설명하시오.
4. 다음 용어가 의미하는 바를 설명하시오.
   a. 원소
   b. 화합물
   c. 혼합물

전 기

우리는 매일 가열, 조명, 세척, 다림질, 요리 등에 전기의 현상이나 힘을 사용한다. 우리는 자신의 외양(면도기, 헤어드라이어 등)을 갖추기 위해서, 그리고 즐거움을 위해서 (텔레비전, 비디오, 라디오 등) 전기를 사용하지만, 과연 전기에 대해 우리가 얼마나 알고 있는가? 전기는 원자에서 원자로의 전자의 움직임으로 정의될 수 있다. 이렇게 움직이는 전자는 동전기 또는 정전기로 분류되는 전기력을 생산하게 된다.

요점

- 동전기는 화학 반응이나 자기장에 의해 만들어 진다.
- 정전기는 마찰에 의해 만들어 진다. 일상적인 예로, 머리카락을 플라스틱 빗이나 브러시로 문지르는 것이다. 빗과 머리카락 사이의 마찰이 전자를 머리카락에서 빗으로 움직이게 한다. 빗은 전자를 얻어서 음극을 띠고, 머리카락은 전자를 잃어서 양극을 띠게 된다. 머리카락과 빗은 서로 반대의 극을 띠고 있기 때문에 서로 당기는 힘이 있고, 이로 인하여 빗을 가까이 대면 머리카락이 빗 쪽으로 향해 일어서게 된다.
- 전기 전류란 전도체를 통하여 전자가 부족한 영역으로 한 방향으로 전자가 자유롭게 흐르는 움직임을 설명하기 위해 사용되는 용어이다.
- 전도체는 전자가 자유롭게 흐르게 한다. 예로, 금속.
- 절연체는 전자의 흐름을 막는다. 예로, 플라스틱, 나무, 고무

전기 회로

전기회로는 전기 장치를 전기 공급원에 연결하는 전기 전류의 길로 정의할 수 있다. 회로를 만들기 위해서는 두 개의 요소가 필요하다.

- 전기를 공급할 수 있는 장치. 예를 들면, 배터리나, 발전기(주전원)
- 전기가 흐를 수 있는 전도 물질로 된 완전한 경로

회로는 대부분 금속으로 만들어져 있지만, 때로는 용해된 산, 알칼리 또는 소금을 포함한 물이 회로의 일부를 형성할 수도 있다.

> **기억할 사항**
>
> - 전기 장비가 물에서 멀리 떨어져야 한다는 것은 매우 중요하다.
> - 습기가 많은 피부는 건조한 피부보다 전기의 좋은 전도체이다. 당신이 전기 장비를 사용할 때 손을 건조하게 해야 한다.

전기 전류

전기 전류는 전기의 흐름에 주어진 이름이다. 각 초당 회로의 고정된 지점을 지나는 전자의 수를 말해준다. 전기 전류는 암페어(A) 단위로 측정된다.

전 압

이것은 배터리나 발전기가 전류를 회로 주위로 흐르게 하는 능력을 측정하는 것이다. 전압은 볼트(V) 단위로 측정된다.

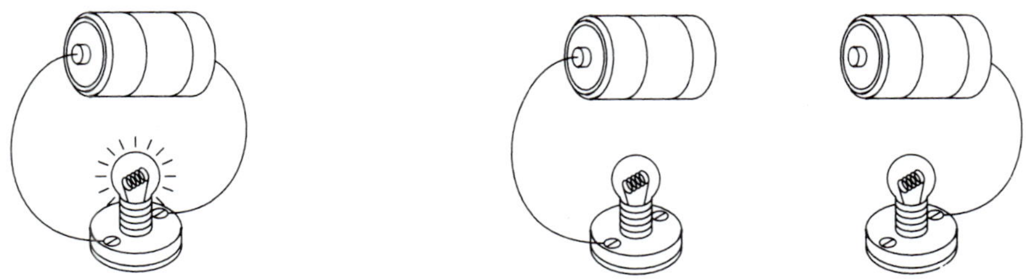

(a) 전기 회로는 전도 물질로 만든 완벽한 경로로 만들어 져야 한다.

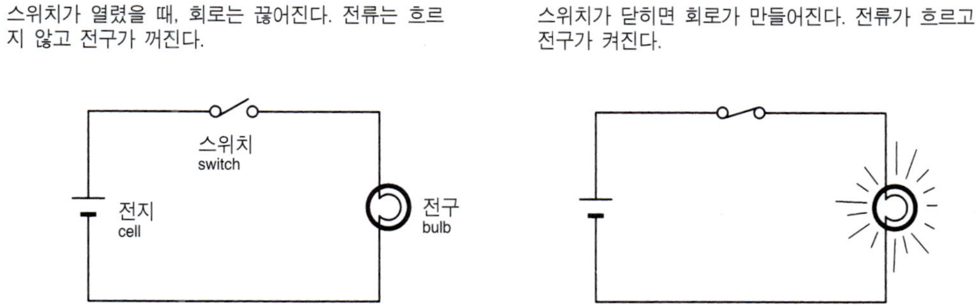

(b) 스위치 ― 회로를 '만들기'와 '끊기'

전기 회로

전 력

이것은 한 대의 전기 장치를 작동하기 위해 사용되는 힘을 측정한 것이다. 전력은 와트(W)단위로 측정된다.

단일 구성 전지와 배터리

단일 구성 전기는 다음과 같이 구성된다:

- 반응성 금속 한 판, 예를 들면, 아연.
- 반응성이 아닌 전도체로 만들어진 한 판. 예를 들면, 흑연, 탄소
- 산, 알칼리 또는 소금을 포함하는, 전해질이라 불리는, 용액 또는 페이스트.

금속판과 전해질 간의 화학적 반응이 전기를 만들어 낸다. 배터리는 몇 개의 단일 구성 전지가 합쳐져서 만들어진다.

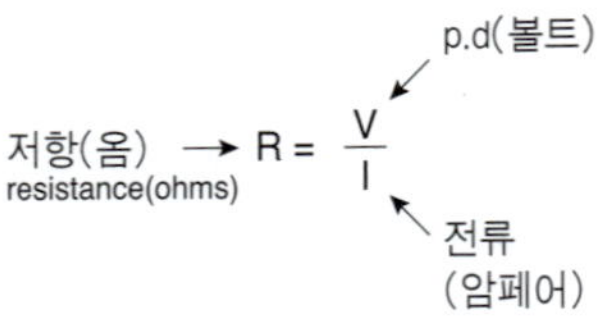

옴의 법칙

요점

- 전류가 흐르게 하려면, 전위차 (p.d)가 필요하다. 말하자면, 전류가 흐르려면, 전자가 부족한 영역과 전자가 남는 영역이 전도체에 의해 연결되어 있어야 한다.
- 전도체의 저항이란 전류의 흐름에 반대를 말하는 것이다. 저항의 측정 단위는 옴이다. (Ω)
- 옴의 법칙에 따르면, 금속 전도체를 통해서 흐르는 전류는 온도가 일정하게 유지된다면, 전도체 양 끝의 전위차에 정비례한다.

기억할 사항

옴의 법칙에 따르면, 온도가 일정하게 유지되고 회로의 저항이 같게 유지된다면, 볼트가 두 배가 되면, 전기 전류가 두 배가 된다.

주전원과 배터리 전기의 차이

- 배터리는 교체나 충전이 필요하다.
- 주전원 압력 또는 볼트는 대부분의 배터리보다 훨씬 높다. 영국에서는 주전원 볼트가 240 볼트이다.
- 배터리 장치는 일반적으로 이동할 수 있다.
- 배터리 회로는 항상 양극에서 음극으로 흐르는 전류를 가지고 있다. 전류의 이러한 흐름은

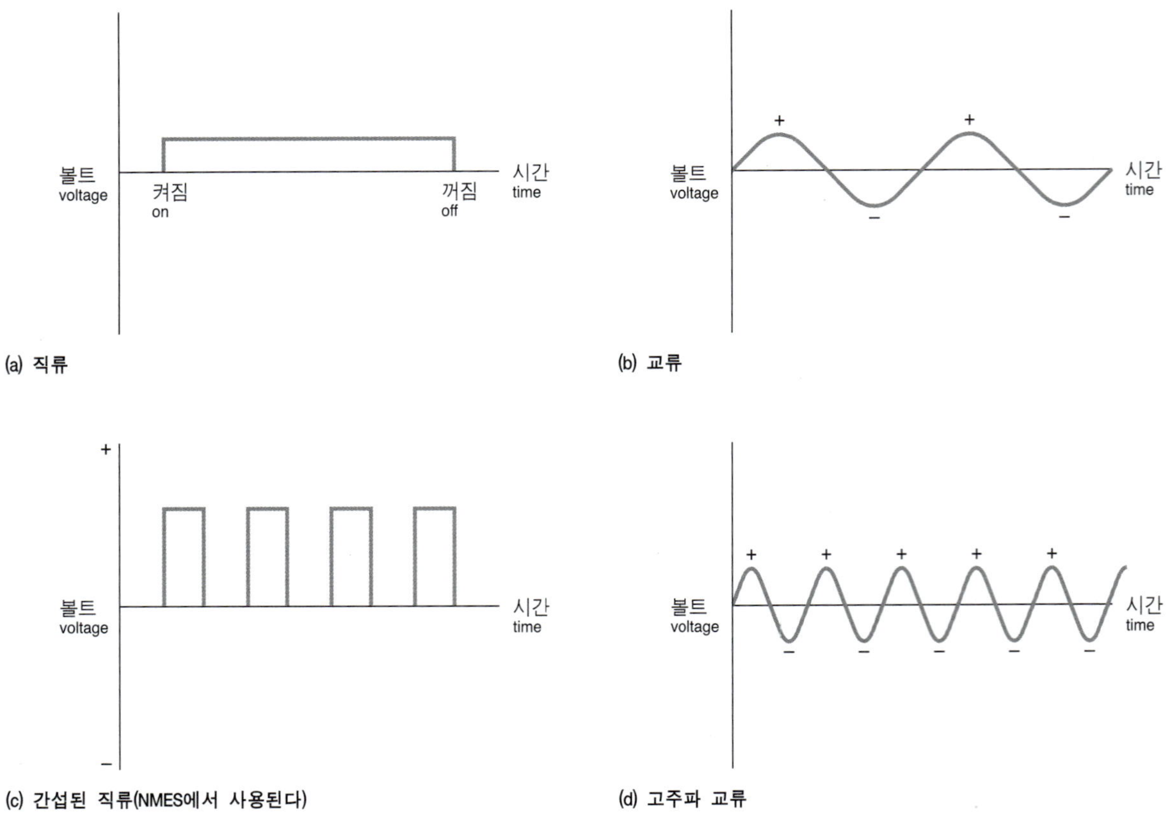

전기 그래프

한 방향으로만 되어 있고, 직류 또는 DC라고 한다. 관리법에서 직류를 적용하는 예로는 갈바닉 관리가 있다(5장 참고).

- 주전원 회로는 전류의 극(전류의 방향)을 계속 바꿈으로써 교류 또는 AC(사인파 전류라고도 함)를 만든다. AC를 관리법에 이용하는 예로는 고주파 관리가 있다(5장 참고).

전기 장치 접지

전기 장치는 발생 가능성이 있는 쇼크나 감전사로부터 사용자를 보호하기 위해서 접지되어야 한다.

주의 : 다음의 경우에는 전기 장치가 접지될 필요 없다.

- 전체가 플라스틱으로 된 장치인 경우
- 2중으로 절연된 경우

퓨즈

두 가지 유형의 퓨즈가 있다.

- 카트리지 퓨즈. 이 퓨즈는 플러그 내에 있으면서 장치의 전기 케이블이 과열되지 않도록 한다.
- 와이어 퓨즈/회로 차단기. 이들은 건물의 전기배선이 과열되지 않도록 한다.

> **요점**
>
> 주전원으로 전기를 공급받는 모든 전기 장치를 사용하기 위해서는, 플러그로 연결해야 한다. 플러그 전선에 색을 입히는 것이 중요하다. 영국에서는 전선의 색이 다음을 의미한다.
>
> - 갈색 = 전기가 흐르고 있음
> - 파랑 = 전기가 흐르지 않음.
> - 초록과 노랑 = 접지되어 있음

전기 장치에 올바른 크기의 퓨즈와 전기 케이블의 지름이 선택하려면, 전류(암페어로 측정됨)가 다음과 같은 공식으로 계산되어야 한다.

$$\text{와트} = \text{암페어} \times \text{볼트}$$

또는

$$\frac{\text{와트}}{\text{볼트}} = \text{암페어}$$

장치의 작동을 위해 1000 W(1 kW)의 전력과 240 V의 전압이 필요하다면, 이 장치에 의해서 만들어지는 전류는 무엇인가?

전기 전류의 효과

가열 효과

다음과 같은 것을 사용하면 열이 생성된다.

- 큰 전류
- 가는 전선
- 저항선

가열 효과는 좋은 목적으로 사용될 수 있다. 예를 들면, 사우나 스토브와 적외선 램프의 원리

화학적 효과

고금, 산 그리고 알칼리(전해질)을 추가하면 물은 훌륭한 전기 전도체가 된다. 관리법에 이 효과를 적용하는 것으로는 피부에 식염수를 사용하여 전기 전류의 전도체가 되도록 하는 것이다. 예를 들면, 신경 근육 전기 자극. 직류 공급이 사용되면, 전극봉에 화학적 효과가 나타난다. 이

효과를 적용하는 예로는 갈바닉 이온침투요법이 있는데, 이것은 이온이 피부로 흡수되는 것이다.

자기적 효과

전선 코일(원통형 코일, 솔레노이드)을 통해 전류가 통과하면 코일이 마치 자석처럼 움직인다. 말하자면, 한 끝은 북극처럼 그리고 다른 끝은 남극처럼 작용한다. 만약 이러한 코일의 중앙에 이온 축이 있으면, 이 코일은 훨씬 더 강한 자석처럼 작용한다. 이것을 전자석이라고 한다. 이것은 전류가 코일에 흐를 때만 자석의 역할을 하기 때문에 스위치를 켰다 껐다 할 수 있는 자석이다.

교류가 공급되는 전자석은 계속해서 적극을 바꾼다. 이것이 AC 모터가 작용하는 원리이다. 치료 요법에서 전자석을 이용하는 예로는 기계적 마사지가 있다.

전자파

기억할 사항

1mm=1/1000 m

1 ㎛= 1/1000 000 m

1nm= 1000 000 000 m

파동의 움직임

파동의 움직임은 매개체를 통해서 움직이며 진동하는 것이다. 같은 매개체를 사용하는 두 세트의 파동은 서로를 보강하거나 취소시킨다. 이것은 간섭이라고 알려져 있고, 모든 유형의 전자기 빛(열, 조명, 자외선)이 파동으로 구성되었음을 증명하기 위해 사용된다.

기억할 사항

1kHz = 1000Hz

1MHz = 1000kHz

=1000 000Hz

파장과 주파수

파장이란 계속 연결되는 파동에서 같은 위치의 지점 사이의 거리이다. 측정 단위는 미터(m), 센티미터(cm), 밀리미터(mm), 마이크로미터(㎛) 또는 나노미터(nm)이다.

주파수는 일 초에 고정된 어떤 지점을 지나는 파동의 수를 말한다. 측정 단위는 헤르쯔(Hz), 키로헤르쯔(kHz), 또는 메가헤르쯔(MHz)이다. 주파수가 높을수록, 파장이 짧아진다.

요점

- 주전원의 전기 공급(AC) 주파수는 50Hz 이다.
- 변압기는 AC 전기 공급의 전압을 바꾸지만, 주파수는 바꾸지 않는다.
- 축전기는 전기로 충전되고 방전될 때까지 전기를 저장한다 (축전기는 전기를 압축했다가 필요한 만큼 천천히 내놓기 대문에 발산과 저장을 하는 역할을 한다고 간주된다).
- 정류기는, 전류가 정류기를 통과하면서 한 방향으로만 흐르게 하기 때문에 AC를 DC로 바꾼다. 정류기가 사용된다면, 축전기가 같은 회로 안에 필요하다. 이는 전류를 천천히 내보내기 위해서 이다.
- 코일의 유도자는 AC전류의 흐름을 반대로 한다. 이런 유형의 코일을 쵸크라고 한다. 전류의 세기를 조절하기 위해서 분압기('포트' 라고도 한다) 가 사용된다(많은 미용 장치에 있는 제어 스위치. 예로, 갈바닉이나, NMES는 유도자이다).
- 고주파 기계의 주파수는 축전기와 코일의 저항력에 따라 다르다.

전기료

전기료는 사용되는 유닛의 수에 따라 다르다. 유닛에 대한 과학적인 명칭은 킬로와트-시간이다. 유닛의 수를 계산하려면, 다음의 공식을 따라야 한다.

$$유닛 = \frac{와트 \times 시간}{1,000}$$

시간을 계산하려면, 공식의 위치를 바꾼다.

$$\text{시간} = \frac{1{,}000 \times \text{유닛}}{\text{와트}}$$

예 제

1. 1유닛의 전기에 대해서 750와트의 기계가 얼마나 오랫동안 작동할 수 있는가?

$$\text{시간} = 1{,}000 \times \frac{\text{유닛}}{\text{와트}}$$

$$= 1{,}000 \times \frac{1}{750}$$

$$= 1\frac{1}{3}\ \text{시간} = 1\text{시간 }20\text{분}$$

2. 유닛당 7.18파운드의 비용으로 5시간 동안, 3000와트 짜리 컨벡션 히터를 사용할 때의 비용을 계산하시오.

$$\text{사용된 유닛} = \text{와트} \times \frac{\text{시간}}{1{,}000}$$

$$= 3{,}000 \times \frac{5}{1{,}000}$$

$$= 15\text{분}$$

$$\text{비용} = \text{사용된 유닛의 수} \times \text{유닛 당 비용}$$

$$= 15 \times 7.18$$

$$= 10.77\ \text{파운드}$$

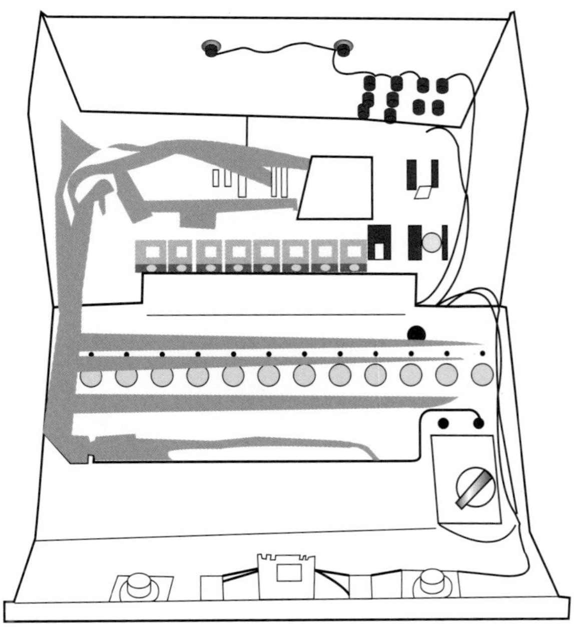

다이나톤 기계의 내부

실습 사항

갈바닉 기계와 고주파 기계를 제조하는데 있어서의 차이점을 조사하고 비교하시오.

주요용어

아래의 단어와 구절의 의미를 알아 두어야 한다. 뜻을 알아내기 위해서 이 장을 되짚어 보아도 된다.

원자
화합물
접지
전기 전류의 효과
단일 구성 전지
전기 전류
전압
전기 회로
전기
전자기파
원소
퓨즈
기체
액체
혼합물
고체

자가 점검

1. 전기의 정의를 말하시오.
2. 다음의 예를 들면, 보시오.
   a. 전도체
   b. 절연체
3. 다음은 무엇인가?
   a. 음이온
   b. 양이온
4. 전기의 흐름에 필요한 2가지 요소를 말하시오.
5. 다음의 용어가 뜻하는 것을 설명하시오.
   a. 교류
   b. 볼트
   c. 옴
6. 전기 전류는 다음에 의해서 어떤 영향을 받는가?
   a. 축전기
   b. 정류기
   c. 변압기

제 14 장

기본적인 식단과 운동

이 장을 숙지하면, 다음과 같은 사항이 가능하게 된다:

- 균형 잡힌 식단을 위해 필요한 여러 가지 영양분을 열거한다.
- 다양한 영양분에 대한 다양한 식품을 규명할 수 있다.
- 사람들이 체중을 늘이거나 줄이려고 하는 이유를 열거한다.
- 다른 유형의 다이어트를 열거한다
- 여러 가지 신체 유형을 알게 된다.
- 피트니스의 구성요소를 열거한다.
- 교정 운동에 대한 재택관리를 조언할 때 고려할 요소를 이해한다.

많은 고객들이 체중 감량을 위해 헬스 스파나 클리닉을 찾고 있기 때문에, 관리사가 기초 영양에 대해 이해하는 것은 매우 중요하다. 그러나 관리사의 역할은 이 분야에서 전문가적 훈련을 맡고 있는 영양사의 역할과는 다르다는 것을 강조해야 한다. 헬스 스파에서는 의료진을 고용하여 고객의 초기 상담을 실시하게 하며, 당뇨병과 같은 의료적 조건처럼 특별한 식단이 필요하거나 고객이 체중감량을 원하는 경우에는 의료진의 상담 결과를 영양사에게 참조하도록 한다. 많은 관리사들은 의사와 긴밀한 관계를 가지고 있다. 특히 알파하이드록시산이나 콜라겐 주입과 같은 특수 치료를 제공할 때는 더욱 그러하다. 어떤 업소에서는 치료의 범위를 의료진의 감독하에 다이어트에 대한 조언까지 확대하고 있다. 관리사는 건강한 음식물 섭취에 대한 정보만으로 고객의 체중 감량 프로그램을 보완해야 한다는 것이 강하게 권장된다.

관리사는 고객에게 분명하지 않은 의료적 문제가 있거나 심각한 체중 문제가 있을 때에는 의사에게 의뢰해야 한다.

기초 영양

우리의 몸이 효율적으로 움직이기 위해서는 균형이 잘 잡힌 식단이 필요하다. 일반적으로 정상적이고 다양한 식단은 건강에 필요한 모든 영양소를 제공한다. 단, 아프거나 임신 중에는 추가적인 보완이 필요하다. 예를 들면, 예비 엄마를 위해서는 철분이 보완되어야 한다. 20세기 후반에는 자녀를 둔 많은 여성들이 직업을 갖게 되었고 이러한 추세는 간편 음식의 발달과 함께, 전통적인 식단과는 많이 다른 식단으로 변화하게 해 왔다. 그러나 가장 최근에는 사람들이 건강에 대해 인식을 하게 되었고, 이러한 라이프 스타일에 의한 추세는 불균형한 식사를 초래할 수 있다. 이제는 많은 사람들이 자신의 식단에 더 많은 주의와 관심을 쏟고 있다.

영양은 소화와 더불어 신체가 음식물을 흡수하고 그것을 체내에서 필요한 물질로 변환시키는 과정이다. 음식은 다양한 양의 물질로 구성되고, 이들은 우리의 몸에 의해 직접적으로 사용되거나, 몸이 필요로 하는 다른 물질로 전환된다. 건강한 생활을 위한 음식의 유형은 다음과 같다. 단백질, 탄수화물, 지방, 물, 섬유소, 무기질 원소 그리고 비타민.

단백질

단백질은 신체가 성장하고 신체 조직을 회복하는데 사용된다. 또한 에너지의 2차 공급원이기도 하다. 단백질은 소화를 통해 아미노산으로 분해된다. 단백질은 다양한 양의 여러 가지 아미노산으로 구성되어 있으며, 다음의 두 분류로 다시 세분화된다. 완전 단백질과 불완전 단백질.

> **요점**
>
> 신체에서 필요하지 않은 아미노산은 간에서 분해된다. 질소 부분은 요소로 변하여 소변으로 배출되는데, 그 잔량은 필요한 경우에는 에너지로 사용되거나 지방으로 축적된다.

완전 단백질

완전 단백질은 신체에 필요한 모든 필수 아미노산을 함유한 단백질이다. 완전 단백질의 공급원은 육류, 우유, 달걀, 생선 그리고 콩이다.

불완전 단백질

불완전 단백질은 모든 필수 아미노산을 함유하지는 않은 단백질이다. 불완전 단백질의 공급원은 콩류와 견과류이다.

> **요점**
>
> - 단백질은 탄소, 수소, 산소 그리고 질소로 구성된다. 어떤 단백질은 인과 황을 포함하기도 한다.
> - 대부분의 완전 단백질 공급원은 동물이다. 채식주의 식단 특히, 절대 채식주의 식단은 특정한 필수 아미노산이 결핍될 수 있다.

탄수화물

탄수화물은 신체에 에너지를 공급한다. 과잉의 탄수화물을 섭취한 경우에 신체는 이들을 변형시켜 지방으로 축적한다. 탄수화물의 공급원은 시리얼, 빵, 설탕, 야채 그리고 과일과 같이 전분을 함유한 당질의 음식이다.

탄수화물은 소화관에서 소화되고, 단당류의 형태로 몸에 흡수되는데 단당류는 가장 단순한 화학 물질로 탄수화물은 이러한 형태로 배출된다. 단당류의 예로는 글루코스, 프럭토스 그리고 갈락토스가 있다.

이당류는 2개의 단당류 분자가 화학적으로 결합하여 만들어 진다. 자당, 말토스 그리고 락토스가 이당류이다.

다당류는 많은 수의 단당류 분자가 화학적으로 결합하여 만들어진 복합물 분자이다. 전분, 글리코겐, 셀룰로스 그리고 덱스트린이 다당류이다. 신체는 모든 다당류를 소화할 수 있는 것은 아니다. 예를 들면, 야채와 과일 그리고 약간의 시리얼에 존재하는 셀룰로스는 거의 변화되지 않은 채로 소화관을 통과한다.

> **요점**
>
> - 탄수화물은 탄소, 수소 그리고 산소로 구성된다.
> - 전분은 우리가 먹는 음식에서 많은 부분을 차지한다. 이것은 에너지 공급원으로 사용되기 전에 단순한 당으로 변해야 한다.
> - 신체는 복합 당류와 전분을 글루코스로 분해하는데, 연료가 글루코스를 타고 각기 다른 온 몸의 기관으로 운송된다.

지 방

신체는 기관을 보호하고, 인슐린을 제공하며, 지용성 비타민을 운반하고 에너지를 제공하기 위해 일정 양의 지방을 필요로 한다. 과다하게 섭취된 지방은 지방산으로 전환되어 필요해질 때까지 저장된다. 지방은 육류나 야채에서 얻게 된다. 동물성 지방을 함유한 식품의 예로는 육류, 치즈, 버터, 우유 그리고 달걀이 있다. 식물성 기름과 마가린은 식물성 지방을 포함한다.

콜레스테롤은 지방과 비슷한 물질로서 모든 동물의 몸에서 자연적으로 생성된다. 혈 중 콜레스테롤 수치가 높으면 동맥 벽 내부에 지방의 축적이 촉진되어 심장의 이상을 일으키게 된다.

요점

- 지방은 탄소, 소수 그리고 산소로 구성되는데 그 구성 비율이 탄수화물과는 다르다.
- 동물성 지방은 체내 콜레스테롤 수치를 높인다고 알려져 있다.
- 지방은 에너지 효율이 탄수화물의 두 배이다.
- 지방은 천천히 소화되며, 건강한 피부에 필요한 리놀산을 생성한다.
- 지방 분자 속의 탄소 원자에 최대의 소소 원자가 붙게 되면, 이 지방은 포화 지방이 된다.
- 탄소와 수소 원자의 다른 패턴의 결합은 단순 불포화 지방과 고도 불포화 지방을 생성한다.
- 실온에서의 식물성 지방은 액체나 부드러워지는 경향이 있는 반면 동물성 지방은 딱딱하다.
- 지방에는 물이 소량만 포함되어 있다.

물

체중에서 물이 차지하는 비율은 크다. 물은 혈액과 체액 내에서 발견되며, 소화와, 체온 유지 그리고 세포의 건강을 유지하는데 도움을 준다. 또한 노폐물을 희석하여 노폐물 제거를 돕는다. 온 몸에 걸쳐 있는 물의 양은 부위마다 다양하고 생명에 필수적인 요소이다. 신체는 하루에 약 2리터의 물을 소변과 땀의 형태로 배설한다. 체액을 손실한 신체는 음료나 음식에서 물을 재흡수하여 다시 균형을 맞춘다. 대부분의 음식에는 어느 정도의 물이 포함되어 있다.

기억할 사항

대략 신체의 2/3는 물로 구성되어 있다.

섬유소

섬유소는 소화는 되지 않지만, 소화과정에서 특히, 배설 과정에서 필요한 영양소이다. 이것은 식욕을 돋구어 식사량이 많아지게 하고, 장의 연동 작용을 가능하게 하는 매개체의 역할을 하여 음식이 소화관을 통해 이동하는 것을 돕는다.

무기질 원소

건강을 유지하기 위해서 신체는 미네랄을 필요로 한다. 음식으로 많은 양의 무기질을 섭취할 필요는 없다.

칼슘

칼슘은 건강한 치아와 뼈를 형성하고 유지하여 근육 활동을 가능하게 한다. 이것은 우유, 치즈 그리고 달걀에 포함되어 있다.

요오드

요오드는 갑상선에서 분비되는 티록신 호르몬을 형성하는데 필수적이다. 아주 소량만이 필요하며 물냉이, 해조류 그리고 요오드화염과 같은 음식에 포함되어 있다.

철분

철분은 헤모글로빈을 생성하는데 사용된다. 일반적으로 여성은 월경 주기 동안 혈액을 손실하기 때문에 남성보다 더 많이 음식에서 철분을 섭취해야 한다. 임신 중인 여성은 자신의 건강과 태아의 건강을 위해서 추가적으로 철분을 보충해야 한다. 철분은 간과 녹색 야채, 예를 들면, 시금치에 함유되어 있다.

마그네슘

마그네슘은 신진대사와 뼈, 신경 그리고 근육의 형성을 위해 필요하다. 녹색 야채, 오트밀 시리얼과 렌즈콩에 함유되어 있다.

망간

망간은 신진대사를 위해 필요하며, 콩팥, 렌즈콩, 아몬드, 살구 그리고 물냉이와 같은 음식에 함유되어 있다.

인

인은 치아와 뼈를 형성하는데 필요하다. 세포의 구성 성분이며 체액의 균형을 유지하는데 역할을 하며, 음식으로부터 에너지를 사용하는데 도움을 준다. 인은 치즈, 달걀, 육류, 생선, 효모, 밀맥아 그리고 녹색 채소에 함유되어 있다.

칼륨

칼륨은 체액의 균형을 유지하는데 필요하며, 신경과 근육이 기능하기 위해서 필요하다. 이것은 대부분의 음식에 함유되어 있는데, 특히 우유, 치즈, 해산물, 바나나, 시금치, 버터 그리고 구운 감자에 많다.

나트륨

나트륨은 체액의 균형을 유지하는데 필요하다. 신경 자극전달과 근육 수축에도 중요한 역할을 한다. 나트륨은 대부분의 음식에 함유되어 있는데, 특히 소금에 많다.

황

황은 신체 조직을 형성하는데 도움을 주며, 달걀, 생선, 치즈, 육류 그리고 콩과 같은 음식에 함유되어 있다.

요점

- 무기질 원소는 무기염이라고도 불린다.
- 철분 부족은 빈혈을 일으킨다.
- 50세 이상의 여성에게서는 칼슘 흡수가 감소된다.
- 항산화제는 질병을 예방하고 치료할 때 야기될 수 있는 손상으로부터 신체를 보호하는 영양소이다. 주된 항산화제는 비타민 A, C, E 그리고 베타 카로틴으로 알려져 있다(비타민 A의 전구체는 과일과 야채에 함유되어 있다).

미량 원소

미량 원소는 체내에서 아주 극소량 발견되며, 소화와 같은 다양한 신체 과정을 위해 필요하다. 미량 원소의 예는 구리, 코발트, 불소 그리고 아연이다.

아연

아연은 생선과 견과류에 함유되어 있는데 건강한 피부에 중요한 요소이다. 이것은 DNA를 보호하고 복구하며, 육류와 생선에 다량 함유되어 있다. 굴은 식품 중에서 아연을 가장 많이 함유하고 있다. 아연은 남성과 여성의 생식력에 필수적이며, 스트레스, 흡연 그리고 알코올이 아연을 고갈시킨다는 것을 반드시 알아야 한다.

요점 정보

어떤 극단 채식주의 식단에는 아연이 결핍되어 있다.

비타민

비타민은 에너지를 내지는 않지만, 건강과 인체의 특정한 화학 작용을 위해서 소량으로 필요한 유기물이다.

비타민은 다음의 두 분류로 나뉜다:

- **수용성 비타민.** 비타민 B 복합체와 C
- **지용성 비타민.** 비타민 A, D ,C, K

비타민 A(레티놀)

비타민 A는 체세포의 성장에 필요한데, 특히 건강한 시력을 위해 중요하다. 비타민 A가 결핍되면 야맹증이나 건조한 피부가 될 수 있다. 비타민 A의 좋은 공급원은 우유, 버터, 크림, 달걀, 치즈, 당근, 녹색 채소 그리고 기름기 있는 생선, 예를 들면, 정어리 등이다.

요점

간은 당근과 시금치 같은 음식에 함유된 카로틴을 비타민 A로 전환시킨다.

비타민 B

비타민 B 은 비타민 복합체를 포함한다:

- 비타민 B1(티아민)은 신경계가 제 기능을 하도록 돕고, 탄수화물로부터 얻은 에너지의 발산을 조절한다. 공급원의 예는 물냉이, 작은 물고기, 효모, 달걀 그리고 견과류이다.
- 비타민 B2(리보플라빈)은 입과 피부의 에너지와 건강을 위해 필요하다. 달걀, 치즈, 콩팥 그리고 간 등에 포함되어 있다. 이것은 열에 강하지만, 일광에서는 파괴된다.
- 판토텐산은 인체의 신경계에 필수적이고, 지방을 태워 에너지를 형성하는데 사용된다. 식품의 예로는 란, 달걀 노른자위 그리고 야채 등이다. 대부분의 음식에 포함되어 있다.
- 비타민 B6(피리독신)은 많은 신체 기능을 돕고, 양조 효모, 오트밀 시리얼, 우유, 달걀 그리고 간과 같은 식품에 함유되어 있다.
- 니아신이나 니코틴산은 에너지 활용과 건강한 피부에 있어서 매우 중요하다. 이것은 소화기계통과 신경계 모두에 중요한 역할을 한다. 식품의 예로는 간, 달걀, 치즈, 양조 효모 그리고 빵 등이다.
- 엽산은 적혈구의 형성에 중요한 역할을 하며, 간, 콩팥과 신선한 녹색 채소에 함유되어 있다.
- 비타민 B12는 적혈구 생성을 위해 필요하다. 식품 예로는 육류와 유제품 등이다.
- 비오틴은 건강한 피부와 머리카락을 위해 필요하다. 이것은 신체에 의해서 자연적으로 생

요점

비타민 B와 C와 같은 어떤 비타민은 열에 민감하여 조리과정에서 파괴될 수 있다.

성되며 간, 효모, 콩팥 그리고 달걀 노른자위 등에 있다.

비타민 C (아스코르브산)

비타민 C는 연결 조직의 형성, 철분의 흡수, 그리고 건강한 뼈의 발달과 유지를 돕는다. 야채와 감귤류 과일, 예를 들면, 오렌지에 함유되어 있다.

비타민 D(칼시페롤)

비타민 D는 인과 칼슘을 뼈에 축적하는 것을 돕기 때문에, 건강하고 튼튼한 뼈와 치아 형성을 위해 필요하다. 비타민 D를 다량 함유한 식품에는 치즈, 달걀, 마가린, 버터 그리고 기름기 있는 생선 등이 있다. 일광에 노출되면 인체는 비타민 D를 생성하여 간에 저장할 수 있다.

비타민 E(토코페롤)

비타민 E의 기능은 알려져 있지 않지만, 이것이 부족하면 성장이 저해된다고 생각된다. 땅콩, 우유, 식물성 기름, 달걀, 생선, 정백하지 않은 밀가루로 만든 빵과 시리얼에 함유되어 있다. 속 깊이까지 튀기면, 이 비타민은 많이 파괴된다.

비타민 K

비타민 K는 혈액 응고 과정에 필요하다. 녹색 야채, 과일 그리고 간과 같은 식품에서 얻을 수 있다.

비타민 P(루틴)

비타민 P는 모세관 벽을 강화한다. 녹색 메밀차에 다량 함유되어 있다.

실습 사항

어린이와 성인의 일상 식품 섭취를 열거하고 신체에서 흡수되는 각기 다른 영양소를 알아보시오.

자가 검진

1. 균형 잡힌 식단에 필요한 영양소를 열거하시오.
2. 다음의 영양소를 함유한 좋은 식품 공급원의 예를 드시오.
   a. 단백질
   b. 탄수화물
   c. 철분과 칼슘
   d. 비타민 A와 C
3. 다음의 각 영양소가 신체에 의해서 어떻게 사용되는 지를 설명하시오.
   a. 단백질
   b. 탄수화물
   c. 지방
   d. 칼슘
   e. 철분
   f. 비타민 A
   g. 비타민 C
   h. 비타민 D

신진대사

신진대사란 신체가 섭취한 음식을 에너지, 성장 그리고 일반적인 건강을 위해 활용하기 위한 과정이다. 인체는 기본 음식을 다음의 두 가지 일반적인 방법으로 신진대사시킨다.

- 이화작용이란 신체가 음식을 분쇄하여 에너지를 발산하는 방법이다.
- 동화작용이란 소화된 음식물로부터 세포 구조를 형성하거나 활용하는 방법이다.

> **요점**
>
> 서로 다른 영양소는 칼로리의 양이 다르다. 예를 들면, 지방 1g은 9칼로리를 내는 반면, 탄수화물 1g은 4칼로리를 낸다.

열을 발생하는 요건

신체가 일상의 필요조건에 맞추려면 잘 균형 잡힌 식단이 필요하다. 개인에게 있어서 열을 발생하는 요건이란, 신체가 따뜻하게 유지되기 위해 필요한 에너지와 그러기 위해 해야 하는 모든 운동을 위한 에너지의 양을 말한다. 지방은 탄수화물보다 더 높은 열량을 가지고 있다. 말하자면 지방은 단위 무게 당 더 많은 에너지를 함유하고 있고, 탄수화물은 단백질 보다 더 높은 열량을 가지고 있다. 사람의 크기, 나이, 성별 그리고 사는 방식이 다르기 때문에, 각 개인은 필요한 영양이 서로 다르다. 그러므로 모든 사라에게 적합한 일반적인 에너지 요건을 언급해야 한다. 일반적으로 여성은 남성보다 에너지가 덜 필요하다. 육체 노동을 하는 사람은 앉아서 일하는 사람보다 더 많은 에너지가 필요하다. 나이 든 사람은 젊은 사람보다 에너지가 덜 필요하다.

> **요점**
>
> - 신체가 나이 들수록, 기초대사율은 매 10년 마다 평균 5%씩 감소한다.
> - 정기적인 운동을 하면 근육세포가 휴식할 때에도 지방세포보다 더 많은 칼로리를 연소하기 때문에 신진대사율이 증가한다.

기초 대사

기초 대사란 생존에 꼭 필요한 기능을 하기 위해 신체가 필요로 하는 최소한의 에너지 배출량이다. 예를 들면, 호흡, 심장박동, 땀, 등. 기초 대사율은 성별, 나이, 라이프스타일 그리고 신체의 크기에 따라 다르다. 또한 기초 대사율은 나이가 들면서 감소하는 경향이 있다. 기초대사량과 그를 위해 필요한 운동 (예를 들면, 운동)으로 필요한 것보다 많은 에너지를 음식물에서 섭취하게 되면, 그 잉여분이 몸에 축적된다.

다이어트

개인의 외모에 대한 사회적인 그리고 또래 집단의 압력이 사람들의 생활에 지대한 영향을 미치게 되었다. 사람들이 자신에 대해 어떻게 느끼느냐에 영향을 주는 주된 요소 중 하나는 실제로 자신의 체형과 크기에 대해 어떻게 느끼는가와 관련 있는 경우가 많다. 비만인 사람들이 극도로 마른 사람보다 자신의 외모에 대해 더 만족하지 않는다고는 말할 수 없다. 왜냐하면 느낌이라는 것은 개인적인 것이고, 일상의 다른 요소가 감정을 변화시키기도 하기 때문이다. 예를 들면, 새로운 직업이나 집을 구한 사람, 또는 사랑하는 사람이 생긴 사람이 느끼는 흥분은 과거의 불안감에서 완전히 벗어나게 할 뿐 아니라, 체중이 줄거나 늘게 할 수도 있다. 체중이 많이 나가거나 적게 나가는 이유는 다양하다. 예를 들면, 운동 부족, 운동 과다, 잘못된 식습관. 갑상선 활동이 너무 왕성하거나 너무 비활동적인 것과 같이 의료적인 상태 때문에 체중에 문제가 있는 사람들도 있다.

> **요점**
>
> 고객의 체격을 평가하는 일반적인 지침은 손목의 둘레이다:
>
> - 14 cm = 작은 체형
> - 15.25 cm = 중간 체형
> - 16.5 cm = 큰 체형

유용한 정보

고객의 체형을 평가할 때 주의할 점:

- 그들의 기분을 고려해야 한다 – 측정해야 하는 부위만 노출하게 한다.
- 줄자로 너무 꽉 조이며 측정하지 않는다.
- 항상 측정치를 정확하게 기록한다.

사람들이 체중 감량이나 증가를 원하는 다양한 이유에는 다음과 같은 것이 포함된다.

- 건강하고 체격이 알맞다고 느끼기 위하여
- 자신의 외모에 만족하기 위하여
- 출산 후에 예전의 체형을 되찾기 위하여
- 심장관련 이상을 방지하기 위하여

기억할 사항

- 체중을 줄일 때는 천천히 잘 조절하면서 진행해야 한다. 급격히 체중을 줄이는 사람들은 또 다시 급히 원래대로 회복되는 경우가 많다.
- 개인마다 식습관이 다르다. 예를 들면, 어떤 사람은 조금씩 먹고, 어떤 사람은 충분한 양의 식사를 해야 하며, 또 다른 사람들은 단 것을 좋아 하기도 한다.

많은 사람들이 체중 문제에 대해 걱정하는 것이 여성뿐이라고 잘못 생각하고 있다. 오늘날의 사회에서는 남성들이 자신의 외모에 훨씬 더 많은 시간과 노력을 투자하고 있다. 어떤 남성들은 그것을 드러내지는 못하지만 자신의 외모에 만족하지 못하는 경우에는 여성들처럼 괴로워하는 경우도 있다. 사람들은 자신의 전체적인 외모를 향상시키기 위해 다이어트를 하려고 하지만, 어떤 사람들은 복부, 허벅지, 엉덩이 등 특정 부위에 문제를 느끼기도 한다. 체중을 늘이거나 빼려는 이유가 무엇이건 간에 식단을 조절할 때는 인체의 영향상의 필요조건과 개인적인 라이프스타일에 맞도록 하는 것을 민감하게 생각해야 한다.

다양한 다이어트에 대한 많은 책들이 있으며, 의나, 병원, 체형관리센터를 통해서 정보지를 구할 수도 있다. 체중을 감량하기를 원할 때 기억해야 할 중요한 점은 신체가 지방, 탄수화물, 단백질로부터 얻은 과잉 에너지를 지방의 상태로 체내에 축적한다는 것이다. 어떤 사람이 지속적으로 필요 에너지 이상으로 음식을 섭취한다면, 지방 세포의 크기가 커질 뿐 아니라 점점 체중이 늘어난다. 그러므로, 식단은 균형이 잘 잡혀야 하고, 지방의 잉여분을 연소할 수 있도록 에너지 발산을 증가시켜야 한다. 체중을 늘이고자 하는 사람은 고칼로리 음식의 섭취를 늘이는 것이 너무 어려울 때도 있다. 많은 사람에게 있어서 체중 증가는 천천히 끈기를 가지고 해야 하는 일이다.

요점

체질량지수 (BMI)는 고객의 체중(킬로그램)을 키(미터)의 제곱으로 나누어서 계산된다. 이것은 5가지 BMI 그룹에 대한 지침으로 사용될 수 있다:

- 체중미달 : BMI 19.9 와 그 이하
- 정상 : BMI 20-24.9
- 1 급 비만 : BMI 25-29.9
- 2 급 비만 : BMI 30-39.9
- 3 급 비만 : BMI 40 과 그 이상

기억할 사항

음식섭취를 천천히 줄이면 위가 적응할 시간을 갖게 되지만, 갑자기 줄이면 허기가 지고 피곤함을 느끼게 된다.

다이어트의 유형

개인적인 필요에 맞는 많은 유형의 다이어트가 있다. 아래와 같이 개괄적으로 살펴 볼 수 있다.

칼로리를 조절하는 다이어트

이것은 개인이 하루에 섭취하는 칼로리의 양을 제한하는 것이다. 그러나 어떤 것을 먹을 지는 선택할 수 있다. 이것은 사회적인 이유로 외식을 하는 사람들에게 유용하다. 왜냐하면 음식을 먹을 때마다 다이어트를 한다는 사실에 집중하지 않고도 특별한 식사를 위해 섭취해도 되는 칼로

여성

ft in	cm	작은 체형 lb	kg	중간 체형 lb	kg	큰 체형 lb	kg
4 10	147	102–111	46–50	109–121	49–55	118–131	54–59
4 11	150	103–113	47–51	111–123	50–56	120–134	55–61
5 0	152	104–115	47–52	113–126	51–57	122–137	56–62
5 1	155	106–118	48–54	115–129	52–59	125–140	57–61
5 2	158	108–121	49–55	118–132	54–60	128–143	58–65
5 3	160	111–124	50–56	121–135	55–61	131–147	59–67
5 4	163	114–127	52–58	124–138	56–63	134–151	61–69
5 5	165	117–130	53–59	127–141	58–64	137–155	62–70
5 6	168	120–133	55–60	130–144	59–65	140–159	63–72
5 7	170	123–136	56–62	133–147	60–67	143–163	65–74
5 8	173	126–139	57–63	136–150	62–68	146–167	66–76
5 9	175	129–142	59–64	139–153	63–69	149–170	68–77
5 10	178	132–145	60–66	142–156	64–71	152–173	69–79
5 11	180	135–148	61–67	145–159	66–72	155–176	70–80
6 0	183	138–151	63–69	148–162	67–74	158–179	72–81

남성

ft in	cm	작은 체형 lb	kg	중간 체형 lb	kg	큰 체형 lb	kg
5 2	158	128–134	58–61	131–141	59–64	138–150	63–68
5 3	160	130–136	59–62	133–144	60–65	140–153	61–69
5 4	163	132–138	60–63	135–145	61–66	142–156	64–71
5 5	165	134–140	61–63	137–148	62–67	144–160	65–72
5 6	168	136–142	62–64	139–151	63–69	146–164	66–75
5 7	170	138–145	63–66	142–154	64–70	149–168	68–76
5 8	173	140–148	61–67	145–157	66–71	152–172	69–78
5 9	175	142–151	64–69	148–160	67–72	155–176	70–80
5 10	178	144–154	65–70	151–163	69–74	158–180	72–82
5 11	180	146–157	66–71	154–166	70–75	161–184	73–84
6 0	183	149–160	68–72	157–170	71–77	164–188	75–85
6 1	185	152–164	69–75	160–174	72–79	168–192	76–87
6 2	188	155–168	70–76	164–178	75–81	172–197	78–90
6 3	190	158–172	72–78	167–182	76–83	176–202	80–92
6 4	193	162–176	74–80	171–187	78–85	181–207	82–94

성별, 키 그리고 체격에 대한 수용 가능한 체중 기준의 예를 보여주는 차트

리를 남겨 놓을 수 있기 때문이다. 또한 단 것을 좋아하는 사람들에게도 단 것을 먹을 수 있게 칼로리를 남겨 놓을 수 있어서 유용하다.

고단백 다이어트

고단백 다이어트는 근육을 만들고자 하는 사람들에게 유용하다. 그러나 고단백 식단도 역시 과잉 에너지를 생산할 수 있다. 왜냐하면 단백질은 2차 에너지 공급원이기 때문이다. 또한 단백질 식품은 신체의 콜레스테롤 수치를 높이는 포화지방산을 함유하는 경우가 많다.

저지방 다이어트

저지방 다이어트를 하면 신체의 외부로부터의 주요 에너지 공급원을 눈에 띠게 줄일 수 있다. 신체가 필요한 만큼에 대하여 잉여분이라고 간주하는 약간의 지방이 있다면, 이것은 사용되지 않고 축적된다.

저탄수화물 다이어트

저탄수화물 다이어트란 식단에서 설탕과 전분의 양을 줄이는 것을 의미한다.

단 것을 좋아하는 사람들에게는 이것이 실천하기 매우 힘들다. 신체가 일상의 에너지 필요량을 얻는 것이 대부분 탄수화물이기 때문에, 사용할 수 있게 준비된 에너지를 줄이게 된다. 신체는 에너지 저장고인 지방 축적물에 구조요청을 하게 된다.

고섬유소 다이어트

고섬유소 다이어트를 하는 사람은 식사량이 많아졌기 때문에 포만감을 느낄 수 있다. 이것은 변비와 같이 장의 이상을 개선시키기도 한다.

채식주의 다이어트

최근 몇 년에 걸쳐 많은 사람들이 채식주의자가 되었다. 2가지 유형의 채식주의자가 있다.

- (야채 외에 유제품은 먹는) 채식주의자. 우유, 치즈, 달걀과 같은 약간의 동물성 제품을 먹는다.
- 절대 채식주의자. 어떠한 형태로든 동물성 식품은 먹지 않는다.

건강 다이어트

건강 다이어트는 의사나 영양사가 자신의 환자의 건강에 맞게 처방해야 한다. 심장에 이상이 있거나 당뇨병이 있는 사람이 그러한 예이다.

산성과 알칼리성 균형 다이어트

화학적으로 균형 잡힌 신체는 건강의 유지와 질병의 개선을 위해서 매우 중요하다. 신체 조직이 산성증 또는 과산성화되면 많은 질병의 기본적인 원인 중의 하나가 된다. 특히 관절염과 류머티즘 질환에는 더욱 그러하다.

모든 식품은 체내에서 '연소' 된다. 이것은 '소화' 된다 라고 더 많이 알려져 있다. 그리고 나서 '연소' 또는 소화의 결과로 재를 남긴다. 이러한 음식 재는 대개 그 음식의 무기질 성분에 따라 중성, 산성, 그리고 알칼리성으로 나뉜다. 어떤 음식은 산성 잔여물 또는 재와 약간의 알칼리성분을 남긴다. 산성 재(산성증)는 혈액과 조직의 고정된 비율에서 알칼리 저장고가 고갈되거나 축소되면 나타난다.

그러므로 식단에서 음식의 산성 알칼리성 간의 적절한 비율은 치명적으로 중요하다. 건강한 정상 신체에서의 자연적 비율은 약 4:1 (산 하나에 대해 4개의 알칼리), 또는 80% : 20%이다. 이러한 이상적 비율이 유지되면, 신체는 질병에 대한 강한 저항력을 가지게 된다.

질병을 치료함에 있어서, 환자가 산성증이면, 식단에 알칼리 요소가 많을수록, 회복의 속도가 빨라진다. 알칼리는 산성을 중화시킨다. 그러므로 대부분의 질병을 치료할 때는 환자의 식단에 충분한 양의 알칼리를 함유한 식품이 포함되어야 산을 형성하는 식품의 효과를 상쇄시킬 수 있고 또한 안전한 만큼의 알칼리를 남겨 놓을 수 있다.

건강한 신체는 일반적으로 충분한 알칼리 저장고를 가지고 있어서, 너무 많은 산성 생성 물질이 섭취되었을 때와 같이 긴급한 요구에 대응할 수 있게 한다. 그러나 이러한 정상 저장고는 고갈될 수 있다. 알칼리:산 비율이 3:1로 떨어지면, 건강이 심각하게 영향을 받을 수 있다. 온 몸의 조직과 혈액 내의 알칼리:산 비율이 적절하고 충분한 알칼리 저장고가 확보되어야만 건강을 유지하고 신체가 정상적으로 기능할 수 있다.

페이지 446-448의 차트는 단지 알칼리화 식품과 산성화 식품에 대한 일반적인 지침일 뿐이다.

시판 다이어트 제품

많은 상점에서 아주 다양한 다이어트 제품을 판매하고 있다. 다이어트 바와 같이 고체 형태인 것도 있고 물과 혼합되면 액상이 되는 가루 제품도 있다. 시판 다이어트 제품의 주된 문제점은 사람들이 자신의 식단을 완전히 그 제품으로만 대체하려 하고 영양학적으로 균형을 맞추지 않는다는 것이다. 어떤 제품은 칼로리양이 신체가 일상으로 필요로 하는 수준 이하인 경우도 있다.

> **기억할 사항**
>
> 모든 다이어트에 있어서 균형 잡힌 영양을 섭취해야 건강, 회복 그리고 성장을 유지할 수 있다는 것을 아는 것이 중요하다.

체중감량 클럽

최근 몇 년 동안, 체중감량 및 그와 유사한 클럽들이 급속히 증가하고 있다. 많은 사람들은 다이어트를 하는 다른 사람들로부터 도움을 받기도 하고 안도를 느끼기도 한다.

> **실습 사항**
>
> 직장 경험을 통해, 각기 다른 살롱들이 어떤 방식으로 좋은 환경을 만들었는 지를 여러분의 동료와 함께 토론해 보자.

대안적인 체중 조절

체중을 조절할 수 있는 다양한 다른 방법들이 있다.

- 침술. 이것은 다이어트 하는 사람이 치료에 얼마나 빠르게 반응하느냐에 따라 비용이 많이 드는 방법이 될 수도 있다. 그러나 많은 사람들은 이것이 식욕을 억제하는 효과가 있다고 생각한다.
- 최면. 최면술에 대한 개인적 반응에 따라 이 방법으로 체중 감량을 성공할 수 있다.
- 성형 수술. 이것은 여분의 지방을 제거하기 위한 상당히 근본적이고 비싼 방법이다.
- 정제형의 과자. 체중감량을 위한 다양한 과자 제품을 상점에서 구매할 수 있다. 식욕을 억제하려면 식사 시간 보다 몇 시간 전에 이것을 섭취해야 한다.
- 약. 어떤 경우네는 체중 때문에 생명의 위협을 받는 환자에게 의사가 식욕을 억제하는 약을 처방하기도 한다.

> **실습 사항**
>
> 당신이 사는 지역에서 할 수 있는 대안적인 체중 감량 방법을 조사하고 그 비용과 치료 기간을 기록하시오.

섭식장애

다양한 형태의 섭식장애가 있는데, 그 중 어떤 것은 치명적이 될 수 있다.

스트레스성 섭식장애

스트레스는 모든 사람에게 다른 방식으로 영향을 주지만, 스트레스가 개인의 식습관에 영향을 어떻게 영향을 주느냐에 따라 체중이 줄기도 하고 늘기도 한다는 것을 알아 두어야 한다. 어떤 사람들은 먹는 것에서 편안함을 느끼기 때문에 스트레스를 받으면 더 많이 먹는 반면, 다른 사람들은 식욕이 저하되어 현저히 적은 양을 먹는다. 근심이 사라지면 점차적으로 정상적인 식습관을 되찾는 경우다 많다. 급격한 체중 감소와 같이 스트레스를 만드는 문제를 해결하기 위해서 어떤 형태의 도움이 필요할 때가 있다는 것을 알아두어야 한다. 원인에 따라 스트레스를 받는 사람들을 위한 자립 모임이 많이 있다. 예를 들면, 암과 함께 살기, 아이를 잃은 사람들의 모임. 그러나 불안을 줄이고 편안함을 주기 위해 필요한 것은 가족이나 친구의 지원이거나 이완 마사지이다.

신경성 다식증

신경성 다식은 '지나치게 먹고' 나서 그로 인해 몸이 아픈 병을 말한다. 어떤 경우에는 당신과 가까운 사람이 이 질병을 앓고 있다는 사실을 깨닫기가 매우 어렵기도 하다. 특히 어린 나이에는 더욱 그런데, 그들은 사람들 앞에서 주로 먹는 것이 생활이기 때문이다. 가능한 빨리 의사의 도움을 요청해야 한다.

신경성 거식증

신경성 거식증은 체중감량을 하는 사람이 겪는 질병으로서, 천천히 음식을 먹지 않고 굶게 되는 것이다. 이 질병은 간혹 말라야 한다는 사회적 압력 때문에 생기기도 한다. 이러한 환자는 처음에는 다이어트로 시작하다가 너무 자주 급격하게 체중을 줄이다가 병을 얻게 된다. 일단 체중이 줄고 나서도, 이 사람들은 자신이 '너무 뚱뚱' 하다고 여기고 자신이 먹는 음식이 살을 찌운다고 생각한다. 이것은 생명을 위협하는 질병이 될 수 있으므로, 가능한 빨리 의료적인 도움이 필요하다.

알칼리화 채소

알팔파
발리 그라스
비트 그린
비트
브로콜리
양배추
당근
콜리플라워
셀러리
근대
오이
민들레
덜스
먹을 수 있는 꽃
가지
발효된 야채
마늘
깍지채 먹는 콩
녹색 완두콩
케일
콜라비
상추
버섯
녹색 겨자
가지과의 야채
양파
양방풀 나물(고혈당)
완두콩
후추
호박
무
루타바가
바다 야채
초록색 시금치
스피룰리나
싹눈 양배추
고구마
토마토
물냉이
개밀
야생 채소

알칼리화 동양 채소

무
민들레 뿌리
콤부
마이타케
노리
레이시
시타케
우메보시
와카메

알칼리화 과일

사과
살구
아보카도
바나나(고혈당)
딸기류 과실
검은 딸기
칸탈루프 멜론
체리, 신맛
코코넛, 신선한 것
알이 작은 씨없는 건포도
대추야자 열매, 건조한 것
무화과, 건조한 것
포도
그레이프후루트
허니듀 멜론
레몬
라임
머스크멜론
복숭아
오렌지

복숭아
배
파인애플
건포도
라스베리
대황
딸기
귤
토마토
열대 과일
우메보시 자두
수박

알칼리화 단백질
아몬드
밤
기장
템페(발효된 것)
두부(발효된 것)
유장 단백질 분말

알칼리화 감미료
스테비아

알칼리화 향신료와 조미료
칠리 고추
계피
카레
인삼
허브 (모든 종류)
간장
겨자
해염
타마리

기타 알칼리화 식품
알칼리성 항산화물
사과 즙 식초
화분
신선한 과일 주스
녹색 주스
레시틴 과립
미네랄 워터
당밀, 검은 줄
프로바이오틱 경작물
유제품
야채 주스

알칼리화 무기질
칼슘 : pH 12
세슘 : pH 14
마그네슘 : pH 9
칼륨 : pH 14
나트륨 : pH 14

감귤류의 과일은 신체에 산성화 효과를 주는 것처럼 보이지만, 실제로 이들이 함유하고 있는 구연산은 신체를 알칼리화 하는 효과가 있다.

산성화 채소
옥수수
렌틸콩
올리브
겨울 호박

산성화 과일
블루베리
캔에 들어 있거나 시럽에 절인 과일
크렌베리
알이 작은 씨없는 건포도
자두
서양자두

산성화 곡류, 곡류 제품
애머랜스
보리
겨, 귀리
겨, 밀
빵
옥수수
옥수수 전분
크래커, 소다
밀가루, 담황색
밀가루, 흰색
헴프 시드 밀가루
카무트
마카로니
국수
오트밀
오트 (말린 것)
퀴노아
쌀 (모든 종류)
떡
호밀
스파게티
스펠트밀
밀 맥아
밀

산성화 콩과 콩과의 식물
아몬드 밀크
검은콩
대나무 완두콩
초록색 완두콩
강낭콩
렌틸콩
얼룩덜룩한 강낭콩
빨간콩
쌀 우유
된장
두유
흰콩

산성화 유제품
버터
치즈
치즈, 가공 처리된 것
아이스크림
아이스밀크

산성화 견과류와 버터
캐슈너트

레몬
땅콩 잼
땅콩
피칸
타히니
호두

산성화 동물 단백질
베이컨
소고기
잉어
대합조개
대구
콘 비프(소금에 절인 쇠고기 통조림)
생선
해덕
양고기
바다가재
홍합
고기내장
굴
파이크
돼지고기
토끼고기
연어
정어리
소시지
가리비
조개
새우
참치
칠면조
송아지 고기
사슴고기

산성화 지방과 기름
아보카도 기름
버터
카놀라 기름
옥수수 기름
플랙스 기름
삼씨 기름
돼지 기름
올리브 기름
홍화씨 기름
참 기름
해바라기씨 기름

산성화 감미료
캐롭
옥수수 시럽
설탕

산성화 알코올
맥주
독한 술
스프라이트
와인

산성화 기타 음식
캐첩
코코아
커피
겨자
고추
청량 음료
식초

산성화 약과 화학약품
아스피린
화학약품
약, 의료용
약, 환각제
제초제
살충제
담배

산성화 정크 푸드
맥주 : pH 2.5
코카 콜라 : pH 2
커피 : pH 4

외양과 자세 분석

효과적인 신체 치료 상담을 실시하기 위해서, 관리사는 고객이 가지고 있을 수 있는 외양과 자세의 문제를 이해해야 한다.

체 형

체형은 일반적으로 세 가지 유형으로 분류된다(마르고 키가 큰). 외배엽형, 중배엽형, 내배엽형. 그러나 대부분의 사람은 이 분류를 복합적으로 가지고 있는 경우가 많다는 것을 알아야 한다.

외배엽형

다음을 근거로 외배엽형을 알 수 있다:

- 좁은 어깨와 엉덩이
- 긴 뼈
- 근육이 그리 많지 않다.
- 지방이 적다
- 전반적으로 신체의 볼륨이 적다.

중배엽형

다음을 근거로 중배엽형을 알 수 있다:

- 운동선수 같은 체격
- 잘 발달된 어깨
- 날씬하고 '소년 같은' 엉덩이
- 강한 근육
- 지방이 적다.

내배엽형

다음을 근거로 내배엽형을 알 수 있다:

- 새우등
- 뚱뚱한 체격
- 근육에 비해 지방이 많음.
- 체중이 늘기 쉽다.

기억할 사항

신체의 외형이 식단과 운동을 통해서 바뀔 수는 있지만, 실제 체형은 일생 동안 변치 않고 지속된다.

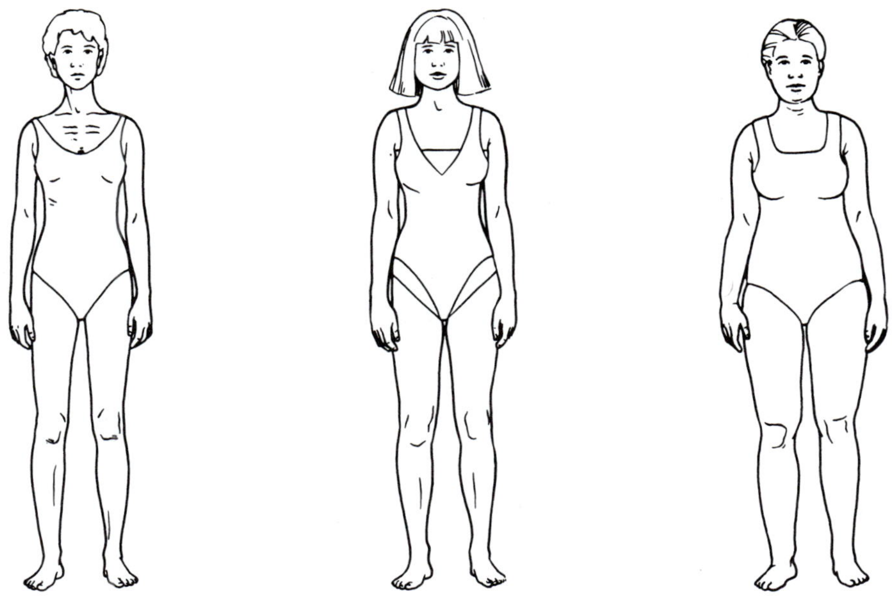

외배엽형 중배엽형 내배엽형

좋은 자세

완벽한 자세는 거의 찾을 수 없다. 이것은 주로 우리의 라이프스타일에 기인한다. 세일즈맨은 하루 중 운전하는 시간이 매우 많기 때문에 어깨가 긴장되고 둥근 경우가 많다. 어

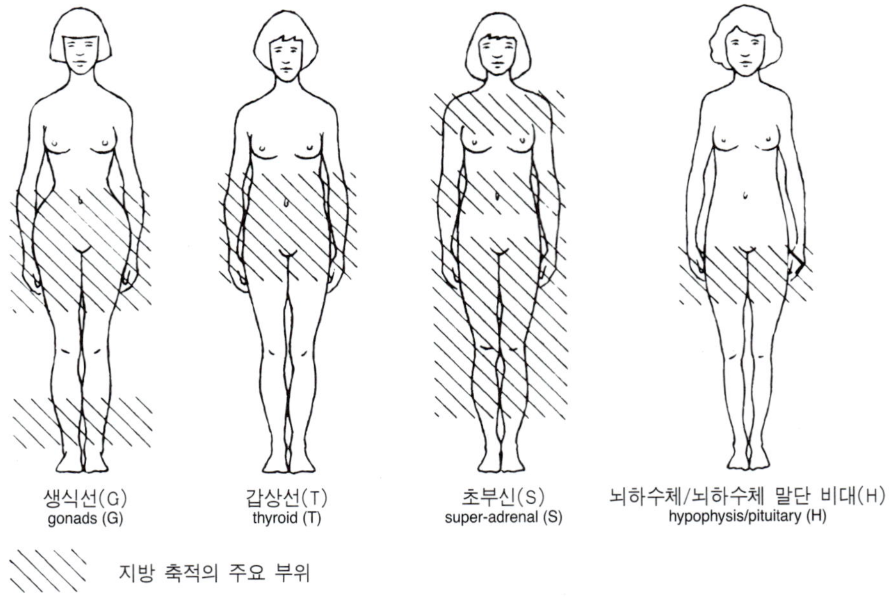

지방축적

린 아기를 뒤로 업거나 한 손에는 아이를 안고 다른 손으로 무거운 쇼핑 백을 드는 바쁜 엄마들은 척추 만곡으로 고생하는 경우가 많다.

우리는 좋은 자세를 하고 있는 사람에게 자연스럽게 관심을 갖게 된다. 좋은 자세를 가진 사람은 구부정하게 앉아 있는 사람에 비해 좋은 첫 인상을 주게 마련이다. 이성에게 매력을 느끼는 남성이나 여성을 관찰하시오 — 그들은 자동적으로 자신의 몸을 곧 바르게 세운다! 좋은 자세는 신체의 외양을 좋게 할 뿐 아니라, 폐활량도 극대화하여 신체에 분명히 좋은 효과를 가져다 준다.

전 세계에서의 최근 연구는 혈액형과 식습관/라이프스타일 의 관계를 보여준다. 그리고 내분비선의 지방 축적 (그리고 셀룰라이트) 주요 부위와 신진대사에 대한 영향에 따른 체형에 대해 관심이 증가하고 있다. 주요 내분비계 요인에 따라 구분되는 신체 모양/유형은 다음의 4가지로 설명된다. 생식선(G), 갑상선(T), 초부신(S), 뇌하수체/뇌하수체 말단 비대(H).

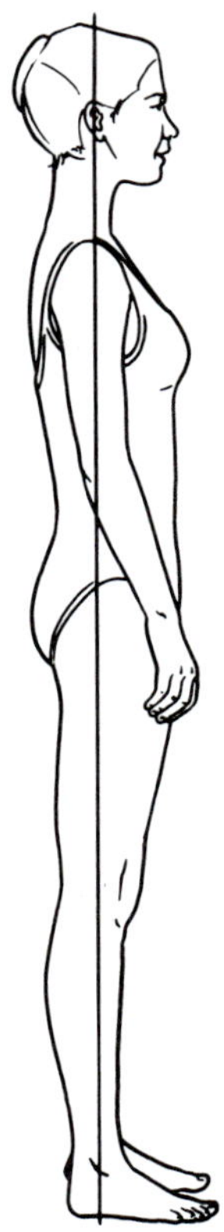

올바르게 서있는 자세(측면도)

좋은 자세에서 찾아볼 수 있는 포인트

- 머리를 비정상적으로 늘이거나 중앙선에서 벗어나서는 안 된다.
- 편하게 있을 때 팔은 가지런해야 한다.
- 척추가 똑 바로 서야 한다.
- 왼쪽 오른쪽 견갑골에서 척추까지의 거리가 일정해야 한다.
- 복부가 평평해 보여야 한다.
- 허리의 굴곡이 양 쪽이 같아야 한다.
- 엉덩이를 비정상적으로 내밀지 말아야 한다.
- 다리와 무릎이 정면을 보고 똑 바로 서야 한다.
- 발은 앞을 보게 하고 한데 모으거나 약간 벌려야 한다.
- 체중이 고르게 분산되어야 한다.

상상으로 신체의 옆 면에 옆줄을 그린다면, 그 선은 일자로 귀, 어깨, 팔꿈치, 손목, 엉덩이, 무릎 그리고 발목을 지나야 한다. 교육생 관리사는 자세 분석을 위해 종종 연추선을 사용해야 한다.

자가 검진

1. 고객이 체중을 줄이거나 늘이려는 4가지 이유를 서술하시오.
2. 4가지 다른 유형의 다이어트를 설명하시오.
3. 3가지의 섭식장애를 서술하시오.
4. 3가지의 주요 체형의 이름을 대고, 각각에 대해 알아보는 방법을 간략히 설명하시오.
5. 고객에게 좋은 자세를 세워줄 때 고려할 포인트는 무엇인가?

체지방의 분배와 유형

많은 고객들이 자신의 체형에 영향을 주는 지방의 분배에 대해 걱정을 한다. 여성에게 있어서 가장 일반적인 문제는 흔히 '배 모양' 이라고 하는 둥글고 살이 많은 허벅지, 엉덩이 그리고 골반이다. 관리사는 고객을 충분히 평가하고 체지방이 고르게 분배되었는지를 분석해야 한다. 또한 스트레치 마크가 있는지 그리고 그 이유가 무엇인지도 — 예를 들면, 급격한 체중 감량 또는 임신 — 알아내야 한다. 그리고 셀룰라이트인지 부드러운지 단단한지와 같이 지방의 유형도 알아야 한다. 고객의 라이프스타일, 식습관 및 음식 섭취에 대한 전반적인 이해가 필요하다.

부드러운 지방

부드러운 지방은 가장 움직이기 쉬운 지방이다. 이것은 고정되어 있지 않고 건드리면 쉽게 움직인다. 조종하기가 쉽고, 일반적으로 다이어트와 운동에 잘 반응한다.

단단한 지방

이런 지방은 분산시키기가 어렵고, 건드려도 잘 움직이지 않는다.

셀룰라이트

셀룰라이트는 의학 전문가들이 인정하는 용어는 아니지만 분명히 존재하며, 다른 어떤 지방과도 같지 않다. 셀룰라이트는 주로 여성에게 영향을 주고 피부에 보기 흉한 작은 골이나 주름을 만든다. 일반적으로 허벅지와 엉덩이 부위에 많다. 혈액 순환이 이 부위에서는 감소되기 때문에, 특유의 '차가운 느낌' 을 피부에 준다. 셀룰라이트의 형성은 여성 호르몬인 에스트로겐과 프로게스테론과 관계가 있는데, 이들은 피하 지방의 분배에 역할을 한다. 셀룰라이트의 영향으로 과체중이 되는 것은 아니다. 셀룰라이트는 보기에 안 좋을 뿐 아니라, 신경 종말을 누를 수 있기 때문에 아픈 느낌을 줄 수 있다. 이러한 이유 때문에, 많은 여성들이 치료를 받기 위해서 관리사를 찾는다. 일명 단단하고 부드러운 다양한 정도의 셀룰라이트가 있다.

단단하고 부드러운 셀룰라이트의 발전 단계는 1,2,3,4단계로, 순환 패턴과 미적인 관점에 대한 정도의 변화에 따라 나뉜다.

> **요점**
>
> 접촉 온도 기록법(특수한 열 반응성 금속을 사용)은 때때로 치료 전이나 치료 중에 이 단계들을 설명하기 위해서 사용된다.

스트레치 마크

스트레치 마크, 또는 기술적으로 알려진 대로 줄무늬는 진피의 탄성이 얇아지거나 손실되었을 때 나타난다. 밝은 색의 피부에서는 스트레치 마크가 처음엔 붉게 나타났다가 나중에는 자주색이 되면서 그 선이 부어 올라오는 반면, 어두운 색의 피부에서는 처음부터 어두운 색의 선으로 올라오고 결국엔 반들거리는 줄을 형성하며 납작해지는데 줄의 길이는 일반적으로 6~12 mm 정도이다. 10대 성장기 동안 엉덩이와 허벅지에 많이 나타나고, 모든 임신 여성의 약 75%에게서 나타난다. 특히 배와 가슴 부위에 많이 나타난다. 대부분의 여성이 관리사를 찾는 이유는 후자가 많고, 초기에 치료를 받으면 효과적이다(6장을 참조하시오). 스트레치 마크가 발생하는 주된 두 가지 이유는 내분비계의 원인과 물리적인 원인이다.

코르티코스테로이드 호르몬이 피부의 섬유 형성을 압박하여 결국 진피 내의 콜라겐이 빠져나가게 한다. 이어서 조직의 체제와 구성이 심각하게 영향을 받고, 이것이 피부에 선명하게 드러나는 상태의 마크를 만들어 낸다. 이것을 스트레치 마크의 내분비계의 원인.

체중이 급격히 증가하면 피부가 천천히 늘어날 시간을 주지 않기 때문에, 콜라겐과 탄성 섬유의 '갈라지는' 현상이 나타나서 스트레치 마크로 남는다. 이것을 물리적인 원인이라고 한다.

외양과 자세 상태

신체 중심에서 벗어난 자세는 다양한 외양과 자세의 상태를 야기하며, 아래에서 개괄적으로 설명된다.

노부인의 혹

이것은 노화와 관계 있는 상태이다. 고객이 정상 자제에서 머리를 정면으로 하고 있기 때문에 일정 시간이 경과하면서 목 뒤에 지방이 축적된다.

튀어나온 배

이것은 척추 전만증 자세와 관련 있는 경우가 많다. 그러나 복부 주위에 지방 축적 때문인 경우도 있고, 출산 후의 여성에서 많이 발견되는 것처럼 복부 근육이 약해서 일 수도 있다.

횡경막 돌출

이것은 매우 일반적인 상태로서, 35세 이상의 사람들에게서 흔히 발견되며 노화의 결과로서 이 부위에 지방이 축적되는 것이다. 남성보다는 여성에게서 더 뚜렷한 경향이 있다.

평발

평발은 발의 아치 부분의 인대와 힘줄이 약해서 아치가 없어가 있는데도 내려 앉은 상태이다.

무지외반증

무지외반증이란 엄지 발가락이 중앙에서 일탈된 상태를 말하는 것이다. 건막류라고도 한다.

경골 염전

흔히 '안짱다리' 라고 하는 경골 염전은 일반적으로 무릎을 지탱하는 힘줄이 느슨한 것이 그 이유이다. 이로 인해 무릎이 안 쪽으로 회전하여 몸의 중앙선을 향하게 된다.

익상 견갑

어깨가 몸의 중앙선을 향해 내전되기 때문에 견갑골이 튀어나오는 것이다. 이것은 보통 등에 무거운 짐을 나르는 사람에게서 많이 발견된다.

새우등

새우등은 척추 후만증 자세의 결과로 주로 나타난다. 가슴 근육이 짧아져서 '원통형 흉곽' 을 만든다. 새우등은 키를 더 작게 보이려고 어깨를 구부리는 키가 큰 사람들과 가슴의 크기를 감추려는 큰 가슴을 가진 여성들, 그리고 심한 천식을 앓고 있는 사람들에게서 많이 나타난다.

척추 후만증

척추 후만증은 고객이 새우등인 경우가 많다. 이것은 가슴 근육을 짧게 하고 가슴 부위의 척추를 바깥 쪽으로 휘게 한다. 현수 인대와 가슴 근육이 보통 가슴을 위로 당기고 있기 때문에, 척추 후만증은 여성의 경우에 가슴을 처지게 한다. 이러한 현상은 가슴이 커서 당황하는 소녀들이 어깨를 구부려 가슴을 가리려고 하면서 많이 생긴다. 일상적인 업무에서 어깨를 구부리는 사무실 근무자, 운전사 그리고 관리사에게서도 많이 발견된다.

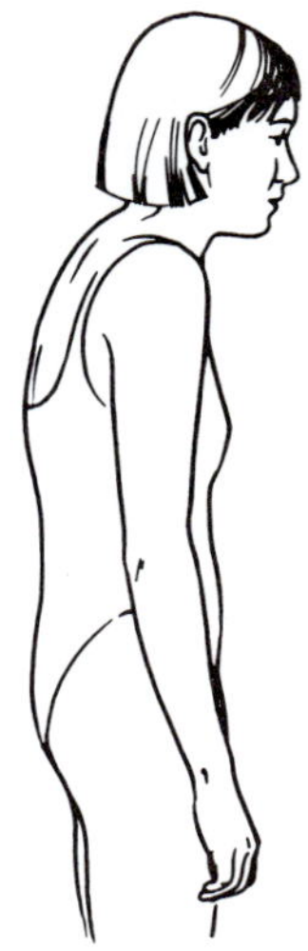

척추 후만증

척추 전만증

척추 전만증은 허리 부위의 척추가 안으로 구부러져 생긴 홀로백으로 증세를 알 수 있다. 등 근육이 조여지기 때문에 등이 아플 수도 있다. 심한 경우에는 골반이 앞으로 경사지기도 하고, 복부와 엉덩이가 비정상적으로 튀어 나오기도 한다. 무릎이 지나치게 신장되고, 체중을 분산하기 위해서 오금의 힘줄이 짧아진다. 이러한 상태는 키가 작은 사람들이 더 커 보이기 위해서 등을 앞으로 내밀어서 생기는 경우가 많다. 체조 선수나 발레리나 들이 이 증상을 호소하는 경우도 있다.

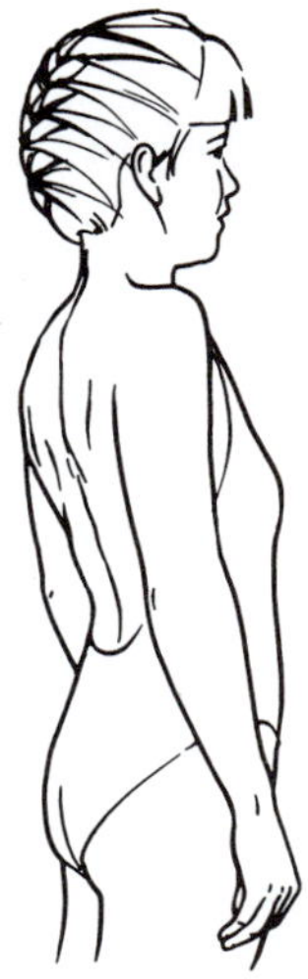

척추 전만증

척추 측만증

척추 측만증은 척추가 옆으로 일탈하는 것이다. 몸의 한 쪽 근육이 짧아지기 때문에 어깨가 내려가고 허리와 견갑골이 수평이 맞지 않으며 엉덩이가 경사지게 된다. 한 쪽 손목으로 아이를 안는 바쁜 엄마들에게서 나타날 수 있다. 무거운 가방을 들거나 한 쪽 다리에만 체중을 싣는 사람에게도 이런 증세가 나타날 수 있다.

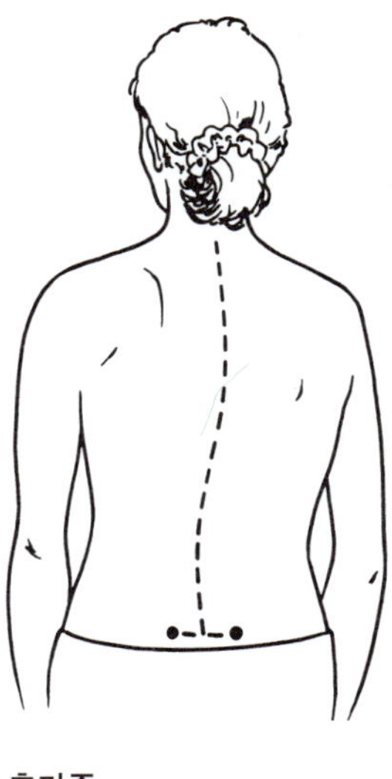

척추 측만증

요점

- 이상 자세로 인한 척추의 만곡은 S자, 또는 오목하게나 볼록하게 나타난다.
- 하이힐은 자연스러운 신체의 배열을 망가뜨려 척추 전만증과 같은 자세의 이상을 가져 올 수 있다.
- 어떤 척추 만곡은 구조적이어서 관리사가 교정할 수 없다.

고객의 자세 평가

1. 관리사는 우선 고객을 선 상태에서 옆면을 보고, 397페이지에서 열거한 포인트에 비추어 일탈되는 곳이 있는지 평가한다.

   주의 : 교육중인 경우에는, 자세가 제대로 되어 있는지 또는 고객의 머리, 어깨, 복부, 골반, 엉덩이 또는 무릎이 연추선의 앞이나 뒤로 지나치게 튀어나와 있는지 확인하기 위해서 무게 추가 달린 끈 (연추선)을 사용하는 것이 일반적이다.

2. 관리사는 고객의 정면과 뒷면을 평가한다.

   주의 : 교육중인 경우에는 다음과 같은 것이 일반적이다.

   - 척추 만곡이 혹시 있는지 잘 보이게 하려면 개인의 척추에 표시를 한다.
   - 견갑골에 표시를 하고 견갑골과 척추 사이의 간격을 측정한다.
   - 상대의 손을 양 쪽 허리에 놓게 하여 허리 수평이 맞는지 확인한다.
   - 상대의 손을 어깨에 놓게 하여 어깨 수평이 맞는지 확인한다.

3. 관리사는 고객의 보통 앉는 자세를 관찰하여, 머리, 어깨, 팔, 허리, 골반, 다리, 무릎 과 발의 위치를 확인한다.
4. 관리사는 고객의 보통 걸음걸이를 보면서, 걷는 모양, 골격의 위치 그리고 체중의 분산을 확인한다.

기억할 사항

대부분의 자세 이상은 고객이 집에서 천천히 교정 운동을 하면 도움이 된다.

실습 사항

세 명의 동료와 자세 분석을 실행하시오. 당신이 알게 된 것을 기록하고 자세를 개선하기 위해 적절한 교정 운동을 연구하시오.

재택관리 조언으로서의 교정 운동

고객이 신경근육 전기 자극과 같은 몇 가지 업소 치료에서 최대한의 효과를 얻게 하도록 관리사는 교정운동의 사용법을 기본적으로 이해해야 한다. 많은 관리사들이 운동에 대해 관심을 갖고 있으며 전문가용 운동 코스를 밟아서 운동 프로그램에 대한 완전한 조언을 할 수 있게 한다. 더 많은 공부를 위해서 여러 가지 운동, 활동성, 근육 강도와 피트니스 테스트에 관한 많은 책이 나와 있다.

교정 운동에 대한 조언을 하기 전에, 다음을 고려해야 한다.

- 고객의 나이와 활동성
- 고객의 근육 강도
- 고객의 일반적인 건강 상태
- 고객의 과거 운동 경력
- 운동이 실행될 환경

기억할 사항

평발은 발이 아니라 다리 아래쪽이 약하기 때문에 생기는 것이다.

유용한 정보

- 식후, 최소한 두 시간이 지난 다음 운동을 해야 한다.
- 어지럽거나 불편함을 느끼면, 운동을 그만둬야 한다고 고객에게 조언해야 한다.

요점

- 고객이 젊다고 해서 항상 피트니스나 활동성이 좋다는 것을 뜻하지는 않는다.
- 사람들이 모든 범위의 운동을 하는 것이 아니기 때문에 나이가 들수록 활동성은 줄어드는 경우가 많다. 관리사는 관절을 통해 움직이는 범위의 정도를 확인함으로써 고객의 활동성을 테스트할 수 있다.
- 근육 강도는 저항 타입의 운동을 통해서 고객 신체의 각기 다른 부위의 근육 강도를 결정할 수 있다.
- 근육의 강도와 상태는 정기적인 운동으로 향상될 수 있다.

등장성 운동

등장성 운동은 관절을 움직임으로써 근육 섬유를 길게 하고 짧게 하는 운동의 한 형태이다.예를 들면, 활동성 운동(움직이는 운동)

동심 근육과 편심 근육의 작동은 등장성 운동과 관련이 있다. 동심 근육은 짧아 지면서 근육섬유가 더 두꺼워 진다. 예를 들면, 팔을 구부릴 때의 이두근. 편심 근육은 움직임을 통해서 근육섬유가 길어진다. 예를 들면, 앞을 구부릴 때의 삼두근.

근육 단련 운동

근육 단련 운동은 근육 길이의 전반적인 변화가 없이 근섬유가 수축하게 한다. 예를 들면, 수

동적 운동(움직임이 없는 운동)

교정 운동

기본적인 의학적 이상이 없다고 관리사가 생각하는 경우에는 관리를 보완하기 위해 교정 운동이 권장된다. 정상적인 패턴의 운동 순서에는 웜 업 운동, 유산소 운동, 강화 및 스트레칭 운동 그리고 쿨 다운/이완 기간이 포함된다.

웜 업 운동

웜 업 운동은 운동에 대하여 신체를 생리학적으로 준비시켜 부상의 위험을 줄이는 것이다. 여기에는 다음과 같은 것이 포함된다.

- 활동성 운동 (일상적인 범위 내의 움직임)
- 심장박동과 호흡수를 점차 증가시키고, 순환을 자극하기 위한 일반적인 활동
- 운동되어야 할 근육을 스트레칭하고 정지(6~8초간)

유산소 운동

유산소 운동은 심장박동을 운동 범위로 증가시키기 위해 올바른 수준의 강도로 운동을 지속하는 기간이다. 다음과 같은 것이 포함된다:

- 강화 유산소운동
- 정점 유산소운동
- 쿨 다운 유산소운동

강화 및 스트레칭 운동

강화 및 스트레칭 운동은 근육 강도를 증가시키고 활동성을 개선하기 위해 사용된다. 자세 이상을 교정하기 위해서도 사용된다. 아래와 같은 예가 있다.

1. 팔 들어 올리기—척추 후만증을 위한 강화 운동

목적 — 견갑골의 내전근을 강화하고 새우등과 척추 후만증을 방지하거나 교정하기 위함.

자세 — a. 가장 쉬운 단계 : "T"자를 거꾸로 한 상태로 팔을 놓고 눕는다. 이마는 바닥에 닿는다.

b. 어려운 단계 : 위와 같은 자세이나, 팔은 귀에 붙여서 머리 위로 쭉 늘인다.

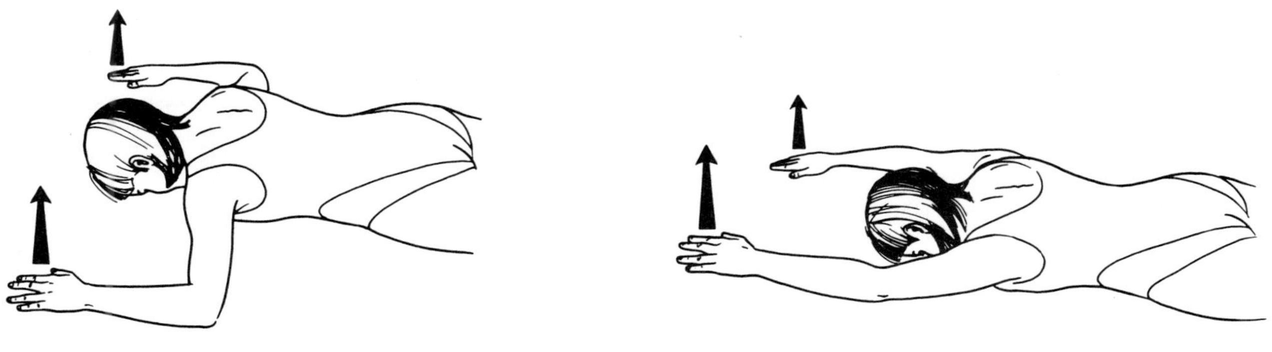

팔 들어 올리기

동작 — 팔의 위치는 그대로 유지시키고, 견갑골 사이의 근육을 수축시켜 팔을 가능한 위로 들어 올린다. 이때 머리와 몸통은 올리지 않는다. 그대로 멈춘 후, 다시 제 위치로 온 후 같은 동작을 반복한다.

2. 봉 운동 — 척추 후만증을 위한 스트레칭

목적 — 어깨 점 앞 쪽의 근육을 스트레칭함으로써 새우등과 척추 후만증을 방지하거나, 교정한다.

자세 — 봉의 끝을 잡고 앉는다. 봉을 머리 위로 들어 올린다. 이 때 머리를 앞으로 숙여서 '머리가 앞으로 떨어지지' 않게 한다. 턱을 당기고 목을 꼿꼿이 세운다.

동작 — 봉을 견갑골 뒤로 내린다. 척추를 곧게 서게 한다. 멈춘다.

가슴 근육을 더 스트레칭 하려면 손을 더 가까이 한다.

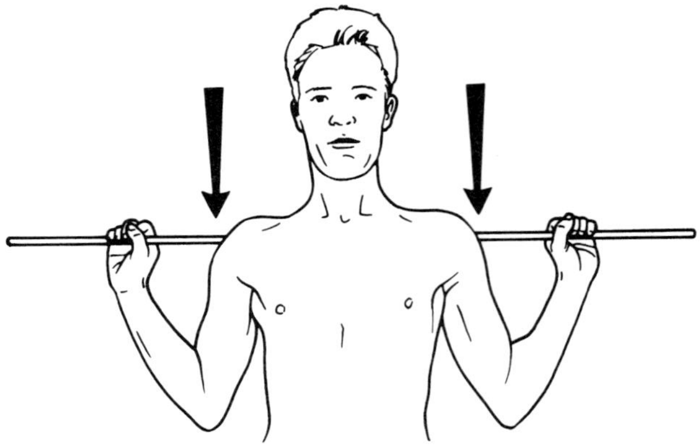

봉 운동

3. 골반 기울이기 — 척추 전만증을 위한 강화 운동

목적 — 복부를 강화하여 척추 전만증과 등의 아픔을 방지하거나 교정한다.

자세 — 무릎을 구부리고 바닥에 반듯이 누워 손바닥을 위로 한다.

동작 — 복부의 근육을 조이고, 골반을 뒤로 경사지게 한다 : 등의 아래 부분은 바닥에 대고 평평하게 하도록 한다. 동시에 엉덩이와 허벅지 근육을 조인다. 멈춘 후 다시 제자리로 돌아 온다. 수축 시에는 정상적으로 호흡하고, 호흡을 멈추지 않는다.

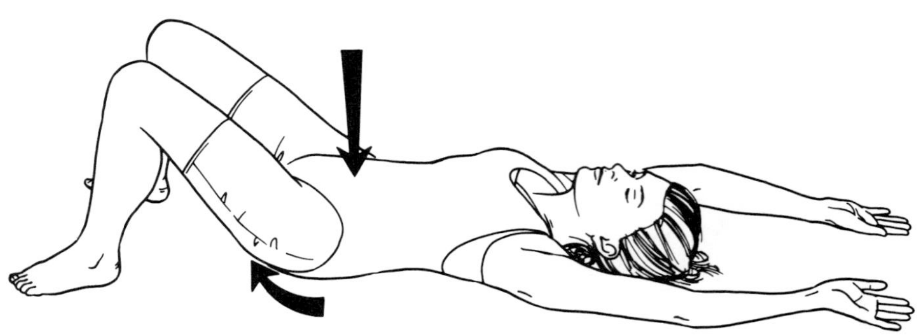

골반 기울이기

4. 아래 등 스트레칭 — 척추 전만증을 위한 스트레칭

목적 — 골반 외전근과 척추 근육을 강화하고, 척추 전만증과 등의 고통을 방지하거나 교정한다.

자세 — 바닥에 반듯이 누워 손바닥을 위로 한다.

동작 — 한 쪽 무릎을 가슴까지 끌어 당긴다. 손으로 잡고 아래로 단단히 잡아당긴다. 그 다음 천천히 원래 자세로 돌아간다. 다른 쪽 무릎도 같은 동작을 반복한다. 이 때 무릎을 잡는 것이 아니고 허벅지를 잡는다. 파트너나 보조사가 있다면, 신장된 다리와 그 다리의 골반 외전근도 스트레치 할 수 있다.

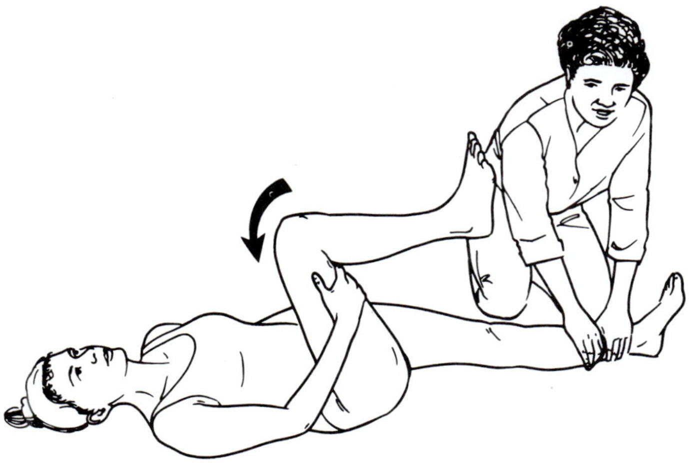

아래 등 스트레칭

관리사는 고객의 활동성, 근육 강도, 균형과 나이를 감안하여 적절한 시작 자세를 잡게 하고, 짧아진 근육을 스트레치하고 늘어난 근육은 강화하도록 적절한 운동에 대해 조언 해야 한다. 예를 들면, 균형이 잘 잡히지 않은 나이 든 고객은 안정적인 의자에 앉아서 운동을 하는 것이 더 알맞다.

등장성 운동과 근육 단련 운동은 근육 강도가 향상되면서 점차 사용할 수 있게 된다. 커피 주전자와 같은 가정에서 무게가 나가는 물건을 이용한 저항 운동을 하는 것은 팔 근육을 강화하기 위해 사용될 수 있다.

쿨 다운/이완 기간

쿨 다운/이완 기간 운동은 신체를 점차 운동 전의 상태로 돌아가게 하고, 호흡을 조절한다.

요점

- 선택한 운동의 유형과 그 반복 횟수는 운동될 부위와 고객의 활동성, 강도 그리고 균형에 따라 다르다.
- 운동 중에 계속해서 천천히 호흡하도록 고객에게 말해 주어야 산소의 흡입과 이산화탄소의 배출이 이루어 질 수 있다.
- 관리사가 제공할 수 있는 운동 이상의 것을 고객이 요구한다면, 관리사는 적절하고 자격이 있는 운동 전문가를 소개해 주어야 한다.

자가 점검

1. 무엇을 통해 당신은 다음의 이상을 알아낼 수 있는가?
   a. 부드러운 지방
   b. 단단한 지방
   c. 셀룰라이트
   d. 스트레치 마크
   e. 노부인의 혹
   f. 횡경막 돌출
2. 다음 용어의 뜻을 말하시오.
   a. 척추 후만증
   b. 척추 전만증
   c. 척추 측만증
3. 교정 운동에 대한 재택관리를 조언하기 전에, 고려할 사항은 무엇인가?
4. 다음 용어를 정의 하시오.
   a. 등장성 운동
   b. 근육 단련 운동
   c. 동심 근육 작동
   d. 편심 근육 작동

육체적인 피트니스

육체적인 모든 활동에는 신체가 소화하여 흡수한 음식으로부터 얻어지는 에너지가 필요하다. 음식에서 에너지를 얻는 두 가지의 시스템이 있다: 유산소 시스템과 무산소 시스템.

유산소 시스템은 시간이 오래 걸리는 활동을 위해 에너지를 제공한다. 즉, 대부분의 활동에 여기에 속한다. 무산소 시스템은 짧은 시간(10초 이하) 이 걸리는 활동을 위해 에너지를 제공하며, '긴급' 시스템으로 불리기도 한다. 유산소 시스템은 에너지를 내기 위해 탄수화물과 지방을 사용하는 반면, 무산소 시스템은 탄수화물만을 사용한다. 유산소 시스템으로 신체에 필요한 충분한 에너지를 낼 수 없을 때는 신체는 무산소 시스템으로 전환한다. 무산소 시스템이 충분한 에너지를 낼 수 없을 때 신체는 지치게 되고, 무산소 시스템에 의해 생성된 노폐물이 제거될 때까지 휴식을 필요로 한다. 유산소 시스템과 무산소 시스템이 얼마나 잘 작동하느냐가 육체적 피트니스를 측정하는 하나의 방법이며, 건강에 중요한 요소이다.

육체적 피트니스의 구성 요소는 건강 관련 요소와 기술 관련 요소로 분류된다.

육체적 피트니스의 건강 관련 요소

- 심장혈관계 피트니스
- 근지구력
- 근강도
- 유연성
- 신체 구성

육체적 피트니스의 기술 관련 요소

- 민첩성

유용한 정보

고객에게 약한 관절, 안 좋은 자세, 약한 근육 또는 등의 이상 등이 있을 대, 고객에게 운동 시에 주의해야 함을 지속적으로 알려주는 것은 관리사의 책임이다.

- 균형
- 조화
- 속도
- 힘
- 반응 시간

심장혈관계 피트니스

심장혈관계 피트니스는 호흡기 계통화 순환계의 효율성을 측정하는 것이다. 이것은 산소가 얼마나 효율적으로 신체에 흡수되어 움직이는 근육에 에너지를 운송하며, 노폐물이 얼마나 효율적으로 신체 밖으로 배출되는가를 나타내는 용어이다.

심장-호흡 지구력이 높다고 간주되는 사람, 말하자면 심박수가 증가된 상태에서 꽤 오랜 시간 동안 운동을 할 수 있으며 또한 빨리 원래대로 회복되는 사람은 '유산소 시스템에 적합하다' 고 생각된다.

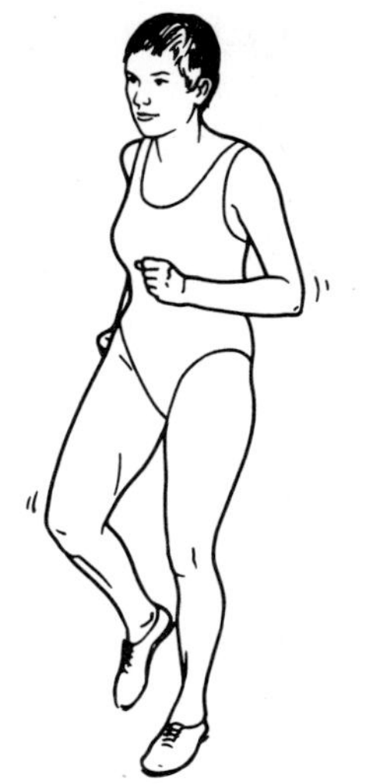

제자리 뛰기

심장혈관계 피트니스를 테스트하기 위한 운동 — 제자리 뛰기

1 1/2분간 제자리 뛰기를 한다(일 분당 120보의 속도로). 그 다음 1분간 쉬고, 30초 간의 심장 박동수를 세어 본다. 60이나 그 이하이면 정상이다.

유산소 활동의 예, 즉 혈관심장계의 피트니스를 향상시키는 활동은 조깅, 수영, 빨리 걷기 그리고 에어로빅이다.

근지구력

이것은 같은 근육을 지치지 않고 반복적으로 사용할 수 있는 능력을 말한다. 많은 운동선수들이 좋은 근지구력을 보여준다. 예를 들면, 수영선수, 장거리 달리기 선수

근지구력을 테스트하기 위한 운동 — 옆으로 다리 올리기

바닥에 옆으로 눕는다. 다리를 위로 들어 올려 발 사이 간격이 24~36인치 정도가 될 때까지 올린다. 정지해서 가능한 오래 지속한다. 각 다리에 10번씩 반복한다.

근육 단련 근지구력 운동의 예는 : 엉덩이 비틀기, 골반 기울이기, 팔 누르기 등이다.

등장성 근지구력 운동의 예는 : 쪼그리기, 윗몸 일으키기, 등으로 밀기

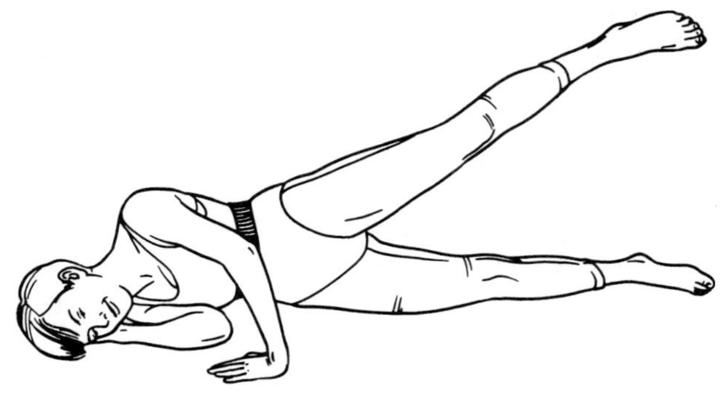

옆으로 다리 올리기

근육 강도

근육 강도란 근육이 최대한의 자의적 수축으로 저항을 견디기 위해서 만들어 낼 수 있는 힘의 양을 말한다. 예를 들면, 무거운 물건 들어 올리기.

근육 강도는 검력기를 사용하거나, 수동 테스트를 이용하여 신체의 다른 부위에 테스트할 수 있다. 예를 들면, 팔과 가슴의 근육 강도를 테스트하는 푸쉬 업.

요점

완전한 푸쉬 업은 어떤 근육에는 근육 강화 운동이 될 수 있지만, 그 강도에 따라 다른 근육에는 지구력 운동이 될 수도 있다.

근육강도를 테스트하기 위한 운동 — 푸쉬 업

얼굴을 바닥을 향하도록 아래로 한다. 손을 어깨 밑에 놓는다. 다리와 몸을 일자로 하고, 팔이 완전히 신장될 때까지 바닥을 민다. 여성은 1번 반복하고, 남성은 3번 반복한다.

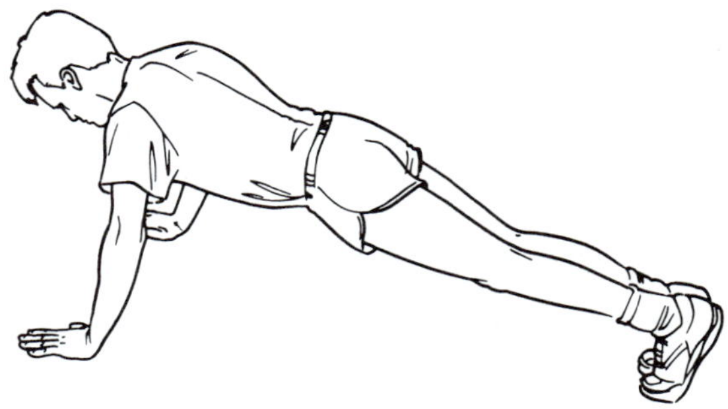

푸쉬 업

근육 강화 운동의 예는 푸쉬 업과, 다양한 하중 기계 그리고 아령처럼 다른 기계에 연결되지 않은 무게가 나가는 운동기구를 이용해서 운동하는 것이다.

유연성

유연성은 개인이 움직이는 범위로 측정될 수 있다. 유연성은 실제로 운동선수가 얼마나 수행할 수 있는가를 결정하는 요소이다. 왜냐하면, 근육이 꽉 조이고 관절이 유연하지 못 하면, 민첩성, 움직임의 범위, 균형 그리고 속도 모두가 제한을 받기 때문이다.

슬굴곡근과 등 아래쪽의 유연성 테스트를 위한 움직임

바닥 위에 앉는다. 다리와 무릎을 곧게 편다. 엉덩이 앞쪽으로 천천히 구부린다. 바닥에 손등을 닿게 한다.

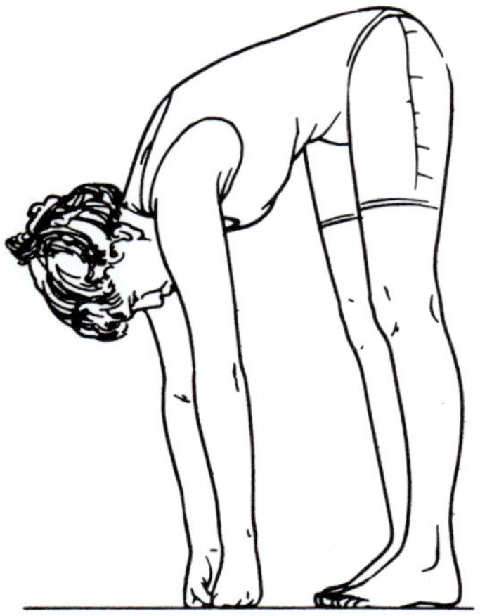

발끝 만지기

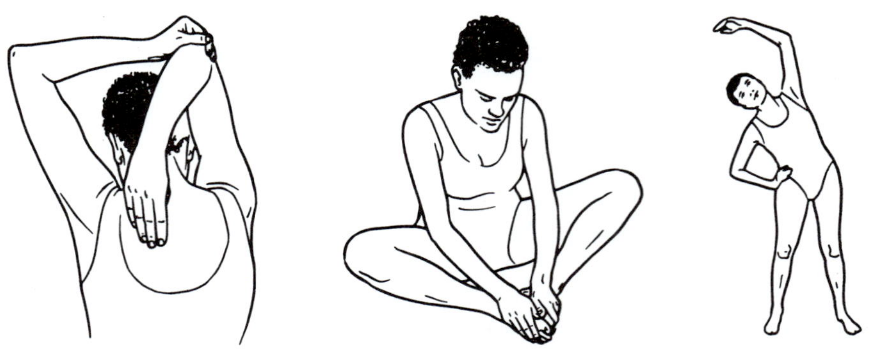

(a) 삼두근 (b) 내전근 (c) 비스듬히 굽은 근육

유연성 테스트의 예

체지방율

체지방율은 근육, 지방, 뼈 그리고 신체를 구성하는 다른 조직의 상대적인 비율이다. 이를 통하여, 어떤 사람이 과체중인지, 저체중인지를 측정할 수 있다. 말하자면, 체지방의 퍼센트가 높은지 낮은지를 알 수 있다.

체지방은 피부 캘리퍼스 측정기를 사용하여 측정할 수 있다. 각기 다른 신체 부위에 네 번 측정을 실시한다. 이 측정치를 수용 가능한 표준 차트와 비교하면, 체지방의 예상치를 얻을 수 있다. 이 테스트는 손으로도 할 수 있다.

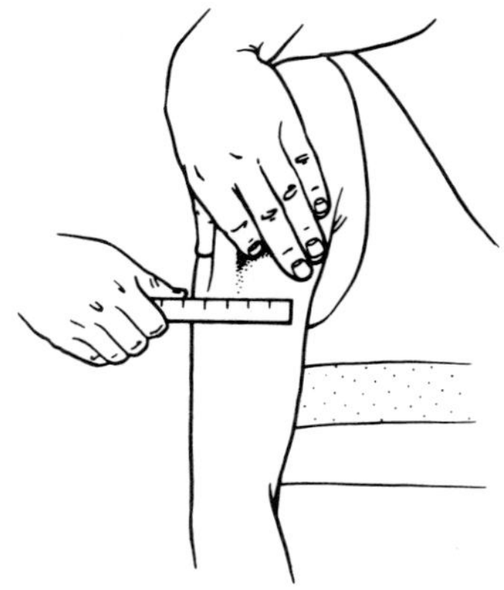

체지방 측정

체지방 수동 측정 — 꼬집기

파트너에게 당신의 상박 뒤쪽을 팔꿈치 끝에서 어깨 끝까지의 중간 부위에서 피부를 잡게 한다. 남성은 2.5 cm, 그리고 여성은 4 cm가 적당하다.

민첩성

민첩성이란 어떤 공간에서 빠르고 정확하게 몸 전체의 방향을 바꾸는 능력을 말한다. 민첩성을 필요로 하는 운동의 예는 스키와 레슬링이다.

균 형

균형이란 정지상태나 움직이는 동안 평형을 유지하는 것이다. 평균대 운동과 수상 스키에서는 균형이 매우 중요하다.

조 화

조화란 시력과 청력과 같은 감각을 신체 부위와 연합하여 사용하여, 원만하고 정확하게 움직임을 수행하는 능력이다. 골프에는 조화 능력이 중요하다.

속 도

속도는 단시간에 움직임을 수행하는 능력이다. 예로, 달리기.

힘

힘이란 에너지를 빠르게 압력으로 전환할 수 있는 능력을 말한다. 원반 던지기에는 힘이 필요하다.

반응 시간

개인의 반응 시간이란 자극과 그 자극에 대한 반응이 시작되기까지 사이에 경과된 시간을 말한다. 예로, 출발신호에서부터 출발점을 차고 나가기까지의 시간.

피트니스 테스트

전문적인 감독하의 스포츠 센터나 체육관에서 운동을 하려는 사람은 초기 상담 이후에 피트니스 상태에 대한 테스트를 하는 것이 일반적이다. 피트니스 테스트는 개인의 강점과 약점이 어디에 있는지를 평가하여, 고객이 의도하는 요구사항에 부합하고 부상을 방지할 수 있다.

테스트의 복잡성 정도는 고객의 요구 사항에 따라 다르다. 그러한 테스트에서는 다음을 측정해야 한다:

- 키와 체중
- 폐기능 검사
- 심장혈관계 피트니스
- 체지방. 즉 신체의 지방 퍼센트

테스트 결과를 나이, 성별 그리고 체형에 대한 수용 표준에 비교하여 그 결과를 개인의 피트니스에 적용하게 된다.

유용한 정보

- 올바르게 실행하지 않는다면, 모든 운동은 잠재적으로 위험하다.
- 근육 강화 운동과 지구력 운동은 일반적으로 혼합된다.
- 운동을 하면서 호흡은 자연스러워야 한다.

요점

- 연구에 의하면, 21세의 체중을 보면 그 사람의 수명을 예상할 수도 있다고 한다. 젊은 나이에 그 나이에 이상적인 체중(BMI)를 기준으로 하여)을 가진 사람은 건강을 유지하고 오래 살 확률이 높다고 한다.
- 건강한 BMI 범위는 18.5~25 사이이며, 25~30은 과체중, 30+는 비만에 해당한다.
- 당신의 BMI를 계산하려면, 키를 미터 단위로 적는다. 키를 그 자체로 곱한다(키를 제곱한다). 체중을 kg 단위로 적는다. 체중을 키의 제곱으로 나눈다.

실습 사항

고객의 심장혈관계 피트니스, 근육 강도, 그리고 지구력과 유연성 수준을 알아보기 위한 테스트를 실시하시오.

안전한 운동을 위한 고려사항

어떤 특정 수준의 운동이 고객에게 안전한가의 여부를 평가할 때는 다음의 모든 사항을 고려해야 한다.

- 심장의 이상 : 고혈압, 현기증
- 심각한 호흡기 질환 : 천식
- 열
- 최근의 수술
- 부러진 뼈
- 당뇨병, 간질 그리고 임신과 같은 기타 의료적 이상 상태.
- 고객이 과식했거나 음주했는지 여부

올바르게 실행하지 않는다면, 모든 운동은 잠재적으로 위험하다는 것을 항상 기억한다.

실습 사항

다음의 경우에 대해 적절한 운동을 계획하시오.

a. 척추 전만증이 있는 50세의 여성 고객

b. 척추 후만증이 있는 30세의 사무직 여성

c. 척추 측만증이 있는 40세의 우편배달부

이름	날짜
주소	
전화번호	
생일	
병력	
고혈압	복용하는 약
천식	임신 횟수
현기증/기절	자녀들의 나이
빈혈	
체중	체형
키	% 체지방

운동의 이유:

지방 감소 ( ) 외양의 변화 ( ) 근력을 얻기 위함 ( ) 건강하다고 느끼기 위함 ( )

스포츠를 하기 위해서 ( ) 의사의 권유() 사회적인 필요에 의해서( ) 기타

운동 상담 카드의 예

자가 검진

1. 유산소 시스템과 무산소 시스템의 차이를 설명하시오.
2. 건강에 관련된 피트니스의 다음 구성요소를 설명하시오.
   a. 심장혈관계 피트니스
   b. 근육 강도
   c. 근지구력
   d. 유연성
   e. 체지방
3. 기술 관련 피트니스의 서로 다른 구성요소를 설명하시오.
4. 안전한 운동을 위한 고려사항을 열거하시오.
5. 운동 상담 카드에 기재되어야 하는 점을 열거하시오.

주요용어

아래의 단어와 구절의 의미를 알아 두어야 한다. 뜻을 알아내기 위해서 이 장을 되짚어 보아도 된다.

기초대사
체형
탄수화물
피트니스의 구성요소
섭취장애
지방
섬유소
좋은 자세
등장성 운동과 근육 단련 운동
신진대사
무기질 요소
영양
단백질
다이어트의 유형
비타민

참고문헌

Arnould-Taylor, William, *A Textbook of Anatomy and Physiology*, 3rd edition, Stanley Thornes (Publishers) Ltd, 1998.

Brown, Denise, *Aromatherapy*, Headway Lifeguides Series, 1993.

Burns, E. and Blamey, C., 'Soothing Scents in Childbirth' in *International Journal of Aromatherapy*, 1994 vol. 4 no. 1.

Cartwright, Elizabeth, Morris, Gill and Severn, Michelle, *Electro-epilation: A Practical Approach*, 2nd edition, Nelson Thornes, 2001.

Corney, J., *Anthropology for Designers*, Batsford Academic and Educational Ltd, 1980.

Cowmeadow, O., *The Art of Shiatsu*, Element Books Ltd, 1992.

Cullum, Rodney and Mowbray, Leslie, *YMCA Guide to Exercise Music*, YMCA.

Davis, P., *Aromatherapy, an A–Z*, C. W. Daniel Company Ltd, 1990.

Fire, M., 'Providing Massage Therapy in a Psychiatric Hospital' in *International Journal of Alternative and Complementary Medicine*, June 1994.

Franks, B. Don and Howley, Edward T., *Fitness Leader's Handbook*, Human Kinetics Europe Ltd, 1989.

Goldberg, Lyn, *Massage and Aromatherapy: A Practical Approach*, 2nd edition, Nelson Thornes, 2001.

Gray FRS, Henry, *Gray's Anatomy*, Courage Books, 1999.

Henry, J. *et al.*, 'Lavender for Night Sedation of People with Dementia' in *International Journal of Aromatherapy*, 1994 vol. 6 no. 2.

International School of Aromatherapy, *A Safety Guide on the Use of Essential Oils*, Nature by Nature Oils Ltd, London, 1993.

Kasner, K. and Tindall, D. H., *Ballière's Nurses Dictionary*, Ballière Tindall, 1984.

Lavabre, M., *Aromatherapy Workbook*, Healing Arts Press, USA, 1990.

Lawless, Julia, *The Encyclopaedia of Essential Oils*, Element Books Ltd, 1992.

Lewis, Roger and Trevitt, Roger, *Business for Advanced GNVQ*, 2nd edition, Nelson Thornes, 2001.

Mernagh-Ward, Dawn and Cartwright, Jennifer, *Good Practice in Salon Management*, Stanley Thornes (Publishers) Ltd, 1997.

Pitman, V. and MacKenzie, K., *Reflexology: A Practical Approach*, Stanley Thornes (Publishers) Ltd, 1997.

Price, S., *Practical Aromatherapy*, Thorsons Publishing Group, 1987.

Sanderson, H. and Ruddle, J., 'Aromatherapy and Occupational Therapy' in *British Journal of Occupational Therapy*, 1992, 55(8).

Simmons, John V., *Science and the Beauty Business: The Beauty Salon and its Equipment*, Vol. 2, Thomson Learning, 1995.

Simms, Janet, *A Practical Guide to Beauty Therapy*, 3rd edition, Nelson Thornes (Publishers) Ltd, 2003.

Simpkins, J. and Williams, J. I., *Advanced Human Biology*, Collins Educational, 1992.

Tisserand, R., 'Aromatherapy Today' in *International Journal of Aromatherapy*, 1993 vol. 5 no. 4.

Winwood, R. S. and Smith, J. L., *Sear's Anatomy and Physiology for Nurses*, Edward Arnold, 1985.

Woolfson, A. and Hewitt, D., 'Intensive Aroma Care' in *International Journal of Aromatherapy*, 1992 vol. 4 no. 2.

찾아보기